Kohlhammer

Reinmar du Bois
Franz Resch

Klinische Psychotherapie des Jugendalters

Ein integratives Praxisbuch

Verlag W. Kohlhammer

Für
Lukas und Florian
Lukas und Leo

1. Auflage 2005

Alle Rechte vorbehalten
© 2005 Verlag W. Kohlhammer Stuttgart
Umschlag: Gestaltungskonzept Peter Horlacher
Gesamtherstellung:
W. Kohlhammer Druckerei GmbH + Co. KG, Stuttgart
Printed in Germany

ISBN 3-17-015988-7

Inhalt

5

TEIL 3
Entwürfe zum Therapiefokus Struktur und Entwicklung

Über dieses Buch

Sie, unsere Leserin und unser Leser, arbeiten mit Patienten in klinischen Einrichtungen, in Praxen und in deren Umfeld. Sie gehören verschiedenen Professionen an. Im Team gestalten Sie das therapeutische Leben innerhalb Ihrer Institution. Sie treten auch in Kontakt mit der Lebenswirklichkeit Ihrer Patienten, die diese von draußen in den therapeutischen Raum hineintragen. Nicht zuletzt sind Sie mit der größeren sozialen Wirklichkeit konfrontiert, in der Ihre Einrichtung angesiedelt ist, und mit den Aufträgen, die sie erfüllen soll.

Jeder von Ihnen bringt seine medizinische, psychologische und pädagogische Ausbildung und einen Strauß von Weiterbildungen mit: psychiatrische, analytische, verhaltenstherapeutische, systemische, humanistische, körperorientierte und künstlerische. Fachleute mit diesen Aus- und Weiterbildungen versammeln sich in einem Team, das eine gemeinsame therapeutische Praxis ausüben soll. Das therapeutische Handeln in Institutionen folgt einem ungeschriebenen, einem anekdotischen oder einem in Leitlinien festgehaltenen Konzept, das einen Prozess der Qualitätssicherung abbilden soll. Oder Sie arbeiten in Ihrer Institution nach einem Therapiemanual, das die einzelnen Schritte vorgibt. Dennoch ist bei klinischer Therapie, wie immer sie angelegt ist, die Vielstimmigkeit ihrer praktischen Anwender nicht zu überhören. Zu verschieden sind die Anwender und zu verschieden sind die Patienten. In aller Regel herrscht in den multiprofessionellen Teams Methodenvielfalt und *Eklektizismus*. Zumindest in therapeutischen Grundhaltungen muss die eklektische Vielfalt jedoch konvergieren, damit sie nicht beliebig wird. Unsere Grundhaltung ist psychodynamisch.

Sie versuchen, Ihr Arbeitsumfeld durch Ihre Beiträge mitzugestalten und werden gleichzeitig selbst durch Ihr Umfeld und die Eigenart der Institution geprägt. Am Ende haben Sie in diesem Austausch eine persönliche und berufliche Entwicklung durchlaufen. Die Vorgaben Ihrer anfänglichen Therapieausbildung haben sich relativiert. Sie haben Ihr eigenes therapeutisches Profil und ihre Authentizität gewonnen.

Dieses Buch will Sie auf diesem Bildungsweg begleiten. Wir, die Verfasser, wollen als erfahrene Kollegen wahrgenommen werden, die sich mit den gleichen Fragen auseinandersetzen, die auch vor Ihnen liegen. Berufliche Entwicklungen und Praxiskompetenz werden tatsächlich am ehesten durch fachlichen Austausch und durch Narrative befördert, an die man sich zurückerinnern kann. Praxiskompetenz ist nicht systematisch erlernbar. Sie erfordert die Aktivierung des episodisch-biographischen, nicht nur des semantischen Gedächtnisses. Unser Buch will daher psychotherapeutisches Fallverstehen über Narrative lehren. Selbstverständlich muss jedes Lehrbuch den empirischen Kenntnisstand zuverlässig abbilden. Daher finden Sie zu allen wichtigen Störungsbildern des Jugendalters die relevanten Fakten und die weiterführende Literatur sowie Hilfen bei der Klassifikation nach der ICD 10. Unser größeres Ziel jedoch ist es, Ihnen »Entwürfe« und »Einschätzungen« zu präsentieren, die über das gesicherte Wissen evidenzbasierter Leitlinien hinausgehen.

Für unsere »Entwürfe« verwenden wir die Entwicklungspsychopathologie der Jugend als Leitkonzept. Wir fragen, welche Grundeigenschaften, darunter auch Vulnerabilitäten und Ressourcen, die Jugendlichen aus ihrer Kindheit mitbringen und wie sie entstanden sind. Wir beginnen das Buch daher mit Entwürfen über die Disposition, das Temperament und die frühen Persönlichkeitszüge. Hier wird nach unserer Überzeugung die Grundlage zum Verständnis späterer Jugendkrisen gelegt. Deren psychopathologische und psychodynamische Besonderheiten können nämlich oft nur auf den verschiedenen Dimensionen der gewachsenen psychischen Struktur, selten schon in Krankheitskategorien passend abgebildet werden.

Wir fragen anschließend, welche inneren Spuren die äußeren Belastungen hinterlassen haben, denen die Jugendlichen im Laufe ihrer Entwicklung ausgesetzt waren. Wir setzen uns aus diesem Grund mit dem Begriff des psychischen Traumas auseinander und prüfen seine Verwendbarkeit zur Begründung späterer psychischer Auffälligkeiten. Wir fragen sodann, wie die Jugendlichen vor diesem Hintergrund ihr konkretes Leben entwerfen und in welche sozialen Verhältnisse sie hineingestellt sind – in ihren Familien, in den Schulen und in den Freundeskreisen. Wir untersuchen dabei Lebensentwürfe und Lebensformen der Jugend und die Beziehungen im familiären System. Schließlich fragen wir, wie sich die Jugendlichen in ihren Krisen selbst erleben und ihre Identität ausbilden und wie sie sich dazu einstellen, dass wir ihnen Hilfe anbieten. Wir befassen uns breit mit dem Selbsterleben und der Konfliktverarbeitung, insbesondere mit der narzisstischen Selbstregulation, die im Jugendalter so wichtig ist.

Am Ende überlegen wir, wo in der Hilfelandschaft ein bestimmter jugendlicher Patient seinen Platz finden kann und welche Versorgungskonzepte für ihn geeignet sind. Diese Fragen erörtern wir im *Therapiefokus Settings* und *interdisziplinäre Kooperation*.

Wichtige Themen und Kontroversen, die den Diskurs in der Kinder- und Jugendpsychotherapie und in der Öffentlichkeit bestimmen, bilden sich auch in unseren Entwürfen ab. Neu und vielversprechend ist zum Beispiel die Mitwirkung der Jugendpsychiatrie bei Früherkennung und Frühbehandlung schizophrener Psychosen unter dem Blickwinkel der Entwicklungspsychopathologie. Ein weiteres Thema betrifft das ADHS-Konzept, das bei der Erklärung von Verhaltenstörungen des Kindes- und Jugendalters immer breiteren Raum einnimmt. Wir widmen uns auch der Behandlung mit Stimulanzien, obwohl die übrige Pharmakotherapie nicht Gegenstand des Buches ist. Hiermit zusammenhängend beteiligen wir uns an der Debatte über die medizinische und gesellschaftliche Relevanz aggressiven und antisozialen Verhaltens.

Ein anderer Brennpunkt der Diskussion in den Medien und Fachkreisen betrifft die Täter und Opfer sexuellen Missbrauchs und anderer Misshandlungen. Auch diese Fragen erfahren eine besondere Gewichtung, zum einem im *Therapiefokus Traumatisierung*, zum anderen im *Therapiefokus Settings und interdisziplinäre Kooperation*. Hier suchen wir nach angemessenen Hilfen und Interventionen bei Missbrauch und Gewalt.

Weitere Themen im gleichen Therapiefokus sind die Einsatzmöglichkeiten neuer Tageskliniken, die Übergänge zwischen stationärer und ambulanter Therapie, die therapeutische Bedeutung des stationären Alltags und das Zusammenspiel von Psychiatrie und Jugendhilfe. Hier stehen wir angesichts nahezu unbehandelbarer Patienten vor Belastungen, denen wir nur in enger Partnerschaft mit der Sozialpädagogik standhalten können.

Wir haben dieses Buch gemeinsam geschrieben, weil wir Grundhaltungen und Einschätzungen der klinischen Arbeit miteinander teilen. Unsere Beiträge wollen über die gebotene sachliche Information hinaus Zeugnis ablegen von diesen Grundhaltungen. Wir vertreten methodische Vielfalt orientiert an empirischem Wissen, jedoch unter Wahrung der Bedürfnisse jedes Patienten in seiner personalen Einzigartigkeit. Wir entwerfen die psychotherapeutische Arbeit als Arbeit in Beziehungen, auch in Wechsel- und Kreisbeziehungen. Wir erfassen die psychischen Störungen im Kontext der psychischen, sozialen und neurobiologischen Entwicklung. Wir raten aus therapeutischer Sicht zur dimensionalen, nicht zur kategorialen Bestimmung einer Störung. Wir ziehen Querverbindungen zu anderen Disziplinen. Wir suchen die Partnerschaft mit den Sozialwissenschaften auf Augenhöhe. Wir beachten den Reichtum der Sprache als Medium der therapeutischen Verständigung einschließlich der Sprache des Körpers und der Emotionen. Auf diese Weise erschließen wir das subjektive Erleben unserer Patienten. Unsere therapeutische Grundhaltung verbindet die empirischen Wissenschaften mit Handwerk und Kunstfertigkeit.

Wir wünschen Ihnen eine anregende Lektüre.

Reinmar du Bois und Franz Resch

Der Entwurf eines konzeptuellen Rahmens für die psychotherapeutische Arbeit mit Jugendlichen

1 Das Konzept der »Jugendkrise« als Wegweiser für die Psychotherapie

Vorschau

Jugendliche gehen mit ihren Problemen teilweise noch wie Kinder um – spielerisch und mit rücksichtslosen Projektionen ihrer inneren Schwierigkeiten auf die Wirklichkeit. Die Wirklichkeit ist natürlich bei Jugendlichen »realer« und drängender als in der Kindheit. Sie kann nicht mehr einfach ignoriert oder im »Als-ob-Modus« spielerisch verarbeitet werden.

Die Spieltherapie als Medium hat ausgedient. Andererseits wird ein vertrauter sprachlicher Diskurs, abgeschieden und abgehoben von den drängenden Alltagsproblemen, von vielen Jugendlichen noch nicht toleriert. Jugendliche wollen ihre Therapeuten mit »ihrer« Realität überschütten und bedrängen. Die Therapie kann ein großes Agierfeld sein.

Daher bieten – nach dem Scheitern ambulanter Settings – die stationären Behandlungsversuche durchaus neue und andere Möglichkeiten. Sie bieten erfahrbare Wirklichkeit und dringen auf diese Weise zum Selbsterleben der Jugendlichen besser durch als reflektierende Gespräche. Im Alltag einer Therapiestation kann der therapeutische Prozess in konkrete erzieherische Auseinandersetzungen umgebrochen werden.

Die Auseinandersetzungen um Alltagsfragen werden von den Therapeuten als zermürbend empfunden. Der Therapeut muss mit sich selbst darum ringen, welchen Sinn er seinem Tun beimisst. Er kann nicht erwarten, dass der Jugendliche ihm diesen Sinn abkauft.

Jugendtherapeuten müssen sich mit der sozialen Wirklichkeit und Erfahrungswelt der Jugendlichen auseinandersetzen. Jugendliche können kaum und wollen nicht auf ihr früheres Leben in biographischer Perspektive zurückschauen. Wenn sie einen Sinn für ihr Leben suchen, dann für die unmittelbare Gegenwart oder für die (entfernte) Zukunft.

Erst im Rückblick und nach langem Verlauf, wird der Beitrag erkennbar, den die Psychotherapie zu einem biographischen Entwurf des (dann nicht mehr) Jugendlichen geleistet hat.

Essay

Warum sind die Jugendkrisen, die als Diagnosen abgeschafft wurden, als therapeutische Wegweiser nach wie vor wichtig?

Die Jugendkrisen sind ein weites Gebiet, so groß wie die Jugendpsychiatrie selbst. Hier versammeln sich soziale Anpassungsstörungen, kognitive Störungen, Störungen der Impulssteuerung, Ängste und Zwänge, Kontaktstörungen, Essstörungen, Verstimmungen und schizophrene Struktureinbrüche. Allen gemeinsam ist die besondere Situation, in der sie sich ereignen, die Jugend, eine Situation des Umbruchs auf vielen Ebenen, wo Fäden der Entwicklung, die schon früher gesponnen wurden, zum Beispiel die biologische und frühkindlich erworbene Konstitution, zum Beispiel erlittene Traumen sowie Trieb- und Beziehungsschicksale, zusammenlaufen, sich überkreuzen, sich verknoten und unter Zug geraten. Der Begriff der Jugendkrise umreißt die Konstellation dieser Krise und nicht ihre Psychopathologie. Letztere läuft in alle Richtungen auseinander, das heißt, die Jugendkrisen sind psychopathologisch außerordentlich uneinheitlich und in großen Bereichen einer psychiatrischen Krankheitslehre überhaupt nicht oder noch nicht schlüssig zuzuordnen. Zu Zwecken der Klassifikation ist der Begriff »Jugend- bzw. Pubertätskrise« daher inzwischen verlassen worden.

Die moderne Epidemiologie hat herausgefunden, dass bestenfalls Störungen definiert werden können, deren Vorkommen auf das Jugendalter beschränkt ist, gegenüber solchen, die im späteren Leben weitergehen und von daher in der psychiatrischen Klassifikation schon immer einen festen Platz hatten. Bei den auf das Jugendalter beschränkten Störungen wird anerkannt, dass auch diese etwas mit psychischer Vulnerabilität zu tun haben. Aber den altersabhängigen sozialen Risiken wird der wichtigste Teil der Verursachung zugewiesen. Die Epidemiologie betont, dass die Jugendphase nicht zwangsläufig mit einer erhöhten psychiatrischen Morbidität einhergehe, allenfalls mit höheren sozialen Risiken. Weiterhin steht als Ergebnis der Epidemiologie fest, dass die Störungen der Jugend phänomenologisch wenig mit den Störungen der Kindheit zu tun haben. Viele Jugendstörungen treten de novo auf. Sie setzen sich nun auch zum Teil ins Erwachsenenalter fort. Wirklich abgesondert in ihrem Bedingungsgefüge erscheinen nur die Störungen der Kindheit. Überlegungen zu einem dynamischen Zusammenhang zwischen Störungsmustern der Kindheit und solchen des Jugendalters werden daher aus epidemiologischer Sicht für spekulativ gehalten.

Man kann geteilter Meinung sein, ob die neue Klassifikation dem Verständnis und der klinischen Erforschung des Jugendalters genutzt oder geschadet hat oder folgenlos geblieben ist. Viele sind mit dem neuen unförmigen Terminus »Störungen des Sozialverhaltens« jedenfalls nicht glücklicher als zuvor mit den »Pubertätskrisen«. Die absichtliche Theoriefreiheit des neuen Begriffs ist gewöhnungsbedürftig. Angesichts des Umstandes, dass nunmehr die Überzahl aller jugendpsychiatrischen Fälle als »Störungen des Sozialverhaltens« (mit oder ohne begleitende Störung der Emotionen) tituliert werden muss, kommt Zweifel auf, ob sich die Jugendpsychiatrie als Versorgerin besonders schwerer seelischer Störungen noch richtig darstellt und die Kostenträger noch motiviert sind, eine therapeutische Arbeit mit diesem Störungsbild zu finanzieren.

Ein Bild von der Einheit der Jugendkrisen – aller Heterogenität zum Trotz – beginnt sich wieder zusammenzufügen, wenn man diese Krisen nicht nur als klassifikatorische, sondern als therapeutische Herausforderung begreift. Zwei Vorstellungen überlagern sich dabei: die Vorstellung, dass jede therapeutische Arbeit mit Jugendlichen sperrig, widerständig und unorthodox verläuft. Und die Vorstellung, dass man mit dieser Arbeit enorm viel bewirken kann, wenn es gelingt, das hohe Veränderungspotential dieses Alters therapeutisch zu nutzen.

Wie erleben Jugendliche ihre Krisen?

Es wird gerne festgestellt, dass die Jugendlichen handeln, bevor sie denken. Wenn sie dächten, bevor sie handelten, dann hätten sie Zugang zu sich selbst und zur eigenen Geschichte. Sie würden besser verstehen, wie es zu ihrer Störung kommen konnte. Eine

Gesprächstherapie würde besser funktionieren. Sie könnten sich in den therapeutischen Gesprächen der Frage widmen, was vorher mit ihnen war, was nun kommen wird und wie sich unter den gegebenen Umständen ihr Bild von sich selbst und ihre Aussichten verändern. Unser Eindruck ist aber, dass Jugendliche im Augenblick leben, keine längeren Perspektiven haben und schwer zu greifen sind. Sie zerstreuen sich in aktuellen Ereignissen und leben riskant.

Diese Darstellung des jugendlichen Erlebens ist aber vielleicht zu einseitig: Es sind ja am ehesten die Kinder, die wirklich unbedacht und dem augenblicklichen Erleben intensiv verhaftet sind. Bei den Jugendlichen wird derselbe Zustand schon mehrdeutig. Jugendliche sind von dem rasanten Veränderungsprozess, der sie gestern noch so, morgen schon anders denken und fühlen lässt, tief beeindruckt. Der kognitive Entwicklungsprozess ist nun so weit fortgeschritten, dass sie ihre eigene Situation unter Einbeziehung des Denkens anderer von innen und außen betrachten können. Sie können unter Umständen sehr viel über ihre eigenen Veränderungen reflektieren und darüber geradezu in einen Reflexions»krampf« geraten. Die unbedachte Aktion kann eine Flucht aus diesem verkrampften Nachdenken sein.

Diese Fluchten sind ebenso eindrucksvoll, wie sie jedoch zeitlich begrenzt sind. Viele Ereignisse, in die Jugendliche hineingeraten, prägen sich ihnen ein. Sie haben, im Nachhinein betrachtet, einen hohen biographischen Stellenwert. Dies gilt vor allem für erstmalige Erlebnisse: Erster Rausch, erste sexuelle, vielleicht homosexuelle Begegnung, erstes Zerwürfnis mit den Eltern, erster Verlust einer Freundschaft, in die tief investiert wurde, erstmalige Begegnung mit der Psychiatrie, erste Begegnung mit der Berufswelt, erstmals bewusst dem Tod entronnen, erstmals wirklich gedemütigt worden, erstmals allein in der Fremde, erstmals allein etwas geleistet.

Viele dieser Erfahrungen werden von den Jugendlichen, auch wenn sie sich gerade ereignen, mit der Aura einer gewissen Selbstverständlichkeit oder Routiniertheit umgeben, ohne dass sich der Beobachter hierdurch täuschen lassen darf. Das Aktualgeschehen kann im Handumdrehen zu einem wichtigen Teil der späteren Biographie werden. Plötzlich sieht ein Jugendlicher sich und seine Situation mit anderen Augen. Er schreibt gewissermaßen sein Drehbuch um, während er noch auf der Bühne steht.

Offenbar liegt das Erleben der Jugend zwischen Biographie und Aktualität, zwischen Besinnung auf das eigene Leben und Hingabe an eine äußere Situation, – einmal mehr auf der einen, einmal mehr auf der anderen Seite. Diese Dialektik setzt sich zwar im ganzen weiteren Leben fort, aber in der Jugendzeit ist die eine der beiden Seiten, das biographische Erleben, gerade erst unter hohem Ereignisdruck aus der Taufe gehoben worden, während die andere Seite, das Aktualerleben, in allen Jugendkrisen das beherrschende Element bleibt.

Stets fragen wir uns bei der therapeutischen Arbeit, wie viel Aktualität, das heißt zugleich Aufregung, wir im Zusammensein mit unseren Patienten riskieren, erdulden oder sogar provozieren müssen. Und wenn wir den Wirbel der Tagesereignisse kaum ertragen, hoffen wir, dass unsere Therapie vielleicht auch zu tieferen (biographischen) Einsichten taugen wird.

Wie viel Agieren, wie viel Reflexion und wie viel Deutungstätigkeit gehören in die Psychotherapie von Jugendlichen hinein?

Diese Schwierigkeiten durchziehen alle Lebensbereiche der Jugend. Sie werden freilich in diesem Buch immer wieder an Beispielen aus der stationären Therapie erörtert. Es ist eine wichtige, für die stationäre Therapie im Jugendalter sogar zentrale Frage, wie viel innere Veränderungen dadurch angestoßen werden können, dass sich ein Jugendlicher an eine neuartige alltägliche Umgebung, nämlich jene auf einer Psychotherapiestation, erst einmal anzupassen versucht.

Dagegen steht die Vermutung, dass wirkliche Veränderungen erst dadurch Platz greifen, dass sich der Jugendliche auf sich selbst zurückzieht und Besinnungspausen gönnt, seine neuen Erfahrungen überdenkt und innerlich zurechtrückt. Nach dem Entwicklungsmodell von Piaget ist der Erwerb neuer Fähigkeiten ein Oszillieren zwischen der Konfrontation mit neuen Erfahrungen, also einem externen Vorgang, und einer Umschichtung und Neuordnung der inneren Strukturen. Wir müssen also annehmen, dass es eine Dialektik zwischen einem äußeren Anpassungsvorgang und einem inneren Verarbeitungsvorgang gibt. Freilich ist damit immer noch nicht geklärt, ob und wann die innere Verarbeitung durch welche speziellen Maßnahmen gefördert werden muss, also in welchem Umfang, etwa durch geeignete Therapieveranstaltungen, das besinnliche Element zur Wirkung gebracht werden muss oder ob dieser Prozess am besten nebenher, gleichsam von selbst, im therapeutischen Alltag geschieht.

Jeder Jugendtherapeut weiß, wie begierig die jungen Patienten darauf sind, ihre Bezugspersonen in Einzelterminen für sich zu haben, aber meist nicht etwa, um mit ihnen wichtige gedankliche Einsichten zu teilen, sondern um mit ihnen etwas zu unternehmen oder zu verhandeln. Oberflächlich betrachtet besteht das Jugendverhalten, an gesunden wie an kranken Tagen, vor allem daraus, Situationen herzustellen, sichtbare Reaktionen hervorzurufen, mit anderen zu verhandeln und sich in der dadurch entstehenden Situation so zu bewegen, dass der Eindruck ständiger Veränderung entsteht, während die Erwachsenen so aussehen sollen, als stünden sie still.

Wenn es die Jugendlichen wären, die sich als stillstehend erlebten, wären sie zur Reflexion gezwungen. Sie wären ihren spannungsreichen und widerspruchsvollen inneren Zuständen unmittelbar ausgeliefert. Diese Umkehr, die Verlagerung eines inneren Vorganges in einen äußeren, ist eine jugendspezifische Abwehrleistung. Sie enthält die noch aus der Kindheit stammende Fähigkeit zur Projektion seelischer Vorgänge in eine andere Realitätsebene, weg von der eigenen Person. In dem äußeren Vorgang, der ähnlich wie beim hysterischen Agieren gleichsam inszeniert wird und etwas Theatermäßiges hat, bleibt der jugendliche Patient aber erreichbar und innerlich anrührbar, sofern sich der Therapeut auf das Spiel ansatzweise einlässt.

Der Begriff der »Projektion« ist nur mit Vorsicht anwendbar. Der Therapeut wird auch mit Versuchen, diese Projektionen durch Deutungen aufzulösen, zurückhaltend sein, sondern sich eher darauf einlassen, die Bühnenwelt des Jugendlichen vorübergehend zu betreten, nämlich dann, wenn er sieht, dass sein Patient zurzeit nur über ein solches Manöver das Ausmaß seiner innerer Widersprüche überbrücken kann.

Gerne wird über unbedeutende Gegenstände verhandelt, die von der Person des Jugendlichen abgerückt sind, ihre Bedeutung aber daraus beziehen, dass er diese Gegenstände oder diese Themen zu Stellvertretern der eigenen Bedürfnisse und Gedanken gemacht hat. Dabei kann es sich um die Vorliebe für eine bestimmte Musikart handeln oder um eine Ernährungsmethode, einen Konsumwunsch oder ein Haustier. Jugendtherapeuten sind ähnlich wie in der Spieltherapie mit Kindern weitgehend darauf eingestellt, ihre Botschaften im Handeln und Verhandeln zu verpacken. Der Unterschied zur Spieltherapie ist freilich, dass die Verhandlungsobjekte meist der Realität angehören und nicht der Phantasie.

Jugendtherapeuten müssen sich intensiv mit der Lebensweise und Denkweise, dem Lebens»gefühl«, der gerade miteinander im gleichen Alter lebenden Jugendlichen befassen. Meinungsbildungsprozesse und Tendenzen innerhalb einer bestimmten Peer Group haben eine verblüffende Tragweite. Von diesen Tendenzen werden sogar noch solche Jugendliche erfasst und mitgezogen, die sonst durch autistischen Rückzug auffallen und den sozialen Anschluss scheinbar ganz verloren haben.

Worin der Unterschied zur Kindheit liegt, wird auf dramatische Weise deutlich, wenn die zu verhandelnde Realität gefahrvoll ist und wenn es sich um das Thema Aggression handelt. Dieses Thema besitzt eine hohe Penetranz. Es zeigt in der Jugend erstmals Folgen, welche die Existenz bedrohen können. Ein jugendlicher Patient, der zum Beispiel die Möglichkeit anklingen lässt, er könnte eine geladene Waffe bei sich führen, ist beim Wort zu nehmen. Die Waffe mag Verhandlungsgegenstand sein, mit dem er die Frage seiner Gefährlichkeit »symbolisch« zu klären versucht. Dennoch ist diese Waffe zugleich real. Die Auseinandersetzung über die eigene Gefährlichkeit kann nicht allein sinnbildlich oder spielerisch geführt werden, sondern muss ohne Zögern gleichzeitig in der Wirklichkeit ausgetragen werden. Auch jedes deutende Geplänkel wäre fehl am Platz. Dies gilt unabhängig von der Frage, ob wir bei einem Patienten, der die Grenzen der Therapie so grob verkennt, eine tiefgreifende strukturelle Störung vermuten oder nicht. Verkennungen dieser Art kommen in vielen Jugendkrisen vor, nicht nur bei solchen, die wir dem Borderline-Strukturniveau zuordnen würden. In keinem dieser Fälle ist es sinnvoll oder auch nur möglich, die Realität vor die Tür des Behandlungszimmers zu verbannen. Die Aktualität ist ständiger Wegbegleiter und Stellvertreter für die inneren Schwierigkeiten des Patienten.

Zurück zu weniger gefahrvollen Beispielen: Es ergibt sich nahezu von selbst, dass die jungen Patienten mit ihren Betreuern und Therapeuten ausgiebig über das Regelwerk des Alltags auf der Station verhandeln: bezüglich des Essens, Ausgangs, Geldverbrauchs, Umgangs mit den Eltern, Sozialkontakts, Schlafens und der Körperpflege. Im Grunde wird hierbei gleichzeitig ein Diskurs über die inneren Schwierigkeiten und Möglichkeiten geführt. Es wird ein Bewusstsein des tatsächlichen Vorhandenseins dieser Schwierigkeiten verankert. Voraussetzung ist, dass dieser Vorgang von allen, die mit dem Patienten im Alltag umgehen, verstanden wird. Die Summe aller Regeln, die für einen Jugendlichen gelten, entwickeln sich gleichsam zum kodifizierten gemeinsamen Wissen über dessen innere Schwierigkeiten. Sie werden konkret verhandelbar. Besonders gut ist dieses Wissen in der Beziehung zwischen Betreuer und Patient aufgehoben, wenn beide sich über die Regeln, die im Alltag zu gelten haben, heftig streiten und schließlich einigen können.

Schlussfolgerungen

Mit einiger Berechtigung könnte man also postulieren, dass der gesamte Veränderungsprozess, der durch therapeutische Interventionen bei Jugendkrisen in Gang gesetzt wird, auf das Konto unmittelbarer Ereignisse geht, auf den Druck, der vom aktuellen Verhalten der Jugendlichen ausgeht und der die Therapeuten wiederum zwingt, aus der Aktualität heraus, ja sogar aus unmittelbarer Betroffenheit heraus, eine neue Situation zu schaffen. An dieser wird fortwährend interaktiv »gebastelt«, der Jugendliche versucht sich an ihr festzuhalten und hangelt sich förmlich an ihr entlang, bis er schließlich bei einer neuen inneren Verfassung angekommen ist.

Dieses Verfahren ist bei der stationären Behandlung von Jugendkrisen besonders eindrücklich, da hier der gesamte Aufenthalt in den Dienst einer Neu-Inszenierung der Schwierigkeiten gestellt wird. Ambulante Therapien eröffnen keine ähnlich großzügigen Handlungsräume und Agierräume zur Herstellung von Aktualität. Und doch kann die Aktualität ähnlich rücksichtslos und ungefiltert auch in ambulante Therapiestunden eindringen. Sie muss in der therapeutischen Situation eingefangen und aufgegriffen und in einem geduldigen Prozess mit Bedeutungen versehen werden, an denen sich der Jugendliche selbst erkennt und an denen er schließlich wachsen kann.

Kasuistik

Diagnose:

V. a. schizotype Störung (F21)
Sexuelle Reifungskrise (F66.0)
DD: Entwicklung einer schizoiden Persönlichkeitsstörung (F60.1)
Persönlichkeitsrisiko Typ A

Ich lernte Paul als 14-Jährigen in einer Jugendkrise mit Depersonalisation, Selbstzweifeln, Misstrauen und sozialem Rückzug kennen und begleitete ihn bis zu seinem Studium 7 Jahre lang in ambulanter Therapie. Er kam die ersten Jahre stets aufgewühlt in die Stunden und rief zum Beispiel verärgert aus: »Es gibt wieder so viel zu erzählen, es ist wieder so viel passiert«. Er warf mir vor, dass ich mir nicht genug Zeit für ihn nähme und ihm nicht helfen könnte. Er verlangte, dass ich zu ihm in die Schule oder nach Hause kommen müsste, um ihn zu verstehen. Sonst seien unsere Treffen sinnlos. Meist versuchte er die Zeit zu überziehen. Er bot mir Geschichten von Kränkungen, sexuellen Anzüglichkeiten, Racheakten und Hänseleien an. Er konnte zeitweilig zwischen seinen Gedanken und denen der anderen nicht sicher unterscheiden und seine Wirkung auf andere nicht einschätzen. Er misstraute allen, auch seinen Eltern. Diese standen unangemeldet vor der Tür und drangen in mich, dass ich ihrem Sohn doch endlich helfen möge und nicht aufgeben möge. Er drohte Racheaktionen gegen Mitschüler, brachte gefährliche Objekte mit in die Therapie, lächelte dazu listig und inadäquat, vor allem wenn er eigentlich ängstlich war. Er hatte zum Beispiel Angst vor den Signalen seines Körpers, er war voller versteckter Wut und Paranoia. Er fühlte sich depersonalisiert. Er kämpfte mit mir stets erneut um ein Verständnis seiner augenblicklichen Situation und gebrauchte hierzu eine abgehobene, verschrobene Sprache. Er war in einer krampfhaften Reflexion begriffen, verstand aber gerade deshalb weder seine soziale Lage, noch sich selbst in ihr. Gerade also, weil er den Alltag nicht spontan zu nutzen verstand und keinen Zugang zu den Menschen fand, die an dem Alltag teilnahmen, fiel dieser Alltag tückisch über ihn her und bedrohte ihn.
Wieder und wieder schüttete Paul seine Erlebnisse in seiner umständlichen und hintergründigen Art vor mir aus und verlangte, dass ich diesen Vorgang ertrug. Vor allem seine verdrängte Aggression war schwer zu ertragen, am besten noch bei gemeinsamen immer gleichen Spaziergängen. Paul verlangte konkrete Ratschläge: Was hätten Sie getan, was raten Sie mir? Er versuchte mit meiner Hilfe die Erlebnisse noch einmal neu zu bewerten und anzuschauen. Dabei ersetzte er aber seine Vorstellungen einfach durch die meinigen. Mir wurde die Wirklichkeit überantwortet. Er meldete zurück: Dieser Ratschlag war gut, dieser war schlecht. Seine wichtigste Sorge war: Wie wird er den nächsten Schultag, wie wird er die nächste Woche unter seinen Klassenkameraden überstehen? Mit der Drohung, ich könne ihn mit diesen Fragen nicht allein lassen, versuchte er mich in die Aktualität seines Lebens hineinzuziehen. Wenn es allzu absurd erschien, ihm weitere Ratschläge zu geben, weil zwischenmenschliche Probleme nun einmal in der Theorie nicht zu klären waren, schwenkten wir auf allgemeine Fragen um, die er in großer Zahl stellte.
Wir sprachen über seine Herkunft, seine Eigenart, seinen intellektuellen Ehrgeiz, seine Wirkung auf andere, seine sexuellen Phantasien, seine aggressiven Tendenzen, über den Sinn des Lebens und über seine Aussichten, je »normal« zu werden, normal im Kontakt, normal in sexueller Hinsicht. Die Gespräche waren abstrakt und spröde und führten in schwindelerregende philosophische Höhen, aber gerade diese liebte er über alles. Deutungsversuche, vor allem bezüglich seiner sadistisch gefärbten sexuellen Phantasien, führten zu Bemerkungen wie: »Da haben Sie

mich wieder einmal durchschaut, da könnten Sie Recht haben, ich hätte mir denken können, dass Sie das jetzt sagen ...« usw. Viele solcher Gespräche blieben ohne Bezug zu Zeit und Ort und fast ohne persönlichen Bezug. Paul war einsam, grüblerisch und hoffnungslos.

Die Einsamkeit ließ nach, als er einen ähnlich gearteten Freund gefunden hatte, zu dem sich eine stabile Beziehung ergab. Die therapeutische Beziehung zog eine langsame unmerkliche Spur über die Jahre. Sie wurde zur Gewohnheit und gab ihm Rückhalt.

Die wichtigsten Etappen bei der Überwindung seiner Krise waren seine Auslandsreisen. Es waren Bildungsreisen, für die er Geld zusammensparte und die er allein unternahm. Mir wies er dabei eine Berater- und Mentorenfunktion zu. Er fragte mich, was er auf seinen Reisen schlimmsten- und bestenfalls erwarten dürfe. Er wollte wissen, ob ich das Land kenne, in das er reisen wolle. Er fuhr in die Fremde, um etwas Neues zu erleben, aber blieb in stiller Zwiesprache mit seinem Therapeuten, nun aber zunehmend mit dem Anspruch, sich selbst unter veränderten aktuellen Umständen neu zu entdecken und seine Verhaltensspielräume zu erweitern.

Mit den Jahren wuchsen die seltener werdenden Therapiestunden zu einer Art von Reiseroute zusammen, auf der sich Paul langsam und immer sicherer vorwärts bewegte. Er beharrte aber darauf, dass die Therapie weitergehen müsse, sonst würde er den Weg verlieren. Nun entstand tatsächlich ein Bewusstsein von der zurückgelegten Wegstrecke in ihm: »Wenn ich daran denke, wie ich früher war ... es hat sich so viel verändert ... ich habe so viel erlebt ... ich sehe meine Eltern jetzt mit anderen Augen ... Ich habe gemerkt, dass ich Beziehungen haben kann und nicht allein leben muss ...« usw. Er begann über Erlebnisse nachzusinnen, sie auf sich wirken zu lassen und aufzubewahren, statt sie mir an den Kopf zu werfen, damit ich sie kommentiere. Paul hatte seine Biographie entdeckt. Sie war zu einem Flickenteppich von scheinbar zufälligen Begebenheiten zusammengewachsen und auf ihn zugewachsen. Erst war ich der Garant für den inneren Zusammenhang und den Sinn der Ereignisse. Dann konnte er selbst dafür sorgen, dass das, was er erlebte, mit ihm übereinstimmte. Er konnte für sich einstehen.

Nachlese

Wie gelingt es, dass sich die Behandlung von Jugendkrisen, die so fatal im Alltagsgeschäft und in der Aktualität fest hängt, allmählich mit einer biographischen Betrachtungsweise verbindet? In gewisser Hinsicht ist die Biographie in solchen Behandlungen stets präsent und muss nicht künstlich erschaffen werden. Auch in den Gesprächen mit dem eben dargestellten Patienten war stets zu merken, dass ihm die Tragweite seiner aktuellen Erfahrungen für das weitere Leben bewusst war. Der Patient Paul kämpfte sogar erbittert um Sinnfragen. In dieser Hinsicht war dieser intellektuell hoch stehende Patient eher eine Ausnahmeerscheinung. Aber auch bei ihm lag die schwierigste Behandlungsaufgabe darin, den Druck der scheinbar sinnlosen Aktualität auszuhalten. Auch die angeblich sinntragenden philosophischen Gespräche verstärkten hier nur das Gefühl der Leere. Das Steckenbleiben in den Tagesereignissen, nicht die Sternstunden der Reflexion, bestimmten den Verlauf.

Prognostisch wegweisend war, dass diesem Patienten eine Beziehung zu seinem Therapeuten gelang und dass er in dieser Beziehung einen langen Zeitraum seiner Jugend gemeinsam mit seinem Therapeuten durchleben, anschauen und schließlich darauf zurückschauen konnte. Voraussetzung für die therapeutische Beziehung war wiederum, dass sich der Therapeut auf die ermüdenden Tagesereignisse einließ und sich mit dem Patienten an der scheinbaren Sinnlosigkeit dieser Gegenstände abmühte.

Ein Therapeut, der so arbeitet, muss seinem Patienten freilich in der Interpretation der biographischen Zusammenhänge voraus sein. Ohne ein vorauseilendes Verständnis sind Therapien von Jugendlichen, mit ihrem Bombardement konkreter Ereignisse und dem ständigen Zwang zum Agieren und Reagieren nicht durchzuhalten. Dieser Umstand begründet auch einen hohen Supervisionsbedarf.

Von der Therapie der Jugendkrise kann Erregung, Langeweile, Verdruss und Faszination ausgehen. Therapeut und Patient gehen auf eine Zeitreise. Die einzelnen gelebten Augenblicke sind am Schluss bedeutungslos. Die Zeit verstreicht, man lässt sich oft auch treiben. Viel Äußeres, wenig Inneres geschieht. Die Patienten machen selten das, was therapeutisch sinnvoll erscheint. Schon gar nicht arbeiten sie mit ihren Therapeuten Schritt für Schritt an der Erschaffung einer sinnvollen Lebensgeschichte.

Die Biographie bildet sich aus aktuellen Anlässen heraus, während die Zeit voranschreitet. Biographie kann aber selbst kaum zum Thema gemacht werden, ohne dass sich falsche Töne einschleichen.

Und doch gelangt der Prozess an Punkte, wo er sich selbst einen Sinn gibt oder wo – meist aufgrund äußerer Umbrüche und Änderungen – die Jugendlichen auf sich selbst aufmerksam werden, innehalten und zu neuen Erkenntnissen gelangen. Der Therapieprozess wird am Ende doch noch zu einem Stück der Geschichte des Patienten. Besonders markant ist dies bei längeren stationären Behandlungen. Diese bekommen unzweifelhaft das Gewicht einer lebensgeschichtlich prägenden Erfahrung, auch wenn dies den Betroffenen bei der Entlassung selten schon voll bewusst ist.

Der beste Verbündete in jeder Therapie von Jugendkrisen ist nach wie vor der spontane Entwicklungsprozess über die Zeit, ein Prozess, der nach immer neuen Wendungen und Anpassungen verlangt. Durch das Hin- und Herwenden aktueller Erfahrungen und die Hereinnahme dieses natürlichen Vorgangs in die Therapie, beginnt sich die Lücke zwischen Aktualerleben und biographischer Erkenntnis allmählich zu schließen.

2 Die Entwicklungspsychopathologie der Jugendkrisen

Vorschau

Der Begriff der Pubertät kennzeichnet die biologischen Reifungsschritte, die den Übergang vom Kind zum Erwachsenen bewirken. Die Adoleszenz hingegen markiert im gleichen Zeitfenster den psychischen Übergang mit tiefgreifenden kognitiven und affektiven Wandlungen. Moderne Konzepte der Adoleszenz orientieren sich an den typischen Entwicklungsaufgaben dieses Alters. Es ist nicht zwangsläufig, dass die Jugendlichen dabei eine Krise durchlaufen.

Zum Verständnis der psychischen Prozesse, die hier ablaufen, fokussieren wir auf das Selbst als höchste Komplexitätsstufe der psychischen Struktur. Kognitiv wird am Beginn der Jugend das konkret anschauliche Denken durch das Denken in formalen Operationen abgelöst. Die Fähigkeit zur Introspektion und Selbstreflexion und zur Perspektivenkoordination entwickelt sich entscheidend weiter. Die bisherigen Bewertungs- und Orientierungssysteme verlieren ihre Gültigkeit. Die Jugendlichen suchen nach dem »Eigenen«. Ein hohes Werteideal macht sie empfindlich für die Verlogenheiten der alltäglichen Moral. Andererseits kann eine moralische Überforderung auch zur Entwertung sämtlicher Moralvorstellungen führen. Im Jugendalter finden wichtige berufliche und schulische Weichenstellungen statt. Wenn diese durch Krisen verpasst werden, hat dies langfristige Folgen für die soziale Anpassung.

Der Anstieg der Spiegel von Sexualhormonen führt zu höherer Erregbarkeit und vorübergehenden Turbulenzen bei der Affektsteuerung. Dies widerspricht dem Anspruch der Jugendlichen nach besonders guter Verfügung und Kontrolle über sich selbst. Im Ergebnis finden wir sowohl Phänomene der Übersteuerung wie auch der Untersteuerung

Alle Phänomene der Jugendkrisen sollten nicht nosologisch, sondern dimensional im Rahmen einer Entwicklungspsychopathologie erfasst und bewertet werden. Hierbei werden nicht die psychisch gesunden den psychisch kranken Jugendlichen gegenübergestellt, sondern in allen Fällen werden die Wechselbeziehungen zwischen Problemlagen und Ressourcen zugrunde gelegt. Die Psychopathologie bedient sich dabei archaischer Reaktionsmuster. Je nach Vulnerabilität kann sich eine Krise zu einer definierten Störung weiterentwickeln. Vulnerabilität wird prozessual verstanden. Sie steht ihrerseits in einem Entwicklungs- und Wandlungsprozess.

Der Prozess der psychischen Reifung im Jugendalter wird an der Selbstentwicklung veranschaulicht. Die Identität gilt dabei als Ausdruck der eigenen unverwechselbaren Person. Identität baut auf der Selbstevidenz des Kindes und dem Gefühl von Kohärenz und Sinnhaftigkeit der eigenen Existenz auf. Wichtig ist auch die Akzeptanz der eigenen Geschlechtsrolle. Identität wird zu wesentlichen Teilen auch identifikatorisch von Vorbildern übernommen. Störungen bei der Übernahme sozialer Rollen münden in Identitätskrisen. Vorübergehende Verunsicherungen der Identität in Form der Depersonalisation sind auch bei Normalen häufig. Bei psychischen Krisen treten dissoziative Störungen hinzu und verschärfen die Krise der Identität.

Jugendliche erwerben ihr Selbstwertgefühl über die Erfahrung von Kompetenz und Akzeptanz im direkten Sozialverkehr. Die Akzeptanz in der Peergruppe erscheint im Jugendalter besonders wichtig. Narzisstische Selbstüberschätzungen sind ein verbreiteter und sinnvoller Mechanismus zur Rückversicherung und Selbstbehauptung in dieser Entwicklungsphase. Überspannte narzisstische Größenvorstellungen drohen jedoch einzustürzen und führen zu Depressivität und Selbsthass.

Die wachsende Autonomie der Jugendlichen entfaltet sich im Widerstreit zu Bindungsbedürfnissen und regressiven Rückversicherungen. Verzögerungen der Selbstständigkeit und verfrühte forcierte Ablösungen sind gleichermaßen problematisch. Beide begünstigen eine Zuspitzung des alterstypischen Risikoverhaltens.

Zum Erwerb der Fähigkeit zur Intimität müssen die Jugendlichen ihr Verständnis von Partnerschaft aus den kindlichen Vorstellungen (erst egozentrisches Partnerschaftsverständnis, dann Mann-Frau-Klischee) herausführen und sich so weit öffnen, dass sie einen Dialog über gegenseitige Bedürfnisse führen können. Eine ausreichende Kontaktfähigkeit und soziale Integration in Peergruppen ist hierzu die Voraussetzung. Jugendliche praktizieren ein ausgedehntes Risikoverhalten, das sich unter den Vorzeichen der Krise noch verschärft. Gesundheitsbewusstsein und soziale Umsicht sind unterentwickelt. Die Risikobereitschaft reicht bis zu Mutproben, riskantem Sexualverhalten und delinquenten Wagnissen. Bei psychischen Krisen verändern sich auch die Lebens-, Ernährungs- und Hygienegewohnheiten. Das Risikoverhalten wird durch die jugendtypische Gegenwartsorientierung, Neugier und Experimentierfreude begünstigt. Jugendliche, die soziale Misserfolge zu verkraften haben, versuchen sich mit Risikoverhalten interessant zu machen, selbst zu definieren, zu bestätigen oder zu erhöhen. Die Zugehörigkeit zu bestimmten Jugendgruppen kann Wagnisse anstacheln oder davor schützen. Mangelnde familiäre Führung und Integration wirken sich ungünstig auf das Risikoverhalten aus.

Rund 25 % der Jugendlichen probieren Alkohol vor ihrem 11. Lebensjahr. Mit 18 Jahren hat schon fast jeder seine persönliche Erfahrung mit Alkohol gemacht. Gefährlicher Alkoholmissbrauch wird bei 18- bis 20-Jährigen zu unter 5 % angegeben. Die Prävalenz für illegale Drogen liegt bei 20 %, allerdings mit hoher Dunkelziffer. Für die Jugendkrisen ist bedeutsam, dass der Substanzabusus die Gefahr von körperlicher und psychischer Morbidität und Delinquenz stark erhöht. Das Gros der dissozialen und aggressiven Verhaltensweisen des Jugendalters ist temporär. Zur Erklärung wird das soziologische Phänomen der Reifungslücke herangezogen. Jugendliche werden trotz ihrer Frühreife immer später verantwortungsvoll in die Gesellschaft einbezogen und leben solange gewissermaßen als Zaungäste. Es gibt hingegen auch aggressive und delinquente Karrieren, die nicht erst in der Jugend, sondern bereits in der Kindheit beginnen. Diese haben eine ungünstige Prognose.

Dissoziative Phänomene greifen in die Funktionen des Gedächtnisses und des Bewusstseins ein und verunsichern so die Identität. Dissoziation hat eine Funktion als Schutzmechanismus bei traumatischer Überwältigung. Das Opfer blendet einen Aspekt des Geschehens aus und bleibt begrenzt handlungsfähig. Dissoziationen kommen nicht nur isoliert, sondern im Zusammenhang mit verschiedenen psychischen Störungen vor. Junge schizophrene Patienten zeigen allerdings keine erhöhten Dissoziationsscores.

Die im Erwachsenenalter manifesten depressiven Erkrankungen nehmen in der Adoleszenz ihren Anfang, werden aber oft übersehen. Die depressiven Verstimmungen bei Jugendlichen haben eine hohe Komorbiditätsrate. Sie verbinden sich nicht nur mit gehemmten, sondern auch mit expansiven Störungen. Oft finden sich depressive Phänomene in subklinischer Ausprägung.

Essstörungen werden bei 40 bis 60 % aller jugendlichen Mädchen in den Industrieländern beschrieben. Nur eine deutlich kleinere Gruppe entwickelt das klinische Vollbild einer Essstörung. Die Gründe für die Entstehung klinisch relevanter Ausprägungen sind immer noch unklar. Nur für die bulimischen Essstörungen sind traumatische Hintergründe als Mitursache empirisch belegt.

Schizophrene Psychosen, die bereits ihm Rahmen einer Jugendkrise beginnen, verlaufen häufiger schleichend progredient, weisen häufiger entwicklungsneurologische Defizite und eine schlechtere prämorbide Anpassung auf. Sie sind häufiger resistent gegenüber einer antipsychotischen Behandlung. Die Prognose ist ungünstiger und die Symptomatologie weniger gut ausdifferenziert. Die große Vielfalt der Symptomatik am Beginn dieser Psychosen kann am ehesten mit einer dimensionalen Diagnostik erfasst werden. Die Kinder- und Jugendpsychiatrie trägt besondere Verantwortung für die Früherkennung und für präventive Interventionen.

Selbstverletzungen haben einen empirisch belegten Zusammenhang mit frühen psychischen Traumata. Die Entwicklung des Körper-Selbst ist gestört. Die Ausschüttung körpereigener Opiate könnte für den Wiederholungsdrang bei Selbstverletzungen mit verantwortlich sein.

Zusammenfassend verläuft der Weg der Entstehung psychischer Störungen im Jugendalter über eine mitgebrachte psychische Struktur und Disposition (Stadium 1), einen Prozess der Anpassung an schicksalhafte Ereignisse (Stadium 2), ein unspezifisches psychopathologisches Stadium im Sinne der Jugendkrise unter Einschluss von Risikoverhalten (Stadium 3) und schließlich die Herausbildung von spezifischen psychopathologischen Störungsbildern, die sich in das Erwachsenenalter fortsetzen (Stadium 4).

Essay

Welche somatischen und psychischen Reifungsphänomene verbinden wir mit den Begriffen Pubertät und Adoleszenz?

Der Begriff Pubertät kennzeichnet die biologischen Reifungsschritte, die den Übergang vom Kind zum Erwachsenen bewirken. Diese vielfältigen biologischen Veränderungen werden auch von einer Reihe psychosozialer Problemstellungen und Wandlungsschritte begleitet, die den Menschen als Subjekt und Gemeinschaftswesen in die Erwachsenenwelt einführen. Dafür hat sich der Begriff Adoleszenz durchgesetzt. Der Jugendliche befindet sich an einem Übergang mit allen Risiken und Chancen, die solche tiefgreifenden Veränderungen körperlicher Attribute, Veränderungen von Denkstilen, Meinungen und Haltungen, Veränderungen des Selbstbezugs und Veränderungen sozialer Rollen und Verantwortlichkeiten mit sich bringen (Resch und Koch 1995). Mit dem Eintritt in diese Entwicklungsphase besteht auch die erhöhte Gefährdung, eine psychische Störung aus dem Spektrum der Krankheitsbilder des Erwachsenenalters zu entwickeln. Risikoverhaltensweisen, Entwicklungskrisen und jugendliche Anpassungsprobleme wirken zusammen.

Die körperlichen Veränderungen der Pubertät unterliegen der Steuerung durch verschiedene Hormone. Sie wirken auf das Körperwachstum, die Veränderung des Anteils von Fett zu Muskelgewebe, die Belastbarkeit von Blutkreislauf und Atmungssystem sowie die Ausbildung der Geschlechtsreife der Sexualorgane. Die sekundären Geschlechtsmerkmale wie Scham- und Körperbehaarung, Brustentwicklung und die endgültige Stimmlage bilden sich aus. Bei Mädchen beginnt die Pubertät mit der Brustentwicklung (Thelarche), anschließend folgt die Schambehaarung (Pubarche). Die erste Menstruation (Menarche) folgt erst, nachdem die genannten körperlichen Veränderungen bereits sichtbar geworden sind. Bei Jungen beginnt die Pubertät mit einer Vergrößerung der Hoden, danach setzen die Schambehaarung und der Beginn des Peniswachstums ein. Die Pubertätsentwicklung vollzieht sich in enger Parallelität zur Knochenreifung (Eggers et al. 1994).

Der Wachstumsschub im Alter zwischen 12 und 14 Jahren bei Jungen und zwischen 10 und 12 Jahren bei Mädchen bringt einen Zuwachs der Körperlänge um bis zu 10 cm pro Jahr (Silbereisen und Schmitt-Rodermund 1998). Die Pubertät wird durch eine Aktivierung des gonadotropen Systems eingeleitet und gesteuert. Dieses umfasst das zentrale Nervensystem, den Hypothalamus, die Hypophyse sowie die Gonaden (Hoden bzw. Ovarien). Die vermehrte Ausschüttung von Hypophysenhormonen, die Wachstums- und Funktionsfähigkeit der Gonaden anregen, erfolgt durch die Rücknahme hemmender Einflüsse durch das zentrale Nervensystem. Der Hypothalamus scheint an Sensitivität gegenüber den Gonadalhormonen zu verlieren und damit eine negative Feedback-Schleife zur Hemmung der Gonaden weniger wirksam werden zu lassen. Diese Veränderung der hypothalamischen Aktivität kann durch eine Reihe von Faktoren beeinflusst werden. Neben biologisch bedingten Reifungsprozessen können Mangelernährung, extreme körperliche Belastungen und emotionaler Stress das Entwicklungstempo der Pubertät beeinflussen. Mangelernährung (z.B. im Rahmen der Anorexia nervosa) oder körperliche Belastungen können die Pubertätsentwicklung hemmen. Emotionale Belastungen können die körperliche Reifung beschleunigen. Bei Mädchen aus Scheidungsfamilien wird berichtet, dass die Menarche durchschnittlich früher eintritt. Die zeitliche Streuung der Pubertätsentwicklung ist bei beiden Geschlechtern relativ hoch, sie kann vier bis fünf Jahre betragen, ohne dass solche Unterschiede medizinisch-biologisch bedeutsam wären.

In psychosozialer Hinsicht jedoch scheinen sich Abweichungen vom Durchschnitt in beide Richtungen problematisch auszuwirken. So gibt es Hinweise, dass Mädchen mit besonders früher Entwicklung zur Geschlechtsreife vermehrt Risikoverhaltensweisen (Alkohol und Drogengebrauch) zeigen. Das Ausbleiben des Größenwachstums sowie eine verspätete Geschlechtsentwicklung können vor allem bei Jungen Akzeptanzprobleme in der Gruppe Gleichaltriger hervorrufen. Diese lösen wiederum Risikoverhalten aus. Die Hodenvergrößerung beginnt bei Jungen im 10. Lebensjahr, wobei das Durchschnittsalter 11½ Jahre beträgt. Die volle Schambehaarung ist im Durchschnitt mit 14½ Jahren erreicht. Bei Mädchen kann die Brustentwicklung bereits im 9. Lebensjahr einsetzen, im Durchschnitt mit 11 Jahren. Die Schambehaarung beginnt im Mittel mit 10½ Jahren, die Brustentwicklung ist durchschnittlich mit 14 Jahren abgeschlossen (Eggers et al. 1994, Remschmidt 1992, Silbereisen und Schmitt-Rodermund 1998).

Mit Adoleszenz bezeichnen wir den psychischen Prozess des Übergangs von der Kindheit ins Erwachsenenalter. Sie ist eine Phase tiefgreifender Wandlungen und verlangt von jedem Individuum auch eine normative Neuorientierung. Entgegen der früher tiefenpsychologisch vertretenen Ansicht, dass alle Jugendliche eine normative Krise durchlaufen, zeigen die modernen Konzepte, die an Entwicklungsaufgaben und Entwicklungsthemen orientiert sind, dass die Adoleszenz auch ohne krisenhafte Zuspitzung produktiv bewältigt werden kann (Resch 1996, Seiffge-Krenke 1998).

Der Zeitrahmen der Adoleszenz reicht von 11 bis 21 Jahren. Als frühe Adoleszenz wird das Alter von 11 bis 14 Jahren gesehen, als mittlere Adoleszenz die Zeit zwischen 15 und 18 Jahren, als Spätadoleszenz die Jahre von 18 bis 21. Für den daran anschließenden Abschnitt des jungen Erwachsenenalters wurde der Begriff Postadoleszenz geprägt (Silbereisen und Schmitt-Rodermund 1998).

Während der körperlichen Reifung des Jugendalters erfahren auch Hirnfunktionen eine neue Strukturierung und neuronale Netzwerke werden umgebildet. Die Auswirkungen auf der psychischen Ebene sind vielfältig. Das Körperschema muss Schritt halten mit den Veränderungen. Prozesse der Kognition und der Affektregulation sind betroffen. Das Selbst als höchste Komplexitätsstufe der psychischen Struktur bedarf einer grundsätzlichen Neustrukturierung (Rudolf 1993). Ein Beispiel ist das Problem der Akzeleration. Diese begünstigt eine Diskrepanz zwischen (beschleunigter) körperlicher Entwicklung und nicht Schritt haltender sozial-emotionaler Entwicklung. Diese Asynchronie kann dazu führen, dass Jugendliche noch kindliche emotionale Bedürfnisse und Erwartungen hegen, während sie aufgrund ihres körperlichen Aussehens bereits wie Erwachsene angesehen und behandelt werden. Aus dieser Diskrepanz können Überforderungen, Missverständnisse, Frustrationen und schließlich Verhaltensstörungen resultieren (Resch und Koch 1995). Die vielfältigen Erlebnisprozesse, die mit den körperlichen Veränderungen einhergehen, werden in diesem Buch im Kapitel über das Körpererleben (Umgang Jugendlicher mit ihrem Körper) nochmals aufgegriffen und weiter ausgeführt.

Im kognitiven Bereich verändert sich der Stil des Denkens: Das konkret anschauliche Denken wird durch das Denken in formalen Operationen abgelöst. Dadurch erhält der Jugendliche die Fähigkeit, Hypothesen zu bilden, zu falsifizieren und zu verifizieren, Lösungsprobleme in Einzelschritten zu entwickeln und logische Schlüsse zu ziehen. Das soziale Wissen wird erweitert. Die Jugendlichen schenken ihrem sozialen Echo und der öffentlichen Anerkennung besondere Aufmerksamkeit. Es entwickelt sich eine zunehmende Fähigkeit zur Introspektion und Selbstreflexion. Bisherige Bewertungs- und Orientierungssysteme verlieren ihre Gültigkeit. Die Jugendlichen begeben sich auf die Suche nach dem »Eigenen«. Sie stellen Nachforschungen zu ihrer Herkunft und nach den Anfängen ihrer Biographie an. Jugendliche, die adoptiert wurden oder bei Pflegefamilien aufwachsen, zeigen ein besonderes Interesse, ihren leiblichen Eltern zu begegnen oder zumindest etwas über sie zu erfahren. Therapeutische Überlegungen zu dieser Suche nach der familiären Herkunft finden sich in diesem Buch im Kapitel *Zum Gelingen und Scheitern unterschiedlicher familiärer Lebensformen* und im Kapitel *Zur Bedeutung der narzisstischen Regulation bei dissozialen Krisen* (Teil 6, 3).

Die Jugendlichen suchen mit wachsender Kritikfähigkeit ihre ganz persönlichen Stellungnahmen zur Welt. Autoritäten und Wertsysteme werden nicht mehr unhinterfragt übernommen. Die Jugendlichen geraten in Wertekrisen, wenn sie in unterschiedlichen Lebensfeldern, zum Beispiel in der Familie, in der Gleichaltrigengruppe, in der Schule, Berufsausbildung und Freizeit, unterschiedliche Werthaltungen erkennen und deren Unvereinbarkeit entlarven. Das hohe Werteideal macht Jugendliche kritisch gegenüber Verlogenheiten und Doppelbödigkeiten der Moral und sozialer Zielsetzungen. Überkritisch und streng decken die Jugendlichen auf, wie die Erwachsenen ständig Kompromisse zwischen hohen Zielen und niederer Bedürfnisbefriedigung eingehen. Die Diffusion solcher Werteorientierungen kann freilich auch zu einer negativen Gegenreaktion führen (»no future«). Dabei werden sämtliche Moralvorstellungen der Erwachsenenwelt nihilistisch entwertet. Ersatzweise versuchen sich die Jugendlichen an einem rigiden Maßstab von Macht und Gewalt zu orientieren. Weitere Studien über die Auseinandersetzung Jugendlicher mit der von ihnen vorgefundenen sozialen und kulturellen Welt und ihre Suche nach neuen eigenen Lebensformen werden in diesem Buch im Kapitel *Zur Bewertung von Gruppenzugehörigkeit, Drogenkonsum und Jugendkultur* vorgestellt (Teil 5, 2).

Jugendliche bedienen sich mit zunehmender Kompetenz der Perspektivenkoordination, das heißt, sie können bei Konflikten auch die Sichtweise einer dritten Person einnehmen. Es werden grundsätzliche Positionen gesucht, die von der sozialen Gemeinschaft vertreten werden. Die Strategien zur Konfliktlösung verbessern sich.

Auch die emotionale Befindlichkeit wandelt sich. Durch den Anstieg der gonadalen Hormonspiegel steigt die Erregbarkeit. Gleichzeitig ändern sich die Formen des Umgangs mit den Erwachsenen und mit den Peers. Dieser neue Erfahrungshorizont löst Turbulenzen aus. Die Fähigkeit der Jugendlichen zur Affektsteuerung und sozialen Anpassung kann vorübergehend überfordert sein. Wir beobachten je nach Temperament entweder Phänomene der Übersteuerung (Zwanghaftigkeit, Rigidität, Engstirnigkeit) oder Hinweise auf Untersteuerung in Form von Impulskontrollverlust, aggressiven Durchbrüchen, »Sich-gehen-lassen« und allgemeiner affektiver Instabilität.

Jugendliche müssen sich Entscheidungen stellen, die deutlich weiter reichen als in der Kindheit. Solche Entscheidungsprozesse enthalten affektive und kognitive Komponenten. Jugendliche lernen zunehmend besser, vor ihren Entscheidungen unterschiedliche Varianten abzuwägen. Sie durchdenken die Konsequenzen, denken voraus. Bevor sie handeln, bewegen sie sich länger im Vorstellungsraum. Im Widerstreit zu diesen wachsenden kognitiven Leistungen stehen die teilweise hohen affektiven Erregungen. Diese lassen die neue kognitive Entscheidungskompetenz nicht immer zur Wirkung kommen. Erst gegen Ende der Adoleszenz ist im günstigen Fall das Ziel eines polyvalenten Denkens erreicht, bei dem die Jugendlichen besonnen ihre unterschiedlichen Handlungsoptionen abwägen können (Oerter und Montada 2002).

Im sozialen Bereich werden Rollen der Erwachsenen probeweise angenommen und übernommen. Auch die Notwendigkeit zur Übernahme von Verantwortung wird erkannt. Jugendliche müssen wichtige Weichen bezüglich ihrer Ausbildung und persönlichen Karriere stellen. Protrahierte seelische Krisen versperren den Zugang zur Lösung dieser Aufgaben und wirken sich daher nachhaltig auf die soziale Entwicklung aus. Wichtige soziale Entfaltungsmöglichkeiten fallen weg, wenn die Jugendlichen ihre Optionen in Schule und Beruf nicht nutzen können. Der zentralen *Bedeutung des gelingenden und misslingenden Schulbesuchs* (Teil 5, 3) wird daher in diesem Buch ein eigenes Kapitel gewidmet.

Entwicklungspsychopathologie – Wie können wir psychische Auffälligkeiten unter dem Aspekt der Jugendkrise ergebnisoffen definieren?

Die Entwicklungspsychopathologie versucht, den Entwicklungsgedanken in die Konzepte der Psychiatrie hineinzutragen, und so die Erkenntnisse der klinischen Entwicklungspsychologie (z.B. Bastine 1998, Oerter und Montada 2002) für Psychopathologie und Therapie nutzbar zu machen. So betrachtet die Entwicklungspsychopathologie Einflüsse der normalen Entwicklung auf die Genese psychopathologischer Symptome, und andererseits den Einfluss psychopathologischer Phänomene auf die normale Entwicklung des Kindes. Damit setzt sie sich zum Ziel, Ursachenbedingungen und Verlauf individueller Muster von Fehlanpassungen unter Bezugnahme auf allgemeingültige Erfahrungssysteme zu untersuchen. Der Fokus muss dabei immer auf die spezifischen Problemstellungen einer Bewältigung entwicklungsbedingter Anpassungsnotwendigkeiten gerichtet sein (Cicchetti und Toth 1995, Resch 1996, Resch et al. 1999, Luthar et al. 1997).

Die Entwicklungspsychopathologie hat sich zur Methode gemacht, psychopathologische Phänomene in dimensionaler Ausprägung zu betrachten und in ihrer Funktionalität für das einzelne Kind sichtbar werden zu lassen. Aus der Sicht der funktionellen Psychopathologie stellen die Symptome nicht einfach Krankheitszeichen dar, sondern erscheinen als das Ergebnis einer Anpassungsüberforderung. Diese dimensionale Betrachtungsweise kann man der kategorialen Sicht gegenüberstellen, welche versucht, Kinder mit psychopathologischen Symptomen als kranke Gruppe von Gesunden abzuheben. Symptome stellen dabei fundamentale Bausteine für differentielle nosologische Entitäten dar, deren Pathogenese einer Entschlüsselung harrt (Resch 1998). Die dimensionale Betrachtung hingegen lässt psychopathologische Symptome als unspezifische Reaktionsmuster des Menschen auf Überforderungen der Anpassungskapazität erkennen, wobei unterschiedliche pathogenetische Bedingungen diese Anpassungsstörungen bewirken können. Pathologie definiert sich daher nicht absolut aus einem Symptom allein, sondern aus dem Wechselverhältnis zwischen Anpassungsnotwendigkeiten (Problemlagen) und Anpassungsmöglichkeiten (Ressourcen).

Psychopathologische Reaktionsmuster erscheinen dadurch in ihren subklinischen Formen eher als allgemeine archaische Reaktionsmuster, die prinzipiell jedem Menschen zur Verfügung stehen, und die nur in besonderen Fällen einer Vulnerabilität zu klinischen Krankheitsphänomenen im engeren Sinne voranschreiten. Das Vulnerabilitätsmodell zur Erklärung der Genese psychischer Störungen ist als dynamische Vorstellung von einem genetischen Determinationsmodell durch bestimmte Anlagefaktoren klar zu unterscheiden. Vulnerabilität selbst ist prozessual zu verstehen, also ein potentiell entwicklungsfähiger und unter ungünstigen Rahmenbedingungen störungsrelevanter Faktor, der als besondere Verwundbarkeit nicht grundsätzlich eine kompensatorische Höher- und Weiterentwicklung ausschließt. Demgegenüber wäre der genetische Anlagefaktor ein unwandelbarer degenerativer Defekt, der an bestimmten Entwicklungszeitpunkten das Risiko zur psychischen Dekompensation erhöht. Vulnerabilität kommt jedoch nur unter Risikobedingungen der Entwicklung und Anpassung zum Tragen und verstärkt negative Auswirkungen von Störeinflüssen oder Fehlreaktionen dahingehend, dass Symptome mit Krankheitswert daraus entstehen.

Eine entwicklungspsychopathologische Sichtweise psychischer Störungen des Jugendalters versucht, diese vor dem Hintergrund entwicklungstypischer Anpassungsnotwendigkeiten verstehbar zu machen. In diesem Buch werden in *Teil 2* alle wesentlichen Facetten, in denen sich die Entwicklung psychischer Störungen des Jugendalters abbildet, zusammengetragen. Speziell im Kapitel *Zur frühzeitigen Einschätzung pathologischer Persönlichkeitseigenschaften* wird der Weg von der Disposition bis zu psychopathologischen Krankheitsmerkmalen nochmals modellhaft nachgezeichnet.

Wie verläuft der Entwicklungsprozess des Jugendalters hinsichtlich der Selbst- und Beziehungsregulation?

Identität

Der Begriff Identität definiert eine Person als einmalig und unverwechselbar durch die soziale Umgebung wie durch das Individuum selbst. Identität stellt also die zeitliche Kontinuität erlebter Einheitlichkeit im sozialen Verband her (Resch 1996). Die Erfahrung der Identität beruft sich dabei auf die Kontinuität in der Biographie sowie die Konsistenz des Selbstbildes. Für das Individuum ist Identität das Erlebnis einer Einheit des Selbst. Die kindliche Selbstevidenz – die Selbstempfindung – und die Erfahrungen des subjektiven Selbst (der Eigenbestimmung, der Abgegrenztheit von anderen Personen und Dingen sowie der Einheitlichkeit im Zeitverlauf) bilden dafür die Voraussetzung.

Ein Gefühl des inneren Zusammenhalts bewirkt den Eindruck von Kohärenz und Sinnhaftigkeit des eigenen Daseins.

Identität umfasst als *Kerngeschlechtsidentität* die morphologische oder anatomische Identität. Das Selbst erlangt Identität, indem es seine Geschlechtsrolle akzeptiert. Identität im Sinne der sozialen Identität ist freilich nur durch die Übernahme weiterer sozialer Rollen erreichbar. In diesen Rollen versucht sich das Individuum zu behaupten und erreicht durch Erfolgserlebnisse eine weitere Stärkung der Identität. Ein wichtiger Mechanismus beim Identitätserwerb ist der Mechanismus der Identifikation. Die Rollenübernahme ist das Ergebnis einer Suche nach psychosozialen Experimentierfeldern, Handlungsmöglichkeiten, Werten und Idealen. Schließlich gelingen Entscheidungen, die auch normativen Charakter haben (Marcia et al. 1993).

Die Rollenübernahme erfolgt mittels identifikatorischer Prozesse: Zu einer Person wird ein emotionaler Bezug hergestellt. Die Jugendlichen sind von dieser Person fasziniert. Sie möchten die gleiche Position oder Rolle einnehmen. Sie möchten für die gleiche Sache eintreten, die diese Person vertritt, und in die gleiche soziale Sphäre eintreten, in der diese Person lebt und wirkt. Viele wichtige Lebensentscheidungen in Richtung des Erwachsenwerdens werden somit nicht durch abwägendes Planen getroffen, sondern werden von emotionalen Prozessen im Rahmen solcher Identifikationen getragen. Störungen bei der verbindlichen Übernahme einer sozialen Rolle in der Adoleszenz können zu Identitätskrisen führen oder Identitätsdiffusion bewirken.

Depersonalisation (ein subjektiver Fremdheitseindruck in Bezug auf die eigene Person) und *Derealisation* (Fremd- und Unwirklichkeitserleben in Bezug auf die Außenwelt) können die Identitätsproblematik vorübergehend verschärfen. Gewisse Phänomene dieser Art werden allerdings von etwa 60 % aller Jugendlichen berichtet, die wegen eines psychischen Problems Hilfe suchen. Vermutlich können sie sich durch das Erleben der Depersonalisation davor schützen, durch die Wahrnehmung allzu widersprüchlicher Selbstanteile überfordert zu werden. Vor allem wenn dissoziative Störungen hinzukommen, wird die Identitätsbildung nachhaltig beeinträchtigt. Die dissoziativen Störungen haben einen Bezug zu kindlichen Traumatisierungen. Diese Problemkreise werden in diesem Buch an verschiedenen Stellen weiterverfolgt. Dem Prozess der Herausbildung der Identität ist darüber hinaus ein eigenes Kapitel gewidmet.

Selbstwert

Das Selbstwertgefühl eines Menschen ergibt sich aus der Erfahrung von Kompetenz und Akzeptanz (Kernis 1995). Fertigkeiten und Attribute können nur dann zum Selbstwert beitragen, wenn sie in eine soziale Akzeptanz münden, also in der direkten Interaktion umsetzbar werden. Kompetenz und Akzeptanz stehen also in einem dynamischen Wechselverhältnis. Im Jugendalter kommt es durch die zunehmende Kritikfähigkeit und Selbstreflexion zu einer kritischen Periode der Selbstwertstabilisierung. Wenn Kompetenz und Akzeptanz den eigenen Idealvorstellungen nicht Rechnung tragen, kann dies zur Selbstwertkrise führen. Die Akzeptanz durch die Gleichaltrigengruppe erscheint dabei von besonderer Wichtigkeit. Alle Faktoren, welche die soziale Integration behindern, werden im Jugendalter mit besonders hohem Leidensdruck wahrgenommen und führen zur sozialen Diskrimination. Im Kapitel *Zur Einschätzung von Kontakt- und Empathiestörungen* (Teil 3, 2) wird diesen Wirkungen genauer nachgegangen. Jedenfalls kann die Akzeptanz in der eigenen Familie einen Mangel an Anerkennung in der Gleichaltrigengruppe spätestens im Jugendalter nicht mehr kompensieren (Fend 1998). Jugendliche, die gleichermaßen zu Hause wie im Freundeskreis keine Akzeptanz mehr finden, zeigen einen besonders labilen Selbstwert.

Narzisstische Selbstüberschätzungen sind in der Adoleszenz häufiger als im späteren Leben. Sie signalisieren ein fragiles Selbsterleben, das durch hohe Ambitionen, verstärkte Kränkbarkeit, vermehrtes Wuterleben sowie durch Beziehungsstile der Abwertung und Idealisierung charakterisiert wird. Ein in gewissem Maße gesteigerter Narzissmus mit vermehrter Selbstbetrachtung und leichter Selbstüberschätzung kann im Jugendalter eine sinnvolle Anpassungsleistung sein, denn der Selbstentwurf der Jugendlichen muss so ausgelegt sein, dass er über ihre momentan begrenzte Wirklichkeit hinaus weist, damit sie an ihren Ambitionen wachsen können. Der Entwurf darf andererseits nicht so unrealistisch hoch gespannt sein, dass die Jugendlichen mit ihren Ansprüchen scheitern müssen. Der vollständige Verzicht auf narzisstisch überhöhte Selbstentwürfe würde den Verlust des »Prinzips Hoffnung« anzeigen und könnte über negative Selbstannahmen in Depressivität und Selbstverachtung münden. Ein vermehrtes Bedürfnis nach Selbstspiegelung und sozialem Echo ist im Jugendalter durchaus als gesteigertes Normalverhalten interpretierbar, wenn es befriedigende Interaktionen in der Peergruppe zulässt und mit Erfolgserlebnissen und sozialer Akzeptanz in der Peergruppe einhergeht. Konflikthafte Interaktionen mit Eltern und Erwachsenen zur Stabilisierung des Selbstwertes besitzen nur dann Störungscharakter, wenn dadurch Ausbildungsziele gefährdet oder die Stabilität des familiären Rahmens in Frage gestellt wird.

Eng mit den Problemen des Selbstwertes ist das Phänomen der Selbstbehauptung verbunden. Die Selbstbehauptung in Familie und Gleichaltrigengruppe in Schule und Lehre, in Freizeit und Alltag kann zu gravierenden Rivalitätskrisen mit Geschwistern, Freunden oder Kollegen führen. Die Auseinandersetzungen mit erwachsenen Bezugspersonen werden als Autoritätskrisen bezeichnet. Die klinischen Aspekte des Gelingens und Scheiterns solcher Prozesse der Selbstbehauptung und Selbstwertstabilisierung werden in Teil 6 *Selbsterleben und narzisstische Regulation* behandelt.

Autonomieentwicklung

Verselbstständigung, Eigenständigkeit und die Entwicklung einer persönlichen Individualität verlangen einen vergrößerten Handlungs- und Entscheidungsspielraum. Die Individualität entwickelt sich im Spannungsfeld zwischen Autonomiestreben und Bindung. Stierlin (1975) nennt das Kunststück der Synthese beider Bestrebungen *bezogene Individuation*. Das Gelingen der Ablösungsaufgabe ist stark an die Anerkennung in der Gleichaltrigengruppe, einen stabilen Selbstwert und die gelungene Identitätsbildung gebunden. Die Aufgabe der Ablösung kann Jugendliche, die bis zu diesem Zeitpunkt im Einklang mit ihrer Familie standen, in heftige Konflikte führen. Ein zu später oder missglückter Abschied, der zu reumütiger Rückkehr in die Familie führt, gefährdet die Entwicklung ebenso wie ein zu früher Abschied. Zur besseren Selbstbehauptung stürzen sich die früh losgelösten oder ausgestoßenen Jugendlichen in besonders exzessives Risikoverhalten. Die Entwicklung der Autonomie hängt mit nahezu allen Parametern der Selbstentwicklung eng zusammen. Neben der Identitätsentwicklung lässt sich der Grad der erreichten Autonomie an der Frage von *Regression und Retardierung* (Teil 3, 1), an der Ich-Struktur (Teil 3, 5) und an der sozialen Orientierungsfähigkeit und Kontaktfähigkeit (Teil 3, 2) festmachen. Auch ängstliche Hemmungen (Teil 3, 3) und posttraumatische Störungen (Teil 4) legen der Autonomieentwicklung beträchtliche Hindernisse in den Weg. Alle genannten Aspekte werden in gesonderten Kapiteln gewürdigt.

Intimität

Die Befähigung zu interpersonaler Intimität wird schrittweise erworben. Entwicklungspsychologisch gestalten Kinder zunächst ihre Beziehungen auf selbstfokusiertem Niveau (egoistische Partnerhaltung) und erreichen dann die Stufe, auf der sie sich idealtypische Muster von Beziehungen vorstellen (Mann-Frau-Klischees); (rollenfokussiertes Beziehungsniveau). Jugendliche gelangen schließlich zum individuationsbezogenen Niveau. Auf dieser Stufe können sie sich in der Beziehung selbst offenbaren (Selbstöffnung) und werden dialogfähig. Nun verlangt der Vollzug von Intimität auch den Verzicht auf eigene Macht und Entscheidungsgewalt. Die Partner müssen sich gegenseitig einen Vorschuss an Vertrauen gewähren. Sie müssen in der Lage sein, eigene Bedürfnisse mit einem Partner abzustimmen. Sexualität und Intimität müssen integriert werden. Reife Intimität setzt voraus, dass die Entwicklungsaufgaben, die sich im Rahmen der Identität, des Selbstwerts und der Autonomie stellen, weitgehend gelöst wurden. Nur bei abgeschlossener Identitätsentwicklung können die interpersonalen Grenzen geöffnet werden. Das Selbst kann es riskieren, eine partielle Verschmelzung mit einem Du einzugehen.

Während Kinder noch in einer viel stärker auf sich selbst bezogenen Öffentlichkeit leben und die Nähe zu anderen Personen durch Beziehungsangebote erleben können, die ihnen ohne allzu aktives Zutun zuteil werden, müssen Jugendliche mit Hilfe ihrer kommunikativen Fähigkeiten aktiv die Distanz zu einem Du überwinden und sich frei entscheiden, ob sie eine Beziehung eingehen wollen. Anders als in der Familie, sind engere Beziehungen in der Peergruppe nicht verpflichtend. Sie können jederzeit wieder aufgekündigt werden. Intimität wird im Jugendalter nicht gleich praktisch ausgeübt, sondern zunächst vorphantasiert. Die Peergruppe bleibt im Laufe der Jugendzeit als sozialer Bezugspunkt noch wichtiger als vereinzelte Intimbeziehungen. Wenn sich die Jugendlichen auf Intimität einlassen, schöpfen sie übrigens dabei aus dem Repertoire frühkindlicher Beziehungs- und Körpererfahrungen. Die Einzelheiten dieses Prozesses sind im Kapitel *Zum Verständnis sexueller Fehlentwicklungen* (Teil 4, 3) dargestellt.

Wie beurteilen wir das Wechselspiel von Vulnerabilität und Umweltfaktoren bei den Jugendkrisen?

Adoleszentenkrisen stellen akute Störungen der Anpassung im Jugendalter dar (Resch und Koch 1995). Sie zeigen einen engen Zusammenhang mit Entwicklungsaufgaben, werden durch Risikoverhaltensweisen aggraviert und können eine vielgestaltige psychopathologische Symptomatik aufweisen. Eine nosologische Zuordnung kann oft nur willkürlich anhand eines der hervortretenden Symptommerkmale erfolgen. Folgende Fragen können die Abwägung zwischen den Faktoren der Entstehung von Jugendkrisen erleichtern:

- Welche Entwicklungskonflikte liegen vor?
- Welche Bewältigungsformen (Coping Strategien) und Risikoverhaltensweisen werden zur Anwendung gebracht?
- Welche psychopathologischen Symptome sind in die Anpassungskrise involviert?
- Welche Auslöser wirken mit? Wie sind die sozialen Rahmenbedingungen beschaffen. Wie sieht die gegenwärtige Situation für den Jugendlichen aus? (situative Analyse)
- Welche biographischen Besonderheiten sind für die längerfristige Risikoentwicklung und die entstande Vulnerabilität zuständig? (biographische Analyse)

- Welche strukturierten Anpassungsressourcen besitzt der Jugendliche? Sind zum Beispiel normale Interaktionen mit Gleichaltrigen möglich, sind normale Interaktionen mit anderen Erwachsenen möglich? Bestehen erotische Beziehungen? Werden Schule und Ausbildung vorangetrieben? Werden persönliche Ziele verfolgt? Genießt der Jugendliche Anerkennung durch andere? Kann er positive emotionale Signale geben? (strukturelle Ressourcen)

Risikoverhalten – Welchen Stellenwert hat es im Jugendalter und wie kommt es zustande?

Risikoverhaltensweisen stellen Handlungsmuster des jugendlichen Individuums dar, die durch einen Mangel an Selbstfürsorge, einen Mangel an Gesundheitsbewusstsein und einen Mangel an sozialer Umsicht gekennzeichnet sind. Hierzu zählt auch der exzessive Alkohol- und Drogengebrauch. Das Risikoverhalten hat Berührungspunkte mit hypochondrischen Ängsten, posttraumatischer Intrusion und Erregungszuständen, der Suche nach Körpergrenzen und mit ekstatischen Erfahrungen bei ich-strukturellen Störungen. Es wird begünstigt durch Gruppenphänomene und subkulturelle Einflüsse. Die komplexen Zusammenhänge werden in diesem Buch im Kapitel *Zum Umgang Jugendlicher mit ihrem Körper* (Teil 6, 1) gewürdigt.

Darüber hinaus verlängert sich die hohe Risikobereitschaft der Jugendlichen zu den sozialen Regelübertretungen bis hin zu delinquenten Verhaltensweisen mit Diebstahl, Betrug, Erpressung oder Raub. Eine Abnahme der Leistungsmotivation kann zu gravierenden Schul- und Ausbildungsproblemen führen. Die Jugendlichen schwänzen oder meiden die Schule, brechen den Schulbesuch vollkommen ab oder werden vom Unterricht ausgeschlossen. Aggressivität kann die Auseinandersetzungen mit Autoritäten oder Rivalen verschlimmern. Sie kann zu schweren Zerwürfnissen innerhalb und außerhalb der Familien führen.

Jugendliche, die sich aus verschiedenen Gründen zurückziehen und ihre Kontakte abbrechen, sich abkapseln und die Kontrolle über die Realität partiell verlieren, sind noch stärker zum Risikoverhalten disponiert. Die Muster sind in den Jugendkulturen vorbereitet. Der Schlaf-Wach-Rhythmus ändert sich, Ernährungsgewohnheiten werden umgestellt, auf Körperhygiene wird verzichtet, asketische Rituale bilden sich heraus. S-Bahn-Surfen und öffentliches Rasen mit Moped oder Motorrad gehören beispielsweise zum subkulturellen Repertoire des Risikoverhaltens, zu dem sich Jugendlichen in bestimmten Jugendgruppen gegenseitig anstacheln. Schließlich ist noch das riskante Sexualverhalten zu nennen. Die disponierten Jugendlichen verhalten sich nicht nur sexuell wahllos, sondern gehen durch den Verzicht auf Vorsichtsmaßnahmen auch unbedenklich das Risiko von Geschlechtskrankheiten ein.

Viele Risikoverhaltensweisen folgen dem Muster des »russischen Roulett«: »Wenn etwas Entsetzliches passiert, ist es mir auch egal, ich riskiere es halt!« Jugendliche machen sich häufig Illusionen darüber, dass sie sonst unkontrollierbare Phänomene durch das riskante Verhalten besser in den Griff bekommen könnten. Dies wird noch durch *proximales Denken* unterstützt. Jugendliche denken nur an die nahe Zukunft und an mögliche Vorteile für sich in diesem Zeitabschnitt. Bedürfnisse der Askese, der Neugier und der Experimentierfreude spielen ebenfalls eine Rolle.

Je geringer die soziale Kompetenz und je schwächer das soziale Echo aus den normalen Peergruppen, je mehr Misserfolge aus dem aktuellen Umfeld zu verkraften sind, desto höher ist die Wahrscheinlichkeit einer Übernahme von Risikoverhaltensweisen. Wenn die Jugendlichen nur über ein geringes Repertoire verfügen, wie sie sich in ihrem sozialen Umfeld bekannt und interessant machen könnten, neigen sie dazu, durch Drogenkonsum und Regelübertretungen auf sich aufmerksam zu machen. Dabei spielt auch mit, ob die Jugendlichen im wohlwollenden Einvernehmen mit ihren Eltern stehen. Die in der Peergruppe vertretenen Werte und Meinungen können das Risikoverhalten nicht nur anstacheln, sondern auch verhindern. Das Elternhaus wirkt protektiv, wenn die Jugendliche die Eltern als präsent und wirksam erleben, das heißt, wenn sie von den Eltern unterstützt, aber auch kontrolliert und überwacht werden und erzieherische Vorgaben und Grenzsetzungen erhalten (Resch et al. 1999).

Risikoverhalten hebt überdies den Selbstwert, wenn es innerhalb einer Autoritäts- und Autonomiekrise provokatorisch gegen die Verbote der Erwachsene ins Spiel gebracht werden kann (Resch 1996). Jugendliche nehmen Drogen oder begehen eine delinquente Tat, gerade weil damit ein erhöhtes Risiko verbunden ist und weil sie sich über die Tat selbst definieren, bestätigen oder narzisstisch erhöhen können. So gesehen, kann mit Hilfe des Risikoverhaltens eine gerade erst gefundene neue Rolle oder ein neues Lebensgefühl nachhaltig bestätigt werden. Unsicherheit kann überwunden und überspielt werden. Wenn wir bei der Risikoaufklärung diesen motivationalen Hintergrund außer Acht lassen, können Aufklärungskampagnen bezüglich der Gefahren und Risiken von Drogen ins Leere laufen.

Risikoverhaltensweisen zeigen eine klare Geschlechtspräferenz: Bei Drogenkonsum und Aggressivität dominieren männliche Jugendliche, während Magersucht, Rückzug und emotionale Probleme bei weiblichen Individuen gehäuft auftreten. Leistungsverweigerung kennzeichnet beide Geschlechter. Die männliche Gewaltbereitschaft wird evolutionspsychologisch als Ausdruck vermehrter innergeschlechtlicher Konkurrenz interpretiert, wobei auch dissoziale Verhaltensweisen im Adoleszenzalter gehäuft bei männlichen Individuen zu finden sind (Chasiotis und Voland 1998). Solche risikoreichen Verhaltensweisen fallen genau in das Alter, in dem zum einen der individuelle Reproduktionswert am höchsten ist und zum anderen die Suche nach Intimpartnern Vorrang hat.

Risikoverhaltensweisen mögen also dem Individuum vorübergehend über aktuelle Probleme in der Auseinandersetzung mit den Entwicklungsaufgaben hinweghelfen, sie beeinträchtigen aber auf längere Sicht die weiteren Entwicklungschancen des Individuums. Im schlimmsten Falle kumulieren im Risikoverhalten die Auswirkungen genetischer Prädilektionen und psychotraumatischer Vorschädigungen, so dass schließlich aus der Krise eine psychische Krankheit wird.

Welche psychopathologischen Prägnanztypen haben einen Bezug zu den Jugendkrisen?

Psychische Störungen des Kindes- und Jugendalters werden üblicherweise in zwei große Gruppen eingeteilt: Die *expansiven Störungen* umfassen dissoziale und aggressive Verhaltensweisen sowie das hyperkinetische Syndrom des Kindesalters, welches auch noch im Jugendalter durch Impulsivität und Konzentrationsstörungen erkennbar bleiben kann. Kinder mit hyperkinetischen Störungen haben ein erhöhtes Risiko, in der Adoleszenz dissoziale Verhaltensweisen zu entwickeln oder zum Drogenmissbrauch zu gelangen.

Emotionale Störungen umfassen die Angstsyndrome, Panikstörungen, Depressionen und Zwangsstörungen. *Psychosomatosen* (Anorexia nervosa, Bulimia nervosa) und Somatisierungsstörungen (z.B. Schmerzsyndrome) bilden ebenso wie die *psychotischen Störungen* (affektive Psychosen und schizophrene Psychosen) eigene nosologische Entitäten. Es gibt ganz klare Geschlechtseffekte. Expansive Störungen, dissoziale Verhaltensweisen sowie Alkohol- und Drogengebrauch betreffen gehäuft männliche Individuen. Bei den Depressionen, Essstörungen und suizidalen Verhaltensweisen finden sich signifikant mehr weibliche Individuen.

Alkohol- und Drogenabusus (F10, F16)

Der Alkoholkonsum zeigte in der westlichen Welt seit den 1950er-Jahren einen deutlichen Anstieg, wobei Anfang der 1980er-Jahre ein Plateau erreicht wurde (Rutter und Smith 1995). Andere psychoaktive Drogen haben erst seit den 1950er-Jahren eine besondere Bedeutung erlangt, wobei sich bis in die 1980er-Jahre ein deutlicher Anstieg des Drogengebrauchs und -missbrauchs abzeichnete. In Europa scheint dieser Anstieg mit einer geringen zeitlichen Verzögerung erfolgt zu sein. Seit den 80er Jahren ist sowohl für die USA als auch für Europa eine leicht abnehmende Tendenz des Missbrauchs illegaler Drogen zu verzeichnen. Diese Abnahme scheint mit Einschränkungen der Verfügbarkeit sowie zunehmenden Erfahrungen mit negativen Effekten und verstärkter Medienarbeit in Zusammenhang zu stehen (Silbereisen et al. 1995). Rund 25 % der Adoleszenten beginnen mit dem Kosten von Alkohol (erster Schluck) vor dem 11. Lebensjahr. Mit 18 Jahren hat praktisch jeder Jugendliche mit Alkohol zumindest schon einmal persönliche Erfahrungen gemacht. Gefährlicher Alkoholmissbrauch wird bei 18- bis 20-Jährigen zu unter 5 % angegeben (Silbereisen und Schmitt-Rodermund 1998).

Die Lebenszeitprävalenz für den Konsum illegaler Drogen inklusive Haschisch beträgt bei 18- bis 20-Jährigen 20 %. Die Dunkelziffer ist sicher hoch. Ob ein gelegentlicher Drogengebrauch zu einem Missbrauchsmuster führt, hängt von den situativen Rahmenbedingungen, biographischer Vulnerabilität und Vorerkrankungen, Risiken im psychosozialen Bereich und den Ressourcen des Einzelnen ab. Alle Erkenntnisse über die Entstehung und den Verlauf von Risikoverhalten sind ebenso auf den Alkohol- und Drogengebrauch anwendbar. Weitere Probleme des Alkohol- und Drogenmissbrauchs liegen im körperlichen Verfall und psychosozialen Abstieg (z. B. durch die Beschaffungskriminalität). Mehr zu diesem Thema findet sich im Kapitel *Zur Bewertung von Gruppenzugehörigkeit, Drogenkonsum und Jugendkultur* (Teil 5, 2), aber auch im Kapitel *Zur Einschätzung von Essstörungen und ihren Bezügen zur Sucht* (Teil 3, 8).

Dissoziale und aggressive Verhaltensweisen (F91, F60.2, F43.24)

Dissoziale und aggressive Verhaltensweisen scheinen nach Moffit (1993) zwei Entwicklungspfade zu besitzen. Einerseits gibt es einen auf das Jugendalter begrenzten Pfad, der jene Gruppe betrifft, in der das Auftreten delinquenter Verhaltensweisen ein temporäres entwicklungsbedingtes Phänomen darstellt. So scheint es in allen westlichen Kulturen während der Adoleszenz zu einem Anstieg von dissozialen Verhaltensweisen zu kommen, die auch Delinquenz, Problemtrinken und Drogenkonsum einschließen. Als Ursache wird die Diskrepanz zwischen der immer früher einsetzenden biologischen Reife und der immer weiter hinausgeschobenen sozialen Verantwortung am Ende komplexer Ausbildungswege gesehen. Solche Reifungslücken (»maturity gap«) könnten dissoziale Verhaltensweisen begünstigen. Delinquenz wird dabei als fehlgeleiteter Versuch gesehen, einen Zugang zu den Privilegien des Erwachsenenalters zu erhalten, ohne Verantwortung zu übernehmen. Dabei ist kritisch zu bedenken, ob delinquenten Jugendlichen jemals Wege zur Verantwortung aufgezeigt oder zugetraut wurden oder ob sie gewissermaßen zu Zaungästen der gesellschaftlichen Wirklichkeit gemacht wurden. Nach Moffit betrifft dieser ungünstige Entwicklungsverlauf ca. 25 % der Männer (s. Übersicht bei Petermann und Scheithauer 1998).

Neben diesen adoleszenztypischen Entwicklungspfaden gibt es auch einen über den Lebenslauf stabilen Pfad zu prognostisch ungünstigen Formen der Dissozialität. Hier sind bereits während der frühen Kindheit aggressive Verhaltensmuster nachweisbar. Das Muster betrifft sowohl Jungen als auch Mädchen. Liegt bereits früh ein delinquentes Verhalten vor, besteht eine umso höhere Wahrscheinlichkeit, dass auch im späteren Jugendalter Delikte begangen werden. Es scheint, dass auch eine hyperaktive Symptomatik mit dem frühen Beginn aggressiver bzw. antisozialer Verhaltensweisen korreliert ist. Frühe aggressive bzw. antisoziale Verhaltensmuster erhöhen vor allem bei Jungen das Risiko von delinquenten Verhaltensweisen im Jugendalter. Zu bedenken ist freilich, dass weitere Faktoren, zum Beispiel ungünstige familiäre Variablen, zum aggressiven Verhalten und in der Folge zur dissozialen Entwicklung entscheidend beitragen.

Ungefähr ein Viertel der aggressiv auffälligen Kinder bilden ihre Störung zwischen dem 2. und 8. Lebensjahr wieder zurück (Kingston und Prior 1995). Im Erwachsenenalter sind etwa 5 bis 10 % der Männer von dissozialem Verhalten betroffen. Dies ist nur ein Fünftel bis ein Drittel der im Jugendalter expansiv auffälligen Jugendlichen. Mit der Genese aggressiven Verhaltens und dessen Zusammenwirken mit dem Merkmal der Hyperaktivität setzt sich dieses Buch in zwei Kapiteln ausführlich auseinander: *Zur Einschätzung von Aggressivität* (Teil 3, 6); *Zur Einschätzung von Aufmerksamkeitsstörungen, Hyperaktivität und Impulsivität* (Teil 3, 7).

Dissoziative Symptome (F44)

Die pathologische Dissoziation wird als eine Störung der integrativen Funktionen von Identität, Gedächtnis und Bewusstsein operationalisiert. Dissoziation äußert sich in typischen Verhaltens- und Erlebnismustern, wie Amnesien, Identitätsstörungen, tranceartigen Zuständen, schnellem Wechsel in Stimmungen und Verhalten, überraschendem Wechsel im Zugang zu Erinnerungen, unterschiedlichen Verfügbarkeiten eigener Fähigkeiten und Wissensbestände sowie aggressiven und sexuell auffälligen Verhaltensweisen. Dissoziation erlaubt in einem Zustand kognitiver Dissonanz (unvereinbare Erlebnisgehalte) die Trennung konkurrierender Motive, Einstellungen oder Verhaltensweisen. Durch Dissoziation können katastrophale Erlebnisse sowie überwältigende traumatische Erfahrungen in einen abgeschlossenen Teil des Bewusstseins geschoben werden, so dass die Person im verbleibenden Bewusstseinskegel handlungsfähig bleibt (Putnam 1997).

Neben den dissoziativen Störungen im nosologischen Sinne (z. B. Fugue-Zuständen) wurde ein ausgeprägter Grad an dissoziativen Erlebens- und Verhaltensmustern bei verschiedenen psychiatrischen Erkrankungen gefunden: vor allem bei der posttraumatischen Belastungsstörung, der Persönlichkeitsstörung vom Borderline-Typ und depressiven Zustandsbildern. Die Annahme besteht, dass durch wiederholte Traumata und das Fehlen protektiver Faktoren oder sozialer Unterstützung das Kind in seiner posttraumatischen Stressverarbeitung beeinträchtigt wird. Dem Zusammenhang zwischen Trauma, Selbstverletzungen und dissoziativen Störungen ist ein gesondertes Kapitel dieses Buches gewidmet (Teil 4, 2).

Bei anhaltender Traumatisierung entwickelt sich schließlich ein dissoziatives Muster mit Störungen der Affektregulation, Aufmerksamkeits- und Gedächtnisbeeinträchtigungen. Identitätsstörungen können auch als Depersonalisations- und Derealisationsphänomene erfahrbar werden. In einer eigenen Untersuchung an 251 jugendlichen Patienten (Altersmittelwert 15,5 plus/minus 1,7) konnten wir mit dem Heidelberger Dissoziationsinventar (Brunner et al. 1999) dissoziative Erlebnisse bei jugendlichen Patienten erfassen (Resch et al. 1998). Der Mittelwert des Dissoziationsscores war vor allem bei affektiven Störungen, Borderline-Störungen, Verhaltensstörungen und neurotischen

Störungen gegenüber nicht-psychiatrischen Jugendlichen erhöht. Psychotische Störungen aus dem schizophrenen Formenkreis zeigten keine erhöhten Dissoziationsscores. Erlittener sexueller Missbrauch und emotionale Vernachlässigung erwiesen sich als statistisch signifikante Prädiktoren für dissoziatives Erleben bei Jugendlichen, unabhängig von der klinischen Diagnose.

Das Phänomen der Depersonalisation bedarf einer gesonderten Betrachtung. Auch bei Jugendlichen, die keine erhöhten Dissoziationsscores aufwiesen, fanden sich isolierte Phänomene von Depersonalisation. Etwa 60 % der stationär oder ambulant behandelten Jugendlichen berichteten über Phänomene von Selbstentfremdung (Resch et al. 1998). Vor allem Patienten mit Schizophrenie, aber auch neurotische Patienten und solche mit Persönlichkeitsstörungen zeigten das Phänomen. Depersonalisation kann als Ausdruck einer Störung der narzisstischen Selbstregulation interpretiert werden. Depersonalisation wird offenbar von Gefühlen der Ohnmacht, Selbstunsicherheit, Insuffizienzgefühlen, Zweifel und dem Wunsch nach Rückzug und Geborgenheit begleitet. Jugendliche mit Depersonalisationen sind beeinträchtigt in ihrer Selbstverfügbarkeit, in den Kontrollüberzeugungen und in der Selbstwirksamkeit.

Depressive Störungen (F32)

Depressive Störungen werden bei Jugendlichen mit bis zu 8,3 % Punktprävalenz angegeben. Die Lebenszeitprävalenz bezüglich der »Major Depression« wird mit 15 bis 20 % geschätzt (F32.2). Dies entspricht etwa der Lebenszeitrate auch in adulten Populationen, was dafür spricht, dass die Depression bei Erwachsenen häufig in der Adoleszenz beginnt. Dysthyme Störungen werden bei Jugendlichen mit 1,6 bis 8 % angegeben (F34.1). Es findet sich eine hohe Komorbiditätsrate. 40 bis 70 % der depressiven Kinder und Adoleszenten haben komorbide psychiatrische Auffälligkeiten (Birmaher et al. 1996). 20 bis 50 % haben zwei oder mehr komorbide Diagnosen. Die häufigsten komorbiden Diagnosen der majoren Depression sind die dysthyme Störung und die Angststörung (F41.2), beide werden mit 30 bis 80 % Komorbidität angegeben. Aber auch expansive Verhaltensweisen (10 bis 80 %) und Drogenmissbrauch (20 bis 30 %) zeigen an, dass depressive Störungen nur selten in klassischer Weise auftreten, sondern häufig mit subklinischen und klinischen Auffälligkeiten aus anderen nosologischen Bereichen vergesellschaftet sind.

Während die kategoriale Sicht Jugendliche damit als besonders schwer gestört einstufen müsste, erlaubt die dimensionale Sichtweise auch andere Einschätzungen. Jugendliche mit Anpassungsschwierigkeiten zeigen eine Vielfalt von Symptomen, mit denen ein noch offenes Frühstadium der Entwicklung psychischer Störungen zum Ausdruck kommt. Nur selten beginnen psychische Auffälligkeiten des Adoleszenzalters mit einer spezifischen Psychopathologie. Meist findet sich eine Vielzahl unspezifischer Beschwerden, die wir am ehesten mit dem Krisenbegriff einkreisen. Im Kapitel über die Bewertung von Depression und Verzweiflung wird die nosologische und strukturelle Abwägung depressiven Verhaltens in den Jugendkrisen weiter vertieft und mit therapeutischen Fragen verbunden.

Essstörungen (F50)

Für Anorexia nervosa (F50.0) und Bulimia nervosa (F50.2) zeigen Mädchen eine Inzidenzrate von 14,6 und Jungen 1,8 pro Hunderttausend/Jahr (Steiner und Lock 1998). Essstörungen als Risikoverhaltensweisen werden bei 40 bis 60 % jugendlicher Mädchen in den westlichen Ländern beschrieben. Das Einhalten bestimmter Diäten und Gewichtskontrollen sind somit häufige Phänomene. Nur bei einer kleinen Gruppe (mit erhöhter Vulnerabilität) entwickeln sich schließlich die Vollbilder der Essstörungen. Bulimische Symptome scheinen in vermehrtem Maße auch bei traumatisierten Jugendlichen vorzukommen. Dieser Zusammenhang ist für die anorektische Symptomatik nicht eindeutig nachweisbar. Der Übergang unspezifischer Essstörungen in klassische Krankheitssymptome bedarf näherer wissenschaftlicher Untersuchung. Im Kapitel *Zur Einschätzung von Essstörungen und ihren Bezügen zur Sucht* wird diese Diskussion weiterverfolgt. Dabei stellt sich vor allem die Frage nach den frühen Voraussetzungen zur Entstehung dieses Verhaltens (Teil 3, 8).

Psychosen der Adoleszenz (F20 bis F29)

Psychosen des Jugendalters sind komplexe Störungen des Realitätsbezugs. Wahnphänomene und Halluzinationen (Positivsymptomatik) lassen sich mehr oder weniger deutlich von Defiziten im Bereich der kognitiven Verarbeitungsprozesse und Einbußen in der affektiven Kommunikation (Negativsymptomatik) unterscheiden. Die psychotische Episode wird in der Regel als Einbruch in die Kontinuität der Entwicklung des Individuums erlebt. Psychosen werden als Early Onset (EO)-Psychosen bezeichnet, wenn sie vor dem 18. Lebensjahr beginnen. Der Begriff Very Early Onset (VEO) kennzeichnet Psychosen, die vor dem 13. Lebensjahr ihren Anfang nehmen.

Schizophrene Syndrome des Kindes- und Jugendalters gelten als Varianten der adulten Schizophrenie. In einiger Hinsicht nimmt die Jugendschizophrenie jedoch eine Sonderstellung ein. Es findet sich eine erhöhte Rate von Fällen mit schleichendem Beginn, mit entwicklungsneurologischen Defiziten, einer schlechteren prämorbiden Anpassung, erhöhter Resistenz gegenüber antipsychotischer Behandlung, einer schlechtere Prognose sowie weniger ausdifferenzierter Symptomatologie. Vor allem Wahnsyndrome und Halluzinationen sind oft nur flüchtig und wenig elaboriert. Früh beginnende Psychosen zeigen außerdem eine erhöhte Rate an familiärer Belastung mit Schizophrenie (Übersicht bei Resch 1999). Das zuvor erwähnte Risikoverhalten begünstigt bei vulnerablen Individuen die Auslösung psychotischer Symptome, zum Beispiel durch den Konsum weicher Drogen (auch Ecstasy-Psychosen; F16.5).

Affektive Psychosen werden im Kindes- und Jugendalter selten beschrieben. Bipolare affektive Syndrome werden allerdings zu selten diagnostiziert. Immerhin weist etwa ein Drittel von adulten bipolar affektiven Störungen (F31) die erste Episode vor dem 20. Lebensjahr auf, wie retrospektive Untersuchungen ergeben haben (Perry 1991). Jugendliche erkranken häufiger mit floriden Symptomen, die die Differentialdiagnose gegenüber schizoaffektiven (F25) und schizophrenen Syndromen erschweren. Auch erleben wir depressive und dysthyme Störungen (F34.1) in Vermischung mit psychotischen Symptomen. Eigentlich könnten wir uns beim Zusammentreffen schizophrener und affektiver Symptome der Diagnose einer schizoaffektiven Psychose nähern. Diese Diagnose wird allerdings kontrovers diskutiert und in unterschiedlichen Zentren unterschiedlich häufig gestellt.

Neben den Depressionen werden auch euphorisch-hypomanische Zustände (F30.2) und Phasen erhöhter Irritabilität im Vorfeld schizophrener Erkrankungen zu selten erkannt und mit einer drohenden Psychose in Verbindung gebracht. McGorry (2000) empfiehlt neben der kategorialen Systematik bei Psychosen die Anwendung dimensionaler Kriterien, mit denen die Vielfalt psychopathologischer Phänomene ergebnisoffen erfasst werden könnte. Besonders im Jugendalter, wo wir oft subklinischen Verläufen gegenüberstehen, erscheint das genaue Monitoring aller Facetten der Symptomatik sinnvoll. Früh beginnende Psychosen sind über alle nosologische Grenzen hinweg ausgesprochen vielgestaltig und bunt.

Die Entstehung psychotischer Symptome verläuft über unterschiedliche Vorstadien, die auch als Prodromi bezeichnet werden. Solche Prodromi können sich über Zeiträume von wenigen Tagen bis zu mehreren Jahren erstrecken. Die grundsätzliche Frage, ob prodromale Zustände bereits Anzeichen eines regelhaft auftretenden psychotischen Prozesses sind oder ob bezüglich des Verlaufs im Prodrom noch völlige Offenheit herrscht, kann noch nicht als entschieden angesehen werden. Grundsätzlich ist davon auszugehen, dass in prodromalen Zuständen prophylaktische Interventionen möglich scheinen. Früherkennung und Frühintervention erster psychotischer Symptome könnten uns helfen, den Verlauf dieser Störungen günstig zu beeinflussen, da sich gezeigt hat, dass die Prognose um so ungünstiger ist, je länger vor Behandlungsbeginn psychotische Symptome bestanden hatten (Resch 1992). Die Kinder- und Jugendpsychiatrie steht also in einer besonderen Verantwortung, die frühen Zeichen drohender psychotischer Erkrankungen aufzunehmen und alle protektiven Mechanismen ins Spiel zu bringen, die einen chronischen Verlauf der Erkrankung verhindern können. Die sich bietenden Möglichkeiten der Früherkennung sind im Kapitel *Zur Einschätzung ich-struktureller Störungen* genauer dargelegt (Teil 3, 5).

Selbstverletzungen (Z91.8, F63.8, F60.31)

Selbstverletzung (Automutilation) wird definiert als »das Zufügen einer Verletzung am eigenen Körper, die mit einer Gewebeschädigung einhergeht, wobei keine bewusste suizidale Intention vorliegt«. Während bei geistig behinderten Kindern und Jugendlichen und hirnorganischen Störungen repetitive autoaggressive Stereotypien auftreten können, finden sich autoaggressive Handlungen bei psychotischen Erkrankungen nur in Einzelfällen. Bei diesen kann es sogar zu Selbstverstümmelungen (Kastration, Amputation) kommen.

Selbstverletzungen als vorherrschende Symptomatik bei Störungen der Persönlichkeitsentwicklung sind im Unterschied zu den zuvor genannten Diagnosen erst in den letzten Jahren Gegenstand intensiven wissenschaftlichen Interesses geworden. Leichtere Formen der Selbstbeschädigung umfassen das oberflächliche Ritzen der Haut mit einer Rasierklinge oder anderen spitzen Gegenständen, Kratzspuren, Schlagen des Kopfes und der Extremitäten und die Manipulation von Wunden. Schwere Formen führen zu tiefen Schnittverletzungen, Verbrennungen, Bisswunden und Verletzungen im Genital- und Analbereich. Die Prävalenz offener Selbstbeschädigung wird mit 0,6 bis 0,75 % der Allgemeinbevölkerung geschätzt. Bei psychiatrischen Patienten finden wir Selbstverletzungen in etwa 4 %. Bei Patienten mit Essstörungen steigt das Vorkommen von 25 bis 40 % (Resch et al. 1999). Selbstverletzungen werden häufig repetitiv zur Verminderung einer inneren Spannung eingesetzt.

Die hohe Bedeutung traumatischer Lebenserfahrungen konnte wiederholt empirisch belegt werden. Durch eine frühe Deprivation und kumulative Traumen – etwa durch körperliche und sexuell inzestuöse Misshandlungen – kommt es zu einer Störung der Entwicklung des Körper-Selbst, die wiederum einen instrumentell verfremdeten Umgang mit dem eigenen Körper nach sich zieht. Neuroendokrine Mechanismen in Form einer vermehrten Ausschüttung körpereigener Opiate (Endorphine) könnten die suchtartige Dynamik verstärken, unter der sich die Selbstverletzungen abspielen und wiederholen. Häufig liegen Persönlichkeitsstörungen vom Borderline-Typ vor. Selbstverletzungen werden bevorzugt von weiblichen Jugendlichen ausgeübt. Das Geschlechtsverhältnis wird mit 2:1 bis 9:1 angegeben. Den Selbstverletzungen und ihren Erlebnisbezügen ist in diesem Buch ein eigenes Kapitel gewidmet (Teil 4, 2).

Schlussfolgerungen – Die Stufen der Entwicklung von Jugendkrisen

Stadium 1

Das Kind betritt die Phase von Pubertät und Adoleszenz mit einer bestimmten psychischen Struktur (Disposition). Diese Disposition entwickelt sich aus genetischen Bereitschaften, biologischen Entwicklungseinflüssen (exogenen Einflüssen auf die neuronale Plastizität) und psychosozialen Interaktionserfahrungen (Beziehungs- und Erziehungseinflüssen) als historisch gewachsene adaptive Fähigkeit. Disposition ist die Resultante aus individuellen und interaktionellen Risikofaktoren, protektiven Faktoren und Traumen, die in der Vergangenheit wirksam waren. Die aktuelle Disposition ist das Ergebnis der strukturellen Repräsentation von multiplen Aktualisierungen des Verhaltensrepertoires.

Stadium 2

Mit dieser Disposition tritt der Jugendliche in das aktuelle Spannungsfeld zwischen adoleszentären Entwicklungsaufgaben und schicksalshaften Lebensereignissen ein. In diesem Spannungsfeld müssen sich die adaptiven Fähigkeiten in der Aktualisierung bewähren. Die Disposition bietet Handlungsbereitschaften zur Bewältigung an. Durch schicksalshafte Ereignisse (life events bzw. Traumen), aber auch durch das Nichterreichen persönlich formulierter Handlungsziele im Rahmen der Entwicklungsaufgaben, kommt es zu Anpassungsturbulenzen (Irritation), und dadurch bedingten spezifischen emotionalen Steuerungsproblemen. Emotionale Untersteuerung oder Übersteuerung können die Folge sein.

Stadium 3

Es entwickelt sich ein unspezifisches psychopathologisches Stadium, das auch als Krise bezeichnet werden kann. Wir finden Diskrepanzen zwischen den Anpassungsmöglichkeiten des Individuums und den Anpassungserfordernissen. Selbstreparative Mechanismen und experimentelle Suchstrategien stehen im Vordergrund. Wir finden alle Formen von Risikoverhaltensweisen und subklinischen psychopathologischen Symptomen. Das Individuum ist in seiner Anpassung noch funktionell reagibel und bedingt flexibel angepasst. Die Freiheitsgrade seiner Handlungsmöglichkeiten sind aber bereits eingeschränkt. In diesem Stadium können Risikoverhaltensweisen zwar das Selbst vorübergehend stärken, die weiteren Entwicklungschancen werden jedoch ungünstig beeinflusst. Die Krisis ist das Stadium versuchter Bewältigung. In diesem unspezifischen Stadium erhöhter Anpassungsspannung und des Einsatzes verschiedener Bewältigungs- und Kompensationsmechanismen können dispositionale Vulnerabilitäten und Risikobereitschaften zur Entwicklung spezifischer psychiatrischer Syndrome überleiten.

Stadium 4

Wenn die Krise nicht zu einer neuen Stabilisierung auf höherer Integrationsebene geführt hat und sich damit als Krise im engeren Sinne betätigt, kommt es zu einem spezifischen psychopathologischen Stadium. Vulnerabilitäten können im Rahmen der Anpassungsturbulenzen zur Weiterentwicklung psychischer Störungen im engeren Sinne Anlass geben, so dass sich klar umschriebene, gut definierbare, nosologisch zuzuordnende Störungsbilder beschreiben und behandeln lassen. Risikoverhaltensweisen und unspezifische psychopathologische Phänomene können aber auch zu so schweren Regelübertretungen im sozialen Kontext geführt haben, dass die Gesellschaft selbst den Entwicklungsweg dieser Jugendlichen einschränkt, und über den Strafvollzug den delinquenten Entwicklungspfad vorformuliert.

In zusammenfassender Betrachtung zeigt sich, dass psychopathologische Symptome der Adoleszenz primär Störungszeichen im aktuellen Anpassungsprozess darstellen und nicht immer Krankheitszeichen im engeren Sinne bedeuten müssen. Psychische Störungen erscheinen als Missverhältnisse zwischen Möglichkeiten und Anforderungen. Sie sind mehrdimensional verursacht und haben eine Entwicklungsgeschichte über unspezifische Vorstadien. Der Fokus der Entwicklungspsychopathologie ist auf das Individuum – Umwelt – Gesamtsystem im Zeitverlauf gerichtet. Dynamische, prozessuale Modelle werden zur Erklärung psychopathologischer Phänomene herangezogen. Neben kausalen Aspekten spielen auch finale Betrachtungsweisen eine Rolle. Kybernetische Rückkoppelungsschleifen können Aufschaukelungsprozesse erklären.

Die Adoleszenz birgt das Risiko einer erhöhten Irritabilität des Jugendlichen in sich. Diese biologisch und psychosozial begründbare erhöhte Irritabilität kann zur krankheitswertigen Ausformung oder Dekompensation von präformierten Vulnerabilitäten und Dispositionen führen. Für den psychotherapeutischen Zugang darf nicht übersehen werden, dass Jugendliche neben einer psychiatrischen Diagnostik und Hilfestellung Hilfe bei der Lösung ihrer Entwicklungsaufgaben benötigen. Einblicke in die Mechanismen der Entstehung von Dispositionen, Einblicke in die Wechselwirkungen von Dispositionen mit adoleszentären Risikoverhaltensweisen könnten uns dabei helfen, bessere altersadäquate Therapieformen zu entwickeln.

TEIL 2

Entwürfe zu den Voraussetzungen von Disposition, Temperament und Persönlichkeitsentwicklung

1 Zur Entwicklung von Identität

Vorschau

Was ist Identität? Ist es diese nicht näher hinterfragbare Gewissheit des Selbst-Seins? Bildet nicht dieses Selbst-Sein das Rückgrat von psychischer Gesundheit?

Identität ist die vollkommene Gleichheit oder Übereinstimmung zwischen zwei Entitäten. In unserem Fall die Übereinstimmung des aktionalen mit dem selbstreflexiven Subjekt. Die Person, die »ich« sagen kann, ist als lebende, erfahrende, entscheidende subjektive Entität eine wahrnehmende Person. Und indem sie sich selbst zum Inhalt, zum Objekt ihrer subjektiven Wahrnehmung macht, ist sie »selbst«. Selbsterfahrung der Übereinstimmung von Tun und innerer Wahrnehmung dieses Tuns, also die Übereinstimmung von innerem Bild und äußerer Handlung wird wesentlich über Emotionen vermittelt.

Identität beinhaltet die Definition der Person als einmalig und unverwechselbar durch die soziale Umgebung wie durch das Individuum selbst. Das Subjekt erlebt sich selbst als Einheit. Eine solche Identität ist jedoch nicht erfahrungsmäßig endgültig fassbar. Diese Einheit bleibt ein hypothetisches Konstrukt, eine Arbeitshypothese, die sich täglich durch neue Evidenzen immer wieder selbstreflexiv bestätigen muss.

Eine gewisse Konsolidierung der Identität markiert das Ende der Kindheit und den Beginn des Erwachsenseins. Selbstreflexive Identität der höchsten Komplexitätsstufe ist daher in der Zeit der Adoleszenz eine Herausforderung.

Die Ausbildung von Identität ist Ausdruck einer Funktion des Subjekts und bedarf verschiedener kognitiver und emotionaler Voraussetzungen. Die persönliche Erfahrung von Identität ist die, dass man einen Kern, ein Zentrum in sich hat, worauf alle Erfahrungen und Aktionen bezogen werden können. Eine kindliche Selbstevidenz, Selbstempfindung, ein subjektives Selbst (Ich-Gefühl) bilden dafür die Voraussetzung. Unter negativen Entwicklungsbedingungen durch angeborene Vulnerabilitäten oder durch schwere seelische Traumatisierungen kann dieser Prozess der Konsolidierung von Identität beeinträchtigt werden. Zusammenhänge zwischen Selbstentwicklung und Identität sollen hergestellt werden. Nachzudenken bleibt über die Beziehung des Selbst zu seinem postmodernen gesellschaftlichen Umfeld.

Essay

Wie werden die Anfänge der Selbst- und Objektrepräsentanzen in der Entwicklungspsychologie beschrieben?

Das menschliche Subjekt als lebende, erfahrende und entscheidende Entität im Anpassungsprozess ist ein wahrnehmendes Subjekt. Und indem es sich selbst zum Inhalt, zum Objekt seiner eigenen Wahrnehmung macht, ist es Selbst. Selbsterfahrungen können auf verschiedenen Wahrnehmungsebenen und Reflexionsstufen erfolgen und schließlich beim Jugendlichen in einem existenzbegründenden Selbstbewusstsein gipfeln. Die Entwicklung des kindlichen Subjektes kommt durch eine progressive Internalisierung von interaktionellen Erfahrungen mit der Umwelt zustande. Es gibt unterschiedliche Konzeptionen der Selbsterfahrungen.

Der Begriff der *Repräsentanz* umschreibt jene intrapsychischen Erfahrungsstrukturen, die aus der Interaktion mit anderen Menschen hervorgegangen sind und ihren Gedächtnisniederschlag gefunden haben. Solche Repräsentanzen sind handlungsbestimmend und dienen als Strukturen, an die neue Erlebnisse und Erfahrungen assimilierbar sind. Nicht nur verbalisierbares Wissen über die Person ist in den Repräsentanzen enthalten – auch unbewusste Handlungsbereitschaften sind Teil von ihnen: Repräsentanzen wurzeln tief in den mentalen Modellen, die bereits im Rahmen früher Umwelterfahrungen ab der Geburt ausgebildet werden. Jene Interaktionserfahrungen, die den Anteil wichtiger Menschen in den Interaktionen widerspiegeln, nennt man Objektrepräsentanz. Die persönlichen Erlebnisspuren werden als Selbstrepräsentanzen bezeichnet. Es handelt sich dabei um die Erfahrungen über die Person selbst im interaktionellen Feld.

Wie sich solche Repräsentanzen entwickeln, dafür hat Kernberg (1988) mit Bezugnahme auf Winnicott (1965) und Mahler (1985) ein Konzept vorgelegt. Nach diesen Überlegungen entwickeln sich Selbstrepräsentanzen ebenso wie die Objektrepräsentanzen aus einer undifferenzierten Matrix von affektiv-kognitiven Reaktionsbereitschaften. In einer ersten Entwicklungsstufe kristallisieren sich positive Selbstobjektrepräsentanzen in Abgrenzung von negativen Selbstobjektrepräsentanzen heraus, wobei die erstere Gruppe angenehme, die letztere negative, schmerzlich, aggressive und bedrohlich beängstigende Vitalerfahrungen widerspiegelt. Es ist bemerkenswert, dass in dieser ersten Entwicklungsstufe des Selbst noch keine Trennung zwischen Selbst und Objekt postuliert wird und eine Differenzierung nur nach dem vital-emotionalen Gehalt der ersten Welterfahrungen vorgenommen wird. In der nächsten Entwicklungsstufe stehen voneinander abgegrenzte positive Selbst- und positive Objektrepräsentanzen negativen Selbst- und negativen Objektrepräsentanzen gegenüber.

Es entstehen quasi vier Vorstellungskreise vom Selbst und den Objekten. Es gelingt noch keine Synthese der Repräsentanzen mit widersprüchlich-emotionalen Gehalten. Erst in einem letzten Schritt werden reife Selbstrepräsentanzen gebildet die positive und negative Anteile enthalten, und reifen Objektrepräsentanzen mit positiven und negativen emotionalen Erfahrungsgehalten gegenübergestellt. Die Vereinigung der zuvor noch gespaltenen positiven und negativen Anteile des Selbst und der Objekte zu ambivalenten Gesamtvorstellungen ermöglicht Reife, soziale Einschätzungen und Beziehungsmuster.

Gegen dieses Entwicklungsmodell ist vor allem von der modernen Säuglingsforschung immer wieder der Einwand erhoben worden, dass die Fähigkeit des Kindes zur Integration unterschiedlicher Gefühlszustände und zur Abgrenzung von Selbst und Objekt bereits in sehr frühen Entwicklungsstadien ausgebildet ist. Unter solchen Gesichtspunkten stellen verschmolzene Selbstrepräsentanzen oder typenhaft nur positive oder nur negative Repräsentanzen bereits ein pathologisches Entwicklungsprodukt dar. Beim normalen Kind entwickeln sich die Repräsentanzen in der vorsymbolischen Stufe bereits zu reifen Einheiten in Unterscheidungen zwischen »selbst« und »fremd«, so dass bei Erreichen der Symbolisationsstufe solche frühen mentalen Modelle zu reifen Repräsentanzen »umformuliert« werden können (Resch 1999). Repräsentanzen entstehen aus aktionalen und szenisch bildhaften Vorläufern, die schließlich zu in sich geschlossenen affektiv-kognitiven Bezugssystemen formiert werden.

Wie werden die Anfänge der Selbstentwicklung in der Kognitionsforschung und in der empirischen Säuglings- und Kleinkindforschung beschrieben?

Die frühe Selbstentwicklung findet im Licht der modernen Säuglings- und Kleinkindforschung als frühe Entwicklung des Selbstempfindens statt. Dieses Selbstempfinden verläuft parallel und in wechselseitiger Abhängigkeit zur Entwicklung kognitiver, motorischer und verbaler Fähigkeiten. (Stern 1985, Dornes 1998). Das auftauchende Selbst bedient sich der frühen Fähigkeiten des Säuglings, alle Sinneseindrücke zu ordnen. Folgende Grundprinzipien der menschlichen Wahrnehmung tragen zur Selbstentstehung bei: Die *amodale Perzeption:* Erfahrungen unterschiedlicher Sinneskanäle werden in einem Sinnkontext über das Emotionssystem miteinander in Verbindung gebracht. So kann Gesehenes und Gehörtes, Gefühltes und Geschmecktes als einheitlich von einem Objekt ausgehend erfahren werden, auch wenn Eindrücke über ein solches Objekt über mehrere Sinneskanäle vermittelt werden. Auf diese Weise kann bereits in ganz frühen Phasen die chaotische Vielfalt der Sinneseindrücke geordnet werden.

Die *physiognomische Perzeption* besagt, dass die Gestalt einer bestimmten Sinneserfahrung nicht nur wahrgenommen wird, sondern auch von einem entsprechenden Gefühl gefolgt ist. So wird eine ansteigende Schnörkellinie als fröhlich empfunden, egal ob diese visuell oder auditiv wahrgenommen wird. Entsprechend kann in jedem Sinneskanal eine abfallende Linie als traurig angesehen werden oder eine gezackte Linie als ärgerlich. Es kommt also zur affektiven Untermalung von Sinneseindrücken, die einem angeborenen Programm entspricht.

Die *Vitalitätsaffekte* bezeichnen vitale Tönungen. Sie treten als Erlebniseigenschaft einer gefühlshaften Erfahrung auf. Solche Erlebnisse können in Begriffen wie schneidend, verblassend, anschwellend, explosiv oder flüchtig beschrieben werden und kennzeichnen die Verlaufskontur der Erfahrung. Vitalitätsaffekte sind keine eigene Klasse von Affekten, sondern dynamische Eigenschaften von Affekten, die sich dann im Wahrnehmungs- und Handlungskontext äußern.

Die hier beschriebenen Gemeinsamkeiten und Regelmäßigkeiten der frühkindlichen Wahrnehmung bewirken, dass ein Auftauchen des Selbst durch das Erleben invarianter Konstellationen im Reizfluss des Alltags entsteht. Es handelt sich dabei nicht um ein bewusstes Selbstempfinden oder eine Reflexion des Ich-Bewusstseins, sondern um eine affektive Evidenz des Daseins und Handelns in einer Person. Unzählige Interaktionen, die zwischen Bezugspersonen und Kind ablaufen, werden schließlich als interaktionelle Erfahrungen gespeichert. Es entstehen mentale Modelle, in denen ein Selbstgefühl aber auch ein Gefühl für den anderen in der Interaktion repräsentiert wird. Solche Repräsentationen nennt Stern (1985) *Representations of Interactions Generalized* (RIG's). Das bedeutet, dass aus den immer wiederkehrenden Interaktionen mit der Mutter Gedächtnisspuren entstehen, die sich anfangs zu einer gemeinsamen Erinnerung verdichten und die Grundlage einer Repräsentanz bilden. Informationen zum Selbst, zum Objekt, zu Art der Interaktion und zur Situation werden zusammen mit den beteiligten Affekten zu den Bestandteilen der Erinnerung. Unter Gedächtnisaspekten sind solche Erinnerungen vorerst prozedural und nondeklarativ. Erst in späteren Entwicklungsphasen werden darüber episodische Gedächtnisbausteine als reflektierbares Wissen aufgesetzt.

Durch die interaktionellen Erfahrungen entsteht ein Kern-Selbst, das die Basis unseres Identitätserlebens bildet. Das Kern-Selbst setzt sich nach Stern aus vier Komponenten zusammen: dem Gefühl der Urheberschaft *(self-agency)*, dem Gefühl der Kohärenz *(self-coherence)*, der Selbstaktivität *(self-activity)* und dem Selbstgedächtnis *(self-memory)*.

Das Gefühl der Urheberschaft entsteht einerseits aus dem persönlichen intentionalen Streben (Willensgefühl) andererseits aus den Reizen der eigenen Propriozeption. Es kommt zu einer differentiellen Wahrnehmung von *Kontingenz*. Eigene Handlungen erzeugen *perfekte Kontingenz*. Wahrnehmungen von Außenereignissen sind niemals mit den inneren Zuständen vollkommen kontingent. Beispielsweise wenn der Säugling vokalisiert, hört er jedes Mal einen Ton (perfekte Kontingenz), aber nur jedes zweite oder dritte Mal kommt die Mutter ins Gesichtsfeld *(imperfekte Kontingenz)*.

Die Grundlagen der Selbstkohärenz sind durch die Intensitätsstruktur, den gemeinsamen Ort und die Zeitstruktur eigener Handlungen bedingt. Das Selbst-Gedächtnis integriert Komponenten des Kern-Selbst zu einem einheitlichen Empfinden, das die Grundlage der Repräsentanzen bildet. Die Affektivität des Selbst erzeugt Dringlichkeit und Handlungsbereitschaft im Inneren und wirkt als Signal im interpersonellen Austausch. Auf diese Aspekte des Affektsystems wird im nächsten Kapitel eingegangen.

Zwischen etwa sieben und fünfzehn Monaten entsteht das *subjektive Selbstempfinden*. In dieser Phase lernt das Kind, dass es neben seinem Bewusstsein auch andere Formen von Bewusstsein gibt. Diese Erkenntnis bildet das Rudiment der Entwicklung der *Theory of Mind*. Das Kind erlebt den Impuls, eigene psychische Zustände oder Wahrnehmungen anderen mitteilen zu wollen. Ein klassisches aus dieser Phase stammendes Phänomen in der Eltern-Kind-Interaktion ist das Phänomen der *Joint Attention*. Eltern und Kind teilen die Aufmerksamkeit für dasselbe Objekt. Das Kind erhält eine erste Vorstellung von psychischen Prozessen, die es mit anderen teilt.

Im weiteren Verlauf kann die Bezugsperson im Sinne des *social-referencing* dem Kind nonverbale Beurteilungen und Informationen über etwas Drittes vermitteln und auf diese Weise zur Bedeutungsgebung in unbekannten Situationen beitragen. In dieser Phase entwickelt sich auch die Bindung *(attachment)*, die als besondere, Halt gebende und sichernde Beziehung zu einer bevorzugten Person der Umgebung ausgebildet wird. Hervorzuheben ist in dieser Zeit auch die sprunghafte Verbesserung der Gedächtnisfunktionen, die den Übergang vom *ikonischen Wahrnehmungsmodus* zu einem *symbolisch-linguistischen* Modus kennzeichnet.

Mit etwa fünfzehn Monaten entwickelt sich das *narrative Selbst* – das Kind benennt seine Repräsentanzen, es kann sie symbolisieren und über sich selbst Aussagen machen. Das Kleinkind erreicht mit der Entwicklung dieser Fähigkeiten ein abgegrenztes Gefühl für das Selbst und kann sich auch objektivieren. Ab diesem Zeitpunkt wird das *subjektive Selbst* als unmittelbare Erlebnisinstanz von einem *definitorischen Selbst* unterschieden. Während das subjektive Selbst das im ersten Lebensjahr erworbene implizite mentale Modell reflektiert und noch an affektive Prozesse stark gebunden ist, speist sich das definitorische Selbst aus dem *autobiographischen* Gedächtnis und ist das Ergebnis einer differenzierten objektivierenden Selbsterkenntnis (Resch 2001).

Das subjektive Selbst entspricht der Evidenz eines denkenden, fühlenden und handelnden Akteurs und entspricht der ganzheitlichen unmittelbaren Ich-Erfahrung im Lebenskontext. Die selbstreflexive Bestätigung dieser ganzheitlichen Ich-Erfahrung führt zum Gefühl der Identität. Demgegenüber ist das definitorische Selbst im *episodischen* und *semantischen* Gedächtnisinhalt begründet. Das definitorische Selbst stellt die Gesamtheit kategorialer Wissensbestände über das Selbst dar, wobei unterschiedliche Selbstdomänen im Sinne von Verzweigungen existieren. Solche Domänen stellen beispielsweise das *Körper-Selbst*, das *handelnde Selbst*, das *soziale Selbst* oder das *spirituelle Selbst* dar. Alle Lebensäußerungen, alle Erfahrungsmöglichkeiten und sozialen Rollen finden in den Selbstdomänen ihren Niederschlag. Das definitorische Selbst ist die Grundlage von Evaluationen, die schließlich den Selbstwert bestimmen.

Wie vollzieht sich die weitere kognitive Entwicklung der Identität im Hinblick auf Reflexivität, »Theory of Mind« und »Mentalisierung«?

Etwa mit Beginn des vierten Lebensjahres entwickelt sich die autobiographische Selbststruktur. Das Kind hat in Ansätzen eine *soziale Perspektivenübernahme* entwickelt und gestaltet eine erste *Theory of Mind*. Das Kind kann die subjektive Verfassung anderer in seine Erlebnis- und Handlungswelt auch verbal einbeziehen und auch die Meinungen von anderen von der eigenen Sichtweise unterscheiden. Es kann auf den Informationsstand eines Zuhörers Rücksicht nehmen und Schein und Wirklichkeit immer sicherer unterscheiden. Diese Fähigkeiten differenzieren sich vom achten bis zum zwölften Lebensjahr immer weiter aus.

In dieser Phase entwickelt sich auch ein metaphorisches Verständnis für Sprichwörter und Bedeutungskontexte. Das Kind erkennt sich zunehmend als ein Erkennendes. Es kann planen und in der Vorstellung handeln. Zunehmend erlangt das Kind die Fähigkeit zur Selbstreflexion, so dass die Adoleszenz auch als Entwicklungsstufe des *autoreflexiven Selbst* zu bezeichnen ist. Durch die selbstreflexiven Möglichkeiten entsteht eine zunehmende Selbstdistanzierung. Normalerweise wird jedoch zum selbsterlebenden Kern die Verbindung niemals aufgegeben.

Es kann aber dazu kommen, dass beispielsweise bei Störungen der emotionalen Regulation die Fähigkeiten der Selbstkohärenz überdehnt werden. Wenn beispielsweise extreme Divergenzen von Gefühlsintensitäten auftreten, können solche emotionalen Widersprüche die Erfahrung der Selbstkohärenz erschweren (»in jeder Interaktion ein anderer sein«). Auch bei schwer traumatisierten Kindern, die dissoziative Symptome entwickeln, werden Brüche und Uneinheitlichkeiten im Selbstkonstrukt fassbar. All diese Brüche werden im Jugendalter als Identitätsproblematik erfassbar.

Das autoreflexive Selbst tritt in der Adoleszenz in eine neue kritische Phase. Die Entwicklung der sekundären Geschlechtsmerkmale, der Wachstumsschub und die darauf beruhenden körperlichen Veränderungen haben eine deutliche Einwirkung auf das Selbstverständnis. Das Körperschema als Teil der Selbstrepräsentanz muss neu formiert werden. Auf kognitiver Ebene kommt es zur Ablösung des konkret anschaulichen Denkens durch das Denken in formalen Operationen. Die zunehmende Fähigkeit zu Introspektion und Selbstreflexion führt zu vermehrter Kritikfähigkeit nach außen und innen. Die Jugendlichen suchen ihre ganz persönliche Stellungnahme zur Welt. Die Identitätsbildung ist als Entwicklungsaufgabe der Adoleszenz zentral. Die Identitätserfahrung beruft sich dabei auf die Erfahrung der Kontinuität in der Biographie und die Erfahrung eines konsistenten Selbstkerns. Identität kann aber niemals endgültig erreicht werden und muss sich immer wieder durch neue Evidenzen selbstreflexiv bestätigen! Ein wichtiger Mechanismus zum Identitätserwerb in der Adoleszenz ist die Identifikation. Störungen dieser verbindlichen Übernahme von sozialen Rollen in der Adoleszenz können zu Identitätskrisen Anlass geben.

Bevor wir uns jedoch den Krisen der Identität und der Selbstentfremdung näher zuwenden, soll noch ein neues »Zauberwort« der aktuellen Diskussion eingeführt werden. Es handelt sich dabei um den Begriff der Mentalisierung. Der Begriff der *Mentalisierung* ist eng mit den reflexiven Selbstfunktionen und der Theory of Mind verbunden (Köhler 2004, Dornes 2004). Unter Mentalisierung kann man die Fähigkeit verstehen, das Verhalten anderer Menschen vorauszusehen, es durch Begriffe des Innenlebens zu erklären und somit eine Theorie darüber zu entwickeln, was der andere oder man selbst wünscht, hofft, beabsichtigt und vortäuschen will.

Grundsätzlich wird die Fähigkeit zur Mentalisierung als weitgehend unbewusst und implizit angesehen. Morton und Frith (1995) (Köhler 2004) sehen die Mentalisierung als eine kognitive Leistung an, die dem eigenen Verhalten und dem Verhalten anderer automatisch einen Sinn verleiht. Unter Entwicklungsgesichtspunkten hängen Mentalisierung und soziale Perspektivenübernahme ebenfalls eng zusammen. Es gilt heute übereinstimmend, dass die Mentalisierung mit der Geburt beginnt. Schon im ersten und zweiten Lebensmonat kommt es nicht nur zur Ausbildung einer Zustandsregelung in der Interaktion mit anderen Menschen, die dann als mentales Modell festgehalten wird, sondern auch bereits zur Ausbildung erster Erwartungen. In der Feinabstimmung der Rhythmen zwischen Bezugsperson und Kind treten erste Lächelspiele bis zum siebten Lebensmonat auf.

Mit dem Einsetzen neuer Leistungen des Gedächtnissystems beginnt nun das psychische Wechselspiel zwischen Bezugsperson und Kind, das durch *Affect Attunement* und geteilte Aufmerksamkeit gekennzeichnet ist. Köhler (2004) bezeichnet dies als das erste Aufdämmern von etwas Geistigem, Mentalem, das der Entwicklung der Vorstellung eines psychischen Binnenraumes entspricht.

Ab der zweiten Hälfte des zweiten Lebensjahres kommt es durch den Spracherwerb, die Entwicklung von Narrationen und das immer deutlicher werdende Symbolspiel zu einer Verfeinerung der Mentalisierungsfähigkeiten. Im vierten Lebensjahr kann man beim Kind mit Fug und Recht eine Theorie des Seelischen voraussetzen. Das soziale Verständnis, das sich über Rollenspiele schließlich zur Rollenübernahme und zur sozialen Perspektivenübernahme weiterentwickelt, basiert darauf, dass das Kind nicht nur mentale Zuständlichkeiten bei sich und anderen feststellt, sondern diese auch bewusst machen und verbalisieren kann.

Ab dem dritten Lebensjahr sind selbstreflexive Emotionen wie Schuld und Scham bereits deutlich sichtbar, wenn auch bei sich und anderen noch unvollkommen benennbar. Erst im vierten und fünften Lebensjahr, wenn die soziale Perspektivenübernahme etabliert ist, gelingt die referenzielle Kommunikation, die die Meinung und den Informationsstand der eigenen Person zu der des anderen in Beziehung setzt. Die Unterscheidung zwischen Wirklichkeit und Schein wird möglich, so dass das Phänomen der Täuschung und Täuschbarkeit offenbar wird. Störungen der Empathieentwicklung stehen in enger Wechselwirkung mit der Entwicklung psychischer Strukturen.

Wie verläuft die Identitätsentwicklung unter den Belastungen des Jugendalters

Im Folgenden wollen wir uns nun mit der Frage auseinandersetzen, wie dieses Selbstkonzept in seiner Wechselwirkung mit der Umwelt im Jugendalter tätig werden kann und welche Veränderungen unter pathologischen Bedingungen eintreten. Traumatisierende Umweltfaktoren können ja im Bereich der Mentalisierung und Affektregulation zunehmende Vulnerabilitäten erzeugen. Andererseits gibt es auch Vulnerabilitätsfaktoren, die angeboren sind. Hierzu gehören die überhöhte Affektintensität oder mangelnde Desaktualisierungsfähigkeit oder die Neigung, unter affektivem Druck in den kognitiven Funktionen zu entgleisen, wie wir es im Vorfeld schizophrener Erkrankungen beobachten (vergleiche das Kapitel über ich-strukturelle Störungen).

Vulnerabilitäten der selbstregulatorischen Aktivität erzeugen einen Kompensationsdruck im aktuellen Selbst. Um seine selbstregulativen Fähigkeiten aufrechtzuerhalten, kann das Selbst in der Auseinandersetzung mit der Umwelt Risikoverhaltensweisen an den Tag legen, wie zum Beispiel die Einnahme von Drogen oder soziale Regelübertretungen. Diese Verhaltensweisen stabilisieren zwar das Selbst, erhöhen jedoch die Wahrscheinlichkeit negativer Resonanzen von Seiten des Umfeldes. Damit steigt das Risiko neuerlicher Traumatisierungen. Das Selbst befindet sich damit in einem Teufelskreis zwischen Vulnerabilität einerseits und den Anforderungen einer zunehmend überfordernden Umwelt andererseits. Unter solchem Druck kann das Selbst dekompensieren und psychopathologische Symptome entwickeln. Ein Beispiel ist die Auflösung der Selbstkohärenz mit der Folge von Identitätsdiffusion oder Selbstentfremdung (Depersonalisation).

Solche Symptome haben aber nicht nur den Charakter einer Dekompensation des Selbst, sie besitzen auch intrinsische kompensatorische Effekte. So können Symptome zur Problemlösung bei intentionalen Konflikten zwischen Wollen und Nichtwollen oder Wollen und Dürfen vermitteln. Symptome können als Schutz vor Demütigung und Selbstentlarvung dienen. Beispielsweise kann durch das Phänomen der Depersonalisation ein unerträglicher psychischer Zustand von der handelnden Person fern gehalten werden, insofern als nicht mehr der Akteur selbst die Schmerzen erleidet, sondern ein abgespaltener Selbstanteil, der nicht zur Person gehörig empfunden wird. Symptome können auch als interpersonales Agens wirksam werden. Sie können als Ruf und Signal wirken. Sie verhelfen so zum Schutz vor Übergriffen und zur Durchsetzung von Wünschen. Sie entfalten eine manipulative Kraft, die wir auch von den Selbstverletzungshandlungen kennen.

Zusammenfassend können wir feststellen, dass psychopathologische Symptome, insbesondere die Selbstentfremdung, auch Sinn ergeben. Wir gehen somit davon aus, dass die Selbstentfremdung, also der Verzicht auf Identität, eine nicht aushaltbare Situation vorübergehend erträglich macht. Wiederholte Depersonalisationserlebnisse stören und beeinträchtigen jedoch die Strukturentwicklung des Selbst und bahnen schließlich die Entwicklung von strukturellen Störungen. Während die Selbstentfremdung ursprünglich ein Teil der dissoziativen Symptomatik ist und hier der Bewältigung von Traumen dient (siehe das folgende Kapitel über die Entwicklung des Affektsystems), so wird sie später zum Stil der allgemeinen Auseinandersetzung mit der Umwelt.

Auch im Vorfeld von Psychosen als Ausdruck schizophrener Vulnerabilität kennen wir Depersonalisationsphänomene. Sie werden begleitet von Wahrnehmungsverzerrungen, einer affektiven Irritabilität und kognitiven Defiziten, die sich unter affektivem Druck noch verstärken. Die Depersonalisation dient auch hier als selbstregulatorischer Mechanismus zur Bewältigung des Alltags, weil dieser in seinen Übertreibungen und Verzerrungen nicht mehr fassbar ist. Die Depersonalisation kann jedoch die Psychose nicht verhindern, sondern verstärkt schließlich noch die ohnehin vorhandene Irritation.

Zahlreiche Erfahrungen, die Jugendlichen im Rahmen der Adoleszenzentwicklung zuteil werden, haben vorerst einen Neuheitscharakter. Auch seelische Traumen in ihrer Eigenschaft als überwältigende Außenerfahrungen und als Erlebnisse, die unter veränderten Wahrnehmungsbedingungen gemacht werden, führen zu einer Inkongruenzerfahrung. Die Opfer werden mit einer radikal neuen Erlebniskonstellation konfrontiert. Dabei wird ein Widerspruch zu allen bisherigen Erwartungen erzeugt. Selbstbild und Weltbild werden wie alle bisherigen Erfahrungsstrukturen in Frage gestellt. Traumatisierungen können somit zu einer Bedrohung des Selbst führen.

Schlussfolgerungen

Umschriebene situationsgebundene Depersonalisationen bieten dem Selbst in einem neuartigen Erlebniskontext Schutz vor Inkongruenzerlebnissen. Die Handlungsorientierung der Person bleibt erhalten, weil das Fremde in einen fremden Persönlichkeitsanteil verschoben wird. Wenn jedoch Depersonalisationserlebnisse immer wieder auftreten, können sie die Welt und das Selbst verändert und bedrohlich verzerrt erscheinen lassen. Eine persistierende Selbstentfremdung führt zu immer neuen Irritationen.

So sehr also die umschriebene Selbstentfremdung als vorübergehendes Entwicklungsphänomen ein wirksamer Selbstschutzmechanismus sein kann, weil sie akute Inkongruenzerfahrungen der Person zu entschärfen vermag, so ist doch die persistierende Selbstentfremdung ein riskantes Erlebnismuster, das weitere psychopathologische Erlebnisphänomene nach sich ziehen kann. Wir müssen dieses Phänomen und die Möglichkeiten zur Wiederherstellung eines kohärenten Selbstkonzepts bei allen psychischen Störungen des Jugendalters sorgfältig im Auge behalten.

Nachlese

Es gilt zu fragen, wie Jugendliche in einer immer komplexer werdenden Welt in der Lage sind, alle Erfahrungen in einem kohärenten Selbstkonzept auf den Punkt zu bringen.

Die Komplexität der heutigen Umwelt wird auch als »Postmoderne« beschrieben. Der Ausdruck bedeutet, dass das Konzept der Moderne heute nicht mehr dieselbe Evidenz besitzt, wie noch zu Beginn des 20. Jahrhunderts. Es gibt nicht mehr ein einheitliches Kriterium der Moden, der geistigen ästhetischen ebenso wenig wie der Kleidermoden, sondern viele Stilrichtungen sind gleichzeitig zulässig, auch wenn sie sich gegenseitig ausschließen und keine Synthese bilden. So ist der Flickenteppich das Bild für die heutige Zusammenschau der Strömungen (s. auch Augér 1994).

Die Globalisierung des Wirtschaftssystems hat einen Konkurrenzdruck bewirkt, der jeden Staat zwingt, in einen verschärften Wettbewerb einzutreten. Produktionseinheiten werden zersplittert und dorthin verlegt, wo gerade die günstigsten Rahmenbedingungen vorzufinden sind. Die Qualifikation zur Herstellung von Produkten veraltet rasch, so dass alle Arbeitnehmenden dem Druck ausgesetzt sind, immer wieder umzulernen, um nicht gesellschaftlich ins Abseits zu geraten (Kuhlmann 1994). Die Notwendigkeit, Produkte so schnell wie möglich und unmittelbar zu verwerten und marktgerecht zu verkaufen, zieht einen Wettbewerb mit Hilfe einprägsamer Bilder nach sich. Auch die Massenmedien sind in diesen Dienst gestellt.

Massenmedien selbst sind ihrerseits Produkte des postmodernen Jahrhunderts. Sie erzeugen die Unmittelbarkeit von Erfahrungen, wie sie das Schrifttum nicht erreichen kann. Die Postmoderne ist auch durch eine zunehmende Vernetzung von Informationsmöglichkeiten gekennzeichnet. Telefon, Fax, Computer und schließlich das Internet verbinden die Individuen. Der beschleunigte Umsatz von Bildern, Produkten und Informationen führt zu einer immer größer werdenden Unübersichtlichkeit.

Es ist aber schließlich von der sozialen Konstruktionsleistung des einzelnen Individuums abhängig, ob er in diesem Strom von Produkten und Informationen schließlich zerrissen wird oder sich verliert oder ob sich in diesem Element permanenten Wandels neue Erlebnis- und Verhaltensroutinen herauskristallisieren (Kuhlmann 1994).

Jugendliche sehen sich in ihrem Entwicklungsrahmen einem immer größeren Angebot an Konsumgütern, Lebensstilen, Beziehungsformen und Berufsalternativen gegenüber (Kuhlmann, 1994). Das Individuum ist zur spezifischen Wahl aufgefordert. Es kommt darauf an, die eigenen Wünsche zu bestimmen und zu erkennen, was man wirklich will und braucht. Auf diese Weise wird die Selbstverantwortlichkeit des Individuums noch einmal hervorgehoben.

Hierdurch steigt aber die Gefahr, steigenden Ansprüchen an die Flexibilität nicht genügen zu können und sich daher aus sozialen Prozessen beschämt oder ängstlich zurückzuziehen. Durch die unterschiedlichen Kulturkreise, in denen Jugendliche heute oft aufwachsen, und durch das Vor-die-Wahl-gestellt-sein bei vielen Alltagsentscheidungen, verlieren die Jugendlichen zunehmend ihre Entscheidungssicherheit, während sie versuchen ihre Lebensvollzüge zu stabilisieren. Dieser Verlust an Vorhersagemöglichkeiten und an Einheitlichkeit ist für das Individuum schmerzlich.

Wie viel Relativität, Flexibilität, Unsicherheit, Momenthaftigkeit und Undurchschaubarkeit verkraftet der Mensch ohne Identitätsdiffusion, erlernte Hilflosigkeit oder realitätsgefährdende Irritation (Resch 1999)? Wenn gesellschaftliche Lebensformen und Werte einem derartigen Wandel, einer Kontextgebundenheit und teilweise auch einer Beliebigkeit unterliegen, muss die notwendige Verlässlichkeit im Mikrosystem der zwischenmenschlichen Intimität gefunden werden. Gerade in diesem Lebenskreis erkennen wir aber ein egozentrisch, hedonistisches Chaos, weil jedes Individuum vor allem versucht, sich in unterschiedlichen sozialen Rollen zu behaupten, durch Flexibilität Anerkennung zu finden und so im gesellschaftlichen Rahmen verankert zu sein.

Die Menschen dieser Epoche müssen sich also unter dem Druck rasch wechselnder Entscheidungsnotwendigkeiten in einer Vielfalt von Wahlmöglichkeiten behaupten. Andererseits müssen sie Erfahrungsräume mit klaren Grenzen gestalten und sich einem offenen emotionalen Austausch mit unbegrenzter zeitlicher Perspektive stellen. Öffnet sich nicht hier eine Schere immer weiter?

Wir müssen folgendes Szenario bedenken: Eltern, denen – unter dem Alltagsdruck genervt und von eigenen Zweifeln verfolgt – ihr Selbstbehauptung im gesellschaftlichen Umfeld nicht mehr gelingt, sind nicht mehr frei, einen optimalen emotionalen Diskurs mit ihren Kindern zu führen. Dadurch gerät der sozio-emotionale Entwicklungsprozess in Gefahr. Wenn nämlich das erwachsene Individuum immer wieder einen Verlust seiner Handlungsfähigkeit im gesellschaftlichen Umfeld erleben muss und massiv unter Alltagsdruck gerät, wird die emotionale Unausgeglichenheit und mangelnde Beziehungsgestaltung gegenüber dem Kind durch die Bezugsperson zur Regel. Auf diese Weise wird die Selbstentwicklung des Kindes negativ beeinflusst.

Beispiele für die gestörte Beziehungsgestaltung von Eltern mit psychischen Störungen gibt es viele. Durch die mangelnde Erziehungsleistung und die Beeinträchtigung des emotionalen Diskurses kommt es schließlich zu einer Schwächung der kindlichen Selbststrukturen, die sich in einer Beeinträchtigung von kindlicher Handlungskompetenz und einer Störung der kindlichen emotionalen Steuerung äußert. Auf diese Weise könnte die postmoderne Verunsicherung der Erwachsenen zu einer fatalen emotionalen Deprivation der nächsten Generation führen (Resch 1999).

Wie soll nun das starke Selbst eines postmodernen Jugendlichen aussehen? Der französische Philosoph Foucault (1993) hat sich in mehreren Schriften mit diesem Problem intensiv auseinandergesetzt. Foucault spricht vom Gesetz der »Selbstsorge«, das zwei Aspekte umfasst (Schroer 2000). Es geht einerseits um den Widerstand gegen gesellschaftlich aufoktroyierte Subjektivierung und andererseits um die Erfindung von selbst gewählten anderen Subjektformen. Es geht also um die Erfindung eines Selbst, das als permanenter Prozess sich wandelt und verändert. Foucault spricht davon, dass wir uns wie ein Kunstwerk begründen, herstellen und anordnen müssen (Foucault 1987 zit. n. Schroer 2000). Bei Foucault soll sich das Individuum um sich sorgen, weil es nichts Gegebenes ist, sondern vielmehr sich ständig im Werden befindet und permanent neu hervorbringt.

Das Individuum muss sich in Praktiken üben und Erfahrungen aussetzen, um sich zu einem Selbst auszubilden. Der Ausgangspunkt Foucault's liegt dabei im Konzept einer ständigen Selbstveränderung und Selbstüberschreitung, das er dem Konzept einer stabilen Ich-Entität entgegenhält. Es geht ihm dabei nicht um Identitätsaufbau, sondern eher um Identitätsverweigerung, nicht um die stetige Vervollkommnung einer Identität, sondern um ein chamäleonartiges Wechseln zwischen verschiedenen Identitäten (Schroer 2000).

Adorno hat schon 1971 besorgt von einem Phänomen der Ich-Schwäche gesprochen und die gesellschaftlich geforderte Flexibilität und Anpassungsfähigkeit mit dem Hinweis problematisiert, dass nur ein Zustand der Ich-Schwäche diese meistern könne.

In diesen Ansätzen liegt sicher ein fundamentaler Denkfehler und eine gefährliche Verkürzung, weil hier der Mensch nur als Geisteswesen und nicht in seinem biologischen Bezugssystem fassbar wird. Weder Foucault noch Adorno betrachten den emotionalen Selbstkern, den Emotions- und Hirnforscher bei Kindern aufgrund der empirischen Evidenz postulieren. Wir halten also dagegen, dass das Selbst des Menschen auch eine neuronale Grundlage hat und somit mehr und anderes als ein idealistischer Entwurf ist.

Wer das Ideal von Freiheit und Flexibilität bei Foucault ohne Kenntnis der biologischen Grundlagen und Möglichkeiten anschaut, kommt rasch zu der Kritik, dass dieses Ideal in seiner Verabsolutierung einer bedrohlichen Ich-Schwäche gleichkommt. Aber gerade die kohärente emotionale Voraussetzung schafft erst die Flexibilisierung des Selbst. Wer emotional eingeengt oder zerrissen ist, kann sich nicht im Sinne Foucaults zum Kunstwerk machen. Nur der emotional gesicherte und stabile Mensch kann sein definitorisches Selbst bis in die kleinsten Verästelungen hinein ausdifferenzieren. Ein permanent von Selbstverlust bedrohter Mensch mit Ich-Schwäche kann sich eine solche facettenreiche Ausgestaltung nicht leisten. Im Gegenteil – die psychologische Forschung zeigt dies –, ich-strukturell bedrohte Individuen bleiben eindimensional.

Nur ein starkes vielfältiges Selbst, das auf emotionaler Selbstevidenz aufbaut, kann Widerstand leisten, sich zum Beispiel gegen Herrschaft, Unterdrückung und Verführung behaupten, kann wählen und genießen, Freiheitsgrade nützen, Toleranz üben und gemeinsame Spiele spielen. Haltlose, nicht verankerte Individuen, denen es schwer fällt »ich« zu sagen, und die nicht vielfältig, sondern bruchstückhaft sind, fallen in unterschiedlichen Machtsphären Verführungen und Versprechungen anheim (Resch 2002). Daher darf man Foucault nicht missverstehen. Sein Argument geht nicht dahin, dass in der Beliebigkeit, im Wildwuchs und der Momenthaftigkeit die Lösung läge.

Wie auch immer die Welt in unterschiedlichen Epochen objektiv beschaffen sein mag, sie wird stets durch Subjekte erfahren und durch Subjekte dramatisch verändert. Die Jugend muss in jeder Generation die emotionale Kompetenz erlangen, diesen Ausdeutungs- und Veränderungsprozess in die Hand zu nehmen und so mitzugestalten, dass er sie nicht überfordert.

2 Zur Einschätzung der Affekte bei der Entwicklung psychischer Strukturen

Vorschau

Der Jugendliche ist in seinem Bemühen um Anpassung ebenso Akteur und Regisseur, der seine Umwelt inszeniert, wie er auch Entgegennehmender, Leidender und Erduldender ist. So sind alle menschlichen Lebensäußerungen als Selbstäußerungen zugleich proaktiv und reaktiv. Jede Interaktion – insbesondere mit der sozialen Umwelt – ist Aktion und Reaktion im Wechselspiel. In der aktionalen Komponente kommen Intentionalität, Wille und Streben des Menschen zur Gestaltung der Umwelt zum Ausdruck. Im selben Moment ist der Mensch aber auch Konsument und Rezipient von Umwelt, wobei Letzteres, also die Impression, im Vordergrund steht.

Reizoffenheit, Wahrnehmung und Regulation als Antwort auf jene Veränderungen im Inneren, die durch die Umwelt bewirkt wurden, stehen im Zentrum dieser Komponente. Menschliche Handlungen haben immer eine Wahrnehmungskomponente und eine Äußerungskomponente. Menschliche Tätigkeit ist also immer zugleich impressiv und expressiv.

Der Jugendliche in Aktion und Reaktion wird gleichsam nur auf unterschiedliche Weise betrachtet und jede seiner Anpassungshandlungen hat aktive intentionale sowie reaktiv regulierende Anteile. Dieser Doppeldeutigkeit der Anpassungsfunktion im Sinne simultaner Aktivität und Impressivität, äußerer Beziehungsgestaltung und innerer Organisation trägt das Konzept der Emotionen Rechnung. Dies soll im Folgenden deutlich werden.

Essay

Affekte, Emotionen, Bewusstsein, Kognition und Handeln – wie hängen diese Prozesse zusammen?

Gefühle sind allgemein menschlich, und sie genießen einen schlechten Ruf: Wer gefühlshaft ist, gilt als unbesonnen und nicht vernunftgelenkt. Lediglich der Zustand der Liebe wird verklärt. Die menschlichen Grunderfahrungen der Furcht, der Wut und der Trauer jedoch sind unangenehme Begleiterscheinungen des Daseins und werden nicht selten bereits in ihren physiologischen Ausprägungen pathologisiert. Das nachvollziehbare Streben nach dem Glück sollte uns jedoch nicht dazu verleiten, die wichtige Bedeutung von negativen Emotionen nicht nur für unser Handeln, sondern auch für unser aller Entwicklung zu übersehen und jegliches Auftreten von Wut, Angst und Trauer als therapiewürdiges Geschehen zu betrachten. Wir werden im Folgenden zu zeigen versuchen, dass alle Emotionen eine wichtige Rolle im Anpassungsprozess innehaben.

Emotionen sind für den Menschen ein überlebenswichtiges Informationsverarbeitungssystem: Sie stehen in enger Wechselwirkung mit kognitiven Prozessen und stellen gleichsam ein Bewertungssystem dar, das die Entscheidungsgrundlagen der persönlichen Handlungen liefert. Emotionen erlauben also die Gewichtung von Informationen, um sie in handlungsleitende Ordnungen nach Intentionen und Präferenzen einpassen zu können. Darüber hinaus stellen Emotionen auch ein fundamentales Ausdruckssystem dar, das über Mimik und Gestik der Übermittlung von Informationen des Subjekts an andere Subjekte dient. Und in diesem Sinne besitzen alle emotionalen Regungen jene doppeldeutige Wirkung nach innen und nach außen. Emotionen haben eine direkte Wirkung auf die innere Zuständlichkeit des Organismus, sie verändern die Wahrnehmung und Beurteilung von Umweltreizen. Ebenso sehr werden diese inneren Befindlichkeiten als Information in der zwischenmenschlichen Interaktion zur Verfügung gestellt. Definitorisch ist festzuhalten: Während Affekte jene angeborenen psychobiologischen Reaktionsformen darstellen, die sich aus Reflex- und Instinktprogrammen der phylogenetischen Entwicklung herausgebildet haben, kennzeichnet der Begriff Emotion den Oberbegriff, der sowohl auf die Ausdruckskomponente wie die Erlebniskomponente affektiver Zuständlichkeit Bezug nimmt. Der Begriff der Emotion schließt also kognitive Bewertungsaspekte mit ein. Während affektive Grundtönungen über die Lebensspanne hinweg konstant bleiben, werden die Emotionen durch die zunehmende Ausdifferenzierung expressiver Komponenten (z.B. Mimik) und kognitiver Bewertungsprozesse (z.B. Selbstreflexion) immer mehr ausgestaltet.

Das Besondere an den Affekten ist eine Abkoppelung zwischen Signalreiz einerseits und Handlungskomponente andererseits. Überlebenswichtige Signalreize führen zur Ausbildung eines Erregungsmusters, das dem Entscheidungssystem Dringlichkeit signalisiert, es kommt jedoch nicht zu einer fest gekoppelten Handlungsantwort wie im Rahmen von Reflexprogrammen, welche fixe Reizreaktionsmuster aufweisen. Affekte erzeugen Dringlichkeit, die Bewertungsprozesse anstoßen und somit aus einem Handlungsrepertoire für die besonders ausgewählte Information die je angemessene Handlung auswählen lassen. So entstehen Freiheitsgrade der Handlungsentscheidungen in Wechselwirkungen mit der Umwelt.

Die komplexeren Emotionen als affektiv-kognitive Aktivitäten kennzeichnen die Schwelle zum menschlichen Bewusstsein: Während Stimmungen und Hintergrundemotionen als unbewusste Tönungen das Erleben beeinflussen können, sind Gefühle immer mit kognitiven Konzepten und Vorstellungen verbunden. Denken und Fühlen können also nur künstlich auseinander gehalten werden.

Das Emotionssystem erlaubt eine Hervorhebung von bestimmten Reizaspekten der Umwelt – welche dadurch den Charakter der Bedeutsamkeit verliehen bekommen. Veränderungen der aktionalen Bereitschaft – wie vegetative und neurohumorale Auslenkungen, die mit Erregungsprozessen (Arousal) und selektiven Einflüssen auf das Hormonsystem im Sinne einer Stressantwort verbunden sind – kennzeichnen die somato-vegetativen Veränderungen im Rahmen emotionaler Prozesse. Expressive Komponenten äußern sich in Gesichtsausdruck, Körperhaltung und Stimme. Solche Veränderungen der Handlungsbereitschaft als Ausdruck kausaler Bedeutungsgebung münden schließlich in ein Monitorsystem, wo sie mit den Informationen der kognitiven Verarbeitungsprozesse von Wahrnehmung, Gedächtnis und Denken integriert werden.

Es entsteht nun eine handlungsbezogene Interpretation, die im Sinne der Bedeutungsgebung zweiter Ordnung wirksam wird. Aktuelle Einschätzungen werden mit Motiven und bisherigen Erfahrungen in Einklang gebracht und münden schließlich in eine – möglichst angemessene – Verhaltensantwort. Neuroanatomisch sind die Hirnstammkerne, der Hypothalamus und das basale Vorderhirn zu nennen, wobei die Amygdala sowie ventro-mediale und präfrontale Bereiche besonders bei der Emotionsauslösung hervorzuheben sind (Resch 2004, Damasio 2000).

Wie entstehen affektive Bedeutungen und wie werden Affekte kommuniziert?

Emotionen besitzen aber nicht nur eine Wirkung nach innen, die sich in subjektiver Betroffenheit unter Aktualisierung von Handlungsbereitschaften äußert – sie besitzen auch eine expressive Funktion –, die bei der Regulation der zwischenmenschlichen Interaktion mitwirkt (Resch et al. 1999). Die mimische Kommunikation des Menschen hat eine Signalwirkung, die in der Beziehungsregulation eingesetzt wird. Mimische Zeichen können in direkter Expression den eigenen Gefühlszustand widerspiegeln und auf diese Weise einem Gegenüber die momentane Gefühlslage der eigenen Person signalisieren. Mimische Zeichen können jedoch auch im Sinne einer Als-ob-Kommunikation auf symbolische Weise Gedankeninhalte und innere Objekte vergegenwärtigen, die so einem Gegenüber als Information über innere Objekte zur Verfügung gestellt werden. Beispielsweise kann die Bezugsperson den Gefühlszustand des Kindes in ihrer eigenen Mimik spiegeln und dem Kind dessen Emotion symbolisch zur Kenntnis bringen. Krause (1997) und Fonagy et al. (2002) haben diese Prozesse ausführlich beschrieben.

Diese Art der mimischen Interaktion zwischen Bezugsperson und Kind nennt man Affektspiegelung. Wenn das Kind einen bestimmten Gefühlsausdruck zeigt, wird dieser von der Bezugsperson in mimischen und vokalen Äußerungen als Information an das Kind zurückgespiegelt. Durch den spezifischen Kontext der Interaktion wird dem Kind klar, dass es im Gesicht der Bezugsperson Informationen über den eigenen mentalen Zustand erhält. Auf diese Weise wird in der nonverbalen Interaktion der kindliche Gefühlszustand von der Bezugsperson aufgegriffen und dem Kind als Information über sich selbst verständlich gemacht.

Dieser Prozess der Affektspiegelung ist nach Fonagy et al. (2002) in mehrfacher Hinsicht störungsanfällig. Wenn nämlich das mimische Signal der Bezugsperson selbst nicht entsprechend symbolisch markiert, sondern rein expressiv ist, dann erhält das Kind nur die Information, dass die Bezugsperson dieselbe Affektlage aufweist wie das Kind. Das ist dann der Fall, wenn das Kind durch seine eigene Emotion beispielsweise in der Bezugsperson persönliche Betroffenheit hervorruft. So kann kindliche Angst, wenn sie in der Bezugsperson selbst Angst auslöst, dem Kind expressiv als mütterlicher Angstaffekt zurückgegeben werden. Solche Kommunikationsmuster bergen die Gefahr einer Grenzverwischung zwischen kindlichen Emotionen und Emotionen der Bezugsperson in sich. Sieht sich das Kind zu häufig nicht in der Bezugsperson gespiegelt, sondern wird mit elterlichen – in der Regel negativen – Emotionen überflutet, kann es zu Störungen der Entwicklung affektregulatorischer Mechanismen kommen. Fonagy et al. (2002) postulieren sogar, dass Störungen der Affektspiegelung in dieser Weise Beeinträchtigungen der Selbstgrenzen bahnen können und der Entwicklung einer Borderline-Symptomatik Vorschub leisten. Winnicott hat dieses Phänomen erkannt. Er schreibt »... the infant, failing to find himself in the mother's mind, finds the mother instead ... «.

Eine andere Störung der Affektspiegelung kann dadurch zustande kommen, dass der kindliche Gefühlszustand zwar von der Bezugsperson richtig aufgegriffen und auch symbolisch markiert widergespiegelt wird, aber durch Umdeutung eigenen Zielen des Erwachsenen untergeordnet wird. Die Bezugsperson spiegelt dann nicht den vom Kind ausgesendeten Affekt wider, sondern einen anderen, der von der Bezugsperson für wünschenswerter erachtet wird. Beispielsweise können kindliche Lebensäußerungen, die durch freudige Aktivität gekennzeichnet sind, als Aggressivität missdeutet und sanktioniert werden. In ähnlicher Weise kann auch kindliches Ruhebedürfnis als Langeweile fehlinterpretiert werden oder Angst als Leistungsverweigerung. Wir sprechen dann von nicht kontingenten Spiegelungen kindlicher Bedürfnisse und Emotionen. Solche Prozesse können zur Entwicklung eines falschen Selbst Anlass geben und in späterer Folge mit der Entwicklung narzisstischer Störungen verbunden sein (Fonagy et al. 2002).

Affekte erzeugen umschriebene Zustände des Individuums, die im Rahmen des emotionalen Dialogs auch kommuniziert werden können. In Zuständen besonderer affektiver Gestimmtheit werden den Wahrnehmungen spezifische emotionale Tönungen beigegeben und dadurch definierte Zugangsmöglichkeiten auch zum Gedächtnis eröffnet. Es ist leicht einsehbar, dass in Gefühlszuständen der Freude, Trauer oder Wut die Wahrnehmungsfunktionen, Bewertungsmodelle, Selbsteinsichten, ja schließlich das gesamte Verhaltensrepertoire unterschiedliche Ausformungen annehmen kann. Wenn Gefühlszustände eher einen geringen Spannungszustand kennzeichnen und flexibel ineinander übergehen, sprechen wir von affektiver Normallage. In dieser ist das Individuum mit höchsten Freiheitsgraden der Handlungsfähigkeit ausgestattet; es kann zwischen einer ganzen Reihe möglicher Handlungsantworten wählen. Wir sprechen auch von Zuständen der Besonnenheit.

In affektiven Ausnahmezuständen jedoch (wie z. B. Wutanfällen oder Zuständen tiefer Betroffenheit) werden Wahrnehmungen, Gedankenbilder und Grundeinstellungen so eingeengt, dass das Weltbild vorübergehend eine andere Tönung erfährt. In solchen affektiven Ausnahmezuständen entsteht ein erhöhter Handlungsdruck. Das Individuum verliert seine Besonnenheit zugunsten einer Beschleunigung seiner Handlungsentscheidungen. Wir können solche Zustände auch als affektive Alarmreaktionen bezeichnen. Nach Perry et al. (1998) lassen sich zwei Komponenten der Alarmreaktion unterscheiden: In erster Linie entsteht in Gefahrensituationen ein sog. Übererregungskontinuum, das Angriffs- oder Fluchtreaktionen vorbereitet. Es kommt zur vermehrten Sympathikusaktivität und einer Aktivierung des Stressregulationssystems, das im Nebennierenrindensystem neurohumoral verankert ist.

Das Noradrenalin-System spielt eine fundamentale Rolle bei der Alarmreaktion. Angriffsentscheidungen werden durch Zorn und Wut signalisiert. Ein hohes Arousal und die Einschätzung der eigenen Handlungsmächtigkeit führen in sozialen und territorialen Auseinandersetzungen zum Angriffsverhalten. Demgegenüber leitet der Affekt Angst/Furcht ein Fluchtverhalten ein. Diese Handlungseinstellung kommt durch ein hohes Arousal und die Gewissheit mangelnder Handlungsmacht – mit vordringlichen Vermeidungstendenzen – zustande. Erst wenn Flucht oder Angriff unter den Bedingungen einer hohen Arousal nicht möglich sind, weil die situativen Bedingungen keine der beiden Möglichkeiten zulassen, dann kommt es – wenn die Gefahr weiterhin präsent bleibt – zu einer eskalierenden Alarmreaktion. Die steigende Irritation führt beim Kind zu einem Prozess der Verzweiflung, der sich schließlich in Schreien äußern kann. Auf diese Weise werden Bezugspersonen rekrutiert, die zur Abhilfe und Abwendung von Gefahr hinzukommen sollen.

Wie verändert sich die Affektregulation unter traumatischen Erlebnisbedingungen?

Führt jedoch unter traumatischen Rahmenbedingungen auch dieses Verhalten nicht zum Erfolg und findet das Kind kein soziales Echo und keine Resonanz in der Umgebung, weil beispielsweise die Bezugsperson selbst Verursacher der Alarmreaktion ist, so bleibt das Kind seiner eskalierenden affektiven Situation ausgeliefert. Dann setzt ein zweiter Regulationsmechanismus ein, der nach Perry et al. (1998) als dissoziatives Kontinuum bezeichnet wird. Diese Alarmreaktion entspricht im Tierreich der Kapitulation. Neben dem primären Erstarren kommt es zu einer inneren Abstandnahme von der Gefahr. In besonderer Weise ist das parasympathische Nervensystem beteiligt, so dass in der Dissoziation trotz erhöhtem Sympathikotonus auch der Vagotonus ansteigt, während Blutdruck und Herzfrequenz trotz erhöhtem Adrenalinspiegel sinken können. Auch mesolimbisch-mesocorticale dopaminerge Systeme und das Opioidsystem scheinen an der Dissoziationsreaktion beteiligt zu sein. Insgesamt führt diese Reaktion zu einer inneren Distanzierung, die es erlaubt, ein unerträgliches Trauma oder Gefahrenmoment für den Moment auszuschalten. Die Dissoziationsreaktion macht durch ihre innere Distanzierung das Trauma vermeintlich ungeschehen.

Seelische Verletzungen lösen affektive Alarmreaktionen aus. Wir bezeichnen diese Erlebniskonstellationen als Trauma. Es handelt sich dabei um Ereignisse, die die Gesundheit, die Integrität des Körpers und die seelische Integrität gefährden können. Negative Emotionen und eine erhöhte Alarmbereitschaft werden hervorgerufen.

Die Debatte geht dahin, ob Traumen durch das Ereignis selbst oder durch die prozesshaft wirksamen Folgen eines Ereignisses gesetzt werden. Terr (1991) unterscheidet Traumata vom Typ I mit ereignishaftem Charakter – zu diesem Typ werden beispielsweise Naturkatastrophen, Unfälle und Verbrechen gerechnet – und Typ II-Traumata, die Per-se-Charakter haben. Zu diesem Typ zählen Misshandlungen, Missbrauchserlebnisse und kumulative Traumen im sozialen Kontext. Auch Einzelereignisse wie der Verlust eines Elternteils können prozesshaft wirksame Folgen nach sich ziehen. Vor allem die Vorgeschichte der Beziehung zur verlorenen Person und die durch diesen Verlust deutlich einschneidenden Lebensveränderungen spielen dabei eine Rolle. Repetitive und prozesshaft wirksame Traumen haben stärkere Auswirkungen auf die Persönlichkeitsentwicklung (Resch et al. 1999; vergleiche das Kapitel über *traumatische Einflüsse bei Störungen des Sozialverhaltens*, Teil 4, 1).

Wenn durch Traumatisierungen das dissoziative Kontinuum erreicht wird, entsteht ein komplexer psychophysiologischer Prozess, bei dem es zur teilweisen oder völligen Desintegration psychischer Funktionen kommen kann. Dissoziation ist ein Mechanismus, der die Verfügbarkeit von Empfindungen, Sinneswahrnehmungen und Gedächtnisinhalten für die bewusste Selbstreflexion verändert. Von Putnam (1997) wurden drei wichtige Abwehrfunktionen der Dissoziation hervorgehoben:

1. Die Dissoziation führt zur Automatisierung des Verhaltens. Damit ist die Fähigkeit zur Bewältigung paralleler mentaler Aktivitäten gemeint. Auch unter normalen Lebensbedingungen gibt es Automatisierungen von Prozessen (z.B. Schreibmaschineschreiben oder Autofahren). Dabei wird die Aufmerksamkeit zwischen unterschiedlichen Aktivitäten verschoben. Durch Automatisierung kann die bewusste Wahrnehmung neu ausgerichtet werden und von repetitiven und prozeduralen Aktivitäten losgelöst werden, die dann trotzdem funktionieren. So kann sich der Autofahrer auf den Verkehr konzentrieren, während er auf automatisierte Weise das Fahrzeug bedient. Aber auch bei der Konfrontation mit schweren Katastrophen

kann es zur Aufrechterhaltung basaler Aktivitäten kommen, während bestimmte Erlebnisse komplett ausgeblendet werden. Beispielsweise bei dissoziativen Fugue-Zuständen bestehen komplette Erinnerungsverluste hinsichtlich des traumatischen Ereignisses (dissoziative Amnesie), wobei die betroffene Person äußerlich unauffällig reagiert.

2. Unter Kompartimentalisation wird die Isolation überwältigender Affekte und der dazugehörigen Erinnerungen verstanden. Auf diese Weise können schmerzhafte Erinnerungen, die sich immer wieder in Form von intrusiven Gedanken oder Flashbacks äußern, zeitweise unterdrückt werden. Im Rahmen der posttraumatischen Belastungsstörung können solche traumabezogenen Stimuli jedoch als intrusive Erlebnisse wieder ins Bewusstsein kommen.

3. Als dritter Mechanismus der Dissoziation wird die Entfremdung vom Selbst genannt. Dabei kommt es zur Unterbrechung des konsistenten Selbsterlebens mit dem Auftreten von Depersonalisationen. Die in der traumatischen Situation steckende Persönlichkeit wird vom Rest der Person abgekoppelt. Es kommt zur Unterscheidung zwischen einem Akteur und einem Beobachter. Auf diese Weise kann in der traumatischen Situation die Kohärenz des Selbst aufrechterhalten werden. Eine solche umschriebene situative Depersonalisation kann als Schutz angesehen werden (siehe das Kapitel *zur Entwicklung von Identität,* Teil 2, 1)).

Wie schon betont, wirken persistierende Depersonalisationen in ungünstiger Weise auf die Selbstentwicklung. Dissoziative Erlebnisse und Verhaltensmuster erschweren die Ausbildung der Fähigkeit zur sozialen Perspektivenübernahme. Interferenzerlebnisse unterbrechen die Kontinuität des Wahrnehmungsaktes. Durch dissoziative Amnesien wird die Identifizierung konstanter Ursache- und Wirkungsbeziehungen unmöglich. Dissoziatives Erleben beeinträchtigt auch das Zeitgefühl. Selbstentfremdungserlebnisse und passive Beeinflussungserlebnisse unterminieren den *locus of control* – wodurch die Fähigkeit, eigene Lebensumstände willentlich zu gestalten, herabgesetzt wird. Schließlich kommt es zu einer Schwächung des Gefühls der Selbstkontinuität, wozu insbesondere die dissoziativen Gedächtnisstörungen beitragen. Wenn wichtige Erfahrungen aus dem Lebenskontext fehlen, trägt dies zur Inkohärenz der Selbststruktur bei, da bedeutungsvolle Verbindungen zwischen unterschiedlichen Lebenserfahrungen nicht sicher hergestellt werden können. Lücken im autobiographischen Gedächtnis belasten die Integrität der Person.

Schlussfolgerungen

Wir können also davon ausgehen, dass die Affekte und die daraus abgeleiteten Emotionen ein primäres Motivationssystem darstellen. Affekte erzeugen Dringlichkeit, sie heben bestimmte Informationen gegenüber anderen hervor und aktualisieren Verhaltensbereitschaften. Jede daraus folgende Handlung besitzt eine desaktualisierende Funktion.

Gerade beim Kind und beim Jugendlichen stehen Denken und Handeln oft im Dienste der Gefühle, wobei kindliche Phantasien und Fehlinterpretationen nicht einfach unreif, dumm oder falsch zu bewerten sind, sondern für den operationalen Rahmen des Kindes in bestimmten Entwicklungsstadien angemessen und funktionell erscheinen (Resch 2004).

Es gibt eine Form von adaptiver Rationalität, die affektiv bedingte Kurzschlüsse unter Anpassungsgesichtspunkten bevorzugt. Auch bei höchsten Vernunftsleistungen spielen die emotionalen Rahmenbedingungen immer eine Rolle. Wir kennen solche im Alltag »kurzschlüssige« – nach logischen Gesetzlichkeiten nicht folgerichtige, aber unter psychodynamischen Gesichtspunkten sinnvolle Handlungsentscheidungen, die der Affektökonomie dienen. Intuitive Entscheidungen können oft selektiv, nach nicht logischen Gesichtspunkten, die verfügbare Information aus der Umwelt auswählen.

Solche Entscheidungen aus dem Bauch heraus können auch sehr erfolgreich und – retrospektiv gesehen – in höherem Sinne intelligent sein. Kognitivistische Theorien haben lange verkannt und vernachlässigt, dass in jeder Handlungsentscheidung eine Werteentscheidung verborgen liegt, so dass das logisch Richtigere oder Vernünftigere noch lange nicht im individuellen Leben für die Person Sinn machen muss. Viele Entscheidungen des Menschen dienen primär der Affektökonomie, auch wenn sie bei genauerer Betrachtung unvernünftig sind.

Magische Interpretationen, ritualisierte Handlungen, Übersprungshandlungen oder ein zu frühes Aufgeben, Rückzug oder uneinsichtige Angriffe: alle diese Verhaltensweisen sind affektgetragene Anpassungsleistungen, die der persönlichen Affektregulierung dienen. Viele eskalierende Verhaltenszyklen zwischen Menschen entstehen aus dem primären Bedürfnis des Einzelnen, bei sich eine affektive Desaktualisierung zu erzeugen. Hierdurch wird das Gegenüber wiederum provoziert und muss seinerseits – aus affektökonomischen Gründen – die Eskalationsspirale fortsetzen. Eskalierende Zyklen von Auseinandersetzungen zwischen Jugendlichen und ihren Bezugspersonen folgen nicht selten diesem Muster.

3 Zur frühzeitigen Einschätzung patholo-
gischer Persönlichkeitsentwicklungen

Vorschau

Wichtige psychische Strukturen bilden sich schon in der frühen Kindheit heraus. Der Prozess dieser Herausbildung ist dynamisch zu sehen – in einer Auseinandersetzung der je schon vorhandenen Eigenschaften mit je neu hinzutretenden Belastungen. Auch strukturelle Schwächen und andere Faktoren, die diesen Reifungsprozess stören, können schon frühzeitig einwirken.

Mit Mut zur Vereinfachung lassen sich sogar Neurotransmittersysteme mit bestimmten Grundtendenzen des Temperaments in Verbindung bringen: Hemmungssystem und Aktivierungssystem (Gray). »Harm Avoidance«, »Reward Dependance« und »Novelty Seeking«. Cloninger versucht in einem weiteren Schritt, die weitaus komplexere klinische Persönlichkeitsforschung an sein biologisches Modell heranzuführen.

In der DSM werden drei Cluster vorgeschlagen, die sich an das faktorenanalytische Modell von Eysenck anlehnen. Dieser unterschied Persönlichkeitseigenschaften nach Extraversion, Introversion und Psychotizismus. Unser eigener Vorschlag zum diagnostischen Umgang mit Jugendkrisen zielt darauf ab, das auf Eysenck basierende dreidimensionale Modell der DSM IV (Typ A, B, C) zu verwenden, freilich mit dem Vorbehalt, dass keine »Persönlichkeitsstörungen«, sondern nur »Risiken« der Persönlichkeitsentwicklung beschrieben werden.

Mit dem nötigen Respekt vor der prognostischen Offenheit von Jugendkrisen kommen wir dennoch einen großen Schritt weiter im Verständnis und in der Behandlungsplanung, wenn wir uns nicht mehr hinter der (ICD 10) mit ihren F91 oder F92.0 Diagnosen verstecken, sondern Stellung zu der Frage beziehen, ob und auf welche Weise langfristige Persönlichkeitsmerkmale in die Jugendkrisen hineinwirken.

Ein weiterer wichtiger Gesichtspunkt bei der Einschätzung dieser Krisen ist die Frage, ob ein jugendlicher Patient im Rahmen seiner Krise einen ich-strukturellen Einbruch erlitten hat. Die neue operationalisierte psychodynamische Diagnostik »OPD-KJ« verfügt über ein geeignetes Instrument zur Beschreibung der psychischen Struktur.

Essay

Warum können wir aus klinisch psychotherapeutischer Sicht mit den Klassifikationssystemen nicht zufrieden sein?

Die diagnostische Einteilung und das konzeptgeleitete Verständnis psychischer Störungen im Jugendalter stehen vor großen Schwierigkeiten. In der Vergangenheit hatte der Begriff der »Jugendkrise« mit den Unterbezeichnungen »Pubertätskrise« und »Adoleszenzkrise« eine große Bedeutung. Er bot einen entwicklungspsychologischen Rahmen des Verständnisses, der freilich weit offen blieb. Phänomenologisch waren die Jugendkrisen vielgestaltig und nosologisch waren sie nicht festgelegt. Einziger konkreter Anknüpfungspunkt war die postulierte Entwicklungskrise im Zusammenhang mit der Ausbildung einer endgültigen Identität und mit dem Abschluss der psychischen und sozialen Autonomie.

Unter dem Anspruch empirischer Validität konnte der Begriff der Jugendkrise nicht bestehen. Die beobachtbaren Verhaltensmerkmale waren zu weit gestreut und im Verlauf zu unbeständig und wenig trennscharf. Die Begriffe »Pubertätskrise« und »Adoleszenzkrise« wurden daher in den modernen Diagnosemanualen trotz ihrer langen Tradition verworfen und tauchen in den Publikationen der letzten 10 Jahre kaum noch auf. Seither werden psychopathologische Auffälligkeiten in der Jugend gemäß ICD 10 entweder mit einem Rückgriff auf Kategorien eingestuft, die vorrangig für die Kindheit geschaffen wurden (F93), oder mit einem Vorgriff auf Kategorien (F40–49), die aus der Psychopathologie des Erwachsenenalters stammen. Das Gros der Verhaltensprobleme im Jugendalter präsentiert sich heute als »Störung des Sozialverhaltens« (F91). Damit wird dem Umstand entsprochen, dass krisenhaftes Jugendverhalten oft von sozialen Auffälligkeiten begleitet wird, ohne dass hieraus dauerhafte dissoziale Tendenzen entstehen müssen. Viele Jugendkrisen werden darüber hinaus als »gemischte Störungen des Sozialverhaltens« (F92) tituliert, weil es sinnvoll erscheint, den emotionalen Phänomenen bei Kindern und Jugendlichen noch einen anderen Stellenwert zu geben als den affektiven Störungen bei Erwachsenen.

So sehr zu begrüßen ist, dass die offizielle Diagnostik mit falschen und verklärten Vorstellungen über die vermeintliche Spezifität der Jugendkrisen aufgeräumt hat, so sehr ist zu bedauern, dass durch die Verwendung der ICD 10 Diagnosen F91 und F92 der Eindruck großer Beliebigkeit entstanden ist. Inzwischen sind die »Störungen des Sozialverhaltens« zu einer ähnlichen Leerformel geworden wie zuvor die freihändig diagnostizierten »Pubertätskrisen« und »Adoleszenzkrisen«. Die ICD begründet die neue Begriffswahl damit, dass in Kindheit und Jugend viele Auffälligkeiten noch keine definitive Gestalt haben und sich mit späteren psychiatrischen Störungsbildern nicht zur Deckung bringen lassen. Am ehesten profitiert die Forschung von diesem streng deskriptiven Ansatz, das therapeutische und konzeptgeleitete Denken findet sich darin nicht wieder. In der gegenwärtigen Epoche kann sich freilich auch das klinisch-therapeutische Denken den psychometrischen Verfahren, Standardisierungen und Klassifikationen nicht entziehen. Umso bedauerlicher ist es, dass von dort kein Anreiz ausgeht, bestimmte Verlaufsgestalten von Jugendkrisen zu identifizieren und voneinander zu unterscheiden. Dabei zeigen etwa die Untersuchungen von Moffitt (1993), dass gerade die »Störungen des Sozialverhaltens« hinsichtlich ihrer Längsschnittmerkmale differenziert betrachtet werden können. Damit hält die Klassifikation mit den Ansprüchen der aufstrebenden Entwicklungspsychopathologie nicht mehr Schritt.

Wir möchten hiermit Vorschläge unterbreiten, wie es gelingen kann, die in der klinisch-therapeutischen Arbeit so zentral vorkommenden »Jugendkrisen« auch klassifikatorisch wieder stärker in den Mittelpunkt zu rücken, ohne die Fehler der Vergangenheit zu wiederholen. Es gilt zu beachten, dass die Entwicklungskrisen der Jugend und die darauf bezogene Psychopathologie nicht wie in der Vergangenheit in einem Atemzug beschrieben werden. Während ein Teil der Verhaltensphänomene in der Tat eine gewisse Altersspezifität und einen Bezug zu epochalen Lebensformen der Jugend hat – zum Beispiel die suizidalen Verzweiflungen, die Essstörungen, die hohe Emotionalität und aggressive Spannung –, verweist ein anderer Teil der Psychopathologie auf langfristig vorausgehende Persönlichkeitszüge und strukturelle Risiken. Wieder andere Erscheinungen lassen sich am besten als Vorboten späterer psychiatrischer Erkrankungen beschreiben. Natürlich kommt es zwischen diesen drei Ordnungskriterien – Altersspezifität, Persönlichkeitsstruktur und Krankheitsmodell – zu unterschiedlichen Überlagerungen.

Schon Kretschmer (1953) betrachtete die Jugendzeit (»Pubertätskrise«) wegen des dort stattfindenden biologischen und sozialen Umbruchs als das Scharnier zwischen seiner Konstitutionslehre und der psychiatrischen Krankheitslehre. Bei Verlaufsstudien erscheinen die psychischen Störungen des Jugendalters wie die Büchse der Pandora: Statistiker verweisen auf die geringe Voraussagevalidität einzelner Erscheinungen des Jugendalters. Entwicklungskrisen im Jugendalter gelten als psychopathologisch und nosologisch extrem heterogen. In einer katamnestischen Untersuchung von Langen und Jäger (1964) ergaben sich aus klinisch behandelten »Pubertätskrisen« zu einem Drittel psychotische Erkrankungen, zu einem Drittel Persönlichkeitsstörungen. Im letzten Drittel lösten sich die Krisen jedoch folgenlos auf. Aus klinischer Erfahrung drängt sich der Verdacht auf, dass es genügen würde, den Verlauf einer Jugendkrise einige Zeit im Blick zu behalten, um hinreichend sicher beurteilen zu können, ob es sich um eine eher vorübergehende Krise oder eine dauerhafte psychische Störung handelt. Es fehlen damals wie heute die Möglichkeiten, dieses klinische Wissen zu dokumentieren. Dem Versuch einer verbesserten Klassifikation der Jugendkrisen liegt also die gut begründbare Hypothese zugrunde, dass schon in diesem Alter Schwachstellen und bestimmende Merkmale der psychischen Struktur sichtbar werden, die teilweise schon als Vorstufen psychischer Erkrankungen interpretiert werden können.

Dabei wird nicht verkannt, dass es einer längeren, über die Reifungskrise hinausreichenden Entwicklung bedarf, bis ein Individuum bei Persönlichkeitsstrukturen angelangt ist, welche die gesamte weitere Lebenszeit überdauern. Noch im Jugendalter wirken stürmische Erlebnisverarbeitungsprozesse auf die psychische Struktur ein und können sie nachhaltig beeinflussen. Zu Recht wird daher eine vollgültige Diagnostik der Persönlichkeit und ihrer Störungen in den Diagnosemanualen erst ab dem 16. Lebensjahr zugelassen.

Welche psychischen Strukturen bilden sich bereits in der Kindheit aus?

Wenn wir den Prozess der Herausbildung psychischer Strukturen genauer betrachten, wird deutlich, dass schon mit dem Beginn des Lebens gewisse interne, also biologisch präfigurierte »Strukturen«, vorhanden sind. Diese lassen sich insbesondere als Besonderheiten der Ausgestaltung der Affekte und des Antriebslebens beschreiben und werden im »Temperament« zusammengefasst. Eine Bestandsaufnahme der Grundmuster psychischer Strukturentwicklung kommt zu folgendem Ergebnis (vgl. Allport 1970, Strelau 1987, Goldsmith und Riese-Danner 1986):

- Die stets schon vorhandenen neurobiologisch fundierten Strukturen des Temperaments setzen bei aller Plastizität jeder Änderung zunächst Widerstand entgegen. Durch das Beharrungsvermögen bestimmter Reaktionsmuster wird ein Temperament überhaupt erst (inter)subjektiv erfahrbar und trägt zur Bewusstseinsbildung und Identitätsbildung bei.
- Die Beschreibung des Temperaments ermöglicht die frühzeitige Identifikation von Unterschieden zwischen Individuen (unterschiedliches »Temperament«).
- Psychische Strukturen erfahren eine allmähliche oder schrittweise Weiterentwicklung hin zu Vorstufen der Persönlichkeit. Die Entwicklung vollzieht sich unter fortwähren-

den externen Einwirkungen. Diese werden über die neuronale Plastizität nach innen zur Struktur weitergereicht.

- Strukturen können unter dem Einfluss traumatischer Bedingungen dauerhaften Schaden erleiden. Frühe und wiederholte Traumen lagern sich in der psychischen Struktur ab und verformen diese.
- Strukturen können auch ohne die obligate Annahme eines Traumas von Anfang an defizitär sein und gewissermaßen eine »Hypothek« in den Entwicklungsprozess einbringen. Das wichtigste Beispiel hierfür sind Kinder, die frühzeitig durch Probleme bei der Entschlüsselung und Darstellung affektiv (mimischer) Signale auffallen und das »social referencing« (Sorce et al. 1985) nicht beherrschen.

Die Komplexität der Wechselbeziehungen zwischen innerer Struktur und äußeren Einwirkungen könnte kaum höher sein. Keine mathematische Formel wird beschreiben können, wie unterschiedlich im Einzelfall die je schon vorhandene Struktur auf soziale Interaktionen zurückwirkt und sich selbst im Sinne negativer oder positiver Rückkopplung entweder verstärkt oder blockiert (vgl. Zentner 1998). Ebenso wenig berechenbar sind die Auswirkungen von Störreizen. In einem Fall könnte schon darin ein traumatischer Effekt liegen, dass eine primär unflexible Struktur mit einer neuartigen Erfahrung nicht fertig wird. Im nächsten Fall könnte eine durchaus belastbare Struktur massiv überfordert werden. Im dritten Fall könnte ein neuer Reiz oder eine schmerzhafte Herausforderung sogar als Anreiz für eine bessere Anpassung und ein höheres psychisches Leistungsniveau dienen (Resch und Möhler 2001).

Die Forschung kann immer nur Ausschnitte des hier umrissenen Gebiets bearbeiten. Der Kliniker hat zu prüfen, welche der untersuchten Modelle und Merkmale der frühen Strukturbildung zur klinischen Beurteilung und zuverlässigen Unterscheidung von Patientenpopulationen herangezogen werden könnten. Thomas und Chess (1980) umreißen »Temperament« anhand folgender Kriterien des Antriebs- und Kommunikationsverhaltens junger Kinder: Aktivität, Regelmäßigkeit, Annäherungs- und Vermeidungsverhalten, Anpassungsvermögen, Sensorische Reizschwelle, Stimmungslage, Intensität, Ablenkbarkeit. Goldsmith und Campos (1982) entwickeln eine Systematik von »Verhaltensstilen« anhand von Grundemotionen. Die Autoren nennen »Zorn«, »Furcht«, »Freude«, »Interesse« (Letzteres als Grundlage der emotionalen Ausdauer; Goldsmith 1996). Hier wird der Weg vom frühen Temperament zu einer Persönlichkeitsbildung verfolgt, die auf einer Typologie der Emotionen aufbaut. Es bleibt jedoch schwierig, diese Parameter zur Unterscheidung klinischer Gruppen heranzuziehen. Der gleiche Einwand gilt für die Definition des schwierigen Temperaments bei Thomas und Chess (1977) und für die Erforschung früher Interaktionen (Dornes 1993) mit den Konzepten des *goodness of fit* und *affective attunement* und letztlich auch für die Bindungsforschung mit der Formulierung unterschiedlicher *Bindungsmuster*. Ainsworth et al. (1978) unterscheiden *sicher, vermeidend* und *ambivalent* gebundene Kinder, Main (1990) trägt die Definition des *desorganisierten* Bindungstyps bei. Alle genannten Merkmale und Parameter erschließen sich nicht direkt aus der klinischen Situation, sondern sind nur experimentell zu ermitteln.

Die Temperamentsforschung geht mit fortschreitendem Lebensalter in die Erforschung der Persönlichkeit über. Nunmehr müssen komplexe Verhaltensmuster unterschieden werden. Der wichtigste Vorschlag zu einer Unterscheidung von Persönlichkeitstypen geht von der Annahme aus, dass die Persönlichkeit unmittelbar aus dem (biologisch fundierten) Temperament hervorgeht. Das wichtigste Modell ist polar aufgebaut. Es lässt sich mit klinisch relevanten Persönlichkeitsstörungen gut zusammenführen und ist empirisch überprüfbar. Rothbarth (1981, 1986) unterscheidet positive und negative Re-

agibilität in einer experimentellen Situation, die Testpersonen entweder einem Neuig-
keitsreiz aussetzt oder ihnen Einschränkungen auferlegt. Es wird festgestellt, auf welche
der beiden Herausforderungen die Versuchsperson verstört reagiert *(distress to novelty,
distress to limitations).* Dieses Modell geht zurück auf die verhaltensbiologische Wechselbeziehung zwischen Flucht und Angriff, Annäherung und Rückzug *(approach und
avoidance).* Gray (1982) bringt diesen Ansatz mit der Dynamik des Dopaminstoffwech-
sels in Verbindung und schlägt vor, ein *behaviorales Aktivierungssystem* (BAS) und ein
Hemmungssystem (BIS) zu unterscheiden. Das Aktivierungssystem reagiert auf Frustrationen und löst Impulsivität und positive Affekte aus, das Hemmungssystem erzeugt
Angst, Rückzug (Flucht) und löst negative Affekte aus. Das inhibitorische System entspricht Eysencks (1994) Merkmal *Introversion.* BAS entspricht dem Merkmal Extraversion. Kiesler (1983) stellt mit Hinblick auf interpersonelles Verhalten *dominance* (extra-
versiv) und *affiliation* (introversiv) gegenüber. Kagan und Snidman (1991), und Kagan
und Zentner (1996) haben Grays Modell in den 1990er-Jahren in verschiedenen Unter-
suchungsdesigns validiert und zeigen können, dass diese Merkmale im Verlauf der
Kindheit stabil bleiben.
Cloningers (1987, 1999) Versuch einer Typologie von Persönlichkeitszügen geht von
derselben neurobiologisch fundierten Temperamentsforschung aus (Schmeck 2001).
Cloninger strebt jedoch den Vergleich mit psychiatrischen Störungsbildern an. Dieser
Versuch überzeugt vor allem dort, wo sich sein Modell mit jenem von Gray zur
Deckung bringen lässt. So wird zum Beispiel der Typ, den Cloninger *harm avoidance*
nennt, mit depressiven Erkrankungen in Verbindung gebracht. Er entspricht auch der
behavioralen Inhibition. Cloningers *novelty seeking* passt zu klinischen Impulskontrollstörungen, etwa bei der Bulimie und bei den Selbstverletzern. Dieser Typ entspricht der
behavioralen Aktivierung. Cloninger bezieht novelty seeking auf das dopaminerge
System, harm avoidance auf das serotonerge System. Einen dritten Typ nennt Cloninger
reward dependance. Diesen Typus bezieht er auf das adrenerge System. Reward dependance hat weniger überzeugende Verbindungen zu klinischen Syndromen und ist
schwieriger zu validieren. Cloninger schreibt diesem System die Aufrechterhaltung psychischer Funktionen und Aufmerksamkeitsleistungen zu. Bei diesem System geht es weniger um die Frage der Gewichtung innerhalb eines Wechselspiels von Antrieb oder
Hemmung, sondern vielmehr darum, ob das System überhaupt zufriedenstellend funktioniert. Wo dies nicht der Fall ist, sieht er die Gefahr, dass basale psychische Funktionen nicht mehr aufrechterhalten werden könnten (Erhaltungssystem).
In ähnlicher Weise ergeben sich übrigens auch bei Eysenck (1991) in seinen faktoren-
analytischen Untersuchungen nicht zwei sondern drei Kategorien, von denen je zwei polar gegenübergestellt werden können, nämlich zum einen Extraversion und Introversion, zum anderen *Neurotizismus* (Introversion) und *Psychotizismus.* Letzterer nimmt
in der Klassifikation eine Sonderstellung ein. Er beschreibt weniger das Überwiegen einer Persönlichkeitstendenz als vielmehr eine Dysfunktion. Auf diese Modelle werden
wir beim Vorschlag einer eigenen Systematik zurückkommen.

Wie vollzieht sich im Jugendalter die definitive Herausbildung psychischer Strukturen?

Das Jugendalter stellt – je nach kulturellen Rahmenbedingungen – eine Reihe von Ent-
wicklungs- und Reifungsaufgaben, die oft beschrieben worden sind (Erikson 1976) und
hier nur kursorisch benannt werden sollen. Sie betreffen die abschließende Lösung von
Fragen der Autonomie und Identität. Herausgefordert werden diese Entwicklungsauf-

gaben durch neue Möglichkeiten und Freiheitsgrade der Selbstreflexion und des Selbsterlebens sowie durch vielfältige körperliche Veränderungen.

• Die radikale Infragestellung der eigenen Existenz, die nun ohne die primären Bindungen neu zu bestimmen ist.
• Darin auch die Neubestimmung der eigenen Sexualität, wobei diese ohne Rückgriff auf die (ödipalen) Elternfiguren Anschluss zu Personen aus der eigenen Generation finden muss (Erlangen echter Intimität).
• Die Auseinandersetzung mit dem Körper und dessen endgültige Aneignung. Hierzu gehört die Einsicht in die Hinfälligkeit des Körpers, nachdem dieser in der Kindheit noch teilweise der Mutter »gehörte«, beziehungsweise der Mutter wieder überantwortet wurde, wenn er krank war.
• Die Herauslösung aus den Projektionen und Erwartungen der Eltern und die Neubestimmung der eigenen Neigungen und Fähigkeiten in der gesellschaftlichen Realität.

Die hier noch einmal skizzierten Entwicklungsaufgaben fordern die Anpassungsfähigkeit, Widerstandskraft, Elastizität und Kreativität der vorgebildeten, aber noch unfertigen psychischen Strukturen heraus. Die Strukturen, die das Individuum bis zum Eintritt in das Jugendalter aufgebaut hat, werden gleichsam einer abschließenden Belastungsprobe unterzogen. Dabei können Risikofaktoren, die eigentlich auch schon auf der zurückliegenden Wegstrecke mitgelaufen waren, erstmals offenkundig werden. Betroffen ist eine größere Gruppe von Personen, darunter viele, die in der Kindheit noch keine psychopathologische Auffälligkeiten gezeigt haben.

Das Ergebnis dieser »Belastungsprobe« ist vielgestaltig und erlaubt zwei getrennte Betrachtungen: eine im Querschnitt und eine im Längsschnitt. Im Querschnitt sind Jugendkrisen mehr oder weniger überzeugende Manifestationen oder zumindest Phänokopien bekannter psychopathologischer Bilder, die auch jenseits der Jugend als Diagnosen vorkommen: Angststörungen, Zwangsstörungen, Essstörungen, depressive Episoden, Somatisierungsstörungen, dissoziative Störungen. Das Besondere aller genannten Phänomene in dieser Altersspanne liegt bekanntlich darin, dass sie häufiger als bei Erwachsenen flüchtig, abortiv und diffus auftreten, dazu stärker externalisiert und inszeniert werden, dabei im Sozialverhalten ausagiert werden und stärker von auslösenden Situationen abhängen. Bei bestimmten psychopathologischen Phänomenen, – etwa bei kurzen depressiven Verzweiflungen, bei besonders impulsiv vorgetragenen aggressiven und autoaggressiven Handlungen, bei dissoziativen Bewusstseinsstörungen, bei Somatisierungsstörungen und bei Essstörungen – darf eine besondere Affinität zu Entwicklungsproblemen des Jugendalters angenommen werden. Damit lässt sich aber keine echte Spezifität für diese Altersphase begründen. Letztlich diagnostiziert man diese Erscheinungen im Rahmen der Jugendkrise so, wie man es auch bei erwachsenen Patienten täte. Wenn die zeitlichen oder inhaltlichen Kriterien der beschriebenen Störungsbilder nach ICD 10 nicht erfüllt sind, bietet es sich an, auf die Diagnose einer »gemischten Störung des Sozialverhaltens« auszuweichen. Zu fragen wäre jedoch, ob der Diagnostiker damit nicht voreilig vor den erwähnten Schwierigkeiten kapituliert.

Das diagnostische Profil einer Jugendkrise gewinnt entscheidend an Kontur, wenn neben dem psychopathologischen Querschnitt auch der Längsschnitt beurteilt wird. Hierzu sind Erkenntnisse aus der Anamnese und dem Verlauf heranzuziehen. Zu benennen sind schwierige Eigenschaften des Temperaments und Reaktionsbereitschaften, die dem Ausbruch der Jugendkrise vorausgegangen sind und sich in der Jugendkrise stärker akzentuiert haben. Möglicherweise haben diese Eigenschaften dabei erstmals ihre ganzes Konfliktpotenzial offenbart.

Als Beispiel für diese diagnostische Herangehensweise können wir eine erstmals im Jugendalter auftretende Angst- und Panikstörung (F41) wählen. Diese kann vor dem Hintergrund einer schizoid-autistischen Grundproblematik stehen, die im Grunde schon seit der Kindheit bekannt war, aber bislang durch Anpassungsprozesse und elterliche Protektion überdeckt war. Die gleiche Angststörung kann aber auch auf einer langwierigen dependent-zwanghaften Struktur fußen. Oder sie kann, dies wäre die dritte Möglichkeit, eine der verschiedenen Facetten einer stets schon vorhandenen expansiven, extrovertierten und gegebenenfalls reizbaren Grundstruktur sein.

Wichtig ist, dass sich das Augenmerk in jedem der genannten Varianten nicht nur auf die Querschnittsdiagnose »Angst«, sondern ebenso auf die mitlaufende Eigenart der Persönlichkeitsstruktur richtet. Diese hat bereits einen längeren Vorlauf und wird voraussichtlich die Jugendkrise überdauern. Selbstverständlich bleibt zu bedenken, dass die Bildung psychischer Strukturen bei Eintritt in die Jugendkrise noch nicht abgeschlossen ist. Möglicherweise empfängt die Persönlichkeitsbildung sogar durch das heftige subjektive Leiden in der Jugendkrise ihren letzten wichtigen Impuls. In jedem Fall müssen wir von der Möglichkeit ausgehen, dass die Persönlichkeitsentwicklung anders als das Querschnittssyndrom bereits eine definitive Richtung eingeschlagen hat. Dieser Kenntnisstand sollte sich in geeigneter Form bei der Klassifikation der Jugendkrisen niederschlagen.

Welche Systematik bietet sich zur Klassifizierung von Merkmalen der Persönlichkeitsentwicklung im Jugendalter an?

Bei der Einteilung möglicher Risiken der Persönlichkeitsentwicklung bevorzugen wir jenes Ordnungssystem, das auf die Arbeiten von Gray, Cloninger und Eysenck zurückgeht. Wir betrachten zum einen die Phänomene, die zwischen den Polen Hemmung (Angst, Aversion, Rückzug) und Aktivierung (Erregung, Appetenz, Aggression) liegen. Zum anderen prüfen wir, ob sich Strukturen erkennen lassen, die aus langfristig verzerrten Ich-Funktionen hervorgegangen sind. Hier kann es sich um Kinder mit brüchigem Realitätsbezug, Kontaktschwäche, geringen persönlichen Konturen, Unschlüssigkeit, Sprunghaftigkeit, Misstrauen und emotionaler Sprödigkeit handeln.

Die hier vorgeschlagene dimensionale Unterscheidung von Persönlichkeitsmerkmalen in drei »Cluster« hat sich in der klinischen Psychiatrie ohnehin durchgesetzt (DSM IV). Aus kinderpsychiatrischer Sicht ist es ein glücklicher Umstand, dass in diesen Clustern nicht nur Persönlichkeitsstörungen zusammengefasst werden, sondern darüber hinaus Grundeigenschaften des Temperaments und früh erkennbare Besonderheiten des Verhaltens thematisiert werden. Costa und Mc Crae (1985) streben mit ihren fünf Dimensionen einen noch höheren Differenzierungsgrad an (neuroticism, extraversion, openness, agreeableness, conscientiousness). Die klinische Handhabung wird aber hierdurch erschwert. Das dreidimensionale Modell ist in der DSM IV überzeugend operationalisiert worden. Cluster A (odd-eccentric) entspricht dem Pol der zuvor erwähnten verzerrten Ich-Funktionen. Zu ihm gehört auch das schizoid-autistische Spektrum. Cluster B (dramatic-emotional) entspricht dem aktivierten Pol, Cluster C (anxious-fearful) entspricht dem gehemmten, ängstlich vermeidenden Pol.

Eine dimensionale Klassifikation hat den Vorzug, dass sie Spektrumsdiagnosen mit fließenden Übergängen herstellt. Dieser Erfassungstyp kommt der Beschaffenheit von Persönlichkeitsmerkmalen entgegen. So können Übergänge von normalen zu pathologischen Eigenschaften beschrieben werden. In der kinder- und jugendpsychiatrischen Anwendung dieser Systematik sollte der Begriff der Persönlichkeitsstörung mit Vorsicht gebraucht werden. Allerdings kommen unsere Patienten im Laufe ihrer Jugendzeit auf dem Weg vom Temperament zur Persönlichkeit, von vorübergehenden zu endgültigen Eigenschaften und von strukturellen Eigenschaften zu Störungskategorien ein gutes Stück voran. Die Zurückhaltung der Empiriker, Merkmale, die der Persönlichkeit zugerechnet werden können, bereits in der Kindheit als Pathologie zu klassifizieren, hat in den letzten 10 Jahren abgenommen (Fiedler 2001, Adam und Peters 2003). Den Anfang machte die psychoanalytische Theoriebildung bezüglich der Borderline-Persönlichkeitsorganisation im Kindesalter (Diepold 1994, Bürgin und Meng 2000, Streek-Fischer 2000, Kernberg et al. 2001). Um unsere Herangehensweise jedoch von der Klassifikation der Persönlichkeitsstörungen abzugrenzen, möchten wir hier lediglich von Risiken der Persönlichkeitsentwicklung sprechen und diese analog zu den Clustern der DSM IV in die Typen A, B und C einteilen.

Für Typ A wählen wir den Begriff Befremdung (alienation), für Typ B den Begriff Aktivierung (activation) und für Typ C den Begriff Hemmung (inhibition). Die Zuordnung eines jugendlichen Patienten zu einem dieser Typen verstehen wir als »Trendmeldung«. Es darf nicht erwartet werden, dass sich bei allen Jugendkrisen ein solcher Trend schon sicher abzeichnet. Es wird jedoch davon ausgegangen, dass abgesehen von den Alters- und Intensitätsmerkmalen die meisten Items, die in der DSM IV zur Unterscheidung der »Cluster« vorgesehen sind, auch schon auf Jugendliche unter 16 Jahren und sogar schon auf Kinder ab 10 Jahren bezogen werden können. Die Items der »Cluster« verweisen wiederum auf die klinisch vertrauten Definitionen der Persönlichkeitsstörungen, die übereinstimmend auch in der ICD 10 vorkommen. Mit den von uns gewählten Oberbegriffen Hemmung, Aktivierung und Befremdung soll diese bewährte Terminologie fortgeschrieben werden.

Typ A (Befremdung)

Typ A (Befremdung) lehnt sich an die Definition des Psychotizismus bei Eysenck an. Der Typ reicht am pathologischen Ende seines Spektrums bis zu *paranoiden* (F60.0) und *schizoiden* (F60.1) Persönlichkeitsstörungen. In vielen Publikationen wird dieses Cluster als schizoid bezeichnet. Auch die in der DSM IV formulierte *schizoforme* Störung enthält Merkmale, die sich gelegentlich bis zu kindlichen Entwicklungen zurückverfolgen lassen. Das Asperger Syndrom (F84.5) gehört ebenfalls in dieses Cluster, obwohl hier die Zuordnung redundant erscheint, weil ja dieses Syndrom separat klassifiziert werden kann. Das Asperger Syndrom firmiert als »tiefgreifende Entwicklungsstörung«. Dies hat historische Gründe. In der Tat kann hier schon seit der frühen Kindheit von durchgreifenden und nachhaltig auf die Persönlichkeit einwirkenden Merkmalen gesprochen werden. Bei den Autismusformen hat sich also genau jene Sichtweise durchgesetzt, die wir nun auch bei weiteren früh geprägten Verhaltensmerkmalen für sinnvoll halten. In seinen Verdünnungen vermischt sich das Asperger Syndrom mit dem Konzept der *Schizoidie*. Autistische Persönlichkeitszüge werden in psychoanalytischen Arbeiten als *schizoid-autistisch* bezeichnet. Schließlich reiht sich auch noch ein Teil der Fälle mit kindlicher Borderline-Struktur in den Typ A ein, nämlich jene Fälle, die neben ihrer Impulsivität im Kontaktbereich auffällig sind, sich in Beziehungen sehr wechselhaft verhalten, kein stabiles Selbstbild aufbauen und extrem zwischen Idealisierungen und Entwertungen hin- und herschwanken oder sogar paranoid reagieren.

Weiterhin kann sich das ganze Spektrum psychopathologischer Erscheinungen im Vorfeld psychotischer Erkrankungen (Basisstörungen) aus Typ A heraus entwickeln. Zur Klassifikation von Typ A ist es wichtig, dass vergleichbare Erscheinungen tatsächlich seit der Kindheit bestanden und von den Angehörigen entsprechende Besonderheiten im

Kontakt und Realitätsbezug berichtet werden können. Auch paranoides Verhalten kann bereits in der älteren Kindheit und frühen Jugend vorkommen.

Typ B (Aktivierung)

Typ B (Aktivierung) schließt sich an Grays Definition der *behavioral activation* an und orientiert sich am Konzept der *Extraversion* von Eysenck. Ebenso eng ist die Verbindung zu Cloningers *novelty seeking*. Typ B bildet zusammen mit Typ C das Gegensatzpaar *Extraversion – Introversion*. Das Spektrum der Phänomene reicht bis zu den *histrionischen* (F60.4), *dissozialen* (F60.2) und *emotional instabilen* (F60.3) Persönlichkeitsstörungen. Innerhalb des Spektrums wird vor allem auf das Merkmal *Impulsivität* abgehoben, das heißt auf Kinder und Jugendliche, die leicht in hohe innere Anspannung geraten, schnell reizbar sind und zu Wutausbrüchen neigen.
Letztlich müssen wir einräumen, dass die bereits im Typ A erwähnten Borderline-Phänomene in ihrer Gesamtheit auf einer gemeinsamen Schnittmenge der Cluster A und B liegen. In der klinischen Praxis sind wir weit davon entfernt, die *emotionale Instabilität* zwischen einem *impulsiven* Typ und einem *schizoiden* Typ überzeugend unterscheiden zu können. Vor der gleichen Schwierigkeit standen frühere Versuche (Sass 1982), das Borderline-Spektrum in einen neurotischen und einen psychosenahen Pol aufzutrennen. Die DSM IV zählt zum Cluster B noch die *narzisstische Persönlichkeitsstörung*. Insgesamt bestehen interessante Querverbindungen dieses Clusters zu den hyperaktiven Störungen. So gesehen erfüllt das ADHS viele Merkmale, die zu fordern wären, wenn man die Existenz von »Persönlichkeitsstörung des Kindesalters« (Kernberg et al. 2001) postulieren wollte, nämlich die Existenz eines frühzeitig in Erscheinung tretenden, neurobiologisch und strukturell verankerten Verhaltensmerkmals. Hinzu kommt, dass die kindliche Hyperaktivität zu antisozialen Tendenzen beiträgt, die nicht auf das Jugendalter begrenzt bleiben *(adolescence limited)*, sondern die Persönlichkeit auf Dauer bestimmen *(life course persistent)* (Moffitt 1993. Daher wird Cluster B auch als *dissozial* bezeichnet. Das Gemeinsame aller im Typ B zusammengefassten Persönlichkeitstrends ist die seit der Kindheit erkennbare Impulsivität, darin eingeschlossen die geringe Schwelle für selbst- oder fremd-aggressives Verhalten und die geringe Frustrationstoleranz sowie die hohe nach außen gerichtete Reizappetenz. Bei Betrachtung der Abwehrstrukturen zeigen sich freilich Unterschiede.

Typ C (Hemmung)

Typ C (Hemmung) lehnt sich an Cluster C an, in dem die *anankastischen* (F60.5) und *ängstlich vermeidenden* Persönlichkeitsstörungen (F60.6) zusammengefasst werden. Cluster C wird auch als ängstlich vermeidend überschrieben. Die DSM IV formuliert innerhalb dieses Clusters noch eine *dependente* Persönlichkeitsstörung. Typ C orientiert sich eng an der Definition der *behavioral inhibition* (Resch et al. 1999) und am Konzept der Introversion von Eysenck. Typ C hat Verbindungen zur *harm avoidance* von Cloninger. Das Auftreten einer akuten Angst- oder Zwangsstörung allein rechtfertigt nicht einen Persönlichkeitstrend des Typs C. Es kommt darauf an, dass sich auf die akute Störung eine seit der Kindheit bestehende gleichsinnige, also ängstlich vermeidende und gehemmte Struktur aufpfropft. In anderen Fällen kann eine Angststörung auch aus einer *schizoid-autistischen* Tendenz (Typ A) hervorgehen oder überhaupt keine persönlichkeitsspezifische Zuordnung erlauben. Wieder andere Angstphänomene bei Kindern (F93) finden im Jugendalter und bei Erwachsenen keine Fortsetzung, das heißt, sie wirken sich nicht auf die Persönlichkeitsbildung aus.

Wie trennscharf lassen sich die Persönlichkeitsrisiken der Typen A, B und C den psychisch auffälligen Jugendlichen zuordnen?

Störungen, die eine schizoide Komponente haben (Typ A) können oft relativ sicher von anderen Störungen abgegrenzt werden, denen seit der Kindheit eine ängstliche Hemmung zugrunde liegt. (Typ C). Diese Abgrenzung gelingt weniger gut zwischen schizoiden Störungen und Störungen mit Hyperaktivität und Dissozialität (Typ B). Das Verhältnis zwischen Typ A und Typ C entspricht der Eysenck'schen Antithese von Psychotizismus und Neurotizismus. Die gehemmt-introversive Tendenz bei Typ C erscheint besonders günstig für die Ausbildung stabiler und ich-syntoner Persönlichkeitsstrukturen. Die Extraversion und Reizoffenheit des Typs B hingegen begünstigt auch instabile Persönlichkeitsstrukturen. Eben diese kommen dann auch für eine Zuordnung zum Typ C in Frage.

Risikotypen der Persönlichkeitsentwicklung im Jugendalter

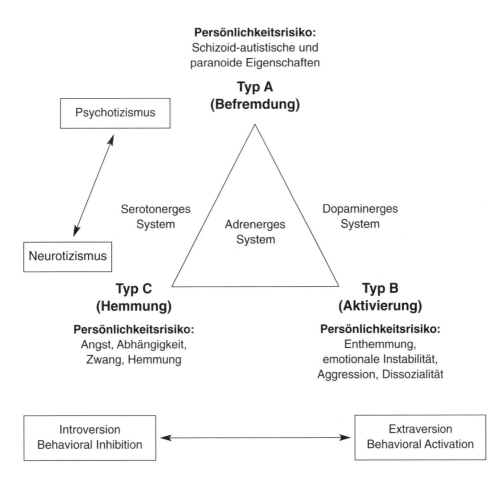

Möglichkeiten der Unterscheidung zwischen dem schizoiden Typ A und dem dissozialen Typ B ergeben sich vor allem mit Hinblick auf die Realitätskontrolle und die sozial-emotionale Kompetenz: Trotz ihrer Impulsivität wird Individuen vom Typ B eine bessere soziale Kompetenz und Orientierungsfähigkeit zugetraut. Vor allem Patienten mit dem Verdacht auf Entwicklung einer Borderline-Persönlichkeitsstörung kommen sowohl für Typ A oder Typ B in Betracht. Zur besseren Unterscheidung kommt es nicht darauf an, eine psychopathologische Momentaufnahme herzustellen, sondern ein gutes Bild von der langfristigen psychischen Struktur des Kindes zu gewinnen und zu klären, ob hier Probleme der Impulsivität (Typ B) oder Probleme des Realitätsbezugs (Typ A) im Vordergrund stehen.

Unter allen Umständen ist dem Eindruck entgegenzuwirken, dass mit der Bezeichnung der Risikotypen bereits die Diagnose einer Persönlichkeitsstörung vorweggenommen sei. Die prognostische Abwägung und Nuancierung wird begünstigt, wenn im Anschluss an die Typologie die vorgefundene psychische Struktur hinsichtlich ihrer Belastbarkeit und Leistungsbreite genauer spezifiziert wird. Indirekte Hinweise ergeben sich auf Achse 6 der MAS durch die Anwendung der Global Assessment Scale. Eine noch bessere unmittelbare Beschreibung der Funktionen gelingt mit der kürzlich entwickelten Operationalisierten Psychodynamischen Diagnostik für Kinder- und Jugendliche. Diese enthält graduierte Skalen zur semiquantitativen altersabhängigen Bewertung der psychischen Struktur in den Dimensionen »Steuerung«, »Selbst- und Objektwahrnehmung« und »Kommunikation und Bindung« (Arbeitskreis OPD-KJ 2003) Die Scores reichen von »1« (= gute Integration) bis »4« (= sehr schlechte Integration/Desintegration).

Schlussfolgerungen

Am Ende der Kindheit ist ein Individuum weder vollkommen festgelegt noch vollkommen offen in seinen Möglichkeiten. Das ältere Kind ist bei Eintritt in das Jugendalter keine tabula rasa mehr, sondern bringt Strukturen mit, die auf der Ebene des Temperaments oder sogar als Vorstufen der Persönlichkeit beschreibbar sind und für die Einschätzung zukünftiger Entwicklungen wertvoll sind. Es ist nicht ratsam, auf die klinische Erfassung struktureller Merkmale bei Kindern zu verzichten, nur weil diese noch nicht definitiv sind. Die Psyche der Kinder am Übertritt in die Jugend weist eine spannungsreiche Dialektik auf, in der sowohl die persistierenden Strukturen wie auch die Kräfte, die einen Wandel bewirken, zu Tage treten. Es ist eine wichtige diagnostische Herausforderung, diese beiden Prozesse in ihrer Wechselbeziehung zu entschlüsseln.

Wir schlagen vor, die Cluster für Persönlichkeitsstörungen aus der DSM IV analog für eine dimensionale Persönlichkeitstypologie bereits ab dem 10. Lebensjahr anzuwenden. Eine solche Zusatzdiagnostik ist freilich nur sinnvoll, wenn sie auch einen Zugewinn an therapeutischer Orientierung bringt. Die Gefahren, die in einem solchen Vorhaben liegen, werden nicht verkannt. Schließlich entspricht das neue Interesse an Persönlichkeitsstörungen (in Konkurrenz zu den »Neurosen« und Belastungsstörungen) durchaus einer aktuellen Mode, die kritisch zu sehen ist. Bei der ursprünglichen Entwicklung der ICD 10 wurde zu Recht darauf geachtet, kindliche Verhaltensstörungen auf Abstand zu den Kategorien des Erwachsenalters zu halten, um voreilige Schlüsse über den Zusammenhang kindlicher Verhaltensstörungen mit späteren Störungen zu unterbinden. Diese Vorbehalte beziehen sich jedoch weniger auf Störungen des Jugendalters.

Wenn in diesem Entwurf die frühzeitige strukturelle Betrachtung psychischer Störungen empfohlen wird, darf darüber die Entwicklungsdynamik nicht in Vergessenheit geraten.

Dass dies nicht zwangsläufig geschehen muss, kann am Beispiel des sorgfältigen Umgangs mit der kindlichen Borderline-Diagnostik, am Beispiel der Hyperaktivität und am Beispiel der autistischen Syndrome verfolgt werden. Auch die Existenz früher Risikofaktoren für Dissozialität wird heute anerkannt. In allen diesen Fällen werden bereits Kindern strukturelle Merkmale zugeschrieben, die sich auf die Bildung der Persönlichkeit auswirken. Die Strukturbildung wird aber als offener Prozess begriffen.

Die Zukunft wird zeigen, ob eine frühe Typisierung der Persönlichkeitsrisiken als Fortschritt oder Rückschritt anzusehen ist. Ein Rückschritt wäre es, wenn fortan Strukturen zu früh als festgelegt erachtet würden und der von tiefreichenden Konflikten bestimmte Zusammenhang übersehen würde, in dem jede Strukturbildung und -verfestigung eintritt. So ist es von der frühzeitigen Entdeckung eines persistenten antisozialen Trends zum alten »Psychopathie« Konzept nur noch ein kleiner Schritt. Es genügt nie, das bloße Vorhandensein einer Struktur zu registrieren und diese dann als feste Größe fortzuschreiben. Somit richtet sich dieser Entwurf gegen eine doppelte Gefahr: jene, die Bedeutung der frühen psychischen Merkmale für die spätere Entwicklung zu überschätzen, und jene, sie beim Diagnostizieren zu unterschlagen.

Kasuistik

Fall 1

Diagnose:

Achse I
vorübergehende dissoziative Störung in Kindheit und Jugend (F44.82)
Anpassungsstörung mit Angst und Depression (F43.22)
Persönlichkeitsrisiko Typ C (Hemmung)

Achse IV
Neurofibromatose Recklinghausen

Achse V
1.4 sexueller Missbrauch in der Familie

15-jährige Patientin. Vier Jahre zuvor war ein länger dauernder sexueller Missbrauch durch einen väterlichen 58-jährigen Freund der Eltern aufgedeckt worden. Die Einstellung der Familie zu Ärzten und ärztlicher Hilfe war beeinflusst durch das Vorkommen von Morbus Recklinghausen in der mütterlichen Familie. Die Mutter und eine Schwester der Mutter litten unter teilweise entstellenden Neurofibromen in der Haut und Unterhaut, ohne Befall innerer Organe oder des ZNS. Keine der Erscheinungen waren bislang lebensbedrohlich. Unsere Patientin hatte nur die typischen Café-au-lait-Flecken. Sechs Monate vor dem Ausbruch der Krise war der ehemalige Missbraucher plötzlich verstorben. Die Symptomatik bestand in dramatischen Dämmerattacken, bei denen sich das Mädchen das Gesicht aufkratzte und heftig stöhnte. Im Laufe der stationären Behandlung offenbarte sich eine ängstlich gehemmte, phobische Struktur, die sich bis in die Kindheit zurückverfolgen ließ. Statt der Dämmerzustände traten in der Folge gelegentlich Panikattacken auf, durchaus im Sinne von Flashbacks mit Bezug zum erlittenen Missbrauch (F43.1). Die Bestimmung des Typs C zeigt hier die Richtung an, in der diese Patientin vermutlich die Verarbeitung und Bewältigung ihrer traumatischen Erlebnisse in Zukunft angehen wird. Der Verlauf dürfte trotz der enormen Dramatik der akuten Symptome weder in Richtung einer Impulskontrollstörung noch in Richtung einer dissoziativen Störung gehen, eher in die Richtung einer Angststörung bei guter sozialer Anpassung.

Fall 2

Diagnose:

Achse I
Störung des Sozialverhaltens und der Emotionen (F92.1)
akuter Belastungsreaktion (F43.0)
Persönlichkeitsrisiko Typ A (Befremdung)

Achse III
(gering unter-)durchschnittliche intellektuelle Begabung (Stufe 3)

Achse IV
motorische Koordinationsstörung

Achse V
4.4 belastende Erziehungsbedingungen, häufig wechselnde Betreuungsverhältnisse

14-jähriger Junge. In zeitlichem Zusammenhang mit einem Hinauswurf aus der Familie (er kam ins Notaufnahmeheim) und dem Ausfall Halt gebender Beziehungen hatte dieser Junge die Schule verweigert und zu streunen begonnen. Er wirkte hasserfüllt, mürrisch und wenig kontaktfähig. Die projektiven Tests verrieten wenig realitätsangepasste Vorstellungen, die Beobachtung im Alltag ergab, dass er sich nur mühsam auf neue Situationen einstellen oder gar Beziehungen zu anderen Jugendlichen aufnehmen konnte. Das eigenbrötlerische, motorisch (und sozial) linkische Verhalten mit Tendenzen sich falsch und ungerecht behandelt zu fühlen, entlarvte sich nicht nur als Merkmal der momentanen Krise, sondern als durchgehendes Kennzeichen seiner bisherigen Biographie. In dieser hatten zweifellos erhöhte Vulnerabilität einerseits und stark belastende Lebensumstände andererseits zusammengewirkt. Im Ergebnis war hier aber eine beschädigte und nicht mehr beliebig änderbare Struktur entstanden. Zunächst muss ein sozial auffälliges Verhalten bei Jugendlichen als nahezu ubiquitäres Muster bei Krisen gelten. In diesem besonderen Fall wurde jedoch die prognostische Einschätzung des auffälligen Sozialverhaltens durch die »schizoide« und gering realitätsangepasste Struktur verdüstert. Dieser Fall kann zeigen, wie die Diagnose F91 durch die Typisierung des Persönlichkeitstyps an Prägnanz und prognostischer Validität hinzugewinnen kann.

Nachlese

Mitte der 1980er-Jahre gab es eine interessante Kontroverse zwischen Reinhart Lempp und Cecile Ernst über die »frühe Deprivation«. Ernst hatte damals eine sorgfältige Nachuntersuchung an Personen vorgenommen, die als junge Kinder depriviert und von ihren Bezugspersonen getrennt worden waren. Publiziert wurden die Ergebnisse unter dem Titel: »Stellt die Frühkindheit wirklich die Weichen?« Cecile Ernst fand eine große Variabilität der Lebensschicksale und konnte keine statistischen Belege dafür finden, dass die frühe Traumatisierung die spätere Entwicklung entscheidend mitbestimmte. In ihrer Publikation fragte sie herausfordernd, ob die Beschreiber der psychischen Deprivation, etwa Renee Spitz, den frühen Lebensumständen nicht zu viel Bedeutung beigemessen hätten.

Reinhart Lempp argumentierte damals sinngemäß, dass an dem Konzept der frühkindlichen Deprivation gewiss etwas dran sein müsse – jenseits statistischer Belegbarkeit. Er beklagte allgemein, dass es so weit gekommen sei, dass klinische Evidenz durch statistische Untersuchungen ausgehebelt werden könne.

Cecile Ernst fragte zurück, welche Bedeutung denn klinische Evidenz habe, wenn sie nicht an größeren Populationen belegbar sei. Sie gab zu bedenken, ob es nicht auch gefahrvoll sei, Patienten durch falsche Interpretationen und Beschreibungen zu stigmatisieren – und ob es nicht ehrlicher und weniger problematisch sei, die hohe Plastizität und Anpassungsfähigkeit, die Kinder nun einmal besäßen, anzuerkennen – und fertig.

Natürlich musste auch Lempp bestätigen, dass frühe negative Einflüsse im Verlauf der Kindheit ausgeglichen werden können. Nicht einmal die primäre Reaktion auf traumatische Einflüsse ist bei allen Kindern gleich, sondern fällt je nach den inneren Ressourcen des Kindes, je nach Ablauf der Ereignisse, je nach genetischer Vulnerabilität unterschiedlich aus, ganz zu schweigen von den protektiven Faktoren, die durch den weiteren Lebensverlauf ins Spiel kommen können. Damit ist die statistisch hohe Bandbreite der Verläufe nach Deprivation hinreichend aufgeklärt.

Aus klinischer Sicht hat sich das Deprivationskonzept aber nicht erübrigt. Wir Kliniker bleiben angewiesen auf Modelle wie dieses, die uns zeigen, wie sich frühe Erfahrungen strukturell auswirken können. Wir Kliniker sind auch dann noch an einem Merkmal interessiert, wenn es in den subklinischen Bereich abtaucht und unterhalb einer Definitionsgrenze zu liegen kommt. Wir Kliniker sind auch am Sediment von Lebenserfahrungen eines Patienten interessiert, zum Beispiel, weil sich damit spätere Reaktionsmuster besser erklären lassen, zum Beispiel, weil hier eine Sollbruchstelle für spätere psychische Krisen liegen könnte.

Aus diesen Gründen benötigen wir nach wie vor Anhaltspunkte zur Bestimmung der psychischen Struktur und zur Persönlichkeit, die wir zum Verständnis heranziehen können, wenn wir eine aktuelle Pathologie zu beurteilen haben. Wir müssen hierzu immer weit in die Vergangenheit zurückschauen und den Längsschnitt betrachten.

Wir haben in der Lempp/Ernst'schen Kontroverse alles beisammen, was sich für oder gegen eine frühe Bestimmung von Struktur- und Charaktermerkmalen vorbringen lässt, egal ob wir diese im Einzelfall auf eine genetische oder eine peristatische Disposition zurückführen. Die Diskussion liegt jetzt schon 20 Jahre zurück und wurde in einer Zeit geführt, als die Kritik an den früheren diagnostischen Usancen auf dem Höhepunkt angelangt war: Schluss mit psychiatrischen Diagnosen, die einer Idee, einem Konzept, einer bestimmten Pathogenese, einem bestimmten dynamischen Zusammenhang verpflichtet waren, wenn dieser empirisch nicht überprüfbar ist, nicht reliabel ist oder sogar widerlegt werden kann.

Die prominentesten Opfer dieser »Schluss-mit … « Kampagne aus allgemeinpsychiatrischer Sicht waren sicherlich die Neurosen, aus jugendpsychiatrischer Sicht waren es zwei Diagnosen, die aus der Tübinger Schule hervorgegangen waren: zum einen das *frühkindliche (exogene) Psychosyndrom*, weil sich herausstellte, dass der Zusammenhang zwischen den charakterlichen Eigenheiten und den hirnorganischen Ursachen nicht eng genug war, zum anderen die *Pubertätskrisen*, bis dahin aus Tübinger Sicht die wichtigste Diagnose des Jugendalters, die nun einen ähnlichen Exitus erlitt. Denn sie war natürlich ein Sammeltopf, eine Büchse der Pandora, eine diffuse Gemengelage – freilich in dieser Hinsicht dem Nachfolger *Störung des Sozialverhaltens* nicht unähnlich – damals aber eben nicht empirisch ermittelt, sondern befrachtet mit einem Konzept, das der positivistischen Kritik nicht standhalten konnte. Das Konzept der Puberitätskrise lautete: Jugendliche bekommen Symptome, weil sie mit spezifischen Entwicklungsaufgaben zu kämpfen haben. Für Ernst Kretschmer und seine Schule waren die Pubertätskrisen »das« Scharnier zwischen konstitutionellen Merkmalen, biographischen Herausforderungen und einer allgemeinen, auch biologischen Umbruchsituation. Die Pubertät war somit der Umschlagplatz zwischen Struktur und Krankheit, zwischen Charakterologie und Nosologie – aber eben mit vollkommen offenem Ausgang.

Die Kritik an den Pubertätskrisen besagte, dass psychopathologische Erscheinungen der Jugend den Störungen der Erwachsenen schon zu ähnlich seien und nur fraglich mit einer altersspezifischen Krise zu tun hätten, insoweit auch klassifikatorisch keine Sonderstellung benötigten. Eine Depression ist eben auch im Jugendalter schon eine Depression. Das Gleiche gilt für Angststörungen und Zwangsstörungen. Der Zusammenhang mit der Jugendkrise sei nicht mehr als eine Hypothese.

Demnach müsse auch ein sozial auffälliges Verhalten nur als solches und nicht als Jugendphänomen oder gar als Krise beschrieben werden. Man könne offen lassen, in welchem dynamischen Kontext das Verhalten stünde. Die Kritik fuhr fort zu fragen, wie es sein könne, dass derart heterogene Erscheinungen, wie sie in den Pubertätskrisen zusammengefasst waren, ein und dieselbe Ursache haben könnten, nämlich eine Krise der biologischen und psychischen Reifung? Im Lichte dieser Kritik wurde die Pubertät zu einem unspezifischen Risikofaktor herabgestuft. Positiv gewendet wurde der Pubertät damit in bestem Sinne ein Stück ihrer Unschuld zurückgegeben, die sie gewiss verdient hat.

Diese Kritik war schön und gut. Sie trug dazu bei, dass der Horizont von Offenheit, Wandel und Anpassung, der die gesamte Entwicklungszeit kennzeichnet, durch klinische Konzepte nicht unabsichtlich verbaut wurde. Krisen machen bisweilen, wenn sie überwunden werden, ja auch nicht kränker, sondern gesünder. Wer wüsste das besser als wir in unserem Fach. Nun trat also an die Stelle des alten Prinzips klinischer Ausdeutungen das neue Prinzip der empirischen Redlichkeit.

Wer heute in die Psychopathologie der Jugend nicht mehr hineininterpretieren will als sie phänomenologisch wirklich zeigt, der muss sich mit der Beschreibung von *Störungen des Sozialverhaltens* zufrieden geben. Damit wird schon von der Bezeichnung her der Anspruch auf klinische Relevanz stark zurückgenommen. Es wird suggeriert, dass die Psychiatrie in diesem Bereich weniger zu bieten hat als die Pädagogik. Dies mag sogar stimmen. Ein spezifisch psychotherapeutisches Vorgehen wird jedoch entmutigt.

Wie kann es also gelingen, die klinisch-therapeutisch so zentral vorkommenden »Jugendkrisen« auch klassifikatorisch wieder stärker in den Mittelpunkt zu rücken, ohne die Fehler der Vergangenheit zu wiederholen? Es darf natürlich nicht noch einmal passieren, dass wir die Entwicklungskrise der Jugend und die darauf bezogene Psychopathologie in einem Atemzug beschreiben:

Während ein Teil der Verhaltensphänomene in der Tat eine gewisse Altersspezifität und einen Bezug zu epochalen Lebensformen der Jugend aufweisen – zum Beispiel die suizidalen Verzweiflungen (ohne tiefere Depression), die Essstörungen, die hohe Emotionalität und aggressive Spannung –, verweist ein anderer Teil der Psychopathologie dieses Alters eben doch schon auf langfristig vorausgehende Persönlichkeitszüge und strukturelle Risiken. Wieder andere Erscheinungen lassen sich am besten als Vorboten späterer psychiatrischer Erkrankungen beschreiben. Und natürlich kommt es zwischen diesen drei Ordnungskriterien – Altersspezifität, Persönlichkeitsstruktur und Krankheits-/Störungsmodell zu Überlagerungen.

Dies ist also kurz gefasst das Anliegen des zuvor dargestellten Entwurfs. Unsere diagnostischen Beschreibungen sollen wieder in ein dynamisches Umfeld zurückgestellt werden – und das ist nicht ganz einfach. Schon jetzt kumulieren wir auf den sechs Achsen unserer Klassifikation (MAS) zahlreiche Informationen und Kriterien. Nun geht es auch noch darum, wie wir vor und hinter den Querschnittsmerkmalen Raum schaffen können für einen Längsschnitt, der uns zeigen soll:

- Was ist der Diagnose vorausgegangen, welche Erfahrungen und Eigenarten bringt der Patient aus der zurückliegenden Zeit mit?
- Wie bringt er diese Mitgift in seinen heutigen Zustand ein?
- Welche Merkmale weisen über die aktuelle Symptomatik hinaus in die Zukunft, sind also strukturrelevant?

Uns ist natürlich bewusst, dass es einer längeren bis über die Jugendkrise hinausreichenden Entwicklung bedarf, bis ein Individuum bei Persönlichkeitsstrukturen angelangt ist, welche die gesamte Lebenszeit überdauern. Noch im Jugendalter wirken stürmische Erlebnisverarbeitungsprozesse auf die psychische Struktur ein und können sie nachhaltig beeinflussen. Zu Recht wird daher eine vollgültige Diagnostik der Persönlichkeit und ihrer Störungen in den Diagnosemanualen erst ab dem 16. Lebensjahr zugelassen. Aber es ist eben ein klinisch durchaus berechtigtes Anliegen, wenn wir uns schon in Kindheit und Jugend mit der Frage beschäftigen, in welche allgemeine Richtung sich die Struktur bewegt. Und somit macht die allgemein wieder modisch gewordene Erforschung von Persönlichkeitsstörungen auch vor der Kinder- und Jugendpsychiatrie nicht Halt. Wir müssen uns in diese Forschung einmischen und herausfinden, was sie uns bringt.

TEIL 3

Entwürfe zum Therapiefokus Struktur und Entwicklung

Einleitung

In diesem Abschnitt wollen wir unseren Entwurf einer dimensionalen Entwicklungspsychopathologie auf das therapeutische Handeln umsetzen. Wir greifen auch kategorial definierte Störungsbilder auf – Angststörungen, Zwangsstörungen, Aufmerksamkeitsdefizit-Hyperaktivitätsstörungen, Asperger Autismus, Schizophrenie, Borderline-Störungen, Essstörungen – wollen aber zeigen, dass sich die Therapie stets an den Dimensionen der Störung orientieren muss. Denn diese können bei gleicher Diagnose unterschiedlich sein. Bei manchen Diagnosen ergeben sich zwischen kategorialer und dimensionaler Beschreibung freilich kaum Diskrepanzen. Solche Störungen bilden dann ideale Ankerbeispiele, gewissermaßen »Punktlandungen« für eine der Persönlichkeitsdimensionen: so die Angststörungen für die Verhaltenshemmung (Typ C) und das ADHS für die Verhaltensaktivierung (Typ B).

Die Störungen, die wir im Typ A zu bündeln versuchen, sind von vornherein uneinheitlicher. Hinter dem Typ A verbirgt sich das Psychotizismus-Konstrukt von Eysenck. Typ A ist – in einer dramatischen Metapher – gewissermaßen der Störenfried und Spielverderber der psychischen Struktur und mischt als solcher auch bei den Typen B und C die Karten mit. Im Versuch einer klinisch brauchbaren Annäherung an den Typ A wählen wir zunächst den allgemeinen Begriff der Kontaktstörung und als Ankerbeispiel und Prägnanztyp den Asperger Autismus. Hier haben Kontaktstörungen schon früh in der kindlichen Entwicklung begonnen den Charakter zu prägen. Als zweites Konzept zur Einkreisung des Typs A wählen wir die ich-strukturellen Störungen. Im Vergleich zum Asperger Syndrom machen sich diese erst in der späteren Kindheit oder im Jugendalter neu bemerkbar.

Während wir bei den autistischen Kontaktstörungen therapeutisch von langfristig gewachsenen Merkmalen ausgehen, die ein hohes Beharrungsvermögen haben und nur in langwierigen und geduldigen Prozessen modifiziert werden können, fordern die ich-strukturellen Störungen eine höhere therapeutische Hab-Acht-Haltung. Wir sind mit der Zerbrechlichkeit und Verletzlichkeit der psychischen Struktur und mit der Offenheit und Ungewissheit des zukünftigen Verlaufs konfrontiert. Entweder gewinnen die Jugendlichen im weiteren Verlauf einen Teil ihrer Stabilität zurück oder sie geraten in die schizophrene Alienation. Dazwischen liegt noch das weite Feld der Borderline-Störungen.

Die Grenzen zwischen frühkindlichem Autismus im Sinne des Asperger Syndroms und den Schizophrenien sind nicht in allen Fällen scharf gezogen. Wir erhalten eine bessere Orientierung im psychotherapeutischen Handeln, wenn wir die Zeitachse im Blick behalten und zwischen Regression und Retardierung abwägen. Regressionen sind Prozesse, die in die psychische Entwicklung punktuell eingreifen. Retardierungen sind Prozesse, die von Anfang an das Tempo aus der Entwicklung herausnehmen und die Dynamik der Entwicklung einschränken.

Aus psychotherapeutischer Sicht erscheinen die regressiven Phänomene bei den Schizophrenien besonders faszinierend. Es lohnt sich, den therapeutischen Blick für die Möglichkeiten zu schärfen, die sich hier zur Kontaktaufnahme und zur Kommunikation mit den schwer kranken Jugendlichen auftun. Bei der Erörterung der ich-strukturellen Störungen stoßen wir sodann ein zweites Mal auf die Schizophrenie, diesmal motiviert durch die wachsende Bedeutung und Eignung der Jugendpsychiatrie zur Früherkennung und Frühbehandlung. Dabei verkennen wir nicht, dass nur ein geringer Teil der Jugendlichen, die ich-strukturell auffällig sind, tatsächlich schizophren werden. Viele andere sind als Jugendliche noch nicht unsere Patienten und erkranken später trotzdem.

Mit den Borderline-Störungen fassen wir ein breites und gemischtes Bündel von Persönlichkeitsmerkmalen zusammen, die sich in der späten Kindheit und im Jugendalter herausbilden. Darin eingeschlossen sind Bestände, die wir in die Nähe des Persönlichkeitsrisikos Typ A (Befremdung) rücken, vor allem aber Eigenschaften im Sinne der Verhaltensaktivierung (Typ B), die seit der frühen Kindheit vorhanden sind. In den ersten großen objektpsychologischen Ausarbeitungen des Borderline-Syndroms vor 30 Jahren wurde auf jene Merkmale abgehoben, die wir dem Typ A zurechnen würden: die verzerrte und instabile Beziehungsgestaltung, die Brüche (Splitting) zwischen positiv und negativ gefärbten affektiven Übertragungen und die instabile Identität, die bis zu kürzeren Verwirrtheitszuständen und paranoiden Krisen eskalieren kann. Therapeutisch wurde damals gefragt, wie man zu diesen Patienten tragfähige und erträgliche Beziehungen herstellen könnte.

In den neueren Entwürfen zur Therapie der Borderline-Störungen werden hingegen die Aspekte der »emotionalen Instabilität« in den Mittelpunkt gerückt. In der amerikanischen Klassifikation DSM IV wird die »Borderline-Persönlichkeitsstörung« daher dem »Cluster B« zugeschlagen, der in unserer hieraus abgeleiteten Systematik der Verhaltensaktivierung entspricht. Die therapeutischen Konzepte befassen sich dementsprechend breit mit der Kontrolle innerer Spannungszustände, mit Gefühlsschwankungen, Impulsdurchbrüchen sowie Selbstverletzungen und mit dem Management chronisch suizidaler Tendenzen.

Die Gründe für diesen Paradigmenwechsel im theoretischen Konzept und in der therapeutischen Praxis sind unklar. Hat sich das Erscheinungsbild der Borderline-Störungen selbst gewandelt und damit neue Therapieverfahren notwendig gemacht? Oder hat sich lediglich die professionelle Wahrnehmung der Störung gewandelt, begünstigt durch neue Therapieverfahren, in denen der Beziehungsaufbau geringere Bedeutung erhält und sich die dort vorhandene Pathologie folglich nicht mehr entfalten kann? Tatsache ist, dass sich der Schwerpunkt der Arbeit mit Borderline-Patienten von der Langzeitpsychotherapie zu kurzen Interventionen verlagert hat.

Eine interessante Parallele zum Wandel in der Wahrnehmung der Borderline-Störungen ist die Popularisierung und stärkere Wahrnehmung der Aufmerksamkeitsdefizit-Hyperaktivitätsstörungen. Diese bilden für uns den Kern und Inbegriff von Persönlichkeitseigenschaften des Typs B (Verhaltensaktivierung). Borderline-Störungen sind, so gesehen, ich-strukturell verzerrte Varianten des ADHS. Wir dürfen vermuten, dass sowohl das ADHS wie auch die Borderline-Störungen einem epochalen Trend folgen, der sich zurzeit hauptsächlich von der Antriebs- und Affektseite psychischer Störungen und von der Dialektik zwischen Kontrolle und Kontrollverlust faszinieren lässt. Ein weiterer Beleg für diesen Trend ist die Popularisierung der frühen bipolaren Störungen (Wozniak et al. 1995). Auch sie werden in die enge Nachbarschaft zum ADHS und zur emotionalen Instabilität gerückt und bieten sich zur Erklärung ungesteuerten Verhaltens mit heftigen Gefühlsausbrüchen an.

Im abschließenden Kapitel über die Essstörungen und das Suchtverhalten begegnen wir diesem Trend ein weiteres Mal. Wir beobachten eine Verlagerung der Essstörungen hin zum bulimischen Spektrum. Während wir die restriktiv anorektischen Essstörungen überwiegend der Verhaltenshemmung (Typ C) zuordnen, sind die meisten Bulimikerinnen verhaltensaktiviert im Sinne des Typs B. Sie leiden unter Impulskontrollstörungen. Die Komorbidität mit Persönlichkeitsstörungen des Borderline-Spektrums ist hoch, ebenso die Komorbidität mit den stoffgebundenen Suchtkrankheiten. In gewissem Sinne müssen wir die Essstörungen selbst schon als Suchtkrankheiten bezeichnen.

Am Ende wäre diese Themenreihe nicht vollständig ohne ein Kapitel über die Aggressivität. Diese ist wie das Essverhalten (Ernährung), wie die Aufmerksamkeit (Vigilanz), wie das Kontaktverhalten (Sozialverhalten) und wie die Angst (Flucht) eine phylogenetische Grundeigenschaft des Verhaltens bei Mensch und Tier. Sie ist genetisch determiniert, früh prägbar und erfährt beim Menschen fortlaufend weitere Ausformungen und Bedeutungen, während die Entwicklung voranschreitet.

Salopp gesprochen, muss der Mensch im Laufe seiner Entwicklung aus allen genannten Grundeigenschaften »etwas machen«. Gelingen oder Misslingen drückt sich an jedem Punkt der psychischen Entwicklung, so auch in den Krisen der Jugend, in diesen Grundmustern aus. In ihrer Gesamtheit bilden sie das Gerüst unserer dimensionalen Diagnostik.

1 Zur Einschätzung von Regression und Retardierung – am Beispiel der Schizophrenie

Vorschau

ICD 10: F20, F21, F23, F44.2

Psychische Struktur und psychischer Reifegrad stehen in einem Wechselverhältnis zueinander. Eigentlich ist auch der Reifegrad ein Teil der Struktur. Ein Kind verfügt über andersartige psychische Strukturen als ein Erwachsener. Kindliche Strukturen haben dabei nicht unbedingt eine geringere Komplexität. Beide, Kinder wie Erwachsene, können in ihrer jeweiligen psychischen Struktur einbrechen. Dabei ziehen sie sich auf frühere Muster des Reagierens, der Wahrnehmung und der Bedürfnisbefriedigung zurück. Dieser Vorgang ist partiell und führt nicht zum gleichen Ergebnis wie eine Zeitreise in die Vergangenheit. Ein Teil dieses Vorgangs imponiert als »Störung«, ein anderer jedoch simuliert tatsächlich den Zustand psychischer Unreife und wirkt insoweit relativ normal. In der psychoanalytischen Theorie ist Regression ein Abwehrvorgang, gewissermaßen ein geordneter Rückzug, mit dem sich das Ich gegen eine drohende Gefährdung zu schützen versucht.

Kinder und Jugendliche haben jedoch ohnehin ihre Reifung noch nicht abgeschlossen. Gleich alte Kinder können auf unterschiedlichen Entwicklungsstufen stehen. Wenn man nun (wie zum Beispiel in der Operationalisierten Psychodynamischen Diagnostik) die »Struktur« eines jungen Patienten bestimmen will, muss man sich entscheiden, ob man die Struktur seiner psychischen Auffälligkeiten oder zugleich die Struktur seiner ohnehin unfertigen psychischen Entwicklung beschreiben will.

Die OPD für das Kindes- und Jugendalter hat sich entschieden, in zwei Schritten vorzugehen und zuerst den Entwicklungsstand und erst dann den psychischen Zustand zu bewerten. Die Unterscheidung zwischen diesen beiden strukturellen Tatbeständen kann allerdings schwierig sein. In der Praxis verwenden wir hierzu die Begriffe Regression und Retardierung.

Wir neigen dazu, eine Pathologie als regressiv einzustufen, wenn wir Phänomene einer früheren psychischen Entwicklungsstufe erkennen, von der wir wissen, dass der Jugendliche sie eigentlich schon hinter sich gelassen hatte. Wir bevorzugen den Begriff Regression auch dann, wenn uns eine Symptomatik als Abwehrvorgang einleuchtet, den wir therapeutisch bearbeiten können. Wir stellen uns Regressionen reversibel vor.

Wir stufen eine Pathologie hingegen als Retardierung ein, wenn wir vor Behinderungen stehen, die langfristig und stetig auf die Entwicklung eingewirkt haben und diese verlangsamt oder zum Stillstand gebracht haben. Wir bevorzugen den Begriff der Retardierung auch dann, wenn wir die Pathologie nicht auf einen zeitlich umgrenzten Krankheitsprozess beziehen können.

Bei genauerem Hinsehen ist das Verhältnis der beiden Begriffe natürlich vielschichtiger. So können sich Retardierungen durch zusätzliche Regressionen verschlimmern.

Manche Retardierungen müssen bei genauer Kenntnis der Vorgeschichte als frühe chronische Regressionen interpretiert werden. Eine erweiterte Begriffsbestimmung der Regression könnte den Begriff der Retardierung sogar in sich aufnehmen.

Im Verlaufe schizophrener Psychosen des Jugendalters können vielfältige regressive Phänomene erkannt und therapeutisch genutzt werden. So greifen die Jugendlichen im Umgang mit ihren Eltern, aber auch mit ihren Bezugspersonen auf symbiotische Beziehungsmuster zurück. Viele seelische Zustände werden non-verbal kommuniziert und wandern zwischen Patienten und Bezugspersonen ungehindert und unbemerkt hin und her. Die Kenntnis der Mechanismen dieses symbiotischen Signaltausches ist notwendig, um die Kommunikation besser zu strukturieren. Dies gilt zum Beispiel auch für den Umgang mit den hypochondrischen Beschwerden im Sinne könästhetischer Missempfindungen. Mit ihren Klagen versuchen die Jugendlichen ihr Gegenüber in einen Kokon einzuspinnen, in dem sie sich besser geschützt fühlen.

Ein weiterer Aspekt der Regression betrifft die Unfähigkeit zu klaren Trennungen. Dieser Aspekt betrifft auch die Angehörigen. Sie müssen in eine sichere und Halt gebende Zusammenarbeit mit der Klinik eingebunden werden. Die Zusammenarbeit muss Vereinnahmungsversuchen widerstehen und zugleich Feindschaften vermeiden. Die Therapeuten dürfen sich von der Macht symbiotischer Beziehungen nicht ergreifen lassen, aber vor ihnen auch nicht die Flucht ergreifen. Die Beziehungsgestaltung im Sinne der Symbiose ist für die Jugendlichen unverzichtbar, wenn sie mit ihrer Außenwelt überhaupt in Beziehung treten wollen. Außerhalb der Symbiosen drohen die Fragmentierung aller Beziehungen und der Absturz in autistische Einsamkeit.

Tiefe Regressionen werden als Schutz vor psychotischer Reizüberflutung und Desintegration interpretiert, auf der anderen Seite aber auch als strukturelle Katastrophen sui generis gefürchtet. Ein stationäres therapeutisches Team muss seine Angst und seine Vorbehalte überwinden, bevor es für regredierte Patienten zum hilfreichen Partner werden kann. Am Anfang der tiefen Regressionen stehen oft Nahrungsverweigerungen. Daraufhin sind die Patienten einverstanden, sich füttern zu lassen. Körperliche Krankheiten mit Bettruhe können, übrigens wie bei gesunden Jugendlichen auch, regressives Verhalten begünstigen. Bei den psychotischen Regressionen können die Betreuer jedoch am Ende umfassend für das Wohlergehen und sogar für das Überleben ihrer Schützlinge verantwortlich werden. Die Betreuung regredierter Patienten muss vom gesamten Team in einem Schichtdienst getragen werden. Die Methoden der Versorgung zielen nicht nur auf die körperlichen Bedürfnisse, sondern darauf, eine Atmosphäre des Gehaltenwerdens erfahrbar zu machen.

Bisweilen werden regressive Phasen durch den Beginn der neuroleptischen Behandlung und deren Nebenwirkungen ausgelöst. Nur in seltenen Fällen ist das regressive Verhalten mit einer genuinen Katatonie verbunden. Ohne Zweifel werden in diesen Fällen besonders starke Regressionseffekte mobilisiert. Gerade bei Jugendlichen kommen schwere regressive Zustände mit Passivität und Bettlägerigkeit auch ohne die typischen Symptome der Katatonie vor. Psychopathologisch müssen wir diese Zustände als Stuporen bezeichnen. In einem Teil dieser Fälle hängen die stuporösen Zustände mit einer Halluzinose zusammen. Die hierbei auftretenden Halluzinationen erinnern an frühe sensorische Überflutungen bei Säuglingen.

Die notwendige Abschirmung akut psychotischer Patienten ist auf jugendpsychiatrischen Stationen mit ihrem hohen Reizpegel nur möglich, indem man den Patienten auf ihrem eigenen Zimmer Einzelbetreuung zukommen lässt. Zweifellos wird hierdurch ein beträchtlicher Anreiz zum Regredieren geboten. Regressionen sind jedoch keine Komplikationen oder Zwischenfälle der Behandlung, sondern kreative Reparaturversuche. Sie enthalten Beziehungswünsche, denen wir uns therapeutisch stellen müssen.

Nur etwa ein Drittel aller juvenilen Psychosen gelangt zu Regressionen, die deutlich und dauerhaft genug sind, damit sie therapeutisch aufgegriffen werden können.

Nach Überwinden der akuten Symptomatik flüchten die Jugendlichen oft auffällig abrupt in eine Alltagsnormalität, durch die sie dann aber überfordert sind. Die Psychotherapie und Betreuung im Alltag muss sich um eine Vermittlung und einen Ausgleich zwischen den verdeckten regressiven und den nun hervortretenden progressiven Tendenzen bemühen. Die scheinbare Selbstsicherheit der Patienten liegt auf einer brüchigen Oberfläche. Das Sozialverhalten folgt noch starren Routinen, die ständig wiederholt werden. Die Stimmung kann reizbar und auftrumpfend sein. Nicht alle Fluchtversuche in die Alltagsnormalität können durch Kontrollen und Eingrenzungen verhindert werden, ohne die positive Übertragungsbeziehung zu gefährden. Letztlich ist der hier zum Ausdruck kommende Versuch einer Distanzierung von den psychotischen Erlebnissen positiv anzuerkennen. Therapieabbrüche und vorzeitige Entlassungen verlaufen glimpflich, wenn die Beziehung zu wichtigen stationären Bezugspersonen nach der Entlassung fortgesetzt werden kann und der Weg zu einer Wiederaufnahme auf diese Weise geebnet ist. Manche Rückfälle verlaufen unter dem Bild einer postpsychotischen Depression. Besonders große Kontraste zwischen regressiven Phasen und Selbstbehauptungsversuchen erleben wir bei den schizoaffektiven Psychosen.

Manche Patienten regredieren nicht erst während ihrer Erkrankung, sondern sind schon vor ihrer Erkrankung psychisch retardiert. Ihre Entwicklungsdefizite prägen den Verlauf der Psychose. Diese Prägung muss nicht unbedingt die Form einer Hebephrenie annehmen. In bestimmten Sonderformen des Wahnerlebens verraten sich kleinkindliche Muster des Umgangs mit Nebenrealitäten und Phantasiebegleitern.

Am Modellfall psychischer Krisen bei geistig und körperlich Behinderten lässt sich gut erkennen, wie wichtig es bei Retardierungen ist, dass sich die Betroffenen an Halt gebenden Strukturen orientieren können, die ihnen von außen angeboten werden. Diesen Halt beziehen Behinderte auch von Personen, die ihnen zur Seite stehen. Der Wegfall solcher Hilfe kann dramatische Kurzschlussreaktionen auslösen. Die Krisen lösen sich oft folgenlos auf, wenn eine äußere Grundstabilität wieder hergestellt werden kann.

Essay

Unter welchen klinisch therapeutischen Voraussetzungen beurteilen wir einen psychischen Zustand als regressiv und nicht als retardiert?

Eine Grundfigur psychoanalytischen Verstehens ist es, psychische Störungen Erwachsener mit der kindlichen Entwicklung zu vergleichen. Es wird angenommen, dass Formen und Bewältigungsmuster des kindlichen Erlebens innerhalb einer psychischen Störung wieder in Kraft gesetzt werden oder zitiert werden oder als Fluchtpunkte dienen. Solche Störungen werden als regressiv bezeichnet. Der Begriff Regression steht entweder für den Abwehrmechanismus, der hinter der Störung vermutet wird, oder für den kindlichen Zustand selbst, in dem der Patient länger oder kürzer verharrt.

Ein regressiver Abwehrmechanismus kann in fast jedem Symptom erkannt werden, mit dessen Hilfe ein Patient tendenziell auf den Primärprozess ausweicht, meist um Ängste und Bedrohungen auf der Ich-Ebene abzuwehren. Regressive Symptome bringen den

Patienten in die Reichweite oraler oder analer Bedürfnisse oder früher Bindungswünsche. Regression in dieser Wortbedeutung geleitet den Betroffenen dorthin, wo frühkindlich libidinöse Fixierungen stattgefunden haben. Sie bilden sich in Somatisierungen, in der Sexualorganisation und in der Beziehungsgestaltung ab. Essstörungen können in diesem Sinne ebenso als »regressiv« bezeichnet werden wie Zwänge, hysterische Konversionssymptome, Probleme bei der Affektkontrolle, Bettnässen, Trennungsangst, Suchterkrankungen oder auch nur ein kindlich störrisches oder abhängiges Verhalten gegenüber dem Therapeuten. Freud (1916/17) betont beim Regredieren den kreativen Aspekt eines vorübergehenden Eintauchens in den Primärprozess (im Schlaf, im Spiel, im Witz), bei der (halluzinatorischen) Wunscherfüllung und beim Verzicht auf kritisch planendes Denken und Handeln (exekutorische Funktionen).

In der klinischen Behandlung juveniler Psychosen stoßen wir allerdings auf noch schwerere Formen der Regression, bei denen die Fähigkeit der Patienten, sich selbstständig zu versorgen, in Gefahr gerät. Erst einmal stehen wir staunend vor diesem psychopathologischen Phänomen. Wir sagen: »Der Patient ›ist‹ regrediert oder ›hat‹ eine Regression«. Die zugrunde liegende Psychodynamik durchschauen wir nicht. Wir erleben ein umfangreich verändertes Verhaltensrepertoire mit Passivität, Versorgungsbedürfnissen und Verzicht auf eigene Entscheidungen, Änderungen in der Gestik, Psychomotorik und Kommunikation.

Während hier also eine klar auszumachende Übertragungsbeziehung fehlt, in der lediglich einige regressive Elemente vorkommen, werden Betreuer und Therapeuten stattdessen vom Erbarmen für die umfassende Notlage der Patienten »ergriffen«. Ihre psychische Notlage reicht, warum auch immer, so tief, dass ein »grundlegendes Sicherheitsgefühl« verloren zu gehen droht (Sandler 1960). In der Gegenübertragung empfinden wir die Notwendigkeit, die Patienten so zu versorgen, dass sie sich wieder in dem, was Balint »primäre Liebe« (1970) genannt hat, aufgehoben fühlen.

In diesen Zusammenhängen steht der Regressionsbegriff also nicht mehr für einen reifen Abwehrmechanismus bei einem prinzipiell intakten Aufbau des Ichs (A. Freud 1966). Dieser Vorgang stellt sich in ambulanten psychoanalytischen Behandlungen regelmäßig ein. Er ist mithilfe von Deutungen gut handbar, auch wenn er durch das Setting noch begünstigt wird, etwa in Form tagtraumhafter Wunscherfüllung oder narzisstischer Größenvorstellungen. Die Störungen, welche die schweren Regressionen auslösen, erfassen hingegen die frühen autonomen Ich-Apparate zur Realitätswahrnehmung und Affektregulierung (Loch 1977) und die »Kontinuität des Seins« (Winnicott 1960). Die Regression reicht bei diesen schweren Störungen so tief, dass die Wahrnehmung nicht mehr deutlich zwischen Außen- und Innenwelt unterscheiden, und die Sprache keine (symbolischen) Vorstellungen mehr transportieren und nicht mehr kommunizieren kann. Schwer regredierte psychotische Patienten brabbeln und erzeugen Geräusche, sie verhalten sich zur Reizvermeidung vollkommen inaktiv und lassen sich versorgen.

Die Meinungen, ob auch diese tieferen Regressionen bei den schizophrenen Psychosen therapeutisch nutzbar sind, gehen auseinander. Winnicott (1955) vertritt ganz klar die Auffassung, dass auch diese Regressionen begünstigt werden sollten. Wenn hierbei der Eindruck entsteht, die Ich-Organisation eines Patienten sei zusammengebrochen und das Selbst habe sich aus den Objektbeziehungen vollkommen zurückgezogen und verharre im Zustand des »primären Narzissmus«, – gewissermaßen nur noch von sich selbst umfangen, ohne Fähigkeit oder Wunsch zur narzisstischen Besetzung der Außenwelt (Verlust der Objektrepräsentanzen), – so wird auch von »malignen Regressionen« gesprochen. (Dieser gleichsam »autistische« Zustand hat übrigens, anders als noch von Margarete Mahler 1975 behauptet, keine realistische Entsprechung in der Entwicklung des jungen Säuglings). Der Begriff der Malignität in diesem Zusammenhang ist definitorisch nicht gesichert. Er sollte nur jenen seltenen Fällen vorbehalten bleiben, in denen die betroffenen Patienten wirklich sehr lange Zeit in tiefen regressiven Zuständen verharren. Die »Malignität« ist dabei immer auch Ausdruck der Hoffnungslosigkeit eines Helfers, der die Kranken zu versorgen hat (du Bois 1996, Günter und du Bois 1998).

Letztlich bleibt der Gebrauch des Regressionsbegriffs nur sinnvoll, wenn er nicht zum Synonym der psychischen Grunderkrankung wird. Das Regredieren muss auch noch bei schweren Erkrankungen als eigendynamischer Prozess herausgehoben werden können, mit dem sich ein durch die Erkrankung angeschlagenes Ich zu retten versucht. Wir dürfen uns auf die Regression als therapeutische Herausforderung einlassen, wenn die Patienten uns durch ihr regressives Entgegenkommen die Bearbeitung ihrer »Grundstörung« möglich machen (Balint 1970). Natürlich ist der Begriff der Regression auch nur dann sinnvoll, wenn die Regression von dauerhaften Reifungsdefiziten abgegrenzt werden kann, das heißt, wenn vor dem Regredieren eine höher organisierte seelische Struktur aufgebaut war und unter besseren Bedingungen behauptet werden konnte und wenn Aussicht besteht, dass die höhere Ich-Struktur durch die Therapie zurückgewonnen werden kann.

Mitunter kann die Unterscheidung zwischen dem Anteil einer Regression und dem Anteil einer Retardierung, also einer grundlegenden Verzögerung der Entwicklung, schwierig sein. Aus dem sichtbaren Verhalten kann nicht erkannt werden, ob ein Patient im Rahmen einer aktuellen psychischen Belastung »nur« regrediert ist oder ob die Regression in Wirklichkeit der Teilaspekt eines seit früher Kindheit im Gang befindlichen chronischen Prozesses ist, der die gesamte Entwicklung auszubremsen droht. In solchen Fällen ist »Retardierung« der bessere Begriff und das Konzept der Regression sollte nicht überstrapaziert werden.

Auch retardierte Patienten neigen freilich zu regressivem Verhalten. Manche retardierte Patienten bemühen sich krampfhaft um den Anschein, sie könnten den Erwartungen ihrer Altersgruppe gerecht werden, brechen dann aber an kritischen Punkten regressiv ein. Ein klassisches Beispiel für die Verwirrung zwischen Regression und Retardierung ist der schleichende Beginn praepuberaler hebephrener Psychosen, zumal wenn sich hierdurch eine ohnehin gefährdete Entwicklung weiter verlangsamt. Letztlich muss man, um der Komplexität der Entwicklungspathologie gerecht zu werden, zwischen Tatbeständen, die der Regression zuzurechnen sind, und anderen, die zur Retardierung zählen, eine »gesplittete« Bewertung durchführen.

Wir können zur Verdeutlichung dieser Beurteilungsprobleme eine 12-jährige Patientin mit einer präpuberalen Psychose heranziehen, die vor ihrer Erkrankung eine durchschnittliche Sonderschülerin war und darüber hinaus durch Hyperaktivität, Kindlichkeit und mangelndes Sozialgefühl auffiel. In ihrer psychischen Entwicklung war sie nicht altersentsprechend. Ihre Entwicklung nach Piaget entsprach der eines 8-jährigen Schulkindes auf der Stufe konkreter gedanklicher Operationen. Sie war noch nicht in der Lage, eine Außenperspektive auf sich selbst einzunehmen. Darüber hinaus wirkten einzelne Aspekte des Verhaltens so, als ob die psychische Unreife noch sehr viel weiter reiche. In sozialen Gruppen wirkte sie kleinkindlich ahnungslos, hilfs- und erklärungsbedürftig. Sie war rasch aus dem Konzept zu bringen und geriet dann in ungesteuerte Erregungen. Ihr Spiel, Phantasie- und Kontaktverhalten erinnerte über weite Strecken an ein Kleinkind auf der vorlogisch symbolischen Stufe des Denkens. Die Patientin bediente sich auch noch magisch omnipotenter Denkmuster. Ihr Essverhalten war chaotisch, mit mangelhaftem Werkzeuggebrauch. Hier war allerdings zu vermuten, dass sie vor Beginn ihrer Erkrankung noch besser »sortiert« gewesen war. Auf der progressiven Seite konnte die Patientin durch »frühreife« Bemerkungen überraschen und übernahm vereinzelt puberale Verhaltensmuster von ihren Kameradinnen. Es lag hier also eine Gemengelage struktureller Besonderheiten vor. Teilweise konnten diese auf die schon immer retardierte Entwicklung zurückgeführt werden. Einige der der infantilen Verhaltenszüge mussten hingegen als Regressionen im Rahmen des Krankheitsverlaufs gewertet werden.

Glover (1968) vermutet, dass die psychische Struktur unter Belastungen ihre synthetisierenden Fähigkeiten verliert. Frühere nicht ausreichend integrierte Teilfunktionen der Psyche (Ich-Kerne) treten in der Regression wieder in Kraft und beginnen ein Eigenleben zu führen. Die Regression zieht gewissermaßen die Decke herunter, die über einer nur oberflächlich funktionierenden psychischen Struktur liegt (»Als-ob-Persönlichkeit«: Deutsch 1934, »Falsches Selbst«: Winnicott 1960), und enthüllt darunter eine Baustelle mit variabler Unordnung und Ent-Ordnung. Einzeln betrachtet sind alle psychischen Funktionen angelegt und intakt. Jedoch ist deren sinnvolle Koordination und Integration nicht (mehr) möglich. Diese Beschreibungen knüpfen nahtlos an unsere Kenntnisse über die Funktion des Frontalhirns und dessen Bedeutung im Zusammenspiel mit den subkortikalen Kernen an. Bion (1977) beschreibt im gleichen Sinne den Zerfall psychischer Funktionen in ihre einzelhaften Elemente. Loch (1965) spricht von der genetisch bestimmten »Ataxie der Triebfragmente« als Voraussetzung für eine mangelhafte Integration psychischer Funktionen.

So kann es nicht überraschen, dass in der klinischen Erfahrung dicht neben der Regression auch genau anders herum ausgerichtete progressive Strebungen vorkommen und sich miteinander abwechseln. Es fällt schwer, das Verhältnis von Progression und Regression genauer zu bestimmen. Bisweilen will es uns wie purer Zufall erscheinen, der zur Verwirrung noch beiträgt, bisweilen meinen wir eine ambivalente, spannungsreiche Wechselbeziehung zu erkennen. Das Verhalten kann in den Regressionen besonders unangepasst wirken, in anderen Fällen lassen Regressionen das Verhalten aber auch stimmiger erscheinen. Gelegentlich kann das Regredieren im Sinne einer psychischen Erholungspause interpretiert werden, bevor sich ein Patient besonders autonome Leistungen abverlangt. Der Stellenwert der Regression ist also auch bei den psychotischen Patienten äußerst unterschiedlich, gespalten zwischen einer destruktiven und einer reparativen Seite.

In keinem Fall ist die regressive Symptomatik jedoch eine wirkliche Zeitreise in die Vergangenheit einer früheren Entwicklungsstufe, das heißt, sie bewirkt keine echte Metamorphose des Patienten hin zu einem jüngeren Kind. Regression beinhaltet allenfalls die unwillkürliche Wiederaufnahme von Elementen des kindlichen Erlebens oder sogar nur die unbewusste Imitation eines Erlebens, das sich historisch nie so abgespielt hat, aber innerlich nachempfunden und inszeniert wird. Diese Einschränkung schmälert nicht die entlastende und schützende Wirkung der Regression und von Fall zu Fall ihre kreative Funktion.

Beispiel Schizophrenie – wie stellen wir uns psychotherapeutisch auf regressive Phänomene ein?

Symbiotische Beziehungsmuster

Jugendliche, die im Begriff sind, schizophren zu erkranken, haben Schwierigkeiten, sich innerhalb ihrer Beziehungen noch als eigenständige Personen zu behaupten. Sie können ihre Beziehungen nicht mehr aktiv gestalten. Sie können sich aber auch nicht aus ihnen lösen. Den Bezugspersonen fällt auf, dass ein Teil der psychischen Realität, zum Beispiel die Stimmungen und Neigungen der Jugendlichen, nur noch schwer fassbar ist. Es bedarf einer besonderen Anstrengung der Bezugspersonen, sich auf das Innenleben der Patienten einzustellen und Mitgefühl zu empfinden. Die Ausdrucksweise kann fremd und ungewohnt sein. Auch von den Eltern kann das Verhalten der psychotisch veränderten Jugendlichen nicht mehr zuverlässig interpretiert werden. Überraschend können starke Hassgefühle gegen die Eltern auftauchen, daneben aber auch Wünsche nach Abhängigkeit und Versorgung, die hinter einer Fassade von Kühle und Ungerührtheit verborgen liegen. Speziell zwischen der Mutter und den psychisch veränderten Jugendlichen können sich unbeherrschte Affektausbrüche ereignen, die zwischen Liebe und Hass oszillieren.

Personen, die in einer tiefen Abhängigkeit zueinander stehen, sind sich dieser Tatsache selbst nicht voll bewusst. Die Beziehungssituation erinnert an die frühe Säuglingszeit. Mütter und ihre psychotischen Kinder können sich schroff auseinandersetzen, wobei sie sich andererseits nicht mehr als voneinander abgegrenzte Personen wahrnehmen. Bisweilen wirken die Auseinandersetzungen daher schamlos. Sie werden ohne Rücksicht auf die Gefühle der Umstehenden geführt. Auf einer anderen Ebene sind die gleichen Personen hoch empfindlich und empfänglich für das seelische Befinden des anderen.

Wir verwenden für diese Art der Beziehung den Begriff der »pathologischen Symbiose« in Anlehnung an die Definition der symbiotischen Entwicklungsphase bei Mahler (1983). Nach den Erkenntnissen der Säuglingsforschung (Stern 1985) dürfen wir uns symbiotische Muster freilich nicht als Fusion der Wahrnehmung zweier Individuen vorstellen. Zwischen dem Individuum und seiner Umwelt findet bekanntlich seit der frühen Säuglingszeit ein differenzierter Signalaustausch statt. Wir müssen davon ausgehen, dass sich schon der junge Säugling selbst als aktiver Ausgangspunkt seiner Aktionen und seine Mutter als konkretes Gegenüber erleben kann.

Freilich ereignet sich der Signalaustausch zwischen Mutter und Kind in Sekundenbruchteilen. Damit stellt sich die Frage, ob die Latenzzeit für die psychische Verarbeitung ausreicht, um die Wahrnehmungen zur bewussten Unterscheidung von Ich und Nicht-Ich nutzen zu können. Denkbar ist, dass durch die enge zeitliche Beziehung von Aktion und Reaktion der Eindruck von Gleichzeitigkeit geweckt wird und damit auch die Illusion der Übereinstimmung mütterlicher und kindlicher Gefühle. Nicht nur im Säuglingsalter, sondern auch in regressiv halluzinatorischen Verfassungen jugendlicher Schizophrener ergibt sich der Verdacht, dass seelische Zustände vom Kind zur Mutter und zurück nahezu ungehindert hin und her fließen können. Jugendliche Patienten wähnen auch, dass sie mit ihren Gedanken und Wünschen nahezu unbeschränkten Einfluss auf ihre Mütter ausüben können.

Die Kenntnis der Besonderheiten des frühkindlichen »symbiotischen« Signalaustausches hilft beim Verständnis der Kommunikation mit jungen Schizophrenen. Diese rufen zum Beispiel Verwirrungen hervor, wenn sie keine Mühe darauf verwenden, Urheber und Empfänger einer Mitteilung zu unterscheiden. Sie können Stimmungen einer Person widerspiegeln und eigene Stimmungen auf andere projizieren, ohne sich diesen anderen überhaupt gezielt zuzuwenden. Damit bleibt keine Zeit zur Abwägung und für die Ausbildung eines vollen Bewusstseins für die Bedeutung einer Kommunikation. Es bleibt auch keine Zeit zur Distanzierung oder Abwehr der eigenen emotionalen Betroffenheit.

Ein weiteres Beispiel für die »symbiotische« Qualität psychotischen Erlebens sind die könästhetischen körperlichen Missempfindungen. Diese Beschwerden können mit hoher Dringlichkeit vorgetragen und mit hintergründigen Botschaften versehen werden. Die Patienten platzen mit ihren hypochondrischen Ängsten überfallsartig in ein Gespräch und erregen Bestürzung. Unwillkürlich überträgt sich der Eindruck der Bedrohung und kann die Bezugspersonen so weit affizieren, dass sie selbst ähnliche körperliche Beschwerden verspüren wie die Patienten. Hinter den könästhetischen Beschwerden liegt ein fundamentales körperliches Befremdungserleben, begleitet von Todes- und Vernichtungsängsten.

Die Jugendlichen versuchen mit ihren unaufhörlichen hypochondrischen Klagen die Bezugspersonen förmlich in einen Kokon einzuspinnen, in dem ihr bedrohter Körper »geborgen« sein soll. Andere Deutungsversuche besagen, dass die Jugendlichen ihren bedrohten Körper den Betreuern überantworten und ausliefern. Sie wollen nicht mehr selbst für ihn zuständig sein. Die Bezugspersonen berichten auch, dass sie sich von der suggestiven Kraft der Hypochondrie in Bann geschlagen fühlen. Die wichtigste therapeutische Herausforderung besteht darin, dem Jammern und Klagen der Jugendlichen standzuhalten. Tatsächlich ist dieses Jammern nichts weniger als ein Angriff auf die Unversehrtheit der Ich-Funktionen der Betreuer. Nur wenn dieser Angriff unbeschädigt überstanden wird, können die Jugendlichen auf diesem Wege tatsächlich ihre Ängste beherrschen.

Die Eltern oder Bezugspersonen dürfen sich von der Macht der symbiotischen Beziehungen weder vereinnahmen lassen, noch dürfen sie vor ihnen die Flucht ergreifen. Die Distanz kann am besten im Rahmen einer professionellen Betreuung gewahrt bleiben, in der feste Regeln gelten.

Eine Beziehungsgestaltung im Sinne der Symbiose ist aber unverzichtbar, wenn es den Jugendlichen gelingen soll, mit ihrer Außenwelt in Beziehung zu bleiben. Symbiotische Beziehungen verhindern die vollkommene autistische Isolation, in der eigene Wahrnehmungen nicht mehr auf eine Außenwelt bezogen werden können. Daraufhin würden Halluzinationen einsetzen oder sich verstärken. Wenn sich die Betreuer also auf symbiotische Beziehungen zu ihren Patienten einlassen, riskieren sie eine sonst unübliche Nähe zu ihren Patienten. Im Rahmen der Teamarbeit müssen sie Prozeduren entwickeln, mit denen sie sich jederzeit aus der Nähe der Patienten zurückziehen können, wenn ihnen der Kontakt zu viel wird. Sie müssen ihre Erfahrungen mit Kollegen reflektieren. Es ist offensichtlich, dass die Familien, solange sie auf sich selbst gestellt sind, diese Leistung nur schwer erbringen können.

Ein weiterer Aspekt der Regression im Sinne der Symbiose ist das abnorme Trennungsverhalten. Trennungen gelingen nicht altersentsprechend. Sie werden mit großer Leichtigkeit vollzogen, in Wirklichkeit aber ignoriert. Die Trennungen, die sich durch die stationäre Aufnahme ergeben, werden teilweise mit frappierender Nonchalance vollzogen, dann aber nach wenigen Tagen rückgängig gemacht. Im Verlauf längerer Behandlungen kann es zu Wiederholungen dieses Vorganges kommen. Nachdem sich die Patienten auf der Therapiestation scheinbar gut eingelebt haben, kann ihre Angst vor bedrohlichen Verlusten auch später wieder aufleben. In letzter Konsequenz bleiben Trennungen im Stadium der tieferen psychischen Regression ein undenkbarer Vorgang.

Auch die typische Fragmentierung des psychotischen Erlebens (Bion 1977) können wir im Sinne der Regression deuten. Eine ähnliche Fragmentierung und Unverbundenheit psychischer Zustände vermuten wir physiologisch bei jungen Säuglingen. Dem ersten Eindruck nach erinnert das reizoffene Verhalten mancher junger Schizophrener auch an das jugendtypische Ideal des »Lebens im Augenblick«, wobei sich gesunde Jugendliche absichtlich widersprüchlichen Gefühlen und Eindrücken aussetzen. Bei psychotischen Jugendlichen wirkt dieser Vorgang nicht mehr spielerisch, sondern existenziell bedrohlich. Die verfügbare *Objektkonstanz* reicht nicht aus, um die Fragmentierung aufzuwiegen. Die psychotischen Jugendlichen können das augenblickliche Erleben nicht rasch genug mit früheren Erfahrungen vergleichen. Situationen, die ihnen eben noch harmlos und vertraut vorkommen, können im nächsten Augenblick bedrohlich und fremd erscheinen. Die normale Einheit in der Vielfalt, also die normale Mehrdeutigkeit jedes Erlebens, ist ihnen nicht mehr zugänglich. Dieser Mangel an *Objektkonstanz* und Symbolisation prägt auch die therapeutischen Beziehungen. Bezugspersonen können ihre psychotischen Patienten und deren Probleme vorübergehend »vergessen«. Die Patienten sorgen nicht dafür, dass man an sie denkt. Sie tauchen im Bewusstsein ebenso abrupt, wie sie abgetaucht sind, auch wieder auf.

Die grundlegende Aufgabe der Zusammenarbeit zwischen Klinik und Elternhaus muss angesichts dieser Analyse darin bestehen, eine sichere Trennung zu gewährleisten, ohne hierbei Trennungsängste zu provozieren, die so stark wären, dass durch die Gegenreaktionen jede Trennung sogleich wieder zunichte gemacht wird. Ein flexibles Regelwerk des Umgangs zwischen Elternhaus und Institution sollte die Funktion des trennenden und zugleich verbindenden Elements übernehmen. Hierbei zeigt sich freilich, dass die besonders symbiotisch mit den Kindern verbundenen Eltern die Regeln zu umgehen versuchen. Sie suchen zugleich einen persönlichen Kontakt zu den Betreuern und versuchen die Grenzen zwischen dienstlichem und privatem Bereich zu verletzen. In den getroffenen Vereinbarungen sehen die Eltern immer wieder ihre Verbindung zum Kind bedroht. Die Regeln sind individuell auf die Bedürfnisse einzelner Eltern und Patienten abzustimmen und immer wieder anzupassen. Die Eltern sollten möglichst angemessen in die therapeutischen Bemühungen einbezogen werden. Ziel der Zusammenarbeit ist es, intime Verschwörungen einerseits und Feindschaften andererseits zu vermeiden und Begegnungen auf mittlerer Distanz zu ermöglichen.

Dennoch fällt auf, dass die abwehrende Haltung mancher Eltern durch solche Anstrengungen nicht geringer wird. Es ist deutlich zu erkennen, dass sich der angstvolle Widerstand der Eltern nicht gegen die Anonymität der Klinik richtet, sondern dagegen, dass durch die Behandlung überhaupt etwas Trennendes in die Beziehung eingeführt wird. Dort, wo dies auch nach vielen Bemühungen nicht erreicht werden kann, muss erwogen werden, einen externen, nicht an der Betreuung des Patienten unmittelbar beteiligten Therapeuten hinzuzuziehen, der einerseits eng mit der Station zusammenarbeitet, andererseits den Eltern eine unabhängige Beratung anbieten kann. Die Übergänge zwischen einer Beratung und einer Psychotherapie der Eltern können hierbei fließend werden, auch dann, wenn die Eltern durchaus nicht im engeren Sinne als psychisch krank anzusehen sind.

Durch die psychotherapeutische Betreuung der Eltern kann den Jugendlichen deutlicher werden, dass ihre eigenen Schwierigkeiten nicht unmittelbar mit den Schwierigkeiten der Eltern zusammenhängen und letztere ohne ihre Hilfe gelöst werden müssen. Ein vorsichtiger Ausstieg aus der Symbiose wird erleichtert, wenn die Jugendlichen nicht fürchten müssen, dass sich die Lage der Eltern durch eine Veränderung der Kinder verschlimmert. Somit liegt in der getrennten Behandlung von Eltern und Kindern auch eine Ermutigung, sich aus den frühkindlichen Beziehungsmustern zu lösen, die Eltern und Kinder zu einer Schicksalsgemeinschaft zusammengefügt hatten, und reifere Formen der Beziehung anzustreben, bei denen auch Trennungen zumutbar erscheinen.

Zustände regressiver Hilflosigkeit in Verbindung mit Katatonie, Stupor und Halluzinationen

Bei der Interpretation der Bedeutung psychotischer Regressionen für den Behandlungsverlauf gehen die Meinungen auseinander. Die einen betonen die schützende Funktion. Die Patienten schützen sich zum Beispiel vor Reizüberflutung und innerer Erregung, sozialer Überforderung und vor psychotischer Angst. Die anderen sehen in der Regression eine strukturelle Katastrophe, die über die Patienten hereinbricht und sie besserer Abwehrmöglichkeiten beraubt. Dieses Argument lässt viele Betreuer schizophrener Patienten sowohl in der Klinik wie in Nachsorgeeinrichtungen besorgt und alarmiert reagieren, wenn sich eine Regression anbahnt. Tatsächlich bedarf es eines leistungsfähigen und gut motivierten Teams, um die sich in der Regression stellenden Herausforderungen annehmen zu können. Ein Team beginnt sich erst wieder zu fassen, wenn es die Regression bewusst akzeptiert und sich positiv darauf einstellt (Günter und du Bois 1998, du Bois 1982).

Im Vorfeld einer Regression treten subtile Befindens- und Verhaltensänderungen ein. Sie führen dazu, dass sich die emotionale Einstellung der Betreuer zum Patienten unwillkürlich wandelt und zwar in Richtung auf eine geduldige und gewährende Haltung mit fürsorglichen Empfindungen. Gleichzeitig befinden sich die Betreuer in einem Zustand erhöhter Wachsamkeit, eventuell auch in einem Zustand latenter Beunruhigung. Die Betreuer dürfen mit diesen Erfahrungen nicht allein bleiben. Sie müssen rechtzeitig verstehen, was auf sie zukommt und wie sie sich hierauf einstellen sollen. Im Rahmen einer stationären Behandlung sollten Supervisionen dazu dienen, die Ängste und Bedenken des Teams im Sinne der Gegenübertragung sorgfältig aufzuklären.

Am Ende müssen alle Mitarbeiter einer Station, nicht nur die engeren Bezugspersonen, auf neue erweiterte Aufgaben im Umgang mit den Patienten vorbereitet sein. In der Regression wirken die Patienten weniger gespannt oder gequält, ruhiger und entspannter als davor. Nahrungsverweigerungen stehen häufig am Anfang der Regressionen. Sie können mit einer trotzigen Haltung beginnen, dann aber in tieferen Stadien der Regression in eine offene Bereitschaft einmünden, sich füttern zu lassen. Manche Patienten kündigen ihre Regression dadurch an, dass sie an ihren Eltern oder Betreuern »kleben« und monoton einfältige Fragen wiederholen, zum Beispiel solche nach der Uhrzeit oder nach den Zusammenhängen von Zeit und Raum (»Wenn ich im Badezimmer bin, ist es dann frühmorgens?«) Sie bringen hiermit ihre elementare Orientierungsschwäche zum Ausdruck.

Körperliche Erkrankungen mit Bettruhe können eine Regression begünstigen. Regressive Patienten erwarten, dass die Eltern zu Hause oder Betreuer in der Klinik immer größere Bereiche ihres Ichs stellvertretend übernehmen. Die Betreuer erleben, wie sie immer umfassender für das Wohlergehen, für die Regulierung innerer Spannungen, sogar für das Überleben ihrer Schützlinge verantwortlich werden. Sprachliche Äußerungen verlieren ihre Mitteilungsfunktion oder sind nur noch Geräuschkulisse, mit der sich die Patienten bemerkbar zu machen versuchen. Es treten vegetative Störungen auf. Hautallergien können neu auftreten oder sich verschlimmern.

Ein Teil der Prozesse innerhalb der Regressionen ist nicht im Verhalten der Jugendlichen, sondern nur in den mitlaufenden Erlebnisprozessen der Bezugspersonen greifbar. Der Umgang mit besonders tief regredierten Patienten darf nicht allein den engeren Bezugspersonen überlassen bleiben. Die Betreuung muss einen größeren Personenkreis einschließen. Auf der Psychotherapiestation muss die Betreuung von allen Teammitgliedern in Form eines speziell einzurichtenden Schichtdienstes mit getragen werden.

Dabei dürfen die vereinbarten pflegerischen Aktivitäten nicht naiv mit der Säuglings- und Kleinkinderpflege gleichgesetzt werden. Nur ausgewählte Elemente einer solchen Pflege können übernommen werden, zum Beispiel die Ritualisierung bei Ernährung und Körperpflege, das Zurücktreten der sprachlichen Kommunikation und das Angebot einer ständigen Verfügbarkeit. Es darf nie vergessen werden, dass es sich bei den Patienten in Wirklichkeit um Jugendliche handelt, die jederzeit wieder auf ihr übliches Funktionsniveau zurückkehren können. Oft verhalten sich die Jugendlichen ohnehin auf mehreren Niveaus gleichzeitig und behalten alterstypische Verhaltensweisen bei.

Die Versorgung in der Regression ist nicht nur auf konkrete körperliche Bedürfnisse gerichtet, sondern zielt darauf, den Patienten eine Atmosphäre des Gehaltenwerdens erfahrbar zu machen. Sie sollen dabei erleben, wie sie angesichts des drohenden Objektverlustes Halt erfahren und Bindungen zur Außenwelt bewahren können. Auf diese

Weise wird die Pflege des Patienten in der Regression auch zu einer wertvollen Beziehungserfahrung zwischen Patienten und Betreuern. Künftige Reifungs- und Entwicklungsprozesse können hierauf aufbauen.

Bisweilen wird regressives Verhalten durch den Beginn der neuroleptischen Behandlung ausgelöst. Klassische Neuroleptika verursachen aufgrund der extrapyramidalen motorischen Nebenwirkungen eine markante Veränderung des Körpererlebens. Die spontane Bewegungsbereitschaft wird herabgesetzt, der Muskeltonus kann sich erhöhen. Hinzu kommt die Komplikation der Frühdyskinesie mit ihren anfallsartigen unwillkürlichen Verspannungen der Muskulatur im Hals und Kopfbereich. Auf diese körperlichen Veränderungen können die Patienten verstört reagieren. Bisweilen scheint das Selbsterleben dieser Veränderungen eine psychische Dissoziation zu bewirken. In der Folge können sich die Nebenwirkungen durch dissoziative Zustände überlagern.

Nur in seltenen Fällen ist das regressive Verhalten mit einem Verlauf der Psychose im genuinen Sinne der Katatonie verbunden. Bewegungseinschränkungen, verlangsamte Bewegungen und manierierte Haltungen fallen hier schon vor Beginn der neuroleptischen Behandlung auf und lassen sich durch die antipsychotische Medikation nicht ohne weiteres abstellen. Das typische Dilemma besteht vielmehr darin, dass am Ende zwischen der spezifischen Katatonie und den iatrogenen Effekten der Neuroleptika nicht mehr unterschieden werden kann. Ohne Zweifel werden im Rahmen der Katatonie besonders starke psychische Regressionseffekte ausgelöst. Die Patienten versuchen ihre Hilflosigkeit zu ertragen, indem sie eine umfassende pflegerische Präsenz einfordern. Sie verhalten sich in ihrer körperlichen Hilflosigkeit wie tyrannische Kleinkinder. Unter dem hohen Muskeltonus der Sprechwerkzeuge verändert sich ihre Sprache zu einem Nuscheln. Hieraus ergeben sich Anreize, die Sprache absichtlich bis zu unverständlichem Brabbeln verkommen zu lassen und von den Pflegern zu erwarten, dass diese die Wünsche erraten. Sehr rasch entsteht die Notwendigkeit, die Patienten zu windeln und zu füttern. Sie müssen gebadet und gepflegt werden. In der Badewanne fühlen sie sich am wohlsten.

Die hier skizzierten schwer regressiven Zustände kommen gerade bei Jugendlichen häufiger auch ohne die für die Katatonie typischen Tonuserhöhungen der Muskulatur und die anderen Komplikationen der Katatonie vor. Psychopathologisch müssen die Zustände dann als Stuporen definiert werden. In einem Teil dieser Fälle hängen die stuporösen Zustände mit einer Halluzinose zusammen. Während des Halluzinierens versuchen die Patienten, indem sie sich in eine passive Haltung zurückziehen und ihr Bedürfnis nach körperlicher Versorgung nonverbal zum Ausdruck bringen, eine Verbindung zur Außenwelt zu erhalten. Diese gelingt ihnen nicht mehr über die sprachliche Kommunikation, weil ihre Aufmerksamkeit von den halluzinierten Stimmen immer wieder abgefangen wird.

Die Halluzinationen können ihrerseits als regressive Phänomene verstanden werden. Sie erinnern an frühe sensorische Überflutungen bei Säuglingen, die noch nicht sicher zwischen Ausgangspunkt und Ziel, Subjekt und Objekt einer Wahrnehmung diskriminieren können. Auch Säuglinge verschaffen sich in dieser Situation Reizschutz und Orientierung, indem sie körperliche Zuwendung anfordern. Die Krankenpflege bei halluzinierenden Patienten ist psychisch belastend. Nicht immer ergeben sich gute Gründe für körperliche Pflegemaßnahmen, mit deren Hilfe die Kontaktaufnahme strukturiert werden könnte. Wegen der Unmöglichkeit einer gerichteten Kontaktaufnahme fühlen sich die Betreuer in der Gegenwart der Patienten, während diese halluzinieren, wehrlos und desorientiert. Sie werden eingefangen von der diffusen Ausstrahlung der Patienten. Bewährt haben sich kurze Einsätze von einer halben bis einer Stunde nach festem Dienstplan. Die Betreuer müssen einerseits verfügbar sein, andererseits Abstand wahren. Die

Präsenz kann auch über Rufkontakt durch eine offene Zimmertür gewahrt sein, während sich ein Betreuer vor der Tür aufhält.

Die meisten stuporösen halluzinatorischen Regressionen sind in ihrem Verlauf selbstbegrenzend. Eine geeignete neuroleptische Medikation leistet hier einen unverzichtbaren Beitrag. Stets betreffen die Regressionen zudem nur Teilbereiche des psychischen Lebens. Regressive und progressive Tendenzen können unvermittelt nebeneinander stehen oder sich in die Quere kommen. Manche Patienten beharren noch eine Zeit lang auf Ritualen, die vorsehen, dass sie gefüttert werden, hören aber bereits wieder Rockmusik. Regressive und progressive Tendenzen können fast gleichzeitig ausgelebt werden. Nur wenige Patienten regredieren tief und andauernd.

Ohne Zweifel liegt in der Behandlung auf jugendpsychiatrischen Stationen ein genereller regressiver Anreiz. Der stationäre Alltag schützt seine Bewohner vor der Vielfalt des sozialen Lebens außerhalb der Klinik und nimmt ihnen alltägliche Entscheidungen ab. Die Patienten werden in feste geregelte Abläufe eingebunden. Diese Bedingungen mögen das Regredieren fördern, sind aber nicht ohne weiteres vermeidbar. Sie haben sich für die Behandlung akuter Psychosen bewährt. Die enge Betreuung schützt die akut kranken Patienten vor einer Reizüberflutung und hilft ihnen bei der Eingrenzung und Ordnung des Wahrnehmungsfeldes. Damit strebt der psychotherapeutische Rahmen in der Akutphase der Krankheit eine ähnliche Wirkung an, die auch von der neuroleptischen Behandlung erwartet wird.

Auf der anderen Seite müssen sich die Betreuer auf jugendpsychiatrischen Stationen ständig mit einem hohen Ausmaß von Unruhe und Widerspruchsgeist ihrer Patienten auseinandersetzen. Diese Auseinandersetzungen bestimmen den Charakter des stationären Alltags sehr viel eindrucksvoller als die versorgende und schützende Haltung im seltenen Falle einer Regression. Die notwendige Abschirmung akut verwirrter Patienten ist auf einer lärmenden jugendpsychiatrischen Station daher praktisch nur möglich, indem man sie auf ihr eigenes Zimmer beschränkt und ihnen Einzelbetreuung zukommen lässt. Wenn sich die Mitarbeiter zu dieser Sonderbehandlung entschlossen haben, schaffen sie damit in der Tat besondere Bedingungen, die einen Anreiz zur Regression bieten, ähnlich, wie Jugendliche ja auch zu Hause, sobald sie bettlägerig werden und besondere Betreuung erfahren, gewisse regressive Tendenzen entwickeln.

Trends in der psychiatrischen Versorgung gehen heute dahin, längere klinische Aufenthalte zu vermeiden und die Patienten frühzeitig wieder nach außen zu orientieren. Es ist fraglich, ob diese Trends den Bedürfnissen erstmals psychotisch gewordener Jugendlicher wirklich gerecht werden. Der in der akuten Phase der Erkrankung notwendige Reizschutz wird in den neueren Konzepten, begünstigt durch knappere Mittel der Krankenkassen, weniger als psychotherapeutische Leistung gewürdigt, als vielmehr mit Selbstverständlichkeit von den neuroleptischen Medikamenten erwartet.

Wir müssen dagegen halten, dass Regressionen im Rahmen der akuten erstmaligen Erkrankung nicht nur Symptome der Störung, sondern auch kreative Reparaturversuche sind und wichtige Beziehungswünsche enthalten, denen wir uns nicht nur pharmakotherapeutisch, sondern zwischenmenschlich stellen müssen. Besondere konzeptuelle Anstrengungen mit dem Ziel, Patienten vor ihren Regressionen zu bewahren, erscheinen jedenfalls verfehlt. Sie würden sich mit der irreführenden Erwartung verbinden, dass die Patienten noch früher als ohnehin schon entlassen und mit der Außenwelt konfrontiert werden könnten. Daraufhin müssten sie sich, wenn sie sich der Außenwelt nicht gewachsen fühlen, wiederum autistisch zurückziehen, um einer sozialen Überforderung auszuweichen. Statt des Regredierens böte sich ihnen als Kompensationsmöglichkeit allenfalls noch der paranoide Wahn. Damit würden sich die Patienten dauerhaft mit einem »verrückten« Verhalten einrichten, das die zukünftige Beziehungspflege weiter erschwert.

Nur etwa ein Drittel der Jugendlichen mit beginnenden Schizophrenien können über regressive Tendenzen überhaupt erreicht werden (du Bois und Günter 1998). Erst wenn sich regressive Tendenzen ankündigen, ergibt es Sinn, diese aufzugreifen und therapeutisch zu nutzen. Der therapeutische Nutzen kann also darin liegen, die Patienten mit ihren ursprünglichen Bedürfnissen neu und besser vertraut zu machen, sie mit ihnen zu versöhnen und eine fürsorgliche statt einer paranoid verzerrten Beziehung anzubahnen.

Oszillationen zwischen regressiven und progressiven Verhaltensmustern

Nach Überwindung der akuten Symptomatik, unterstützt durch die Neuroleptika, begeben sich die jungen Patienten gerne abrupt zurück in ein scheinbar alltagsnormales Verhalten. Dies kann beim ersten »Wetterleuchten« der Psychose bereits nach wenigen Tagen der Fall sein, in anderen Fällen geschieht dies nach einer längeren Phase regressiven Verhaltens. Bisweilen wird diese Flucht in die Alltagsnormalität auch erschwert durch die postpsychotische Negativsymptomatik mit Antriebsschwäche und Gleichgültigkeit. Am Ende kommt der Umschwung von der Krankheit zur scheinbaren Gesundheit für das Empfinden der Betreuer jedoch immer zu rasch und unvermittelt. Plötzlich wollen die Patienten wieder Diskotheken besuchen, Autofahren, Reisen, Konsumieren, Teil ihrer Clique sein und mit dieser herumziehen, in der Schule groß herauskommen. Dieses Streben wirkt nur dann »normal«, wenn man – gemeinsam mit den Patienten – darüber hinwegsieht, dass sie oft lange vor ihrer Erkrankung den Anschluss an die Normalität verloren hatten.

In diesen Augenblicken verweigern die Patienten die Erinnerung an die erst kurz zurückliegende dramatische Erkrankung. Es ist die Aufgabe der Teams oder Angehörigen, das Wissen um die Gefährdung und Schutzbedürftigkeit wach zu halten und auf diese Weise den Patienten zu einem möglichst stimmigen Bild von sich selbst zu verhelfen. Eine der Möglichkeiten, dies zu tun, ohne belehrend zu wirken, besteht darin, einen geringen Teil der regressiven Umgangsformen im Sinne eines Zitats weiter zu führen, obwohl die Regression nicht mehr vorherrscht (Günter und du Bois 1989).

Die Betreuung nach Überwinden der Regression muss um eine Vermittlung und einen Ausgleich zwischen den verdeckten regressiven und den nun vorherrschenden progressiven Tendenzen bemüht sein. Psychotische Symptome sind nicht mehr vorhanden. Die Bezugspersonen erkennen jedoch die Zerrissenheit und Widersprüchlichkeit des Verhaltens. Zu diesem Zeitpunkt werden bisweilen schon Entlassungen erwogen, aber noch kontrovers diskutiert. Wenn Entlassungen gewagt werden, müssen Rückfälle einkalkuliert und Wiederaufnahmen vorgeplant werden. Die gemachten Erfahrungen lassen sich mit den Patienten therapeutisch auswerten.

Die scheinbare Selbstsicherheit und Autonomie dieser *teilremittierten* Patienten liegt auf einer brüchigen Oberfläche. Sie ermöglicht eine grobe Orientierung in einer überschaubaren Realität. Das Sozialverhalten folgt noch starren Routinen, die ständig wiederholt werden. Die Stimmung der Patienten kann reizbar und auftrumpfend sein. Hinweise auf ihre verbliebene Gefährdung nehmen die Patienten nur widerstrebend zur Kenntnis. Vor allem auf dem vertrauten Terrain der Klinik oder unter der Aufsicht der Eltern können sich die Patienten von Irritationen freihalten. In fremden und ungewohnten Situationen verhalten sich die Patienten hingegen noch unsicher und hintergründig angstvoll.

Die Therapeuten werden unter Handlungs- und Entscheidungszwang gesetzt. Sie müssen agieren, reagieren und konfrontieren. Die Patienten fordern Lockerungen ihrer Regeln, die Reduzierung ihrer Medikamente, Ausgänge und Beurlaubungen. Die Verhandlungen können ermüdend sein. Jene Personen, die nicht im Alltag die psychische

Zerbrechlichkeit und Orientierungsschwäche der Patienten miterleben, können die Unangemessenheit ihrer Forderungen nur schwerlich entlarven. Oft kommen die Therapeuten oder die Eltern nicht umhin, dem Drängen nachzugeben, Risiken zu wagen und Rückfälle in Kauf zu nehmen. Bei allzu großer Unnachgiebigkeit droht die positive Übertragung auf die Therapie Schaden zu nehmen. Bei allzu großer Nachgiebigkeit drohen den Patienten demütigende Niederlagen und Rückschläge. Es will paradox erscheinen, dass wir unsere Patienten bisweilen wider besseres Wissen entlassen müssen. Dahinter steht die Erkenntnis, dass wir die mangelhafte Realitätsprüfung unserer Patienten nicht mehr mit den Mitteln der stationären Therapie beheben können, weil diese Therapie selbst zu weit von der Realität abgerückt ist. Wir benötigen an solchen Punkten den Eintritt der Realität von außen, das heißt von außerhalb des therapeutischen Raumes.

Die anzustrebende Haltung muss sich zwischen behutsamer Förderung und vorsichtiger Zurückhaltung hin- und herbewegen. Die Patienten dürfen weder vollkommen losgelassen, noch rücksichtslos an ihre Schwächen erinnert werden. Erinnerungen an psychotische Erlebnisse bleiben auch nach Abklingen der Psychose angstbesetzt. Sie lassen sich nicht pädagogisch verwerten. Die in der Remission zurückgewonnene Fähigkeit, sich von traumatischen Erinnerungen zu distanzieren, ist letztlich als positive Leistung zu würdigen. Zu würdigen ist weiterhin, dass sich die Patienten an progressive Entwicklungsziele heranwagen. Therapieabbrüche und vorzeitige Entlassungen verlaufen glimpflich, wenn die Beziehungen zu den Bezugsbetreuern, die zuvor eine regressive Phase begleitet haben, ambulant fortgesetzt werden können und auf diese Weise der Weg zu einer Wiederaufnahme geebnet ist.

Kleinere Rückfälle können sich – statt in Form einer produktiven Symptomatik – lediglich in Form bekannter regressiver Angewohnheiten ankündigen. Diese Rückfälle werden in den therapeutischen Teams regelrecht als Atempausen begrüßt, auch wenn der pflegerische Aufwand wieder höher wird. Dies dürfte daran liegen, dass die Beziehungen in den regressiven Phasen als stimmiger und echter erlebt werden, selbst dann, wenn die Patienten in ihren Regressionen wieder kränker wirken. Regressive Rückfälle nach dem Abklingen akuter schizophrener Symptome werden oft von postpsychotischen depressiven Verstimmungen begleitet.

Besonders heftige Widersprüche zwischen regressiven Phasen und hypomanischen Behauptungsversuchen erleben wir bei den schizoaffektiven Psychosen. Bei diesen kann es wiederholt geschehen, dass einmal gefundene Betreuungsformen korrumpiert werden und Betreuungsangebote fallengelassen werden. In depressiven Phasen gelingt über die regressiven Bedürfnisse ein vertrauensvoller Kontakt. Dieser wird anschließend in hypomanischen Phasen wieder verraten. Eltern und Betreuer fühlen sich also mit ihren Hilfsangeboten immer wieder im Stich gelassen. In der Alltagsbetreuung dieser besonders widersprüchlichen Patienten kommt es darauf an, ein möglichst dauerhaftes, alle Zustände umfassendes Bild der Patienten zu entwerfen, das die Höhen und Tiefen gleichermaßen abbildet. Eine solches Bild kann sogar schriftlich fixiert werden, damit es nicht in Vergessenheit gerät. Die schriftliche Entwicklungsskizze dieser Patienten kann als Leitfaden dienen, der es Eltern oder Betreuern ermöglicht, sich schnell genug an wechselnde regressive und progressive Zustände anzupassen, ohne völlig in ihnen aufzugehen oder mitgerissen zu werden.

Welche Parameter sichern den Befund einer Retardierung und wie wirken sich Retardierungen auf die Stabilität der psychischen Struktur aus?

Der Gesamteindruck einer verzögerten Entwicklung entsteht aus einem Mosaik von Auffälligkeiten, die sowohl im körperlichen wie im seelischen Bereich, schließlich auch im Bereich intellektueller Leistungen liegen können. Die körperliche Retardierung betrifft unter anderem die Ausprägung der sekundären Geschlechtsmerkmale, die sexuelle Funktionsreife, den Behaarungstyp, den Knochenbau, Gesichtsproportionen und Physiognomie, die Muskulatur, Körperform und Körpergröße und das Bewegungsbild. Hiermit sind Bereiche aufgezählt, in denen sich eine Entwicklungsverzögerung bemerkbar macht, die auch für eine medizinische Diagnostik in Betracht kommen. Wichtiger für diese Erörterung ist jedoch, dass diese körperlichen Merkmale beim Betrachter auch spontane Anmutungserlebnisse hervorrufen, für wie reif oder unreif – im umfassenden Sinne – er eine Person erachtet.

Für die psychologische »Wirkung« einer Retardierung sind freilich – abgesehen vom ersten Eindruck – die Verhaltensmerkmale wichtiger als die körperlichen Merkmale. Seelisch retardierte Jugendliche verhalten sich im zwischenmenschlichen Verkehr ahnungslos und unbeholfen. Sie haben Defizite in der Bewältigung alltagspraktischer Fertigkeiten wie Einkaufen, Körperpflege und Kleidung. Ihre Autonomieentwicklung ist rückständig. Ihr Sexualwissen ist lückenhaft. Sie unterscheiden nur unsicher zwischen Phantasie und Wirklichkeit und halten sich noch in Nebenrealitäten auf. Wir müssen versuchen, den Begriff der psychischen Unreife so zu fassen, dass er nicht automatisch mit intellektueller Schwäche synonym wird. Auch Individuen mit hoch entwickelten intellektuellen Leistungen können psychisch retardiert sein. Das beste Beispiel hierfür sind die Autisten vom Asperger Typ.

Bei der Definition von Retardierungen stehen wir in der Psychiatrie und Psychotherapie des Jugendalters vor großen Schwierigkeiten. Zum einen manifestieren sich Retardierungen innerhalb einer noch nicht abgeschlossenen Entwicklung, zum anderen verbinden sie sich bereits mit einem Krankheitsprozess. An diesem sind, wie wir am Beispiel der schizophrenen Erkrankungen gezeigt haben, neben Retardierungen auch umfangreiche regressive Mechanismen beteiligt. Beide, Retardierungen und Regressionen tragen zur Ausgestaltung psychischer Krankheiten bei und bedingen sich gegenseitig.

Nicht jede Form der Retardierung und nicht jede Form einer funktionellen Regression schlagen als Vulnerabilitätsfaktoren zu Buche oder lösen eine psychische Erkrankung aus. Eine Retardierung tut es dann nicht, wenn sie nur partiell ist und durch ein stützendes Umfeld und gelungene Weichenstellungen ausgeglichen wird. Eine Regression tut es dann nicht, wenn sie in den Dienst des Erhaltes von Ich-Funktionen gestellt werden kann und dazu dient, deren Krisen abzuwehren. In jedem Fall sind Regression und Retardierung wichtige Kenngrößen bei der Herausbildung der psychischen Struktur. Unter Struktur verstehen wir die Fähigkeit des Menschen, sich unter alltäglichen Bedingungen affektiv zu steuern, sich in der Wirklichkeit und innerhalb von Beziehungen und mit sich selbst zurechtzufinden. Struktur ist die Gesamtheit der adaptiven Vorgänge, die das Selbst in eine Beziehung zu den »Objekten« bringt und in die Lage versetzt, sich zu regulieren (Rudolf 1993).

Eben diese Struktur ist jedoch einem Entwicklungsprozess unterworfen. Wir verstehen Entwicklung als einen lebenslangen offenen Prozess (Oerter und Montada 2002). In diesem sind Regression und Retardierung keine festen Größen, sondern Variablen, die in verschiedenen Lebensphasen entweder protektiv oder pathogen sein können. Dennoch kommen wir nicht umhin, den Begriff Retardierung in die Nähe eines Defizitmodells zu rücken, während wir den Begriff der Regression stärker mit der Möglichkeit einer dynamischen Anpassung verbinden.

In der Kindheit werden verschiedene aufeinander abgestimmte und jeweils hoch entwickelte Organisationsformen psychischen Lebens durchlaufen. In der Tradition der Piaget'schen Entwicklungspsychologie stellen wir uns den Übergang von einer Organisationsform in die nächste nicht kontinuierlich, sondern stufenförmig vor. Nach einer Phase erhöhter Spannung und Irritation betritt das Individuum die nächste Stufe. Die Schritte der vorbereitenden Strukturanpassung sind nach außen hin kaum wahrnehmbar.

Auf den unterschiedlichen Entwicklungsstufen gelten unterschiedliche normative Erwartungen bezüglich der Struktur. Auf jeder Entwicklungsstufe sind die Strukturen in sich schlüssig. Entwicklungsaufgaben des jeweiligen Alters können besonders gut gelöst werden. Die Komplexität ist auch auf den frühen Entwicklungsstufen schon relativ hoch. Jede Entwicklungsstufe hat ihre spezifische Vulnerabilität (Resch 1996). Sie liegt dort, wo eine besonders rasante Entwicklung ansteht. Diese betrifft im Säuglingsalter die Entwicklung des Reizschutzes, der Affektkontrolle und der Kontrolle körperlich autonomer Funktionen, im Kleinkindesalter die Entwicklung der psychischen Autonomie und der symbolischen Kommunikation und im Schulalter die Durchdringung der objektiven Welt.

Zur Klärung der Frage, ob eine Entwicklung als altersentsprechend oder als retardiert zu betrachten sei, eignen sich insbesondere die Fortschritte des Kindes beim Aufbau von *Erfahrungsschemata* (Repräsentanzen), mit denen es sich und die Außenwelt erfassen kann. Dabei gelangt das Kind von der Stufe *enaktiver* Erfahrungen, die über den Handlungsvollzug gewonnen werden, zu verschiedenen Stufen *sprachlich symbolischer* Erfassung, die eine immer schärfere Trennung von Phantasie, Schein und Wirklichkeit ermöglichen.

Tatsächlich werden gerade kognitive Repräsentanzen von Selbst und objektiver Welt besonders stabil erworben. Von Hartmann (1972) wurden Parameter der kognitiven Entwicklung erstmals als wichtiger Bezugsrahmen für die Beurteilung der Ich-Funktionen im Rahmen einer psychodynamischen Metapsychologie gewürdigt. Andere Parameter der Ich-Entwicklung, etwa die Autonomie und die Affektkontrolle, unterliegen stärkeren Schwankungen.

Weniger brauchbar für eine stabile Einschätzung des Entwicklungsstandes sind auch die von A. Freud (1972) vorgeschlagenen *Entwicklungslinien*, auf denen die fortschreitende Beherrschung und Sublimierung der oralen und analen Bedürfnisse, die Übernahme von Verantwortung für den eigenen Körper und dessen Sexualität und schließlich die Fortentwicklung der Beziehungsmuster und Abhängigkeitsbedürfnisse beurteilt werden. Alle genannten Parameter der Entwicklung gelten immer nur für bestimmte Patienten im Kontext ihrer eigenen Biographie und können außerdem leicht in den Sog regressiver Krisen geraten. Sie bleiben lebenslang in Gefahrenzonen angesiedelt und erlangen an kritischen biographischen Stationen neue Bedeutungen.

Demgegenüber können wir uns bei den erwähnten Stufen der kognitiven Entwicklung darauf verlassen, dass sie die erreichte Entwicklungshöhe stabil anzeigen. Nur psychotische Erkrankungen sind in der Lage, sogar das kognitive Niveau noch einmal zu erschüttern. Gerade bei sehr frühen Psychosen kann dabei die Unterscheidung zwischen Entwicklungsprozess und Krankheitsprozess schwierig werden. Wir müssen sowohl annehmen, dass die Psychose einen Entwicklungsrückschritt provoziert, wie auch, dass der Psychose Entwicklungsdefizite vorausgegangen sind, die den Ausbruch der Krankheit begünstigt haben. Besonders eindrucksvoll ist die Verschmelzung von Retardierung und Psychose bei den hebephrenen Psychosen (Kretschmer 1982). Aber auch außerhalb der klassischen Hebephrenie existieren psychotische Symptome, die einen Bezug zur Retardierung aufweisen, zum Beispiel bestimmte Sonderformen des Wahns. In diesen spiegeln sich kleinkindliche Muster des Umgangs mit Nebenrealitäten und Phantasiebegleitern. Die Patienten tauchen in ihre Wahnerlebnisse ein, wie Kinder in eine Nebenrealität oder ein Phantasiespiel eintauchen. Wenn die Patienten während ihres wahnhaften »Spiels« unterbrochen werden, reagieren sie mürrisch oder aggressiv. Sie können jedoch nicht ähnlich frei, wie dies beim kindlichen Spiel möglich wäre, in die normale Realität zurückkehren. Der *Überstieg* (Conrad 1979) ist nicht ohne weiteres möglich.

Die szenischen Spiele haben durchaus Ähnlichkeiten mit einem schizophrenen Wahn. Die Patienten reagieren auf halluzinierte Stimmen. Sie sind in diesen Zuständen für Außenreize kaum aufnahmefähig. Dennoch imponieren diese Halluzinationen immer wieder auch so, als wollten die Patienten einer widrigen Realität ausweichen. Die Patienten sind zum Beispiel mit ihren Stimmen befreundet oder in diese verliebt. Die Stimmen sind nicht unangenehm oder verfolgend. Eine Patientin war zum Beispiel in ihrem Wahn mit einem englischen Prinzen liiert, der auch tatsächlich englisch sprach und dem sie auf Englisch antwortete. In diesem systematisierten Wahnsystem spielten paranoide Anteile nur eine geringe Rolle. Der Wahn kann therapeutisch kaum beeinflusst werden. Auch bei lebhaftem Halluzinieren bleibt das Denken klar und zusammenhängend.

Einzelne Elemente eines solchen szenisch durchgebildeten, spielerisch anmutenden Wahns klingen häufiger bei retardierten Patienten an. Sie sind freilich selten so ausgeprägt wie im vorigen Beispiel. Bisweilen existieren fließende Übergänge zu den kindlichen Phantasiebegleitern. Dabei können die Patienten zwischen den Phantasiegefährten und anderen eher schizophrenietypischen Formen des Halluzinierens unterscheiden. Sie können zum Beispiel beschreiben, dass sich die Phantasiegefährten willentlich herbeirufen lassen, während die anderen »Stimmen« einen verfolgenden Charakter haben, der sich der Kontrolle entzieht. Eine 19-jährige Patientin konnte freundliche Gestalten zu sich sprechen lassen, die sie auch optisch aus Tapetenmustern und Büschen in der Natur hervorkommen sah. Sie unterschied diese Stimmen klar von anderen, die sie als Hure beschimpften.

Die hier beschriebenen Patienten verteidigen ihren Wahn mit großer Beharrlichkeit. Während es sich bei Wahnstörungen normalerweise empfiehlt, eine realistische Gegenposition einzunehmen, so kommt es bei den hier beschriebenen Sonderformen auch in Betracht, eine wahnkonforme Rolle zu spielen und gewissermaßen in den Wahn einzusteigen. Das wichtigste Ziel ist es, auch wenn die Patienten an ihren Wahnvorstellungen festhalten, dass sie eine Beziehung zum Therapeuten aufnehmen. Auf dem Wege dieser Beziehung sollen die Patienten angeregt werden, sich innerhalb ihres Wahns mit Aspekten der realen Person des Therapeuten auseinanderzusetzen. Patienten werden sich hierauf aber nur einlassen, wenn der Therapeut die Bedürfnisse erkannt hat, die im Wahn zum Ausdruck kommen.

Therapeuten finden sich im phantasmatischen Wahn retardierter Patienten besser zurecht, wenn sie sich diesen als eine Variante des kindlichen Spiels vorstellen. Der Einstieg in den Wahn erfolgt auf dieselbe Art und Weise, wie Erwachsene auf die Spieleinfälle von Kleinkindern einzugehen und mitzuspielen versuchen. Dabei sollte sich das Spiel vom halluzinatorischen Stadium allmählich zum Stadium des Regelspiels weiterentwickeln. Am Ende sollten die Patienten in der Lage sein, geleitet durch ihre Therapeuten, auf das wahnhafte Spiel dann und wann zu verzichten und sich zwischen dem Wahn und der Realität gewandter hin und her zu bewegen (Benedetti 1987).

Ein anderer Modellfall für die pathoplastische Bedeutung von Retardierungen sind schwer körperbehinderte Jugendliche. Diese haben unter Umständen nur geringe Möglichkeiten des emotionalen Ausdrucks und Austausches und sind daher in ihrer gesamten emotionalen-kommunikativen Entwicklung tief reichend beeinträchtigt. Jeder stark retardierte Mensch ist unweigerlich auch sozial und emotional fehlangepasst. Diese Fehlanpassung kann entweder, bei akuter Verschlimmerung, einer psychischen Störung oder, im Dauerzustand, einer Retardierung zugerechnet werden. Soziale Fehlanpassungen können sich zum Beispiel dramatisch verschlimmern, wenn Behinderte in eine ungeeignete Umwelt versetzt werden oder mit unerfüllbaren Erwartungen konfrontiert werden (du Bois 1999). Andere Fehlanpassungen rühren daher, dass Retardierungen asynchron verlaufen. Eine frühe körperliche Reifung kann die psychische Unreife zum Beispiel verdecken und zu Überforderung führen, weil die Umwelt zu hohe Erwartungen hegt. Die Retardierung wird in allen genannten Fällen zum Stolperstein bei der Entwicklung einer psychischen Störung. In allen genannten Fällen ist die Pathologie in zwei Schritten zu beurteilen: In einem ersten Schritt muss der Grad der Einschränkung in der Entwicklung bemessen werden; im zweiten Schritt muss die aktuelle psychische Störung erfasst werden.

Auch in ihren besten Zeiten bleiben die entwicklungsverzögerten Menschen auf Führung und Stützung oder rigide Routinen angewiesen. Diese Hilfen bleiben auch dann unverzichtbar, wenn erlernte Verhaltens- und Verstehensmuster makellos zu funktionieren scheinen. Der Wegfall einer oft nur marginalen Hilfe oder einer typischen Routine kann die psychischen Strukturen zum Einsturz bringen und Kurzschlussreaktionen (auch sexuell unangepasstes Verhalten) hervorrufen (Asperger 1968). Dieses Phänomen erklärt sich mit der Rigidität und geringen Anpassungsbreite der Verhaltensschemata sowie mit verdeckten, noch sehr intensiven Bindungsbedürfnissen, dem Angewiesensein auf die unmittelbare Präsenz einer Person zur nonverbalen intuitiven Orientierung und einem Mangel an echter sprachlich-symbolisch abgesicherter Autonomie. Im Kapitel über Not- und Krisensituationen wird nochmals erläutert, warum sich viele dramatische Krisen retardierter Patienten folgenlos auflösen, wenn eine äußere Grundstabilität wieder hergestellt werden kann.

Schlussfolgerungen

Wenn wir die Krisen der psychisch Retardierten und Behinderten Revue passieren lassen, erkennen wir in dem kindlich anklammernden hilflosen Verhalten zugleich klassisch regressive Phänomene. Sie dienen der Verhinderung eines völligen strukturellen Zusammenbruchs und dem Schutz vor einer Reizüberflutung chaotischen Ausmaßes. Diese Phänomene unterscheiden sich in nichts von den Regressionen der Nicht-Retardierten, auch insofern, als sie anhand ihrer zeitlichen Begrenzung von dem sonstigen Funktionszustand, in dem sich die Patienten außerhalb ihrer Krisen befinden, klar unterschieden werden können.

Wo, wie hier, Retardierung und Regression sich begrifflich so eng begegnen, sind weitere Spekulationen erlaubt: Was, wenn jede Retardierung ursprünglich als physiologische Regression des Nervensystems ihren Anfang genommen hätte und dem Föten und Säugling gewissermaßen als regressive Selbstblockade und als Schutz vor Überreizung und intrinsischer Überforderung gedient hätte?

Mit einer solchen Spekulation wäre der Unterschied zwischen Regression und Retardierung so gut wie aufgehoben. Theoretisch spricht vieles zugunsten einer solchen Aufhebung. Was spräche theoretisch gegen ein Entwicklungsmodell mit einem flexiblen Nebeneinander und Gegeneinander von regressiven und progressiven Entwicklungskräften und ohne die Annahme von festen »Entwicklungsstufen« nach Piaget'schem Muster? Brainerd (1984) beklagt, dass bei Piaget ein kontinuierlicher Entwicklungsprozess künstlich in ein »typologisches« System gezwängt werde. Es ist methodenkritisch in der Tat reizvoll, die Unterschiede zwischen Regression und Retardierung nur noch als graduell zu betrachten. Bei Retardierungen läge der Akzent in einem höheren Beharrungsvermögen der entwicklungshemmenden Kräfte, bei Regressionen läge der Akzent in der punktuellen, zeitlich begrenzten Einwirkung derselben Kräfte.

Bei einer praktischen Erprobung dieses Denkmodells stößt man freilich rasch auf dessen Grenzen und Unmöglichkeiten. Jeder Therapeut ist bei Kindern und Jugendlichen gezwungen, den Stand der Entwicklung zu reflektieren und alle Parameter zu erfassen, aus denen sich dieser Stand ablesen lässt. Bereits bei psychisch gesunden Jugendlichen stellt sich diese Aufgabe. Wenn es zusätzlich um die Bewertung von psychischen Auffälligkeiten geht, ist stets zu entscheiden, ob sich diese aus einem Rückstand der Entwicklung oder aus der augenblicklichen seelischen Strukturschwäche oder, was meist der Fall sein wird, aus beidem herleiten lassen.

Je nach dem Reifestand unserer Patienten hegen wir unterschiedliche Erwartungen, welche Anpassungsleistungen wir dem Kind zutrauen dürfen und welche seelischen Erscheinungen wir noch für normal halten. Bereits die »normale« Entwicklung führt im Kindes- und Jugendalter zu so tiefreichenden Veränderungen, dass sich die Veränderungen, welche durch psychische Störungen hervorgerufen werden, dagegen geringfügig ausmachen. Schon aus diesem Grund ist eine an Normen orientierte Unterteilung dieser gewaltigen Entwicklungsstrecke erforderlich.

Eng an diese Unterteilung und an die Stufenlehre von der kognitiven Entwicklung anknüpfend, müssen wir sodann die Verzögerungen des Reifungsprozesses erfassen. Somit sollte vor der Bewertung des Ausmaßes einer aktuellen Regression ein Prüfschritt erfolgen, der sich mit dem Ausmaß einer eventuellen Retardierung beschäftigt. Praktische und klinische Erwägungen zwingen uns dazu, Regression und Retardierung als getrennte Aspekte einer Entwicklungspathologie zu behandeln.

Kasuistik

Diagnose:

V. a. schizotype Störung (F21)
V. a. dissoziativen Stupor (F44.2)
V. a. Persönlichkeitsänderung nach Extrembelastung (F62.0)
Z. n. reaktiver Bindungsstörung (F94.1)
Persönlichkeitsrisiko Typ A

Achse V
1.0 Mangel an Wärme in der Eltern-Kind-Beziehung
1.2 Feindliche Ablehnung
4.1 unzureichende Aufsicht
5.1 abweichende Elternsituation

Carola, 15 Jahre, drittältestes von fünf Mädchen, davon vier in häuslicher Gemeinschaft mit der Mutter. Die Mutter: arm und von Sozialhilfe lebend, verhärmt, rechtschaffen, verschlossen vorwurfsvoll. Der Vater: Kroate, in der Kleinstadt berüchtigter illegaler Händler und Dolmetscher, der nur sporadisch mit der Mutter in ehelicher Gemeinschaft lebt und sie aushält, vor 2 Jahren von der Mutter geschieden und aus Deutschland zwangsausgewiesen. Entwicklung von Carola: Mit 8 Monaten gelangt sie wegen Obdachlosigkeit und drohender Verwahrlosung sowie tuberkulöser Erkrankung der Mutter in ein Pflegeheim, später wegen angeblich autistischen Verhaltens in eine Behinderteneinrichtung, in der sich bereits die älteste als Säugling an tuberkulöser Meningitis erkrankte Schwester befindet. Diese Schwester ist oligophren. Mit 4 Jahren, nach lediglich drei Besuchen der Mutter während der gesamten Zeit, wird Carola von der Mutter abgeholt. Sie verweigert zunächst alle Kontakte, ist nicht sauber, aggressiv und motorisch ungeschickt, kann z. B. kaum Treppensteigen, schabt Löcher in Türen usw. In der Folgezeit erholt sie sich jedoch verblüffend rasch, wird normal eingeschult und gilt fortan als erfolgreich, in der Schule eine Einserkandidatin, jetzt 9. Klasse des Gymnasiums, etwas kontaktarm, lieb und folgsam.

Die jetzige Problematik reicht etwa ein Jahr zurück. Seither zieht sich Carola langsam und unmerklich zurück, bei einem Schüleraustausch in England ist sie plötzlich aufgeschlossen, sogar ungewöhnlich lebhaft. Dann fällt allen eine Veränderung auf. Carola verweigert Essen und Trinken, bis sie nach Azeton riecht, isst dann wieder heimlich, nimmt 6 kg ab, leidet seit 6 Monaten unter Amenorrhoe. In der Schule schweigt sie, gibt leere Zettel ab, trägt seit 6 Monaten auch bei eisiger Kälte weder Schuhe noch Strümpfe, trägt die Jeans hochgekrempelt, zieht sich Abszesse und Wunden zu, die sie nicht beachtet. Mit ihren Geschwistern spricht sie manchmal belanglos, mit der Mutter kaum noch. Sie fragt merkwürdig: »Was ist eine Oper, was ist ein Auto?«

Sie streunt herum, auch nachts, verdreckt dabei, verbringt viele Stunden am Tag auf der Toilette ohne Licht. Sie müsse dort »nachdenken«. Sie verharrt stundenlang zum Staunen der Nachbarschaft vor einem Haus, in dem ein älterer Junge wohnt, der ihr nach flüchtiger Bekanntschaft auszuweichen versucht, bis dessen Eltern sie verjagen. Zuhause schließt sie alle Türen, löscht alle Lichter, räumt immer wieder ihre Kleidungsstücke auf dem Boden zu kleinen Haufen. Sie weigert sich zu sitzen und steht nur noch. Schulbesuch, Pfadfindertreffen, Messdienerpflichten in der katholischen Gemeinde und Freundschaften werden abgebrochen.

Nach der stationären Aufnahme ist Carola während mehrerer Wochen mutistisch, macht jedoch seltene, sehr beiläufige Gesprächsbemerkungen, die aber ratlos und ohne Zusammenhang wirken: »Was soll das denn, ach so, ich weiß schon, es geht schon … «, und von einem Achselzucken begleitet sind. Carola wirkt dabei unerreichbar. Sie nimmt an klassische griechische Statuen erinnernde scheinbar zwanglose Posen ein, die sie stundenlang beibehält. Sie zeigt kein Interesse an den Mitpatienten. Der Eindruck ist uneinheitlich: barfuß stundenlang im Freien stehend, wirkt Carola asketisch und entsagungsvoll, rechtfertigt sich manchmal mit Hinweisen auf die »Natur«, die »frische Luft« usw. Carola verharrt herausfordernd in Sichtweite der Station, beim Hereinholen läuft sie fort, lässt sich jedoch einfangen. Die Manöver mit erneutem Entweichen laufen mit gewisser Koketterie ab. Dennoch ergibt sich durch Zunahme autoaggressiver Tendenzen bei weiterer Verwahrlosung eine bedrohliche Situation, die das Verschließen der Stationstür erfordert. Carola entwickelt in dieser Zeit aus einem Insektenstich am Oberschenkel durch Manipulationen einen Abszess, aus dem sich nach Inzision 300 ml Eiter entleeren. Während eines 10-tägigen Zwischenaufenthaltes auf einer kinderchirurgischen Station sind tags und nachts durchgehende Sitzwachen erforderlich. Das chirurgische Pflegepersonal zeigt sich trotz reger psychiatrischer Konsiliartätigkeit überfordert. Carola verschwindet von der Station, fügt sich neue Verletzungen zu und schließt sich auf diversen Toiletten ein. Die festen Terminverabredungen mit den Bezugspersonen werden während der chirurgischen Behandlung beibehalten. Bei einer Gelegenheit bricht die schweigsame und sonst undurchdringliche Carola hierbei in heftiges Schluchzen aus, als am Nachbarbett ein von seinen Eltern nicht besuchtes Kleinkind von einer Schwester liebkost wird. Nach der Rückkehr in die Jugendpsychiatrie wird die chirurgische Behandlung zunächst im Einzelzimmer mit Sitzwachenbegleitung fortgesetzt. Carola beginnt sich mit kleinen Puppen und Figuren sowie mit Schnittbögen zu beschäftigen und lässt sich Märchen vorlesen. Nach 2 Wochen drängt sie jedoch in die Patientengruppe und in ihr altes Zimmer zurück. Dort setzen bei zunehmender Unruhe erneute stereotype Handlungen ein, z. B. Türenschlagen, Schalter bedienen, Kleidung räumen, Toilettensitzungen, Ess- und Schlafverweigerung, Verweigerung von Körperpflege und Weigerung zu sitzen. Eine neuroleptische Therapie mit Haldol wird zunächst akzeptiert, dann mit verzweifeltem Widerstand abgewehrt. Eine Frühdyskinesie tritt auf und wird mit Akineton intravenös und oral behandelt. Am dritten Tag der Medikation stellt sich ein dramatisches kataton-stuporöses Zustandsbild ein. Die Medikation wird abgesetzt. Carola liegt über weitere drei Tage steif und mit kalten Extremitäten leise wimmernd, mit zurückgebogenem Kopf, ohne zu fixieren im Bett, nässt ein und wird mit Brei gefüttert. Die katatone Symptomatik klingt anschließend ab. Eine dreiwöchige kontinuierliche Betreuung am Bett, mit Hilfen bei der Körperpflege, bei den Mahlzeiten, bei Aufsteh- und Zubettgehritualen schließt sich an. Diese Betreuung wird von 7.00 bis 20.00 Uhr überwiegend von den beiden Bezugspersonen geleistet. Erstmals entwickeln sich zwischen diesen und der Patientin emotional stimmige Beziehungen. Bestimmte Rituale werden aufrechterhalten, als Carola bereits wieder an den gemeinschaftlichen Aktivitäten der Station teilnimmt, die Klinikschule besucht und sich frei in der Stadt bewegt.

Zu Beginn der Behandlung wurde die Tragweite der Krise bei Carola unterschätzt. Der Wandel der Einschätzung vollzog sich unter heftiger emotionaler Teilnahme der Bezugspersonen. Während der Zunahme des zwanghaft autoaggressiven Verhaltens bis zur katatonen Krise löste die Patientin in den Bezugspersonen widerstrebende Gefühle von Fürsorgebereitschaft, Ohnmacht, Angst und Wut aus, während die regressiven Bedürfnisse bei der Patientin angedeutet und dann wieder geleugnet wurden. Die wöchentlichen Supervisionen der Bezugspersonengruppe bemühten sich um eine Bewältigung der Gegenübertragungsphänomene. Erst mit der dramatischen Zunahme der kataton-stuporösen Symptomatik, unter der sich auch die regressiven Tendenzen vertieften und verdeutlichten, gelang der Aufbau stimmiger Beziehungen. Es kam zu stillschweigenden Verständigungen mit der Patientin, was die zahlreichen rituellen Handlungen bedeuten könnten, sei es, dass die Bedeutungen immer vorhanden gewesen waren, sei es, dass sie nunmehr durch die Anteilnahme der Bezugspersonen gemeinsam neu »erfunden« wurden. Die anfangs beziehungslosen Rituale der Selbstverletzung, der Entblößung der Füße, der Essverweigerung, des Türenschlagens, des Lichtlöschens, der Toilettensitzungen und anderer Handlungen verwandelten sich bei einem fast spielerischen Gebrauch zu symbolischen Verständigungsmitteln. So bestand Carola in endlosen Wiederholungen darauf, barfuß und dürftig bekleidet ins Freie zu gehen, womit sie ihre Versorgungsbedürfnisse ebenso wie ihr Autonomiestreben mit einer mütterlich identifizierten Bezugsbetreuerin aushandeln konnte. Andererseits konnte Carola das gleiche Symptom mit sexueller Symbolik versehen, wenn sie unter den Blicken männlicher Betreuer unendlich langsam aus ihren Schuhen glitt. Später gelang es ihr bei Besuchen der Mutter, dem zentralen Problem einer tief empfundenen Verletzung so Ausdruck zu verleihen, dass sie sich mit dem Fingernagel eine tiefe Kerbe ins Handgelenk drückte, ohne sich weiteren Schaden zuzufügen. Bei anderen Gelegenheiten beherrschte Carola aktuelle Aggressionen, indem sie auf die Toilette ging, um heftig zu pressen. Die Symptome bekundeten so ihre sinn- und problembezogene Funktion.

Zu jeder ihrer drei wichtigsten Bezugspersonen bildete Carola bestimmte ritualisierte Umgangsformen aus. Neben konkreten Situationen, die an die Regressionserfahrung anknüpften und der Rückversicherung einer zuverlässigen und stets verfügbaren Betreuung dienten (Märchen vorlesen, Baderituale), suchte Carola später Gespräche über Sexualität, ihre Beziehung zur Mutter und über Diätfragen. Es kam zur Rückbesinnung auf den verschollenen kroatischen Vater. Beim Essen wurde eine Lust-Versagungsproblematik ansprechbar. Carola entwickelte Vorstellungen zu einem asketischen Lebensideal. Damit erstreckte sich – gewissermaßen nach Wiederholung der psychosexuellen Entwicklung im Zeitraffer – der weitere Umgang mit Carola zunehmend auf Ideale, Interessen und den Entwurf einer Zukunft. Die pubertätsspezifischen Auseinandersetzungen um Identität, Autorität und Sexualität nahmen einen zentralen Raum ein.

Zwei Monate vor der Entlassung setzte die Menstruation wieder ein. Carola wurde zur Klassenwiederholung auf einem örtlichen Gymnasium angemeldet, begab sich jedoch heimlich in ihre 80 km entfernte Heimatschule wo sie nach 11-monatiger Abwesenheit den Unterricht in der alten Klasse wieder aufnahm. Aus dieser wesentlichen und selbst getroffenen Entscheidung ergab sich, dass Carola unverzüglich aus der 8-monatigen stationären Behandlung entlassen werden musste und auf einen Schulversuch unter dem Schutz der Klinik verzichten musste. Die bisherige ambulante Nachbetreuung erfolgt wegen der schwierigen Verkehrsverbindung in lockerer Form 6- bis 8-wöchentlich durch den ehemaligen stationären Therapeuten. Der bisherige Verlauf bestätigt die positive Wende der früheren Persönlichkeit zu mehr Spontaneität und Kontaktfähigkeit. Ein Jahr nach der Entlassung kann sich Carola kaum an das Ausmaß ihrer Symptomatik, wohl aber an die Verhaltensweisen und Reaktionen der Betreuer erinnern. Ihren eigenen Fortschritt sieht Carola darin, wesentliche Auseinandersetzungen mit den Betreuern in ihrem Sinne überstanden zu haben. Lediglich ihre Bettlägerigkeit während der katatonen Krise schätzt Carola als Krankheit ein.

Nachlese

Die hier angestrengten Differenzierungen ztwischen Regression und Retardierung mögen uns etwas sperrig vorkommen, wenn wir bedenken, dass die dort aufgeworfenen Fragen eigentlich von uns tagtäglich auf pragmatische Art und Weise in der Therapie gelöst werden müssen.

Stellen wir uns auf den Standpunkt der Retardierung, so betrachten wir Patienten, die schlicht noch nicht so weit entwickelt sind, wie sie es vom Alter her eigentlich sein sollten. Einen gewissen Orientierungsrahmen bietet uns die kognitive Entwicklungspsychologie. Mit 12 Jahren hat ein Jugendlicher in der Regel aufgehört zu spielen. Er reflektiert seine Situation von außen. Er kann vor allem sich selbst von außen beobachten und sich mit den Augen der anderen betrachten *(Perspektivenkoordination aus der Sicht eines Dritten)*. Er sieht, dass seine eigenen Wünsche nicht diejenigen der anderen sind und berücksichtigt dies, wenn er mit anderen Personen umgeht. Klinisch bedeutet dies, dass man Jugendliche ab diesem Alter danach fragen kann, wie sie zu sich selbst stehen und was sie von den Ansichten der Eltern halten, auch ihre eigene Person betreffend. Natürlich hängt der Eindruck des Reifestandes auch vom sozialen Verhalten, von der Emotionalität, der sexuellen Reife, dem Niveau der moralischen Urteilsbildung und anderem ab, das hier nicht näher erörtert werden soll.

Alle Rückstände auf diesen Gebieten halten wir jedenfalls für nur langfristig durch Reifung und weiteres Wachstum lösbar, oder der Glauben an eine Weiterentwicklung fehlt uns gänzlich. Bei retardierten Patienten fällt es uns schwer, ein Versagen, ein kindisches Verhalten, einen Mangel an Interesse oder andere psychische Mangelzustände mit aktuellen Belastungen, Krisen, einer unbewussten Abwehrstrategie oder mit einem Krankheitsprozess zu begründen. Wir neigen stattdessen zur Annahme eines »Defektes« oder Defizits. Uns imponiert das Beharrungsvermögen der Störung. Wir werden vom Eindruck bestimmt, dass die Patienten im Wesentlichen schon immer so waren wie sie jetzt sind. Ähnlich stufen wir Patienten ein, die auf uns »ausgebrannt« wirken. Die Wirkung ergibt sich, weil niemand die Patienten anders in Erinnerung hat oder sich vorstellen kann, dass sie in Zukunft anders sein könnten. Die Pathologie scheint in den Grundaufbau der Person einzugehen. Die Retardierung wird wahrgenommen als Teil der Konstitution und der Natur der Patoenten.

Ganz anders, wenn wir uns auf den Standpunkt der Regression begeben. Wir erkennen oder vermuten hinter dem nicht altersentsprechenden Verhalten das Ringen des Subjekts um einen Ausweg aus einer unerträglichen Belastung und Anspannung, Überforderung und Angst. Wir verstehen die Regression als Fluchtreaktion, als Ausweichmanöver, Schonhaltung, Versteckspiel oder Notbremse. Wir haben erlebt oder können nachvollziehen, dass die regredierten Patienten einmal weiter waren oder kurz davor sind, sich wieder sehr viel reifer und kompetenter zu verhalten. Wir haben vielleicht miterlebt, wie die betroffenen Patienten in die Regression hineingeraten sind oder haben sie absichtlich zum Regredieren eingeladen. Wir können uns vorstellen, dass die Patienten mit unserer Hilfe aus der Regression wieder herauskommen. Wir können uns sogar vorstellen, den Patienten aus therapeutischen Gründen die Regression zuzugestehen.

Im Falle der Retardierung und im Falle des »Defektes« haben wir wenig Auswahl bei den therapeutischen Mitteln. Wir müssen Geduld aufbringen und uns bescheiden. Wir müssen langfristige Ziele setzen. Wenn die Patienten müde und interesselos sind und sich vernachlässigen, greifen wir in die Planung ihres Alltags ein und geben ihnen Ziele vor. Wir leiten sie an bei der Selbstversorgung und akzeptieren das geringe Niveau ihrer Autonomie.

Im Fall der Regression ist das Spektrum therapeutischer Möglichkeiten größer. Wir können ähnlich vorgehen, wie eben beschrieben, wenn wir den regredierten Patienten zugestehen, dass sie wie ein Kind versorgt werden möchten. In anderen Fällen ziehen wir es vor, solchen Patienten die Versorgung zu verweigern und sie mit ihrer Regression »auflaufen« zu lassen. Die Entscheidung ist abhängig von der therapeutischen Beziehung und der Interpretation des Krankheitsverlaufs.

Wir können auch einer analytischen Entwicklungspsychopathologie folgen und pathologische Symptome weitgehend als Überreste einer psychischen Struktur auf früherer Entwicklungsstufe zu verstehen. Viele pathologische Phänomene sind in der Entwicklung irgendwann physiologisch gewesen. Mehr noch: Sie sind Teile einer sinnvollen und funktionsfähigen Struktur gewesen (Resch et al. 1999). Unmittelbar bei Lebensbeginn stehen hochkomplexe Strukturen fertig aufgebaut zur Verfügung. Sie werden in rascher Folge umgebaut. Viele Reaktions-, Verhaltens- und Wahrnehmungsmuster treten, nachdem sie eine Zeit lang dominant waren, wieder in den Hintergrund. Sie werden aber nicht vollkommen ausgelöscht. Sie bleiben abrufbar und erlangen in kritischen Lebensphasen ihre Bedeutung zurück. Sie wirken kompensatorisch, als Notfunktionen, als Platzhalter, Hilferufe, als Reparatur, als Hebel für Veränderungen.

Hierzu zählen vegetative und psychische Primitivreaktionen, wie sie im hysterisch-dissoziativen Symptomfeld vorkommen, orale Bedürfnisse, kindliche Muster des Kampfes um den Erhalt von Bindungen, Muster der krisenhaften Ablösung und Autonomiegewinnung, vergleichbar der Trotzphase, bestimmte Bewusstseinszustände, zum Beispiel oneiroide und autostimulative Trancen, Automatismen und Stereotypien, bestimmte Formen des Realitätsbezugs wie Egozentrismus und Konkretismus, bestimmte kompensatorische Muster zur Affektbewältigung wie die Zwänge (Hallpike, 1984).

Viele Verhaltensmuster, die wir der Kindheit zuschreiben, treten dort überhaupt nicht obligat in Erscheinung, sondern nur, wenn das Kind besondere Herausforderungen zu bestehen hat, so das Fremdeln der Säuglinge oder ritualisierte Zwangshandlungen, Stereotypien und magische Ängste. Diese Erscheinungen werden also schon bei den Kindern aus psychischen Belastungen abgeleitet, aber eben im Kindesalter nicht schon als psychiatrische Störungen, sondern nur als entwicklungsabhängige Belastungszeichen verstanden. Die Verhaltensmuster stammen aus einem Reserverepertoire, das vom Kind zur Bewältigung von Schwierigkeiten eingesetzt wird. Dabei nimmt das Kind vorübergehend Einschränkungen des Spielraums seiner Entwicklung in Kauf.

Am Beginn und im Vorfeld schizophrener Psychosen kann zum Beispiel das gesamte erwähnte Reserve- und Notrepertoire frühkindlicher Verhaltens- und Erlebnismuster per Regression aufgeboten werden, eindeutig als Versuch, den drohenden psychischen Zusammenbruch aufzuhalten. Psychosen, die auf dieser Stufe der Bewältigung gleichsam stehen bleiben, imponieren durch karikierte kindliche Verhaltensmuster: Sich-Dumm-Stellen, störrische trotzige Verweigerungen, hysterische Krisen, und kindlicher Exhibitionismus (Kretschmer 1982), kurzum die Formenvielfalt »hebephrener« Psychosen.

Welche Konsequenzen hat diese Sichtweise auf Regression und Retardierung für die therapeutische Technik? Man mag einwenden, dass eine Umformulierung der Psychopathologie mit Rücksicht auf diese Entwicklungsfragen nur theoretischen, aber keinen praktischen Sinn ergibt. Dies ist falsch.

Tatsächlich kehren in psychischen Krankheiten nicht nur Verhaltensmuster, sondern auch Beziehungsfiguren zurück, die während der Kindheit wirksam und sinnvoll waren, und die für den therapeutischen Zugang genutzt werden können. Der Therapeut erlebt, wie er diese Muster intuitiv bedienen kann. Hierzu zählen zum Beispiel versorgende und fürsorgliche Haltungen zum Patienten, das Angebot eines optimalen Reizschutzes im Rahmen einer engen körperlichen Versorgung und die bedingungslose Akzeptanz der vollkommenen Hilflosigkeit des Patienten. Ein ganzes Betreuungsteam muss sich nach Überwindung von Zweifeln positiv auf eine solche Aufgabe zubewegen (du Bois 1996, 1999).

Zu den entwicklungsorientierten Techniken zählt weiterhin die Bereitschaft, die Symptome des Patienten über die Personengrenzen hinweg als Hilferuf einer Bezugsperson, nämlich der Mutter oder des Vaters, zu verstehen, und sich diesen Personen und deren Schwierigkeiten zuzuwenden, auch wenn sie nicht offiziell den Status von Patienten haben.

Zu den entwicklungsorientierten therapeutischen Techniken zählt weiterhin das Spiel: der spielerische Wechsel der Realitätsebenen hin und zurück und das Verhandeln mit den Patienten auf der Ebene des »Als-ob«. Das Spiel als therapeutische Möglichkeit, so selbstverständlich es in der Kinderpsychiatrie gehandhabt wird, ist kurioserweise in der übrigen Psychiatrie fast eine terra incognita. Absurde Forderungen von Patienten können durch den Wechsel auf die Meta-Ebene des Spiels abgefangen werden. Viele Konflikte und Klagen von Patienten sind nicht ausreichend symbolisierbar oder abstraktionsfähig. Auf der Ebene des Spiels jedoch dürfen sie sich in ihrer Konkretheit behaupten. Die Tatsächlichkeit oder Angemessenheit eines Problems wird im Spiel nicht hinterfragt oder angefochten. Die Möglichkeit, dennoch spielerisch eine Distanz zum Symptom zu erreichen und Freiräume zu dessen Bearbeitung zu schaffen, kann ein therapeutisches Vakuum füllen, das sich vor allem bei der Behandlung von Konversionsstörungen und anderen Somatisierungen sowie in der Behandlung wenig reflektierter, agierender und somatisierender Patienten leicht auftut, bei Patienten, die wir auch gern als »psychisch infantil« oder als »retardiert« bezeichnen.

Der Rückgriff auf kindliche Umgangsformen in der Therapie gibt freilich nur einen Sinn, wenn Patienten so nachhaltig als Kinder erlebt werden, dass sich hier ein Raum für Interaktionen und Übertragungen öffnet. Je akuter ein regressives Verhalten aufbricht, desto eher ist klinische Umsicht erforderlich. Die Regression muss als psychischer Ausnahmezustand aus der Normalität ausgeklammert werden. Jederzeit muss mit der Rückkehr der Patienten in die Sphäre eines altersensprechenden Lebens gerechnet werden. So kennen wir jugendliche Schizophrene, die sich füttern lassen und anschließend harte Rockmusik konsumieren, wo also regressive und progressive Züge dicht nebeneinander auftreten und im Grunde gleichzeitig vorhanden sind, oft in Abhängigkeit von unterschiedlichen Bezugspersonen.

Je länger ein kindliches Verhalten zurückverfolgt werden kann und der Krankheit vorausläuft, desto eher imponiert es nicht mehr als »krankhafte Regression«, sondern als »persönlichkeitsgebundene Retardierung«. Retardierungen erlauben eine sehr viel konstantere, pädagogisch ausgerichtete Einstellung zum Patienten, enthalten aber auch die Gefahr der Resignation. Der psychische Zustand, der die Patienten in der Retardierung festhält, ist jedenfalls über die Zeit stabil.

Die Wahrnehmung, dass Patienten nicht nur regrediert, sondern zusätzlich auch retardiert sind, wirkt wie ein Filter, durch den hindurch alle weiteren Beobachtungen an den Patienten, gerade auch ihre regressiven Symptome und Auffälligkeiten, in ein anderes Licht getaucht werden. Das regressive Verhalten kann von uns nun als Karikatur eines früher bekannten Verhaltens bewertet werden und ängstigt uns nicht mehr als spektakuläre Katastrophe. Unsere Arbeit mit Retardierten wird also durch das Wissen entlastet, dass diese schon lange vor ihrer schweren Krise ähnliche charakterliche Absonderlichkeiten aufgewiesen haben. So gelangen wir zu einem angemessenen Erwartungshorizont und zu passenden Einstellungen und Umgangsformen, mit denen wir die retardierten Patienten nicht überfordern.

Gerade aus einer den Bedürfnissen der Patienten zugewandten Perspektive und unter Berücksichtigung von Reifung und Entwicklung, Regression und Retardierung, kann der Blick für die Formenvielfalt der Psychopathologie neu geschärft werden. Er richtet sich auf Phänomene, die uns zwar bei der Sicherung der klinischen Diagnose nicht weiterhelfen, dafür aber handlungsleitend, den Alltag bestimmend und therapeutisch relevant sind.

2 Zur Einschätzung von Kontakt- und Empathiestörungen – am Beispiel des Asperger Autismus

Vorschau

ICD 10: F84.5, F94.1, F94.2

Unter Kontaktfähigkeit wird die menschliche Grundeigenschaft verstanden, die wesentlich zum Gelingen eines Lebensentwurfs und zur Lebensqualität beiträgt. Im Jugendalter schafft sie die Voraussetzung zur Erlangung von Autonomie. Die Jugendlichen müssen sich aus den Primärbeziehungen lösen und sich mit der sozialen Welt außerhalb der Familie vertraut machen können. Widrigenfalls gelangen sie beim Verlassen der Familie in die Abhängigkeit antisozialer Gruppen, in die soziale Isolation oder in die Verwahrlosung – meistens in eine Mischung aller drei Zustände.

Kontaktfähigkeit wird in Falldiskussionen ständig erörtert. Sie hilft uns beim Verständnis der familiären Bindungskräfte, sie liefert Ideen, wie der tägliche Umgang mit den Patienten gestaltet werden kann, sie ist die Richtschnur für die Entwicklung angemessener Perspektiven in der Zukunft.

Dennoch hat Kontaktfähigkeit keinen eindeutigen Topos in der Psychopathologie. Zur näheren Bestimmung verwenden wir Konzepte aus der Soziologie, aus der Sozialpsychologie, Selbstpsychologie, aus der Deprivations-, Bindungs- und Emotionsforschung und der phänomenologischen Anthropologie (Intersubjektivität, Empathie). Als Kliniker mit verhaltenstherapeutischer Orientierung fokussieren wir auf das *Selbstwertgefühl* und die *soziale Kompetenz*. Als analytisch geschulte Kliniker verwenden wir das breiter angelegte Konstrukt der *Ich-Funktionen* und stellen bei den im Kontaktverhalten auffälligen Jugendlichen unterschiedliche Grade von *Ich-Schwäche* fest.

In der klinischen Diagnostik ist das schizoid-autistische Persönlichkeitsbild des Asperger Syndroms (F84.5) das zentrale Kennfeld für alle Kontaktstörungen, bei denen die soziale Integration ernsthaft in Gefahr ist, weil die Betroffenen die sozialen Interaktionen und Emotionen im menschlichen Gegenüber nicht rasch und nicht treffend genug durchschauen können. Es scheint, dass diese soziale Unbeholfenheit auf unterschiedlichen Wegen in Gang gesetzt wird, genetisch-konstitutionell, durch Deprivation, durch Scheitern in der frühen Interaktion und durch verzerrte Lebens- und Förderumstände, in denen die eigentlich vorhandenen emotionalen Möglichkeiten nicht zum Zuge kommen. Interessant ist der Gedanke, dass frühe Mängel in der Selbstentwicklung und emotionalen Reifung auch den narzisstischen und Borderline-Störungen in die Wiege gelegt sind und im weiteren Verlauf die Kontaktfähigkeit ebenfalls – wenn auch auf andere Weise – in Mitleidenschaft ziehen.

Schizoid-autistische Merkmale kommen auch in Verdünnungen und Beimengungen vor. Sie bilden ein zusätzliches Risiko bei impulsiv-aggressiven Störungen und bei den sozialen Phobien, Angst- und Zwangsstörungen. Die zuletzt genannten Störungen gefährden – für sich betrachtet – das sozial-emotionale Verständnis und die Kontaktaufnahme nicht grundlegend, schränken allerdings die Möglichkeiten der Teilhabe am Gemeinschaftsleben auf andere Art ein. Erst die Überschneidung beider Problemkreise begründen ein ernsthaftes Risiko im Sinne unseres Begriffes der »Kontaktstörung«. Die therapeutischen Herausforderungen liegen in den Ablösungs- und Autonomiekrisen, in der Arbeit mit den oft selbst ohnmächtigen Eltern, die sozusagen zwischen herzzerreißenden Bindungen und hartherzigen Ausstoßungstendenzen schwanken. In der Pubertät dringen stärkere Gefühlsregungen zu den autistischen Patienten durch und werden als bedrohlich erlebt. Die zentrale Aufgabe der Therapie liegt darin, den Jugendlichen und ihren Angehörigen aufzuzeigen, wie sie sich sozial »arrangieren« können. Der Anspruch des inneren Verstehens ist eventuell zu hoch. Die Welt der Gefühle muss entängstigt werden. Am Ende müssen sich die Mitmenschen einen Reim aus dem Verhalten der autistischen Jugendlichen machen und diese einen Reim aus dem Verhalten der Mitwelt.

Essay

Auf welche Ideen und Entwürfe bezieht sich der Begriff der Kontaktstörung und wie verlängert er sich in die klinische Praxis?

Der hier gewählte Begriff zielt in erster Linie nicht auf den vollkommenen Verlust der Kontaktfähigkeit, wie er zum Beispiel im Rahmen einer autistischen Alteration im Vorfeld schizophrener Erkrankungen eintreten kann. Der Begriff erschöpft sich auch nicht in einer bloßen Schamreaktion, wie sie etwa nach traumatischen Erfahrungen eintreten kann (Baker 2003) oder bei bulimischen Essstörungen auftritt, wenn die Betroffenen ihr Symptom nicht öffentlich machen wollen. Wir fokussieren vielmehr auf durchgehende Persönlichkeitsmerkmale. Wir interessieren uns für die Umstände, die frühzeitig im Leben dazu führen, dass ein Mensch gar nicht erst in den zwischenmenschlichen Verkehr eingeübt wird. Unterschiedliche Forschungsgebiete tragen zum Verständnis von Kontaktstörungen bei. Sie kreisen unterschiedliche Bedeutungen ein und wählen unterschiedliche Perspektiven. Die Vielzahl der verwendeten Begriffe ist kaum noch zu überblicken.

Soziale Desintegration ist ein in der Soziologie geprägter Begriff (Beck 1986, Heitmeyer 1994), Er stellt den Kontext zu soziokulturellen Voraussetzungen für die Entstehung und Radikalisierung von Jugendbanden im rechtsextremen Umfeld her. Diese Entwicklungen werden durch *soziale Isolation* begünstigt.

Die Sozialpsychologie gebraucht den Sammelbegriff *soziale Kompetenz* für eine große Sammlung prosozialer Persönlichkeitseigenschaften (Konfliktlöseverhalten, Beziehungsgestaltung zu Eltern, Familie, Peers, Selbstsicherheit, Selbstkontrolle, Intimität). Deutlich enger gefasst ist die *soziale Empathie* (Davis 1996) zum Verständnis antisozialen und aggressiven Verhaltens in gesellschaftlichen Gruppen und für Lösungsansätze in diesem Bereich (Goldstein und Michaels 1985).

Soziales Denken und *soziales Urteilsvermögen* (Miller 1998) und das Planen und Vorausschauen von Verhalten im sozialen Kontext werden neuropsychologisch dem frontalen Kortex zugeordnet. Eine Störung dieser Parameter ist auch für das Asperger Syndrom bestätigt worden. (Stone, Baron-Cohen, Knight 1998).

Eine Reihe weiterer Konzepte gehören in den Bereich der Selbstpsychologie. Es werden normative Leistungen des Selbst herausgestellt, die eine gelingende psychische Entwicklung befördern können, aber auch mehr oder weniger defizitär sein können. Die hier gemeinten Defizite der Selbstentwicklung wirken sich ungünstig auf die soziale Integration und interpersonale Kommunikation aus. Im *Selbstkonzept* (Bracken 1995) wird der Zusammenhang zwischen Selbstwahrnehmung und Kontaktfähigkeit hergestellt (Chartrand und Bargh 1999). *Soziale Wahrnehmung* (Graumann 1956, Kaminski 1959, 1963), *personale Wahrnehmung* (Tagiuri 1969), *soziale Kognition* (Holzkamp 1972) oder *interpersonale Wahrnehmung* (Laing, Philippson, Lee 1971) werden als humane Grundeigenschaften verstanden. Die Formulierungen stammen teils aus der Kognitionspsychologie, teils aus der Phänomenologischen Anthropologie. Auch der viel zitierte Empathiebegriff, hier im Sinne der *kognitiven Empathie* reiht sich hier ein, gleichbedeutend mit der Fähigkeit zur *Perspektivenübernahme* (Larisch 1997).

Affektabstimmung und *social referencing* (Campos und Sternberg 1981) sind Begriffe aus der empirischen Erforschung der kognitiven Entwicklung in frühen Beziehungen. Das Interesse gilt hier besonders der Entfaltung von Affekten und Emotionen und den Möglichkeiten intuitiven Erkennens und reziproker Verwertung mimischer Informationen zum Beispiel im Blickkontakt (Papousek 1999). Der viel gebrauchte Begriff der *emotionalen Empathie* – im Sinne des inneren Berührtwerdens von der (äußerlich sichtbaren) Gefühlslage eines anderen – wird aus diesen Forschungen empirisch ableitbar. Überhaupt lässt sich feststellen, dass die neuere experimentelle Emotionsforschung zum Verständnis misslingender zwischenmenschlicher Kommunikation bei verschiedenen psychiatrischen Störungen einen zunehmend wichtigen Beitrag leistet (Krause 1996, Kagan 1984, 1988).

Aus der Bindungsforschung stammt die Definition der *unsicheren ambivalenten Bindung* (Ainsworth 1962, 1978, Hobson 1997). Historische Grundlage der heutigen Bindungsforschung waren die früheren Konzepte der *Bindungsstörung* (Bowlby 1973; Spitz 1945, 1946). Diese Forschungsrichtungen öffnen zunächst das Verständnis für einige der erlebnisbasierten frühen Voraussetzungen späterer Kontaktprobleme. Sie werden auf fehlgelaufene Interaktionserfahrungen oder manifeste Entbehrungs- und Trennungserfahrungen zurückgeführt. Die klinischen Folgen werden in den diagnostischen Manualen heute als *reaktive Bindungsstörungen* (ICD 10 F94.1, F94.2) bezeichnet. In der neueren Bindungsforschung werden im Bindungstyp C und E (Fonagy 1995, Hobson 1997) die pathologischen Interaktionsmuster genauer beschrieben. Sie betreffen weniger die Fähigkeit der Mutter, die emotionalen Signale des Säuglings überhaupt zu erkennen, als vielmehr ihre Fähigkeit, diese positiv aufzunehmen und auszuhalten *(emotional containment)*. Die verzerrten Bindungserfahrungen erhöhen die Vulnerabilität für weitere Traumata. Sie wirken sich aus, wenn die Betroffenen später enge Bindungen einzugehen versuchen.

Die Formulierungen des *Selbstwertgefühls (self-esteem)* sowie der hiermit zusammenhängenden *sozialen Kompetenz* sind in der Verhaltensforschung ausgesprochen anwendungsorientiert und übersetzbar in entsprechende Übungsprogramme (Mc Kay und Fanning 1987, Colwell und Kato 2003). In der psychoanalytischen Entwicklungspsychologie werden Beschädigungen des (ebenso bezeichneten) *Selbstwertgefühls* im Zusammenhang mit den narzisstischen Störungen (Kohut 1973) und den Borderline-Störungen (Kernberg, Dulz, Sachsse 2000) erörtert. In der psychiatrischen Krankheitslehre gehören die Beeinträchtigungen des *Selbstwertgefühls* zum Selbsterleben in der Depression. Die Selbstwertstörungen prägen nicht nur die Krankheitsphasen, sondern persistieren in den dahinter liegenden Strukturen der Erlebnisverarbeitung und können sich bereits in der Kindheit herausbilden (Böker 2000).

Sozialangst und *Sozialphobie* sowie *Schüchternheit* (Müller 2002, Joormann und Unnewehr 2002, Stangier und Fydrich 2002, Jones und Cheek und Briggs 1986) sind mit den

Depressionen verwandte, aber auch von ihnen abgrenzbare Phänomene im Sinne eines besonderen Reaktionsmusters. Dieses Muster wird bisweilen sogar als Temperaments- und Persönlichkeitsmerkmal formuliert. Zur Sozialphobie existieren verhaltenstherapeutische, aber auch tiefenpsychologische Entwürfe, sowie neurobiologische Erklärungsmodelle (Funktion der Amygdala). Es existieren Querverbindungen von der Sozialphobie zu einigen Formen des *elektiven Mutismus* (Black 1992).

Die *autistische Kontaktstörung* der Asperger Autisten (Klin et al. 2000, Frith 1991, Wing 1981, 1986) veranschaulicht die Elemente eines gestörten Kontaktverhaltens wie unter dem Brennglas. An den skurrilen Verkennungen, Umdeutungen und Verdrehungen kommunikativer Akte ist im Umkehrschluss zu erkennen, welcher grundlegenden Leistungen es normalerweise bedarf, um den zwischenmenschlichen Verkehr und die Teilhabe an der Gemeinschaft zum Gelingen zu bringen.

Die Autismus Diagnose ist kategorial, d.h. nur bei Erfüllung der Kriterien für das Vollbild zulässig. Es ist jedoch für den klinisch Erfahrenen offensichtlich, dass es in der großen Population kontaktgestörter Jugendlicher neben den Asperger Autisten und neben jenen, die eindeutig nicht autistisch sind, auch solche gibt, deren Persönlichkeit zumindest Beimengungen der autistischen Eigenart aufweist (Bowler 1992; Bishop 1989). Die autistische Eigenart kann also offensichtlich auch in Verdünnungen als Strukturmerkmal beschrieben werden. Die Erkenntnis dieser Eigenart gibt in der psychotherapeutischen Arbeit eine wichtige allgemeine Richtung vor.

Die psychoanalytische Metapsychologie bietet (A. Freud 1966) im psychischen Apparat das Konstrukt eines »Ichs«, das wichtige integrative Aufgaben der Person übernimmt. Zu den Aufgaben des Ichs gehört es, Objektbeziehungen zu unterhalten. *Ich-Schwäche* ist nach diesem Verständnis entweder die mangelnde Entfaltung oder die Verkümmerung der *Ich-Funktionen* oder die *Regression* der Funktionen auf ein niedrigeres Niveau, zum Beispiel in Form kindlich symbiotischer Muster. Das Konzept der Ich-Funktionen ist erfolgreich operationalisiert worden, zuerst von Bellak (1973), dann von der Operationalisierten Psychodynamischen Diagnostik (OPD-KJ 2003). Mit diesem System können Ich-Funktionen in ihrer relativen Stärke oder Schwäche graduell eingestuft werden:

1. Das Selbstwertgefühl, die Impulskontrolle, die Wahrnehmung und das Verständnis der Gefühlslage des anderen, die Verinnerlichung sozialer Verhaltensnormen und die Fähigkeit zur Bewältigung innerer Konflikte (Steuerung).
2. Die Fähigkeit zur Selbstbeschreibung und das Identitätsgefühl, die Selbst-Objekt-Differenzierung, die Wahrnehmung von Objektivität, die Empathie (Selbst- und Objekterleben).
3. Die Kontaktfähigkeit, die Entschlüsselung fremder Affekte, die kommunikative Funktion eigener Affekte, die Reziprozität, die Fähigkeit zur Reflexion und zur Vergegenwärtigung kommunikativer Akte beim Alleinsein *(kommunikative Fähigkeiten)*.

Die Bewertung der Ich-Störungen nach diesem Schema fasst unter klinischen Gesichtspunkten zahlreiche Aspekte der empirischen Selbstpsychologie und Kognitionspsychologie zusammen. Hier steht ein Instrument bereit, mit dem sich die abweichenden Persönlichkeitseigenschaften des Typs A (Befremdung) näher bestimmen lassen, also Eigenschaften aus dem Spektrum der narzisstischen Störungen und der emotionalen Instabilität (Borderline) bis hin zum schizoid-autistischen Spektrum. Merkmale dieses Spektrums behindern auf vielfältige Weise die Herstellung und Wahrung sozialer Beziehungen, führen also zu »Kontaktstörungen« im Sinne unserer Definition.

Wie treffend lässt sich das Asperger Syndrom als Grundmuster einer klinisch relevanten Kontaktstörung charakterisieren?

Wenn der Kliniker herausfinden möchte, in wieweit es den Patienten gelingt, am normalen Sozialverkehr teilzuhaben, helfen ihnen die in der Sprechstunde oder in der Klinik eingefangenen Beobachtungen nur unvollkommen weiter. Wir können den Umgang der Patienten mit ihren Mitpatienten zwar auf der Station verfolgen, aber je formalisierter und geregelter der Klinikalltag verläuft, desto weniger werden die spezifischen Schwächen des Kontaktverhaltens ins Auge fallen. In der spontanen und variantenreichen Gruppendynamik einer jugendpsychiatrischen Therapiestation treten die Kontaktstörungen nach und nach besser hervor.

Bereits in der Situation der Erstuntersuchung stoßen wir auf das ungewöhnliche Blickverhalten, den »unverschämten« und unbewehrten Blick, der weder fragend noch bittend oder fordern wirkt. Der autistische Patient liest aus der Mimik seines Gegenübers keine Information heraus, sondern guckt auf das Gesicht einfach nur drauf, ohne die Augen zu suchen oder in deren Tiefe vorzudringen. Viele Autisten schauen auch knapp am Untersucher vorbei und fixieren standhaft bestimmte Punkte oder Gegenstände schräg dahinter, zum Beispiel ein Bild an der Wand.

Die Auffälligkeiten der Sprache sind häufig beschrieben worden. Sie ist anmaßend, folgt einem eigenen Duktus und Plan. Das Reden ist schwer zu unterbrechen und ist mehr deklamatorisch als dialogisch, auch wenn die Patienten »ihre« Fragen stellen und Antworten entgegennehmen. Die Patienten beharren auf »ihren« Themen und versteigen sich in Fachsimpeleien. Sie nehmen wenig Rücksicht auf die Interessenlage des Gegenübers. Die Modulation der Sprache ist gering, der Sprachfluss zerhackt, der Sprachklang ist fremd, nicht mundartlich vertraut. Der Jugendjargon wird vermisst, es werden altkluge Formulierungen gewählt, die unter Erwachsenen gebraucht werden. Inhaltlich tauchen dann aber doch überraschend kindliche Reaktionen und naive Einschätzungen des Verhaltens anderer Menschen auf, die nicht zum Anspruch der Erwachsenheit passen.

Im Gespräch mit diesen Patienten kommen schräge und unerwartete Einwürfe und Nachfragen, die bezeugen, dass sie zwar zugehört, aber das Gehörte unter anderen Grundannahmen interpretiert haben.

Im TAT werden die zwischenmenschlichen Vorgänge ausgeblendet und durch die Erwähnung nebensächlicher Details ersetzt, die auf den Bildern irgendwo zu sehen sind. Oder aber die menschlichen Vorgänge erhalten eine unerwartete Wendung, die dem Common Sense zuwiderläuft. Im Rorschach Test werden Originaldeutungen in Überzahl gegeben, während Vulgärdeutungen nicht vorkommen. Offensichtlich haben die Patienten an den visuellen Wahrnehmungsgewohnheiten der Allgemeinheit nur am Rande Anteil. Die Farbreize wirken irritierend oder werden ignoriert.

Ihren eigene Körper nehmen die Asperger Autisten kaum zur Kenntnis. Sie leiden oft unter Koordinationsstörungen und bewegen sich ungelenk. Der linkische Gestus verstärkt noch den Eindruck der Fremdheit. Die Autisten scheinen ihrem Körper auch selbst nicht zu trauen. Sie empfinden ihn als fremd und unbrauchbar und »bewohnen« ihn nicht. Sie beziehen aus ihm keine Empfindungen, die sie sich selbst zuschreiben. Sie beschäftigen sich auch nicht mit ihrer äußeren Wirkung, ihrem Aussehen, mit Modeattributen oder Schönheitsidealen.

Menschen, die sich aus der allgemeinen Kommunikation ausgeschlossen fühlen, können misstrauisch reagieren. Paranoide Reaktionen kommen bei Asperger Autisten auch tatsächlich vor. Sie sind aber im Jugendalter noch nicht so häufig, wie aufgrund der Isolation dieser Patienten eigentlich nahe liegen würde. Viele reagieren auf die vermeintlichen Anwürfe und Ungerechtigkeiten, die sie auszuhalten haben, eher mit Empörung und Entrüstung. Dann ziehen sie sich in den Schutzraum der Familie zurück und vermeiden es auf diese Weise, sich an den Missverständnissen im Sozialverkehr unnötig wund zu reiben.

Der Querschnittsbefund der autistisch-schizoiden Eigenart, den wir hiermit erstellt haben, reicht für ein ausreichendes Verständnis keinesfalls aus. Kontaktstörungen entfalten sich in ihrer Eigenart und in ihren dynamischen Bedingungen erst im biographischen Längsschnitt und in der Zusammenschau mit dem Beziehungsverhalten und Bindungsschicksal der engsten Angehörigen.

Wenn es uns mit empathischer Fragetechnik gelingt, die Mutter auf ihre Erinnerungen an die frühe Versorgung ihres Kindes einzustellen, fällt ihr vielleicht mit Betroffenheit wieder ein, wie sehr sie um eine gelingende Kommunikation mit dem Kind ringen musste und besorgt war, dem Kind nicht gerecht zu werden. Gelegentlich gewinnen wir Hinweise auf beidseitige traumatische Bindungs- und Trennungserfahrungen. Ein nachvollziehbar »schwieriges Temperament« in Form einer besonders hohen oder auffällig niedrigen Reizempfindlichkeit und in Form geringer Reaktion auf Zuwendung und Tröstungen können eine Bindungsstörung begünstigt haben.

In einigen Fällen erfahren wir von Hirnfunktionsstörungen, Gedeihstörungen oder behandlungsbedürftigen Bewegungsstörungen auf der Basis einer Risikogeburt. Säuglinge und Kleinkinder können auffällig ausdrucksarm und im mimischen Verhalten und Blickverhalten schlecht erreichbar sein. Manche Mütter berichten davon, dass ihr Kind stets zufrieden in einer Ecke saß und sich beschäftigte, ohne sich bei einer Bezugsperson zu melden und »aufzutanken«. Das Kind hatte wenig Interesse, von der Mutter aufgenommen, am Körper gehalten oder geherzt zu werden.

Gerne zieht die Familie über die ersten Lebensjahre die Bilanz, dass das Kind ja nicht im eigentlichen Sinne »schwierig« gewesen sei, sondern sich an die Gepflogenheiten der Familie angepasst habe. Abgesehen von leisen Zweifeln und Unbehagen gab es somit keinen Grund professionelle Hilfe zu suchen.

Einen ersten Bruch dieser intakten innerfamiliären Ordnung bringt meist der Eintritt in den Kindergarten. Dort gerät das Kind rasch an den Rand der Gruppe und weckt Besorgnis oder Ablehnung. Nur eine besonders engagierte Erzieherin kann die sozialen Missverständnisse in der Kindergruppe abfedern, indem sie dem Kind die exklusive Möglichkeit bietet, sich an sie zu wenden und von den Kindern abzuwenden und indem sie ihm Nischen baut, in die er sich zurückziehen darf, um vom Gruppengeschehen unbehelligt zu bleiben.

Der Eintritt in die Schule bringt die erste, nicht mehr abwendbare Krise für das Kind und die Familie. Die Eltern wenden sich nun in der Regel an professionelle Helfer. Sie bekommen die autistischen Besonderheiten ihres Kindes klarer vor Augen geführt. Das Kind wird in ungewohnter Massivität mit sozialen (Gruppen-)Situationen konfrontiert, denen es sich nicht entziehen kann. Das Kind entwickelt idiosynkratische Strategien, die ihm dazu dienen, sich mit den täglichen unverstandenen Ereignissen auseinander zu setzen und sich gegen sie zu wehren. Es kommt zu unmotivierten Rache- und Vergeltungsaktionen. Diese erscheinen nicht, wie die Umwelt vermutet, narzisstisch motiviert, sondern werden aus einem abstrakten »Gerechtigkeitssinn« heraus inszeniert. Sie dienen der »Richtigstellung« und gehorchen einem bestimmten Schema, welches sich das Kind in seiner Isolation alleine ausgedacht hat. Weil das Kind keinen Anteil am Sozialgefühl oder am Gemeinschaftssinn der Mitschüler hat, kann und muss es seine eigenen Ziele mit rücksichtslosem Opportunismus verfolgen.

Eigene Ziele und Interessen sind ab der Jugendzeit nicht mehr nur die für Autisten typischen Sammlungen und Apparate oder die Computer Technologie, sondern das Ausleben verstohlener und schadenfroher Erregungen, die sich an fetischartigen Objekten und an sadistischen und hässlich-abstoßenden Bildern festmachen. Asperger Autisten sind nicht selten virtuose Zeichner blutrünstiger Comics.

Ihrer Vorliebe für Grausamkeit und ihren »Bosheitsakten« frönen die jugendlichen Autisten in einer Art kindlicher Unschuld, während ihnen die neu aufbrechenden Vorstellungen zur Sexualität Angst und Unbehagen bereiten. Im Jugendalter erwachen auch erstmals kindlich anmutende Beziehungswünsche, meist zunächst auf die Mutter gerichtet. Für die Mutter ist die emotionale Qualität in der Beziehung neu und beglückend. Sie ist freilich in gefährlicher Nähe zu Inzestwünschen, gegen die autistische Menschen nicht ausreichend geschützt sind, weil ihnen die soziokulturelle Tabuisierung des Inzests nicht vermittelt werden konnte. Unverkennbar sind autistische Kinder beim Eintritt in die Jugend an einem Wendepunkt angekommen, wo sie ein stärkeres Bewusstsein ihrer Besonderheit erlangen, Tatsachen aus dem zwischenmenschlichen Bereich verstehen wollen, dabei sein und »mitmischen« und nicht mehr draußen stehen wollen.

Bei welchen klinischen Fragestellungen – abgesehen vom Asperger Syndrom – müssen wir noch mit Kontaktstörungen rechnen?

Ich-strukturelle Störungen

Auch in Fällen, die keine diagnostische Zuordnung zum Asperger Autismus erlauben, gewinnen wir den Eindruck einer autistoiden »Fremdheit« und »Befremdung« immer dann, wenn es Jugendlichen über lange Entwicklungszeiten hinweg nicht gelungen ist, tragfähige Beziehungen außerhalb der Familie aufzubauen und sie am Ende vollkommen isoliert erscheint. Die pathogenetischen Pfade, auf denen diese Schwäche – oft nur verdeckt – zustande kommt, können freilich sehr unterschiedlich verlaufen.

Unser erster Versuch, weitere Formen von Kontaktstörungen zu beschreiben, die unterhalb der definitorischen Schwelle des Asperger Syndroms liegen, aber ebenfalls schon in Besonderheiten der frühen Interaktionen ihren Ursprung haben und im Temperament verankert sind, bezieht sich auf die Ich-Strukturen. Ich-strukturelle Defizite erstrecken sich auf die Selbstentwicklung (Kohut 1985), die Identität, die Abwehrmechanismen und die Realitätsprüfung. Sie wirken sich auf die soziale Entwicklung und Kontaktfähigkeit aus und nehmen im sozialen Mikrosystem der Mutualität (Winnicott 1955) mit der Mutter ihren Anfang. Hier entscheidet sich die Herausbildung eines stabilen Selbst und stabiler Selbstobjektrepräsentanzen. Hierzu gehört die Einschätzung und Wertschätzung des eigenen Körpers (im Sinne des normalen Narzissmus), die Kenntnis seiner Signale, seiner Grenzen und seiner Bedürfnisse, die Übernahme von »Verantwortung« für das eigene So-Sein. Ohne diesen sicheren Ausgangspunkt, der entscheidend zur Identität beiträgt, fällt es dem Selbst schwer, gegenüber anderen in einer sozialen Gemeinschaft Position zu beziehen und sich selbst aus der Außenperspektive zu beobachten. Es fällt schwer, das Selbst als Ausgangspunkt von Absichten und zielgerichteten Handlungen zu erleben und einzusetzen (Intentionalität). Alle diese selbst-psychologischen Leistungen dienen der sozialen Orientierung und Integration.

Es ist entwicklungspsychologisch bezeichnend, dass die meisten Schwächen und Fehlentwicklungen im Kontaktbereich erst am Ende der Kindheit sozial relevant werden. Nunmehr kann sich das Kind nicht mehr hinter seinen Bezugspersonen verstecken. Es ist dem Jugendlichen auch nicht mehr möglich, wie in der Kindheit eine mangelnde aktive Gruppenorientierung durch passive Anpassungsleistungen zu ersetzen. Die sozialen Erwartungen bezüglich einer aktiven und eigenständigen Mitwirkung in Peer Groups steigen an. Überhaupt sieht sich der Jugendliche, anders als zuvor in der Kindheit, mit einem Horizont von Erwartungen konfrontiert, die von außen an ihn herangetragen werden und denen er nicht mehr ausweichen kann. Eng an die Eltern angeschlossen und von diesen bestimmt, bzw. nicht in Gruppen Gleichaltriger beheimatet zu sein, ist in der Kindheit noch ein häufiger anzutreffendes Muster, das auch kulturell und durch den Erziehungsstil mit geprägt sein kann. Im Jugendalter geht der normative Druck sehr viel stärker in Richtung auf eine Autonomie im sozialen Außenraum (siehe auch das Kapitel über familiäre Lebensformen).

Induzierte Kontaktstörungen bei Schwachbegabten

F70.8, F94.1, F94.8, Achse V: 4.3

Eine pathogenetische Besonderheit sind autistoide Entwicklungen auf der Grundlage überspielter kognitiver Schwächen. Historische Berichte über die hier gemeinten Eigenschaften beziehen sich auf deprivierte Kinder aus Waisenhäusern mit (pseudo-)autistischen Zügen (F94.1). Aus heutiger Sicht interessanter sind Kinder aus intakten Familien mit besonders hoch ambitionierten Eltern. Die intellektuellen Schwächen dieser Kinder werden lange Zeit nicht angemessen durchschaut. Die Tatsache, dass diese Kinder, auch wenn sie älter werden, auf die emotionale Befriedigung frühkindlicher Bedürfnisse angewiesen bleiben, wird ignoriert. Die Retardierung wird durch rigorose Fördermaßnahmen im Sinne einer »Dressur« überspielt. Schon mit dem sehr jungen Kind wird vor allem elaboriert sprachlich kommuniziert. Das Kind erlernt Sprachschablonen, die es für einen stimmigen Ausdruck der eigenen emotionalen Bedürfnisse und den Austausch dieser Bedürfnisse mit anderen nicht gebrauchen kann. Das Kind wird am Aufbau eines affektiv stimmigen Selbstkonzeptes behindert und findet – abgesehen vom eingeübten Sprachdialog mit Erwachsenen – keinen intuitiven Austausch mit anderen Kindern, bzw. kann sich gegenüber diesen nicht einbringen.

Hinzu kommt, dass diese retardierten Kinder mit anderen nicht-retardierten Kindern zusammengebracht werden, die ihnen in allen Belangen, auch in der nonverbalen Kommunikation, weit überlegen sind. Damit werden sie, je höher die Ansprüche an das Niveau der Kommunikation steigen, umso stärker ausgeschlossen, obwohl sie mit erlernten Teilleistungen den Anschein erwecken, mithalten zu können. Bisweilen ist es bei intellektuell retardieren Patienten ausgesprochen schwierig zu unterscheiden, ob ihr soziales Versagen und ihre hierzu beitragenden autistischen Merkmale auf das Konto einer derartigen Fehleinschätzung gehen, oder ob ein Kind von Anfang an tatsächlich emotional schlechter erreichbar war und mit seiner Verschrobenheit nur diesem Mangel abzuhelfen versucht.

Um diese wichtige Entscheidung herauszuarbeiten, lohnt es sich, die Entwicklungsanamnese sorgfältig zu rekonstruieren. Dabei ist die Frage, ob bei diesen Patienten, die inzwischen Jugendliche sind, emotionale Bedürfnisse überhaupt vorhanden oder weckbar sind, nicht ausschlaggebend. Auch genuin autistische Menschen erleben und entdecken seit ihrer frühen Kindheit Affekte in sich selbst und bei anderen. Diese finden allerdings kein stimmiges Objekt und sind nicht kommunikabel. Spätestens ab dem Jugendalter ringen Autisten um Beziehungen mit affektivem Gehalt. Die Affekte sind allerdings nicht altersentsprechend ausgebildet und können leicht missverstanden werden. Aus diesen Missverständnissen erwächst die besondere Charakteristik der autistischen Jugendkrise.

Wichtiger zur Abgrenzung des hier interessierenden Phänomens einer induzierten Kontaktstörung ist die anamnestische Frage, ob die Mutter bereits frühzeitig über ihr Kind befremdet war und sich bewusst und schmerzlich mit dem Scheitern des affektiven Austausches beschäftigte. Wenn dies so war, dann liegt es nahe, dass die Mutter mit einer besonders prägnanten Störung der emotionalen Resonanz auf Seiten des Kindes konfrontiert war, vermutlich auf konstitutioneller Basis. Dieser Fall trifft auf den genuinen Autismus zu. Bei den erst später (pseudo)autistisch auffälligen Kindern weiß die Mutter bezüglich der affektiven Zwiesprache mit dem Säugling und bezüglich des sozial-emotionalen Verhaltens des jüngeren Kleinkindes noch nichts Auffälliges zu berichten. Denkbar ist natürlich, dass auch hier Störungen des affektiven Austausches vorlagen. Diese müssten aber entscheidend mit Defiziten des *affective attunements* auf Seiten der Mutter begründet werden.

Retardierte Säuglinge sind vermutlich, auch wenn sie nicht unter spezifisch autistischen Schwächen leiden, in stärkerem Maße als normal entwickelte Säuglinge auf eine optimale emotionale Zwiesprache angewiesen. Hier könnte also eine erhöhte Vulnerabilität entstehen, die längere Zeit unerkannt bleibt. Erst im Kindergartenalter beginnt eine soziale Störung und Fehlanpassung auch für die Eltern offensichtlich zu werden, nun jedoch ausgelöst durch forcierte Förderanstrengungen und die Verweigerung einer angemessenen emotionalen Resonanz auf die wirklichen Bedürfnisse des Kindes.

Es nimmt Wunder, dass auch in unserer Epoche, die das pädagogische Ziel einer sozialen und emotionalen Kompetenz hoch bewertet, das Odium der »Dummheit« nichts an stigmatisierender Schärfe verloren hat, so sehr, dass manche Eltern alles daran setzen, ihrem Kind Kenntnisse zu verschaffen, mit denen es den Anschein von Dummheit vermeiden kann. Das Kind muss dafür mit dem Verlust emotionaler Echtheit und dem Verlust sozialer Teilhabe außerhalb der Familie teuer bezahlen.

Bei genuin autistischen Kindern ist es nachvollziehbar, dass die fördernde Umwelt in einen Erziehungsstil hineingerät, der immer nur die Sachinteressen bedient. Mit nichts anderem kann man diesen Kindern entgegenkommen. Die Suche nach einem »Zugang« zum Kind wird immer wieder von den Emotionen weggelenkt. Bei Eltern schwach begabter Kinder ohne deutliche autistische Merkmale reicht diese Erklärung hingegen nicht aus. Wir erkennen, dass diese Eltern mit tiefreichenden emotionalen Defiziten bei sich selbst zu kämpfen haben, die sich auch auf die Fähigkeit zur emotionalen Wertschätzung ihrer leistungsschwachen Kinder auswirken. Nur so ist es erklärbar, dass manche Eltern das Gespür für die Grundbedürfnisse ihrer Kinder verlieren und sich in einer intellektuellen Förderung versteigen, die ihrerseits autistische Züge trägt.

Die therapeutische Bearbeitung dieses Komplexes mit den Eltern ist schwierig und langwierig. Zunächst steht die Behauptung im Raum, das Kind habe stets selbst den Anstoß für den Lerneifer gegeben und die Eltern seien dem Kind nur gefolgt. Weitere Schwierigkeiten gehen angeblich auf das Konto ungeeigneter Lehrer und Erzieher. Ohne eine Bearbeitung der narzisstisch motivierten Ängste vor Geringschätzung, Ablehnung und Verstoßung, wird es den Eltern nicht gelingen, ihr Bild des Kindes und ihre Beziehung zu ihm zu ändern. Alle Beteiligten müssen darauf vorbereitet sein, dass sich bei den Eltern ein Gefühl von Sinnlosigkeit ausbreiten kann. Manche verspüren auch eine ohnmächtige Wut gegen den Therapeuten, der diesen Zusammenhang herstellt, und gegen das Kind, das in seiner intellektuellen Schwäche endgültig bloßgestellt wird, sowie gegen sich selbst, weil sie sich für ihre Unfähigkeit, das Kind zu lieben, wie es ist, schämen und insgeheim verachten.

Narzisstische Störungen und Borderline-Persönlichkeitsstörung

F60.7, F60.31

Die Theorien zur Entstehung schizoid-autistischer Merkmale überschneiden sich mit den Vorstellungen von der Genese der narzisstischen- und Borderline-Persönlichkeitsstörungen. Wiederum müssen wir von einer mangelhaften Affekteinstimmung der Bezugspersonen auf das Kind ausgehen. Der Säugling erfährt keine liebevolle Anerkennung seiner Individualität und Kompetenz und reagiert zunächst mit »Trauer«, später mit den bekannten narzisstischen Kompensationen (Hartmann 1997). Die Selbstobjektübertragungen der narzisstisch gestörten Jugendlichen laufen immer wieder darauf hinaus, dass sie nach anfänglichen Hoffnungen enttäuscht werden und sich feindselig abwenden oder überhöhte Anforderungen an sich stellen und dann versagen. Im Falle der Borderline-Struktur müssen wir die gleiche Dynamik zugrunde legen, ihr jedoch einen noch höheren Grad an Dysfunktion zuweisen. Es gelingen keine stabilen Selbstobjektbeziehungen mehr (Kohut 1973). Die Entwicklung der Identität ist tiefgreifend gestört. Die Realitätsprüfung scheitert zeitweilig an den heftigen Affekten (Kernberg et al. 2000). Vielfach wird der Beginn der strukturellen Verwerfung auf die Mahler'sche Wiederannäherungssubphase datiert (Mahler 1971, 1975). Das Kind wird für seine Separationsversuche bestraft und darf sich der Bezugsperson nur wieder nähern, wenn es »symbiotisch« regrediert. Die Mutter versagt als emotionale Begleiterin des Kindes. Sie lässt es bei seinen Erkundungen allein und hilft ihm nicht bei der Affektregulierung. Ausgerechnet wenn der Säugling seine Affekte zeigen möchte, zieht sie sich zurück, weil sie diese als bedrohlich erlebt. Eine sichere empirische Basis für diese Theorie existiert freilich nicht. Nicht zu übersehen in unserer klinischen Arbeit sind freilich die zahlreichen Jugendlichen, die permanent damit beschäftig sind, ihre desorganisierten und überflutenden Stimuli zu reduzieren, Beziehungen entweder verzweifelt zu begehren oder von sich wegzustoßen, entweder zu hassen oder zu lieben, gutartig oder bösartig zu reagieren.

Wir beobachten also, dass sowohl unsere Jugendlichen mit narzisstischen Störungen wie auch jene, die wir als Borderline-Persönlichkeitsstörungen definieren, ständig beim Aufbau zwischenmenschlicher Beziehungen scheitern. In diesem Sinne sind auch sie »kontaktgestört«. Wenn wir allerdings die Art und Weise betrachten, wie sie Kontakte herstellen, ist in den meisten Fällen keine Ähnlichkeit mit autistischem Verhalten erkennbar. Wir beobachten eher einen intensiven Beziehungshunger und ein soziales Geltungsbedürfnis, sowie ein punktuell hohes Einfühlungsvermögen, mit dem versucht wird, ein Gegenüber zu vereinnahmen. Gerade im sozialen Nah- und Intimbereich ist das Risiko des Scheiterns und das Risiko affektiver Entgleisungen jedoch besonders hoch.

Wir gehen auch nicht davon aus, dass diese Patienten in ihrer sozialen Empathie grundlegend gestört sind. Die empathische Empfänglichkeit ist punktuell eher hoch, gerade dann, wenn sie sich provokant über die Bedürfnisse anderer hinwegsetzen. Der Eindruck, den wir von der Empathie gewinnen, ist schwankend. Therapeutisch können wir mit den narzisstisch gestörten Patienten an aktuellen, gemeinsam in der Interaktion durchlebten Beispielen erarbeiten, warum sie immer wieder Ablehnung erfahren, soziale Missverständnisse hervorrufen und die soziale Wirklichkeit paranoid umdeuten. Wir können Reaktionsmuster deutlich machen, in denen die Patienten traumatische Erfahrungen zwanghaft wiederholen. In den Mustern verdichten sich Gefühle des Unverstandenseins, Ängste vor Ablehnung und Ausstoßung, Hassgefühle und Versuche der Wiederaufrichtung eines Größenselbst.

Übrig bleiben einige Patienten, die wir aufgrund ihres Beziehungsverhaltens ebenfalls dem Spektrum der narzisstischen Störungen oder den Borderline-Persönlichkeitsstörungen zurechnen, die aber durch ihr Verhalten in der Patientengruppe zusätzliches Befremden auslösen. Sie erscheinen merkwürdig unflexibel, wenn sie mit ungewohntem Verhalten konfrontiert werden – zum Beispiel bei Ankunft eines neuen Gruppenmitglieds auf der Psychotherapiestation – und scheinen schlecht voraussehen zu können, wie sich dieser oder diese Neue verhalten wird. Ihre Überraschtheit und ihre Ausbrüche von Empörung bei banalen Zwischenfällen wecken den Verdacht, dass sie sich nur schlecht in das Denken und Fühlen anderer hineinversetzen können (Mentalisation, Fonagy et al. 2000, Bretherton 1991).

Nur in diesen eher seltenen Fällen scheint die Theorie der narzisstischen Störungen doch noch enger zur Theorie autistischer Kontaktstörungen aufzurücken. Es entsteht der diskrete Verdacht, ob nicht »hinter« der narzisstischen Dynamik einer extremen, bis zur Spaltung reichenden Beziehungsambivalenz ein primärer Mangel der Fähigkeit zur intersubjektiven Kommunikation verborgen liegt und ob dieser Mangel nicht diagnostisch mitgedacht werden muss, wenn man ein volles Verständnis der zahlreichen kommunikativen Pannen und Malheurs gewinnen will. Tatsächlich beschreibt auch Diepold (1994) eine Untergruppe von Kinder mit Borderline-Störung, die solche schizoid-autistischen Züge aufweisen. In unserer dimensionalen Diagnostik der Persönlichkeitsrisiken würden wir diese Kinder näher an den Typ A heran- und weiter vom Typ B wegrücken, obwohl das Spektrum der Borderline-Störungen heute generell näher am Typ B gesehen wird.

Hyperaktivität und expansive Störungen

F90.1

Bei den expansiv-hyperaktiven und impulsiv aggressiven Störungen des Jugendalters (Typ B), die sich aus einem Teil der Fälle mit ADHS am Ende der Kindheit herausschälen, liegt die Vermutung weniger nahe, dass diese bereits als Kinder schwere Kontaktschwierigkeiten hatten oder ab dem Jugendalter neu entwickeln. Es gibt freilich auch hier eine Untergruppe von Patienten, die sich – scheinbar wegen ihrer Impulsivität – dem sozialen Leben ihrer Peers entfremden. Vielfach wird beschrieben, wie hyperaktive Kinder in ein Gruppengeschehen hineinplatzen, ohne zunächst zu beobachten und abzuwarten, und daher auf Ablehnung stoßen (Dodge 1983). So weit erscheint die soziale Entfremdung denkbar und plausibel. Wir halten es aber für wenig plausibel, dass Aggressivität oder Hyperaktivität allein die zentralen Wirkmechanismen für eine fundamentale Entfremdung vom sozialen Leben werden können. Allzu viele aggressive Jugendliche schaffen es trotz schlechter Impulssteuerung und trotz widriger familiärer Voraussetzungen, signifikante, auch emotional bedeutsame Beziehungen aufzubauen. Wann immer dies nicht mehr gelingt, gehen wir daher von einer besonderen Konstellation aus, bei der die ADHS-Störung eine Schnittmenge mit den schizoid-autistischen Grundeigenschaften des Typs A bildet. Wir vermuten somit auch bei einem Teil aller aggressiv-impulsiven Personen solche Persönlichkeitseigenschaften. Wenn man allerdings dieses Zusammentreffen zweier Problemkreise mit dem zuvor erwähnten Zusammentreffen vergleicht, wo die Borderline-Störung mit schizoiden Eigenschaften zu kombinieren war, so fällt es beim ADHS weitaus schwerer, ein gemeinsames Erklärungsmodell zu formulieren. Im Prinzip hat die Entstehung des ADHS nichts mit den Störungen der Ich-Struktur zu tun (F90.1). Allerdings müssen wir in Betracht ziehen, dass die Kombination von aggressiver Hyperaktivität mit Kontaktstörungen eine wichtige Risikokonstellation für Delinquenz, speziell für sexuelle Gewaltdelinquenz ergibt (Günter 2005).

Ängstlich-depressive Syndrome und soziale Phobie

F40.1, F41

Die gleiche Argumentation bevorzugen wir auch bei den psychischen Merkmalen des Typs C mit Ängstlichkeit, Gehemmtheit und Zwangssymptomen und schauen hier besonders auf die sozial phobischen Jugendlichen. Deren sozialer Rückzug erfolgt selektiv.

Auch dann noch, wenn die soziale Teilhabe in weiten Bereichen weggebrochen ist, ringen viele phobische Jugendlichen darum, ihre Beziehungen zu den Peers zu erhalten. In diesem Ringen um die Normalität zwischenmenschlicher Beziehungen drückt sich auch bei schwerster Symptomausprägung inselartig immer noch eine hohe empathische Befähigung aus. Das Gleiche gilt für die Jugendlichen mit Zwangsstörungen. Wir können also in diesem Spektrum nicht automatisch von einer mangelnden Befähigung zur Kontaktaufnahme ausgehen.

Allerdings gibt es – ähnlich wie in der expansiv-hyperaktiven Gruppe – auch ängstliche Patienten, deren Kontaktverhalten Merkmale aus dem schizoid-autistischen Spektrum aufweist. Hier überschneiden sich also wiederum die Problemkreise und wirken auch aufeinander ein. Es handelt sich hier zum Beispiel um ich-schwache, d. h. gehemmte, selbstunsichere, überangepasste, von der Mutter noch eng umsorgte Jugendliche, die ab der Jugend von somatischen Beschwerden, Depersonalisationsgefühlen und abwegigen hypochondrischen Ängsten bedrängt und geängstigt werden und unter anderem den Schulbesuch einstellen. Anamnestisch werden solche Jugendliche in ihrer Kindheit als ruhig, brav, dabei aber auffallend distanziert-zurückhaltend beschrieben. Eine Mutter nannte ihr so geartetes Kind zum Beispiel »treu und misstrauisch« und »sehr schnell autonom«. Es sei schon beim Stillen »sehr auf Distanz« gewesen, in anderer Hinsicht aber eben doch sehr auf die Mutter angewiesen und habe sich nicht gegenüber anderen Kindern durchsetzen können.

Wie können wir bei Asperger Autisten die Bereitschaft und die Voraussetzungen zur Kontaktaufnahme verbessern?

Therapieansatz: Emotionen und Beziehungswünsche

Hinter der spröden, vorgealterten Fassade des jugendlichen Autisten und hinter seinen sprachlich elaborierten Äußerungen verbirgt sich in emotionaler Hinsicht ein kleines Kind mit symbiotischen Beziehungswünschen. Manche autistischen Patienten, die auf einer Therapiestation ankommen, behaupten unumwunden, dass sie von ihrer Familie wegwollen, als habe diese ihnen nie irgendetwas bedeutet. Andere sind empört über das Verlangen der Eltern nach Therapie. Sie haben kein Verständnis für die Motive der Eltern und können den Zusammenhang, der zur Entscheidung der Eltern hinführt, nicht herstellen. Sie verhalten sich so, als wären sie gerade vom Himmel gefallen, nicht, als gäbe es eine lange leidvolle Vorgeschichte.

Viele Verhandlungen, die wir mit autistischen Patienten auf der Station führen, laufen nach dem gleichen Muster ab: Sie wollen wissen, was sie konkret tun müssen, welche Bedingungen sie erfüllen müssen, damit sie wieder entlassen werden und die Trennung von der Familie wieder rückgängig und ungeschehen gemacht wird, eine Trennung, die sie hilflos macht, die sie nicht im geringsten verstehen und mit der sie innerlich nichts anfangen können.

Wir sind weit davon entfernt, den Patienten eine Vorstellung vom »Sinn« ihres Aufenthaltes in der Klinik nahebringen zu können. Sie halten uns sperrige Argumente entgegen, fühlen sich aber zugleich hilflos dem Willen ihrer Angehörigen ausgeliefert. Wir können sie bewegen, bei diesem und jenem mitzumachen, wenn wir ihnen in Euro und Cent, in Tagen, Stunden und Minuten vorrechnen, welchen Vorteil sie davon erlangen: Zeit, die sie am Computer verbringen dürfen, Sammelobjekte, die sie erwerben können. Wir können mit ihrem Opportunismus rechnen.

So sehr sie von spontanen Annäherungsversuchen ihrer Umgebung verschont bleiben möchten, so möchten sie dennoch »Anrechte auf Teilhabe« erwerben, einen bestimmten Platz am Esstisch, den zustehenden Teil einer Belohnung, das Recht auf einen Wortbeitrag, wenn alle etwas sagen. Alle, die den Patienten im Alltag begegnen, fühlen sich vom verbalen Verhalten der Patienten eher abgestoßen, genervt oder sogar beleidigt. Die Autisten machen sich ausführliche Gedanken, wie sie ihren Mitpatienten Schaden zufügen können. Es werden keine Beziehungswünsche erkennbar. Der Gesprächspartner wird nicht zu empathischem Verstehen angeregt. Und doch können vor allem die Erwachsenen, Betreuer und Therapeuten, nach einiger Zeit erahnen, dass die Patienten mit Hilfe ihrer Monologe, Anwürfe und Protestreden gewissermaßen Leinen auswerfen und sich im Schlepptau der angesprochenen Personen besser zu orientieren versuchen. In dem sie sich bei einem Betreuer aussprechen und nicht mehr locker lassen, hat ihr Reden eine anklammernde Funktion, als hingen sie dem Betreuer beim Reden am Rockzipfel.

Diese Erfahrungen beweisen uns, dass wir den Begriff des Autismus bei den hoch entwickelten Formen nicht mit vollkommener Selbstgenügsamkeit und Abgeschlossenheit gleichsetzen dürfen. Der Wunsch nach sozialer Teilhabe wird durchaus vorgetragen, wenn auch individuell unterschiedlich stark. Nur finden die Autisten den Weg nicht zum Gegenüber, wenn ihnen die erforderlichen Schritte der Rücksichtnahme und des Verstehens nicht erklärt werden. Sie müssen sich die Teilstücke dieses eigentlich intuitiven Vorganges wie ein Puzzle zusammensetzen. Gerne verschaffen sich diese Patienten einen »Überblick« aus der Vogelperspektive oder entwerfen zeitliche Ablaufpläne, die oft utopisch weit in die Zukunft reichen. Sie möchten, dass ihr Leben berechenbar ist. Selbst, wenn Autisten unter optimalen Voraussetzungen daran gehen, Beziehungen zu führen, liegt hinter dieser Beziehung ein Plan, der mit Beharrlichkeit verfolgt wird.

Seit langem erweisen sich technische Mittel zur Kommunikation, so der Computer mit E-Mail, mit Chatrooms und Diskussionsforen, Internet und davor das Telefon, als wertvolle Partner der Therapie autistischer Menschen. Die hohe Anziehungskraft dieser technischen Möglichkeiten macht uns erneut deutlich, wie Asperger Autisten eine unbestimmte Sehnsucht nach Kontakten verspüren. Sie suchen nach alternativen Möglichkeiten, diese Sehnsucht zu erfüllen, weil sie bei der unmittelbaren Annäherung an die physisch präsente Gefühlssphäre eines menschlichen Gegenübers überfordert und geängstigt werden.

Computer können in der heutigen Zeit nicht nur Mittler der Kommunikation, sondern auch Platzhalter für die erwähnten »Anrechte auf Teilhabe« an der Gemeinschaft sein, etwa wenn sich ein autistischer Computerspezialist bei Klassenfesten, Schulfesten und anderen wichtigen Anlässen oder als Einrichter von technischen Anlagen unentbehrlich macht.

Einige therapeutische Angebote für Autisten erscheinen überambitioniert. Sie stellen das Erlernen von sozialer Empathie in den Mittelpunkt. Zu bedenken ist, dass auch in normal gemischten sozialen Gemeinschaften nur wenig soziale Empathie praktiziert wird, das heißt, nur wenige Mitglieder einer Gemeinschaft in ihrer Fähigkeit, sich in andere individuell hineindenken und einfühlen zu können, wirklich hoch entwickelt sind. Die meisten erwerben ein Gefühl ihrer sozialen Zugehörigkeit durch Attribution von außen, durch gemeinsame Interessen und gemeinsame Rituale. Das Ideal einer psychischen Reifung, die sich durch innere Aneignung und Identifikation vollzieht, wird auch von nicht-autistischen Menschen oft genug verfehlt.

Auch wenn hier Ansprüche an die höhere ethische Erfüllung des Menschen geopfert werden, genügt es also, wenn wir den Autisten Prozeduren aufzeigen, mit denen sie sich an bestimmte Formen des Gemeinschaftslebens anpassen können, so dass sie dort toleriert werden. Unsere Einsicht in die Beschränktheit sozialer Begabungen im Durchschnittsindividuum macht es uns leichter, die autistischen Beschränkungen ins richtige

Verhältnis zu rücken. Auch bei den Normalen ist eben nicht jeder Akt prosozialen Verhaltens zugleich ein Akt der empathischen Begegnung von Subjekt zu Subjekt.

Es gilt freilich, den Autisten nicht nur die Teilhabe an den stets gut geregelten, »vernünftigen« Gruppenveranstaltungen Erwachsener möglich zu machen, sondern auch eine gewisse Teilhabe am sozialen Diskurs der Jugendlichen gleichen Alters. Vor diesem Schritt liegt eine ungleich größere Hürde. Der Diskurs unter Jugendlichen ist in ganz anderem Maße angereichert mit emotionalem Jargon und spontanen emotionalen Ausbrüchen, die der Asperger Autist nicht vorhersehen und rasch genug einordnen kann. Es kommt also auf die Auswahl geeigneter Gruppen und geeigneter Einzelpersonen an, die den Patienten in geeigneten Settings gegenübertreten, an denen er sich orientieren können und die auf diese Weise eine Mittlerrolle übernehmen.

Therapieansatz: Krise der Sexualität

Die sexuellen Äußerungen des Körpers erscheinen autistischen Menschen bedrohlich und gewissermaßen pornographisch. Die Autisten nehmen zwar Informationen über die Bedeutung sexuellen Verhaltens auf, können dieses Verhalten aber dennoch nicht einordnen, vor allem nicht intuitiv verstehen, weil die verfügbaren Informationen keinen Anschluss gewinnen an eigene Vorerfahrungen. Die »gefühlte« Nähe zu einer anderen Person bleibt ihnen fremd. Die sexuellen Handlungen, die sie mitbekommen, stehen damit eigenartig für sich, wirken technisch und absonderlich. Die am eigenen Körper erfahrene sexuelle Erregung steht für sich allein.

Tendenziell können alle Jugendlichen, wenn sie erstmals von bestimmten sexuellen Praktiken erfahren oder diese beobachten, befremdet sein. Diese Befremdung wird aber in der Regel alsbald durch eigene Erfahrungen aufgewogen und überwunden. Die Jugendlichen können sich vor allem mit Hilfe ihrer Masturbationsphantasien alsbald vorstellen, den eigenen Körper – fühlbar und sichtbar – in sexuelle Akte einzubringen. Sie nehmen also eine Binnenperspektive ein und werden, wenn auch zunächst in der Phantasie, zum Teilhaber sexueller Akte. Autisten beginnen das Masturbieren jedoch zu einer Zeit, in der sie der eigenen Erregung noch keinen kommunikativen Sinn geben können, auch in der Phantasie nicht auf die tröstliche Vorstellung eines Sexualpartners zugreifen können.

Unterlaufen wird der natürliche Aneignungsvorgang der Sexualität bekanntlich nicht nur bei Autisten, sondern auch bei sexuell traumatisierten Kindern. Normale Kinder üben sich durch ihr Neugier- und Explorationsverhalten in die sexuelle Selbsterkundung ein. Traumatisierte Kinder jedoch werden überrumpelt und gezwungen, Zeugen sexueller Handlungen und Mitwisser von Sexualität einer Art zu werden, an der sie – auch zu ihrem eigenen Schutz – noch nicht interessiert gewesen wären. Auch bei Autisten hat die Begegnung mit der Sexualität im Jugendalter schlimmstenfalls eine solche traumatische Qualität.

Die sexuelle Aufklärung autistischer Jugendlicher hat vor diesem Hintergrund einen besonders hohen Stellenwert (Henault 2004). Sie muss deutlich und absichtsvoll von den Erwachsenen in Gang gesetzt werden. Ein solches Vorgehen erscheint bei normalen Jugendlichen weniger nötig, da diese ja spontanen Zugang zu Informationen aus der Peer Gruppe haben und gleichzeitig in ihrer eigenen Generation die »Witterung« aufnehmen können, wie man sich passender Weise verhält. Autistische Jugendliche müssen hingegen nicht nur über die konkreten Tatsachen der körperlichen Sexualität aufgeklärt werden, sondern viel mehr noch mit Informationen über die sexuell relevanten zwischenmenschlichen Umgangs- und Annäherungsformen versorgt werden. Sie müssen die Bedeutung und Wirkung bestimmter körpersprachlicher Signale und bestimmter

Worte im Jugendjargon erklärt bekommen. Die gesamte sexuelle Körpersprache muss gewissermaßen decodiert und in eine andere Sprache übersetzt werden, die von den Autisten dechiffriert werden kann.

Therapieansatz: Krise der Autonomie

Hoch entwickelte Autisten des Asperger Typs sind im Jugendalter in ihrer psychischen Entwicklung so weit fortgeschritten, dass sie mit größerer Klarheit erkennen, wie weit sie gegenüber ihren Kameraden ins Hintertreffen geraten sind. Sie möchten mehr vom sozialen Leben um sich herum, in der Schule und in sozialen Gruppen, durchschauen und verstehen. Sie werden hierzu auch von allen Seiten ermutigt, merken aber, wie die Schere zwischen ihrer privaten Welt, in der sie sich bisher aufgehalten haben, und der äußeren Welt, in der sich die anderen Jugendlichen bewegen, immer weiter aufgeht. Autistische Jugendliche entdecken ihre begrenzten Handlungs- und Entfaltungsmöglichkeiten.

Ab dem Jugendalter sind weitere Fortschritte in der Autonomie ohne ein Mindestmaß von Gemeinschaft mit Jugendlichen derselben Generation (Peers) nicht zu erreichen. Dieser normative Druck lastet auf allen Jugendlichen gleichermaßen und ruft nach Lösungen, die oft nur Notlösungen sind, oder provoziert neuerliche Krisen. Die Krise der Autisten im Jugendalter enthüllt sich in diesem Zusammenhang wiederum als Entwicklungskrise, nämlich als das Ringen um weitere Fortschritte, die einer verzögerten Entwicklung abgetrotzt werden sollen. Auch Autisten streben danach, die soziale Wirklichkeit immer besser zu verstehen und zu beherrschen. Im günstigen Fall kommt es dazu, dass positive soziale Erfahrungen mehr und mehr zum Selbst aufschließen können und mit diesem kongruent werden. Wenn die Jugendlichen aber ausgerechnet in diesem kritischen Alter mit Zurückweisungen, Unverstandensein und Ausgeschlossenheit oder sogar mit Ausstoßungstendenzen konfrontiert werden, ziehen sie sich ihrerseits stärker in regressive autistische Verhaltensmuster zurück. Die Mutter wird oft zum Fluchtpunkt der emotionalen Konvergenzwünsche, wenn alle anderen Wege versperrt erscheinen.

Manche Jugendliche treten allerdings auch die Flucht nach vorne an. Sie unternehmen Fluchtversuche und Ausbruchversuche. Manche von ihnen kommen abrupt darauf, sich autoritären Jugendgruppen anzuschließen. In diesen Gruppen fühlen sie sich getragen, werden freilich auch entmündigt, kaum dass sie sich aus der Bevormundung im Elternhaus zu lösen versuchen. Sie nehmen Entbehrungen auf sich, die man ihnen nicht zugetraut hätte. Sie wollen unbedingt und kompromisslos die Bedingungen erfüllen, die ihnen auferlegt werden. Sie lassen sich ausnutzen und verführen. Sie sind rücksichtslos gegen sich selbst und mitleidlos mit ihren Eltern, die das Verhalten ihrer Kinder nicht mehr begreifen und fassungslos reagieren.

Nicht alle Gruppen dulden kontaktschwache Jugendliche in ihrer Mitte. Neben den erwähnten autoritären Gruppen bietet sich das andere Extrem an: spontane Gruppen mit einem ausgesprochen geringen Organisationsgrad und nur schwachem Zusammenhalt. Die Mitglieder solcher Gruppe sind selbst oft orientierungslos, bieten aber beliebigen anderen, die in der Gruppe auftauchen, einen Platz an. Die Zusammenkünfte werden durch den Konsum von Drogen und Alkohol motiviert.

Therapieansatz: Familie

Es kommt nicht selten vor, dass sogar markante Einschränkungen in der Kontaktfähigkeit von den Eltern erst am Beginn des Jugendalters in ihrer Tragweite und ihrem Krankheitswert durchschaut werden. In anderen Familien dagegen hat sich ein kontaktschwieriges Kind aufgrund seines spröden und widersetzlichen Verhaltens nie einen sicheren Platz erobert und steht am Beginn der Jugend vor der Ausstoßung. Manche Eltern ringen zwar mit negativen und ablehnenden Gefühlen und ihrem schlechten Gewissen, sind aber aufgeschlossen, mit einem Therapeuten an einer Verbesserung ihrer Beziehung zum Kind zu arbeiten (Boyd 2003).

Mütter können an der Last eines Kindes schwer tragen, das sich nie überzeugend an sie binden wollte und nun ebenso große Schwierigkeiten hat sich zu lösen. In der Übertragung kann sich die Verantwortung, die man für die sozialen Gehversuche eines autistischen Jugendlichen empfindet, ähnlich anfühlen wie die Mitverantwortung für die Gehversuche eines Kleinkindes. Mütter autistischer Söhne, selten auch Väter autistischer Mädchen, müssen in der Wahrnehmung der Gefahr der inzestuösen Nähe geschärft werden. Manche Familien benötigen therapeutische Rückversicherung, wenn sie sich gegen ein kleinkindlich-trotziges und omnipotentes Verhalten ihres jugendlichen Kindes in Position bringen müssen. Das Verhalten der Söhne gegen die Mütter kann ausgesprochen tyrannisch und verletzend sein.

Gelegentlich läuft die Krise darauf hinaus, dass die Eltern über das Verhalten ihrer autistischen Kinder tief befremdet sind. Umgekehrt sind diese befremdet über ihre Eltern. Die Übergänge können abrupt sein. Die Jugendlichen können noch wenige Wochen zuvor den elterlichen Vorgaben eng gefolgt sein und in symbiotischer Nähe zur Mutter gelebt haben. Eines Tages springen sie aus dem Nest und lassen sich plötzlich nicht mehr das Geringste sagen. Aus einer trügerischen Geborgenheit laufen diese Jugendlichen direkt in die soziale Verwahrlosung.

Es ist wichtig, die Familien in diesen Zeiten der Krise zu beraten und zu stützen. Die Eltern müssen Innenleben und Beweggründe ihrer Kinder durchschauen können. Sie müssen eine ausgleichende Haltung vertreten, ohne hierbei ständig ihre Grundeinschätzung zu ändern. Sie müssen hierzu nicht nur das Innenleben, sondern auch die äußere Situation, in welche die Kinder durch ihre Schwächen geraten sind, nüchtern bewerten können. Der Beratungsprozess bedeutet, dass die Familie einen äußeren Bezugspunkt behält, sich auf diesem Wege ihr objektives Urteilsvermögen bewahrt und nicht selbst in die Isolation gerät. Ein besonderes Risiko geht von Familien aus, die selbst sozial isoliert sind und deren Lebenszweck in den Jahren vor der offenen Krise nur noch darin bestand, ein bestimmtes besonders bedürftiges Kind in ihrer Mitte zu behüten.

Der Ausbruchsversuch des Kindes stellt nun den bisherigen Lebensplan der Familie in Frage. Plötzlich will der Jugendliche trotz seiner weiterhin erkennbaren Schwäche die Fürsorge der Eltern nicht mehr annehmen und erlebt den Schonraum der Familie nicht mehr als hilfreich, sondern als bedrohlich.

Es ist nicht zu übersehen, dass Eltern, die sich an die Aufgabe des »Schützens« klammern und aneinander festzuhalten versuchen, selbst ähnliche Persönlichkeitsmerkmale wie ihre Kinder aufweisen. Sie verfügen nicht über sichere Vorstellungen, dass ihre Kinder außerhalb der Familie »aufgehoben« und lebensfähig sein könnten.

Wie können wir auf krisenhafte Entwicklungen dieser Art therapeutischen Einfluss gewinnen? Wirksame Hilfe wird nicht ohne eine Veränderung der äußeren Situation möglich sein. Diese erfordert den Eingriff einer »Instanz« von dritter Seite, aus dem Kreis der Verwandtschaft, durch einen Mentor aus dem Bereich der Schule, durch einen Therapeuten aber nur dann, wenn dessen Stimme der notwendige Nachdruck verliehen wird.

In jedem Fall muss jemand »zwischen« die Familien und die betroffenen Jugendlichen treten. (Diese Figur des Helfens unter Verwendung einer überzeugenden Außeninstanz spielt auch bei der Behandlung der Schulphobie eine Rolle und wird dort weiter ausgeführt.) Der Eingriff von außen neutralisiert die bedrängende Nähe der Familie und gibt den kontaktschwachen Jugendlichen zugleich einen neuen Bezugspunkt, freilich in Form eines Feindbildes beziehungsweise einer Bedrohung. Sich mit dieser Bedrohung zu arrangieren und angesichts einer Konfrontation mit »Fremden« oder »Feinden« zu überleben und weiterzuleben, ist – aus der Erlebnisperspektive der Autisten – die Mutprobe, die sie während der Behandlung zu bestehen haben. Sie können es als Erfolg verbuchen, wenn sie diese Probe bestanden haben.

Letztlich verläuft die (unfreiwillige) Auseinandersetzung mit dem Alltag der Therapiestation stellvertretend für die Eingewöhnung in die ähnlich fremde und feindliche Welt außerhalb der Klinik. Unausgesprochen bleibt, dass die Autisten eigentlich ganz froh sind, in der Klinik ein Übungsfeld vorzufinden. Die Klinik ist zweifellos der geringere Gegner, während ihnen der wirkliche große Gegner, d. h. die reale Welt im Ganzen und eine wirkliche Trennung von den Eltern, noch bevorsteht.

Schlussfolgerungen

Wie verbleiben wir am Ende der Behandlung von Jugendlichen mit schweren Kontaktstörungen? Regelmäßig sind wir darum besorgt, den Fortgang der schulischen Laufbahn zu sichern. Nicht selten sind wir auf der mühsamen Suche nach einer geeigneten Schulform, einer passenden Klassengemeinschaft, einem verständnisvollen Lehrer.

Die Frage der Trennung vom Elternhaus ist prekär. Auch wenn wir in der familiären Interaktion entwicklungshemmende Faktoren erkennen, befürchten wir gemeinsam mit den Eltern, dass die autistischen Patienten in einer neuen Umgebung, einem Heim oder Internat oder einer Wohngruppe nur äußerst schwer Fuß fassen können. In jedem Fall, ob zu Hause oder in einer pädagogischen Gruppe, ob in der Schule oder an einem späteren Arbeitsplatz, müssen wir den Patienten gewisse Sonderbedingungen einräumen, die ihm ausreichend Schutz gewähren, zugleich – in geeigneter Dosierung – persönliche Ansprache und Anregungen bieten, damit sie sich nicht verkriechen oder in eine sture Abwehrhaltung hineingeraten. In schweren Fällen sind individuelle Schul- und Arbeitsbegleitungen und andere aufsuchende Hilfen angezeigt, zumindest für eine Übergangszeit. Für die Zeit nach der Schule sind »Nischenberufe« gefragt. Die Beratungsliteratur für Angehörige autistischer Kinder ist so weit aufgefächert, dass inzwischen sogar Listen geeigneter Berufe gehandelt werden (Hawkins 2004).

Zur allmählichen Entfaltung des sozialen Lebens der Asperger Autisten bedarf es immer einer gewissen Lenkung und gewisser Arrangements. Ab der Jugendzeit stehen jedoch alle Erzieher autistischer Kinder in dem Dilemma, dass sie zum einen gute Gründe haben, ihre Schützlinge weiterhin zu gängeln, zum anderen mit diesem Verhalten der Autonomieentwicklung im Weg stehen und die sichtbare Sonderrolle der Kinder verstärken.

Günstige Umstände können dazu führen, dass weitere Bezugspersonen auf den Plan treten, die eine Richtung für die Jugendlichen vorgeben, an denen sie sich orientieren können. Auch hier mag Gängelei wieder eine Rolle spielen, die Freiheitsgrade der Jugendlichen wachsen jedoch allein dadurch, dass sie mit weiteren Personen konfrontiert sind und deren Verhalten kennen lernen, auch dadurch, dass sich der Aktionsradius auf mehrere Orte ausweitet. In diesem Zusammenhang gewinnen geleitete und strukturierte Jugendgruppen eine Bedeutung, wie Schachgruppe, Judo, Jungschar, Pfadfinder, also Veranstaltungen, in denen einer ungeregelten Gruppendynamik wenig Raum gelassen wird, so dass die Orientierung erleichtert ist.

Kasuistik

Bericht über eine stationäre Behandlung

Diagnose:

Asperger Autismus (F84.5)

Tobias ist 12 Jahre alt, deutsch-griechisch-türkischer Abstammung, lebt bei den betagten und überforderten mütterlichen Großeltern (türkisch-griechische Großeltern, seit 40 Jahren in Deutschland), weil ihn die Mutter seit der frühen Kindheit wegen ihrer schizophrenen Erkrankung nicht selbst versorgen kann. Seinen Vater, einen prominenten Deutschen, kennt er nur von sporadischen Besuchen. Er ist in der Schule wegen seines bizarren Verhaltens nicht mehr tragbar. Er hat Erregungen. Dann steht er auf und hüpft und gestikuliert und macht sich zum Gespött der Klassenkameraden. Er kommt zu uns in die Kinder- und Jugendpsychiatrie mehr aus Verlegenheit. Man weiß nicht, wie es weitergehen soll. Die Schule drängt, die Großeltern sind hilflos und Tobias selbst sagt kurioserweise, dass er von den Großeltern dringend weg muss. Es ist also schon klar, dass ein Ort für ihn gefunden werden muss, wo er leben kann. Das Jugendamt weiß nicht so recht, welcher Ort für ihn angemessen wäre. Der Junge ist so fremd und sonderbar. Tobias hält es weder in der Schule noch zu Hause mehr aus. Das Jugendamt ist froh, dass Tobias erst einmal »versorgt« ist. Aber wir in der Klinik drängen darauf, dass die Kollegen im Jugendamt die Hände nicht in den Schoß legen, sondern nach einer Perspektive für den Jungen suchen. Der Therapeut auf der Station sagt, Tobias sei ein »interessantes Therapiekind«, die Arbeit mit ihm mache Spaß. Tobias macht es auch Spaß, wie er immer wieder betont! Aber allen in der Klinik ist bewusst, dass die Station kein Ort ist, wo Tobias länger bleiben sollte, sonst entstünde noch das Missverständnis, dass man dort »leben« könnte. Tobias steht kurz vor der Pubertät. Die nächsten zwei bis drei Jahre sind ein wichtiger Zeitabschnitt, den Tobias an einem sicheren Ort »überstehen« muss.

Der Therapeut berichtet:
Der Stand der Dinge ist, dass Tobias den Alltag (meist in einer kleinen Gruppe) überraschend gut bewältigen kann und meistert (besser als zunächst befürchtet), dass also eine gewisse Anpassungsleistung erbracht werden kann, sofern seine Eigensphäre nicht zu sehr bedroht ist und er immer wieder Zeit und Gelegenheit findet, sich zu orientieren, sich im Kopf zu organisieren. Dies kann allerdings darauf hinauslaufen, dass wir auf seine Eigenart eingehen müssen. Einzelkontakt, Zeit und Ruhe helfen ihm. Dann ist er immer wieder überraschend zugänglich. Und er ist durchaus motiviert, sich mit seiner »Krankheit« auseinanderzusetzen.

Zu seinen Bewältigungsmöglichkeiten zählen z. B. motorisches Abreagieren: Herumhüpfen, Bewegungen machen, Laute produzieren. Diese Dinge wurden ihm in der öffentlichen Schule zum Verhängnis. Sein Verhalten kann durchaus bizarre Züge annehmen, wie man es von einem intelligenten Kind so nicht unbedingt erwarten würde. Wenn der Druck steigt, wie auch im Gespräch deutlich zu beobachten, und keine motorischen Möglichkeiten zur Verfügung stehen, kann es zu eruptiven, aggressiven Ausbrüchen kommen – die von ihm aber durchaus schuldhaft und als Niederlage erlebt werden. Auch indirekte aggressive Aktionen und »Bosheitsakte« sind zu finden. Er hat zum Beispiel die »sadistische« Vorstellung, man könnte doch bei einem Film über KZs oder über den D-Day, wenn die Soldaten am Strand der Normandie niedergeschossen werden, schöne«, nicht passende Musik im Hintergrund laufen lassen, zum Beispiel Kinderlieder. Er hat eine Vorliebe für brutale Szenen und weidet sich daran. Sein Kommentar: »Ich mag lustige Sachen.« Er findet es »cool«, wenn gefoltert wird. Sein eigener Versuch in dieser Richtung: Er brüstet sich damit, seinen Zimmerkollegen mit bestimmten Schlagern und vor allem mit dem wiederholtem lauten Abspielen von »Una paloma bianca« regelrecht »gefoltert« zu haben. Ein Junge hat ihn geärgert, und Tobias beschwert sich bei den Betreuern: »Ich würde gern sehen, wie der Junge ausgepeitscht wird. ... Wir Menschen sind die gefährlichsten Lebewesen auf der Erde.«

Es gibt so viele bizarre Dinge über ihn im Alltag zu berichten: Kürzlich drehte er den ganzen Tag immer mal wieder den Wasserhahn in unserem gerade leer stehenden Notaufnahmezimmer auf, worauf lautes Wasserrauschen auf der Station zu hören war. Die anderen waren genervt. Was genau ihn dazu veranlasste, dies zu tun, oder was er damit bezweckte, war nicht herauszufinden. Sein Lieblingsaufenthaltsort ist der Flur der Station, auf dem er herumhüpft, herumtanzt oder sich um die Säule herum bewegt. Die Bewegungen sind für Autisten dabei recht typisch.

Für Erwachsene hat er liebenswerte Züge. Man kann ihn mögen, was für die Prognose und Perspektive durchaus von Wichtigkeit sein kann. Immerhin ist es möglich, mit ihm in einen Dialog, ja sogar in eine Art von emotionaler Verbindung zu gelangen. Er verharrt nicht in völliger Selbstabgeschiedenheit und Verweigerung. Bei einem Jungen mit ansonsten an Etikette und höflichen Umgangsformen orientiertem Verhalten wirken seine aggressiven Ausbrüche und Angriffe für die Umwelt umso überraschender und unerklärlicher. Hier sind bei ihm am ehesten Gefühle spürbar, eben die negativen, aber dahinter müssen auch andere Gefühlsspektren vorhanden sein, die man nur erahnen kann. Ein Beispiel für seine guten Manieren ist der Ausspruch: »Es wäre unhöflich, Menschen nach ihrer Behinderung oder nach ihrem Alter zu fragen.« Oder: »Ich bin den ausländischen Frauen (Putzfrauen) sehr dankbar, dass diese Frauen für uns hochnäsige Typen die Drecksarbeit verrichten. Ohne Ausländer würden wir in der Klemme stecken.« Oder: Bei mir ist das Denken sehr stark, viel stärker als bei anderen Leuten – aber nicht so das Gefühl! Kein Ausländerhass. Das Denken überredet mich zur Vernunft.« Er hat mehr als nur eine Ahnung von seiner Besonderheit: »Ich bin ein ganz komisches Kind, das sich nicht wie ein Kind benehmen will. ... ich nehme alles so ernst ... Ich hoffe, dass ich meine Familie gut weiterführen kann. ... Ich will von meinen Großeltern wegkommen und die Familie anders weiterführen.«

Tobias hat einen ungewöhnlichen, etwas antiquierten, in Kontrast zu anderen Kindern stehenden Geschmack; er schätzt altertümliche Ansichten und Wortwahlen: »Ich liebe alte Wörter, wie ›Begehren‹ oder ›Tor‹«, was er dann auch lexikalisch korrekt erklärt – und dann heißt sein Zimmerkollege auch noch Vik»tor«, was zu schönsten Assoziationsketten Anlass bietet. ... Sein Lehrer ließ damals verlauten: »Tobias ist ein kluger und intelligenter Junge, aber er spricht wie ein 18-Jähriger« ...

Er hat, wie man sieht, eine sehr manierierte, elaborierte Sprache, wobei die Stimme bei aller gewählter Wortwahl oft sehr laut und unmoduliert bleibt. Wie begabt und intelligent er tatsächlich ist und in welchen Bereichen, ist allerdings gar nicht so einfach festzustellen, da er auf Anforderung von außen hin nicht gut reagiert. Er will oder kann den Erwartungen, die andere an ihn richten, nicht so einfach entsprechen, so auch beim schulischen Lernen. Dafür hat er sich seinerzeit selbst das Lesen und Schreiben beigebracht, ungewöhnlich leicht und früh. Er arbeitet in der Schule aber nicht mit, wenn der Unterricht nicht sowieso gerade auf seine Vorlieben und Sonderinteressen trifft. Und dann kommen in einer großen Klasse die vielen sozialen Einflüsse und Unwägbarkeiten hinzu, so dass eine öffentliche Schule für ihn zu einer riesigen Belastung geworden ist. Dabei betont er immer wieder, dass er »ein guter Schüler sein möchte«. »In einer Klasse dürfen auf keinen Fall mehr als vier Schüler sein, sonst geht es wieder los ... Ich hasse diese Massen-Klassen.« Die Wichtigkeit der Schule und des Lernens sieht er ein: »Eigentlich mag ich Schule – ohne meine Krankheit könnte ich sehr brav, lieb und gut sein.« In einer der letzten Stunden bemerkte er, dass die »Konzentration ein bisschen besser geworden ist ... die Konzentration baut sich wieder auf, wenn ich viel lese.« ... Und: »In den meisten Fächern bin ich einfach Mittelmaß (hört, hört), aber ich nehme die Schule sehr ernst.«

Eines Tages kommt er mit einem riesigen Ordner in die Schule und will seiner Lehrerin zeigen, was ihn beschäftigt, seine »Welt«. Darin sind Telefonkarten und alte Zeitungskopien der Lokalzeitung des Ortes, wo er lebt. In eigenen Zeichnungen hat er aus dem Ort eine »Grafschaft« gemacht – mit eigener Währung und eigenem Rechtssystem. Für die Mitpatienten verhängt er nach diesem System ein bestimmtes »Strafmaß«. In dem Ordner sind noch weitere Stadtpläne anderer Städte. »Ich interessiere mich für so einen Kram.« Es sind auch eigene Zeichnungen in dem Ordner, so eine Zeichnung von siamesischen Siebenlingen in der Gebärmutter. »Ich liebe solche Nebenrechnungen, ich liebe solche Rückseiten ...«

Wir sind übrigens mit den Lehrkräften an unserer Klinikschule aufgrund der Erfahrungen der Meinung, dass eine Beschulung auf Realschul-Niveau derzeit wohl am besten geeignet wäre, wobei es sich möglichst um kleine Klassen handeln sollte.

Seine vielen interessanten Aussprüche und Ausführungen würden ein ganzes Buch füllen; sie geben Auskunft über ein reiches, nach verschiedenen Interessengebieten geordnetes, sehr assoziatives und mechanistisches Innenleben. Auch sein Menschenbild scheint von einem solchen Funktionieren geprägt und durchdrungen zu sein; Ordnungsgesichtspunkte und befehlende Anordnungen stehen im Mittelpunkt: »Befehlen Sie den anderen Kindern, dass sie im Zimmer keine Poster aufhängen dürfen.« Es soll nach seinen eigenen Vorstellungen und Wünschen laufen, sonst fühlt sich Tobias regelrecht bedroht. Andersartigkeit, Abweichungen und Veränderungen sind ihm nicht recht. »Die Kinder müssen mich verstehen«; »Ich will kluge Kinder«; »Ich will in eine KJP, wo nur kluge Kinder sind.«

Große Themen sind für ihn mit seiner familiären Herkunft verbunden: Griechen, Türken, Deutsche, Videos, Filme, Märchen. Ein mazedonischer Märchenfilm von 1944 (??) »Haben sie gut hingekriegt damals.« Er vergleicht östliche und westliche Länder, Historie, Beschäftigung mit Turkvölkern in anderen angrenzenden Ländern, wobei er oft, wie er es selber ausdrückt, »in Familiengeschichten« abgeleitet und sich über die Abfolge von Generationen auslässt. Nachgerade spürbar wird auch eine auf ihm lastende Verantwortung seiner Mutter und seinen Großeltern gegenüber, eine Sorge, die ihm als Letztem seiner Sippe zufällt: »Den Großeltern muss ich alles vergelten, was sie mir getan haben.« Allerdings äußert er sich auch kritisch und distanziert über seiner Mutter: »Sie ist psychisch krank, ›behindert‹, aber sie raucht und telefoniert mir zu viel ... Wissen Sie, warum ich große Angst habe? Vielleicht bin ich genauso behindert wie meine Mutter. ... Und seine Großmutter? Sie weine ihm zu viel, sei zu weich, zu empfindlich, zu labil. »Sie übermuttert mich.«

Wo kann nun ein Platz für ihn sein? Tobias hat eigene, teilweise sehr detaillierte Vorstellungen davon, die aber so nicht realisierbar sind. Dabei sind Vorstellungen wie kleine Klassen mit ganz wenigen Schülern (die Zahlen schwanken bei ihm) noch machbar und sinnvoll. Weitere Wünsche und Anforderungen wären (Auswahl!): TV und Video im Zimmer. Griechische Filme angucken. »Es muss ein Ort sein, wo ich meine Videos anschauen kann, mindestens einmal in der Woche. Allein im Zimmer sein. Die Entfernung von zu Hause wäre egal – halb egal ... Ach, die Welt ist nun mal kein Paradies, ... wo ich mich mit allen möglichen Hobbys beschäftigen kann ... Es müssen sich an diesem Platz kluge Kinder befinden, ich muss an dem Ort griechisch und türkisch lernen, ich brauche da genügend Zeit, um Hausaufgaben zu machen ... Hohe Anforderungen stelle ich. Ich muss lernen in der Gemeinschaft auszukommen, zurechtzukommen (sic!!).« Gerade dies habe sich schon gebessert, wie er meint, er sei nicht mehr so schnell beleidigt.

Und: »Ich habe große Angst, dass Sie den falschen Platz für mich finden.« ... Tobias' Schlusswort nach einem Hilfeplangespräch über die Frage der zu suchenden Einrichtung: »Einfach anschauen!«. Diesen Auftrag sollten wir annehmen und ihm Möglichkeiten bieten. Wir dürfen zuversichtlich sein. Er wird auch unterschiedliche Vorschläge annehmen können, vor allem, wenn die Großeltern dahinter stehen.

3 Zur Einschätzung von Verhaltenshemmung – am Beispiel von Angst- und Zwangsstörungen

Vorschau

ICD 10: F40, F41

Das folgende Gebiet umfasst Selbstunsicherheit, depressive Verstimmungen und depressive Denkstörungen, generalisierte Angstzustände und Objektängste sowie konkrete Phobien. Ängste vor Trennungen nehmen von der Kindheit bis in die Reifezeit unter den Ängsten eine beherrschende Rolle ein. Unter den Phobien können vor allem soziale Phobien so schwerwiegend sein, dass sie klinische Behandlung erfordern. Die *Schulphobie* ist eine Besonderheit der Kindheit und Jugendzeit. Sie passt definitorisch nicht streng zu den übrigen Phobien, aber zeichnet sich ebenfalls durch ein umfassendes Vermeidungsverhalten und einen sozialen Rückzug aus. *Zwangsstörungen* werden mehr oder weniger von erkennbaren Ängsten begleitet und durch diese ausgelöst. Zwangsstörungen bei Tics ergeben sich offensichtlich als Reaktion auf das Selbsterleben der unkontrollierten Bewegungen. Alle Angst- und Zwangsstörungen können von ausgeprägten Störungen der sozialen Anpassung begleitet werden und zu sozialer Isolation führen.

Die Angststörungen eines Jugendlichen korrespondieren oft mit depressiven Störungen in der Familie. Zwischen der Mutter und einem ängstlichen Kind kann sich eine pathologische Symbiose ausbilden, die bis ins Jugendalter persistiert oder in der Jugendkrise wieder auflebt. In anderer Betrachtungsweise erkennen wir in diesen Beziehungsmustern *unsichere Bindungen*. Tiefenpsychologisch gesehen, versucht ein Kind mit seiner Depression die Unerträglichkeit des Erlebens wiederholter Verluste und Entbehrungen abzufangen und zu organisieren. Angst hingegen ist das akute affektive Signalsystem, mit dem das Kind weitere Verluste verhindern, sich aber auch vor eigener destruktiver Wut schützen will.

Neben der psychischen Eigenart der Eltern spielt bei der Ausbildung von Ängstlichkeit und Zwanghaftigkeit das Temperament des Kindes eine wichtige, im Einzelfall auch ausschlaggebende Rolle. Nicht nur ängstlich gehemmte, sondern auch irritable, unleidige und aufbrausende Kinder können Angstsymptome und Zwänge entwickeln, die ab der Jugend zum klinischen Problem werden. Diesen Kindern ist bewusst, dass ihnen ihre besondere Wut und Erregbarkeit gefährlich werden und dass sie Bindungen zerstören können. Möglicherweise ist somit auch bei verschiedenen erregbaren Kindern der wichtigste pathogenetische Mechanismus in einer depressiven Angststörung zu sehen, nicht im oft deklarierten ADHS.

In klinischen Populationen kommen schließlich noch ängstliche und zwanghafte Jugendliche mit einer schizoiden Struktur vor. Gelegentlich müssen wir hinter einer Angst- und Zwangssymptomatik sogar eine beginnende schizophrene Erkrankung vermuten, vor allem bei brüchigen dysphorischen Stimmungslagen mit Schwankungen zwischen depressiv gehemmten und hypomanischen Zuständen.

In der stationären Therapie wird das zentrale Thema der Trennungsangst sofort bei der Aufnahme aktualisiert, weil diese voraussetzt, dass eine wirkliche Trennung vollzogen wird. Bei phobischen Störungen kann es nötig sein, dass von dritter Seite Druck auf die Patienten und die mit ihnen verstrickten Familien ausgeübt werden muss. Wenn die Hürde der Aufnahme genommen ist, kann dennoch eine gute Mitarbeit und Therapiemotivation erreicht werden. Im stationären Alltag werden kindliche Abhängigkeitsbedürfnisse und kindlich magische Denkmuster sichtbar. Die Therapeuten müssen sich immer wieder mit manifest psychisch kranken, meist depressiven, Eltern auseinandersetzen. Phobische Kinder errichten im Elternhaus, in das sie sich zurückgezogen haben, ein tyrannisches Regiment. Das Gleiche trifft auf Kinder und Jugendliche mit Zwangsstörungen zu. Alle diese Kinder und deren Eltern tragen hypertrophe Gewissenskonflikte miteinander aus.

Bei Zwangsstörungen kann durchschaut werden, dass sich die Patienten gegen unwillkürliche, in aggressiver und sexueller Hinsicht gefährliche Gedanken, teilweise sogar gegen am eigenen Körper spürbare Handlungsimpulse wehren müssen. Trotz neurobiologischer Fortschritte ist das zwanghafte Verhalten als Funktionsmuster nicht eindeutig aufgeklärt. Jedenfalls ist es nicht einem einzigen System zuzuordnen, sondern mit mehreren neuronalen Systemen auf unterschiedliche Weise verknüpft. Auch die medikamentöse Behandlung greift an verschiedenen Stellen in die Hirnfunktion ein. Eine geeignete Medikation muss im Einzelfall erprobt werden. Verhaltenstherapeutische Strategien, zum Beispiel ein Angstbewältigungstraining bei fokussierbaren Ängsten, oder Expositions- und Interventionstechniken bei Zwängen, sind auch bereits dann angezeigt, wenn der dynamische Hintergrund der Symptome mit den Patienten noch nicht vollständig erarbeitet werden konnte.

Die depressiv strukturierten Angst- und Zwangspatienten leiden unter starken Gefühlen der Verpflichtung und hohen (Leistungs-)Erwartungen. Sie haben sich – auch lerntheoretisch nachvollziehbar – durch negative Selbstzuschreibungen in eine sich zirkulär verstärkende Misserfolgsorientierung hineinmanövriert. Die Kunst der stationären Therapie besteht darin, in kleinen Dosierungen die Erfolgs- und Entfaltungsmöglichkeiten im sozialen Kontext erfahrbar werden zu lassen.

Die Teilhabe am sozialen Leben ist durch die Symptomatik zwar stark eingeschränkt, aber vor allem die ich-stärkeren Angstpatienten sind durch die weiterhin bestehenden Kontaktwünsche gut motivierbar, gegen die Symptomatik anzukämpfen. Bei den ich-schwächeren Patienten ist es sehr viel schwieriger, eine Therapiemotivation aufzubauen. Sie drängen zurück nach Hause und sind dann von Verwahrlosung und Selbstvernachlässigung bedroht. Es gilt hier, versteckte Reste sozialer Bedürfnisse ausfindig zu machen und zu bestärken. Die empathische Teilhabe am sozialen Geschehen ist deshalb so wichtig, weil sie den Patienten hilft, ihre Aufmerksamkeit von sich selbst wegzulenken, die Gemeinschaft als Bezugspunkt und Kontrollinstanz zu nutzen und die eigenen Ängste durch die Sichtweise der anderen zu relativieren.

Essay

Welche langfristigen Strukturmerkmale sind bei Angst- und Zwangsphänomenen zu bedenken?

Mit den Angst- und Zwangssymptomen zielen wir auf das angestammte Gebiet der *behavioral inhibition*, also auf den Persönlichkeitstyp C. Kinder, die über lange Jahre im Sinne eines solchen Temperaments gehemmt und in ihrer sozialen Entfaltung unsicher waren, können später Angststörungen und Zwangssymptome entwickeln. Einschränkend müssen freilich die Ergebnisse der Isle of Wight Studie (Rutter 1970) erwähnt werden. Aus dieser Studie wissen wir, dass die signifikante Mehrzahl der manifest ängstlichen und zwanghaften Jugendlichen nicht etwa bereits in ihrer frühen Kindheit psychisch auffällig waren. Daraus folgt, dass die klassischen kindlichen Trennungsängste sich nicht zu den Angststörungen der Jugend verlängern. Erst bei den Ängsten und Zwangssymptomen des Jugendalters können wir annehmen, dass sie bis ins Erwachsenenalter persistieren.

Epidemiologische Studien rücken also unsere klinischen Perspektiven zurecht. Wir sind gehalten zur Kenntnis zu nehmen, in welch hohem Umfang junge Kinder, die sich im Sinne der ICD F93 emotional auffällig verhalten, schließlich einen Weg in die psychische Normalität finden – offenbar, indem sie Ressourcen nutzen, die sich ihnen durch die fortschreitende Entwicklung und durch die Öffnung neuer Beziehungen und Lebensräume bieten.

Anderseits sind wir durch die Ergebnisse der Epidemiologie nicht gezwungen, unsere klinische Erfahrung zu revidieren. Diese besagt, dass eigentlich fast alle später manifest ängstlichen und zwanghaften Jugendlichen schon in ihrer Kindheit eine gleichsinnige Struktur aufweisen. Diese Struktur kann in der Kindheit durch Anpassung und Reduktion der Anforderungen kompensiert werden. Darüber hinaus ergibt die Anamnese oft, dass Angststörungen und Depressionen auch in der familiären Umgebung unserer ängstlichen Jugendlichen vorherrschen und mit Sicherheit bereits auf die kindliche Entwicklung eingewirkt haben. Den Eltern ging es im Entwicklungsverlauf der Kinder streckenweise schlechter als jetzt den Jugendlichen. Ein Therapeut kann insgeheim denken, es wäre passender gewesen, wenn ein Elternteil statt des Kindes in die Klinik eingewiesen worden wäre.

Die ängstlichen und zwanghaften Jugendlichen sind also nicht selten eng bezogen auf Elternfiguren, die ihrerseits scheu, schüchtern, verschlossen, angstvoll, anklammernd, pedantisch, zwanghaft, verklemmt, ehrgeizig, vorwurfsvoll, oder – im Sinne einer manifesten Depression – freudlos, ohne Schwung und Initiative oder offen verzweifelt sind. Vor diesem Hintergrund ist es tatsächlich bemerkenswert, wie viele Kinder, die sowohl genetisch wie sozial auf diese Weise geprägt werden, psychisch funktionsfähig und selbst bei gewissen Einschränkungen klinisch stumm bleiben, bis sie das Jugendalter erreichen.

Mütter, die nach der Geburt eines Kindes schwer depressiv erkranken, muten ihren Kindern Deprivationseffekte zu. Allerdings hat das Kind Chancen, dieser Gefahr zu entkommen, etwa wenn es alternative Betreuungs- und Beziehungsangebote erhält und nicht durch eine gleichsinnige genetische Vulnerabilität vorbelastet ist. Auch in sozial unruhigen, stressreichen und von Mangel bestimmten Zeiten scheint es Kindern oft zu gelingen, ihre psychische Haut »irgendwie« zu retten und für Ausgleich zu sorgen. In der Statistik konnte kein einzelner traumatischer Umstand eindeutig mit Verlauf und Qualität der späteren psychischen Entwicklung korreliert werden. (Schepanck 1987, Ernst und Luckner 1985).

Die psychologische Übertragung depressiver Strukturmerkmale ist subtiler. Voraussetzung ist, dass eine weniger schwer, dafür aber über lange Zeiträume der Kindheit hinweg depressiv geprägte Mutter in eine unsichere Bindung (Ainsworth 1962, 1878) zu ihrem Kind hineingerät. Im Rückblick können wir mit sprachlich reflektieren Jugendlichen bisweilen erarbeiten, dass sie frühzeitig gelernt haben, sich auf die geringe Responsivität der mütterlichen oder väterlichen Gefühle einzustellen und sich mitverantwortlich zu fühlen, wenn die eigenen Bedürfnisse nicht mit der Gefühlslage der Eltern übereinstimmen. Die Kinder fühlten sich schuldig, wenn eine emotionale Divergenz oder eine emotionale Distanz aufkam. Verpflichtungsgefühle für das Wohlergehen der Eltern und Trennungsvermeidung sind die wichtigsten Leitmotive, die sich durch alle späteren Manifestationen von Objektangst, Phobie und Zwanghaftigkeit hindurchziehen.

Unsichere Bindungen bei ohnehin im Temperament gehemmten Kindern sollen die Angstentwicklung besonders begünstigen (Kagan 1994, Manassis 2001). Weiterhin kann uns nicht verwundern, dass in empirischen Untersuchungen ungünstiges Erziehungsverhalten als relevant für die Entstehung von Angststörungen ermittelt wurde: kontrollierendes Verhalten, Fehlen emotionaler Wärme, Bestrafung falscher Gefühlsäußerungen des Kindes (Goldstein und Chamless 1978). Solche Verhaltensweisen wirken über lange Zeiträume auf das Kind ein (Belsky 1993). Sie entfalten ihre Wirkung also nicht punktuell in einzelnen Episoden, sondern durchdringen alle Aspekte des Umgangs zwischen Eltern und Kind.

Dynamisch können wir uns vorstellen, dass die frühen depressiv-ängstlichen Strukturen nicht etwa den Eltern einfach abgeschaut, sondern zur Gegenregulation und Abwehr aufgebaut werden. Das Kind bringt zusätzlich oft eine konstitutionelle Vulnerabilität mit. Die resignative und traurige Herabstimmung, die wir schon bei jungen Kindern als (anaklitische) Depression bezeichnen, wird gerne als Modell für spätere Formen der Depression herangezogen. Diese frühe Form der Depression kann dabei als Versuch des Kindes verstanden werden, sich mit Verlusten zu arrangieren, die es unwiderruflich, trotz aller Gegenwehr erlitten hat. Das Kind reguliert seine Affekte herunter und schützt sich auf diese Weise vor ständigem inneren Aufruhr, vor chaotischer Erregung und unaushaltbarer Verzweiflung. Natürlich ist dieser Abwehrversuch riskant und gefahrvoll. Mit der Depression bleibt das Kind, statt Hoffnung in neuen Bindungen zu suchen, im Vorhof der Verzweiflung stecken und wird vulnerabel für weitere Verlusterlebnisse, weil es kein aktives wirkungsvolles Bindungsverhalten mehr riskiert.

Im Unterschied zur depressiven Verstimmung hat Angst eine akute Signalwirkung auf die Beziehungen. Wieder geht es um Trennungen. Mit seiner Angst reagiert das Kind jedoch auf drohende, noch nicht eingetretene Trennungen und versucht diese abzuwenden. Gleichzeitig baut das Kind gegen die eigene Wut vor, weil es weiß, dass es mit seiner Wut den befürchteten Verlust erst recht provozieren würde. Trennungsängstliche und phobische Kinder, die wir in unter F93 diagnostizieren, zwingen die Umwelt frühzeitig dazu, auf ihre emotionale Alarmstimmung zu reagieren. Daraufhin setzten vermutlich vielfältige Anpassungsprozesse ein. Auf der anderen Seite stehen Jugendliche, die trotz ihrer depressiven Struktur in der frühen Kindheit noch keine Ängste zum Ausdruck bringen. Sie können in der späten Kindheit und Jugend manifest erkranken. Diese Erkrankungen sind nun prognostisch weitaus ungünstiger zu bewerten als die kindlichen Manifestationen.

Am Ende müssen wir einräumen, dass wir die unterschiedlichen Verläufe bei den Angststörungen nicht aufklären können. Warum werden – auf der Grundlage einer ähnlichen depressiven Grundstruktur – manche Angststörungen früh manifest und verlieren sich dann, andere jedoch erst später manifest und persistieren? Während Aussehen und Auswirkungen der Depression, abgesehen vom Modellfall der anaklitischen Depression, bei jungen Kindern schwer zu fassen sind, herrscht bei den Jugendlichen eine enge Wechselbeziehung zwischen ängstlichen und depressiven Zügen einerseits, sowie ängstlichen und zwanghaften Phänomenen andererseits. Depressionen weisen eine hohe Komorbidität von 20 bis 50 % mit den Angst- und Zwangsstörungen auf. Depressive Achsensymptome, Symptome der Angst und Zwangsphänomene können und müssen aber auch in ihrer jeweiligen Eigenheit betrachtet werden. Schlussendlich sind diese Zustände und Reaktionsmuster auch in eigenen neurobiologischen Regelkreisen organisiert und können, jeder Zustand für sich, das psychische Bild dominieren.

Die Frage, ob denn nun bei diesen Syndromen die traumatischen oder die biologisch-genetischen Faktoren überwiegen, muss im Einzelfall, auch unter dem Gesichtspunkt des besten therapeutischen Angriffspunktes, entschieden werden. So erkennen wir unschwer die kontagiösen Wechselbeziehungen zwischen einem ängstlichen Kind und seinen Bezugspersonen und die engen belasteten Beziehungen, in denen sich die Angst aufschaukelt. Dies geschieht entlang etablierter Themen und mit immer denselben Auslösern. Diese Faktoren der Symptomentstehung und Symptomerhaltung sind mit Händen zu greifen. Wie stark andererseits diese Beziehungsmuster und die Ausdifferenzierung persönlicher Eigenarten auch durch das primäre Temperament eines Kindes mitbestimmt werden, können wir aus Familien lernen, in denen sich zweieiige Zwillingskinder stark auseinander entwickeln: Während ein Kind sich zum Beispiel trotz anfänglicher Trennungsängste in Schule und Freundeskreis gut entfalten kann, gerät das andere ab dem Ende der Kindheit in eine schwere dauerhafte Angststörung.

Welche weiteren Störungen des Jugendalters interagieren mit den Angst- und Zwangsstörungen?

Wir fassen nochmals zusammen, dass in unserer klinischen Arbeit der Eindruck überwiegt, Angst und Zwangssymptome seien der ungünstigste Outcome eines gehemmten Temperaments des Typs C. Vor diesem Hintergrund können die Sonderfälle und Abweichungen klarer bestimmt werden.

ADHS (F90.1)

So sehen wir zum Beispiel auch angstvoll-phobische Jugendliche, die während ihrer Behandlung auf der Station mit ihrem hektischen Agierverhalten, hypochondrischen Ängsten, Somatisierungen, Agitiertheit und hoher Stimmungslabilität auf sich aufmerksam machen. Anamnestisch erfahren wir bisweilen, dass schon die Säuglinge, spätestens die Kleinkinder irritabel, unleidig und schwer zu beruhigen waren. Hier sieht die konstitutionelle Vorgeschichte eher nach einem ADHS als nach einer ängstlichen Hemmung aus.
Allerdings wird in Zeiten, in denen alle diagnostische Aufmerksamkeit dem ADHS gilt, leicht übersehen, dass auch bei früh erregbaren Kindern der Gesichtspunkt einer depressiven Entwicklung und Angstbereitschaft therapeutisch richtungweisend sein kann. Auch depressive Kinder können als gedankenverloren, ablenkbar, zugleich betriebsam, reizbar und aufbrausend beschrieben werden. Beschreibungen der kindlichen Depression treten hier also in unmittelbare Konkurrenz zu Beschreibungen des ADHS.

Störungen des Sozialverhaltens(F92.0)

Auch die Behauptung, dass die meisten ängstlich-zwanghaften Jugendlichen aus ähnlich strukturierten Familien stammen, bedarf der Differenzierung. Wir sehen zum Beispiel ängstliche und zwanghafte Jugendliche, die aus einem sozial zerrütteten emotional hoch bewegten Hintergrund kommen. Die Eltern haben sich jahrelange vernichtende Kämpfe geliefert, das Kind wurde zwischen den Fronten aufgerieben und war nicht sicher aufgehoben. Die Angstsymptomatik solcher Kinder hat Brüche und Verwerfungen, welche durch die begleitenden Störungen des Sozialverhaltens mit Impulsivität und Aggressivität zustande kommen. Diese Jugendlichen sind nicht nur phobisch, ängstlich und zwanghaft, sondern auch traurig und wütend. Diese Aspekte müssen sich in der Gestaltung der Therapie niederschlagen.

Kontaktstörungen und Ich-Schwäche (F60.1)

Als wieder andere Variante erleben wir ängstliche und zwanghafte Jugendliche, die zugleich etwas Wunderliches an sich haben und eine schizoide Kontaktschwäche mitbringen. Während viele andere Jugendliche mit ängstlich gehemmter Symptomatik einen beträchtlichen Leidensdruck haben und Wünsche nach mehr sozialer Entfaltung von sich aus vortragen, wollen diese Jugendlichen eigentlich nur in Ruhe gelassen werden. Sie sind mit ihren zwanghaften Marotten und Eigenheiten gut vertraut. Man bekommt den Eindruck, dass man ihnen in der Therapie nicht nur die Angst, sondern auch ihre Rückzugsmöglichkeiten »wegnehmen« müsste und ihnen dafür die Alternativen, nämlich mehr aktive Teilhabe am sozialen Leben, erst einmal nahebringen müsste. Bis es soweit ist, haben diese Jugendlichen die Therapie oft schon wieder abgebrochen. Wenn sie nicht im Elternhaus oder in einer pädagogischen Einrichtung aufgefangen und auf geeignete Weise behutsam in ihrer sozialen Anpassung vorangebracht werden, droht ihnen die Verwahrlosung.

Vorstufen schizophrener Psychosen und schizoaffektive Mischzustände (F21, F25)

Aus dem Kreis der zuletzt genannten Störungen, die wir in Ermangelung anderer Kategorien ebenfalls zumeist als Angst oder Zwangsstörungen klassifizieren, heben sich einige Fälle heraus, bei denen die hier angesprochene Ich-Schwäche besonders markant ist. Wir vermuten in der Angstsymptomatik die Vorboten einer schizophrenen Erkrankung, freilich ohne uns einer solchen Prognose wirklich sicher sein zu können. Wir gehen davon aus, dass eine Auflockerung der affektiv-kognitiven Zusammenhänge (Ciompi 1982) eingesetzt hat. Wir beobachten bizarre Zwangsphänomene, die eher den Charakter von stereotypen Handlungen haben (Eggers 1968), und Episoden mit eigenartiger affektiver Hemmung und nihilistischen Gedanken (Depressionen) im Wechsel mit affektiv aufgekratzten Episoden mit hypomanischem Tatendrang und hellsichtigem Forschungseifer (Hypomanie). Vorstellbar wäre, dass die Jugendlichen in einer Phase tiefer Verunsicherung, während sie merken, dass sich ihnen die Realität nicht mehr spontan erschließt, während sie ihren Common Sense verlieren und ihre Affekte nicht mehr ausreichend steuern können, auf Not- und Ersatzlösungen verfallen. Sie flüchten zum Beispiel in kindlich regressive Muster, liefern sich jemandem aus oder versuchen die Kontrolle über die Realität mit Hilfe von Zwängen wieder zu erlangen.

Die Zwangsstörung wäre nach dieser Erklärung der direkte Zugriff auf eigene Möglichkeiten der Affektkontrolle, zugleich der Versuch einer magischen Kontrolle der Realität. Daher leiden diese Patienten auch nicht in gleicher Weise unter ihren Zwängen wie andere Zwangspatienten. Sie geraten durch die Absurdität ihres Tuns nicht so unter Druck, sondern vollziehen die Zwänge gleichgültig, selbstvergessen oder sogar mit bedeutungsvollem Hintersinn.

Die im gleichen Zusammenhang in Erscheinung tretenden hypomanischen Krisen können wir als Vorläufer einer psychotischen Wahnstimmung interpretieren. Die depressiven Krisen hingegen verstehen wir als Trauer- und Verlustreaktionen. Die Jugendlichen reagieren depressiv auf das Erlebnis des Verlustes von Sinn und Substanz. In der Depression drückt sich die Ratlosigkeit aus – angesichts des Gefühls von Leere und der Erfahrung, ins Nichts zu greifen und nichts zu fassen zu bekommen, an dem man sich noch orientieren kann (Conrad 1979). Huber bezeichnete diese Störungen als *Vorpostensyndrome* (Huber 1978).

Diese Darlegungen sind spekulativ. Wann immer Jugendliche mit starken affektiven Schwankungen psychisch auffällig werden, sind wir in großer Verlegenheit, wie wir diese verstehen und wie wir therapeutisch reagieren sollen. Grundsätzlich haben wir im Widerspruch zum vorherigen Modell stets auch die Möglichkeit, die affektiven Schwankungen als primäre Ursache, also im Sinne einer bipolaren affektiven Störung anzusehen und nicht, wie zuvor geschehen, als Folge des Einbruchs in der Ich-Struktur. Die Labilisierung der Ich-Struktur wäre dann lediglich die Folge der affektiven Erschütterung. Therapeutisch würden wir in diesem Fall versuchen, die affektive Störung zu behandeln. Letztlich hilft uns bei der Entscheidung nichts anderes als die Intuition jener Fachpersonen, die die Patienten wirklich aus nächster Nähe kontinuierlich erleben. Das sind in der Regel nicht die Therapeuten, sondern die Betreuer im stationären Alltag.

Wie verhalten sich Jugendliche mit Angst- und Zwangsstörungen in der Therapie und wie können wir uns darauf einrichten?

Therapieansatz: Trennung und Autonomie

Die Frage der Trennung von den primären Bezugspersonen und der Befreiung aus dem Bannkreis der primären Bindungen steht bei allen phobischen Störungen und Angststörungen des Jugendalters, auch bei vielen Zwangsstörungen, gleich am Anfang der stationären Psychotherapie. Ohne die physische Trennung kann die Therapie überhaupt nicht beginnen. Einige Patienten sind zur Behandlung vollauf motiviert. Sie leiden heftig unter der sozialen Isolation, in sie durch ihre Symptome geraten sind. Sie haben sich durch die Angst auf sich selbst und ihren Körper zurückgezogen. Aber wenn man sie nach den Gründen fragt, erfährt man, dass sie dies eigentlich nicht freiwillig getan haben, sondern als Flucht vor ihren Ängsten und aus Sicherheitsgründen. Sie versuchen sich zur Therapie selbst zu überreden und zu überwinden – auf der Suche nach einem Ausweg aus dieser Sackgasse. Sie kämpfen dabei gegen innere Widerstände, die ihnen voll bewusst sind.

Andere Patienten haben sich mit ihren Beschränkungen scheinbar »eingerichtet«. Viele Schulphobiker fallen in diese zweite Gruppe, auch die erwähnten ich-strukturell geschwächten und schizoiden Angstpatienten. Die Notlage wird von diesen Patientengruppen geleugnet und grob verharmlost. Die Patienten stellen sich so dar, als ob sie zum Zeitpunkt der Behandlungsplanung – ganz zufällig – gerade an einem Wendepunkt angelangt und kurz vor dem Durchbruch zur Gesundung seien, womit sich die stationäre Therapie erübrige. Es müsse nur noch eine geeignete Schule gefunden werden. Die Neigung der Eltern, auf solche Hoffnungen immer wieder einzulenken, ist angesichts einer oft länger als ein Jahr andauernden schulischen Fehlzeit mit mehreren fehlgeschlagenen Neu-Beschulungen oder angesichts eines absurden eremitenhaften Daseins, ein beeindruckendes Indiz für deren Verstrickung mit den Symptomträgern.

Es gibt hier also praktisch keine zuverlässigen Verbündeten für den Plan einer stationären Behandlung. Die Familie wendet sich nur deshalb an die Klinik, weil sie durch das Drängen der Schule und die Eingriffe weiterer Ämter, etwa des Gesundheitsamtes, unter Druck gerät. Dieser amtliche Druck bricht mit dem Ende der regulären Schulpflicht in sich zusammen. Während der Berufsschulpflicht ist er kaum noch wahrnehmbar. Auch vorher wird dieser Druck nur sehr zaghaft und nach langen Verschleppungen aufgebaut. So genügt in der Regel schon ein ärztliches Attest oder der Hinweis auf eine laufende ambulante Behandlung, um eine eingeschaltete Amtspersonen wieder zu beruhigen und zufrieden zu stellen.

Wir haben bei der Behandlung der Schulphobie diesen Druck fest in unseren Behandlungsplan eingebaut, weil die unmittelbar beteiligten Personen, Eltern und Kinder, ohne diesen Druck die Hürde einer stationären Aufnahme überhaupt nicht nehmen könnten. Es ist bei anderen Diagnosen ja keineswegs die Regel, dass wir eine stationäre Therapie beginnen, ohne uns vergewissert zu haben, ob das Kind oder zumindest die Familie, in der das Kind lebt und leben will, bereit sind, eine Behandlung freiwillig zu vertreten. Bei der Schulphobie wenden wir den Hebel einer äußeren Zwangslage jedoch an, denn wir erleben, dass nach dem Überwinden der ersten Hürde bei der Aufnahme sehr rasch ein eigenes Interesse am Aufenthalt in der Klinik spürbar wird.

Trennungs- und Ablösungsprozesse aus der Familie und der Zuwachs an Autonomie sind eigentlich nicht, wie es hier den Anschein hat, einmalige Kraftakte, sondern dynamische Prozesse, die sich auf der langen Strecke der psychischen Reifung des Kindes schrittweise vollziehen. Immer wieder müssen dem jeweiligen Alter angepasste Lösungen gefunden werden. Das psychisch gesunde Kind sieht sich vor neue Aufgaben gestellt und erlebt, wie es an ihnen wächst. Die ängstlichen, phobischen und zwanghaften Patienten jedoch hängen in provisorischen Lösungen fest, die vor langer Zeit gefunden wurden und sich nicht weiterentwickeln können. Diese Provisorien erwecken allenfalls den täuschenden Anschein von Autonomie.

In Wirklichkeit sind in diesen Lösungen bedeutende, auf die Zukunft und auf Veränderung gerichtete Entwicklungen nicht vorgesehen. Wahrnehmung und Denken sind bei den Angst- und Zwangsstörungen auf das Selbst und die momentane Verfassung des Körpers fokussiert (Selbstfokussierung). In den Symptomen wird eine enorme Energie absorbiert, die für nach außen gehende Aktivität nicht mehr zur Verfügung steht. Wenn noch soziale Kontakte gesucht werden, dann herrschen darin starke Anlehnungsbedürfnisse vor. In der Familie sind die Beziehungen oft in Form pathologischer Symbiosen ausgebildet. Diese Symbiosen blockieren ebenfalls die sozialen und psychischen Entfaltungsspielräume.

Im therapeutischen Prozess erleben wir teils verdeckte, teils unverhüllte regressive Bedürfnisse mit Abhängigkeitswünschen, kleinkindlichem Schwanken zwischen Ohnmacht und Allmacht, auch wütenden Selbstbehauptungsversuchen. Diese sind gegen jene Person oder Personen gerichtet, an die sich die Patienten besonders gebunden fühlen. Auch mit hypochondrischen Ängsten und Somatisierungen versuchen die Patienten ihre Verantwortung für den eigenen Körper und dessen Schwächen abzuwälzen. Die Mütter sollen sich über den Körper der Kinder Sorgen machen oder die Ärzte sollen sich den Kopf zerbrechen.

Die Regressionen machen auch Anleihen beim kleinkindlich magischen und telepathischen Denken: Vor allem zwangsgestörte Patienten »denken« oder »fühlen«, sie könnten etwas Böses oder Gefahrvolles tun und können sich nicht von der Ahnung frei machen, dieses Böse und Gefahrvolle werde nun tatsächlich eintreten. Gegen diese Befürchtungen werden Bannsprüche und Beschwörungsformeln aufgeboten. Die Befürchtungen wandern in Form telepathischer Ahnungen zwischen den Partnern einer pathologischen Symbiose hin und her. Auch eine symbiotisch mit dem Jugendlichen verbundene Mutter denkt und fühlt, dass es ihrem Kind in der Klinik nicht gut gehe und ein Unheil eintreten könnte. Ständig ziehen manche Mütter telefonische Erkundungen auf der Station ein, als könnten sie auf das Kind und die fernen Vorgänge, die sie nicht mehr mitbekommen, doch noch Einfluss gewinnen.

Wir müssen uns, wie an solchen Beispielen erkennbar, teilweise mit psychisch kranken, vor allem depressiv kranken Familienmitgliedern auseinandersetzen. Die Möglichkeit, dass sich die Symptomatik unserer jugendlichen Patienten in einer gleichsinnigen Symptomatik eines Elternteiles widerspiegelt, ist natürlich nicht zwingend, aber ist bei den

Angststörungen und Zwangsstörungen doch so naheliegend, dass wir sie auch gegen den ersten Anschein des Gegenteils im Blick behalten müssen.

Wir müssen den symbiotisch eng verbundenen Elternteilen helfen, die Trennung »auszuhalten«, indem wir ihnen viel Zeit in den Elternterminen einräumen und Verständnis entgegenbringen. Gleichzeitig gilt es, die durch die stationäre Aufnahme errungene Distanz des Kindes zu den Eltern nicht wieder zu opfern.

Gelegentlich können die Eltern dazu bewogen werden, selbst psychotherapeutische Hilfe zu suchen. Die Trennung vom Kind und die Wahrnehmung, dass dem Kind nunmehr in der Klinik geholfen wird, machen die Eltern empfänglicher für die Erkenntnis, dass sie selbst ebenfalls Hilfe benötigen.

Phobische Jugendliche haben in ihren Familien vor der Behandlung oft ein tyrannisches Regiment errichtet, mit dem sie ihre Frustration über die Unfähigkeit einer Trennung an den Eltern abreagieren. Eine der therapeutisch tätigen Personen in der Klinik sollte die Partei dieser Eltern ergreifen und ihnen den Rücken stärken, damit sie ihre eigenen Interessen gegen das Kind künftig besser behaupten können.

Bereits vor oder anstelle des stationären Behandlung ist es möglich, den Eltern zur Seite zu stehen, wenn diese sich aus ohnmächtigen Verstrickungen in die Symptomatik der Kinder befreien wollen. Notorisch sind die bis zur Erschöpfung ausgeführten Hilfsdienste der Eltern, mit denen diese ihren Kindern bei der Erfüllung von Zwangshandlungen beistehen wollen. Besonders tatkräftig sind neuere Konzepte des »Home Treatments«, mit denen die Eltern am ursprünglichen Ort des Geschehens angeleitet werden, sich den Zwängen ihrer Kinder Stück um Stück zu entwinden. Erst danach werden die Kinder für andere therapeutische Ansätze empfänglich. Aller Anfang besteht darin, dass die Eltern die absurde Situation, in die sie geraten sind, dem Therapeuten und der Verwandtschaft gegenüber offen eingestehen. Nur so können sie auch ihre Scham über die durch das eigene Kind erlittenen Demütigungen überwinden.

Schließlich ereignen sich zwischen den Jugendlichen und ihren Eltern sich hypertrophe Gewissenskonflikte. Die Eltern denken, sie machen sich am Kind schuldig, indem sie es in die Klinik geschickt haben. Das Kind denkt, es mache sich an den Eltern schuldig, weil es diese im Stich gelassen habe. Diese Selbstvorwürfe lassen sich bei geeigneten Gelegenheiten immer wieder ansprechen und auf diese Weise entschärfen. Wir möchten außerdem erreichen, dass Eltern und Kinder mit ihren psychischen Schwächen gewährend und akzeptierend umzugehen lernen. Diese Haltung kann freilich kaum explizit »gelehrt« werden. Sie kann aber im stationären Alltag beispielhaft vorgelebt werden.

Therapieansatz: Beherrschung der Symptome

Spontan ausgelöste Affekte und motorische Impulse verlangen danach, im eigenen Körper und im Ich erkannt und anerkannt zu werden. Das Subjekt will seinen Körper als persönliches Ausdrucksmittel im Sozialverkehr einsetzen, notfalls will es dessen Signale unterdrücken oder beherrschen können. Besonders deutlich stellt sich diese Aufgabe bei der Bewältigung der eigenen Aggressivität, dann bei der Erfahrung und aktiven Gestaltung sexueller Libido. Empathische und soziale Bewertungen müssen in diese Gestaltung Eingang finden. Der hier skizzierte Prozess der Ich-Entwicklung enthält auch eine grundlegende Auseinandersetzung mit der eigenen Kreatürlichkeit.

Die neurobiologische Forschung legt nahe, dass die Reifung und flexible Weiterentwicklung von Regelkreisen, die diesem Ziel dienen, auf genetischer Grundlage gestört sein könnte. Beteiligt sind vor allem dopaminerge Regelkreise, die zwischen verschiedenen subcorticalen Zentren das Gleichgewicht zwischen hemmenden und erregenden Impulsen herstellen, außerdem eine Schleife zwischen Frontalhirn und Thalamus (Saxena et al. 1998). Die inhibitorische Funktion des Thalamus soll bei Jugendlichen mit Zwängen besonders stark beeinträchtigt sein (Gellert et al. 1998).

Der Zusammenhang von Zwangshandlungen mit dem Selbsterleben unwillkürlicher körperlicher Impulse wird besonders deutlich, wenn Zwangsstörungen bei gleichzeitigen Tics und Dyskinesien auftreten. Gerade die chronischen motorischen Tics und die Tics des Tourette Syndroms lösen bekanntlich Zwänge aus, vermutlich, weil die Betroffenen nach Möglichkeiten ringen, sich gegen die heftigen Impulse zu wehren, sie sich notdürftig anzueignen und ihnen einen, wenn auch verrückten, Sinn zu geben.

Wenn ein Individuum versucht, ein Problem mit der Selbstkontrolle in den Griff zu bekommen, geht der psychische Bewältigungsversuch offenbar stereotyp in wenige festgelegte Richtungen: eine davon ist die Dissoziation, eine zweite die Somatisierung, eine dritte die Angst- und Zwangsstörung. Gerne würden wir hinter diesem anthropologischen Muster ein neurobiologisches Muster identifizieren. Dies ist aber nicht überzeugend gelungen. Mit dem Muster »Zwang« ist der dahinter liegende neurobiologische Mechanismus noch nicht präzise eingekreist. Bekanntlich wird das gleiche Verhalten durch unterschiedliche biologische Prozesse hinterlegt. Diese biologische Mehrdeutigkeit trifft ebenso auf die Phänomene der Hyperaktivität und Aggressivität zu und kann in PET-Studien gut nachvollzogen werden. So ist unter anderem auch erklärbar, warum die selektiven Serotonin-Wiederaufnahme-Hemmer (SSRI) bei Tic-assoziierten Zwängen nicht so gut wirksam sind wie bei anderen Zwangsstörungen, oder warum wir gelegentlich mit neuroleptischer Behandlung bei Zwängen weiter kommen als mit der antidepressiven Medikation.

Unsere jugendlichen Patienten erwarten in der Therapie, dass sie an der Beherrschung ihrer Symptome konkret arbeiten dürfen. Dahinter steht der Wunsch zu glauben, dass sie – allem Anschein zum Trotz – einen Rest von Selbstverfügbarkeit besitzen – der ihnen helfen kann, die Symptome in den Griff zu bekommen, soweit sie dies auch wirklich wollen. Es wäre die resignative Anwendung analytischer Methodik, wenn Therapeuten ihren jugendlichen Patienten entgegenhalten würden, dass diese Selbstverfügbarkeit momentan nicht existiere, beziehungsweise erst zu existieren anfange, wenn die Hintergründe der Symptomatik durchgearbeitet seien. Bei Angst- und Zwangssymptomen hat es sich jedenfalls als sinnvoll und wirksam erwiesen, konkrete verhaltenstherapeutische Strategien schon einzusetzen, bevor sich die Patienten einem Verständnis für Triebdynamik, Symbolik und Beziehungssinn ihrer Symptome genähert haben.

Vor dem Einsatz therapeutischer Verfahren empfiehlt es sich natürlich, die Patienten zunächst im Milieu der Therapiestation ankommen zu lassen und geduldig abzuwarten, wie sie von den Betreuern erfahren werden, wie sie auf unterschiedliche Anforderungen und Herausforderungen reagieren und wie und in welchem Kontext sich ihre Symptomatik entfaltet. Bekanntlich können sich Zwänge unter dem Druck der Anpassung in einer Fremdsituation einige Tage bis Wochen stumm verhalten, bis sie auch im stationären Alltag laut werden. Bei Angststörungen ist es oft umgekehrt. Sie erscheinen in der Anfangsphase der Behandlung unter dem Druck der Trennung besonders schlimm, können aber im weiteren Verlauf der Therapie zunehmend besser eingefangen werden.

Die Jugendlichen, die unter Angststörungen leiden, werden mit einem verhaltenstherapeutischen *Angstbewältigungstraining* angeleitet, die Angst auslösenden Situationen (oder Gedanken) besser zu identifizieren und das Ausmaß ihrer Angst objektiv, das heißt für andere nachvollziehbar, mitzuteilen. Oft werden schriftliche Protokollierungen, graphische Darstellungen und Skalierungen der Angst verwendet. Die Patienten können üben, die Auslöser ihrer Angst vorauszuahnen, die erlebte Angst und ihre vegetativen Signale nachprüfbar einzuschätzen und auf diesem Wege das psychophysische

Gesamtgeschehen besser zu kontrollieren. Sie können sich bewusst und nach einem festgelegten Plan bestimmten Angst auslösenden Situationen stellen *(Expositionstherapie)*. (»Ich will genau das machen, wovor ich Angst habe.«) Sie können antizipierte Folgen mit den tatsächlichen Folgen vergleichen. So können sie die sprichwörtliche »Angst vor der Angst« in den Griff bekommen.

Ähnliche Techniken bewähren sich bei der verhaltenstherapeutischen Behandlung von Zwangsgedanken und Zwangshandlungen. Bei Zwangsstörungen geht es darum, die Zwänge aus einem realen oder phantasierten »gefährlichen« Kontext auszukoppeln, etwa dem Kontext der Mitwirkung einer Mutter, gegen die die Jugendlichen Wut empfinden, die sie dann mit den Zwängen unter Kontrolle zu bringen versuchen. Nur zögernd nähern sich die zwangsgestörten Jugendlichen der Bereitschaft, das Wissen um zwangsauslösende Situationen mit ihren Betreuern zu teilen und sich einer solchen Situation bewusst zu stellen. Ziel ist es, dass die Betreuer die Erlaubnis der Patienten erhalten, einen Stopp setzen zu dürfen, der hart und konsequent in die Zwänge eingreift *(Interventionstechnik)*. Bei dieser Form des Eingriffs nähern sich die Betreuern ihren Jugendlichen also nicht mit der unbestimmten Bereitschaft, helfen zu wollen. Auch nehmen sie während laufender Zwangshandlungen keine Aufforderungen der Patienten entgegen, was sie tun sollen. Sie berufen sich ausschließlich auf die zuvor getroffenen Vereinbarungen. Jeder tastende Versuch, den Jugendlichen durch Trost und Partizipation zu helfen, endet darin, dass sich die Helfer in die Zwangshandlungen verstricken lassen und selbst hilflos werden. Tatsächlich dürfen die Jugendlichen ihre Betreuer nur dann in die Zwänge einweihen, wenn sie die Konsequenz akzeptieren können, dass die Betreuer – mitleidlos von außen kommend – einen harten Schnitt verfügen – oder sich wieder zurückziehen und die Patienten allein lassen. Immerhin ist diese von den Patienten angeforderte klare Unterbrechung ein Fortschritt gegenüber einem diffus vorgetragenen Appell nach Hilfe, der die Ohnmacht aller Beteiligten nur noch vergrößert.

Wenn die Patienten diesen distanzierenden Umgang mit ihren Zwängen als entlastend erlebt haben und die psychischen Belastungen, die sie zu Hause wieder erwarten, klarer durchschaut haben, wird ihre Bereitschaft zunehmen, auch nach der Entlassung Möglichkeiten wahrzunehmen, sich zu distanzieren, etwa durch die Fortsetzung des Schulbesuchs in einem Internat.

Therapieansatz: Depression

Nicht bei allen Angst- und Zwangspatienten ist eine depressive Verstimmung manifest, wir müssen diese aber stets vermuten und jedem Hinweis nachgehen. Manche Jugendliche wirken zumindest aktuell verzweifelt – unter dem Leidensdruck ihrer Symptome. Bei anderen ist eine Depression daran zu erkennen, dass die Patienten extrem misserfolgsorientiert sind und sich selbst gering schätzen und verachten. Hinter der Selbstentwertung verbergen sich hohe Ansprüche und Leistungserwartungen. Diese Jugendlichen hüten bisweilen das Geheimnis eines schwindelnd hohen Ich-Ideals. Von dort erleben sie den Absturz in die vermeintliche Kläglichkeit ihrer tatsächlichen Möglichkeiten. Es kommt auch vor, dass die Realität eindeutig depressiv verzerrt wahrgenommen wird (»Nehme ich auch niemandem den Platz in der Klinik weg, der es nötiger hat als ich?«). Bei einigen Angstpatienten haben wir den Eindruck, dass sie umzingelt sind von unangemessenen Erwartungen ihrer Umwelt. Das starke Gefühl der Verpflichtung, diesen Erwartungen gerecht werden zu müssen, kommt hinzu. An der Messlatte der hohen Erwartungen empfinden sich die Patienten als dumm und peinlich. In der Tat leidet unter diesem Erleben das objektive Leistungsvermögen. Angst macht dumm. Die Patienten schreiben sich aber auch selbst zu, dumm zu sein und erfüllen dann dieses Selbstbild.

Bei jedem weiteren Misserfolg fühlen sie sich hierin bestätigt *(negative Selbstzuschreibung, negatives Feedback, Misserfolgsorientierung)*. Jedes geringfügige Versagen wird unendlich schwer genommen. Die Furcht vor dem Versagen kann den starken Drang auslösen, einer konkreten Bewährungssituation entfliehen zu müssen.

Angstgefühle können auch qualvolle Unruhe auslösen (»Oh Gott, ich muss hier raus!«). Die besonders »nervösen« Angstpatienten flüchten sich in hektische Somatisierungen (»ich hab' Hunger, mich kratzt's, mich juckt's, au, mir tut's weh, ich habe Kopfschmerzen, die halte ich nicht aus!). Sie vollziehen nervöse Übersprungshandlungen (Zappeln, Hantieren, an den Lippen fummeln), verfallen in kapriziöses affektiertes Verhalten und leugnen in kindlicher Manier (»Halt, ich fühle plötzlich, dass meine Probleme gar nicht so schlimm sind, ich kann, glaube ich, wenn ich will, in die Schule. Aber halt: Ich will nicht!«).

Wenn vor demselben Hintergrund hoher angstvoller Erregungen auch Zwangssymptome eine Rolle spielen, dann dienen diese unverkennbar dem Versuch einer emotionalen Distanzierung und Entlastung. Auch die Klinikaufnahme kann als entlastend empfunden werden, so bei Patienten mit Platzangst und Höhenangst. Durch die Aufnahme bringen sich die Patienten vor der Kritik ihrer Umwelt gleichsam in Sicherheit. Die Übernahme der Patientenrolle soll unterstreichen, dass es ihnen nicht mehr möglich ist, ein normales Leben zu führen. In der Klinik, so hoffen sie, wird von ihnen weniger verlangt, weil sie sich nicht mehr mit normalen Maßstäben messen lassen müssen.

Das therapeutische Ziel ist es, den Patienten anhand möglichst geringfügiger aber alltäglich wiederholbarer Ereignisse, ohne Besserwisserei oder aufdringliche Suggestion, zur Erfahrung eigener Leistung zu verhelfen und Wertschätzung entgegenzubringen, die sich unmittelbar auf einen gerade errungenen Erfolg bezieht. Ein positives Echo aus dem Kreis der Peer Group ist bei Jugendlichen fast noch wirksamer. Stets gilt, dass diskrete Verschiebungen der Akzente hin zu einer positiveren Bewertung nachhaltiger wirken als kräftige Belobigungen. Diese werden bei einer depressiven Grundstimmung leicht als Provokation empfunden und können das Kontrasterleben der Minderwertigkeit noch verstärken. Sozial phobische, ängstliche Patienten blühen erfahrungsgemäß auch auf, wenn sie an Theaterprojekten mitwirken können. Ähnliche Wirkungen werden in Psychodrama Gruppen erzielt. An einigen Kliniken werden Selbstsicherheitstrainings als Gruppenveranstaltungen mit Erfolg durchgeführt.

Schlussfolgerungen –
Das Behandlungsziel einer verbesserten Teilhabe am sozialen Diskurs

Patienten, die trotz ihrer Ängste und Zwänge über soziale Ressourcen verfügen, können vielfältige Möglichkeiten nutzen, ihre ängstlich verzerrte Wahrnehmung immer wieder zurechtzurücken. Der soziale Austausch mit anderen Jugendlichen weckt den Wunsch, sich so zu verhalten wie diese und Verhaltensmuster zu unterdrücken, die hierbei stören könnten. Diese Jugendlichen wollen also trotz ihrer Störung möglichst wenig anecken und auffallen. Im öffentlichen Raum können sie sich tatsächlich leichter von ihren Ängsten distanzieren, weil sie eine Außenperspektive einnehmen. Die jugendpsychiatrische Therapiestation ist das erste Übungsfeld für diese Außenperspektive. Die Patienten können sich mit den Reaktionen und Sichtweisen ihrer Mitpatienten auseinandersetzen. Sie können versuchen sich durchzusetzen und ihre eigenen Anliegen verständlich zu machen.

Der Wunsch nach sozialer Teilhabe ist nicht bei allen Patienten gleich stark ausgebildet. Die eben erwähnten Patienten haben diesen Wunsch nie preisgegeben. Daher leiden sie so sehr unter ihren Symptomen. Ihnen ist bewusst, dass sie wegen ihrer Symptome von der Allgemeinheit ausgeschlossen werden oder sich selbst ausschließen und wollen daran etwas ändern. Diese Patienten haben eine brauchbare Therapiemotivation und eine gute Prognose.

Mehr Sorgen bereiten uns jene Patienten, bei denen neben der Angststörung auch eine Kontaktstörung vorherrscht. Über diese Patienten wurde im letzten Kapitel näher berichtet. Diese Patienten wurden auch schon vor der Klinikaufnahme unter den Gleichaltrigen als Sonderlinge abgelehnt und hatten sich damit abgefunden. Sie machen keine Anstrengungen (mehr), sozialen Anschluss zu finden. Sie bringen ihren Wunsch nach Alleinsein zum Ausdruck (»Die anderen sind Scheiße«). Mit dieser Haltung ist freilich nicht gesagt, dass sie sich in der Isolation auch wohl fühlen. Sie können dort sogar verzweifelt sein. Aber wenn sie Kontaktwünsche vortragen, dann wirken diese kindlich, hilflos oder grob und aggressiv, so dass eine mitfühlende therapeutische Antwort sehr schwierig wird.

Ein Patient mit einer derartigen Angst- und Kontaktstörung (und einer Enkopresis) hatte bei einem eigenmächtigen Besuch unseres Musikkellers die dortige Übertragungs- und Aufzeichnungsanlage in Betrieb genommen. Später wurde es seine liebste Beschäftigung, allein in das Mikrophon zu grölen, als habe er ein großes Publikum vor sich. Ihm war es wichtig, dass die Aufzeichnungen seiner einsamen Sprechgesänge als käufliche Tonträger in die Öffentlichkeit kämen. Er überreichte sie seinem Therapeuten nach jeder Session. Seine Bänder legen rührendes Zeugnis ab von seiner Suche nach Kontakt und Nähe, obwohl er darin alle verhöhnte und verfluchte.

Auch dieser Patient versucht sich also von seinen Ängsten zu entlasten, indem er sich um Kommunikation bemüht. Der Kontakt wird für viele dieser Patienten leichter, wenn sie immer dieselben ritualisierten Formen einhalten dürfen. Die Suche nach einer geeigneten Form der Teilhabe am Stationsleben und an der Kommunikation braucht bei kontaktschwachen Jugendlichen lange. Sie erfordert Geduld und Einfallsreichtum. Wir müssen alles daran setzen, die verkümmerten Möglichkeiten und Fähigkeit der Jugendlichen in dieser Hinsicht wieder zu wecken. Die Teilhabe am sozialen Geschehen ist bei allen Angststörungen deshalb so wichtig, weil sie den Patienten hilft, ihre Aufmerksamkeit von sich selbst wegzulenken, die Gemeinschaft als Bezugspunkt und Kontrollinstanz zu nutzen und die eigenen Ängste durch die Sichtweise der anderen zu relativieren.

Kasuistik

Fall 1

Diagnose:

Rezidivierende depressive Störung (F33.0)
Angststörung (F41.1)
Somatisierungsstörung (F45.0)
Persönlichkeitsrisiko Typ C

Die 18-jährige Johanna ist eine ehrgeizige Gymnasiastin, bis zuletzt mit guten Leistungen. Seit drei Jahren leidet sie aber unter Ängsten in der Öffentlichkeit, Somatisierungsstörungen und Selbstwertstörungen und lebt trotz der intakten Verbindung zu einer einzelnen Freundin zunehmend zurückgezogen. Sie verbringt viel Zeit mit ihrem Vater, der früh berentet ist. Sie hat sich im letzten Jahr immer stärker aus dem Sozialverkehr zurückgezogen, weil sie dachte, man schaue sie an. Sie musste viel an ihren Körper und ihr Aussehen denken. Sie nahm ein paar Kilo zu, ein paar Kilo ab. Dem Vater fühlte sie sich eigenartig nahe. Das ging so weit, dass sie glaubte, sie »müsse« die Gedanken des Vaters übernehmen, so als wären es ihre eigenen. Seit mehreren Jahren verspürt sie auch eine Zuneigung zu einem deutlich älteren, alleinstehenden Mann im gleichen Wohnblock. Als dieser erstmals etwas freundlicher und aufgeschlossener auf sie zuging, geriet Johanna in eine eigenartige Hochstimmung, dann aber stürzte sie mit der Stimmung ab. Sie fühlte sich nun unruhig und angespannt bis zum Platzen. Sie konnte zur eigenen Verwunderung die Nähe des Vaters nicht mehr ertragen, nicht einmal den Klang seiner Stimme. Sie fühlte sich hoffnungslos und traute sich nicht mehr aus dem Haus. Sie konnte kaum noch schlafen. Sie fühlte sich von Gedanken »überflutet«, sie begann zu zittern.

Johanna ist mit 10 Jahren Abstand das Nachzüglerkind ihrer Eltern. Die Mutter hatte vor vielen Jahren eine schizophrene Erkrankung, die gut remittiert ist. Die Mutter geht wieder ihrem Beruf nach und trägt wesentlich zur Finanzierung der Familie bei. Sie nimmt noch heute eine neuroleptische Schutzmedikation ein. Ab und zu spüren die Familienmitglieder das Herannahen eines Rückfalls, auch die Mutter hat Wahrnehmungen, die sie als Rückfall interpretiert. Dann raten alle der Mutter zu einer Dosissteigerung. Alle in der Familie leben in der Furcht vor einer neuerlichen Erkrankung. Die Großmutter soll unter einer bipolaren affektiven Psychose gelitten haben.

Johanna ist in meiner Sprechstunde düster und ausdrucksarm, hat auf einem Zettel alle wichtigen Punkte notiert und redet dranghaft viel, sichtlich um eine vollständige Darstellung aller Beschwerden bemüht und mit einer ängstlich anklammernden Haltung. Im Rorschach Test finden sich praktisch keine der typischen Hinweise auf depressives Erleben, stattdessen ein Bemühen um äußerste Gefühlskontrolle – auf gutem intellektuellem Niveau und bei guter stabiler Ich-Struktur. Die sexuellen Probleme sind freilich unverkennbar.

Hier ist also eine psychisch noch unreife, sehr eng auf die Eltern, besonders den Vater bezogene Jugendliche, verwoben mit der elterlichen Wissens-, Gedanken- und Gefühlswelt, um Autonomie ringend, mit einer depressiven Herabgestimmtheit und Panikstimmung, die auch konstitutionelle Seiten haben dürfte. Die Eltern sehen das Heraufdämmern einer schizophrenen Psychose, ich sehe vor allem eine sexuelle Jugendkrise und einen hohen neurotischen Konfliktdruck mit hypochondrischen Ängsten vor dem Hintergrund einengender Beziehungen. (Noch) nicht gut einschätzbar ist, ob Johanna hier am Beginn einer (bipolaren) affektiven Störung steht, die gegebenenfalls ihren Teil zum Leidensdruck und zur Krise beisteuern würde.

Fall 2

Diagnose:

V. a. hyperaktive Störung des Sozialverhaltens (F90.1)
V. a. Zwangshandlungen (F42.1)
Persönlichkeitsrisiko Typ B

Der 14-jährige Felix war bereits als Notfall für einige Tage in der Klinik gewesen, weil die Mutter sich von ihm bedroht gefühlt hatte und er dann schließlich selbst drohte, er wolle aus dem Fenster springen. Nun kommt er zur regulären Behandlung. Er wird von der Mutter und vom getrennt lebenden Vater gebracht. Das erste Gespräch findet in einer emotionsgeladenen und erregten Atmosphäre statt, mit gegenseitigen Beschuldigungen der Eltern und Attacken des Jungen gegen die Mutter: »Halt die Fresse, du bist voll der Schauspieler.« Am Ende des Gesprächs versucht Felix seine Mutter körperlich anzugreifen, sie zu schlagen und zu würgen. Vater und Sohn sind offenbar miteinander verbündet, denn der Vater greift auch bei den wüstesten Attacken und Beschimpfungen gegen seine Frau nicht ein. Auch sonst ist man mit gegenseitigen Vorwürfen nicht zimperlich. Der Vater wirft der Mutter vor fremdgegangen zu sein, um es milde auszudrücken, außerdem versuche sie ihn finanziell fertig zu machen, ihn zu ruinieren, ihn »verrückt« zu machen. Die Mutter wirft dem Vater Alkoholabusus und eine frühere psychiatrische Behandlung vor, auch Erpressungen.

Felix war schon immer impulsiv. Es wurde ein ADHS-Syndrom vermutet. Erstmals in der Grundschule gab es Ärger wegen des Verhaltens, Felix hielt sich nicht an Regeln. Der Vater erhob mehrmals Einspruch gegen eine Umschulung auf die E-Schule. Gegenwärtig besucht Felix seit drei Monaten die Schule nicht mehr. Erst hatte er einen Schulverweis, jetzt will er nicht mehr hingehen. Eine Schulpsychologin sagte, man solle Felix »aus der Schusslinie nehmen«, am besten, indem man ihn in ein Heim schickte. Die Mutter: »Wir sind uns einig, ihn ins Internat zu geben.«

Felix war schon immer ein reinliches, auf Hygiene bedachtes Kind. Schmutz und Dreck waren im peinlich, er musste immer seine Hände sauber halten. Das geht bis heute so. Felix selbst nennt das seinen »Putzfimmel«. Dann kommt noch zur Sprache, dass Felix immer zuerst an etwas riechen müsse, sozusagen um festzustellen, ob es sauber sei. Es gab auch schon Zeiten, da habe er Sachen erst abwaschen müssen, die der Vater berührt hatte. Ob irgendeine Angst oder Befürchtung dahinter stecke? Keine Antwort. Ob er dächte, dass etwas passieren würde, wenn man ihn daran hindern würde, seine Hände zu waschen: »Dann würde ich durchdrehen.« Zu fragen war, ob dieser Junge seine Panikanfälle bekam, wenn ihm die Zwänge über den Kopf wuchsen, oder ob er damit nur die hoch erregte familiäre Situation abbildete und diese umgekehrt mit den Zwängen unter Kontrolle zu bringen versuchte.

Fall 3

Diagnose:

Generalisierte Angststörung (F41.1)
Zwangshandlungen und Zwangsgedanken (F42.2)
Persönlichkeitsrisiko Typ A

Der 13-jährige Simon ist ständig beim Arzt. Ein blasser, schlanker, zarter, empfindsamer Junge, körperlich retardiert, kognitiv intellektuell aber differenziert und begabt. Er hat Schmerzen im Fuß, kann nicht mehr laufen, hat keine Kraft in den Armen, versagt in der Schule, wird öfters krankheitshalber vom Schulunterricht befreit, geht dann aber trotzdem in sein Karate. Schon lange ein krankheitsanfälliger und krankheitsängstlicher Junge, voller Wehleidigkeit, mit zunehmenden Ängsten und Zwängen. Er hat auch einen Blinzeltic.

Die Eltern werden schon lange gedrängt, ihr Kind in eine kinder- und jugendpsychiatrische Behandlung zu geben, haben aber große Ressentiments. Nun melden sie sich erneut, sind vollkommen erschöpft, vor allem die überinvolvierte Mutter. Bei der Aufnahme wirkt der Junge sehr gefasst, die Mutter ist dagegen vollkommen aufgelöst, untröstlich weinend. Der Vater winkt resignierend ab.

Gleich zu Beginn des stationären Aufenthaltes verblüfft Felix durch seine Inaktivität und Antriebslosigkeit. Sind keine Kinder in der Nähe und aktivieren ihn mit ihren Impulsen, sitzt er reglos, ja starr, da und blickt vor sich hin. Wenn man ihn fragt, kann er das auch erklären: Er wolle mit dieser Hemmung vermeiden, dass er Zwangshandlungen machen müsse. Was diese Handlungen ausmacht, erleben wir später: motorische Kontroll- und Wiederholungszwänge. Er muss seine Kleider mehrmals an und wieder ausziehen, den Schrank öffnen und wieder schließen. Er muss beim Laufen mehrmals wieder zurücklaufen. Er versucht auf diese Weise zu verhindern, dass er so wird, wie die ihm entgegenkommenden Personen. Er muss den Einfluss dieser Personen, die sich seiner gewissermaßen bemächtigen, wettmachen, ausradieren. Simon sagt: »Es kommt eine Angst, wenn ich das nicht mache, es passiert dann was, vielleicht Krankheiten oder so was, tödliche Krankheiten oder solche, die das Leben stark verändern würden.« Im Vergleich zu vorher sind die Zwänge auf der Station zunächst deutlich besser, dann setzen sie in voller Stärke ein.

Es kommt heraus, dass Felix schon viele andere Ängste hatte, die nicht mehr aktuell sind, die er mit Arztbesuchen abzuwehren versuchte: Angst vor AIDS, Lähmungen, Behinderungen, auch Angst vor der eigenen Zwangsstörung. Die Rekapitulation dieser Zwänge hinterlässt den Eindruck, dass Simon nicht nur gegen ein paar konkrete Ängste und Gefahren zu kämpfen hat, sondern gegen eine existenzielle Bedrohung seines Ichs. Seine Durchlässigkeit für Ängste erinnert uns immer mehr an einen drohenden Persönlichkeitszerfall. Er bekommt stundenlange qualvolle Derealisations- und Depersonalisationszustände. Er spricht über den merkwürdigen Zustand einzelner Körperteile, meint aber sein gesamtes Ich und dessen Zustand.

Während er am Anfang also noch damit beschäftigt ist, Zwangshandlungen zu vermeiden, wird nach und nach immer klarer, wie desolat es dahinter aussieht: eine diffuse, extrem bedrohliche Angst vor dem Nichts, nicht zu benennen oder einzugrenzen. Er wird im weiteren Verlauf der Behandlung immer unselbstständiger, kann nicht mehr ohne persönliche Begleitung essen, nicht mehr einschlafen, sich nicht mehr körperlich waschen und pflegen. Ihm gelingt streckenweise auch nicht der Besuch der Klinikschule. Eigene Handlungen gelingen ihm nur noch, wenn er sich an anderen Kindern und deren Handlungen anhängt oder an den Vorgaben der Betreuer orientieren kann.

An den Zwängen kann nicht fokussiert gearbeitet werden. Der Schwerpunkt liegt auf der basalen Betreuung und Versorgung, auch auf einer neuroleptischen Behandlung, kombiniert mit antidepressiver Behandlung. Dennoch wirkt Simon am Ende der Behandlung sogar zeitlich desorientiert, das heißt, das Zeitempfinden verändert sich, er äußert Ängste, nie mehr gesund zu werden. Die Eltern bekunden ihr Missfallen an dem mangelnden Erfolg der Therapie. Simon: »Ich weiß nicht, wie ich weiterleben soll, ich habe keinen Bock mehr.« Der Sog wird so groß, dass Simon, der noch am Wochenende wie sonst auch bei den Eltern gewesen ist, am Tag darauf von der Station entweicht und sich bei der Polizei meldet. Dort holen ihn die Eltern ab wie einen verlorenen Sohn. Die Eltern schaffen es nicht, ihn in die Klinik zurückzubringen. Die Eltern erscheinen auch nicht bei den anberaumten Nachbesprechungen und Nachsorgeterminen. Die Prognose ist äußerst ungewiss.

Nachlese

In der Behandlung von Ängsten und Zwängen kommt die Verhaltenstherapie groß heraus. Das hat seine Berechtigung. Bei keinem anderen psychopathologischen Thema kann sich der Therapeut mit dem Patienten so klar auf ein Symptom als »Gegenüber« und als identifizierbaren und isolierbaren Außenfeind einigen, der sich in Beschreibungen einfangen und durch die Therapie immer besser handhaben lässt. Bei der schwierigen Entscheidung zur stationären Behandlung dient die Schwere der Symptomatik als Argumentationshilfe, die sogar den Patienten einleuchtet, die Widerstand leisten. Gegenüber den Angehörigen können wir konkret darstellen, was wir gegen die Symptome unternehmen wollen, und welche Behandlungsziele wir verfolgen. Es gibt manualisierte Therapieverfahren, einteilbar in Zeitabschnitte und Stadien des Behandlungsfortschrittes – mit Aufgaben und Bedingungen. Die Behandlung wird berechenbar und überschaubar, die Ergebnisse werden messbar. Die verhaltenstherapeutische Technik verspricht rasche Entlastung. Keinem Patienten, der unter hohem Symptomdruck steht, sollte diese Entlastungsmöglichkeit vorenthalten werden.

Natürlich unterliegt dieser Therapieansatz auch manchen Beschränkungen. »Hinter« den Ängsten und Zwängen und ihren unmittelbaren Auslösern liegen weitere Tatbestände verborgen. Und diese sind – durchaus im Interesse des Patienten und seiner langfristigen Prognose und nicht nur aus sinnloser Neugier – zu klären und zu erforschen und therapeutisch mitzudenken. Dynamisch betrachtet, erfüllen die hier interessierenden Symptome zum Beispiel eine Abwehrfunktion. Sie versuchen ein dahinter liegendes Problem zu verdecken, umzudeuten, zu beherrschen oder zu organisieren: Probleme der Affektsteuerung und der aggressiven Impulsivität, verbotene (sexuelle) Beziehungswünsche, eine anaklitische Depression, regressive Hilflosigkeit und soziale sowie intellektuelle Überforderung, schlimmstenfalls den drohenden Absturz ins psychotische Chaos.

In der klinischen Therapie versammeln sich Patienten, denen wir mit ambulanten Therapieangeboten nicht mehr helfen können. Wir haben also keine glückliche Auswahl von Patienten, die trotz ihres Leidenszustandes noch kompetent genug geblieben sind, soziale Beziehungen zu unterhalten, sich in der Öffentlichkeit zu bewegen, sich mit ihren Familien zu vertragen und Schulen zu besuchen, für sich zu sorgen und sich zu pflegen. Stattdessen sind viele der stationär aufgenommenen Patienten seit Monaten nicht mehr zur Schule gegangen, die Familien sind im Begriff auseinander zu brechen oder existieren nicht mehr. Die Patienten sind über ihre Angstsymptomatik hinaus in ihrer Lebenstüchtigkeit beeinträchtigt. Sie können sich nur noch mühsam sozial orientieren und ihren Alltag organisieren.

Mit diesen Hinweisen wird der Anwendung verhaltenstherapeutischer Techniken nicht der Boden entzogen, wohl aber dienen sie als Warnung vor einer rigiden Anwendung verhaltenstherapeutischer Therapiemanuale. Viele stationäre Angst- und Zwangspatienten müssen sich erst einmal in der Situation zurechtfinden, in die sie mit sich, ihren Angehörigen und ihrer gesamten Umwelt geraten sind. Manche Jugendliche brauchen vorrangig eine basale Versorgung und Begleitung, ähnlich wie jüngere Kinder. Manche Patienten benötigen statt diverser Erörterungen ihrer Symptome primär eine entschiedene Konfrontation mit den Regeln der Station und den Folgen bei Regelüberschreitung. Bei anderen müssen die familiären Beziehungen geklärt und familiäre Veränderungen angestoßen werden. Bei vielen müssen wir entschiedene Anreize zur Autonomieentwicklung geben. Unschätzbar ist die Erfahrung eines angstfreien, robusten Umgangs im erlebnispädagogisch angereicherten stationären Alltag. Kurzum, gerade bei der Auswahl stationärer Angst- und Zwangspatienten richtet sich die therapeutische Technik oft nicht nur nach dem Anmeldesymptom, sondern nach verdeckten und zunächst nicht annoncierten Grundproblemen, die in eine andere Richtung weisen.

4 Zur Einschätzung von emotionaler Instabilität

Vorschau

ICD 10: F60.3, F60.31

Emotionale Schwankungen stellen ein normales Phänomen des Jugendalters dar. Stimmungslabilität mit – aus der Sicht von Erwachsenen – überschießenden Gefühlsreaktionen auf unbedeutende oder geringfügige Ereignisse, wird immer wieder als adoleszenztypisches, konstitutives Merkmal hervorgehoben. Wenn solche Stimmungsschwankungen jedoch mit einer mangelnden Differenzierungsfähigkeit zwischen einzelnen Gefühlsqualitäten (wie zum Beispiel Wut, Trauer oder Scham) einhergehen und chronische Leeregefühle und aggressive Tendenzen das Weltbild wesentlich ausgestalten, dann stellen solche Zeichen der emotionalen Instabilität Risikofaktoren für die psychosoziale Anpassung und Entwicklung des Jugendlichen dar. Im Extremfall sprechen wir von emotional instabilen Persönlichkeitsmerkmalen und Borderline-Störungen im Jugendalter.

Gibt es Borderline-Störungen auch schon im jungen Lebensalter? Im Folgenden soll diese Frage näher beleuchtet werden. Es gilt, Übergänge zwischen normalen emotionalen Schwankungen und pathologischen Beeinträchtigungen der Affektregulation darzustellen. Dazu ist es wichtig, zu diagnostischen Möglichkeiten bei Borderline-Störungen im Jugendalter näher Stellung zu nehmen. Erklärungen zur Genese krankhafter emotionaler Instabilität und therapeutische Ansätze komplettieren den Entwurf.

Essay

Wie verläuft die Wegstrecke von auffälligen Persönlichkeitsmerkmalen der Adoleszenz zu definitiven Persönlichkeitsstörungen?

Die Fähigkeit zur Affektregulation ist ein fundamentaler Bestandteil der psychischen Struktur eines Jugendlichen. Neben der Fähigkeit, die eigene Person im Bezug auf die Umwelt angemessen zu reflektieren und dem Repertoire zur Kommunikation mit anderen Personen des sozialen Umfelds stellt der Umgang mit den eigenen Gefühlen eine der wichtigsten Herausforderung an die erwachsen werdende Selbststruktur des Jugendlichen dar.

Wie solche strukturellen Ressourcen gefasst werden können, darüber gibt es unterschiedliche Denkansätze: Ausgehend von einem rein psychodynamischen Prinzip kann man die strukturellen Ressourcen dimensional erheben und mit den psychischen Störungen der Achse I des nosologischen Systems in Beziehung setzen. Andere Ansätze versuchen die Kriterien von Persönlichkeitsstörungen auch schon in jüngeren Lebensaltern zur Anwendung zu bringen.

Die Erfahrung lehrt, dass maladaptive Persönlichkeitsmuster auch schon in der Altersstufe der Pubertät auftreten können und eine Persistenz bis ins Erwachsenenalter zeigen. Solche maladaptiven Persönlichkeitszüge bestehen jedoch nicht notwendigerweise kontinuierlich bis ins Erwachsenenalter fort. Wenn man annimmt, dass Persönlichkeitsstörungen als pathologische Aggravierung normaler Persönlichkeitszüge entstehen, bewegt man sich auf einem gefährlichen Gebiet. Zeigen doch Jugendliche in ihrem Bestreben, Selbstwert und Identität aufrecht zu erhalten, nicht selten solche vorübergehenden Akzentuierungen einzelner Persönlichkeitszüge in Form von Risikoverhalten. Es besteht lediglich Übereinstimmung darin, dass der Fortschritt von einer bloßen Verhaltensbesonderheit zur einer klinischen Störung von der Stärke und Persistenz der Symptomatik, von unterschiedlichen Prädispositionen und von der Intensität der Stressoren abhängig ist (Brunner et al. 2003).

Während wir davon ausgehen können, dass zwischen 6 % und 13 % der Allgemeinbevölkerung im Erwachsenenalter eine Störung der Persönlichkeit aufweisen, kommen Studien, die die Erwachsenenkriterien an Jugendliche anlegen, auf Prävalenzraten bis zu 31 %, mit einem Häufigkeitsgipfel im Alter von 12 Jahren bei Jungen und 13 Jahren bei Mädchen. Solche altersabhängigen Verzerrungen sind aus entwicklungspsychopathologischer Perspektive geeignet, die Validität von Persönlichkeitsdiagnosen mit Erwachsenenkriterien im Jugendalter erheblich in Frage zu stellen! Es muss deutlich hinterfragt werden, ob so hohe Prävalenzraten nicht ein Artefakt der Erhebungsmethoden darstellen. Es ist eben nicht sinnvoll, die diagnostischen Kriterien des Erwachsenenalters einfach ohne Rücksicht auf entwicklungsbedingte Besonderheiten ins Jugendalter zu übertragen.

Interessant erscheint, dass das Vorliegen psychischer Störungen, die wir als Vollbilder von Syndromen der Achse I nach ICD klassifizieren können (wie zum Beispiel Verhaltensstörungen, Angststörungen und depressive Störungen), die Ausbildung einer Persönlichkeitsstörung im Erwachsenenalter wahrscheinlicher macht – und zwar unabhängig davon, ob die Persönlichkeitsentwicklung zuvor schon beeinträchtigt war oder nicht. Diese Tendenz der Fortsetzung psychischer Störungen in Form späterer Persönlichkeitsstörungen spricht dafür, dass verzerrte Persönlichkeitszüge den Versuch des Selbst enthalten könnten, sich an das Erleben psychischer Störungen der Achse I anzupassen und dieses zu bewältigen. Maladaptive Verhaltensreaktionen und ihre Auswirkungen auf die Umwelt könnten eine Kette von anhaltend ungünstigen Entwicklungseinflüssen nach sich ziehen. Letztlich entstünde so eine persistierende Persönlichkeitsveränderung, die im Erwachsenenalter als Persönlichkeitsstörung imponieren würde. Belastungen, die aus psychiatrischen Syndromen herrühren, hätten dann sozusagen einen persönlichkeitsformenden Einfluss (Brunner et al. 2003).

Zusammenfassend ist anzunehmen, dass Aggravationen einzelner Persönlichkeitszüge im Jugendalter eher temporär und daher besser im hier vertretenen Konzept der Jugendkrise abzubilden sind als in Manualen von Persönlichkeitsstörungen des Erwachsenenalters. Wenige Langzeituntersuchungen über den weiteren Verlauf solcher Persönlichkeitszüge des Jugendalters konnten darstellen, dass auffällige Persönlichkeitsmuster zwischen der frühen Adoleszenz und dem frühen Erwachsenenalter signifikant abnahmen.

Dass sich solche gestörten Persönlichkeitsmuster aus der Kindheit nicht ins Erwachsenenalter fortsetzen, wird mit Entwicklungsprozessen und dem Lösen adoleszentärer Entwicklungsaufgaben erklärt. Trotzdem können auffällige Persönlichkeitsmuster der Adoleszenz Krankheitswert besitzen, da sie einen prädiktiven Wert für die Persistenz und Entwicklung späterer emotionaler Probleme und Verhaltensstörungen besitzen. Insgesamt wirken sich Persönlichkeitsentwicklungsprobleme auch negativ auf psychosoziale Funktionen aus. Für die Zukunft erscheint es sinnvoll, über dimensionale Zugänge zur Klassifikation ein besseres Verständnis für das Wesen der normalen Persönlichkeitsentwicklung und deren Übergänge ins Pathologische zu entwickeln.

Vor welchen Schwierigkeiten stehen wir bei der Diagnostik der emotionalen Instabilität und der Borderline-Störungen

Klinisch wird die Diagnose Borderline-Störung bei Jugendlichen häufig gebraucht. Dabei liegen nur wenige Studien zur Frage der Validität und Reliabilität dieser Diagnose bei ihrer Anwendung im Jugendalter vor. Durch vielfältige Kombinationsmöglichkeiten der Diagnosekriterien, die ihrerseits heterogen sind, und eine Mischung von Persönlichkeitsmustern, symptomatischen Verhaltensweisen und psychopathologischen Symptomen leidet die diagnostische Präzision (Brunner et al. 2003). Sechs Symptome kennzeichnen die emotionale Instabilität:

• die Tendenz, Impulse ohne Berücksichtigung von Konsequenzen auszuagieren
• unvorhersehbare launenhafte Stimmung
• Neigung zu emotionalen Ausbrüchen
• die Unfähigkeit, impulsives Verhalten zu kontrollieren
• die Tendenz zu streitsüchtigem Verhalten
• Konflikte mit anderen, wenn impulsive Handlungen durchkreuzt oder behindert werden

Diese Kriterien stellen nach der ICD 10 das emotional instabile Muster dar. Wenn dieses mit mangelhafter Impulskontrolle und Affektausbrüchen einhergeht, spricht man vom impulsiven Typus (F60.30), wenn zusätzlich Störungen des Selbstbildes, der Motivation und der inneren Präferenzen sowie unbeständige Beziehungen und Neigungen zu selbstdestruktivem Verhalten, parasuizidalen Handlungen und Suizidversuchen hinzutreten, spricht man vom Borderline-Typus der emotional instabilen Persönlichkeitsstörung (F60.31). Eine Faktorenanalyse der Borderline-Persönlichkeitsstörungskriterien durch eine amerikanische Arbeitsgruppe (sie verwendete das diagnostische Instrumentarium der DSM3-R) konnte drei homogene Faktoren herauskristallisieren:

• eine gestörte Beziehungsfähigkeit in Form instabiler zwischenmenschlicher Beziehungen, Identitätsstörungen und chronisches Leeregefühl,
• eine affektive Dysregulation in Form affektiver Instabilität, unangemessener Wut und Bemühungen, das Verlassenwerden zu vermeiden,
• eine behaviorale Dysregulation in Form impulsiven, selbstschädigenden und suizidalen Verhaltens.

Die Identitätsstörungen und die Kriterien der affektiven Dysregulation besaßen offenbar die höchste Spezifität für die Diagnose der Borderline-Persönlichkeitsstörung im Jugendalter (Becker et al. 2002).
Dabei muss berücksichtigt werden, dass sich bei Jugendlichen gestörte Persönlichkeitsmuster bereits im Rahmen einer akuten Belastung oder einer bedeutsamen Krise zu einem Syndrom verdichten können, während die Persönlichkeitsmuster in Phasen relativer Entspannung nicht das Ausmaß einer definierbaren Störung erreichen – jedoch weiterhin als Hintergrund einer nicht spezifischen Dysfunktion wirksam sein können. Die Validität des Konstruktes der Persönlichkeitsstörung könnte also variieren, je nach dem, ob die Messungen während einer klinischen Exazerbation oder in einer Phase rela-

tiver Beruhigung vorgenommen werden. Auch dieser Aspekt unterstützt unsere Forderung, dass dysfunktionale Persönlichkeitsmuster nur dimensional und nach den Prinzipien der Entwicklungspsychopathologie erfasst werden sollten.

Wie häufig und in welchen Kombinationen treten Borderline-Störungen im Jugendalter in Erscheinung?

Borderline-Symptome werden annähernd gleich häufig für das Jugend- und Erwachsenenalter geschätzt (Übersicht bei Brunner et al. 2003). So wird die Prävalenzrate in psychiatrischen Behandlungseinrichtungen mit ca. 10 % in der ambulanten und zwischen 15 % und 20 % in der stationären Versorgung angegeben. Auf spezifischen Intensivstationen und Krisenstationen für Jugendliche – wie im Heidelberger Frühbehandlungszentrum – liegen die Prävalenzzahlen noch höher. Epidemiologische Studien in der erwachsenen Allgemeinbevölkerung weisen Prävalenzraten zwischen 1 bis 2 % auf. Im jugendlichen Alter sind zwischen 5 % und 11 % angegeben, wobei das weibliche Geschlecht in klinischen Stichproben mit 3:1 stark überrepräsentiert ist. Im Zeitraum zwischen der Spätadoleszenz und dem 30. Lebensjahr scheint der Ausbildungsgrad der Symptomatik am höchsten zu sein. Das Suizidrisiko und die Inanspruchnahme von psychiatrischen Diensten erreicht den höchsten Wert. Dieser Gipfel der Symptomausprägung könnte sich durch die hohen Anforderungen erklären, denen die Patienten hinsichtlich ihrer Verselbstständigung und sozialen Kompetenz ausgesetzt sind, auch mit Hinblick auf die Abnahme oder den Wegfall familiärer Bindungen und Unterstützungen und mit Hinblick auf die ausbildungs- und berufsbedingte Mobilität.

Das Ausmaß der selbstdestruktiven Verhaltensweisen steigt zwischen dem 18. und 24. Lebensjahr dramatisch an. Die Symptome der Borderline-Persönlichkeitsstörung verbinden sich häufig mit depressiven Störungen, Substanzmissbrauch, Bulimia nervosa, posttraumatischen Belastungsstörungen, dissoziativen Identitätsstörungen, jugendlichen Aufmerksamkeits- und Hyperaktivitätsstörungen sowie Selbstverletzungssyndromen. Es gilt zu beachten, dass die Selbstverletzung als Symptom für die Diagnose einer Borderline-Persönlichkeitsstörung konstitutiv ist. Erhebliche diagnostische Überschneidungen sind daher unvermeidbar.

Prognostisch bedeutsam erscheint das Ausmaß der affektiven Instabilität, ein sehr frühes Alter bei psychiatrischem Erstkontakt, die Anzahl der Krankenhausaufenthalte, begleitender Substanzmissbrauch bei den Patienten und ihren Herkunftsfamilien, eingeschränkte Wahrnehmung des eigenen Affektes und mangelnde Aggressionskontrolle. Auch Promiskuität, eine Chronizität der Symptomatik und weitere psychiatrische Komorbiditäten stellen negative prognostische Faktoren dar, die für eine Persistenz der Symptomatik bis ins höhere Lebensalter sprechen.

Aus welchen pathogenetischen Faktoren leiten wir die emotionale Instabilität und das Borderline-Syndrom ab?

Mehrere ätiologische Faktoren werden diskutiert. Eine genetische Disposition wird immer wieder hervorgehoben, jedoch gibt es derzeit keine Vorstellung für einen eindeutigen Genotyp. Demgegenüber ist die Lebensgeschichte von Patienten mit Borderline-Persönlichkeitsstörungen regelhaft durch gravierende psychosoziale Belastungsfaktoren gekennzeichnet. Es finden sich vielfältige Hinweise auf eine schwerwiegende emotionale

Vernachlässigung, eine chaotische und feindselige Familienatmosphäre und entwürdigende Erziehungsmethoden. Die besondere Bedeutung solcher traumatischer Lebenserfahrungen konnte sowohl für das Jugendalter als auch für das Erwachsenenalter nachgewiesen werden. Auch in einer eigenen Untersuchung (Brunner et al. 2001) bei Jugendlichen, die die Forschungskriterien der ICD 10 für die emotionale Instabilität vom Borderline-Typus erfüllten, waren sexueller Missbrauch in 62,5 %, körperliche Misshandlungen in 46,9 % und emotionale Vernachlässigung in 81,3 % nachweisbar. Die Prävalenz dieser Vorerfahrungen war im Vergleich zu Jugendlichen, die unter anderen psychischen Störungen litten, signifikant erhöht.

Offensichtlich scheint bei einem großen Teil der jugendlichen Patienten, die emotional instabil werden, die Genese des Syndroms über Störungen der Eltern-Kind-Interaktion und über darüber hinausgehende traumatische Erfahrungen zu verlaufen. Es bleibt zu spekulieren, ob bei dem kleinen Teil von Patienten, welche Borderline-Symptome entwickeln, ohne erkennbar traumatisiert worden zu sein, die Affektregulation schon a priori einen Defekt aufweist – etwa durch einen genetischen Defekt. Temperamentsfaktoren kommen bei der Genese der Borderline-Störung durchaus in Betracht. In den Familien der Patienten finden sich gehäuft Persönlichkeitsstörungen des gleichen Typs (Brunner et al. 2003).

Es gibt Vorstellungen über neurobiologische Korrelate der Borderline-Symptomatik. Einerseits wird eine Steigerung der Aktivität der Amygdala gefunden, andererseits eine Herabsetzung der Aktivität des ventromedialen präfrontalen Kortex (Herpertz-Dahlmann und Herpertz 2003). Die Amygdala moduliert die Speicherung und den Abruf von emotionalen Ereignissen durch ihre Verbindung mit dem Hippokampus. Sie erhöht die selektive Aufmerksamkeit für emotionale Ereignisse, sensibilisiert die Wahrnehmung für emotionale Ereignisse und initiiert Verhaltensbereitschaften und vegetative Stressreaktionen. Durch eine unzureichende Aktivität des präfrontalen Kortex könnte bewirkt werden, dass Emotionen das Handeln bestimmen und laufende, kognitive Prozesse auch durch unbedeutende emotionale Stimuli immer wieder unterbrochen werden. Letztlich hätten die gesteigerte Aktivität der Amygdala und die herabgesetzte Aktivität des ventromedialen präfrontalen Kortex zur Folge, dass immer wieder auf geringe Anlässe hin intensive Affekte generiert werden, die nur verzögert abklingen. Diese Affekte würden schließlich auch in den Gedächtnisspeichern eine wichtige Funktion ausüben.

Auf neurochemischer Ebene werden die affektive Instabilität und impulsive Aggressivität mit einer reduzierten serotonergen Aktivität und einer erhöhten Reaktivität des cholinergen Systems in Verbindung gebracht (s. Übersicht bei Brunner et al. 2003).

Wie stellen wir uns psychotherapeutisch auf die emotionale Instabilität ein?

Psychotherapeutische Interventionen bei erwachsenen Patienten mit einer Borderline-Persönlichkeitsstörung sind nachgewiesenermaßen klinisch effektiv. Die Wirksamkeit konnte sowohl für ein psychodynamisch-psychoanalytisches Konzept wie auch für die dialektisch behaviorale Therapie nachgewiesen werden. Kontrollierte Studien zum Wirksamkeitsnachweis spezifischer therapeutischer Interventionen bei Jugendlichen fehlen bislang. Erste Ergebnisse mit einem modifizierten Konzept der dialektisch-behavioralen Therapie bei Adoleszenten zeigen eine Reduktion suizidalen und selbstdestruktiven Verhaltens. Es ist anzunehmen, dass Elemente der für Erwachsene entwickelten Therapieverfahren auch zur Behandlung struktureller Beeinträchtigungen bei Jugendlichen wirksam eingesetzt werden können.

Therapieansatz: Fehlregulation des Emotionssystems

Sowohl die tiefenpsychologischen als auch die dialektisch-behavioralen Ansätze gehen davon aus, dass das typische Muster affektiver, verhaltensbezogener und interpersoneller Instabilität und Dysregulation lebensgeschichtlich erworben ist und im Rahmen positiver therapeutischer Erfahrungen verändert werden kann. Der dialektisch-behaviorale Ansatz geht davon aus, dass biologische Prädispositionen (z. B. genetische Faktoren) durch besondere Lernerfahrungen in einem extrem ungünstigen Lebensumfeld zur emotionalen Instabilität führen. Solche Lebensumfelder sind dadurch gekennzeichnet, dass jegliche emotionale Äußerung des Kindes von Seiten der Bezugspersonen trivialisiert, ignoriert und mitunter auch bestraft wird. Der Therapieansatz beruht also auf einem Konzept wechselseitiger Interaktion von biologischen und sozialen Lerneinflüssen.

Demgegenüber gehen tiefenpsychologische Konzepte von psychischen Veränderungen aus, die auf fehlgeleiteten Mentalisierungsprozessen beruhen. Im therapeutischen Prozess geht es nicht so sehr darum, Kindheitserinnerungen aufzuarbeiten und alte Erfahrungsfäden wieder aufzugreifen, sondern vielmehr die im impliziten Gedächtnis gefestigten mentalen Modelle der Beziehungsgestaltung, die sich als Erfahrungsmodelle herausgebildet haben, durch Interaktion mit dem Therapeuten in einem emotionalen Beziehungsmodus – im Sinne einer Neustrukturierung – zu verändern. Es geht also auch hier nicht vorrangig um die Bewusstmachung bisher unbewusster Ereignisketten, sondern um die aktive Konstruktion neuer Möglichkeiten, die eigene Person mit der Welt und mit anderen Menschen in Beziehung zu setzen. Es geht um Beziehungserfahrungen im therapeutischen Kontext.

Die für das Borderline-Syndrom konstitutiven Verhaltensmuster stellen den Versuch dar, intensive Gefühle zu regulieren. Die Symptomatik ist als Folge einer emotionalen Dysregulation zu interpretieren. Diese lässt sich auf eine starke emotionale Verletzlichkeit zurückführen, weiterhin auf die Unfähigkeit, Gefühle zu lenken. Es besteht also eine ausgeprägte Empfindlichkeit gegenüber emotionalen Reizen mit einer stark herabgesetzten Schwelle für emotionale Reaktionen. Charakteristisch ist die auffallend schnelle emotionale Reaktion auf Reize. Diese Reaktion löst im Überschuss weitere intensive Emotionszustände aus, wobei die Erregung nur stark verlangsamt zur Baseline zurückkehrt. Diese überschnelle, überschießende und überlange Emotion ist also Ausdruck der emotionalen Verletzbarkeit.

Überschießende emotionale Phänomene führen zu Aufmerksamkeitsverzerrungen. Diese müssen nicht an sich pathologisch sein. Sie können letztlich bei jedem Menschen auftreten, der emotional aufgewühlt ist. Verzerrungen der Aufmerksamkeit beeinflussen wiederum die Wahrnehmung sozialer Situationen. Die Betroffenen können sich leichter mit Streitpartnern verstricken. Jedes soziale Problem kann auf diese Art aggraviert werden.

Bei der therapeutischen Bearbeitung dieser Emotionen erscheint es wichtig, unangemessene Verhaltensweisen als Folge zu starker Gefühle unterdrücken zu lernen und die begleitende physiologische Erregung zu regulieren. Weiters erscheint es sinnvoll, die Aufmerksamkeit auch in einem intensiven Affektzustand nicht nur auf dem Auslöser des Affektes ruhen zu lassen, sondern auch stimmungsunabhängige Ziele gedanklich anzusteuern. Es erscheint notwendig, eine schrittweise Abfolge für das eigene Handeln zu konzipieren, um nicht jedes überschießende Gefühl in eine letztlich unangemessene Handlung umsetzen zu müssen (zur Übersicht s. von Ceumern et al. 2002).

Besonders die Fähigkeit, die Aufmerksamkeit im Kontakt mit emotionalen Reizen zu kontrollieren, wird für die Regulation von Emotionen hervorgehoben. Wenn es gelingt, die Aufmerksamkeit auf positive Umweltreize hinzulenken, kann die negative Stimmung auf diesem Wege verändert werden. Die Fähigkeit, Aufmerksamkeit zu lenken und zu fokussieren, wird im dialektisch-behavioralen Ansatz bewusst gemacht und geübt. Die Patienten müssen angeleitet werden, bessere Kenntnisse ihres Repertoires eigener Emotionen zu erwerben, um ihre Gefühlszustände besser beschreiben und benennen zu können. Das Wiedererkennen und die Unterscheidung bekannter Emotionen bei sich und anderen verhindert, dass die Patienten undifferenzierten Gefühlskonglomeraten aus Erregung, Wut, Scham und Trauer anheim fallen können. Die Differenzierung der eigenen Gefühlszustände hilft bei deren Regulation.

In der therapeutischen Beziehung werden auch Mechanismen der *interpersonalen Affektmodulation* und des *social referencing* wirksam. Das heißt, nicht nur die bewussten, verbalen Interventionen des Therapeuten haben einen Einfluss auf die Gefühlsreaktion des Patienten, sondern auch dessen nonverbalen Äußerungen. Der Therapeut unterstützt auf diese Weise die Mentalisierungsprozesse bei seinen Patienten und hilft ihnen, durch *Affektspiegelung* neue Bedeutungen für ihre Gefühlszustände zu erfassen.

Durch verbale und nonverbale Interventionen dieser Art können auch unter Stress ausgelöste vorübergehende paranoide und dissoziative Interpretationsmuster verändert werden. Die größere Sicherheit beim Erkennen und Benennen eigener Emotionen hilft den Patienten auch, ihre labile Identität zu befestigen und ein besseres Selbstgefühl aufzubauen.

Therapieansatz: Impulsives Verhalten

Die impulsiven Verhaltensweisen basieren auf der emotionalen Fehlregulation. Sie kommen als selbstverletzendes Verhalten und andere selbstschädigende oder selbstzerstörerische Handlungen zum Ausdruck. Sie reichen vom klassischen Ritzen und Schneiden über den Substanzmissbrauch bis hin zu schwerster chronischer Suizidalität mit wiederholten aktiven Selbstmordversuchen. Impulshandlungen werden durch das Gefühl innerer Leere motiviert, sie dienen der Vermeidung von Unterstimulation, aber auch zur Entlastung von unerträglichen affektiven Erregungen. Die therapeutischen Bemühungen richten sich darauf, solche Handlungsmuster zu unterdrücken und durch weniger schädliche Muster zu ersetzen. Insbesondere werden die Patienten angeleitet, sich im Falle unerträglicher affektiver Überschwemmung an andere Personen zu wenden und nicht zu versuchen, die Erregung allein mit Hilfe selbstschädigender Maßnahmen zu bewältigen. Auf selbstschädigende Verhaltensweisen, deren Hintergründe und therapeutische Beeinflussung gehen wir in einem separaten Kapitel ein (Teil 4, 2). Auch der Aggressivität ist ein eigenes Kapitel gewidmet (Teil 3, 6).

Therapieansatz : Interpersonale Probleme

Jugendliche mit emotionaler Dysregulation stehen vor erheblichen interpersonellen Problemen, die vor allem in den objektpsychologischen Formulierungen des Borderline-Syndroms gut herausgearbeitet werden. Die Beziehungen dieser Patienten sind chaotisch, ambivalent und äußerst intensiv. Sie können sich nicht flexibel an ihre soziale Umwelt adaptieren und interpersonelle Konflikte nicht ausreichend antizipieren (von Ceumern et al. 2002). Die instabilen Beziehungsmuster der Borderline-Patienten wirken sich auch fundamental auf die therapeutischen Beziehungen aus. Bereits die Versagung geringer Wünsche oder die Anmahnung von Regeln können einen positiven Beziehungskontext gefährden, weil die Patienten sich abgelehnt und in Frage gestellt fühlen.

In besonders schwierigen Fällen kann es sich anbieten, den therapeutischen Beziehungskontext vom Kontext der Organisation des stationären therapeutischen Alltags zu trennen und die Repräsentation dieses Alltags auf andere Personen zu übertragen als auf diejenigen, die mit den Patienten die therapeutischen Gespräche führen. Durch Prozesse der Idealisierung und Entwertung können die Patienten ganze therapeutische Teams spalten und in Vertreter einer guten Welt und Vertreter einer negativen, bösartigen Welt einteilen. Diese Welten werden polarisierend einander gegenübergestellt. Die Patienten können mit hoher Sensibilität Spannungen im therapeutischen Team aufgreifen. Sie können latente Bruchlinien in der therapeutischen Kohäsion solange verfolgen, bis schwere Teamkonflikte unvermeidbar werden. In diesen Konflikten treten manche Vertreter des Teams mit Fürsorge, Wohlwollen und Mitleid für die Patienten ein, während andere ein Fehlverhalten, vor allem aggressives Fehlverhalten oder Regelübertretungen in den Vordergrund stellen und eine Beendigung des stationären Aufenthaltes fordern.

Solche Konflikte im therapeutischen Team sind als Spaltungsphänomene diagnostisch bedeutsam. Sie erlauben Rückschlüsse auf das Vorliegen einer Borderline-Symptomatik bei noch nicht diagnostizierten Patienten. Die Teams stehen vor der Aufgabe, in ihren therapeutischen Settings die Kohäsion des therapeutischen Teams zu gewährleisten, obwohl das Patientenerleben und -verhalten widersprüchlich interpretiert wird. Obwohl die Teammitglieder in unterschiedlichen Rollen auftreten und unterschiedlichen Zugang zu den Patienten finden, müssen sie ein integriertes Gesamtkonzept bewahren. Sie müssen gemeinsam »an einem Strang« ziehen. Die Erfahrung von Einheitlichkeit innerhalb der therapeutischen Umgebung ist für die Patienten außerordentlich hilfreich. Sie hilft bei der Integration von Teilaspekten des Selbst und zur Koordination unterschiedlicher Weltbilder und Gefühlsqualitäten. Das therapeutische Team handelt dabei deutlich anders, als es die bisher gewohnten und alltäglichen Umwelterfahrungen der Patienten vorhersagen lassen. Vor der Therapie sind sie durch inkonsistente Beziehungsmuster und entwertende Erziehungsstrukturen geprägt. Sie gehen von der Inkonsistenz und Manipulierbarkeit ihres sozialen Umfeldes aus.

Wenn es den Therapeuten gelingt, eine funktionierende Kommunikation, Geschlossenheit und Fairness im Umgang untereinander zu erreichen, werden hierdurch auch vertrauensvolle Beziehungen zu den Patienten begünstigt. Der Beziehungskontext zwischen den Patienten und dem therapeutischen Team muss immer wieder überprüft, in Visiten und Supervisionen reflektiert und auch angesichts der manipulativen und selbstverletzenden Handlungen, die das Team außerordentlich belasten, verteidigt und beschützt werden.

Schlussfolgerungen

Die Borderline-Störungen belegen nachdrücklich unsere These, dass die Diagnostik bei Jugendlichen aus klinischen und psychotherapeutischen Gründen auch vor der Diagnostik pathologischer Persönlichkeitsstrukturen nicht Halt machen darf. Die Diagnostik sollte sich also nicht auf die Erfassung klinischer Symptome beschränken, die oft nur die Oberfläche einer Störung abbilden, sondern auch pathogene, funktionelle und strukturelle Bereiche der Persönlichkeit mit erfassen, damit die Therapie hierauf eingestellt werden kann. Weil die für das Erwachsenenalter entwickelten Diagnosekriterien für Persönlichkeitsstörungen auf das Jugendalter nur beschränkt übertragbar sind, sollten die so erhobenen Befunde freilich umsichtig interpretiert werden. Prognostische Einschätzungen im Sinne einer Fixierung von Persönlichkeitszügen sind zu unterlassen! Es empfiehlt sich stattdessen, Persönlichkeitsfacetten und strukturelle Mängel in Form dimensionaler Beschreibungen zu erheben und therapeutisch fruchtbar zu machen.

Im nächsten Schritt müssen wir anstreben, die Diagnosekriterien im Sinne von Persönlichkeitsmerkmalen an die Bedürfnisse bei Jugendlichen zu adaptieren. Eine solche altersspezifische Anpassung bestehender Diagnosekriterien zöge eine altersgerechte Umformulierung, insbesondere der Beziehungs- und Identitätsproblematik nach sich. Zum Beispiel muss sich die klassifikatorische Beschreibung der Selbstentfremdungserlebnisse (Depersonalisationen) und der instabilen Beziehungsmuster bei Jugendlichen stärker an deren Unsicherheit im Selbstbild und an der unsicheren Selbstwahrnehmung orientieren. Auch sollte die Darstellung die Beziehungsproblematik zwischen Beziehungen im familiären Kontext, in der Gleichaltrigengruppe und zu anderen Erwachsenen unterscheiden, um besondere Gewichtungen zu ermöglichen. Eine solche Neuformulierung von Diagnosekriterien zum Zwecke der Anwendung im Jugendalter könnte zu einer verbesserten, prädiktiven und diskriminanten Validität führen (Brunner et al. 2003).

Es macht keinen Sinn, die Augen vor den spezifischen Aspekten der emotionalen Instabilität zu verschließen und zu leugnen, dass sie die Struktur der Persönlichkeit betreffen. Es würde keineswegs genügen oder würde die Therapie in die Irre leiten, wenn diese Störungen lediglich nach den nosologischen Kriterien einer Störung auf Achse I (z.B. als Angststörung oder Depression) eingestuft würden. Das Übersehen der dahinter liegenden strukturellen Aspekte kann therapeutische Misserfolge bahnen.

Kasuistik

Diagnose:

V. a. beginnende emotionale Instabilität vom Borderline-Typ (F60.31)
Persönlichkeitsrisiko Typ B

Achse V
1.3 körperliche Misshandlung
1.4 sexueller Missbrauch
5.3 Lebensbedingungen mit unmittelbarer Gefährdung
7.1 Migration

Wir berichten Ihnen über o.g. Patientin, die zunächst in unserer Klinik zu einer zweitägigen Kriseninterventionen aufgenommen und dann einige Wochen später von über einen Zeitraum von drei Monaten stationär behandelt wurde.

Zur Vorgeschichte:
Viele Angaben zu Maras Vorgeschichte bleiben bis heute unbekannt. Sie habe zwei Schwestern (– 8 J, + 8 J) sowie zwei ältere Brüder (+ 2, unbek). Der älteste Bruder sei wegen einer Straftat in Haft, hieraus jedoch geflohen (!) und untergetaucht. Vielen gegenüber würde man die Existenz dieses Bruders verheimlichen. Es gebe Gerüchte, dass Vater und Bruder insgeheim Kontakt zu ihm halten würden. Die Familie lebe seit langem in Deutschland, die Eltern würden jedoch kaum Deutsch sprechen. Mara habe seit langem Streit mit den Eltern. Über Jahre sei sie im Jugendheim XX vollstationär betreut worden. Wie und warum diese Maßnahme endete, ließ sich nicht genauer eruieren. Wegen der familiären Auseinandersetzungen sei es bei Mara zu einer Verschlimmerung einer seit ca. zwei Jahren bestehenden Tendenz zu Selbstbeschädigungen (Ritzen) gekommen.

Mara besuche eigentlich die Berufsschule, um ihren Hauptschulabschluss nachzumachen. Sie sei die letzten Monate jedoch nicht mehr in der Schule gewesen. Sie habe während ihrer gesamten Schulzeit immer sehr viel gefehlt. Regelmäßig die Schule besucht habe sie eigentlich nur während der Jugendhilfemaßnahme.

Psychischer Befund: Bei Aufnahme 16-jährige, schlanke, zierliche Jugendliche mazedonischer Abstammung, gepflegter Allgemeinzustand. Bewusstseinsklar, allseits orientiert. Mara kann perfekt deutsch sprechen. Anfangs ist sie eher wortkarg und zeigt ein stark bagatellisierendes Verhalten, im weiteren Verlauf wird sie offener, freundlicher im Kontakt, dann auch sehr kokett. Sie zeigt nach Aufforderung bereitwillig ihr verbundenes linkes Handgelenk.

Mara macht in der Aufnahmesituation einen recht abgeklärten Eindruck. Anschließend findet sie sich auf der Station sehr schnell zurecht. Ihre Angaben zur aktuellen Vorgeschichte weisen gewisse Ungereimtheiten auf, so dass durchaus angenommen werden darf, dass die Patientin nicht unbedingt die Wahrheit erzählt. Aktuelle Suizidalität wird bei der ersten Aufnahme glaubhaft verneint.

Angaben der Patientin (bei erster Aufnahme):

Sie habe sich gegen 24 Uhr in der Fußgängerzone im Stadtzentrum mit einer Rasierklinge im Bereich des linken Handgelenks oberflächliche Schnittwunden zugefügt. Vermutlich Passanten hätten daraufhin die Polizei alarmiert. Als Auslöser nennt Mara Auseinandersetzungen mit ihrer Familie. Sie sei vor ca. 2 bis 3 Monaten von zuhause »abgehauen« und habe bei ihrem Freund, einem 21-jährigen Serben aus dem Kosovo gelebt. Dieser habe in Deutschland nur eine Duldung. Ihr Freund sei nun durch ihren »Vater, Mutter und Bruder in den Knast« gekommen. Ihre Familie habe behauptet, dass ihr Freund der Familie 9.000 Euro geklaut habe. Dies stimme nicht. Vorgestern sei eine Gerichtsverhandlung gewesen. Sie glaube, dass ihr Freund abgeschoben werde. Gestern sei sie deswegen zu ihrer Familie gegangen, um von den Eltern die Erlaubnis zu erhalten, ihren Freund heiraten zu dürfen. Damit wolle sie sein Hierbleiben in Deutschland ermöglichen. Sie könne sich ein Leben ohne ihren Freund nicht vorstellen. Wenn ihr Freund abgeschoben würde, sei sie ganz allein. Die Eltern hätten ihrem Wunsch jedoch nicht entsprochen. Sie sei dann wieder weggelaufen und »sauer geworden«. Sie habe immer mehr Wut gegen die Eltern bekommen und sich schließlich die Schnittverletzungen zugefügt.

(Bei Wiederaufnahme) Sie habe sich nach der ersten Entlassung, als eine Rückkehr in die Familie nicht in Frage gekommen sei, auf keines der Angebote des Jugendamtes einlassen können. Sie habe zunächst bei Freunden Unterschlupf suchen wollen. Sie sei zu einem Cousin ihres Verlobten gezogen, der in München wohne, habe die ganze Woche über ständig Suizidgedanken gehabt und sich geritzt. Daraufhin sei sie durch einen weiteren Bekannten gedrängt worden, sich in der hiesigen Klinik erneut aufnehmen zu lassen.

Telefonische Angaben des Vaters (gedolmetscht durch Sohn): Er berichtet über die missglückte »Hochzeit« der Tochter. Die Tochter sei einem Schwindler aufgesessen. Der Vater betonte, dass psychische Auffälligkeiten, wie nun bei der Patientin aufgetreten, früher nicht bekannt gewesen seien. Lediglich 1996 habe es eine Phase gegeben, in der die Tochter nachts Anfälle mit Schaum vor dem Mund und wüstem Stöhnen gehabt habe. Diese Anfälle seien aber von selbst wieder abgeklungen.

Behandlungsverlauf:

Bei der Wiederaufnahme erlebten wir die Patientin erstmals nicht ausreichend abgegrenzt von Suizidgedanken. Sie spielte bzw. kokettierte mit entsprechenden Andeutungen. Sobald die stationäre Aufnahme vollzogen war, begann sie allerdings in paradoxer Weise darauf zu drängen, dass man sie wieder gehen lassen solle. Dieser Wunsch konnte in der gegebenen Situation nicht erfüllt werden. Immer wieder geriet sie in für sie nicht vorhersagbare oder kontrollierbare dissoziative Zustände, in denen sie niemand mehr erkannte und aus denen sie alleine oft nicht wieder herauskam. Weitere Versuche, die Patientin zunächst für einige Tage zum Bleiben zu bewegen, verliefen in einer ambivalenten Atmosphäre. Die Patientin gab Einblick in ihre traumatische Vergangenheit (frühere Vergewaltigungen und Gewalterfahrungen, neuerliche Gewalt und als deren Folge dissoziative Anfälle). Sie versuchte sich krampfhaft in Selbstkontrolle. Andererseits fehlte ihr offenbar jede Perspektive. Es stellte sich heraus, dass eine Rückkehr in die Familie tatsächlich undenkbar war, dass sie kaum Freunde besaß, keinen gültigen Pass besaß usw. Mara streute in die Gespräche immer wieder latente Suizidandeutungen ein.

In weiteren Gesprächen begann die Patientin zögerlich, ihre dissoziativen Zustände und die latent suizidale Erlebnisseite zu reflektieren. Sie beklagte ihre Kontrollverluste in solchen Momenten. Es ließ sich eine Verhandlungsbasis herausarbeiten. Die Patientin wurde 7 Tage später wegen mangelnder Therapiebereitschaft vorläufig entlassen. Bereits wenige Stunden nach dieser Entlassung entglitt der Patientin erneut ihre Kontrolle. Sie verletzte sich öffentlich, erlitt die für sie typischen dissoziativen Bewusstseinsveränderungen und wurde erneut in die Klinik eingeliefert. Nach dieser Einlieferung kooperierte die Patientin in einem Mindestmaß, lehnte aber weiterhin die Behandlung ab. Ihre Fluchtwünsche und ihre Vorwürfe gegen die Klinik waren jedoch schwächer geworden. Auf entsprechende Fragen versäumte Mara nie darauf hinzuweisen, dass sie in der Klinik gegen ihren Wunsch festgehalten werde. Sie beschwerte sich auch über die erfahrenen Einschränkungen, signalisierte durch ihr allgemeines Verhalten jedoch im Grunde Einverständnis mit den getroffenen Maßnahmen und zeigte keinerlei Fluchttendenzen.

Erstaunlicherweise festigte es Maras Vertrauen in die Therapeutin, dass diese schließlich einen Richter hinzuzog, um Maras Unterbringung zu beantragen. Da die Eltern nicht bereit waren, einen entsprechenden Antrag zu stellen und Mara nicht wollte, dass insbesondere ihr Vater Einfluss auf die Behandlung bekommen könnte, beantragte das Jugendamt, den Eltern das Sorgerecht zu entziehen. Eine Mitarbeiterin des Jugendamtes wurde daraufhin als Pfleger für Mara bestellt.

Im Kontrast zu einer tagsüber erlebbaren Normalität ereigneten sich über Wochen vor allem nachts eine Vielzahl bedrohlicher Zwischenfälle. Auslösend für diese Ereignisse waren nach hiesiger Einschätzung Situationen, in denen die Patientin sich selbst überlassen war, wenn sich die übrigen Patienten zurückgezogen hatten, keine besonderen Ereignisse stattfanden und die Betreuungsdichte gering war. In diesen Situationen fügte sich die Patientin Schnittwunden zu. Es wurden immer wieder gefährliche Objekte, Rasierklingen, Scherben und Ähnliches im Zimmer gefunden. Die für die Behandlung von Selbstverletzern übliche Vorgehensweise – eine Kombination von regelmäßigen Kontrollen, gleichzeitig eine »geschäftsmäßige« Handhabung auftretender Krisen – führte zu einer immer weiteren Eskalation der Ereignisse. Die Patientin erlitt vor allem nachts schwere dissoziative Zustände, in denen sie umdämmert war, den Kopf gegen die Wand oder ihr Bett schlug, sich krümmte, schrie und erst dann ein Ende fand, wenn Notpersonal über den Bereitschaftsdienst auf den Plan gerufen worden war.

Weitere Ereignisse trugen zu einer Eskalation bei: Die Patientin verschluckte schließlich gegen Mitternacht eine Anzahl von Scherben. Sie musste notärztlich bronchoskopiert werden. Notfallmedizinische Maßnahmen in mehreren auswärtigen Kliniken waren erforderlich. Bereits zwei Tage später verschluckte die Patientin ebenfalls um Mitternacht einige Rasierklingen, die sich bei einer Notfallgastroskopie im Magen der Patientin wiederfanden. Diese hochdramatischen Ereignisse blieben auf die Nachtzeit beschränkt und brachten sogar mehrfache chefärztliche Intervention mit sich. Während des Tages erschien die Patientin insgesamt psychisch eher unauffällig. In dieser Zeit begann Mara ansatzweise Vertrauen zu ausgewählten Bezugspersonen und ihrer Therapeutin zu fassen. Andere Mitarbeiter lehnte sie leidenschaftlich ab. Ihren »Vertrauten« gegenüber begann sie über ihren Vater zu sprechen und zu schreiben, »testete« mehrfach, wie mit Geheimnissen umgegangen wird, und versprach schließlich, sich in der Klinik nichts mehr anzutun. Dieses Versprechen hielt sie dann verblüffender Weise bis zur Entlassung mit »sofortiger Wirkung« ein.

Die weitere Behandlung wurde von einer leichten Entspannung auf einem insgesamt eher gereizten Niveau geprägt. Verbal lehnte Mara es immer wieder ab, eine Therapie zu machen. Der Sinn ihres Aufenthaltes war im therapeutischen Team umstritten. Tatsächlich ließ sich Mara auf Interventionen gut ein, die ihr Kontrolle über die dissoziativen Zustände ermöglichen sollten, die sie selbst als sehr bedrohlich erlebte. Schließlich kamen auch alltäglichere Themen ins Spiel: die Finanzierung und Gestaltung von Alltagsbedürfnissen, der Wunsch nach Wiederaufnahme ihrer Schullaufbahn sowie eine Planung ihrer Perspektive nach der Entlassung.

Die Patientin wechselte schließlich unter Mithilfe des Jugendamtes in eine niederfrequent betreute Wohngruppe. Leider gab sie ihrer Schwester die Telefonnummer, was zur Folge hatte, dass der Vater immer wieder dort anrief und Mara mit massiven Drohungen unter Druck setzte: Wenn sie nicht wieder nach Hause zöge, dann würde der jüngeren Schwester »etwas passieren«. Zeitgleich plante die Familie den Rückzug nach Mazedonien. Obwohl Mara ihren Vater verachtete, ängstigte sie die Aussicht, gänzlich ohne Familie in Deutschland bleiben zu müssen. Schon bald brach sie unter dem Druck der Familie die Maßnahme ab. Sie erschien noch zwei Mal zu Gesprächen bei uns, »tauchte« dann jedoch unter und war nicht mehr zu erreichen.

Zusammenfassende Einschätzung:

Aus unserer Sicht hatte Mara vor allem seitens ihres Vaters viel Gewalt erlitten. Darüber hinaus gab es Hinweise auf eine massive sexuelle Traumatisierung, die von der Patientin jedoch kaum thematisiert wurde. Die Mutter erschien uns stark verängstigt und nicht durchsetzungsfähig. Mara selbst mangelte es auf der einen Seite nicht an sozialer Kompetenz: In beeindruckender Weise konnte sie Beziehungen knüpfen, Menschen für sich einnehmen und ganze Helferscharen auf den Plan rufen. Sie war ein Mädchen, das es einem leicht machte, es zu mögen und sich für sie einzusetzen – wenn sie einen mochte. Ihre eigenen Aggressionen bildeten die Kehrseite ihres Charmes. Sie konnte mit Konflikten kaum umgehen, ohne die Kontrolle über sich zu verlieren. Sie griff dabei offensichtlich auch auf familiäre Muster zurück. Sie verhielt sich verbal und körperlich bedrohlich. Sie kannte kaum Grenzen für dieses Verhaltens. Es war aussichtslos, sie mit ihrem Fehlverhalten zu konfrontieren.

Mara hat viel Potential, sich weiterzuentwickeln und ihre Kindheitserlebnisse ein Stück weit zu verarbeiten. Obwohl sie intelligent ist, hat sie aufgrund einer nur rudimentären Schulbildung und mangelnder Unterstützung kaum berufliche Entwicklungsperspektiven. Sie hat auch wenig Hoffnung bezüglich ihrer Zukunft und resigniert schnell. Sobald sie allerdings beginnt, zu einer Person Vertrauen zu fassen, entfesselt sie die gleiche Energie und Begeisterung im Positiven, die sie sonst als destruktive Erregung gegen sich und andere richtet.

5 Zur Einschätzung Ich-struktureller Störungen am Beispiel des Vorfeldes schizophrener Psychosen

Vorschau

ICD 10: F21, F23, F48.0, F48.1, F60.1, F60.3

Ich-strukturelle Störungen müssen quer zu verschiedenen Diagnosen mitbedacht werden. Sie haben keine eindeutige Entsprechung in der ICD 10. Am deutlichsten werden sie in der schizoiden Persönlichkeitsstörung, in der schizotypen Störung und im Depersonalisationssyndrom thematisiert. In der Psychopathologie des Jugendalters ist die Frage nach der Beschaffenheit der Ich-Struktur allgegenwärtig. Störungen der Ich-Struktur beschädigen die Integrität der Person und verwischen die Umrisse der Identität. Dieser psychische Schaden kann durch Anpassungsbemühungen länger überdeckt werden. Ich-strukturell geschwächte Personen können nicht (mehr) zuversichtlich unterscheiden, welche Realität aus ihrem eigenen Inneren herrührt und welche ihnen aus der äußeren Welt gegenübertritt. Es gelingt ihnen nicht mehr, den Primärprozess ins Unbewusste zu verdrängen. Die normale Fähigkeit, sich mit einer Situation vertraut zu machen und sich dann in ihr gewissermaßen zu Hause zu fühlen, funktioniert nicht mehr. Die *Selbst- und Objektrepräsentanzen* werden instabil. *Intentionales* Handeln wird erschwert. Manche Verhaltensmuster, mit denen die Patienten ihre schwierige Lage zu bewältigen versuchen, erinnern an die frühe Kindheit und sind insoweit *regressiv.* Diese Erkenntnis erleichtert den psychotherapeutischen Zugang.

In klinischer Hinsicht fällt uns auf, dass ich-strukturell gestörte Patienten ihren Tagesablauf nicht mehr ordnen und organisieren können, in den Schulleistungen nachlassen, im Schlaf-Wachrhythmus durcheinander kommen, keine Entschlusskraft mehr aufbringen, unschlüssig und ratlos und leicht zu verunsichern sind, aber auch unmotiviert auftrumpfen und eigenmächtig werden. Sie erleben sich zeitweise depersonalisiert und derealisiert und entwickeln hypochondrische Ängste.

Es stellt sich die Frage, welche Bedeutung den ich-strukturellen Störungen bei der Entstehung schizophrener Psychosen zukommt. Die meisten Befunde weisen in die Richtung geringer nosologischer Spezifität. In anthropologischer Hinsicht sind die ich-strukturellen Störungen mit den strukturellen Grundlagen der Schizophrenie natürlich eng verwandt. In beiden Fällen werden dieselben Grundeigenschaften der menschlichen Existenz angetastet.

Schwächungen der Ich-Funktionen im Jugendalter sind oft selbst limitierend. Sie ergeben sich an zwei Sollbruchstellen dieses Alters, zum einen bei der sexuellen Reifung und zum anderen beim Abschluss der Autonomieentwicklung in der Adoleszenz. Die zweite Bruchstelle liegt zugleich am ersten Häufigkeitsgipfel des Beginns schizophrener Psychosen. Die therapeutische Bearbeitung der Autonomiekrisen verdient daher unsere volle therapeutische Aufmerksamkeit. Der Schlüssel für die Autonomiefrage liegt in den Familien unserer Patienten.

Während ich-strukturelle Probleme in ihren Verdünnungen weit verbreitet sind, haben wir es bei unseren diesbezüglichen klinischen Populationen mit einer ausgelesenen Gruppe zu tun, die dem Risiko einer schizophrenen Erkrankung deutlich näher steht. In diesem Bereich leisten wir einen wichtigen Beitrag zur Früherkennung und Frühbehandlung der Schizophrenie. Es gibt einen langen historischen Streit, ob die produktiven Symptome mit Wahrnehmungsstörungen und affektiver Auflockerung oder die negativen Symptome mit Antriebsschwäche und Rückzug den Kern der schizophrenen Erkrankung ausmachen, und ob die unterschiedlichen Verläufe auf eine einheitliche Grundkrankheit zurückzuführen sind oder nicht. Dieser Dissens prägt nicht nur die Einschätzung des langfristigen Verlaufs, sondern auch die Definition der Risikogruppen vor Ausbruch der Erkrankung.

Die ich-strukturell auffälligen Patienten rufen in der Therapie widersprüchliche Reaktionen hervor, die von Mitleid bis zu Ablehnung reichen. Auch bei den Patienten selbst gibt es eine weite Spanne zwischen Anspruch und Wirklichkeit, Sein und Schein, Anhänglichkeit und Feindseligkeit. Es ereignen sich überraschende Wendungen. Frappierende Widersprüche tun sich auf. Die Patienten schlafwandeln durch ihre Welt und werden von merkwürdigen Zufällen ereilt. Die Therapeuten müssen aufklären, wo die Grenze zwischen einem inneren Erleben und einem äußeren Geschehen verlaufen könnte. Die Patienten sind auf Orientierungshilfen angewiesen, die über das Regelwerk der Therapiegruppe und über die therapeutischen Beziehungen dargeboten werden.

Die Patienten geraten leicht in einengende und vereinnahmende Beziehungen, derer sie sich heftig erwehren, obwohl sie sich diese andererseits wünschen. Beziehungsangebote müssen daher auf mittlerer Distanz liegen und trianguliert sein. Dies gelingt am besten, wenn eine Gruppe von Helfern häufig miteinander konferiert, die bruchstückhaften Eindrücke des Umgangs mit dem Patienten zusammenträgt und gemeinsam ausdeutet. Patienten, die in irreales Denken abgleiten, müssen in die gemeinsame Realität »eingefangen« werden. Die Patienten lassen beiläufige Botschaften fallen, die den Therapeuten nur dann nicht entgehen, wenn sie ihre Wahrnehmungsgewohnheiten umstellen und auf den Patienten einstellen. Diese Technik kann eingeübt werden. Die Botschaften haben oft etwas mit der Erfahrung von Befremdung und Gefährlichkeit zu tun. Es geht darum, die nebenher laufenden Bewusstseinsprozesse der Patienten so schnell wie möglich wieder an die gemeinsame Realität anzuschließen.

Die Angehörigen der Patienten sind Mitbetroffene und Mitleidende. Während wir die Patienten stationär behandeln, aber auch davor und danach, benötigen die Angehörigen unsere intensive Unterstützung. Die mehr oder weniger gut erworbene Fähigkeit, das eigene Kind objektiv zu betrachten, kann unter dem Eindruck der Störung des Kindes katastrophal zusammenbrechen. Ein Teil der Angehörigen bringt eigene psychische Störungen mit. Das Verhalten der Angehörigen kann ähnlich widerspruchsvoll sein wie jenes ihrer Kinder. Nach der stationären Aufnahme begreifen sie die Realität der Trennung nicht. Die Patienten leben teilweise das ihnen nicht zugehörige Selbst der Eltern stellvertretend für diese aus. Die Patienten befolgen ein stilles Gebot, sich nicht aus den Primärbeziehungen zu entfernen. Ein wichtiges Bindemittel für unauflösbare familiäre Beziehungen sind *double-bind* Botschaften. Die Familienmitglieder verzichten auf die Ausbildung einer eigenen Identität und gründen *Pseudogemeinschaften*. Kinder werden angehalten, die Lebenslügen der Eltern mitzutragen.

Die *High Expressed Emotions*-Forschung legt nahe, dass schizophren Erkrankte mit hohen affektiven Reizmengen nicht umgehen können. Es kann spekuliert werden, dass ihnen der Reizschutz nicht nur innerhalb, sondern auch außerhalb der Familien misslingt. Vielleicht ist der Rückzug in die Familie nur Teil eines allgemeinen (autistischen) Rückzugsmanövers, mit dem Ziel eines solchen Reizschutzes. Leider geraten die Patienten aufgrund der pathologischen Familienstrukturen in eine gefangene Situation, in der sie sich erst recht einer gefährlich hohen Reizexposition nicht mehr entziehen können.

Essay

Welche klinischen Bilder und Befunde können wir unter dem Begriff der ich-strukturellen Störung zusammenfassen und besser durchschauen?

Auch dieser Entwurf befasst sich mit Merkmalen, die keinen klaren zeitlichen Anfang haben, sondern auf unklare Weise zu unklarer Zeit, jedenfalls sehr frühzeitig, auf eine Person zuwachsen und mit ihr eins werden, so dass wir sie quer zu den Krankheitskategorien mitdenken müssen. Die unter dem Begriff *ich-strukturelle Störungen* gemeinten Phänomene haben keine direkte und eindeutige Entsprechung in der ICD 10. Sie firmieren unter den *asthenisch-abhängigen* (F60.7) und *schizoiden* (F60.1) Persönlichkeitsstörungen und unter der *schizotypen* Störung (F21), ferner unter dem *Depersonalisationssyndrom* (F48.1) und der *Neurasthenie* (F48.0). Sie sind im klinischen Denken und in der Planung der therapeutischen Arbeit bei Jugendlichen allgegenwärtig und fügen vor allem den so häufig diagnostizierten *Störungen des Sozialverhaltens* (F91 und F92) wichtige qualifizierende Merkmale hinzu.

Wichtige Aspekte ich-struktureller Störungen wurden bereits in früheren Kapiteln aufgegriffen: Im Kapitel über Regressionen wurde ein psychodynamisch entwicklungspsychologischer Ansatz zur Genese ich-struktureller Störungen vorgestellt, im Kapitel über Kontaktstörungen wurden schizoid-autistische Persönlichkeitsmerkmale beschrieben, die einen wichtigen Ausschnitt aus dem Gesamt der ich-strukturellen Störungen bilden. Die Erörterung dieses Gebiets soll nun ergänzt und abgerundet werden, vor allem unter den klinischen Gesichtspunkten einer diagnostischen Erfassung und eines angemessenen therapeutischen Umgangs. In ihrer Gesamtheit gehören die ich-strukturellen Störungen zum Persönlichkeitsrisiko Typ A.

Der klinische Anwendungskontext ist folgender: Wir bemühen uns um einen verstehenden Zugang zu Jugendlichen, die so weitgehend verändert sind, dass die Integrität der Person und die Umrisse der Identität in Frage gestellt sind. Es geht nicht vorrangig um schwieriges und auffälliges Verhalten, sondern um dahinter liegende Defizite. Sie können durch Anpassungsbemühungen auf der Ebene des sichtbaren Verhaltens überdeckt gewesen sein.

Wenn wir uns mit diesen Auffälligkeiten auseinandersetzen, hegen wir außerdem die unbestimmte Befürchtung, dass sie ein erhöhtes Erkrankungsrisiko für Schizophrenie begründen. In der Summe handelt es sich um eine angeborene Schwäche oder nachträgliche Schwächung der Fähigkeit, Realität von Phantasie zu unterscheiden, eigene Gedanken von fremden Gedanken, eigene Gefühle von fremden Gefühlen. Hierzu müssen Wünsche und Bedürfnisse des Primärprozesses ins Unbewusste verdrängt werden können, also eine Abwehrleistung erbracht werden. Dies gelingt nur noch mangelhaft.

Es handelt sich bei den ich-strukturellen Störungen weiterhin um eine Schwäche oder Schwächung der menschlichen Grundbegabung, sich mit einer äußerlich gegebenen Situation innerlich vertraut zu machen und sie dann im Sinne des *Common Sense* (Blankenburg 1971) für normal und natürlich anzusehen, ohne sich dabei besonders anstrengen zu müssen. Insofern verhindern die Funktionen des Ichs normalerweise, dass Sinnesreize einfach nur in ein passives Selbst eindringen und einsickern können und Wahrnehmungen dem Selbst nichtsahnend zugefügt werden. Stattdessen soll das Ich dafür sorgen, dass ein »anderwärts gegebener Inhalt« (Loch 1977) im Bewusstsein abgebildet wird. Das Ich soll also *Objektrepräsentanzen* ausbilden. Die Realität soll anhand einbehaltener Erinnerungsspuren wieder erkannt und sprachlich-symbolisch bewertet werden können. Ich-strukturell geschwächte Patienten haben größere Mühe, ihre Wahrnehmungen in dieser Weise zu strukturieren. Daraus ergibt sich, dass sie auch mehr Mühe aufwenden müssen, ihren eigenen Wünschen und Absichten eine Richtung zu geben, diese zu verfolgen und für diese einzustehen *(Intentionalität)*. Das Interesse an zwischenmenschlichem Austausch ermattet leichter. Die Patienten sind in sich selbst eingeschlossen, sie klagen bisweilen auch darüber, abgeschnitten und ausgeschlossen zu sein. Sie fühlen sich fremd. Sie können nicht mitfühlen. Therapeuten fällt es schwerer, eine Vorstellung zu entwickeln, was den Patienten überhaupt fehlt und worauf sie mit ihren Äußerungen hinaus wollen.

Ich-strukturelle Störungen können teilweise als Regressionen aufgefasst werden. Sie können an Formen des frühkindlichen Realitätsbezugs und an frühe Wahrnehmungsmodi erinnern (Lempp 1984, 1992), zwar nicht im Sinne einer identischen Neuauflage früherer Entwicklungsstufen, aber im Sinne eines Zitats dort vorkommender kognitiver Muster. Dabei wird das ursprüngliche Wahrnehmungsverhalten, wie es historisch vorgekommen sein mag, gebrochen und verzerrt. Die Tatsache, dass ein Patient, der in mancher Hinsicht kein Kind mehr ist, unter ganz anderen, nicht mehr an die Kindheit angepassten Voraussetzungen und mit einem veränderten Erfahrungshorizont, in einem veränderten Bezugssystem und Umfeld, sich einiger dieser kindlichen Muster noch einmal bedient, führt zu neuartigen befremdlichen Resultaten, die mit einem authentisch kindlichen Verhalten nichts mehr zu tun haben. Sehr wohl aber kann das Wissen um die Parallelität unverständlichen Verhaltens im Jugendalter mit verständlichem Verhalten junger Kinder den therapeutischen Zugang verblüffend erleichtern und inspirieren.

Jedenfalls sind die gemeinten Patienten, wenn sie uns klinisch vorgestellt werden, seit längerer oder kürzerer Zeit »verändert«. Es fällt uns schwer zu bestimmen, worin die Veränderungen genau bestehen und wie lange sie schon andauern. Diese Bestimmung gelingt besonders schlecht, wenn die Veränderungen aus persönlichen Schwächen herrühren, die offenkundig schon immer vorhanden waren und die wir bis zu *unsicher ambivalenten Bindungsmustern* zurückverfolgen können (Fonagy 1995, 2000). Manche Patienten werden in der Tat im Sinne einer kindlichen Borderline-Störung als affektiv instabil und in ihren Beziehungen und Affekten widersprüchlich und gespalten beschrieben. Andere ich-strukturell auffällige Menschen sollen in der Kindheit übertrieben angepasst und hierdurch eigenartig konturlos gewesen sein.

Zum Zeitpunkt der klinischen Vorstellung erscheinen die Patienten verunsichert über die Situation, in der sie sich gegenüber anderen Menschen befinden. Sie neigen zu Misstrauen, sie denken, sprechen und verhalten sich hintergründig und umständlich. Sie erschöpfen leicht, vor allem, wenn sie sich länger mit jemandem intensiv unterhalten. Sie können ihren Tagesablauf nicht mehr gut organisieren. Sie lassen in den Schulleistungen nach. Sie haben einen veränderten Schlaf-Wachrhythmus. Sie sind emotional schwer einfühlbar oder spröde, wenig nahbar oder sogar wunderlich.

Sie schaffen es nicht mehr, ihrem Leben von Tag zu Tag eine Richtung zu geben, sie haben keine Spannkraft und Entschlusskraft, verfolgen keine Ziele oder Ideen, wer sie sind oder sein wollen und an wem sie sich orientieren wollen, was ihnen wichtig oder unwichtig ist. Sie sind unschlüssig und ratlos. Sie schaffen es schlimmstenfalls nicht einmal mehr, die Sinnhaftigkeit ihres eigenen Tuns oder Vorhandenseins intuitiv zu erfassen. Sie fühlen sich in der Welt schlecht gegründet und aufgehoben. Die Bemerkungen, die sie hierzu machen, können überraschend tiefgründig klingen. Sie sind unter Umständen für tägliche Kritik, tägliche Kränkungen, Versagungen und Misserfolge anfälliger. Sie sind leichter zu verunsichern. Sie missverstehen die Absichten und Äußerungen anderer. Kompensatorisch versteigen sie sich nicht selten in Eigenmächtigkeiten und Größenphantasien, die man ihnen früher nie zugetraut hätte.

Sie geraten leichter in Erregung, können sich nicht mehr konzentrieren und leiden schließlich unter verschiedenen Verzerrungen der Wahrnehmung. Sie finden zum Beispiel ihren Körper und die objektive Wirklichkeit verändert, ohne dies genauer beschreiben zu können, das heißt, sie sind depersonalisiert und derealisiert (Koch 2001). Sie mutmaßen über Krankheiten ihres Körpers und entwickeln hypochondrische Ängste. Sie geben der Wirklichkeit und den Funktionen ihres Körpers neue Bedeutungen, die sie sich eigensinnig ausgedacht haben. Überhaupt horchen sie mehr in sich hinein und fühlen sich auch stärker in Phantasie- und Traumwelten hineingezogen. Sie haben auch das Gefühl, dass sie ungewollt von einer Aufgabe, der sie sich eigentlich widmen wollten, weggezogen werden. Sie finden diese Erfahrung merkwürdig und befremdend und argwöhnen, dass sie vielleicht nicht mehr frei entscheiden können, was sie denken und tun wollen. Sie mutmaßen auch, dass ihre Gedanken und Handlungen ganz von selbst stattfinden oder jemand anders die Herrschaft darüber übernommen hat *(Verlust der Lenkbarkeit der Gedanken).*

Welche Rolle spielt eine Verschlechterung der Ich-Struktur am Beginn schizophrener Psychosen und wie können wir den Erkrankungsbeginn rechtzeitig erkennen?

Die Vielfalt der Entwürfe, mit denen Ordnung in das Feld der Ich-Störungen gebracht werden soll, ist verwirrend. Die meisten Entwürfe versuchen ein Risiko für spätere schizophrene Erkrankungen einzukreisen, andere Entwürfe, namentlich die Operationalisierungen der Ich-Struktur bei Bellak (1973) und in der OPD-KJ (2003), halten sich diagnostisch offen und wollen alle Dimensionen erfassen, in denen Ich-Strukturen beeinträchtigt sein können.

Das psychopathologische Gebiet, das wir auf der Suche nach Vorboten der Schizophrenie absuchen müssen, ist weitläufig. Die meisten Erscheinungen lassen sich dem Konzept der Ich-Störungen zuordnen. Wann immer wir fündig werden, müssen wir zu unserer Enttäuschung erkennen, dass die gefundenen Vorboten nicht schlüssig zu den schizophrenen Erkrankungen hinführen, sondern uns allenfalls helfen, den Kreis unserer Suche um einige Prozentpunkte enger zu ziehen.

In einer nicht klinischen Population erhöht sich auf diese Weise die Voraussage der Wahrscheinlichkeit einer späteren schizophrenen Erkrankung von ursprünglich 1 % auf 5 % oder in Kombination mehrerer zeitlich verdichteter Symptome bei zusätzlich positiver Familienanamnese allenfalls auf 15 bis 17 %. Eine gewisse Schwächung der Ich-Funktionen ist im Jugendalter ausgesprochen häufig. Sie scheint jedoch oft selbst limitierend zu verlaufen und zum Stillstand zu kommen, bevor die Schwelle einer behandlungsbedürftigen psychischen Störung oder gar einer schizophrenen Erkrankung überschritten wird. Im Jugendalter liegen zwei Sollbruchstellen, an denen die Ich-Struktur strapaziert wird. Die erste Bruchstelle liegt in der Zeit der sexuellen Reifung und entsteht durch den Druck der Anpassung an ein verändertes, körperliches Selbsterleben und an ein verändertes affektives Erleben. Hier ereignen sich vor allem ich-strukturelle Krisen, kaum aber schizophrene Einbrüche. Die zweite, gegenwärtig wichtigere Bruchstelle, liegt in der Adoleszenz und verweist auf die Herausforderungen der sozialen Orientierung und das Ringen um die Autonomie. An der letzteren Bruchstelle liegt auch der erste Häufigkeitsgipfel des Beginns schizophrener Erkrankungen.

Offen bleiben muss, ob die unbewältigte Autonomiekrise des Jugendalters essentieller Bestandteil jeder schizophrenen Erkrankung ist, auch dann noch, wenn die Erkrankung erst beginnt, nachdem die Jugend vorüber ist (Kapfhammer 1991). Bei unseren ich-strukturell gestörten Jugendlichen dürfen wir zumindest in behandlungstechnischer Hinsicht davon ausgehen, dass die Autonomiekrise den Inhalt und Verlauf der Störung, die eventuell bis zur Schizophrenie reicht, wesentlich mitbestimmt. Unsere ganze therapeutische Aufmerksamkeit muss den Faktoren gelten, die einer Ablösung und Autonomieentwicklung im Wege stehen, vor allem den Familienstrukturen.

Wir befassen uns in diesem Buch mit Jugendlichen, die in einer klinischen Population vorkommen. Sie werden uns wegen unterschiedlicher Syndrome zugewiesen, die von ängstlich gehemmten bis zu expansiv antisozialen Bildern ein breites Spektrum abdecken. Bei einem Teil von ihnen identifizieren wir zusätzlich eine ich-strukturelle Störung. Damit engen wir den Kreis weiter ein, den wir um eine Risikogruppe für schizophrene Erkrankungen ziehen möchten. Wir haben guten Grund, unsere therapeutische Arbeit in diesem Bereich bereits als (präventive) Frühbehandlung der Psychosen einzustufen. In der Studie von Langen und Jäger (1964) entwickelte sich immerhin ein Drittel der Jugendkrisen zu Schizophrenien. Diese Jugendkrisen waren noch nicht in Bezug auf ich-strukturelle Auffälligkeiten ausgelesen.

Wenn wir uns auf die ich-strukturell hoch auffälligen Jugendlichen beschränken, die sich in klinischer Behandlung befinden, so nähern wir uns jenen Definitionen, mit denen auch McGorry (2000, 2001) und McGlashen (1996) sowie Klosterkötter (2001) ihre Inanspruchnahmepopulationen einzugrenzen versuchen. Die Arbeitsgruppe um McGorry orientiert sich mit ihrem Konzept des »Brief Limited Intermittent Psychotic Syndrome« (BLIPS) an akut und vorübergehend aufgetretenen »klassischen« (Schneider 1962) produktiven Störungen wie halluzinatorischem und wahnhaftem Erleben, während die Gruppe von McLashen (1996) stärker auf abgeschwächte und diskrete, der Erkrankung vorausgehende Erscheinungen und Veränderungen der Persönlichkeit abhebt *(Attenuated Psychotic Syndrome APS)*. Klosterkötter (2001) verwendet das von ihm weiterentwickelte, ursprünglich retrospektiv eingesetzte Konzept der Basisstörungen (Huber 1966, Süllwold 1977) *(Bonn Scale for the Assessment of Basic Symptoms* BSABS) und greift speziell die kognitiven Basisstörungen als Risikoindex heraus: *Gedankeninterferenz, zwangsähnliches Perseverieren* bestimmter Bewusstseinsinhalte, *Gedankendrängen, Gedankenblockierungen, Störungen der Diskriminierung* von Vorstellungen und Wahrnehmungen von Phantasieinhalten und Erinnerungen, weiterhin *Derealisationen*, aber auch *optische und akustische Wahrnehmungsstörungen*. Damit wählt er Störzeichen, die noch weiter vom Beginn schizophrener Psychosen entfernt liegen *(psychosefernes Prodrom«– early initial prodromal state* EIPS).

Jeder dieser Ansätze zur Vorhersage schizophrener Entwicklungen stammt aus einer psychopathologischen Tradition. Die Vorstellung einer der Erkrankung zugrunde liegende »Schwäche« figuriert in der Huber'schen Schizophrenielehre als das *Substrat* und in der strukturdynamischen Theorie von Janzarik (1968) als *vorauslaufende Defizienz,* letztlich auch schon in der Kraepelin'schen *Dementia praecox* (1915). Seit langem wissen wir, dass ein Reihe von Kindern, die später psychotisch erkranken, als *adynam* bezeichnet werden können. In den frühen Beschreibungen von Persönlichkeitsstörungen kam der Begriff der *Neurasthenie* an zentraler Stelle vor (Janet 1903). Eine Schnittmenge der Neurasthenie (F48.0) ist im Begriff der *Schizoidie* (F60.1) enthalten, den schon Kretschmer (1931) in genau gleicher Bedeutung beschrieben hat. In der New Yorker Schizophreniestudie (Fish 1987) wurden sozialer Rückzug, Misstrauen und Antriebsschwäche als Vorstufen einer schizophrenen Erkrankung, ganz im Sinne der Neurasthenie, und Schizoidie als prädiktive Kriterien herausgestellt. In den modernen Voraussagemodellen wird dieser Seite des schizophrenen Krankheitsgeschehens eine etwas zu geringe Gewichtung gegeben.

Stärkere Beachtung als die abgeschwächten Negativsymptome finden diskrete Veränderungen des Denkens und Wahrnehmens, also gewissermaßen »produktive« Irritationszeichen, im Vorfeld psychotischer Erkrankungen: *Beziehungsideen, eigentümliche Vorstellungen* oder *magisches Denken, ungewöhnliche Wahrnehmungserlebnisse, telepathische Fähigkeiten, eigenartige Denk- und Sprechweise und paranoide Ideen.* Einige dieser Merkmale wurden bereits von Chapman & Chapman (1987) erfolgreich zum Screening von Risikopopulationen eingesetzt (Per-mag Scale). Aber auch hier ist – ähnlich wie bei Neurasthenie und Schizoidie- zu beachten, dass diese Merkmale nicht in jedem Fall Vorboten einer manifesten schizophrenen Erkrankung sind, sondern sich zu stabilen Eigenschaften einer verzerrten Persönlichkeit auswachsen können, die wir als *Schizotypie* bezeichnen.

Kurzdauernde Positivsymptome kennen wir aus der französischen Psychiatrie bei Henry Ey (1958) als *Boufees Delirantes* und in der skandinavischen Schule bei den sog. *pseudoneurotischen Schizophrenien,* bei Huber (1979) als *Vorpostensyndrome,* bei Conrad (1979) als *Apophänie.* In früheren Entwürfen des Borderline-Syndroms wurde das psychosenahe Ende des Spektrums so definiert, dass auch Übergangsformen zu schizophrenen Erkrankungen einbezogen werden konnten, zum Beispiel kurz dauernde Realitätsverkennungen und paranoide Krisen (Saß 1982). In der dänischen Adoptionsstudie wurden ebenfalls vor allem die produktiven Symptome der schizotypen Störung herausarbeitet (Gunderson 1983).

Für die Einengung einer Risikogruppe ist der Zeitfaktor unverzichtbar. Wenn man sich wie McGorry auf eindeutige produktive Symptome verlässt, dann genügt ein kurzzeitiges Aufflackern dieser Phänomene für die Vorhersage einer bevorstehenden psychotischen Erkrankung. Bei diesen Risikogruppen ist eher darauf zu achten, dass die Patienten nicht bereits als manifest erkrankt zu bezeichnen sind. Bei den abgeschwächten Positivsymptomen und weiteren eher zum negativen Spektrum zählenden Änderungen des Denkens und der Orientierung, welche McLashen als Prädiktoren wählt, ist entscheidend, dass diese längere Zeit andauern (mehrfaches Auftreten über mindestens eine Woche, meist deutlich länger). Die kognitiven Basisstörungen von Klosterkötter schließlich sind mit zeitlichen Kriterien allein offenbar nicht zur Definition einer Risikogruppe geeignet, auch nicht bei mehrjährigem Verlauf der Irritationszeichen. Hier müssen weitere klinische Kriterien herangezogen werden, etwa der Grad des sozialen Funktionsverlustes oder auch perinatale Risikofaktoren.

Abseits dieser wissenschaftlich verdienstvollen Operationalisierungen lohnt es sich daran zu erinnern, dass wir bei Jugendlichen, deren ich-strukturelle Leistungsfähigkeit sich innerhalb einiger Monate progredient verschlechtert, ohnehin das Herannahen einer schizophrenen Erkrankung annehmen, auch wenn die Kriterien der ICD für eine Diagnose nach F20 oder F23 nicht ausreichen. Der Abwärtsverlauf von Fähigkeiten, die der Erfassung der Realität, der Orientierungsfähigkeit und der Selbstverfügbarkeit dienen, löst ein klinisches Evidenzerleben mit starker therapeutischer Besorgnis aus. Entlang dieser alten Erfahrung schließt auch McGorry all jene Patienten in seine Risikogruppen ein, welche die Diagnose einer »schizotypen Störung« (F21) erhalten haben, wenn deren Befinden sich weiterhin verschlechtert.

Die Frage, ob bei der prämorbiden Risikoeinstufung die kurzzeitig aufflackernden Positivsymptome oder die langsame Zunahme von Negativsymptomen (Isolation, Antriebsstörung, Affektstörung, Kontaktstörung, nachlassende soziale Integration) mit diskreten kognitiven Irritationen und Veränderungen des Selbsterlebens den Vorrang erhalten sollen, reflektiert einen langen historischen Streit in der Schizophrenieforschung. Dieser Streit betraf zunächst nicht nur den Vorlauf der Erkrankung, sondern auch die unterschiedliche Verlaufsgestalt nach Ausbruch der Erkrankung. Leonhard (1964) wies auf die große Unterschiedlichkeit der psychotischen Bilder hinsichtlich ihrer Verlaufsprognose hin. Ey (1958) betonte den fundamentalen Unterschied zwischen dem »Irrsinn des Augenblicks« und dem »Irrsinn der Existenz«. Die empirische Forschung versucht immer wieder, behelfsmäßige Grenzen zwischen den unterschiedlichen Verläufen zu ziehen, in denen entweder die Positiv- oder die Negativsymptomatik überwiegt. Längst ist auch bekannt, dass sehr unterschiedliche prämorbide Temperamente einer psychotischen Erkrankung vorausgehen können. Mundt (1991) unterscheidet adyname, reizbare und gespannte Charaktere. Am Ende wäre zu fragen, ob sich die unterschiedlichen Risikogruppen, die wir anhand von Negativsymptomen mit kognitiven Irritationszeichen oder anhand von Positivsymptomen bilden können, nicht später auf unterschiedliche Krankheitspopulationen oder sogar unterschiedliche Krankheitsentitäten beziehen (Cloninger 1987). Vor allem die biologische Psychiatrie setzt Hoffnungen darauf, anhand der Gewichtung von Positiv- und Negativsymptomen (PANSS) biologisch relevante Unterscheidungen zwischen den Psychosen sichern zu können (Kay et al. 1985).

Welche Faktoren bestimmen den Verlauf schizophrener Psychosen mit frühem Beginn (Early Onset Psychosis) und welche therapeutischen Konzepte sind angemessen?

Der Langzeitverlauf schizophrener Erkrankungen, die schon im Jugendalter beginnen, ist ungünstiger als der Verlauf der Psychosen mit späterem Beginn. Die Datenlage ist in den bisherigen Studien eindeutig (Schulz, Fleischhaker & Remschmidt 1999). 10 % der Erkrankungen beginnen (Remschmidt 2000) im Alter zwischen 14 und 20 Jahren. 22 % wurden von Huber in seiner Langzeitstudie ermittelt. 48 % bis 78 % der früh Erkrankten zeigen bereits in der späteren Adoleszenz und im frühen Erwachsenenalter Zeichen der Chronizität und ausgeprägte soziale Beeinträchtigungen.

23 % erreichen eine weitgehende Remission (Weiner 1982) – etwa so viele wie bei den Erwachsenen –, aber 52 % nehmen einen ausgeprägt chronischen Verlauf (doppelt so viele wie bei den Erwachsenen). Ähnliche Befunde stammen von Krausz und Müller-Thomsen (1993) und Schmidt und Blanz (1992) bzw. Schmidt et al. (1995).

In allen Aspekten der sozialen Funktion und Anpassung liegen die Patienten mit frühem Beginn ihrer Erkrankung schlechter, was sich nachhaltig ungünstig auf die gesamte weitere Verlaufsdynamik auswirkt (*Disability Assesment Scale*, Jung et al. 1989). Die Gründe für diesen Sachverhalt sind vielschichtig.

- *Hirnfunktionelle Beeinträchtigungen* als Folgen frühkindlicher Hirnschädigungen könnten bei den früh beginnenden Psychosen stärker an der Entstehung und Gestaltung des Verlaufs mitwirken. Ventrikelerweiterungen wurden häufiger gefunden als bei den später Erkrankten (Schmidt 1995). Diese Faktoren zählen wir zur unspezifischen Vulnerabilität. Denkbar ist aber auch, dass spezifische frühkindliche Prozesse der Realitätsverarbeitung und der Verankerung von kognitiv-emotionalen Grunderfahrungen auf diesem Wege betroffen werden. Damit ließe sich mehr als nur eine unspezifische Vulnerabilität aus diesen Befunden ableiten.

- Die *psychoziale Unreife* der Patienten zum Zeitpunkt der Erkrankung wirkt auf den Verlauf ein. Wichtige Entwicklungsaufgaben, die mit der Autonomieentwicklung und der Identitätsentwicklung zusammenhängen, sind noch nicht abgeschlossen oder befinden sich noch in einem instabilen, leicht störbaren Zustand. Die Patienten drohen in ihrer Entwicklungskrise stecken zu bleiben. Sie finden aus kindlichen Abhängigkeiten nicht heraus. Geschwächt durch die Erkrankung gelingt es ihnen nicht, einen eigenen sozialen Entfaltungsraum auszubilden. Der Ausbruch der Erkrankung hängt intensiv mit dem Reifungsprozess der Persönlichkeit zusammen. Es liegt nahe, aus dieser Konstellation eine grundsätzliche These zur Entstehung der Schizophrenien abzuleiten, die dahin geht, dass alle Schizophrenien mit dem Scheitern der Autonomieentwicklung und mit einer Regression auf frühere psychische Organisationsstufen zusammenhängen. Auf jeden Fall liegen hier therapeutische Angriffspunkte und Herausforderungen, für die sich die Kinder- und Jugendpsychiatrie fachlich besonders gut gerüstet sieht.

- Der dritte Faktor, der zu einer schlechten Prognose beitragen könnte, ist die mangelnde *Qualität der Therapie*. Der therapeutische Einsatz für die früh beginnenden Psychosen könnte in der Vergangenheit wenig geeignet oder nicht intensiv genug gewesen sein. Therapeutische Bemühungen fingen relativ spät an. Die Frage, wie adäquate Therapie für diese Patientengruppe gestaltet werden sollte, ist bislang freilich noch nicht sicher zu beantworten.

Inzwischen haben breit angelegte Bemühungen im psychiatrischen Versorgungswesen und in der Versorgungsforschung eingesetzt, die das Ziel verfolgen, die Versorgung der besonders früh an Schizophrenie Erkrankten zu verbessern. Wichtige Initiativen gehen von der Gruppe um Mc Gorry (2000) in Australien aus. Der Schwerpunkt liegt bei der ambulanten Früherkennung und Frühintervention. Man muss sich diese Bemühungen allerdings in einer Versorgungslandschaft vorstellen, die praktisch keine stationären jugendpsychiatrischen Angebote kennt, in der früh Erkrankte adäquat versorgt werden könnten. Stattdessen werden dort aus Drittmitteln und Fördermitteln neue Netzwerke ambulanter, teils auch aufsuchender Dienste geschaffen.

In Deutschland – weniger in den umliegenden Ländern – hat sich bereits seit den 1980er-Jahren eine stationäre jugendpsychiatrische Versorgungslandschaft gebildet, in der früh Erkrankte stationär in einem für ihre Entwicklungssituation gut geeigneten Setting behandelt werden konnten. Erst in den letzten 10 Jahren ist diese Versorgung allerdings flächendeckend geworden. Im gleichen Maße hat sich die Erwachsenenpsychiatrie immer mehr aus der Zuständigkeit für unter 18-jährige zurückgezogen.

Die Tübinger Gruppe (Lempp 1990, Günter & du Bois 1998) hat versucht, Merkmale einer möglichst optimalen Psychotherapie bei jugendlichen Psychosen zu herauszuarbeiten. Das zugrunde liegende Theoriemodell ist psychoanalytisch. Wichtige Ziele sind ein *holding environment* (Winnicott 1971) und *containment* (Bion 1977), und das Angebot von Beziehungen im Alltag, die Halt geben und regressive Bedürfnisse aufnehmen. Auf der gleichen theoretischen Grundlage beschreibt Resch (1992) die ersten beiden Phasen der Therapie, in denen es um die Reizabschirmung und die medikamentös unterstützte Beseitigung der Angst und des Katastrophengefühls geht (Phase 1). Phase 2 bemüht sich um dosierte »gleichgerichtete« Beziehungsangebote, klare Kommunikation, Verbesserung der Realitätskontrolle und das Wiedererlangen der *Überstiegsfähigkeit* (Lempp 1984, 1992). Diese Prozesse ereignen sich im therapeutischen Milieu. Die dritte gewissermaßen rehabilitative Phase der Therapie setzt sich zum Ziel, den stockenden Entwicklungsprozess der Patienten zu beheben. Psychotherapie juveniler Psychose ohne Entwicklungsförderung würde gerade im Hinblick auf die prekäre Langzeitprognose zu kurz greifen.

Hier schließt sich die Tübinger Gruppe an die Sozialpsychiatrie und die Tradition der therapeutischen Gemeinschaften an. Sie stellt Lebensräume für die Jugendlichen her, in denen ihr Wunsch nach Emanzipation, Reifung und Selbstverwirklichung im Angesicht offenkundiger Schwächen verteidigt werden kann. Der zentrale psychotherapeutische Stellenwert des Alltags wird betont (du Bois, 1996). Diesen Aspekten wird in diesem

Buch ein gesondertes Kapitel gewidmet. Den Alltag gilt es für die Patienten zu rekonstruieren, damit sie sich in ihm wieder zurechtfinden und orientieren können. Die Tübinger Gruppe fokussiert die intensiven und gefahrvollen Gegenübertragungsphänomene bei der Arbeit mit den Schizophrenen und die Frage, wie die sich daraus ergebenden Belastungen der Mitarbeiter durch geeignete Supervision aushaltbar werden. Die Konzeptentwicklung ist stark auf die Mitarbeiter im Pflege- und Erziehungsdienst ausgerichtet, die im Alltag verfügbar und ihren Patienten eng verbunden sind, versorgende Funktionen wahrnehmen und somit eine zentrale therapeutische Wirkung entfalteten, die es zu nutzen und zu reflektieren gilt.

Patienten mit nicht voll remittierenden Erkrankungen werden in diesem Konzept gelegentlich lange stationär behandelt. Es entwickeln sich hierbei Abhängigkeiten, die anlässlich der Beendigung der stationären Zeit zu Krisen und Rückfällen führen können.

Trotz dieser Probleme bei der Ablösung aus der Therapie blieb die Tübinger Gruppe dem Ansatz der intensivierten stationären Therapie verpflichtet. Sie steht in der Tradition früherer ambitionierter Projekte, bei denen ebenfalls intensive persönliche Bindungen im Rahmen der psychotherapeutischen Arbeit mit Schizophrenen zugelassen wurden, beispielhaft im Experiment von Chestnut Lodge seit den 50er Jahren (Searles 1965), in jüngerer Zeit vergleichbar mit dem Ansatz des israelischen »Soteria« Projekts und dessen Pendant bei Ciompi (1991) in Bern.

In der Therapie besonders junger Patienten lassen sich die Verflechtungen psychotischen Erlebens mit wieder auflebenden frühkindlichen Reaktionsmustern und mit der Reifungskrise nachvollziehen und nutzen. Diesem Thema gehen wir im Kapitel über die Regression nach (Teil 3, 1). Die andere Chance der Behandlung früh beginnender Erkrankungen liegt darin, auf den Entstehungsprozess und die pathogenen Faktoren in statu nascendi einzuwirken und möglicherweise zu verhindern, dass die noch unfertigen Reifungsprozesse durch die Erkrankung eingefroren werden oder durch traumatische Erlebnisse im Rahmen der Erkrankung weiter verzerrt werden. Dem Aspekt der Traumatisierung bei Psychosen ist ebenfalls ein gesondertes Kapitel gewidmet (Teil 4, 4).

Zur Zeit ist noch ungewiss, welche Effekte die Patienten aus besonders intensiven stationären Behandlungen für die Zukunft mitnehmen. Schon während der stationären Behandlung müssen geeignete nachstationäre Entwicklungen eingeleitet werden. Das Gefälle von stationärer zu ambulanter Therapie muss verringert werden. Modelle hierzu werden im Hauptabschnitt über *Settings und Kooperation* vorgestellt.

Es darf als gesichert gelten, dass die Prognose nicht nur vom günstigen Verlauf oder von der Intensität und Angemessenheit der Erstbehandlung abhängt, sondern von einer längeren günstig verlaufenden Wegstrecke danach. Besondere Sorge bereiten uns daher Patienten, die zum Zeitpunkt der Entlassung eine Restsymptomatik aufweisen und weder in eine geschützte Wohnform noch in eine Rehabilitationsmaßnahme übergeleitet werden können.

Aus Sicht dieses Modells lassen sich die Komponenten und Ziele einer Frühbehandlung juveniler Psychosen nunmehr wie folgt zusammenfassen:

- Geeignete, d.h. tragfähige und Halt gebende Beziehungen müssen in einem stationären Setting bereit gestellt werden.
- Ein geeignetes Milieu und geeignete therapeutische Rahmenbedingungen müssen geschaffen werden.
- Die Zusammenarbeit mit Familiensystemen, aber bisweilen auch mit einzelnen Eltern, die schwerwiegend in die Krankheit ihrer Kinder verstrickt sind, muss eng sein.
- «Expertensysteme» und Erklärungsmodelle müssen zur Verfügung stehen. Mit ihnen sollte sich die schizophrene Kommunikation besser verstehen lassen. Den Betreuern,

die den Alltag ihrer Patienten gestalten, muss es möglich werden, ihre Arbeit zu reflektieren und sich darüber mitzuteilen.

- Darüber hinaus müssen definierte therapeutische (Gruppen-)Veranstaltungen stattfinden, die über den therapeutischen Alltag hinaus als Orientierungspunkte und Ankerpunkte der stationären Behandlung erkennbar sind.
- Die Vorbereitung der Patienten auf das Ende ihrer stationären Behandlung muss frühzeitig beginnen. Die Patienten müssen in geeignete Formen ambulanter Versorgung übergeleitet werden, damit sie nicht in die inner- oder außerfamiliäre Verwahrlosung abgleiten.
- Geeignete nachstationäre Angebote müssen garantieren, dass die Patienten noch längere Zeit begleitet werden können, gerade dann, wenn sie nicht in nachsorgende Einrichtungen vermittelbar sind.
- Bei Wiederaufnahme ehemaliger Patienten in der Erwachsenenpsychiatrie muss eine gute und enge Kooperation in Kraft treten.

Wie gestalten wir Beziehungen und verteidigen eine verbindliche Realität?

Ich-strukturell auffällige Patienten außerhalb oder innerhalb psychotischer Erkrankungen erzeugen auf der Psychotherapiestation widersprüchliche Wirkungen. Einige Betreuer reagieren mitleidvoll. Sie bemerken intuitiv die große Ratlosigkeit hinter dem konventionellen Alltagsverhalten, nehmen den Patienten Entscheidungen ab und begleiten sie hierhin und dorthin, obwohl sie alt genug wären, eine Aufgabe selbstständig zu erledigen. Andere Betreuer reagieren auf dieselben Patienten gereizt und abwehrend. Sie fühlen sich absichtlich in die Irre geführt. Sie beschweren sich darüber, dass sich die Patienten bedienen lassen, sich abseits halten, statt sich zu beteiligen, dass sie aus der Distanz Gruppenereignisse beobachten, ohne mitzumachen, oder schadenfroh sind.

Es besteht ein auffälliger Widerspruch zwischen Anspruch und Wirklichkeit, Sein und Schein. Die Patienten können von ihren sozialen Aktivitäten erzählen, bis sich herausstellt, dass sie seit Monaten vollkommen allein leben. Sie können mit Leistungen prahlen, bis sich herausstellt, dass sie einfachste kognitive Leistungen nicht mehr zustande bringen. Sie können Freizügigkeit und rasche Entlassung aus der Klinik fordern, bis sich herausstellt, dass sie freiwillig und ohne Begleitung nicht einen einzigen Schritt vor die Stationstür setzen. Sie können hartnäckig und ermüdend streiten, bis die Mitstreiter merken, dass die Patienten nicht im Geringsten wissen, welche Anliegen sie mit dem Streit verfolgen. Der Streit entpuppt sich als hilflose Suche nach einem Standort. In plötzlichen Kehrtwendungen wird ein eben bekämpfter Gesprächspartner ins Vertrauen gezogen. Feindselige Abwehr und übergroße Nähe kommen dicht nebeneinander vor.

Die bisher gebrauchten Beispiele betreffen Fälle, bei denen die Patienten über ein gewisses Maß an Antrieb und Aktivität, bisweilen auch Hyperaktivität, verfügen. Auf ihren Ausflügen in die »Realität« außerhalb der Station, schon auf den kürzesten Wegen von der Station in die Klinikschule oder zu einem benachbarten Kiosk, können diese Patienten in merkwürdige Begebenheiten hineingeraten. Sie »finden« zum Beispiel Gegenstände, die noch niemand gefunden hat. Oder sie legen wichtige Gegenstände draußen ab und vergessen sie, so dass sie herrenlos herumliegen. Ich-strukturell auffällige Patienten schlafwandeln gleichsam durch die Welt. Sie werden von merkwürdigen »Zufällen« ereilt. Sie können wildfremden Menschen begegnen und mit diesen im Handumdrehen in eine engere Beziehung geraten. Zu den merkwürdigen und beunruhigenden Begebenheiten gehört auch, dass diese Patienten, häufiger als der Zufall erlaubt, überfallen oder überwältigt werden. Anschließend können sie nicht rekapitulieren, wie es dazu kommen konnte. Die Betreuer versuchen mühsam und oft ergebnislos aufzuklären, wo die Grenze zwischen einem inneren Erleben der Patienten und einem äußeren Geschehen verlaufen könnte. Es kommt auch vor, dass Patienten sich von der Klinik entfernen, ohne dass sie ihre erklärte Absicht, nämlich einen Besuch von Freunden oder eine Rückkehr ins Elternhaus, wirklich umsetzen. Sie laufen ziellos umher und kehren achselzuckend in die Klinik zurück.

Passanten außerhalb der Klinik, Mitbürger und Mitpatienten permutieren dabei zu ahnungslosen Mitspielern der inneren Wirklichkeit unserer Patienten. Oberflächlich und Akt für Akt betrachtet, ist das Verhalten dieer Patienten, wenn sie sich in der Öffentlichkeit bewegen, nicht zu beanstanden. Aber in der Zusammenschau wirkt ihr Verhalten widersprüchlich, manchmal verrückt.

Nicht alle ich-strukturell auffälligen Patienten bringen genug Initiative für verrückte Unternehmungen auf. Das Temperament bestimmt den Verhaltensstil. Neben den umtriebigen, gereizten und aufgebrachten, gibt es verschlossene, zurückgezogene und ängstliche Charaktere, die in den vorausgehenden Kapiteln bereits erwähnt wurden. Für alle Patienten gelten die gleichen Grundregeln des therapeutischen Umgangs. Der Umgang muss berücksichtigen, dass die Patienten kein konstantes und zusammenhängendes Bild von sich selbst und ihrer äußeren Lage entwerfen können. Sie sind auf Orientierungshilfen angewiesen. Diese müssen im Regelwerk und in den festen alltäglichen Abläufen der Station begründet sein, natürlich auch in Beziehungsangeboten bestimmter Personen.

Das Beziehungsangebot sollte so gestaltet werden, dass nicht die Gefahr entsteht, dass einzelne Helfer in eine gleichsam »parasitäre«, einengende symbiotische Zweipersonenbeziehung hineingeraten. Solche regressiven Beziehungsmuster werden von ich-strukturell gestörten Patienten bevorzugt, weil sie auf diesem Wege hoffen, ihre Isolation und Angst vor Objektverlust überwinden zu können. Sie geraten jedoch innerhalb solcher Beziehungen sofort in das Gefühl übergroßer Abhängigkeit. Sie haben Angst, von demjenigen, dem sie sich aufdrängen, vereinnahmt und verschlungen zu werden. Daher vollziehen sie scheinbar unmotivierte und übertriebene Fluchtmanöver, kaum dass sie sich jemandem genähert haben. Aus diesem Grund müssen die Beziehungsangebote auf einer mittleren Distanz liegen. Sie sollten »trianguliert« sein, d. h. nicht im Alleingang ausgeführt, sondern abgestimmt und abgesprochen in einer geeigneten Helfergruppe. Diese muss sich für bestimmte Patienten gemeinsam zuständig erklären und ein gemeinsames Verständnis ihrer Schwierigkeiten erarbeiten. In häufigen Diskussionen müssen die gesammelten Beobachtungen und Eindrücke ausgetauscht werden. Diese Arbeit mutet bisweilen archäologisch an. Splitter und Bruchstücke müssen zu einer Form zusammengesetzt oder gedanklich ergänzt werden, bis sie einen Sinn ergeben.

Wir werden im Umgang mit diesen Patienten von Verwirrung oder gedanklicher Leere, Empörung oder Ratlosigkeit überfallen. Um dieser Gegenübertragung standzuhalten, versuchen wir uns das gemeinsame Bild, das wir von den Schwierigkeiten der Patienten entworfen haben, vor Augen zu halten – etwa so, wie wir beim Lenken eines Fahrzeuges bestimmte Punkte in der Landschaft zu fixieren versuchen, damit der Blick nicht von entgegenkommenden Scheinwerfern oder Irrlichtern abgelenkt wird, oder wie wir beim Lenken eines Schiffes nicht die Dünung der Wellen betrachten dürfen, sondern einen Punkt auf der Küstenlinie fixieren und den Kompass verfolgen müssen.

Mit diesem Bild ist bereits ausdrückt, dass es sich bei der therapeutischen Grundhaltung zu diesen Patienten nicht, wie in vielen Erziehungsratgebern empfohlen wird (speziell für jene, die ADHS betreffen), um die konfrontative Verteidigung von festen und festliegenden Regeln handelt, sondern um ein behutsames Hin- und Hermanövrieren unter schwierigen Bedingungen. Das therapeutische Verhalten ist also tastend und suchend.

Die allgemeine Orientierung, also die Beobachtung des Kompasses und der Blick auf den Horizont, wird bestimmt durch das Gebot ausreichender personaler Distanz und durch die Verteidigung der Realität und des Common Sense. Wir müssen die Zügel in dieser Hinsicht anziehen, wann immer die Patienten in Nebenwelten und eigensinnige Betrachtungen auszubrechen drohen.

Über diese besondere Beziehungsgestaltung im Alltag hinaus haben sich gruppentherapeutische Übungsprogramme bewährt, in denen die zugrundeliegenden Schwierigkeiten der sozialen Orientierung, Wahrnehmung und des Problemlösungsverhaltens zu einem Lernthema umformuliert und handhabbar gemacht werden. Bemerkenswert ist, dass sich das *Sozial Emotionale Training* (Frittrang 1998), das ursprünglich für die Rückfallprophylaxe bei erwachsenen Schizophrenen entworfen wurde, nach einer gewissen Adaptierung auch für Jugendliche mit ich-strukturellen Störungen gut eignet. Ähnliches gilt für Elemente des *Psychoedukativen Trainings* (Kieserg & Hornung 1994). Diese verhaltenstherapeutischen Gruppen vertragen sich ausgesprochen gut mit einem milieutherapeutischen Alltag, der nach tiefenpsychologischen Gesichtspunkten geführt und reflektiert wird. Die Jugendlichen schätzen die Klarheit und Strukturiertheit der Sitzungen. Auch Patienten, die autistisch zurückgezogen und interesselos sind, lassen sich – nach anfänglichen Protesten – von solchen Gruppen ansprechen, ermutigen und bestätigen. Als Gruppenleiter fungieren die im Alltag vertrauten Betreuer. Sie werden hier neu und in einer anderen Rolle erfahren.

Darüber hinaus dienen diese Gruppen als Scharniere zwischen stationärer und ambulanter Therapie. Die Patienten beginnen ihre in Lehrgangsform aufgebauten Gruppen während der stationären Behandlung und führen sie nach der Entlassung weiter. Sie erscheinen überpünktlich zu den Terminen und nutzen diese zur Begegnung mit ehemaligen Mitpatienten. Die Gruppen verbinden den stationären Binnenraum mit dem ambulanten Außenraum. Über die Gruppen bewahren sich die Jugendlichen einen Zugang zum Erleben von sozialer Gemeinschaft, was ihnen aus eigener Initiative nicht mehr gelingt. Mit dem Auslaufen des offiziellen Lehrganges können die Gruppen als offene informelle Gruppen weitergeführt werden.

Wie entschlüsseln wir versteckte Botschaften und verdeutlichen die Kommunikation?

Ein weiterer zentraler Gegenstand dieser Gruppen ist das Training kommunikativer Fertigkeiten. Die Patienten sollen lernen, aktiv und aufmerksam zuzuhören, sich ihren Interaktionspartnern klar mitzuteilen, Wünsche und Kritik zu verbalisieren, irrationale Botschaften zu erkennen und zu vermeiden und auf die Übereinstimmung zwischen verbalen und non-verbalen Botschaften zu achten. Damit ist programmatisch ein wichtiger Bereich des Umgangs mit ich-strukturell gestörten Patienten abgesteckt, der natürlich nicht nur in diesen Gruppen beachtet wird, sondern die ständige Wachsamkeit und besondere Einstellungen der Bezugspersonen erfordert. Ziel dieser Wachsamkeit ist es, »hinter« oder »neben« dem offenen Diskurs unausgesprochene Botschaften aufzufangen.

Dieses Auffangen versteckter Botschaften ist eine weitere wichtige Technik bei ich-gestörten Patienten. Die Botschaften werden nicht bewusst verschwiegen oder ins Unbewusste verdrängt. Vielmehr drängen sie sich den Patienten in unangenehmer Weise auf. Die Patienten können sich bestimmter Gefühle und Eindrücke nicht entledigen, sind aber gleichzeitig nicht imstande, mit ihnen offen umzugehen oder sie im sprachlichen Diskurs mit einem anderen zu teilen. Sie sind unaussprechlich, zugleich unabweisbar. Sie sind also »vorhanden«, gleichzeitig müssen die Patienten sie, um sich vor ihnen zu schützen, so behandeln, als wären sie nicht vorhanden. In den Begegnungen spielt sich ein unsichtbarer Kampf ab, der darauf hinausläuft zu klären, welche Realität die Oberhand gewinnt: jene, die im offenen Diskurs mit einem Gesprächspartner geteilt werden kann, oder jene, die nur die Patienten selbst betrifft. Bei diesen sich aufdrängenden, aber nicht zu vermittelnden Botschaften handelt es sich im Grunde um Vorstufen psychotischer Halluzinationen.

Wir können uns die Besonderheit dieses Verhaltens weiter verdeutlichen, wenn wir es mit dem Verhalten ich-strukturell stabiler Patienten vergleichen. Auch diese verhandeln in der Therapie verschwiegene Probleme und verdrängte Komplexe. Sie schweigen zum Beispiel schamhaft, sie machen verlegene Andeutungen oder sie streiten trotzig ab. An die Stelle des verschwiegenen oder verdrängten Problems tritt also ein neues Verhalten, das uns in symbolischer Form auf das Problem hinweist.

Die versteckten Botschaften der ich-gestörten Patienten erscheinen hingegen wie Vexierbilder des sichtbaren Verhaltens oder wie Kontrapunkte dessen, was die Patienten hörbar gesagt haben. Erst die willkürliche Umstellung des gewohnten Sehens öffnet den Blick für das andere Bild. Erst die Umstellung des gewohnten Hörens macht den Kontrapunkt hörbar. Vexierbild und Kontrapunkt sind keine Neuschöpfungen, sondern nur ungewohnte Teilaspekte einer Sache, die ohnehin vor uns liegt. Wir können uns darin üben, unsere Wahrnehmungen so umzustellen, dass wir ich-strukturell gestörte Patienten besser verstehen. Erfahrenen Therapeuten und Betreuern gelingt dies rascher als Ungeübten. Wir können zum Beispiel davon ausgehen, dass viele der im Sinne des Kontrapunktes mitlaufenden Bewusstseinsprozesse etwas mit der Erfahrung von Befremdung, Bedrohlichkeit oder Gefährlichkeit zu tun haben. Indem wir dieses Vorwissen zu erkennen geben, verbreitern wir die Kanäle, auf denen ich-strukturell beschädigte Patienten mit uns kommunizieren können. Wir öffnen eine zweite Ebene der Kommunikation, mit der eine abgeschattete seelische Realität behutsam ausgeleuchtet und in die allgemeine Realität wieder eingeblendet werden kann. So versuchen wir auch einer paranoiden Erlebnisverarbeitung zuvorzukommen: Wenn die auseinander strebenden Wahrnehmungen der inneren und äußeren Realität rechtzeitig wieder konvergieren, können sich die Patienten nicht an die Existenz einer zweiten, inneren Realität gewöhnen, und können durch den Zusammenprall zweier scheinbar getrennter Realitäten nicht befremdet werden. Letztlich versprechen wir uns bei der frühzeitigen neuroleptischen Behandlung beginnender Psychosen einen ähnlichen Schutzeffekt zur Verteidigung der gemeinsamen Realität.

Beispiele: Intelligente Patienten, die unaufhörlich zu uns kommen, dieselben scheinbar dummen Fragen stellen und auf deren Beantwortung bestehen, wollen uns mitteilen, dass sie die einfachsten Dinge nicht mehr verstehen und wollen wie ängstliche Kinder an der Hand geführt werden und diese Hand nicht mehr loslassen. Wir müssen uns mit diesen Patienten auf geeignete Beantwortungsrituale für ihre »Fragen« verständigen. Wir legen hohes Gewicht auf eine unaufdringliche tröstliche Präsenz, versuchen aber ihre Fähigkeit »allein zu sein« (das Gefühl der Zufriedenheit, keine Frage stellen zu müssen bzw. die Antwort noch zu wissen), wo immer sich dies anbietet, zu fördern und zu erhalten.

Patienten, die sich in gespreizter und umständlicher Form nach den Gegenständen erkundigen, die in unserem Behandlungszimmer herumstehen, wollen möglicherweise wissen, ob diese Dinge rein zufällig dort stehen oder eine Anspielung auf die Patienten enthalten. Genau diese Frage müssen wir ihnen schließlich beantworten, obwohl sie nicht gestellt wurde. Die zunächst nahe liegende Reaktion bestünde darin, auf die Fragen nach den Objekten höflich einzugehen oder sogar zurück zu fragen, warum sich sie dafür interessieren. Die bessere Reaktion – im Wissen um die dahinter liegende Notlage der Patienten – besteht jedoch darin, sie entschieden auf allgemeine Tatsachen hinzuweisen, die unabhängig vom privaten Denken der Patienten Geltung besitzen und die realen und unantastbaren Voraussetzungen der Behandlung betreffen. Demnach ist den Patienten mitzuteilen, dass die Objekte grundsätzlich zum Bereich des Therapeuten gehören. Sie gehören zur Einrichtung des Zimmers. Sie befinden sich dort, egal welcher Patient gerade den Raum betritt, und sie haben keinen Zusammenhang mit den konkreten Behandlungsfällen.

Patienten, die gleich beim Kennenlernen den Therapeuten rückhaltlos beschimpfen und schlecht machen und scheinbar grundlos in Rage geraten, empfinden das Gegenüber des Therapeuten als zu mächtig und gefahrvoll und gehen davon aus, dass nur ein sofortiger Kampf um Macht oder Ohnmacht verhindern könne, dass die Patienten während des Termins zugrunde gehen. Genau auf dieses Problem muss der Therapeut rasch reagieren. Weder strenges noch besänftigendes Zureden noch Selbstrechtfertigungen des Therapeuten können diese Angst auflösen, wohl aber Arrangements, mit denen es den Patienten gelingt, Abstand zu wahren. Der Therapeut könnte zum Beispiel rasch eine weitere Person hinzuziehen, die zwischen ihm und den Patienten vermittelt. Nach einigem Ausprobieren ergeben sich schließlich Settings, in denen es Patient und Therapeut miteinander aushalten können.

Wie berücksichtigen wir die Familiendynamik?

Die nahen Angehörigen sind Mitbetroffene in mehrfacher Hinsicht. Sie haben ihr Kind über lange Zeit auf dem Wege seiner Entwicklung begleitet und sind selbst ein Teil dieser Entwicklung geworden. Die Fähigkeit, das eigene Kind von außen zu betrachten, hängt davon ab, wie weit das Kind mit der Entwicklung seiner Autonomie vorangekommen ist und wie weit die Eltern mit diesem Prozess Schritt gehalten haben. Eine bereits erworbene Fähigkeit, das eigene Kind objektiv zu betrachten, kann bei psychischen Krisen auch wieder katastrophal zusammenbrechen. Wir dürfen das Verhalten der Eltern in diesen Krisen daher nicht unkritisch als typisches Muster für die gesamte Lebenszeit zugrunde legen. Ich-strukturelle Störungen sind »kontagiös«. Alle wichtigen Bezugspersonen werden angesteckt und hineingezogen. Dieser Vorgang kann lange andauern. Die nach einer Aufnahme in der Klinik neu auftretenden Helfer können diesen Vorgang an sich selbst erleben und nachvollziehen. Auf dieser Grundlage können sie sich mit den Angehörigen darüber verständigen. Natürlich bringt ein Teil der Angehörigen auch eigene psychische Störungen mit. Die »Ansteckung« kann also auch von den Eltern ausgehen, eine getrübte Wahrnehmung der Probleme des Kindes ebenfalls. Depressive Elternteile übersehen die Depression ihres Kindes, schizoide Elternteile übersehen die Isolation und Befremdlichkeit ihres Kindes.

In der Summe dieser Wirkungen haben wir allen Grund, unser Augenmerk nicht nur auf die Pathologie des Kindes, sondern auch auf die Beziehungspathologie zwischen Kind und Angehörige zu richten. Es kann sogar leicht passieren, dass die Beschäftigung mit diesem Thema mehr Raum einnimmt als die Beschäftigung mit den Patienten selbst. Die Beziehung der Eltern zu ihrem ich-strukturell auffälligen Kind enthält dieselben Widersprüchlichkeiten, denen wir im Umgang mit dem Patienten ausgesetzt sind. Die Eltern verhalten sich in kurzwelligen Wechseln extrem fürsorglich oder kalt und achtlos. Sie verraten durch ihr Verhalten, dass sie die Realität der Trennung, die durch die stationäre Aufnahme eingetreten ist, nicht begriffen haben. Wir erleben, wie die enge Beziehung eines Elternteils zum Kind nach der Trennung unvermindert weitergeht. Mit eigenartiger Willfährigkeit stellen sich unsere Patienten als Objekte des elterlichen Begehrens zur Verfügung. Väter investieren inzestuöse Liebe in ihre Töchter und Mütter in ihre Söhne. Unsere Patienten leben auch stellvertretend für Mutter oder Vater einen Teil des fremden Selbst aus und übernehmen deren Gefühle als ihre eigenen *(Identifikation)*. Es bleibt spekulativ, ob sie dies tun, weil sie selbst in ihrer Verunsicherung an der Identität der Eltern teilhaben wollen oder weil die Eltern diese pathologische Beziehungsfigur einfordern und selbst »brauchen«.

Der Begriff der »schizophrenogenen Mutter« (Lidz 1958) verengt die hier beschriebene Beziehungspathologie und die pathogenen Übertragungen auf die Person der Mutter und auf den engen Umkreis schizophrener Erkrankungen. In Wirklichkeit erstreckt sich der Geltungsbereich dieser Phänomene auf weitere Personen und auf das gesamte unspezifische Vorfeld der Psychosen und ich-strukturellen Störungen. Ein enger Bezug zur Entstehung schizophrener Erkrankungen ist also daraus nicht ableitbar.

Viele Familien, aus denen unsere Patienten stammen, leben in einem abgeschirmten Binnenraum, der es den Kindern beim Heranwachsen schwer macht, den Übergang in die gesellschaftliche Realität zu wagen. Es herrscht ein unausgesprochenes, aber allgegenwärtiges »Verbot«, sich aus den Primärbeziehungen zu entfernen. Das typische Bindemittel dieser Beziehungsform ist deren hohe Ambivalenz mit Erwartungen, die sich widersprechen *(double-bind)* und deren Erfüllung in jedem Fall Strafen nach sich zieht (Bateson 1992). Die Familie will, dem Fortschreiten der Entwicklung zum Trotz, dass alle Mitglieder ihre psychische Kraft füreinander und nicht nach außen investieren. Dies erscheint nur möglich, wenn Eltern und Kind die existierenden und in der Behandlung erst recht sichtbar gewordenen Unterschiede wieder verleugnen, miteinander auf die Ausbildung einer eigenen Identität verzichten und eine *Pseudo-Gemeinschaft* begründen (Wynne 1958). Die Patienten unternehmen nach ihrer Entlassung aus der Klinik große Anstrengungen, das prekäre Gleichgewicht der Familie wieder herzustellen, die Lebenslügen der Eltern zu teilen und mitzutragen: Selbstmorde, psychotische Erkrankungen und berufliches Scheitern von Familienangehörigen. Hierzu werden Familienmythen (Stierlin 1975) erschaffen, die von Harmonie, Wiedergutmachung, Rettung und Entschuldigung handeln.

Alle geschilderten Phänomene sind seit mehr als 40 Jahren Grundlage unseres differenzierten Verstehens familiärer Vorgänge und fester Bestandteil unserer therapeutischen Überlegungen. Sie helfen uns, angemessene Haltungen einzunehmen und Strategien zu entwerfen. Wir dürfen freilich nicht übersehen, dass diese Phänomene auch abseits unseres klinischen Themas weit verbreitet sind und in Verdünnungen nicht viel mehr als die Mehrdeutigkeit und Widersprüchlichkeit menschlichen Sozial- und Bindungsverhaltens abbilden. Ihre Spezifität als Risikofaktor bei der Entstehung schizophrener Erkrankungen ist trotz ihrer hohen klinischen Prägnanz gering. Weitaus größere Bedeutung unter den familiären Risikofaktoren hat die empirische Erforschung der *High Expressed Emotions* erlangt (Leff und Vaughn 1984). Diese Forschungen legen nahe, dass Schizophrene hohe affektive Reizmengen, denen sie innerhalb ihrer engsten Beziehungen ausgesetzt sind, nicht gut vertragen. Möglicherweise hat eine laute, widersprüchliche Kommunikation, der man sich nicht entziehen kann, auch für nicht-schizophrene, aber ich-strukturell auffällige Jugendliche eine ähnlich »toxische« Wirkung.

Es bietet sich an, zwischen dem EE-Konzept und der alten Familienforschung Verbindungen herzustellen. So wäre denkbar, dass sich vulnerable Personen zum Schutz vor der hohen Komplexität und Widersprüchlichkeit der Außenreize, die ihnen sonst die Realität zumuten würde, in den eigenen autistischen Binnenraum zurückziehen. Sie gelangen jedoch gleichzeitig in den Binnenraum der Familie zurück und werden dort in pathologische Beziehungsmuster verwickelt. Die Geschlossenheit des familiären Systems verspricht Schutz, aber wirkt sich unter Bedingungen hoher *Expressed Emotions* als Gefangenschaft aus. Die Patienten werden nun erst recht verwundbar, weil sie mit den familiären Widersprüchen und der Pathologie einzelner Mitglieder ständig konfrontiert sind. Die Arbeit mit den Familien muss darauf hinwirken, dass die Mitglieder dieses Dilemma besser durchschauen und einen Weg finden, wie sie sich mit ihren Aufregungen gegenseitig verschonen. Dies wäre eine Aufgabe für die kognitive Therapie. Gleichzeitig müssen die Familienmitglieder dazu motiviert werden, sich gegenseitig mehr Individualität und Autonomie, Bewegungsraum und Abstand zu gestatten. Dies wäre mit den Methoden der Familientherapie zu erreichen.

Schlussfolgerungen –
Zur Frage der Spezifität ich-struktureller Störungen

Welche Grundhaltung wollen wir zu den ich-strukturellen Störungen einnehmen? Diese Störungen rufen gerade aufgrund ihrer irritierenden Unbestimmtheit eine Hab-Acht-Haltung hervor. Hinter ihnen befürchten wir bereits das Herannahen einer schizophrenen Erkrankung. Und doch bleibt die ich-strukturelle Vulnerabilität unserer Patienten in vielen Fällen folgenlos. In wieder anderen entwickelt sich eine affektive und keine schizophrene Störung. Wir stehen vor der nicht allein empirisch, sondern auch philosophisch zu lösenden Frage, welche Bedeutung den ich-strukturellen Störungen bei der Entstehung der Schizophrenien wirklich zukommt.

Bereitet die ich-strukturelle Schwäche lediglich den Boden für die Entstehung des Morbus »Schizophrenie« (unspezifische prämorbide Störung) oder ist mit der Symptomatik der Ich-Schwäche der zwar noch schwache aber spezifische Keimling einer schizophrenen Erkrankungen tatsächlich schon aufgegangen, auch wenn dieser Keim nicht allzu oft weiter wächst? Die meisten Befunde weisen in die Richtung geringer Spezifität, also in unserem bildhaften Vergleich auf die Variante des vorbereiteten Bodens (ohne spezifischen Keimling). Aber auch eine nochmals andere Betrachtungsweise ist empirisch gedeckt und kann uns in der klinischen Arbeit inspirieren: Diese geht statt von *Spezifität* von einer hohen *Affinität* zwischen den Schizophrenien und den ich-strukturellen Störungen aus. Die hohe Affinität bildet keinen Widerspruch zur geringen Spezifität. Die Affinität ergibt sich daraus, dass sowohl in der Schizophrenie wie auch in den ich-strukturellen Schwächen der Bestand menschlicher Grundeigenschaften auf ähnliche Weise erschüttert wird. Diese Grundeigenschaften sind aus nosologischer Sicht »unspezifisch«, das heißt, sie diskriminieren nicht zwischen verschiedenen Krankheiten oder zwischen Krankheit und Gesundheit. Aus anthropologischer Sicht greifen die ich-strukturellen Störungen jedoch in das gleiche menschliche Grundmuster wie die schizophrenen Psychosen ein. Auch in diesem übereinstimmenden Verweis auf die »conditio humana« liegt in anderer Wortbedeutung eine Form der Spezifität.

Kasuistik

Fall 1

Klinischer Abschlussbericht

Diagnose:
Störung des Sozialverhaltens und der Emotionen (F92.0)
Rezidivierende Enkopresis mit Kotschmieren (F98.1)
Div. Entwicklungsstörungen und Entwicklungsverzögerungen (F83)
Persönlichkeitsrisiko Typ A

Wir berichten über den 13-jährigen Johannes, der sich sieben Wochen lang in einer verlängerten Krisenintervention und zur dringend erforderlichen psychiatrischen Diagnostik auf einer Jugendtherapiestation befand. Die Vorgeschichte ist bekannt. Bei dem Jungen bestehen unklare komplexe psychische Störungen und eine große Unsicherheit, wie weiter zu verfahren ist.

Eindrücke aus dem stationären Aufenthalt:
Johannes ist in der gesamten altersgemäßen Lebens- und Alltagsbewältigung nahezu »behindert«, ebenso im sozialen zwischenmenschlichen Kontakt. Eine ausreichende kognitiv geleitete Selbstregulation gelingt ihm kaum. Er wirkt ständig unter Druck und Anspannung, überfordert, einerseits wenig flexibel, starr, stur, rigide, stereotyp in seinen Möglichkeiten, andererseits sehr irritierbar, selbstunsicher, inzwischen wohl auch gekränkt und stigmatisiert in seinem Selbstwertgefühl.
Wenn Johannes auf Herausforderungen im Alltag zu antworten versucht, so tut er dies mit einfachsten, primitiven, archaischen Mustern. Er greift dabei auch in motorischer Hinsicht auf bizarre Bewegungsmuster zurück, teilweise sind diese regelrecht als »Übersprungshandlungen« zu charakterisieren, z. B. Hin- und Herrennen, Spucken, Lärmen, Krachmachen, Klopfen, Pfeifen, sich an die Stirn schlagen, Sichentblößen und Anderes. Es handelt sich also um Reaktionen, die man auch bei anzunehmenden Belastungen so nicht bei einem 13-Jährigen erwartet.
Besonders zu Beginn des Aufenthalts (Eingewöhnungsphase) sowie gegen Ende (Angst vor der Ungewissheit in der Zukunft) kam es zu solchen Verhaltensweisen. In der Mittelphase, als die Entlastung des stationären Aufenthaltes wirksam war, konnte man Johannes besser lenken, er war führbar und eingrenzbar.
In der stationären Jugendlichengruppe war Johannes wenig integriert und akzeptiert. Er blieb mehr oder weniger Außenseiter und fiel durch seine geringe soziale Kompetenz auf. Er wirkte fremd und irgendwie »behindert«. Er konnte wenig alleine mit sich anfangen. Er verlangte nach Beschäftigung, Spielen und Zuwendung. Langeweile war ein ernst zu nehmendes Problem für ihn in unserem stationären Alltag.

Testpsychologische Ergebnisse und orientierende Psychodiagnostik:
Im Mann-Zeichentest malte Johannes sorgfältig, lange und ausdauernd mit viel Liebe zum Detail. Dabei war er kaum zu bremsen. Die Darstellungen fielen formal-stereotyp aus, waren aber durchaus differenziert und nach detailstatistischen Kriterien in der Ausführung nur leicht entwicklungsverzögert, nahezu altersgemäß.
Im Satzergänzungstest wurden die soziale Außenseiterrolle, die Hilflosigkeit und auch moralische Skrupel geäußert, Letztere besonders im Zusammenhang mit den Beziehungen zu Vater und Mutter. Immer wieder musste Johannes betonen, wie leid es ihm täte, dass er seine Mutter tätlich angreife.
Im sprachfreien, nicht zeitabhängigen Intelligenztest von Raven, den Standard-Matrizen, einem orientierenden Testverfahren, welches das logisch-schlussfolgernde Denken erfassen soll, »erarbeitete« sich Johannes im wahrsten Sinne des Wortes bei einem Rohwert von 47 und einem Prozentrang von 44 einen vergleichbaren IQ von 98, lag damit also im Durchschnittsbereich. Allerdings arbeitete er fast eine Stunde daran. Üblich sind ansonsten 15 bis 20 Minuten.

Der außerdem durchgeführte Hamburg-Wechsler-Intelligenztest für Kinder (in der 3. Auflage) zeigte ein vollkommen anderes Ergebnis und dürfte seine »reale« Leistungsfähigkeit sehr viel besser widerspiegeln: Johannes erreichte hier einen Gesamt-IQ von 75, wobei der Verbalteil mit einem IQ/Index von 84 deutlich besser ausfiel als der schwache Handlungsteil von 66 (!). Damit liegt Johannes im deutlich unterdurchschnittlichen Bereich der intellektuellen Leistungsfähigkeit und ist nach gängigen Kriterien im Bereich von Schülern, die eine Förderschule für Lernbehinderte besuchen. In unserer Klinikschule wurden ebenfalls ausführliche Befunde über diesen Jungen erarbeitet, die in einem anderen Bericht niedergelegt sind und noch einmal einen anderen Aspekt dieser sehr schwierig zu beurteilenden Leistungs- und Anpassungsstörung des Jungen abbilden.

Beurteilung:
Im Laufe der Entwicklung ist es Johannes bisher nur bedingt gelungen, emotionale Zustände, eigene Befindlichkeiten und Vorstellungsinhalte mit kognitiven Schemata zu verbinden und unter eine hinreichende, angemessene Kontrolle zu stellen. Die Verarbeitungswege und Verknüpfungen scheinen nicht ausreichend gebahnt und wenig stabil zu sein. Der fehlende Aufbau solcher Verbindungen findet sich häufig bei Kindern mit sog. »Störungen des Sozialverhaltens«. Solche Störungen ergeben sich aufgrund sozialer und biologisch bedingter Anomalien auch bei sog. frühen »ich-strukturellen Störungen«. Die meisten dieser Kinder, wie auch Johannes, haben ein sehr unsicheres, niedriges und störbares Selbstwertgefühl. Das zuvor beschriebene Verhalten kann eine gewisse Kompensation darstellen, etwa ein verzweifeltes Bemühen, autonom (»cool«), unerreichbar, unbeeinflussbar zu wirken und nicht verletzbar zu sein. Kinder mit einem ausreichend stabilen Selbstvertrauen haben dieses Verhalten in diesem Ausmaß nicht nötig.
Neben einer gewissen Unempfindlichkeit solcher Kinder gegenüber Anforderungen, Bedürfnissen und Gefühlen anderer (Empathie), besteht weiterhin eine ausgeprägte Unfähigkeit aus Erfahrungen zu lernen, diese für sich nutzbar zu machen und verwerten zu können.
Es ist zu befürchten, dass dieser Jugendliche, sobald die Anforderungen, die an ihn gestellt werden, größer werden, in eine immer größere Kluft zwischen seinem Vermögen und diesen Anforderungen hineingerät. Auch könnte er sich unter den allfälligen Kränkungen und Frustrationen immer hilfloser fühlen. Eine Verstärkung des aggressiven Verhaltens könnte die Folge sein.
Bedrohlich wird es also, wenn dieser Patient in einen psychischen Dauerstress gerät und unter den Eindruck kommt, dass er den Belastungen überhaupt nicht mehr gewachsen ist. Dann bliebe ihm nur die Wahl zwischen aggressivem Angriff und depressiver Flucht. Johannes' Verhaltensentwicklung ist als ein solches »Notsignal« zu sehen und zu verstehen. Aus eigener Kraft kann Johannes keinesfalls neue Strategien entwickeln oder sich entsprechend verändern, um den Anforderungen besser gewachsen zu sein. Stattdessen müssen geeignete Rahmenbedingungen für ihn geschaffen werden, in denen er nicht überfordert ist.
Inzwischen haben die Eltern, was von hiesiger Seite sehr begrüßt wird, einen Antrag auf Hilfe zur Erziehung gestellt. Weitere ambulante Kontakte zur Begleitung dieser Planungen wurden vereinbart.

Fall 2

Ambulanter Untersuchungsbericht

Diagnose:
Störung des Sozialverhaltens (F91.2)
Sozialphobische Entwicklung
V. a. Störung der Persönlichkeitsentwicklung (F60.6)
Persönlichkeitsrisiko Typ A

Der 17-jährige Jonathan hat mit etwa 14 Jahren einen allmählichen Niedergang an der Realschule erlebt und nun nicht einmal den Hauptschulabschluss geschafft. Inzwischen traut er sich nicht mehr in die Berufsschule, auch nicht an die Arbeitsstätte, und hat sich zu Hause zurückgezogen. Er fühlt sich angegriffen und verspottet. Im Elternhaus liegt er untätig im Bett, bleibt nachts lange auf, wirkt bisweilen aggressiv angespannt, dann wieder ängstlich, resigniert, lustlos, fühlt sich hoffnungslos und als Versager und ritzt an sich herum. Er bewegt sich aber auch noch gelegentlich außerhalb des Hauses und nimmt Kontakt zu anderen Jugendlichen auf. Vorschläge einer stationären Berufsförderung hat er bisher schroff abgelehnt und mit Weglaufen gedroht.

Zur Vorgeschichte ist zu erfahren, dass Jonathan das erste von drei Geschwistern ist. Er hat einen direkt ein Jahr nach ihm geborenen Bruder und eine 8-jährige Schwester. Jonathan wurde nach störungsfreier Schwangerschaft gesund mit über 4 kg geboren, wurde als Säugling wegen Hypotonie nach Vojta behandelt, litt unter Säuglingsdermatitis, fühlte sich schon im Kindergarten und in der früheren Schulzeit leicht missverstanden und stand abseits, ließ sich zwar lange Zeit befriedigend integrieren, bildete aber wohl nie tragfähige dauerhafte Freundschaften aus. Die Eltern erleben die Entwicklung der letzten drei Jahre als langsame und kaum merkliche Verschärfung früherer Eigenarten. Nach der Grundschule hätte er angeblich auch auf das Gymnasium wechseln können. Auf der Realschule war er bis zur 8. Klasse ein recht ordentlicher Schüler.

Beim Explorationsgespräch ist Jonathan sehr mürrisch, argumentativ unbeholfen, unflexibel, begriffsstutzig, einsilbig. Er lockert mit der Zeit etwas auf, wirkt aber sofort abweisend, gespannt und latent ängstlich, als eine Trennung vom Elternhaus angesprochen wird. Denkstörungen treten nicht zutage. Im Rorschach Test tauchen zahlreiche und in ihrer Art ungewöhnliche Originaldeutungen auf, die durchweg mit einer aggressiven Symbolik unterlegt sind. Die Deutungsqualität ist unterdurchschnittlich. Die Bindung der Deutungen an die Realität ist aber noch ausreichend. Ein weiteres Nachlassen der Formdeutungsfähigkeit und eine auffällige Änderung der bisher verwendeten Deutungsmuster ergibt sich bei Tafel VII und ist am ehesten als Schock auf die dort überwiegenden weißen Flächen zu interpretieren. Dieses Phänomen wird auch als »Horror vacui« bezeichnet und gibt einen Hinweis auf Mängel der inneren Struktur. Bei den Farbtafeln kommt es zu einem verzögerten Farbschock. Dieser kann als allgemeiner Indikator für Probleme im Umgang mit Affekten gewertet werden. Der Verlauf des Rorschach-Tests, in Verbindung mit den anamnestischen Angaben und dem klinischen Eindruck, verweist auf eine geschwächte Ich-Struktur mit andrängenden aggressiven Phantasieinhalten und verminderter Steuerungsfähigkeit.

Beurteilung und Empfehlungen:

Hier ist ein seelischer Strukturverlust erkennbar. Er macht es dem Jugendlichen nicht mehr möglich, sich ohne Angst und Misstrauen und ohne Befremdung in der Außenwelt zwanglos zu bewegen oder eigene Absichten und Ziele zu verfolgen. Die Strukturschwäche lässt ihn trotz scheinbarer Normalität unschlüssig und verstockt wirken, und führt gleichzeitig zu aggressiver Spannung und autistischem Rückzug. Diese Erscheinungen passen zurzeit alle noch in den Rahmen einer adoleszentären Krise. Der weitere Verlauf ist ungewiss. Die Beurteilung wird erschwert, weil Jonathan schon früher ähnliche Eigenschaften besaß, die sich jetzt nur verschärft haben. Der Verlauf kann in eine Stabilisierung oder in eine noch ausgeprägtere psychische Störung münden. Das eventuelle Ergebnis wäre eine bleibende Verformung der Persönlichkeit mit Antriebs- und Kontaktproblemen und sozialen Ängsten oder sogar eine Psychose aus dem schizophrenen Formenkreis. Mit den Angehörigen, auch mit den Betreuern der geplanten Wohngruppe wurde erarbeitet, dass sich eine psychische Erkrankung mit Antriebsverlust und Realitätsverlust, mit noch stärkerem Rückzug, mit inneren Spannungen und Ängsten ankündigen könnte. Diese könnten auch im Wechsel mit einem eher kindlichen und hilflosen Verhalten auftreten. Auch wahnhaftes Misstrauen, befremdliche Verhaltensweisen und rasch wechselnde Stimmungen könnten hinzukommen. Die Wahrscheinlichkeit des Eintretens einer solchen Verschlimmerung liegt aus heutiger Sicht zusammengerechnet bei etwa 30 bis 50 %.

Man muss dieses Risiko also unbedingt im Auge behalten. Dennoch empfehlen wir zurzeit eher einen pädagogischen Weg. Es müssen Entwicklungsanreize außerhalb der familiären Umgebung gesetzt werden, da das Haften an der Familie im Vorfeld einer psychischen Erkrankung starke regressive Tendenzen und Ängste provozieren kann und die Entwicklung in der Regel stark hemmt. Letztlich wird hierdurch die Entstehung der Erkrankung begünstigt. Die Eltern müssen die notwendige Trennung forcieren. Sie dürfen nicht denken, dass sie das Schlimmste durch Stillhalten und Aushalten verhindern könnten. Die Chancen einer Stabilisierung werden nach unserer Einschätzung der familiären Situation am ehesten bei einer außerfamiliären Förderung gewahrt.

Auch wenn im Verlauf der nun vorgesehenen Jugendhilfemaßnahme eine psychische Verschlechterung eintreten sollte, ist dieser Plan nicht hinfällig. Allerdings müsste in diesem Fall eine stationäre psychiatrische Behandlung vor- oder zwischengeschaltet werden. Gegenwärtig kann und sollte dies aber vermieden werden. Die regelmäßige Anbindung an die Ambulanz unserer Klinik wurde organisiert. Zusätzlich stehen wir für psychiatrische Interventionen bei Krisen und Verschlimmerungen zur Verfügung.

Fall 3

Ambulanter Untersuchungsbericht

Diagnose:

Gemischte Störung des Sozialverhaltens (F92.8)
V. a. schizotype Störung (F21)
Persönlichkeitsrisiko Typ A

Der 14-jährige Gökan wird in der Klinikambulanz von seiner Lehrerin in der Hauptschule sowie den Eltern wegen zunehmender Verhaltensauffälligkeiten vorgestellt. Das Verhalten sei chaotisch, verworren und widersprüchlich. Die Störung habe sich in letzter Zeit verschlimmert. Gökan war stets als hyperaktiv bekannt gewesen, hatte auch eine Zeit lang Methylphenilat erhalten, allerdings mit wenig Erfolg.

Die Untersuchung ergibt einen körperlich etwas vernachlässigten, kleinwüchsigen, mageren Jungen mit verwaschener und überhasteter, teils unverständlicher Sprache. Im Gesprächsverlauf tauchen bei zunehmender Erschöpfung mimische Tics auf. Die Gedanken sind beziehungsreich, teilweise misstrauisch, wobei Wirklichkeit und Phantasie nicht mehr zuverlässig getrennt werden. Hintergründig scheint sich der Junge bedroht und jedenfalls nicht mehr sicher in seiner Haut zu fühlen und kann Gefühle und Gedanken nicht mehr gut ordnen. Es handelt sich um eine ausgeprägte ich-strukturelle Störung, die sich wohl in den letzten Monaten verschlimmert hat. Die Lehrerin, die den Jungen seit vier Jahren kennt, kann diese Verschlechterung bestätigen. Vor einem halben Jahr war Gökan aus der Tagesbetreuung ausgeschieden, weil die dortigen Mitarbeiter meinten, sie könnten dem Jungen nicht mehr helfen, da er zu auffällig geworden sei. Mit diesem Schritt wollten die Pädagogen Druck auf die Eltern ausüben, dass diese sich zu einer vollstationären Heimunterbringung entschließen. Die familiären Verhältnisse sind von hier aus nicht aufzuklären. Unser Eindruck ist, dass es sich um sozial belastete, wohl auch sehr einfache Verhältnisse handelt. Die Eltern haben sicher auch nur geringe intellektuelle Ressourcen. Das Deutsch der Mutter ist minimal. Vom Vater wird übermäßiger Alkoholgenuss angegeben. Die Familie lebt auf engstem Raum, noch zusammen mit der verheirateten älteren Schwester von Gökan.

Wir denken, dass es in diesem Fall nicht gut wäre, Gökan aus der gegenwärtigen Situation direkt in ein Heim zu vermitteln, ohne vorher aus psychiatrischer Sicht genauer zu klären, was mit dem Jungen los ist. Wir sind mit den Eltern und auch mit der anwesenden Lehrerin übereingekommen, dass wir Gökan für eine stationäre Behandlung vorsehen. Die Eltern sind zum Zeitpunkt des ambulanten Termins einverstanden. Die Terminvereinbarung wird von uns im Zusammenwirken mit den Eltern, aber auch mit der Schule erfolgen.

Fall 4

Ambulanter Untersuchungsbericht

Diagnose:

Emotionale Störung des Kindesalters mit Scheu und Rückzugsverhalten (F93.2)
Depressive Episode (F32.0)
Neurasthenie (F48.0)
Persönlichkeitsrisiko Typ A

Die Mutter stellt ihren 13-jährigen Sohn Andreas in der Ambulanz vor, weil ihr zu Beginn dieses Jahres ein verstärkter sozialer Rückzug aufgefallen ist, sie sei »nicht mehr an ihn herangekommen«.

Vorgeschichte:
Andreas ist das erste Kind der Mutter. Zwischen dieser und dem leiblichen Vater existierte keine feste Partnerschaft. Trotzdem soll der Vater in den ersten zwei bis drei Jahren eine intensive Beziehung zu seinem Sohn unterhalten haben. Er soll vom Vater und dessen Eltern auch streckenweise versorgt worden sein. Die Verbindung endete, als die Mutter ihre Ehe einging und heiratete. Der leibliche Vater soll sich, als ihm der Anspruch auf das Kind streitig gemacht wurde, abrupt zurückgezogen haben. Obwohl der Vater in der Nachbarschaft wohnt und gelegentlich zu sehen ist, ignoriert er den Sohn vollkommen. Der inzwischen 38-jährige Vater ist alleinstehend und lebt bei seinen Eltern.
Andreas hat noch zwei Halbschwestern aus der jetzigen Ehe der Mutter. Andreas soll seit der Kleinkinderzeit ein stilles und wenig selbstbewusstes Kind gewesen sein. Im Kindergarten habe es unklare Streitigkeiten und Missverständnisse zwischen ihm und anderen Kindern gegeben, wobei die Rolle von Andreas unklar blieb. In der Schule fand er immerhin Anschluss an einen Klassenkameraden. Für einige Jahre seien dieser und Andreas trotz ihrer Verschiedenheit unzertrennlich gewesen. Der Wegzug des Jungen sei für Andreas ein großer Verlust gewesen. Andreas besucht nun die Realschule, freilich ohne jeden Ehrgeiz. Die Mutter muss sich um die Erledigung aller seiner schulischen Angelegenheiten kümmern. Andreas kann seinen Alltag nur schlecht selbst organisieren. Er lebt für sich allein, er hat keinen Anschluss an einen Freundeskreis oder einzelne Freunde. Vor dem Hintergrund dieser schon immer vorhandenen Eigenschaften, vor allem seiner geringen inneren Stabilität, machte sich die Mutter besondere Sorgen, als sich Andreas kürzlich noch weiter zurückzog.
In der Einzeluntersuchung gelingt mit dem 13-jährigen in der Pubertät befindlichen Jugendlichen zwar ein freundliches konventionelles Gespräch. Dieses lässt jedoch Lebendigkeit vermissen, lädt nicht zum Nachfragen ein, gibt dürftige und banale Informationen und hinterlässt beim Untersucher ein Gefühl der Leere.
Der anschließende Rorschach-Test offenbart ein erstaunliches Ausmaß abnormer Phänomene, die hinter der normal wirkenden Fassade nicht ohne weiteres zu vermuten sind. Gemessen an den intellektuellen Möglichkeiten des Jungen sind viele Deutungen zu ungenau, unbestimmt und fragmentarisch. Es werden viele naheliegende Deutungen übersehen und an ihrer Stelle ungewöhnliche Deutungen gegeben. Andreas scheint mit »normalen« Gedankengängen und normalen Assoziationen nicht sicher vertraut zu sein. Die Sukzession im Rorschacht-Test (Deutungsreihenfolge) ist durcheinander. Das Deutungsverhalten ist von allgemeiner Unsicherheit geprägt. Die Gesamtzahl der Deutungen fällt auffällig hoch aus. Daraus ist zu schließen, dass Andreas die auf ihn eindringenden Reize nicht gut filtern kann und von ihnen überflutet zu werden droht. Im Kontrast zur Produktivität im Rorschach-Test steht die mimische Ausdrucksschwäche und mangelnde Vitalität dieses Jugendlichen.

Beurteilung:
Andreas hat offenbar vor 6 Monaten einen kleinen depressiven Einbruch erlitten, dessen Auslöser nicht klar geworden sind. Aus der Kindheit bringt Andreas eine schwache störanfällige Per-

sönlichkeitsstruktur mit. Konstitutionelle Faktoren, aber auch die frühen Umbruch- und Verlusterlebnisse können eine Rolle gespielt haben.

Andreas muss als gefährdet für weitere Verstimmungen, Belastungs- und Überforderungsreaktionen und »Erschöpfungen« gelten. Er ist »ich-schwach« und benötigt vergleichsweise viel Hilfe und Lenkung, wenn er sich in der Realität sicher orientieren will und zwischenmenschliche Beziehungen aufrechterhalten will. Bei der Pflege von sozialen Beziehungen könnten geleitete Jugendgruppen hilfreich sein. Die Fähigkeit zum Schulbesuch und zum Lernen wird ein wichtiger Gradmesser für die seelische Gesundheit bei Andreas sein. Leistungseinbrüche sind sorgfältig zu beobachten. Wir sind mit dem Jungen und seiner Mutter so verblieben, dass Andreas in Abständen von vier Monaten zu Kontrollterminen in die Klinikambulanz kommt. Für die nächsten Jahre sollte auf diese Weise ein lockerer therapeutischer Kontakt hergestellt werden. Diese Termine könnten für Andreas auch den Weg in eine stationäre Therapie ebnen, wenn dies je erforderlich werden sollte. Auch eine Stabilisierung ist in Zukunft natürlich vorstellbar. Immerhin befindet sich Andreas mitten in der Pubertät, in der unter Druck körperlicher Veränderungen und neuer Affekterfahrungen die Ich-Strukturen besonders gefährdet sind.

Fall 5

Ambulanter Untersuchungsbericht

Diagnose:

Störung der sozialen Funktionen in der Kindheit (F94.2)
Emotionale Störung in der Kindheit (F93.2)
(Störung der Ich-Funktionen in der Kindheit, »High Risk« Kind)
Persönlichkeitsrisiko Typ A

Der 8-jährige Wolkan wurde wegen seines äußerst schwierigen Verhaltens mit hoher Störbarkeit und exzentrischem Dominanzstreben in der Schule bereits an verschiedenen Stellen vorgestellt. Er wird als ängstlich, aggressiv, unruhig, unvorsichtig und unfallgefährdet, störbar, geistesabwesend, zudringlich beschrieben. Es konnte bei diesen Eigenschaften nicht ausbleiben, dass auch die ADHS-Diagnose in die Diskussion kam.

Vorgeschichte:
Wolkan kam mit etwa 4 Jahren in eine Pflegefamilie. Er wuchs vermutlich als Säugling bei der psychisch kranken Mutter auf, wurde dann in ein Kinderheim abgegeben, hatte zunächst noch Kontakt zur Mutter. Die Verbindung brach dann ab. Den Pflegeeltern fiel er wegen seines lebhaften und aufgeweckten Verhaltens im Kinderheim auf. Die beschriebenen Auffälligkeiten seien sehr wechselhaft vorhanden. Besonders in größeren Gruppen mit vielfältigen Reizen gerate er unter Spannung und Erregung und fange an zu stören.

Bei der Untersuchung sagt er gleich: »Heute geht es um mich«, dann geht er ohne Umschweife ins Untersuchungszimmer und schaut den Untersucher mit unbewehrter Offenheit an. Er nennt als Geschwister noch einen weiteren »Wolkan«, der etwas jünger sei (das ist er selbst, erfundene Figur). Stets versucht er dem Untersucher in den Gedanken und im Handeln voraus zu ein, als könne er es sich nicht leisten, überrascht zu werden. Hinter dieser »Vorwitzigkeit« und »Erklärungswut« wird sehr rasch eine tiefe und elementare Angst vor Unbekanntem und Unergründlichem erahnbar. Ebenso verbirgt sich hinter seiner hoch gespannten Aufmerksamkeit ein tiefes Misstrauen. Direkte Fragen werden teilweise ignoriert, als habe er nicht zugehört, er scheint kurzfristig »weg« zu sein. Dann antwortet er daneben. Alle befremdlichen Manöver dieser Art werden von einem vergnügten Gesicht begleitet, das aber dem erfahrenen Diagnostiker nicht passend erscheint und nicht davon ablenken kann, dass dieser Junge sich mit der gesamten Realität nicht vertraut fühlt, stets um seine Fassung und gegen seine Angst kämpfen muss, dass etwas sehr Gefährliches passieren könnte. Diese Hab-Acht-Haltung ist ihm gut anzumerken, obwohl er sie zu überspielen versucht. Das Spiel mit dem Szeno Kasten verläuft traumverloren, mehr als dies in einem kindlichen Spiel üblich und typisch wäre. Auffällig ist, dass zärtliche und aggressive Elemente unvermittelt nebeneinander stehen. Eine zuallererst entdeckte kleine glänzende Halbschale wird immer wieder wie zufällig ergriffen, aufgestellt, weggelegt und wieder aufgenommen. Den Inhalt einer Schachtel will er herausfinden, macht sie auf, zeigt sich interessiert, macht den Deckel plötzlich wieder zu. Personen, die er als Mann und Frau, Vater und Mutter bezeichnet hatte, bezeichnet er plötzlich als »ich«. Es werden viele Gefahren heraufbeschworen. Zwanghaftigkeit und Pedanterie kommt ins Spiel. Die Wechsel sind rasch und unvermittelt. Etliche Bemerkungen sind hintergründig, doppeldeutig. Später ergreift er blitzschnell etwas anderes im Untersuchungszimmer, fragt plötzlich, was damit passieren könne, wenn man ... Auf die Aufforderung, das Szeno Spiel zu beenden, beteiligt er sich übereifrig und eilfertig beim Einpacken. Intellektuell ist der Junge recht weit.

Ich habe die Pflegeeltern eindringlich auf die »Nähe« dieser seelischen Besonderheiten zu einer schizophrenen Psychose hingewiesen. Wolkan leidet unter elementaren und unstrukturierten Ängsten, fühlt sich schutzlos, kann sich aber selbst nicht schützen, sondern liefert sich aus, kann Realität und Phantasie nicht unterscheiden, kann im Spiel die Realität nicht heraushalten und wendet auf die Realität rücksichtslos seine Phantasien an. Er kann weder Spaß und Ernst noch Liebe oder Hass, Fremdes und Vertrautes, Ich oder Nicht-Ich sicher auseinander halten. Er versucht, seine Ängste durch Zwänge oder Aggression zu kontrollieren. Je mehr Eindrücke auf ihn einstürmen, umso wehrloser und bedrohter fühlt er sich und muss gegenagieren.

Therapeutisch ist wichtig, dass er sich an einer einzelnen Person orientieren kann. Er braucht jemanden, der ihm die Welt, wie sie gerade ist, erklärt, und ihm vormacht, wie sie sich anfühlt. In den nächsten Jahren wird sich entscheiden, ob dieser Junge in der Jugendzeit an einer schizophrenen Psychose erkranken wird oder nicht. Der Verlauf wird davon abhängen, ob er an der Lösung der kommenden Entwicklungsaufgaben scheitert oder ob er sie in einer entsprechend geschützten Situation und mit Hilfen bewältigen kann. Er ist »früh gestört«: zum einen durch das enge Zusammensein mit der psychisch kranken Mutter zum anderen durch die frühe Trennung von ihr und schließlich durch die genetische Disposition. Sein Verhalten hat nur oberflächliche Ähnlichkeit mit den Erscheinungen des ADHS. Dieses Konzept trägt hier nicht viel zum Verständnis der Probleme bei. Es ist nicht zu erwarten, dass eine sonderpädagogische Lehrkraft schon einmal ein derart tiefgreifend ich-gestörtes Kind erlebt hat oder besondere Kenntnisse darüber besitzt. Kinder dieser Art sind in der Schülerpopulation eine extreme Rarität. Besondere Kenntnisse sind nur in einer psychiatrischen Klinikschule zu erwarten.

Zunächst ist es sinnvoll, einen neuen geschützten Schulversuch zu unternehmen und dabei die Pädagogen auf die Besonderheiten des Kindes vorzubereiten (auch unter Verwendung dieses Briefes). Wolkan kann auch entscheidende Hilfe von einer hochfrequenten analytischen Kinderpsychotherapie erfahren, da er hier einen geschützten Raum vorfindet, der ihm hilft, seine Welt zu ordnen. Wenn der jetzt vorgesehene erneute Versuch einer Integration in die Schule scheitert, ist eine längere stationäre jugendpsychiatrische Behandlung angezeigt.

6 Zur Einschätzung von Aggressivität

Vorschau

ICD 10: F60.2, F60.3, F91

Die medizinische Begutachtung des aggressiven Verhaltens junger Menschen führt leicht aufs Glatteis. Aggression ist eine menschliche Grundeigenschaft, nützlich, verwerflich, sanktioniert oder illegal, aber nicht unbedingt krank. Entwicklungsbiologische, moralische, juristische, soziale, pädagogische und menschheitsspezifische Aspekte und Erklärungsansätze konkurrieren mit dem medizinischen Ansatz. Alle diese Aspekte können dem klinischen Verständnis von Fall zu Fall mit einiger Berechtigung den Rang ablaufen. Für eine klinische Bearbeitung von Aggression muss etwas Besonderes, das aggressive Verhalten zusätzlich Kennzeichnendes, eine abnorme Verzerrung oder Intensität mit dem Verhalten verbunden sein. Es muss sich anbieten, mit der Aggression ein klinisches Erklärungsmodell zu verbinden, oder die Hoffnung, über ein klinisches Handeln auf die Aggression einwirken zu können.

Unsere Erkenntnisse zur Aggressivität stammen also aus einem eng umgrenzten und anwendungsorientierten Gebiet. Allzu oft wird der Fehler gemacht, auf dieser Grundlage auch Thesen zur Natur der Aggression zu formulieren und weitreichende Schlüsse zu ziehen. Auf die Gefahr hin, bekannte Fakten zu wiederholen, sind wir daher gut beraten, wenn wir zunächst das größere Gebiet abschreiten, auf dem sich die Aggressionsforschung bewegt.

Das klinische Gebiet, auf das wir anschließend zurückkehren, widmet sich den Beziehungen des Kindes zu seinen engsten Bezugspersonen und den wechselseitigen Erfahrungen von Erregung, Angst, Ohnmacht, Wut, Triumph und Kontrollverlust, Liebe, Hass und Kränkung. Diese Erfahrungen bleiben zum Teil in der Phantasie und im kindlichen Spiel aufgehoben, zum Teil drängen sie nach Ausdruck und Verwirklichung in Taten. Der Kliniker beobachtet zudem, dass sich die Verarbeitung traumatischer Erfahrungen auf den Umgang mit der Aggression auswirkt. Zunächst ereignet sich die Aggression in der Phantasie und in Tagträumen. Wenn diese keine Entlastung bringen, schlägt sich die Aggression in konkreten Gewalttaten nieder.

Im Vergleich zur Tierwelt erwerben die Menschen eine weitaus größere Plastizität und höhere Freiheitsgrade in der Ausgestaltung, Ausdeutung, Umgestaltung und Vermeidung von Aggressionen. Kinder werden nicht selten als »reine unschuldige Geschöpfe« angesehen, die erst durch die (unvermeidliche) Konfrontation mit der versagenden und Traumata zufügenden Außenwelt aggressiv infiziert werden. Im Mittelalter wurden Kinder als ursprüngliche und wilde Geschöpfe betrachtet, die ihren aggressiven Trieben hemmungsloser preisgegeben sind und erst domestiziert werden müssen.

Die Erregungen des jungen Säuglings sind – unter Vermeidung solcher Bewertungen – semantisch offen. Der Säugling lernt seine Erregungen zu beherrschen, indem er sich der heranreifenden nervösen Apparate des ZNS bedient. Die Qualität der neurologischen Reifungsprozesse hängt auch von der Qualität der Beziehungen ab, die der Säugling zu seiner ihn versorgenden Umwelt herstellt.

Leicht erregbare, reizbare Säuglinge, aber auch träge, reaktionsarme Säuglinge können auf unterschiedliche Art zu Schwierigkeiten dieses Reifungsprozesses beitragen. Beim Kleinkind bilden Trotzanfälle ein wichtiges Übungsfeld zur Begrenzung narzisstischer Allmachtsphantasien und Bewältigung von Ohnmachtsgefühlen. Im Grunde bleibt genau dieses Spannungsfeld in allen späteren Aggressionen erhalten. Im kindlichen Spiel versucht sich das Kind von aggressiven Spannungen zu entlasten und zu vergewissern, dass durch die eigene Aggression kein realer Schaden entsteht. Das Kind versucht allerdings auf dem gleichen Wege auch traumatische Erfahrungen zu bewältigen. So wird die kindliche Phantasietätigkeit auch zur Drehscheibe für aggressive Handlungen, wenn die innere Bewältigung der Aggression misslingt.

Bis zum Jugendalter haben sich aggressive Reaktionsmuster herausgebildet, mit denen die Jugendlichen ihre bedrohte Identität zu stabilisieren versuchen. Familiäre, gesellschaftliche, über die Medien transportierte, und gruppendynamische Einflüsse haben sein aggressives Verhalten geprägt und haben Stilisierungen der Aggression und Figuren aggressiven Denkens und Verhaltens hervorgebracht.

Auslöser für Aggressionen sind Erfahrungen, bei denen die Jugendlichen erneut von kindlicher Ohnmacht heimgesucht zu werden drohen. Dies geschieht meist im Zusammenwirken mit den primären Bezugspersonen oder anderen, die diese Übertragungsrolle übernommen haben. Ein zweiter Auslöser sind Situationen, in denen die Jugendlichen vergeblich um narzisstische Wertschätzung ringen müssen. Ein letzter Konfliktbereich ist die Sexualität. Die Aggression tritt an die Stelle einer nicht bewältigten und nicht integrierbaren Seite des eigenen sexuellen Erlebens.

Bei einer stationären Notaufnahme nach einer aggressiven Krise kann hinter der aggressiven Spannung ein paranoides Bedrohtheitserleben stehen. Manche tief gekränkte Jugendliche bekräftigen in dieser Situation nochmals ihre grandiosen Drohungen. In den meisten Fällen wirkt der aggressive Affekt jedoch bei der stationären Aufnahme wie »ausgepustet«. Diese Krisen sind zum einen Ausdruck einer seelischen Notlage, sie sind aber auf der anderen Seite Kampfansagen an die Regeln des sozialen Zusammenlebens. Die Patienten neigen dazu, die Behandlung in der Klinik als Form der Bestrafung zu betrachten. Im Handumdrehen findet sich die Klinik in der Rolle einer getarnten Strafanstalt wieder.

Natürlich machen auch unfreiwillige Maßnahmen einen Sinn, aber die Zwangslage sollte außerhalb der Therapie definiert werden, gegebenenfalls mit einem Gerichtsbeschluss. Die Behandler selbst dürfen nicht zu mächtig werden, zum Beispiel nicht mit der moralischen Instanz identisch sein, die den Zwang verhängt. Angehörige tragen schwer an der Schuld, für diesen Zwang verantwortlich zu sein, und möchten die Situation am liebsten so hinbiegen, dass sie sich zurückziehen können. Sie möchten den Behandlern die Verantwortung und sogar das Interesse an der Durchführung einer Behandlung übertragen. Die Voraussetzungen für eine Behandlung sind ehrlicher, wenn sich der Patient zuvor bei Gericht moralisch verantworten musste und hierbei auch hinnehmen musste, dass ihm psychische Probleme unterstellt wurden.

Die Behandlungsmethoden umfassen Gruppenarbeit zum besseren Verständnis der Aggressionsauslöser und zur Verbesserung sozialer Empathie. Andere Verfahren befassen sich direkt mit traumatischen Erinnerungen, die aggressives Verhalten auslösen. Diese Verfahren sind freilich nicht für präpsychotische Patienten geeignet, weil diese sich von solchen Erinnerungen bedroht fühlen, sobald sie auch nur in der Erinnerung aktualisiert werden. Eine medikamentöse Behandlung ist wenig wirksam und hoch problematisch, weil es leicht dazu kommen kann, dass unter der Medikation die Beziehung zur Umwelt nicht normalisiert, sondern weiter verzerrt wird. Die Aggression erscheint dabei als monströse Abartigkeit, während die Jugendlichen längst ihr aggressives Verhalten in ihr normales Selbstbild eingebaut haben. Jugendliche betrachten ihre Aggressivität nicht als Krankheit oder Störung, sondern wissen insgeheim, dass sie, auch wenn sie ihre Aggressionen bedauern und verurteilen, mit deren Hilfe ihre gefährdete Identität stabilisieren müssen.

Narzisstisch kränkbare Jugendliche können in erlebnispädagogischen Projekten auf unaufdringliche Weise Wertschätzung erfahren. Die hohe Risikobereitschaft kränkbarer Patienten stellt die Behandler auf eine harte Probe. Sowohl übertriebene Rücksichtnahme wie übertriebene Gleichgültigkeit den Patienten gegenüber kann aggressive und autoaggressive Reaktionen begünstigen. Leider bedeutet das Ende einer Behandlung stets erneut eine Kränkung und beschwört die Gefahr eines Rückfalls herauf. Die Beziehungen zwischen den Patienten und ihren Angehörigen schwanken zwischen ernsthafter Verstoßung und abrupten Versöhnungen. Die sichtbar gewordene Gefährlichkeit wird von beiden Seiten grob verleugnet. Es ist schwierig, die Patienten und Angehörigen davon abzubringen, sich erneut miteinander zu verstricken.

Hinter den Taten können allerdings hohe Grade von Angst, von Gefühlen der Verlassenheit und von Ratlosigkeit verborgen liegen. Gerne wird einem Alkohol- und Drogenkonsum die alleinige Schuld an den Aggressionstaten zugewiesen. In Wirklichkeit entlarven sich sowohl die Rauschzustände wie auch die aggressiven Durchbrüche für sich allein und in Kombination als (auto)aggressive Versuche der Entlastung und Befreiung auf der Basis einer regressiven Bedürfnislage.

Essay

Wie weit dürfen wir uns bei der Bewertung aggressiven Verhaltens an biologischen Parametern orientieren?

Die Aggressivität hängt bei Tieren wie bei Menschen mit Prozessen im limbischen System zusammen (Eichelmann 1983). Dort steuern die Tiere Flucht und Angriff, empfinden Angst vor Gefahr oder folgen einem aggressiven Impuls. Andere Hirnareale, besonders das Frontalhirn, sind aber beim aggressiven Verhalten des Menschen einbezogen (Mark und Irvine 1970, Panksepp 1991). Hirnforschung und psychologische Forschung gehen heute nicht mehr davon aus, dass beim Menschen aggressives Erleben und Handeln in seiner Gesamtheit und großen Vielfalt durch »Triebe« bestimmt wird oder dem Instinktverhalten der Tiere vergleichbar ist (Lorenz 1963). Das menschliche Verhalten zeigt zu große Plastizität und Freiheitsgrade. Verworfen wurde damit auch das energetische Modell eines Dampfkessels, aus dem bei aggressiven Impulsen gewissermaßen Druck entweicht.

Immerhin bleibt von der biologischen Forschung übrig, dass Aggressivität eine im Menschen angelegte Reaktionsbereitschaft ist. Eine innere und äußere Auseinandersetzung mit dieser Reaktionsform ist im Laufe der Entwicklung unvermeidbar. Aggressives Verhalten verläuft zwar nicht obligat und nicht nach festen Naturgesetzen, folgt aber durchaus einigen Mustern, die frühzeitig gebahnt und neuronal »gelernt« werden und später nur schwer gelöscht werden können. Hormonelle Einflüsse (Testosteron und Steroidhormone) wirken schon in der frühen Entwicklung, auch vorgeburtlich, an der Ausbildung aggressiver Tendenzen mit.

Bis hierhin konvergieren alle psychologischen und biologischen Theorien zur Aggression. Übrig bleibt die Kontroverse, wie hoch denn nun der biologische Einfluss und wie hoch der Erlebniseinfluss anzusetzen sind. Diese Frage ist freilich noch lange nicht entschieden (Valzelli 1981). Hinzu kommt, dass sich aggressive Muster auch im kollektiven Verhalten wiederholen, in sozialen Gemeinschaften, im zwischenstaatlichen Verhalten, in der globalen Politik. Aggressive und destruktive Tendenzen scheinen sich immer wieder neu geschichtlich zu konstellieren. Das Nachdenken über diese globalen Prozesse hat sich mit den vorliegenden biologischen und psychologischen Erkenntnisse nicht erübrigt. Versuche, diese Erkenntnisse auf die globale Aggression zu übertragen, sind verlockend, halten einer Überprüfung aber nicht stand.

Wenn wir einen kritischen Abstand zum Verhalten einzelner Individuen einnehmen oder gleich die Sicht der biologischen Evolutionsforschung wählen, dann erscheinen viele aggressive Handlungen naturgegeben und entschuldbar (Lorenz 1963). Wenn man die Bedeutung sozialer Ordnungen im menschlichen Zusammenleben stärker in den Vordergrund rückt, sind aggressive Handlungen allenfalls noch verständlich, dürfen aber moralisch nicht erlaubt sein. Dem Menschen wird ein Grad innerer Freiheit zugesprochen, der so weit reicht, dass ihm zuzutrauen ist, seine aggressiven Neigungen unter Kontrolle zu bringen. Diese Kontrollmöglichkeit zu nutzen, liegt in seiner moralischen Verantwortung. Ohne diesen Ansatz könnte zum Beispiel die Justiz Aggressionshandlungen nicht ahnden. Ohne diesen Ansatz wäre auch jede Erziehung sinnlos, in der aggressive Handlungsweisen verhindert, verboten oder tabuisiert werden.

Welche psychologischen Grundannahmen, Theorien und Vorurteile bestimmen unser Konzept von Aggressivität?

Bei Alfred Adler (1908) galt die Aggression ähnlich wie bei seinem Weggefährten Freud als grundlegende Triebkraft der menschlichen Psyche. Adler stellte sich den Aggressionstrieb allerdings, anders als der spätere Freud (1920), als schöpferische Kraft vor, Voraussetzung zur Selbstverwirklichung und Motor für die Herausbildung des eigenen Willens. Freud entwickelte in der Gegenüberstellung von Eros und Thanatos die These einer destruktiven zum Untergang führenden Seite der Psyche (1920) und argumentierte, dass erst die notwendige Sublimation sexuell-aggressiver Impulse kreative Leistungen und kulturelle Errungenschaften hervorbringt.

Die klassische Aggressions-Frustrations-Theorie zur Entstehung aggressiven Handelns hat ähnlich starken Einfluss auf das populäre Denken genommen wie die psychoanalytische Theorie. Dollard (1939) postulierte, dass jeder aggressiven Handlung eine markante Frustration vorausgeht. Diese Theorie vermag jedoch nicht Aggression in seiner ganzen phänomenologischen Vielfalt zu erklären. Unter klinischer Perspektive müssten wir erst einmal ergründen, welche Erlebnisinhalte von Fall zu Fall als »frustrierend« im Sinne der Aggressionstheorie bewertet werden können. Lernpsychologisch kann aggressives Verhalten, ab der frühen Kindheit anhand von Schlüsselreizen konditioniert, am Modell gelernt und durch positive Verstärker weiter befestigt werden (Nolting 1978, Bandura 1979, Selg 1997).

In der analytischen Kinderpsychotherapie wird der Begriff der Aggression vielfach mit seiner nach innen gekehrten Seite verwendet. Aggressionen manifestieren sich demnach in der Phantasie, im Spiel und in Erregungen, die ohne faktische Folgen bleiben. Kinder haben extreme und weitreichende aggressive Phantasien, bleiben aber in der Regel davor bewahrt, sich mit der gefährlichen Wirklichkeit, die sich daraus ergeben kann, auseinanderzusetzen. Wie gut die Phantasien der Kinder abgeschirmt werden, hängt vom Verhalten der Eltern, aber auch von der Ich-Stabilität der Kinder ab. Beim Übertritt ihrer Phantasien in die Realität können Kinder zutiefst erschüttert sein. Wenn wir den

Phantasiebereich verlassen und uns konkreten Taten zuwenden, die auf ein Objekt gerichtet sind, dem Schaden zugefügt wird, ersetzen wir den Begriff der Aggression am besten durch den Begriff der Gewalt.

Gewalt kann gegen den eigenen Körper, gegen eng verbundene Personen und gegen Fremde ausgeübt werden. Stets erscheint diese Gewalt als ein Prozess, der sich »zwischen« den Instanzen des psychischen Apparates oder »zwischen« verschiedenen Personen herausbildet: Die Erregung »sucht« sich eine (symbolische) Bedeutung, einen Sinn und einen Zusammenhang mit dem Selbst, außerdem »sucht« sie ein Objekt oder definiert sich durch einen Konflikt mit dem Objekt. In welcher Reihenfolge dieser Prozess abläuft ist nicht immer leicht zu erkennen. Jedenfalls erscheint es schwer vorstellbar, eine Gewalthandlung zu erklären, ohne die hier gemeinte komplexe Interaktion aufzuklären. Es genügt nicht, in einer Gewalthandlung die bloße Emanation einer natürlichen Veranlagung zu sehen. Jede menschliche Aggression hat ihre besondere Gestalt in einer Lebensgeschichte gewonnen. Sie hat sich aus Erfahrungen innerhalb von Beziehungen entwickelt. Diese Erfahrungen sind in psychischen Repräsentanzen niedergelegt. Sie finden sich in den Gewaltphantasien wieder, schließlich tauchen sie auch in konkreten Gewalthandlungen wieder auf.

Wenn wir uns nun dieser interaktiven, aus Beziehungen heraus erwachsenen Entstehungstheorie von Aggression näher zuwenden, so stehen wir gleich zu Anfang vor mächtigen kulturell unterstützten Vorurteilen. Das eine Vorurteil besagt, dass Kinder von Natur aus »rein und unschuldig« seien, keiner bösen Regung fähig und nur dadurch verdorben, dass sie mit der Aggression der real existierenden Welt in Berührung kommen. Der Keim der Aggression wird von anderen in das Kind eingepflanzt. Durch Beziehungen, die wir zu dem Kind herstellen, erzeugen wir seine aggressive Entwicklung. Auch wenn diese Entwicklung für unvermeidbar erachtet wird, so umgibt Kinder unter dem Einfluss dieses kulturellen Vorurteils doch eine Aura von Unantastbarkeit. Kinder genießen besonderen Schutz, der sich aus ihrer Hilflosigkeit ergibt. Wir fühlen uns gehemmt, Kindern Schaden zuzufügen, den wir Erwachsenen zumuten würden.

Das andere Vorurteil bezüglich der Kinder ist historisch dem Mittelalter und dem Altertum zuzuordnen, hat aber in zahlreichen Einzelschicksalen und alltäglichen Wahrnehmungen auch heute nicht an Wirkung verloren und ist bei näherer Prüfung eng mit dem Vorurteil vom »reinen Kind« verschränkt geblieben: Das überlieferte Kinderbild des Mittelalters bezeichnet die Kinder als von Natur aus wild und ungezähmt. Die Kinder stünden mangels der Berührung mit der Zivilisation dem tierischen Leben näher und seien ihren aggressiven Regungen noch hemmungsloser preisgegeben. Die Erziehung wurde folglich als Bändigung und Zähmung verstanden. Es verstand sich nach diesem Vorurteil von selbst, dass Eltern den Erregungen der Kinder mit eigener Aggression entgegentreten mussten. Erzieherische Gewaltanwendung war aus dieser Sicht nicht grundsätzlich amoralisch, sondern wurde als Hilfe für das Kind interpretiert. Sie stand nicht unter dem generellen Verdacht, traumatisch auf das Kind zu wirken. Vor diesem Hintergrund wird vielleicht verständlich, warum bis heute die empirischen Studien, die einen Zusammenhang zwischen körperlichen Strafen und einer späteren Aggressivität des Opfers gesucht haben, widersprüchlich geblieben sind, während der statistische Zusammenhang mit elterlicher Vernachlässigung, Ablehnung und Permissivität überzeugend hoch ist (Olweus 1980).

Gibt es Zusammenhänge zwischen der Erregbarkeit im Säuglingsalter und Aggressivität?

Das intensive Schreien der Säuglinge wurde von Winnicott (1960) »erbarmungslos« genannt. Hierin kommt zum Ausdruck, dass die heftige Erregung des Säuglings, auch wenn sie als »Signal« an eine Bezugsperson gerichtet sein mag, weder die Grenzen der Belastbarkeit einer solchen Bezugsperson noch die Grenzen der eigenen psychischen und physischen Belastbarkeit berücksichtigt. Die Erregung geht gewissermaßen aufs Ganze. Sie kann bloßer Ausdruck einer inneren vegetativen Störung des Gleichgewichts sein. Sie kann aber auch Signal zur Alarmierung der fürsorglichen Umwelt sein. Das Schreien ist semantisch vollkommen offen. Die Temperamentsforschung (Thomas und Chess 1980) beschreibt, dass die Erregbarkeit der jungen Kinder ausgesprochen verschieden ist, ohne dass sich hieraus sichere Prognosen für die spätere seelische Entwicklung und die Ausbildung bestimmter Persönlichkeiten ableiten lassen. Die Bezugspersonen sind in der Verlegenheit, Erregungen des Kindes im Sinne von Angst, Wut, Schmerz, Verzweiflung oder Willensstärke zu interpretieren. Oft konkurrieren verschiedene Auffassungen miteinander. Es ist folgenschwer, welches Verständnis die Bezugspersonen von den Erregungen des Kindes gewinnen, da das Kind sein eigenes Befinden aus den Reaktionen der Umwelt rückinterpretiert und Konzepte über die Beschaffenheit der eigenen Gefühle aufbaut.

Alle Erregungen der Säuglinge sind noch nicht deutlich nach außen gerichtet, sondern zum Teil autoaggressiv und bedeuten einen Angriff auf das eigene autonome System. Vor allem im ersten Lebenshalbjahr bleibt die Frage nach den angeborenen neuronalen Mitteln zur Erregungsdämpfung ausgesprochen wichtig. Die Dämpfung ist an die ausreichende Eigenaktivität des Säuglings, an ausreichende Phasen der Wachheit gebunden und an die Möglichkeit des Säuglings, Vorgängen in seiner Umwelt aktives Interesse entgegenzubringen.

Die Dämpfung einer Erregung hängt weiterhin davon ab, ob es dem Säugling und der Bezugsperson gelingt, miteinander Kontakt herzustellen. Dieser Kontakt führt, wenn er gelingt, zu einer derart raschen und hochfrequenten Rückkopplung von Signalen des Befindens, dass die Mutter ähnliche Körpervorgänge wahrnimmt wie das Kind. Während sie mithilft bei der Steuerung vegetativer Vorgänge des Säuglings, muss sie ihre eigenen Körperwahrnehmungen gleichsam mit der Wahrnehmung des Kindes synchronisieren.

Katamnesen von Schreibabys zeigen, dass diese später zu hyperaktiven und sozialen Störungen tendieren. Weniger gut erforscht ist die klinische Erfahrung, dass hyperaktive dissoziale Kinder nicht selten anamnestisch eigenartig ruhige und geradezu apathische Säuglinge (»pflegeleicht«) gewesen sein sollen, die dann ab dem zweiten Lebensjahr unruhig und schwierig zu bändigen waren. Möglicherweise konnten diese Kinder mit den hohen Reizmengen, die bei der Erkundung im aufrechten Gang auf sie einzustürmen beginnen, nicht umgehen. Ein neurophysiologisches Modell dieses Phänomens geht von einer subkortikalen Erregungsblockade im Sinne einer negativen Rückkopplung aus. Ab dem zweiten Lebensjahr wird diese Blockade durch die Hirnentwicklung aufgelöst. Dennoch ist weiterhin eine differenzierte geregelte Reizverarbeitung nicht gewährleistet. Das Problem der Reizüberflutung setzt sich mit veränderten Vorzeichen fort. Nach dem Stau folgt gewissermaßen der Dammbruch. Der Makel dieses Modells ist, dass es auf die Beschreibung der Beziehungen verzichtet, in denen sich der Säugling entwickelt. Das Modell geht weiterhin davon aus, dass die Überforderung mit Reizen nicht ins Bewusstsein dringt.

Wir benötigen daher weitere Modelle, mit denen wir uns typische Beziehungsmuster vorstellen können, die mit einer solchen Dysfunktion oder Blockade der Reiz- und Erregungssteuerung einhergehen. Immerhin wissen wir aus der klinischen Erfahrung, dass manche aggressive Krisen der Jugendzeit durch die Erinnerung an katastrophale Beziehungsepisoden der frühen Kindheit ausgelöst werden.

Im Einklang mit der modernen Säuglingsforschung können wir uns zum Beispiel vorstellen, dass ein Säugling, der sich auffällig ruhig verhält, nicht etwa antriebsschwach oder unterstimuliert ist, sondern im Gegenteil unter abnorm hoher Reizexposition steht und affektive Erschütterungen der Bezugspersonen zu verkraften hat. Er kann wiederholt bei Zuständen eigener hoher Erregung alleingelassen und missachtet worden sein. Ihm können Schmerzen und Ängstigungen zugefügt worden sein. In solchen Fällen kann ein auffällig »ruhiges« Verhalten des Säuglings auch als Bannung, Erschöpfung oder Lähmung interpretiert werden. Diese Ausdeutung ähnelt dem Modell des posttraumatischen Stress, bei dem ein vergleichbarer neurophysiologischer Vorgang ablaufen dürfte. So betrachtet müssen wir annehmen, dass auch der Säugling Erinnerungsspuren seines traumatischen Erlebens zurückbehält und diese später abrufen kann.

In der psychoanalytischen Forschung zur Borderline-Persönlichkeitsstörung wird die Wiederannäherungsphase (Mahler 1975, 1977) für die Entstehung aggressiver Reaktionsmuster als besonders vulnerabel angesehen. Hierbei erfährt der Säugling extreme aversive Affektsignale als Reaktion auf sein Bedürfnis, sich der Mutter wieder anzunähern, nachdem er sich zuvor lustvoll zum Zwecke der Exploration der Außenwelt von ihr abgewandt hatte. Der Säugling wird für seine Explorationslust abgestraft und befindet sich nun im Dilemma zwischen seinen Bindungswünschen und dem Wunsch nach Exploration. Dieses Dilemma wird auch im *unsicher-ambivalenten* Muster der Bindungsforschung treffend beschrieben (Fonagy 2000). Säuglinge oder Kleinkinder empfinden darüber, je nach ihrem psychischen Entwicklungsstand, Zorn, Wut, Ärger, Verzweiflung, Furcht, Ekel, Angst, Schrecken, Scham und Schuld (Milch 2001) und stehen vor der Aufgabe, diese Gefühle in Form affektiver Erregungen auszudrücken – in der Hoffnung, mit der Bezugsperson zu einem Ausgleich zu kommen und hierdurch die Gefühle wieder unter Kontrolle zu bringen. Die extreme Variante und zugleich der Ausdruck des Scheiterns dieses Regulationsversuchs besteht darin, dass ein Kind, immer wenn es sich einer frustrierenden Erfahrung nähert, in heftige aggressive Erregung verfällt und destruktive, hasserfüllte Phantasien ausbildet.

Ob dauerhaft frustrierende Interaktionen, wie sie hier skizziert wurden, erst durch die Verstrickung mit einer psychisch labilen Bezugsperson möglich werden oder auch bereits durch die eigene besondere Erregbarkeit und Impulsivität eines Kleinkindes ausgelöst werden können, ist im Einzelfall unterschiedlich zu bewerten. In beiden Fällen ergibt sich das gleiche Risiko für die Entwicklung einer späteren pathologischen Aggressivität. Auch dürfen wir nicht nur auf die Wiederannäherungsphase fokussieren. Für die Ausprägung pathologischer Formen aggressiven Verhaltens dürften das Ausmaß und die Komplexität weiterer traumatischer Erfahrungen und das Scheitern angebotener Beziehungen im Verlauf der gesamten Kindheit ebenso entscheidend sein.

Positive kindliche Beziehungserfahrungen können, so dürfen wir annehmen, die Tendenz zur Entwicklung aggressiver Muster eindämmen. Einen interessanten Einblick in diese Dynamik bietet die Beobachtung kindlicher Raufspiele (Aldice 1975). Kleinkinder inszenieren diese mit ihren Eltern, später mit anderen Kindern. Diese Spiele sind handgreiflich und körpernah, angesiedelt auf einer Grenze zwischen gefährlicher Realität und harmlosem Spiel (Boulton 1994). Sie enthalten den Wunsch nach Befestigung vertrauensvoller Nähe und suchen dennoch den Konflikt. Man könnte sagen, dass Kinder beim Raufen mit möglichst geringem Risiko ausprobieren wollen, in welchem Umfang sie sich Aggressionen leisten können, ohne sich oder andere zugrunde zu richten. Vor allem Väter sind im Umgang mit ihren zwei bis sechs Jahre alten Kindern herausgefordert, sich diesem Spiel zu stellen. Kinder, die miteinander und mit ihren Eltern raufen, müssen in der Lage sein, die mimischen Signale ihrer Kontrahenten, deren Augenausdruck, Stellung des Mundes, Stirnfalten, Intensität des Körpereinsatzes, Stimme und Tonfall zu interpretieren, um zwischen Spiel und Ernst unterscheiden und rechtzeitig aufhören zu können (Cummings et al. 1980). Eltern haben beim Raufen mit den Kindern die Möglichkeit, diesen Prozess sehr körpernah zu steuern, ohne die expansiven Entfaltungsmöglichkeiten von vornherein zu reglementieren und zu tabuisieren. Vor allem die Entspannungs- und Versöhnungsphase nach dem Raufen kann für die Befestigung einer positiv und haltend erlebten Beziehung genutzt werden.

Welche Erkenntnisse gewinnen wir aus der psychotherapeutischen Arbeit mit Kleinkindern?

Therapieansatz: Autonomieentwicklung und Aggression

Die kindlichen Trotzanfälle haben einen engen Bezug zu Krisen der Entwicklung von Autonomie. In den Anfällen erlebt das Kleinkind, wie es mit einer selbst gestellten Aufgabe überfordert ist. Dieses Erleben verläuft zeitgleich mit der Erfahrung des Scheiterns bei der Kontrolle der eigenen Erregung. Die hierbei ausgelöste Aggression richtet sich teils gegen die eigene Person, teils gegen andere. Die andere Person ist in der Regel jemand, der dem trotzenden Kind eng verbunden ist. Das Kind fühlt sich von dieser Person abhängig und begehrt gegen die Abhängigkeit auf. Trotzanfälle werden von Allmachtsphantasien begleitet, die zur Ohnmacht umkippen und regressive Bedürfnisse auslösen. In jedem Trotzanfall verbirgt sich der Wunsch nach Auflösung der Anspannung (ähnlich wie beim Raufen) und nach regressiver Erlösung. Gleichzeitig wecken die Trotzanfälle wegen ihres destruktiven Potentials auch Ängste, dass die bekämpfte Person sich abwenden könnte oder bleibende Schäden davontragen könnte. Andererseits wecken Regression und Auslieferung nach dem Trotzanfall auch Ängste vor einem Verlust von Autonomie.

Jede Aggression bewegt sich in diesem Spannungsfeld zwischen Allmacht und Ohnmacht, Autonomie und Bedürftigkeit. Das Kleinkindesalter bringt diese Spannung erstmals hervor, macht sie zum zentralen Thema, löst sie aber nicht endgültig auf. Das Thema erfährt seine Fortsetzungen in der Jugend.

Trotzanfälle müssen entwicklungspsychologisch als kreative und konstruktive Krisen betrachtet werden. Sie verbessern das Gefühl der eigenen Möglichkeiten und Fähigkeiten, zugleich das Gefühl der Grenzen und der Abgrenzung zu anderen, von denen das Kind Hilfe erhofft und doch nicht annehmen kann. Manche Kinder weichen dieser schmerzhaften Erfahrung des Scheiterns im typischen Trotzalter ganz aus. Sie fangen erst in der Adoleszenz mit Krisen an, die dem kleinkindlichen Muster nachgebildet sind. Eine andere Variante sehen wir bei Kindern, die das Trotzen im Kleinkindesalter nicht zum Abschluss bringen und dieses Muster unverändert bis zur Jugend beibehalten. Beide Gruppen, diejenigen, die das Trotzen aussparen, und diejenigen, die nicht aufhören können, trotzig zu sein, sind in der Gefahr, mit den Eltern in der Ambivalenz zwischen Allmacht und Ohnmacht stecken zu bleiben und bei allen aggressiven Regungen auf die Eltern als primäre Objekte fixiert zu bleiben.

Therapieansatz: Aggressive Phantasietätigkeit

Die Entfaltung aggressiver Phantasien bietet auf allen Altersstufen den notwendigen Spielraum und Auffangraum zur Bewältigung aggressiver Impulse, die nicht real ausgeführt werden können. Gewalttaten ohne vorausgehende und begleitende Phantasien sind nicht vorstellbar. Manche Phantasien sind so unerträglich und drängend, stereotyp und unangreifbar, dass die Betroffenen selbst unter ihnen leiden. Gerade solche Phantasien können in Gewalttaten einmünden.

Für Winnicott (1971, 1991) ist es eine dynamische Grundeigenschaft des kindlichen Spiels, dass aggressive und angstgetönte Spannungen aufgebaut und wieder abgebaut werden. Somit stachelt das Kind seinen Wunsch nach Wiedergutmachung und Reparatur eines angerichteten Schadens und seine Sehnsucht nach dem Gefühl innerer Freiheit und nach der Wiederherstellung des Bildes einer heilen Welt immer wieder an. Michael Balint (1991) spricht von Angstlust (thrill). Hierzu gehört die Faszination von Gefahr und das Umschlagen dieser Faszination in Angst. Aggressive Spiele der Kinder beschäftigen sich mit dem eigenen Körper und mit dem Körperschema. An Puppen werden Zerstückelungen und grausame Operationen vorgenommen. »Schlimme Gedanken« werden den liebsten Bezugspersonen gewidmet. Das magische Denken bewirkt, dass die Kinder nicht sicher sein können, ob ihre gefährlichen Gedanken nicht doch Wirklichkeit werden. Kinder müssen sich daher im Umgang mit ihren Bezugspersonen und im eigenen Spiel immer wieder vergewissern, dass ihre gefährlichen Spielzüge harmlos sind oder mit einer Rettung ausgehen.

In diese Grundstruktur kindlicher Aggressions- und Angstspiele fügt sich nun traumatisches Material ein. Aggressive Phantasien werden vor allem durch vorausgegangene Erfahrung eigener Ohnmacht und durch die Erfahrung des Verlustes der affektiven Kontrolle unterstützt. Hier trifft die Entstehung solcher Phantasien mit dem Misslingen der Bewältigung kindlicher Trotzanfälle zusammen. Ein Kind wird traumatisiert, wenn es wiederholt und alltäglich erleben muss, wie es gerade im Zustand starker Bedürftigkeit oder Erregbarkeit allein gelassen wird, oder wenn es unverhofft mit einer stark negativen Gefühlslage einer Bezugsperson konfrontiert wird. Die Chronizität ist ein wichtiger Faktor bei der Einschätzung der traumatischen Wirkung. Chronisch betroffene Kinder sind über lange Zeit gezwungen, in einer ängstlichen Anspannung und Erwartung zu verharren, ob ihnen Gewalt angetan wird oder ob sie verschont bleiben. Es wird angenommen (vgl. A. Freud, 1972 »Identifikation mit dem Aggressor«), dass diese Kinder sich irgendwann selbst aggressiv aktivieren, erst in der Phantasie, dann in Taten, um sich dagegen zu wappnen, dass sie ungeschützt und unvorbereitet von fremder Gewalt überrascht werden. Diese Kinder schützen sich mit aggressivem Gegenlenken sogar gegen das Aufbrechen unangenehmer Erinnerungen (Terr 1991). Traumatische Erfahrungen müssen bekanntlich unter erneuter affektiver Beteiligung als Erinnerungen wiederholt durchlitten werden.

In zeitlicher Nähe zu den primären traumatischen Ereignissen, also in der Kleinkinderzeit, kann beobachtet werden, dass die Personen, welche die Traumata verursachen, keineswegs offen aggressiv mit ihren Kindern umgehen. Oft sehen wir freilich, dass Mütter von ihren gewalttätigen Partnern bedroht werden. Wir können uns vor stellen, dass die Kinder in diesen Familien in die Rolle eines hilflosen und passiven Beobachters geraten, weil sie sich nicht entfernen oder schützen können und mit ansehen müssen, wie die Mutter in ihrem Leidenszustand aushält. Die Kinder sind gemeinsam mit der Mutter gebannt vor der Gefahrenlage und können diese nicht aus den Augen lassen. Die betroffenen Eltern schildern, dass sie in der Angst leben, sie könnten die Nerven verlieren, wenn das Kind nicht aufhört, sie zu »nerven«. Auch die Eltern sind also in einer Opferrolle. Sie thematisieren einen Zustand von Lähmung und Angst. Mit diesem Zustand wird eine aggressive Anspannung mühsam unterdrückt.

Welche Erkenntnisse gewinnen wir aus der psychotherapeutischen Arbeit mit aggressiven Jugendlichen?

Therapieansatz: Traumatische Beziehungsmuster

In der Regel können wir die Entstehung aggressiver Reaktionsmuster bis in die Kindheit zurückverfolgen. Die Hälfte aller aggressiven Jugendlichen ist schon seit der Grundschulzeit aggressiv aufgefallen. In der Kindheit dient Aggression in einem allgemein aggressiven Familienklima als Entlastungsversuch zur Bewältigung angsterregender Situationen. Bei einem Rückzug wichtiger Bezugspersonen, versucht ein betroffenes Kind durch sein aggressives Handeln einen drohenden Verlust zu verhindern. Aggressives Verhalten wird weiterhin ausgelöst durch das Erleben starker Wechselbäder zwischen Hoffnung und Enttäuschung. Viele aggressive Kinder fühlen sich hilflos und provoziert durch das Erleben täglicher schulischer Überforderung. Andere Aggressionen werden durch Kränkungen ausgelöst, insbesondere bei Kindern mit einem labilen und übersteigerten Selbstwertgefühl, das durch die Aggression wieder aufgerichtet werden soll. Aggressives Verhalten wird weiterhin begünstigt durch das Erlebnis von Ohnmacht innerhalb verstrickter Beziehungen, vor allem in Anwesenheit von Elternfiguren, die als überfürsorglich und allmächtig erlebt werden. Psychisch und intellektuell schwache Kinder werden zu aggressivem Verhalten provoziert, wenn sie komplexe soziale Situationen nicht durchschauen. Aggressives Verhalten verstärkt wiederum die Aggression der Bezugspersonen.

Wir können also nachvollziehen, warum die Bewältigung der natürlichen Aggression missglücken kann. Wir erkennen die bereitliegenden aggressiven Muster und besonderen Stilisierungen der Aggression, die sich an den Umgangsformen in bestimmten sozialen Milieus und am suggestiven Angebot der Medien orientieren. Wir erkennen auch die Vulnerabilität des einzelnen Patienten, die sich aus seinem schwierigen Temperament, aus seinen Defiziten in der Empathie und aus den traumatischen Umständen seiner Frühentwicklung ableiten lässt. Wir erkennen die fortwährende Bedrohung und das Scheitern wichtiger Beziehungen.

Ein weiterer traumatischer Hintergrund kommt hinzu: In Deutschland gibt es eine zunehmende Zahl von Kinder, die durch Migration und Adoption aus Krisengebieten der zweiten und dritten Welt zu uns gekommen sind. Sie mussten sich in ihrem Herkunftsland an gefährliche und entbehrungsreiche Lebensbedingungen anpassen. Diese Anpassungsmuster können sie nach ihrer Ankunft in Deutschland nicht mehr gebrauchen. Zunächst erscheinen sie unter der Fürsorge ihrer Pflege- und Adoptiveltern besonders artig und unauffällig. Ab der Pubertät bricht eine Vertrauenskrise zwischen den betroffenen Kindern und ihren Pflegern und Adoptiveltern auf, weil das Fremde und Trennende beiden Seiten wieder stärker bewusst wird. Die verdrängten aggressiven Verhaltensmuster treten nun als Bewältigungsmuster wieder hervor und vertiefen die Krise.

Gegebenenfalls müssen einzelne *traumatische Erinnerungen*, die Aggressivität auslösen, direkt *fokussiert* werden (Shapiro 2001, Sachsee et al. 2002). In anderen Fällen, nämlich dann, wenn ein extrem ich-schwacher Jugendlicher sich allseits paranoid angegriffen und bedroht fühlt, ist dieser Therapieplan kontraindiziert. Jede Erinnerung an frühe Erlebnisse würde bei einem solchen Jugendlichen sofort erneut bedrohliche Angst und aggressive Abwehr dieser Angst auslösen, weit über die typische Hyperarousal hinaus, die wir bei traumatischen Erinnerungen kennen. Der präpsychotische Patient kann nicht mehr sicher einschätzen, ob ein Erlebnisinhalt dadurch, dass er in der Therapie zum Gegenstand gemacht wird, wieder in die Wirklichkeit zurückkehrt oder nicht (Desaktualisierungsschwäche). Er kann zwischen Handlungsabsicht und stattgefundener

Handlung, zwischen innerer Vorstellung eines Ereignisses und dem Ereignis selbst nicht mehr sicher unterscheiden.

Aggressive Taten haben vermutlich stets Vorläufer in der Phantasie. Gefühle von Wut und Ohnmacht und Aggressionsphantasien bilden sich frühzeitig aus, und zwar sowohl bei Jungen wie bei Mädchen. Jungen setzen ihre Aggressivität häufiger in kraftvolle Taten um, bei denen jemand anders zu Schaden kommt, Mädchen fügen sich selbst Schaden zu (siehe Kapitel über Selbstverletzungen, Teil 4, 2). Für die Unterschiede in der Ausgestaltung der Aggressivität werden konstitutionelle und hormonelle Gründe angeführt. Auch der Einfluss der Kodierung eines für jedes Geschlecht spezifischen Verhaltens in allen Epochen und Kulturen, wenn auch mit unterschiedlichen Akzenten, darf nicht unterschätzt werden (Bischof-Köhler 2002). Aggressives Verhalten manifestiert sich einerseits als »Ausraster« mit hoher Erregbarkeit, andererseits als Dominanzstreben mit sadistischen Zügen und schließlich in Form von Racheakten (Selk, Mees, Berg 1988), bei denen sich die Jugendlichen gleichzeitig als Opfer und Täter fühlen. Aggressives Verhalten kann sich auch innerhalb einer Gruppendynamik herausbilden, wobei sich die Mitglieder als »Kämpfer« betrachten. Ein solches Verhalten orientiert sich an Feindbildern und Ideologien und beschäftigt sich auch mit einer ästhetischen Stilisierung der Aggression, zum Beispiel mit martialischer Kleidung, Bewaffnung und Kampftechniken.

Die Auslöser und Adressaten der Aggression sind in der Kindheit vor allem die eigenen Eltern. Auch bei Jugendlichen spielen die eigenen Eltern als Aggressionsobjekte noch eine gewisse Rolle, gerade bei Patienten, die wegen ihrer Kontaktarmut von den Eltern nicht loskommen. Wenn Jugendliche nach einer langen aggressiven Vorgeschichte von der Familie nicht mehr toleriert werden, nehmen sie ihre Wut über die in der Familie erfahrene Ächtung mit. Sie suchen sich Gruppen, in denen sie familienähnlichen Halt finden wollen. Sie suchen sich Freundinnen und Freunde, bei denen sie die gesamte Palette der Gefühle wieder aufleben lassen, die in der Familie frustriert wurden: sowohl kindliche Bedürfnisse wie auch Wut über die erlittene Zurückweisung. Eine Jugendliebe kann auf diese Weise eine schicksalhafte Bedeutung erlangen und gleichsam zur Grundsicherung der Existenz gebraucht werden. Wenn eine Beziehung dieser Art auseinander geht, brechen tiefe Wunden wieder auf.

Situationen, in denen die Patienten um ihre narzisstische Wertschätzung, soziale Anerkennung und Selbstbehauptung kämpfen, setzen sich von der Kindheit nahtlos in die Jugendzeit fort. Bei Kindern wird narzisstische Wut vor allem durch Niederlagen in der Schule und durch das Missfallen der Eltern ausgelöst. In der Jugend geht es vor allem um die Wertschätzung durch die Altersgenossen. Die Patienten fühlen sich missachtet, ungerecht behandelt, angegriffen und beleidigt und setzen sich – oft in grober Verkennung ihrer Wirkung auf andere – heftig zur Wehr. Sie rufen Kettenreaktionen negativer Aufmerksamkeit unter ihren Peers hervor.

Neu im Jugendalter ist der Zusammenhang von Aggression und Sexualität. Dieses Thema soll in einem gesonderten Kapitel ausführlich behandelt werden (Teil 4, 3). Es geht darum, dass jemand die Jugendlichen mit einem Aspekt ihrer Sexualität konfrontiert, den sie nicht in ihr Selbst integrieren können. Elementare und ungesteuerte Aggression kann ausbrechen, wenn eine sexuelle Annäherung misslingt. Die sexuelle Erregung wird in eine aggressive Erregung verschoben.

Alkohol- und Drogenkonsum wird zur Erklärung von Aggressionstaten immer wieder angeführt. Die übliche Hypothese jedoch, dass die Aggression durch einen Rauschzustand ausgelöst worden sein könnte, stimmt nur bei oberflächlicher Betrachtung. In der Therapie führt diese Annahme, die von den Patienten selbst favorisiert wird, in eine Sackgasse. Der Alkohol ist eben nicht »an allem Schuld«. Sogar die Umkehr dieser populären Vermutung kommt in Betracht. Viele Patienten sind sichtlich verblüfft, wenn man sie darauf hinweist, dass sie schon vor dem Alkoholkonsum aggressiv gewesen sein könnten und mit dem Alkohol dieses Gefühl betäuben wollten.

In der Tat legt die genauere Analyse nahe, dass viele Jugendliche durch den Rausch einen unerträglichen Zustand innerer Anspannung überwinden wollen. Dieser Zustand könnte sonst – auch ohne Rausch – gefährliche Aggressionen auslösen. Der Drogenkonsum erfüllt somit den gleichen Zweck wie die daraus erwachsende Aggressionstat und ist hinterlegt mit denselben primären Bedürfnissen. Beide Verhaltensweisen entlarven sich als (auto-)aggressive Entlastungs- und Befreiungsversuche. Auch die Sexualität kann in den Dienst dieser Aufgabe gestellt werden. Nicht weit davon entfernt dürfen wir eine regressive Sehnsucht nach früher Geborgenheit vermuten. Dieser Hintergrund mag auch erklären, warum aggressive Jugendliche, wenn sie als Notfälle in die Klinik kommen, oft wider Erwarten einen anrührend kindlichen Eindruck erwecken.

Therapieansatz: Zwangsmaßnahmen und Interventionen

Bei den klinischen Aufnahmen nach einer dramatischen Aggressionshandlung erleben wir mitunter Patienten, die sich aufgrund einer paranoiden Einengung ihres Erlebens immer noch bedroht fühlen. Sie sind aufgebracht und angespannt. Ihre Grundstimmung ist hinter der feindseligen Anspannung eher ängstlich. Narzisstische Jugendliche haben bei der Aufnahme noch mit den Nachwehen ihrer starken Hassgefühle zu kämpfen und nutzen das Aufnahmegespräch dazu, ihre grandiosen Drohungen ein weiteres Mal zur Wirkung zu bringen. Aber das Gros der Jugendlichen, die in die Klinik als Notfall eingewiesen werden, erscheint vollkommen entspannt. Der hohe aggressive Affekt wirkt wie »ausgepustet«. Auch kann die Auslösesituation in den seltensten Fällen rekonstruiert und so nachempfunden werden, dass sie den Ausbruch plausibel zu erklären vermag. Die psychischen Mechanismen, mit denen sich die Jugendlichen von ihren Aggressionstaten zu distanzieren versuchen, sind unverkennbar dissoziativ. Aus dem Grad der Dissoziation kann abgeschätzt werden, dass die Taten – über den aktuellen Vorgang hinaus – altes traumatisches Material transportieren und reaktivieren. Vor allem diese Retraumatisierung kann so bedrohlich sein, dass die Erinnerung an den Auslösevorgang dissoziativ blockiert oder verfälscht wird.

Jugendliche Aggressionstäter gelangen in der Regel unfreiwillig in die Klinik. Diese muss darauf bedacht sein, ihren Auftrag rasch klarzustellen. Sie muss versuchen, ein Therapiebündnis mit dem Patienten anhand von Problemen zu suchen, die dieser bei sich selbst sehen und akzeptieren kann. Die Klinik sollte den Behandlungsauftrag ablehnen, wenn es darauf hinausläuft, dass sie eine bloße soziale Kontroll- und Sicherungsaufgabe übernehmen soll, deren Ende nicht absehbar ist.

Schwere Aggressionstaten Jugendlicher sind natürlich Ausdruck einer seelischen Notlage. Sie sind aber zugleich Kampfansagen an die Regeln des sozialen Zusammenlebens. Insoweit sind sie auch moralisch verwerflich und sogar justiziabel. Jugendliche nehmen gerne ihre ganze Kraft zusammen, um sich im Sinne der Normalität für ihre Aggressivität moralisch zu rechtfertigen. Notfalls nehmen sie auch Bestrafung in Kauf. Bevor sie sich auf unser Therapieangebot einlassen, bei dem sie den Aufenthalt in der Klinik dazu nutzen sollen, in ihrer Aggression eine seelische Notlage zu erkennen, neigen sie eher dazu, auch die Behandlung in der Klinik als eine Form der Bestrafung zu betrachten. Im Handumdrehen findet sich die Klinik in der Rolle einer getarnten Strafanstalt wieder. Die Klinik muss sich gut überlegen, ob sie diesen Etikettenschwindel stillschweigend dulden oder sich dagegen zur Wehr setzen will. Tut sie Letzteres, schrumpfen die stationären Behandlungsmöglichkeiten für aggressive Jugendliche freilich auf ein Minimum.

Die Frage, ob es gerechtfertigt und therapeutisch sinnvoll ist, aggressive Jugendliche gegen ihren Willen psychotherapeutisch in einer Klinik oder am Rande einer Klinik (zum Beispiel in der Tagesklinik oder in ambulanten Gruppen) festzunageln, verdient freilich unterschiedliche Antworten. Auch unfreiwillige Behandlungen und therapeutische Hilfen in einer Zwangslage können sinnvoll sein. Wichtig ist nur, dass die Umstände und Bedingungen der Behandlung klar erkennbar sind. Die Zwangslage, die eine Behandlung erfordert, sollte außerhalb der Behandlung entstanden sein und außerhalb der Behandlung deklariert werden. Eine Behandlung kann nicht gut gehen, wenn wir, die Behandler, zu mächtig sind. Wir können nicht für den therapeutischen Sinn unseres Tuns einstehen und gleichzeitig aus unserem Tun noch die moralische Autorität ableiten, die uns erlaubt, den nötigen Zwang zu verhängen.

Die rechtliche Grundlage für unfreiwillige Behandlungen ist oft § 1631b BGB. Ohnehin kann für den Jugendlichen leicht der Eindruck entstehen, die Entscheidungshoheit für diesen Rechtstitel läge beim Therapeuten der Klinik. Es muss alles getan werden, um den Patienten zu verdeutlichen, dass der Antrag zur zwangsweisen Behandlung nicht vom Therapeuten, sondern von den Eltern stammt. Das Vormundschaftsgericht erteilt den Eltern die Erlaubnis, Zwang auf ihr Kind auszuüben. Bevor es zu diesen Anträgen kommt, ist ja nicht selten eine bedrohliche Lage in der Familie entstanden und diese hat gute Gründe, sich in Sicherheit zu bringen. Nach der Einweisung in die Klinik tragen die Angehörigen aber so schwer an ihrer Entscheidung, dass sie die Beweislast am liebsten umkehren und der Klinik das hauptsächliche Interesse an der Behandlung zuweisen möchten. Diese typische Familienintrige erregt immer wieder ungläubige Empörung bei den Therapeuten. Sie sollte mit mehr Nachsicht bedacht werden. Sie muss natürlich behutsam aufgedeckt und so oft wie nötig zurechtgerückt werden.

Eine in mancher Hinsicht günstigere Konstellation, die Missverständnisse über die Interessenlage der Beteiligten nicht so leicht aufkommen lässt, ergibt sich, wenn ein Jugendlicher für seine Aggressionstaten vor Gericht gestellt wird und hierbei amtlich und offiziell zur Kenntnis nehmen muss, dass er neben der Verantwortung für die Taten auch noch Verantwortung für seine psychischen Probleme zu übernehmen hat, indem er sich verpflichtet, sich einer Behandlung zu unterziehen.

Therapieansatz: Prävention, Aggressionstraining, therapeutisches Milieu und Medikation

Die Behandlungstechnik in klinischen Settings ist sowohl am Verhalten wie an den vorherrschenden Konflikten orientiert und versucht darüber hinaus die Bereitschaft der Jugendlichen zu fördern, sich aus frustrierenden familiären Beziehungen zurückzuziehen und sich außerhalb der Familie in sozialen Gruppen sicherer zu bewegen.

Es existieren *gruppentherapeutische Übungsprogramme* zur Vermittlung eines besseren Verständnisses der Auslöser für die eigene aggressive Erregbarkeit. Andere Elemente eines solchen Aggressionstrainings setzen sich zum Ziel, das mitfühlende Sozialverhalten zu verbessern. Viele Therapieprojekte sind aus Gründen, die wir erörtert haben, nicht in klinischen Settings, sondern in pädagogischen Gruppen und in Jugendstrafanstalten angesiedelt (Pielmaier 1980, Steller 1978, Stiels 1993, Weidner und Wolters 1991). Oder sie richten sich an Kindergärten und Schulen, widmen sich also der frühen Prävention (Petermann 1978, Cierpka 2000).

Bei einer vorwiegend narzisstischen Auslösung von Aggressionshandlungen haben sich *erlebnispädagogische Veranstaltungen* bewährt. Diese bieten konkrete Erfolgserlebnisse und können den Jugendlichen das Gefühl solider Wertschätzung unaufdringlich näher bringen. Es fällt mehr Licht auf die enorme Kränkbarkeit dieser aggressiven Jugendlichen. Die therapeutischen Teams sind in der Einschätzung der Risiken zur Selbst- und Fremdgefährdung gerade dieser Patienten immer wieder unsicher. Deren Bereitschaft, sich selbst oder andere nicht nur in ausgestoßenen Drohungen, sondern auch real dem Untergang preiszugeben, scheint bei diesen Patienten keine erträgliche Grenze zu finden. Egal, ob die Therapeuten sich von den Todesdrohungen demonstrativ distanzieren oder diesen Drohungen sorgenvoll nachgehen: Die Patienten wagen sich beim Kräftemessen mit ihren Bezugspersonen, dann auch mit ihren Therapeuten, immer weiter an den Rand des Abgrunds heran, nur um ein Gegengewicht für ihre unerträgliche Wut zu finden. Sie geben keine Ruhe, bis ein ihnen verbundener Mensch gewissermaßen mit ihnen auf demselben Seil über demselben Abgrund balancieren muss.

Die beste Rettung kommt aus der Solidarität des therapeutischen Teams. Deren Mitglieder müssen sich zur Absicherung aneinander festhalten. Ein einzelner Therapeut als Geheimnisträger für dieses Ausmaß einer narzisstischen Wut wäre auf verlorenem Posten. Solange die Patienten auf ihrem agierenden Extremverhalten beharren, macht es auch noch keinen Sinn, in einer vertiefenden psychotherapeutischen Einzelarbeit die Gründe der Kränkbarkeit genauer auszuloten. Wir versuchen im therapeutischen Alltag zunächst an praktischen Beispielen zu zeigen, wie sich die Untiefen des pathologischen Narzissmus besser umschiffen lassen. In der Klinik bietet sich leider nicht die Chance, realistische und weniger kränkende Beziehungen als korrigierendes Gegenmodell so zu etablieren, dass sich die Jugendlichen langfristig daran orientieren könnten. Es droht sogar eine erneute schwere Kränkung und somit ein Rückfall, wenn der stationäre Aufenthalt zu Ende geht und ein angemessener Abschied von der Station zu bewältigen ist.

Die Beziehungen zwischen unseren Patienten und ihren Opfern, meist den engsten Angehörigen, müssen ebenfalls therapeutisch bearbeitet werden. Hierbei werden wir mit offenen Ausstoßungstendenzen (»Sorgen Sie dafür, dass uns das Kind nie wieder unter die Augen kommt«), aber auch mit Leugnungen und Verharmlosungen konfrontiert (»Das Kind hat zwar einen Fehler gemacht, aber es gehört immer noch zu uns. Und das lassen wir uns von Ihnen nicht ausreden!«). Es kommt vor, dass Jugendliche ihre Freundin oder Mutter, obwohl sie diese misshandelt haben, in den Himmel heben und die erfahrene Zurückweisung nicht wahrhaben wollen, weil diese Wahrheit unerträglich wäre.

Medikamentös sollten aggressive Probleme nur bei schweren Beeinträchtigungen der Lebensqualität und der sozialen Verwirklichung behandelt werden. Bei Alkoholmissbrauch ist eine medikamentöse Unterstützung nahezu aussichtslos und wegen der biochemischen Wechselwirkungen auch gefährlich. Bei stark ausgeprägten Störungen des Sozialverhaltens und bei fest gefügten aggressiven Reaktionsmustern, speziell im Jugendalter, ist von der medikamentösen Therapie relativ wenig zu erwarten. Bei markanten Episoden mit Kontrollverlust, extremer Dysregulation autonomer vegetativer Funktionen und bei auffälligen (biphasischen) Stimmungserkrankungen ergeben sich gewisse medikamentöse Ansatzpunkte.

Ärzte, die sich zu einer medikamentösen Verschreibung – oft auf Drängen der Angehörigen – entschließen, müssen äußerst behutsam und umsichtig vorgehen. Medikation gegen Aggressivität ohne ein Arbeitsbündnis mit den betroffenen Patienten ist hoch problematisch. Der Patient muss selbst die Verantwortung für seine Medikation übernehmen. Andere »Brandstellen« in der Familie müssen sorgfältig beachtet werden. Die Medikation wird von den Patienten selbst oft als Überwältigung und als Disziplinierung erlebt. Der Arzt muss prüfen, ob die Patienten durch die Medikation wieder besser erreicht werden oder erst recht aus der Beziehung abgedrängt werden. Das Zusammenleben und gegenseitige Vertrauen der Beteiligten muss sich durch die Medikation verbessern lassen. Die Medizin darf keine Drohkulisse werden. Der Arzt darf nicht als negative Autorität missbraucht werden.

Schlussfolgerungen

Bei der psychotherapeutischen Behandlung aggressiver Jugendlicher fehlt uns fast alles, was wir normalerweise für unverzichtbar halten. Uns fehlt das vertrauensvolle Arbeitsbündnis, das Orientierung gebende Krankheitsmodell, das motivierende Bewusstsein eines psychischen Problems und ein überzeugender Leidensdruck. Eine Bereitschaft zur Mitarbeit, statt eines Arbeitsbündnisses, entsteht oft nur, weil die Patienten in einer Zwangslage sind. Das Phantom eines Krankheitsmodells taucht in Form des Alkoholrausches oder in Form eines bösen Dämonen auf, der von den Patienten Besitz ergreift und sie aggressiv sein lässt.

Diese weit vom Selbst, von der Identität und der Biographie der Patienten abgehobenen ominösen Vorstellungen erscheinen uns als Grundlage eines therapeutischen Arbeitsbündnisses wenig verlockend. Wir entdecken rasch, dass sich die Jugendlichen hinter diesen Vorstellungen verstecken. Das wahres Bild, das sie von ihrer eigenen Aggressivität entwerfen, ist ein anderes. Schon bei der Selbstauskunft in Fragebögen zur Persönlichkeit im Freiburger Persönlichkeitsinventar (Fahrenberg et al. 2001) und im hiervon abgeleiteten Fragebogen zur Erfassung von Aggressionsfaktoren (Hampel und Selg 1975) wird deutlich, dass die Jugendlichen mit aggressiven Haltungen ihre Identität stabilisieren. Es handelt sich um lange eingeübte und von der Umwelt, in der sie leben, sanktionierte Verhaltensmuster. Sie sorgen für soziale Anerkennung und Selbstachtung und sie schützen vor Angst. Sie helfen den Jugendlichen, die Kontrolle über ihr Leben zu bewahren.

Dies mag kurios erscheinen, wenn man bedenkt, dass sie auf der anderen Seite durch aggressive Entgleisungen eben jene Kontrolle wieder zu verlieren drohen oder längst verloren haben. Wenn wir uns aber klar machen, dass selbst unkontrollierte aggressive Ausbrüche noch imstande sind, von qualvollen traumatischen Erinnerungen abzulenken und zu diesen ein Gegengewicht zu bilden, verstehen wir besser, warum sich die Jugendlichen so schwer damit tun, ein anderes psychisches Gleichgewicht zu akzeptieren, bei dem sie Aggressionen vermeiden könnten. Wir müssen uns das Ausmaß an Angst, Verlassenheit und Ratlosigkeit immer wieder vor Augen führen, das hinter den Aggressionstaten verborgen liegt.

Hinzu kommt, dass die meisten chronisch aggressiven Jugendlichen seit ihrer Kindheit keine zwischenmenschlichen Beziehungen ohne Bedrohung und Gewalt erfahren haben. Es wäre naiv, diesen Jugendlichen eine aggressionsfreie Welt vor Augen zu führen und zu erwarten, dass sie diese spontan begrüßen und anziehend finden oder sich von ihr eine Lösung offener Fragen erhoffen.

Kasuistik

Ausschnitte aus einer Begutachtung im gerichtlichen Auftrag

Diagnose:

Hyperaktive Störung des Sozialverhaltens (F90.1)
Dissoziale Persönlichkeitsstörung (F60.2)
Narzisstische Persönlichkeitsstörung (F60.8)
Persönlichkeitsrisiko Typ B

Achse V
1.1 Disharmonie in der Familie
5.1 abweichende Elternsituation
5.3 Lebensbedingungen mit psychosozialer Gefährdung
6.2 negativ veränderte familiäre Bedingungen durch neue Familienmitglieder
6.5 unmittelbar beängstigende Ereignisse

Der 17-jährige Oliver ist mehrfach wegen seiner Verwicklung in heftige Tätlichkeiten aufgefallen, bei denen seine Kontrahenten körperlich zu Schaden kamen. Er war stets alkoholisiert. Die Versuche von Polizeibeamten, in die Situation einzugreifen und diese zu beenden, führten zu schwerwiegenden Ausfälligkeiten auch gegenüber den Beamten und zu weiterer Gewalttätigkeiten. Bei früheren Gerichtsverhandlungen brachte Oliver stets zum Ausdruck, dass unglückliche Ereignisse und Missverständnisse sowie Umstände, die er selbst nicht zu verantworten habe, sein heftiges Verhalten ausgelöst hätten, und er gelobte Besserung. Mit 18 kam er erstmals nach einem derartigen Vorfall in Untersuchungshaft. Anlass des Gutachtenauftrags ist das erkennbare Wiederholungsmuster im Widerspruch zum guten Willen des Täters sich zu bessern. Das Gutachten setzt sich zum Ziel, die in der Persönlichkeit liegenden Umstände, welche die wiederholten Aggressionen bedingen, genauer aufzuklären und sich neben der Frage der strafrechtlichen Verantwortlichkeit der Prognose und den Möglichkeiten einer Rehabilitation dieses Jugendlichen zu widmen.

Angaben von Oliver während der Begutachtung:
Allgemein müsse er sagen: Er habe doch meist selbst überhaupt nichts getan. Er habe sich immer nur selbst verteidigt, darum verstehe er auch nicht, warum er in den Knast gekommen sei »Sie würden sich doch auch selbst verteidigen. Oder? Ein Arzt, der dabei war, kann hoffentlich für mich aussagen, dass der Polizist mich zuerst geschlagen hat. Das kann ein Polizist doch nicht machen, oder? – Dann bleibt noch nur ›Widerstand‹ als Anklagepunkt übrig. Es hängt jetzt alles von Ihrem Gutachten ab.«
Er wolle erzählen, wie es zu der Verletzung am Arm gekommen sei. Es sei in einer Kneipe passiert. »Ich wollte jemanden aufwecken, der besoffen war ... (erzählt von jemandem, den er zuvor kennen gelernt hatte). Wir kamen in die Kneipe zurück. Ich sollte bei dem übernachten. Wir waren eh auf Partystimmung. Der hat dann auf dem Tisch geschlafen. Dazu müsste ich jetzt die ganze Geschichte erzählen ... Ich bin gegangen. Ich habe gar nicht mehr gewusst, dass ich bei dem knacken muss ... Ich wollte den aufwecken ... Da müsste ich ihnen die ganze Geschichte erzählen ... Der, wo da geknackt hat, der hat mich immer so angeguckt, ... ich habe dem nur gesagt, er soll in eine andere Richtung gucken ...
Der Wirt hat mich rausgeschmissen. Zur Warnung hat er mir einen kleinen ›Dänemann‹ an die Stirn hingemacht. Bin ich wieder rein, wollte dem Wirt das erklären. Er hat mich wieder rausgeschmissen. Ich habe in dem Moment gar nicht daran gedacht, dass ich bei dem, der da auf dem Tisch schlief, übernachten muss. Habe der Wirtin noch Geld gegeben aus dem Geldbeutel von dem Typ, der da geschlafen hat. Dann bin ich wieder raus. Aber da wurde mir klar, dass ich bei dem Übernachten muss, bin ich wieder rein. Da ist der Wirt sofort auf mich los. Dänemann und ganz viele Schläge, ein schwerer Mann.

Der hat mich so wütend gemacht. Ich habe durch die Scheibe hindurch auf den Wirt –, hinter der Scheibe war sein Gesicht. Da war mein Arm aufgeschlitzt. Er hat wieder auf mich eingeschlagen. Ich zurückgeschlagen mit dem kaputten Arm. Dann soll ich noch einen Polizisten geschlagen haben, aber davon weiß ich nichts. Auf jeden Fall war ich schwer betrunken, ich war kaputt. »Wie viel es denn gewesen sei?« Es hat geheißen: 1,6 Promille. Kann aber nicht sein, muss viel mehr gewesen sein. (Zählt die Getränke auf). Ich konnte ja fast nicht mehr stehen. ... Wir waren auf der Street Parade in Leipzig, kennen Sie die?«

(Zurück zu dem Vorfall:) Mit Handschellen auf dem Rücken sei er zusammengenäht worden. »Ich habe mich vorgerobbt, wollte abhauen, bin von der Bahre runtergefallen, am Kinn aufgeschlagen, sofort weggewesen. Habe noch gehört, ›Hoffentlich bricht sich der Wichser das Genick‹. Hat mich noch ein Arzt, weil ich ihn beleidigt habe, – mir noch Desinfektionsmittel in die Augen gespritzt. Fand mich in einer Zelle wieder, mit den Armen an die Wand gefesselt.«

Ob er irgendetwas falsch gemacht habe? Er habe versucht zu schlichten. Das werde er nie wieder machen. Und wenn der andere tot getreten würde. Auf Vorhalt, dass das Schlichtenwollen ja nicht immer der Auslöser gewesen sei: »Dann eben, dass ich, sobald sich ein Streit anbahnt, wie ein Feigling abhaue. Es gibt Leute, bei denen eingebrochen wird, die nehmen die Knarre, und schießen den Einbrecher tot. Die werden freigesprochen. Ich verstehe gar nicht, warum ich hier sitze, ich kann es überhaupt nicht begreifen.«

Ihm wird noch einmal erläutert, dass der Psychiater nur einen psychologischen Ansatz zur Hilfe findet, wenn der Betreffende ahnt, dass er selbst durch seine Eigenart zu einer Auseinandersetzung beiträgt. Wenn es an den anderen liegt, dann kann der Psychiater nichts machen: Nein, bei ihm selbst sei alles in Ordnung. Er müsse halt solchen Auseinandersetzungen künftig aus dem Weg gehen. Was den Alkohol betreffe (kommt von selbst darauf zurück): Er lasse sich nicht einreden, dass er ein Alkoholiker sei, er müsse nicht schon morgens was trinken. »Ich bin ein freier Mensch. Wenn ich was trinken will, dann trinke ich was, wenn ich 'ne Tüte rauchen will, dann rauche ich eine. Ich bin auch nicht so ein Typ, der, wenn er etwas trinkt, sofort aggressiv wird, oder, wenn er etwas raucht, zu spinnen anfängt.«

»Früher war es mit der Aggressivität bei mir schlimm. Das gebe ich ja zu. Das war mit 14/15. Da habe ich eine Tür eingeschlagen. Da war ich auf Rebell. Meine Mutter war auf mich sauer. Das bringt alles nichts. Aber die Zeiten sind vorbei. Ich bin jetzt sieben Monate im Knast. Es ist nichts Schlimmes passiert. Was meinen Sie, warum nichts passiert ist?« Gutachter: »Weil dich niemand provoziert hat?« »Oh nein, da waren viele. Ich bin freiwillig in den Bau gegangen, wo alles Fische sind, die sich nicht zu wehren verstehen. Wenn ich wollte, könnte ich sie unterdrücken.« Gutachter: »Aber, wenn die so schwach sind, dann wirst du von denen doch auch nicht provoziert.« »Doch, wenn sie merken, dass ich mich nicht wehre, dann machen sie die Klappe auf. Aber ich weiß, was ich kann. Wenn ich auf den losgehen würde. Ich weiß, was ich kann, ich habe Kampfsport gemacht. Ich habe schon Erwachsene zusammengeschlagen. Ich weiß, was ich kann, ich habe es nicht mehr nötig, mich zu beweisen.«

Ob er sich früher habe beweisen müssen? Ja, zu Hause im Wohnviertel habe er sich beweisen müssen. »Das ist nie angezeigt worden. Was erledigt war, war erledigt. Früher habe ich viel mehr Scheiße gebaut. Aber jetzt weiß ich, wenn ich noch einmal was mache, dann bin ich gefickt.« Er sei derjenige, der jetzt daran glauben müsse. »So einfach ist das zu erklären. Ich will das nicht mehr, das meine ich ernst. Ich habe keinen Bock mehr auf den ganzen Scheiß.« Vorhalt: »Dem letzten Richter hast du das auch so erzählt«. »Ja, aber da bin ich angegriffen worden. Und jetzt bin ich wieder gefickt. Was ist, wenn ich mich mal nicht verteidige, und ich bin tot? Dann bin ich gefickt.«

Psychische Eindrücke:

Kleingewachsener, drahtiger Jugendlicher ohne erkennbare Scheu oder Vorsicht. Oliver erzeugt gleich Handlungs- und Entscheidungsdruck. Er versucht den Gutachter sofort, bevor er sich überhaupt mit ihm näher vertraut gemacht hat und ihn und dessen Absichten einzuschätzen gelernt hat, in eine bestimmte Richtung zu lenken, ihn zu provozieren, dass er Stellung beziehen möge. Sofort beginnt er auch, seine Kräfte mit dem Gutachter zu messen, sich zu rechtfertigen und andere zu beschuldigen, sich nach verschiedenen Seiten hin abzugrenzen, Forderungen zu

stellen. »Kann man hier rauchen, haben Sie mal ein Taschentuch für mich?«
Der wichtigste Tenor seiner Stellungnahmen: »… Ich habe eigentlich überhaupt nichts gemacht, mich immer nur verteidigt, was würden denn da Sie tun?« Die Reaktionen auf Fragen des Gutachters sind immer wieder verdeckt provozierend, sie fordern negative Reaktionen oder Kritik heraus. Wenn man dieser ersten »Einladung« zum Streit ausweicht, geht sein Angriff aber sehr rasch ins Leere. Er bleibt trotz dieser Krisen über den langen Gesamtverlauf der Untersuchung gesprächsbereit, interessiert an einer Mitarbeit, ist auch, gemessen an der vermeintlichen Schroffheit seiner Abwehrhaltung, insgesamt erstaunlich nachgiebig und steckt immer wieder auch Kritik ein.
Affektiv ist Oliver angespannt und »unter Strom«, er zeigt auch Tendenzen zum Misstrauen. Im sprachlichen Ausdruck muss er trotz der Verwendung eines Szenejargons als eloquent gelten. Teilweise spricht er in einem Jargon, der von deutsch-türkischen Jugendlichen entlehnt ist und transportiert auf diese Weise einen besonderen Schneid. Denkbar ist, dass sich Oliver derzeit in Gruppen bewegt, die von Türken dominiert werden. Wenn es dem Gesprächspartner gelingt, sich nicht provozieren zu lassen, kann beeindruckend beobachtet werden, wie Oliver nach kürzerer Zeit in der Schärfe seiner Äußerungen wieder nachlässt und weicher wird. Trotz aller Drohungen bleibt er durchweg gesprächsbereit, interessiert an einer Mitarbeit, auch in der abschließenden Phase der Begutachtung, als der Gutachter ihn mit Aspekten seines Problemverhaltens konfrontiert.
Ideen zu einer neuen Lebensführung, die ihn nicht wieder in die gleichen Probleme führen, zeigt Oliver so gut wie gar nicht. Er dreht sich argumentativ im Kreis. Er hat keine sichere und abrufbare Vorstellung, woran es eigentlich liegt, dass er so aggressiv reagiert und welchen Teil er dazu beiträgt. Seine Bekenntnisse sich zu ändern sind phrasenhaft, sie sollen den Untersucher beeindrucken. Manchmal wird Oliver kurzzeitig etwas nachdenklich, dann verfällt er wieder in lautstarken Protest, dann lenkt er wieder etwas ein, aber ohne dabei zu neuen Einsichten zu gelangen. Sein erklärtes Ziel besteht darin, den Gutachter zu bewegen etwas dazu beizutragen, dass er so schnell wie möglich aus dem Gefängnis herauskommt.
Am Schluss der gutachtlichen Explorationen (nicht protokolliert) stellt sich heraus, dass Oliver in der bisherigen Darstellung vollkommen verschwiegen hatte, dass er nach der ersten Entlassung aus der U-Haft intensiv sozialpädagogisch nachbetreut worden war und eine große Zahl von Auflagen erhalten hatte, unter anderem, einen Aggressionskurs zu besuchen. Von den 10 Stunden besuchte er nur zwei, ließ sich dann entschuldigen wegen eigener Krankheit und der Krankheit der Mutter.
Er bringt zum Ausdruck, dass diese Kurse Kinderkram gewesen seien und dass er sich nicht mehr bevormunden lasse. Die hier sichtbar werdende Selbstherrlichkeit kann als ein roter Faden durch die gesamte Untersuchung verfolgt werden. Oliver gibt hier Einblicke in die klassische Dynamik, die sich zwischen ihm und den Helfern abspielt. Er sagt, er habe sich schon seit Jahren trotz seines jungen Alters allein durchschlagen müssen, am Schluss habe er ein eigenes Zimmer gehabt, seine Wäsche versorgt, aufgeräumt. Er brauche keine Hilfe. Er komme ganz alleine klar, er brauche niemanden.
Er vollbringe alle diese Anstrengungen, verlange aber im Gegenzug, dass man ihn in Ruhe lasse, dass sich niemand einmischen möge. Spürbar ist hier die Angst, dass er durch den Empfang von Aufsicht und Hilfe durch andere seine eigenen Überlebensstrategien aufgeben müsse und damit wieder in die so oft erlebte Hilflosigkeit abstürzen würde. Diese Sorge ist so übermächtig, dass die Angst vor einem erneuten Ausrasten dahinter verschwindet.
Intellektuell wäre es für Oliver kein Problem gewesen zu durchschauen, dass es – schon aus strategischen Gründen – besser gewesen wäre, die Hilfsangebote zu akzeptieren, weil er damit das Gericht zufrieden gestellt hätte. Stattdessen fordert er beim Gutachter eine für sein Alter vollkommen überzogene Form der Freiheit. Hier meint also ein Jugendlicher, der viele Traumatisierungen erlitten hat, sich am ehesten durch eine »Notreifung« selber retten zu können.
Die Alkoholprobleme werden bagatellisiert. Oliver sieht sich vor allem als Aufpasser und Retter seiner Mutter. Weitere Denkmuster und Assoziationsmuster kreisen um Selbstbehauptung: es sich selbst zu beweisen, es anderen zu zeigen, bewundern und bewundert werden, Selbstverteidigung, Vermeiden von Schwäche, Sieg und Niederlage, Macht und Ohnmacht, Erfolge haben und Triumphieren in aussichtsloser Lage.

Körperlicher Befund (Ausschnitte):

Mit 172 cm eher kleiner und gedrungen kräftig athletischer Jugendlicher, 65 kg. Zahlreiche Schnittwunden an beiden Armen, zum Teil von Verletzungen aus der Kindheit herrührend, zum Teil als Kampfspuren, auch kleine Schnittwunden an der rechten Hand (Messergebrauch) und Spuren ausgedrückter Zigaretten am linken Handrücken. Ausgedehnte Schnittverletzungen am linken Unter- und Oberarm nach einem Vorfall im letzten Jahr (wird noch geschildert), alte Narbe an der Stirn, schwerer Fahrradunfall in der Kindheit mit Schädel-Hirnverletzung (damals auch EEG), Narbe am linken Außenknöchel im Rahmen der Fahrradverletzung. An den Beinen und am Rumpf sonst keine Narben. An der rechten Hand auch Verletzung, bei der ein Zahn abgebrochen und eingedrungen sei – nach einem Schlag ins Gesicht eines Gegners (?!)

Testpsychologie:

Die Formerkennung im Rorschach-Test ist über weite Strecken stabil und genau. Dies entspricht dem guten Abschneiden im Handlungsteil des HAWIE, wo Oliver ebenfalls seine gute Orientierung in der Realität und seine Leistungsbereitschaft dokumentiert. Bei einem Rorschach Protokoll, das in dieser Breite »normale« Befunde darstellt, lassen sich die kritischen Bereiche umso genauer umreißen. Versager ergeben sich nämlich in Tafel 6, die üblicherweise mit Schwierigkeiten bezüglich der männlichen Sexualrolle in Verbindung gebracht wird.

Es liegt nahe, diese Interpretation auch bei Oliver anzuwenden, da bekannt ist, dass er sich in auffällig überzogener Art und Weise als »Mann im Haus« gebärdet, großmächtige Attitüden verwendet, sich mit männlichen Autoritäten in absurde Streitigkeiten verwickelt oder diese unangemessen bewundert und große Schwierigkeiten damit hat, einmal »klein beizugeben«. Auch ist bekannt, dass Oliver als 7-Jähriger sexuell missbraucht wurde. Die depotenzierende und demütigende Bedeutung solcher Erfahrungen darf nicht unterschätzt werden.

Eine zweite Auffälligkeit des Rorschach Testverlaufs ereignet sich bei den Farbtafeln. Hier kommt es zum »verzögerten Farbschock«: nicht bei der ersten, sondern bei der zweiten der drei Farbtafeln beginnt sich Oliver über die Farbigkeit der Tafeln irritiert zu zeigen und kann – abgelenkt durch den Farbeindruck – die Morphologie der dargestellten Kleckse nicht mehr deuten. Im Rorschach-Test wird dieses Phänomen mit Schwierigkeiten im sozial-affektiven Bereich erklärt.

Es ist in der Tat gut vorstellbar, dass Oliver – nicht aufgrund eines angeborenen Defizits, sondern aufgrund zahlreicher Beziehungsabbrüche und zwischenmenschlicher Enttäuschungen und aufgrund des Fehlens stabiler Bindungen – seine Emotionen stets erratisch und verwirrend erlebt hat. Die Biographie weist aus, dass Oliver sich selbst nie sicher in Beziehungen verankert erleben konnte und dass seine Gefühle erst recht nie zuverlässig und eindeutig erwidert wurden. Störungen bei der Deutung der Farbtafeln werden auch mit der Gefahr zum Alkohol- und Drogenmissbrauch in Verbindung gebracht.

Der thematische Apperzeptionstest wird ähnlich wie der Rorschach Test sehr routiniert und angemessen bearbeitet. Oliver hat keine Mühe, den wesentlichen Gehalt der Bildbedeutungen herauszulesen. Gemessen an dem Reichtum seiner Ideen und inneren Erlebnisse, die sich bei der Exploration ergeben haben, hält er sich bei den Bildgeschichten zurück und nutzt diese nicht zur Mitteilung über sein Unbewusstes oder sein Gefühlsleben. Wiederum fallen jedoch einige Tafeln aus dem normalpsychologischen Rahmen und erlauben daher – vergleichbar dem Testverhalten im Rorschach Test – eine Aussage über innere Tendenzen bei Oliver. In einer Szene (Tafel 12 M), die normalerweise hinsichtlich ihrer Intimität gewürdigt wird und Vertrautheit und Nähe ausdrücken soll, nimmt Oliver an, dass der eine den anderen würgt.

In einer anderen Szene ist ein kleiner Junge vor einer Holzhütte zu sehen (Tafel 13 B). Dieser Junge wird in der Regel als einsam, traurig, gelangweilt oder arm charakterisiert. Oliver meint zu erkennen, dass dieser Junge wütend sei. Eine weitere Szene (Tafel 6 BM) wird nicht so eindeutig falsch interpretiert, passt aber dennoch in das gleiche Umdeutungsmuster: Es wird ein trauriger oder betretener Mann zusammen mit einer Frau dargestellt, die seine Mutter sein könnte. Beide Personen sehen betroffen aus. Hier erkennt Oliver zutreffend, dass es sich um einen Trauerfall handeln könne, spricht aber wieder davon, dass der Mann »verbittert« sei. Es fällt also auf, dass ruhige, gedämpfte, intime oder traurige Stimmungen in aggressive Stimmungen umgedeutet werden.

Im Hamburg-Wechsler-Intelligenztest für Erwachsene wird lediglich der Handlungteil durchgeführt, da für die Beurteilung von Delinquenz vor allem in diesem Bereich aufschlussreiche Erkenntnisse zu erwarten sind, die über das Ergebnis der psychiatrischen Exploration hinausgehen. Oliver arbeitet bei der Testdurchführung aufmerksam mit und ist am guten Abschneiden sichtlich interessiert. Voreilige und unter Zeitdruck abgeschlossene Arbeiten möchte er am liebsten noch einmal korrigieren und kommt dabei tatsächlich zu verbesserten Ergebnissen.

Oliver erreicht überdurchschnittliche Ergebnisse in allen Untertests. Von der Mutter wurde bekannt, dass Oliver während seiner bisherigen Schullaufbahn stets besonders schlecht in der Rechtschreibung gewesen sein soll, besser in Mathematik. Möglicherweise liegt hier eine Teilleistungsschwäche vor, die eventuell durch die wechselhafte Schullaufbahn und das Hervortreten der Verhaltensauffälligkeiten nie zum Thema wurde, zumindest der Mutter und auch Oliver selbst nie bekannt wurde.

Denkbar ist aber auch, dass die schlechten Deutschnoten ausschließlich auf das Konto der ungünstigen Lebensumstände gehen, zumal Oliver in einem Bildungsvakuum aufwuchs. Es ist nicht zu übersehen, dass Oliver wegen des Scheiterns in der Schule Komplexe hat. Er weiß, dass er mehr leisten und erreichen könnte und fühlt sich – nicht nur bei Streitereien – sondern auch im Bildungsbereich verkannt und nicht ernst genommen. Hier liegt ein ungenutztes Entwicklungs- und Förderpotential.

Entwicklung und Persönlichkeit:

Die drei Kinder der Mutter, von denen Oliver der jüngste ist, waren zeitweilig durch die extremen Lebensumstände der Mutter von Vernachlässigung bedroht. Die Mutter berichtet selbst von extremen Traumatisierungen aus ihrer Kindheit und Jugend, die sich in der eigenen Ehe und den Familienerfahrungen in fataler Weise fortsetzten. Die Mutter wurde zum gewalttätigen Opfer einer größeren Zahl von Partnern, mit denen sie teilweise verheiratet war, teilweise ohne feste Verbindung liiert war. Sie nahm in diesen Verbindungen heldenhafte Opfer und enorme Leiden auf sich. Die Kinder wurden Zeugen dieser Dramen. Die Mutter erkrankte schließlich an Diabetes.

Als 2-Jähriger kam Oliver erstmals zusammen mit seiner Schwester in ein Heim, weil er dem Jugendamt unversorgt erschien. Her liegen also traumatische Trennungen. Die schweren psychischen Veränderungen der Kinder zu dieser Zeit können von der Mutter beschrieben werden. Sie deuten auf ein Deprivationssyndrom hin. Der Vater befand sich damals im Gefängnis. Die Lebensgeschichte von Oliver ist eine Abfolge von dramatischen Trennungen und verzweifelten Wiedervereinigungen, die wiederum nicht die hohen Hoffnungen erfüllten, die Mutter und Kinder in diese gesetzt hatten. Schwere Enttäuschungen erfuhr Oliver auch von väterlichen Figuren, die er mehrmals verlor.

Zeitweise boten sich der leibliche Vater, bzw. dessen Eltern oder die Mutter selbst als »Retter« der Kinder an und zogen diese an sich. Nach dem Ende der ersten Heimunterbringung führte dies dazu, dass Oliver vorübergehend zusammen mit seiner Schwester bei den väterlichen Großeltern unterkam, dann aber – ohne seine Schwester – zur Mutter kam. Vanessa blieb bei den Großeltern. Um den Verbleib der Kinder entbrannte damals ein Sorgerechtsstreit. Hier liegt der Beginn der engen Fixierung von Oliver auf die Mutter und das Erleben einer Schicksalsgemeinschaft mit der Mutter und einer partnerähnlichen Verantwortung für diese.

Der Ehemann der Mutter, welcher dem leiblichen Vater von Oliver nachfolgte, begleitete dessen Entwicklung während der Kleinkinderzeit und bis zur Einschulung. Dann verstarb dieser Mann plötzlich. Er sei von Oliver durchaus als Vater angesehen und anerkannt gewesen.

Letztlich gelang es der Mutter trotz ihrer hohen Ansprüche nicht, die Kinder bei sich zu halten. Der älteste Sohn wurde als 15-jähriger wieder in eine Einrichtung abgegeben. Die ständige Gefahr eines Scheiterns der Beziehung zur Mutter und einer dann drohenden Trennung muss von Oliver intensiv empfunden worden sein. Die Mutter berichtet über ihren ältesten Sohn, wie tief gekränkt sich dieser inzwischen von der Mutter fühle und deutet damit eine ähnliche Kränkungsgefahr bezüglich ihrer weiteren Kinder an. Der älteste Sohn wie auch Oliver sollen zeitweise herrschsüchtig und gewalttätig gegen die Mutter gewesen sein.

Daraus ist zu schließen, dass sich die Söhne in aufdringlicher Nähe zur Mutter befanden, und dass es der Mutter nicht gelang, sie auf einen Achtungsabstand zu verweisen. Die Beziehung der Söhne zur Mutter schien sich auf einer Achterbahnfahrt zwischen Hass und Liebe, zwischen Trennungs- und Ausstoßungswünschen einerseits und Treueschwüren andererseits zu verlaufen.

Der Freundeskreis der Mutter hing mehrmals mit dem Bekanntenkreis von Oliver zusammen. Der 11-jährige Oliver wurde zum Beispiel von einem Alkoholiker bei sich aufgenommen, der gleichzeitig versuchte, eine Beziehung zur Mutter zu beginnen. Die Generationengrenzen sind hier und bei späteren Gelegenheiten verschwommen. Oliver konnte und durfte sich in alle Belange der Mutter einmischen.

Oliver bewahrte sich ein paar grandiose Vorstellungen: so auch die Vorstellung, er sei der Beschützer und Bewacher der Mutter, er sei der Retter, wenn seine Freunde in Gefahr kämen, der Beschützer seiner Schwester, ein Meister der Überlebenskunst und würdiger Nachfahre seines Vaters, der irgendwann den großen Durchbruch haben und es den anderen zeigen werde.

Dahinter lauerte freilich die Bedrohung und die Angst, er sei nichts als ein hilfloses Kind, das gedemütigt werde, geschlagen werde, vernichtet werde und allein zurückgelassen werde. Er konnte sich nur über diese Größenvorstellungen stabilisieren, sonst wäre er zusammengebrochen!

Freundschaften wurden von Oliver überbewertet. Oliver versuchte den Mangel an innerem Halt und natürlichem Vertrauen zur Umwelt durch eine Idealisierung des Freundschaftsbegriffs zu kompensieren. Dieser Begriff hing allerdings vollkommen in der Luft, da er nach zahlreichen Trennungen, Zerwürfnissen und Neuanfängen praktisch über keine dauerhaften zwischenmenschlichen Beziehungen verfügte und immer wieder von vorne beginnen musste.

Diese Erfahrung wurde von Oliver zum Teil auch misstrauisch verarbeitet, wobei er sich rasch wieder in übersteigerte Hoffnungen rettete: Alle seien zwar gegen ihn, auf viele und vieles könne er sich nicht verlassen, aber er habe ja immer noch den und den ... Dahinter lag nach gutachtlicher Einschätzung eine tiefsitzende Wut, dass der eigene Vater ihn während der gesamten Kindheit nicht beachtet hatte und ihn, nachdem er sich erstmals engagiert hatte, wieder allein zurückgelassen hatte. Auch der Vater wurde von der Mutter als ein Mensch geschildert, der hohe Erwartungen wecke, große Versprechungen mache, die Leute aber hinters Licht führe und sich schließlich aus der Affäre ziehe. In ähnlicher Weise jagte auch Oliver übersteigerten und überreizten Zielen hinterher und war umso verzweifelter, wenn diese wieder zusammenbrachen.

Entwicklungen aus jüngster Zeit und deren Zusammenhang mit dem Beginn der Straffälligkeit: Die Taten der letzten Verurteilung (die zurzeit vollstreckt wird) lagen in einer Zeit, als Oliver vom Vater und von der Schwester tief enttäuscht worden war. Der Vater war nach längerem Desinteresse aufgetaucht, hatte sich eingemischt, und als Retter des Sohnes hervorgetan, ihn als wichtigen Mitarbeiter seines Lokals gewonnen, ihm sogar Privatunterricht besorgt. Dann jedoch verschwand der Vater mit unbekannter Adresse nach Spanien und ließ den gerade erst 16-jährigen Oliver und die Schwester hier zurück. Oliver erlebte nun den Zusammenbruch der Grandiosität des Vaters, der offenbar auf der Flucht vor Gläubigern und Strafverfolgung war. Oliver erlebte auch den Zusammenbruch seiner eigenen mit dem Vater verknüpften hochtrabenden Hoffnungen.

Er versuchte sich der Mutter wieder anzunähern, geriet aber erneut mit ihr schmerzlich und gewaltsam aneinander und musste alsbald aus der Nähe der Mutter entfernt werden, womit die nächste Kränkung stattfand, da sich Oliver stets als jemanden erlebte, der für die Mutter sorgen und über die Mutter verfügen dürfe, ähnlich, wie verschiedene Partner der Mutter dies getan hatten. Ähnlich anmaßend versuchte er die Rolle des Vaters gegenüber der älteren Schwester zu spielen. Er machte ihr Vorschriften, wie sie zu leben habe. Die Mutter befand sich zu dieser Zeit selbst in einer Krise, trank viel Alkohol, und bot keinen Halt, sondern gab ihrerseits Anlass zur Sorge. Gleichzeitig wies sie Oliver zurück, während dieser für sich in Anspruch nahm, derjenige zu sein, der auf die Mutter aufzupassen habe.

Die gehäuften aggressiven öffentliche Auseinandersetzungen trugen die Handschrift eines verzweifelten Aufbäumens, des Wunsches bei Oliver, sich als Mann zu beweisen und zu behaupten und ließen weiter erkennen, wie er sich nach dem erneuten Verlust des Vaters gegen jegliche väterliche Autoritäten stemmte und an solchen Autoritäten, wie etwa der Polizei, stellvertretend für den entschwundenen Vater seine Wut auslebte. Die Kränkung über die erneute Zurückweisung durch die Mutter spielte ebenfalls hinein.

Die Verurteilung im Alter von 16 Jahren lag mitten in diesen Ereignissen, also in einer Kette von Selbstbehauptungsversuchen und Zurückweisungserfahrungen, denen auch prompt weitere folgten, so dass Oliver schließlich in die U-Haft genommen werden musste, was die Justiz eigentlich zu vermeiden suchte. Im Grund war Oliver bei aller vordergründigen Verbindlichkeit innerlich überhaupt nicht darauf eingestellt, sich auf Vorgaben der Justiz einzustellen, sich von dieser Seite irgendetwas vorschreiben zu lassen oder noch einmal über sich zu bestimmen zu lassen. Ihm ging es allenfalls um die Beschwichtigung jener Leute, die sich einmischten. Die Grandiosität, die er zu bewahren suchte, sah vor, dass er trotz seines jungen Alters selbst am besten wisse, wie er sich helfen könne und wie er zum Erfolg kommen könne.

Diese trotzige Einstellung wurde durch die U-Haft eher noch bekräftigt. Oliver befand sich in einer zunächst unlösbaren Pattsituation. Er konnte nicht zu seiner Mutter zurückkehren, ohne mit dieser erneut aneinander zu geraten. Er bestand darauf allein zu leben, er empfand die Betreuung des Jugendamtes als Bevormundung und war zugleich noch viel zu sehr mit seiner Loslösung von der Mutter beschäftigt, als dass er sich um eine geregelte Zukunft kümmern konnte. Ein nicht zu unterschätzender Aspekt bei der erneuten aggressiven Entgleisung könnte eine gescheiterte Liebesbeziehung gewesen sein. Bei den ausgeprägten Partnerphantasien, die seine Beziehung zur Mutter stets prägten, könnte auch der Versuch einer Partnerschaft mit einem gleich alten Mädchen eine ähnlich brisante Gemengelage der Gefühle heraufbeschworen haben.

Der Beitrag der früher erlittenen sexuellen Traumatisierung und Gewalterfahrung:
Unschwer ist hinter den übersteigerten Selbstbehauptungsversuchen und leidenschaftlichen gewaltsamen Ausbrüchen auch die Psyche eines Jugendlichen erkennbar, der tiefe Erfahrungen von eigener Ohnmacht und Hilflosigkeit zu verarbeiten hat, die er aus der Hand von Männern erfahren hat. Hier sind zum einen gewaltsame Handlungen zu nennen, die an der Mutter verübt wurden, und deren Zeuge er wurde, zum anderen die Erfahrung eines selbst erlittenen sexuellen Missbrauchs durch einen Freund der Mutter im Alter von 7 Jahren.

Die Erfahrung, dass er solchen Handlungen ausgesetzt war und von den Eltern nicht geschützt wurde, hat Oliver, wie aus seinen Reaktionen noch heute unschwer zu erkennen ist, tief geprägt. Sie erlaubt keine Haltung des passiven Duldens oder Zurücksteckens, aus Angst, darin zugrunde zu gehen oder auch nur aus Angst, von der Erinnerung an die früheren traumatischen Erlebnisse erneut überrollt zu werden. »Rasches Eingreifen« und »sich nichts bieten lassen« werden von Oliver trotz seiner denkbar schlechten Erfahrungen mit Polizei und Justiz wie Glaubensbekenntnisse vertreten.

Abwägung zwischen Dissozialität und neurotischen Zügen:
Alle bisherigen Selbstbehauptungsversuche haben etwas mit der Orientierung in delinquenten Cliquen des Wohngebiets oder mit der übereifrigen Nachahmung des delinquenten Vaters zu tun. »Bürgerliche« Zielsetzungen und Berufspläne hat Oliver nicht kennen gelernt. Oliver lebt in einer Umgebung, in welcher der Empfang sozialer Hilfen zum Alltag gehört und zugleich als Bevormundung erfahren wird. Sein extrem provokantes und aufbegehrendes aggressionsbereites Verhalten hat bereits in der Kindheit zu wiederholten Schulwechseln und schließlich zur Ausschulung geführt. Eine typische Anamnese von Hyperaktivität zur besseren Erklärung der Aggressionsbereitschaft ist nicht zu erheben.

Stattdessen trägt das Verhalten seit der Kindheit Züge einer schweren narzisstischen Störung. Vermutlich war das Verhalten aktueller Ausdruck eines stets erneuten wütend ohnmächtigen Mitleidens mit den Notlagen der Mutter oder eines Aufbegehrens gegen die chaotischen Lebensumstände der Mutter und ihrer Partner, mit immer neuen dramatischen Ereignissen, Verlusten, Gewalterfahrungen, Krankheiten und Entbehrungen. Im Ergebnis konnte sich Oliver nirgends schulisch verankern. Er besitzt bis heute kein Konzept von einer geregelten schulischen Laufbahn, die in eine berufliche Laufbahn einmünden könnte.

Seine Vorstellungen, wie er erwachsen werden und für sich selbst aufkommen könnte, stützen sich nicht auf sanktionierte Berufe und Ausbildungen, sondern auf frei in die Welt gesetzte Ideen von Erfolg und Größe, durchmischt mit Ideen aus den hochstaplerischen Projekten des

Vaters. Einen großen Raum in der Schilderung von Oliver beim Gutachter beanspruchte der Betrieb der Gaststätte des Vaters. Dabei stellte er seinen Part am Ende so dar, als habe er nach dem Untertauchen des Vaters das Geschäft selbst in die Hand genommen und sei nur durch das Eingreifen der Polizei unsanft und in unbilliger Weise dabei gestört worden. Für die Zeit nach der Haft stellt sich Oliver vor, dem Vater nach Spanien zu folgen und dort mit dessen Hilfe sein Glück zu machen. Letztlich irrlichtert Oliver damit weiterhin zwischen trügerischen Hoffnungen hin und her.

Oliver ist somit in doppelter Hinsicht gefährdet: zum einen, weil er dissozialen Mustern der Lebensgestaltung nahesteht, zu anderen, weil er sich aus den zuvor beschriebenen narzisstischen Mustern nicht freizumachen versteht und beim nächsten allfälligen Absturz aus seinen Illusionen wieder in Wut zu geraten droht.

Therapeutische und prognostische Erwägungen:
Die Risiken der zukünftigen Entwicklung liegen sowohl in der bisherigen Sozialisation durch eine regellose Lebensweise am Rande der Gesellschaft wie in der narzisstisch verzerrten Persönlichkeitsstruktur. Oliver ist freilich noch recht jung. Die jetzt zu ergreifenden Maßnahmen könnten ihn noch entscheidend prägen und seine Zukunft bestimmen. Zurzeit ist zu beobachten, wie vorteilhaft Oliver seine Anpassungsfähigkeit und schnelle Auffassungsgabe zu nutzen versteht, wenn er gezwungen ist, sich in einer Zwangslage und in einer zudem vollkommen neuen Situation zurechtzufinden.

Es wäre von Vorteil für Oliver, wenn er in eine Situation geriete, in der er sich nicht immer aufs Neue mit den zerrütteten Umständen seiner Familie verstricken kann. Ohne eine neuartige Zwangslage, wie sie derzeit durch die Haft gegeben ist, würde er diese Verstrickung freilich zurzeit nicht vermeiden können, er würde sie immer wieder aufsuchen.

Die Chancen, aber eben auch erheblichen Risiken der narzisstischen Persönlichkeitsstruktur bestehen darin, dass Oliver seine Umgebung blenden will und sich hervortun will. Leider verträgt er Kritik nur sehr schlecht und kann bei Kränkungen und Enttäuschungen leicht ausrasten. Er fühlt sich leicht angegriffen und verkannt. Jegliche »väterlichen« Autoritäten werden bekämpft, da Oliver sich selbst als »erwachsener« Partner der Mutter und Retter versteht. Seine Angst vor Unterlegenheit und Unterwerfung durch ihn missbrauchende Männer, kann er nur beherrschen, indem er keine Fremdbestimmung mehr duldet. Er kann freilich durch gezieltes Lob und Sonderbehandlung auch zu hohen Leistungen motiviert werden. Er ist sehr stolz und möchte zeigen, was er kann und hierfür Bewunderung ernten.

Die Selbstsicherheit in der sexuellen Identität ist schwach ausgebildet und störanfällig. Oliver wird von der Sorge geplagt, für schwach und feige gehalten zu werden, von anderen (Männern) niedergemacht und enttäuscht zu werden. Er ist ein Bewunderer männlicher Stärke und wäre auch selbst gern stark. Ersatzweise stellt er sich gern vor, der Beschützer anderer schwächerer Menschen zu sein. Er macht sich Illusionen über die Zukunft und bleibt hierdurch extrem anfällig für weitere Enttäuschungen. Gerade diese Enttäuschungen lösen Alkoholexzesse aus. Unter deren Einwirkung werden dann aggressive Ausbrüche begünstigt.

Auf der positiven Seite steht die gute Begabung bei Oliver, sowohl eine allgemeine intellektuelle Begabung wie auch eine Begabung im Sinne einer raschen praktischen Auffassungsgabe. Diese Stärken müssten ihm, falls er nicht aus den zuvor genannten Gründen immer wieder abstürzt, Erfolge möglich machen und Gelegenheiten zur Selbstbestätigung eröffnen. Solche Gelegenheiten dürfen nicht verpasst werden, sie müssen ihm, wo immer möglich, zugespielt werden. Über »Leistung« müsste es möglich sein, diesen Jugendlichen zu »gewinnen« und ihn bei seiner Ehre zu packen. Zu nutzen wäre auch die Bereitschaft Olivers, Vorbildern zu folgen und diesen zuliebe eine Leistung zu erbringen.

Oliver muss, wenn verhindert werden soll, dass er in seinen frühreifen, eigensinnig gestalteten Daseinskampf in sozial randständigen Milieus zurückkehrt und darin versinkt, sehr eng geführt und in erzieherische Zwangslagen gebracht werden. Er benötigt einen sehr engen erzieherischen Rahmen. Es besteht eine gewisse Hoffnung, dass er einen solchen Rahmen trotz seiner frühreifen Selbstständigkeit noch einmal tolerieren und nicht ausbrechen würde, wenn es gelänge, seine schon erwähnte Abhängigkeit von Lob und Erfolg auszunutzen, zum Beispiel, indem man ihn zügig zu einer qualifizierten Ausbildung und beruflichen Anerkennung hinführt.

7 Zur Einschätzung von Aufmerksamkeitsstörungen, Hyperaktivität und Impulsivität

Vorschau

ICD 10: F90.0, F90.1, F98.8

Die diagnostischen Kriterien für das ADHS sind unscharf und haben fließende Übergänge in die Normalität. Hyperaktivität, Impulsivität und Ablenkbarkeit sind physiologische Verhaltens- und Wahrnehmungsmuster des jungen Kindes, die im ADHS persistieren. Sie sind auch klassische Parameter des Temperaments. Um die Definition des ADHS nicht weiter zu strapazieren, sollten wir unter verschiedenen Arten von Hypermotorik, Unaufmerksamkeit und Impulskontrollschwäche nur jene Formen als ADHS bezeichnen, die in den diagnostischen Manualen genauer beschrieben sind, d.h. primär Aufmerksamkeitsprobleme in Form des spezifischen Wahrnehmungsstils der Ablenkbarkeit, sekundär Hypermotorik und Impulsivität, aber nur bei Koinzidenz mit diesem spezifischen Wahrnehmungsstil. Andere Formen eines Mangels an Konzentration, andere Formen der motorischen Unruhe und Formen der Impulsivität, ohne Hinweis auf das Vorliegen einer spezifischen Aufmerksamkeitsstörung, sollten nicht in das ADHS eingeschlossen werden, auch wenn sie ebenfalls auf Methylphenidat ansprechen.

ADHS-Probanden zeigen teilweise eine verminderte Ansprechbarkeit auf neurovegetative Reize. Im PET kann man sehen, dass bestimmte Probanden mit ADHS ihre Hirnstoffwechselaktivität anders lokalisieren als Gruppen ohne ADHS. Es dürfte sich hier freilich um verschiedene Normvarianten des Stoffwechsels handeln. Die Befunde beweisen nicht den »Sitz« des ADHS.

Die populäre Annahme, dass ADHS eine Dopaminmangelkrankheit sei, ist ebenso irreführend. Dopaminmangel, besser: Die verminderte Verfügbarkeit dieses Transmitters im synaptischen Spalt, ist hinsichtlich der ursächlichen genetischen Merkmale inzwischen gut aufgeklärt. Diese Merkmale haben aber einen unklaren Bezug zu verbreiteten Auffälligkeiten des Verhaltens, weit über das ADHS hinaus. Auch das noradrenerge Transmittersystem und weitere hirnphysiologische Funktionsbereiche sind offenbar am ADHS beteiligt. Hyperaktive Unruhe kann tierexperimentell auf unterschiedlichen Wegen erzeugt, aber stets mit Methylphenidat behoben werden. Dieses Medikament erhöht die Verfügbarkeit von Dopamin im postsynaptischen Spalt. Andere Medikamente, die bei ADHS ebenfalls wirksam sind, tun dies nicht. Sie haben einen anderen biochemischen Wirkmechanismus. Mit dem Wissen um die Biochemie des Methylphenidats sind dessen Effekte auf die Symptome des ADHS also nicht aufgeklärt. Methylphenidat hat vermutlich eine vom Entstehungsmechanismus des ADHS unabhängige »symptomatische« Wirkung.

Entwicklungsgestörte Kinder sind in hoher Zahl hyperaktiv. Bei diesen Kindern lässt sich gut verfolgen, dass frühe Verhaltens- und Wahrnehmungsmuster persistieren. ADHS-Probanden zeigen bei neuropsychologischen Experimenten eine hohe Variabilität der Leistungen, abhängig von ihrer Motivation, und kein spezifisches Profil. Die Probanden sind im Prinzip zu normalen Aufmerksamkeitsleistungen fähig. Die Symptomatik des ADHS ist somit auf einer hohen Stufe von Komplexität angesiedelt. Auf dieser Stufe kann das Kind freie Entscheidungs- und Wahlmöglichkeiten nutzen und sein Verhalten willkürlich steuern, bzw. auf dieser Basis Habituationsmuster ausbilden.

Methylphenidat wirkt auf diese Endstrecke des Verhaltens ein und hilft mit, eine höhere psychische Aktivierung und Motivationsbereitschaft zu erreichen. Die Wirksamkeit des Methylphenidats ist nicht mehr und nicht weniger imstande, die Existenz einer »Krankheit« ADHS zu beweisen, als Morphine aufgrund ihrer Wirksamkeit die Existenz von »Schmerzsyndromen« oder Diazepamderivate die Existenz von »Angstsyndromen«. Selbstverständlich kann auch eine symptomatische Behandlung segensreich wirken. Zur besseren Orientierung innerhalb der Symptomatik wird empfohlen, zwischen »einfachem« (idiopathischem), »kompliziertem« und »symptomatischem« ADHS sowie »ADHS ähnlichen« Störungen zu unterscheiden.

Psychotrauma, Reizüberflutung, Deprivation, kognitive Überforderung und autistoide Kontaktschwächen können die Symptomatik des ADHS aggravieren. Bei einem stark psychotraumatisch wirksamen Lebensumfeld sollte sogar erwogen werden, ob nicht die hinter dem ADHS stehende Noxe das wichtigere Problem darstellt. Das ADHS wäre dann nur ein Epiphänomen. Bei einer autistoiden Kontaktstörung schließlich kann das aufbrausende Verhalten lediglich so aussehen wie ein ADHS, ohne wirklich diese Bezeichnung zu verdienen. Es handelt sich in solchen Fällen um die Koinzidenz des Autismus mit einer ausgeprägten Impulskontrollschwäche, nicht jedoch mit Aufmerksamkeitsstörungen.

Zur diagnostischen Klärung des ADHS wird eine persönliche Exploration, besser eine Beobachtung auffälligen Verhaltens, zum Beispiel im Zusammenwirken mit den Bezugspersonen empfohlen. Der Schweregrad der Störung ist weniger gut aus der Häufigkeit angekreuzter Verhaltensmerkmale herauszulesen, weil dort die entscheidenden Fragen des Gelingens oder Scheiterns sozialer Interaktionen, der verfügbaren Ressourcen und des Zustands der familiären Beziehungen nicht thematisiert werden. Die besonders schwer betroffenen Patienten benötigen ergänzende soziale Hilfen in Schule und Elternhaus.

Die zurzeit empfohlene Basistherapie besteht in psychoedukativen Elterngesprächen, Elterntrainings und verhaltenstherapeutischen Interventionen, die durch Eltern und Lehrkräfte durchgeführt werden. Die Eltern sollen mit den Kindern operante Techniken anwenden (Verstärkersysteme). Die noch bis zuletzt häufig eingesetzten kognitiven Verfahren (Selbstinstruktion, Selbstbestärkung) haben sich nicht als gleichermaßen wirksam erwiesen. In unseren klinischen Populationen vorwiegend jugendlicher Patienten überwiegen freilich Fälle, die mit keiner der genannten Methoden angemessen behandelt werden können. Hier stehen soziale Hilfen und konfliktorientierte Therapieansätze ganz im Vordergrund.

Durch die Behandlung mit Methylphenidat kann kurzfristig eine spürbare Entlastung in Schule und Elternhaus erreicht werden. Die Medikation muss von psychoedukativen Gesprächen begleitet werden. Die Medikation sollte Wegbegleiter für eine begrenzte Wegstrecke sein. Kind und Bezugspersonen müssen eigene Bewältigungsstrategien entwickeln. Der messbare Erfolg von Methylphenidat in langjähriger Verschreibung ist nicht ähnlich eindrucksvoll wie jener im kurzen Verlauf. Das Medikament kann zum Symbol eines überhöhten Leistungsdrucks werden, verbunden mit einer irrationalen Angst vor dem Absetzen. Absetzversuche sollten frühzeitig die Wahrnehmung schärfen, welchen Unterstützungsbeitrag Methylphenidat wirklich noch leistet.

Der Beitrag einer langfristigen Einnahme von Methylphenidat für die Verbesserung der Persönlichkeitsentwicklung ist zweifelhaft. Die Analogie einer Stimulantien-Langzeittherapie mit einer Substitutionstherapie bei Hypothyreose oder einer Rezidivprophylaxe bei Psychosen ist verfehlt. Letztlich ist die Langzeittherapie nur mit einer eventuellen Verbesserung der »Lebensqualität« begründbar. Hier stellt sich die grundsätzliche Frage, ab welcher Ausprägung individueller Persönlichkeitsmerkmale die Medizin moralisch legitimiert ist, an der Lebensqualität mitzuwirken, bzw. ob auf diesem Wege überhaupt mehr Lebensqualität erreichbar ist.

Aggressive und dissoziale Persönlichkeitsfehlentwicklungen sind jedenfalls mit fortgesetzter Medikation nicht überzeugend beeinflussbar. Studien haben ergeben, dass die soziale Prognose günstig ist, wenn während des Aufwachsens keine sozialen Risikofaktoren vorlagen. Zu dieser günstigen Prognose trug die Frage, ob Methylphenidat verabreicht wurde, nicht entscheidend bei. Bei schlechten sozialen Bedingungen war auch die Prognose der Persönlichkeitsentwicklung schlecht. Auch diese Prognose war durch Methylphenidat nicht entscheidend zu ändern. Neuerdings wird dem Methylphenidat zugeschrieben, es könne das bekanntermaßen hohe Suchtrisiko vermindern. Allerdings ist unklar, welcher Anteil des Suchtrisikos überhaupt auf das Konto der Hyperaktivität geht. Das höchste Risiko für Suchtverhalten geht vermutlich auch bei Vorliegen von ADHS immer noch von den negativen Sozialfaktoren aus.

Essay

Wie kann aus dem breiten Spektrum der Phänomene ein Kernsyndrom ADHS herausgefiltert werden?

Die Zukunft wird zeigen, ob den uns anvertrauten Kindern und Jugendlichen mit der »Entdeckung« und Popularisierung des ADHS ein Gefallen erwiesen wurde. Die diagnostischen Kriterien sind unscharf und erlauben, selbst in der Hand des Geübten, mühelos den Einschluss von 3 bis 5 % aller Kinder. Bei nur geringfügiger Ausdehnung der Kriterien und in der Hand des Laien gelangen wir zu 15 % und mehr, denen diese Diagnose zugedacht werden kann und am Ende auch zugedacht wird, zum Beispiel in der Wahrnehmung von Lehrern in den ersten beiden Grundschulklassen.

Alle zentralen Phänomene des ADHS nehmen ihren Ausgang vom Grundrepertoire des Verhaltens junger Kinder. Die unwillkürliche Aufmerksamkeit des Säuglings persistiert im »attention deficit«, die Hyperaktivität und Impulsivität sind persistierende physiologische Muster, die eigentlich mit der Entwicklung der Apparate zur Affektkontrolle allmählich verschwinden sollten, wenn die neuronale Reifung ungestört vorangeht. Zahlreiche Faktoren können diese Reifung stören, genetische und perinatale Einflüsse, sowie psychotraumatische Einflüsse, die über lange Zeiträume einwirken, auch jenseits der Frühentwicklung. Wir haben es mit einem klassischen Temperamentsmerkmal zu tun, das in hoher Ausprägung, aber eben nur dann, den Rang eines klinischen Syndroms erlangt. Wir haben es – auch schon unterhalb der klinischen Relevanz – mit einem klassischen Faktor der psychischen Vulnerabilität zu tun.

Bei genauem Hinsehen können wir unterschiedliche Arten von Hyperaktivität mit unterschiedlicher Entstehung unterscheiden:

1. Die motorische Unruhe und Reizbarkeit von Kindern und Jugendlichen, die unter Anspannung stehen und zudem unter einer hohen psychophysiologischen Erregbarkeit leiden. Diese Unruhe ist vereinbar mit guten Konzentrationsleistungen (F43.24)

2. Die konstante, reizunabhängige erethische Unruhe bestimmter hirnfunktionsgestörter, meist schwerbehinderter oder autistischer Kinder (Kanner Autismus; F84.4, F84.1)
3. Die Bewegungsunruhe bei Dyskinesien und motorischen Koordinationsstörungen (F82, G24, G25)
4. Die hyperaktive Unruhe von Kindern mit einem Aufmerksamkeitsdefizitproblem (F90.0)

Wir können auch unterschiedlichen Arten von Impulsivität unterscheiden:

1. Die solitäre Impulsivität von Kindern und Jugendlichen mit einer Affektkontrollschwäche, oft begleitet von weiteren Schwächen der Ich-Struktur und Kontaktstörungen. Die Betroffenen wirken selbstunsicher. Sie orientieren sich sozial unsicher. Es kommen in dieser Gruppe auch Asperger Autisten vor. Allen gemeinsam ist, dass sie nach Auslösern, die andere oft nicht durchschauen, heftig ausrasten und die affektive Kontrolle verlieren können. Sie haben anschließend oft keinen persönlichen Bezug zu ihrem Anfall und gehen zur Tagesordnung über (F84.5, F93.8).
2. Die Impulsivität von Jugendlichen mit einer Borderline-Persönlichkeitsstruktur. Diese Struktur erscheint als Verschärfung der oben beschriebenen strukturellen Schwäche und tritt mit zunehmendem Alter in Kindheit und Jugend immer stärker in Erscheinung. Darin liegt auch ein wichtiger Unterschied zum ADHS. Es kommt zu heftigen Erregungen und aggressiven Übergriffen, begleitet von Hassgefühlen und Misstrauen (F60.31).
3. Die schweren Impulsdurchbrüche von Kindern und Jugendlichen mit angeborenen oder erworbenen hirnfunktionsabhängigen Störungen. Typische Beispiele sind die Hypophysentumoren und andere Tumoren der vorderen Hirnabschnitte sowie Kinder mit schwer einstellbarer Epilepsie (G40) aufgrund frühkindlicher Hirnschädigungen, auch postencephalitische Syndrome.
4. Die Impulsivität von Kindern in Verbindung mit rasch wechselnder Aufmerksamkeit, Ablenkbarkeit und Hyperaktivität (F90.1).

Schließlich können wir mehrere Formen der Aufmerksamkeitsstörung unterscheiden:

1. Die kognitive Verlangsamung und Ermüdbarkeit der Konzentrationsleistungen nach Schädel-Hirn-Traumen (F07.2).
2. Die Ermüdung und nachlassende Konzentrationsleistung bei Kindern, die intellektuell überfordert sind und sich dagegen wehren oder aus anderen Gründen psychische Gegenwehr leisten, wenn man Leistung von ihnen verlangt (F83).
3. Die stille »Verträumtheit« von psychisch retardierten und in der Regel zugleich ich-strukturell gestörten Kindern, deren Aufmerksamkeit in Nebenrealitäten abgleitet (evtl. F48).
4. Die fluktuierende und den Fokus wechselnde Aufmerksamkeit und hohe Ablenkbarkeit in Verbindung mit Hyperaktivität (F90.0).

Zur Vermeidung diagnostischer Diffusität liegt es im klinischen Interesse, das ADHS-Konzept auf die Varianten unter Punkt 4 einzugrenzen. Dies wird in der ICD 10 auch versucht. In der Praxis ufert der Gebrauch des ADHS-Konzeptes aber trotzdem auf alle anderen Bereiche aus. In der DSM IV kann zum Beispiel auch eine Aufmerksamkeitsstörung ohne Hyperaktivität (F98.8) diagnostiziert werden. In der ICD 10 wird diese Störung nicht in den engeren Zusammenhang mit dem ADHS-Konzept gestellt. Fraglich ist, ob es dieses Störungsbild ohne eine hinzutretende ich-strukturelle Störung überhaupt gibt. Außerdem werden »Mischformen« für möglich gehalten.

Wie hoch ist die Spezifität des ADHS anhand neurobiologischer Befunde?

Die bisherige Forschung bestätigt unsere Annahme, dass ADHS eine wenig spezifische, statt dessen variable und variantenreiche psychophysiologische Reaktionsform ist, keine »Krankheit«, die man hat oder nicht hat. Nur wer sich mit biologisch gestützten Behauptungen konfrontiert sieht, die etwas anderes suggerieren, sollte sich auch als Psychotherapeut mit den folgenden Darlegungen vertraut machen.

Neurophysiologie

Bei hyperaktiven Kindern wurde ein vermindertes Ansprechen des autonomen Nervensystems (Hautwiderstand, Herzfrequenz, EKG und EEG) auf emotionale Reize gefunden. Diese lösten nur schleppende und geringfügige Antworten aus (Taylor 1986). Dasselbe Phänomen fand sich allerdings auch bei Kindern mit unterschiedlichen Entwicklungsstörungen (Maxwell et al. 1974) und sogar bei einer breit gestreuten Mischgruppe verhaltensgestörter Probanden, unabhängig davon, ob diese hyperaktiv waren oder nicht (Delamater und Lahey 1983). Wenn wir also anhand dieses vegetativen Reaktionsmusters einen psychologischen Typus definieren wollten, dann müssten wir uns mit sehr allgemeinen Beschreibungen begnügen. In Umkehr dieses Musters ließe sich feststellen, dass Individuen, deren autonomes Nervensystem rasch und empfindlich reagiert, vorwiegend nicht zur ADHS-Risikogruppe gehören (Conners 1975). Klinisch ist bekannt, dass vegetativ leicht erregbare Menschen zur Ängstlichkeit tendieren.

Bei bestimmten Kindern mit Aufmerksamkeitsdefizit konnte schon vor 20 Jahren unter psychischen Auslösereizen eine verminderte Glukosestoffwechselaktivität in den frontalen Abschnitten des Cortex und im Striatum beobachtet werden (Positronen-Emissions-Tomographie – PET; Lou 1984). Bei Kindern mit Schulversagen aufgrund einer Minderbegabung, die nicht unter Hyperaktivität litten, waren die Aktivitätsminderungen in anderen Hirngebieten ausgeprägt. Man konnte also mit Hilfe der PET anhand lokalisierbarer Hirnstoffwechselaktivitäten neuronale Funktionsmuster unterscheiden und versuchen, diese dem ADHS zuzuordnen. Bei den Eltern hyperaktiver Kinder konnte man ähnliche Muster wie bei den Kindern feststellen, selbst dann, wenn die Eltern nicht unter offensichtlicher Hyperaktivität litten (Zametkin et al. 1990).

Bei aller Faszination für die Darstellungen in der PET mussten wir uns damals darüber im Klaren sein, dass hiermit lediglich Stoffwechselvorgänge lokalisierbar wurden, über deren pathologische Bedeutung wir nichts wussten. Außerdem betrafen die Messungen nur kleine, schlecht ausgelesene Gruppen. Offenbar existieren abhängig von bestimmten Populationen und Auslösereizen unterschiedliche Muster des Hirnstoffwechsels, die in Form von Schwerpunkten der Stoffwechselaktivität sichtbar gemacht werden können. Über die Lokalität eines »Defektes« war hiermit nichts gesagt. Alternativ war denkbar, dass wir hier lediglich etwas über adaptive Prozesse der Hirnfunktion erfuhren und physiologische neuronale Reaktionsmuster in ihren Varianten zu sehen bekamen. Dann wären wir durch PET nur daran erinnert worden, dass es unterschiedlich reagierende Menschen gibt, selbstverständlich auf genetischer Grundlage.

Auf die Frage, ob die Hyperaktivität eine besondere und spezifische Reaktionsform ist, konnten uns PET-Untersuchungen keine Antwort geben. Schon heute gibt es Hinweise, dass nicht alle hyperaktiven Probanden in der PET die gleichen Stoffwechselmuster aufweisen. Es ist mehr als wahrscheinlich, dass die ADHS-Probanden weitere psychophysiologische Eigenschaften gemeinsam haben, die zwar mit dem ADHS korrelieren aber für dieses keine zwingende Voraussetzung sind. Die PET-Ergebnisse können sich also statt auf das ADHS auch auf diese anderen Eigenschaften der Probanden beziehen.

Bei Laien entstand angesichts der PET-Bilder das Missverständnis, dass der »Sitz« der Hyperaktivität sichtbar und nachweisbar sei. Es stellte sich die trügerische Gewissheit ein, dass es sich um eine Krankheit handele. Das PET-Verfahren hat aber bislang weder bei der Hyperaktivität noch bei anderen hirnfunktionsabhängigen Störungen, etwa bei den Zwängen, etwas zur Klärung ihrer nosologischen Spezifität beigetragen.

Nach wie vor sind Messungen der Stoffwechselaktivität mit bildgebenden Verfahren sinnvoll, zum Beispiel, wenn sie dazu dienen, Veränderungen der emotionalen Reaktionsmuster als Folge von Psychotherapie sichtbar zu machen. Dies ist eindrucksvoll bei der Traumatherapie gelungen. Die modernere Methode ist die transkranielle Magnetstimulation. Für sie gelten die gleichen Einschränkungen bezüglich der Aussagekraft. Bislang wurden bei ADHS-Probanden Enthemmungen im Bereich des motorischen Kortex sowie auf Bahnen durch das Corpus callosum nachgewiesen, wiederum als Ausdruck aktueller Funktionsmuster und Verwertbarkeit bei der Suche nach Spezifität des ADHS (Buchmann et al. 2003, Moll et al. 2000, Rubia et al. 1999, Sergeant 2000). Weitere Funktionsuntersuchungen zeigen strukturelle und funktionelle Auffälligkeiten im Bereich des präfrontalen Kortex, des anterioren Gyrus cinguli sowie der Basalganglien, im Corpus callosum sowie im Cerebellum (Bush et al. 1999, Castellanos et al. 2002, Moll et al. 2000, Roessner et al. 2004, Rubia et al. 1999, Sowell et al. 2003).

Genetik und Biochemie

Sowohl der Katecholamin- (dopaminerge Rezeptoren) wie auch der Noradrenalin-Stoffwechsel wurden erforscht und können mit ADHS in Verbindung gebracht werden. Für eine schlüssige Zuordnung einzelner biochemischer Mechanismen und Hirnareale zum ADHS reicht die Befundlage indes nicht aus. Die Befunde lassen stets die Annahme zu, dass zahlreiche weitere psychische Auffälligkeiten ein ähnliches neurobiologisches Profil haben. Biedermann und Spencer (2000) nehmen an, dass neben den dopaminergen Rezeptoren das noradrenerge Neurotransmittersystem und das posteriore Aufmerksamkeitsnetz beteiligt sind. Hyperaktive Kinder haben eine verminderte Noradrenalin-Ausscheidung mit verminderter Verfügbarkeit von Noradrenalin an den hierfür vorgesehenen Synapsen. Unter der Gabe von Amphetamin kann verfolgt werden, wie diese Spiegel weiter absinken – vermutlich durch negative Rückkopplung.

Am besten erforscht wurden die Zusammenhänge des ADHS mit dem Dopamin-Stoffwechsel. In populären Schriften wird der Eindruck vermittelt, ADHS sei eine erwiesene Dopaminmangelkrankheit und dieser Mangel könne durch Methylphenidat behoben werden. »Dopaminmangel« ist ein bei Verhaltensauffälligkeiten weit verbreiteter biochemischer Parameter mit unklarer Bedeutung. Einige genetische Faktoren, die für eine verminderte Verfügbarkeit von Dopamin im synaptischen Spalt verantwortlich sind, konnten inzwischen identifiziert werden, zum einen die Dopaminrezeptoren Gene DRD-4 und DRD-5 sowie das DAT1-10 Transporter-Gen (Asherton und IMAGE-Consortium 2004). Allerdings sind diese genetischen Polymorphismen in der Bevölkerung weit verbreitet und erklären jeweils nur 5 % der Verhaltensvarianz. Diese Forschungsbeiträge lassen sich bislang nur als Beiträge zur Aufklärung unspezifischer Vulnerabilitätsfaktoren einstufen. Diese Forschung unterstreicht die klinische Hypothese, dass es sich beim ADHS um ein weit verbreitetes Temperamentsmerkmal handelt, das sich bis in die Normalität hinein verdünnt. Erst die Kumulation weiterer Risikofaktoren, zum Beispiel exogene Noxen, aber auch psychotraumatische Einflüsse (Rutter et al. 2002,

Sandberg 2002) und hirnorganisch begründbare Hirnreifungsstörungen, bringen uns an den Punkt eines klinisch identifizierbaren Syndroms.

Seit langem ist bekannt, dass Hyperaktivität tierexperimentell auch ohne Dopaminmangel erreicht werden kann. Zum Beispiel gelingt dies pharmakologisch durch Provokation eines Adrenalinmangels (Shaywitz et al. 1985). Wiederum das gleiche Ergebnis lässt sich durch eine Läsion des präfrontalen Kortex erzielen (Jacobsen 1935). Schließlich lässt sich Hyperaktivität experimentell erzeugen, indem man ein Versuchtier früh vom Muttertier trennt, in Isolation aufzieht und somit psychisch traumatisiert (Sahakian und Robbins 1979). Die Studien legen also nahe, dass die Verhaltensmerkmale des ADHS auf unterschiedliche Weise zustande kommen können. Bei psychisch schwer belasteten Versuchspersonen konnten sekundär erniedrigte Dopaminwerte gemessen werden. Bei hyperaktiven Menschen hingegen wurden solche erniedrigten Werte nur in einer Teilgruppe gefunden. Die neurobiologischen Befunde weisen also teilweise auf unspezifische genetische Anlagen *(traits)* hin, teilweise bilden sie sogar nur einen momentanen Funktionszustand ab *(state)* (Bowden et al. 1988, Rogeness et al. 1982).

Tierexperimentell ist Methylphenidat stets wirksam, unabhängig davon, wie die Hyperaktivität verursacht wurde. Methylphenidat scheint also eine unspezifische symptomatische Wirkung zu entfalten. Dies gilt, obwohl der gut aufgeklärte biochemische Angriffspunkt des Methylphenidats auf den ersten Blick ideal zur zuvor erwähnten Dopaminhypothese zu passen scheint. Methylphenidat stimuliert zum einen die Ausschüttung des Neurotransmitters Dopamin aus den präsynaptischen Vesikeln, zum anderen hemmt es die Dopamintransporter und damit die Wiederaufnahme von Dopamin. Dadurch steht extrazellulär mehr Dopamin zur Verfügung. Dieser Effekt wirkt sich nun aber auf dopaminerge Rezeptoren in verschiedenen subcortikalen Zentren aus. Dopaminrezeptoren sind im Hirnstoffwechsel weit verbreitet. In der Formatio retikularis führen dopaminerge Erregungen zum Beispiel zu einer allgemeinen Vigilanzsteigerung. Vorstellbar sind weitere Wirkungen, die sich auf eine allgemeine psychische Reorganisation auswirken könnten. Letztlich muss der dopaminerge Effekt des Methylphenidats außerhalb oder »hinter« den unterschiedlichen Mechanismen liegen, die ADHS-Symptome auslösen.

Nachdenklich stimmt, dass neben Methylphenidat andere, biochemisch vollkommen anders in den Hirnstoffwechsel eingreifende Substanzen, ebenfalls bei ADHS wirksam sind. Das historisch erste wirksame Medikament gegen Hyperaktivität war Amphetamin, das auf den Noradrenalinstoffwechsel einwirkt. Mit der aktuellen Neueinführung von Atomoxetin (Noradrenalin-Wiederaufnahmehemmer) wird an das alte Wissen erinnert, dass auch die im Noradrenalinstoffwechsel angreifenden Wirkstoffe einen Effekt auf die Symptome des ADHS haben können. Letztlich ist anzunehmen, dass die Stoffwechselprozesse, die mit ADHS ähnlichen Verhaltensmustern einhergehen, vielfältig und komplex sind, wobei stets auch Prozesse an Dopaminrezeptoren mitwirken, deren genaue Dynamik aber nicht bekannt ist.

Entwicklungsneurologie

Es liegt nahe zu vermuten, dass die Erscheinungen des ADHS eine enge Verbindung zu zerebralen Reifungsverzögerungen haben. (Gillberg et al. 1983, Taylor et al. 1994) Entwicklungsgestörte Kinder, mit Störungen der Sprachentwicklung und der intellektuellen Entwicklung, auch solche mit diskreten hirnorganischen Auffälligkeiten, Kinder mit Störungen der Motorik und mit Defiziten in Teilbereichen der Kognition, sind in großer Zahl auch hyperaktiv und/oder aufmerksamkeitsgestört. Wenn man umgekehrt die Gesamtmenge hyperaktiver Kinder zugrunde legt, ist der Anteil entwicklungsgestörter

Kinder natürlich geringer (Reeves at al. 1987, Werry et al. 1987). Gerade wenn man diese wichtige Schnittmenge von Kindern mit Entwicklungsrückständen und gleichzeitiger Hyperaktivität ansieht, wird deutlich, dass die Hyperaktivität zu großen Teilen das Erbe des MCD-Konzeptes angetreten hat (siehe Nachlese).

Neuropsychologie

Es hat neben den genetischen, den physiologischen und biochemischen auch neuropsychologische Versuche gegeben, die Spezifität der hyperaktiven Symptome zu erfassen. Die Forscher standen vor unüberwindlichen Schwierigkeiten. Während wir als Kliniker meinen, das Verhalten der ADHS-Kinder auf Videos und mit Fragebögen evaluieren zu können, in der Untersuchung direkt beobachten zu können und anhand der Schilderungen von Eltern und Lehrern konkretisieren zu können, entgleiten diese Phänomene einer genaueren experimentellen Analyse. Die kognitiven Leistungen, deren Einschränkung vermeintlich zum ADHS führt, sind mit einigen klassischen Testverfahren erfassbar: dem *Continuous Performance Test* (Roshwold et al. 1956), dem *Matching Familiar Figure Test* (Kagan 1964) und dem *Reaktionszeit* Test (Sonnya-Barke und Taylor 1992). Es hat sich jedoch gezeigt, dass diese Messungen nicht, wie vermutet, die Bestimmungsstücke der hyperaktiven Aufmerksamkeitsstörung abbilden. Die Störung entsteht offenbar nicht auf den schmalen Zuflüssen kognitiver Teilleistungen, sondern erst nach dem Zusammenfluss auf einer breiten und komplexen Endstrecke des Verhaltens und der Erlebnisverarbeitung. Hier hängt zum Beispiel sehr viel von der Motivation des Kindes und der Bereitschaft zur Mitwirkung ab (McGee und Share 1988, Prior und Sanson 1986).

Daher können wir bei einem Kind, das wir als »aufmerksamkeitsgestört« bezeichnen, nicht zuverlässig erwarten, dass es in Aufmerksamkeitstests schlecht abschneidet. Wir können bei einem Kind, das wir als impulsiv bezeichnen, nicht sicher sein, dass es bei einem Test, der Impulsivität misst, schlecht abschneidet. Die entsprechenden Tests zeigen, dass diese Kinder in allen diesen Bereichen fakultativ normale Leistungen bringen können, allerdings eine höhere Fehlerquote haben (Sergeant 1988, Sergeant et al. 2003), so dass der Nachweis von Mängeln in diesen Funktionen für das ADHS nicht so beweiskräftig ist, wie man eigentlich vermuten würde. Hyperaktive Testpersonen können zum Beispiel auch wichtige von unwichtigen Informationen gut unterscheiden, sie können encodieren und decodieren. Sie haben auch keine besonderen Probleme bei der Hierarchisierung von Reizen. Es konnte von einigen Forschern gezeigt werden, dass sich ADHS-Patienten auf einem verbreiterten Band von besseren und schlechteren Aufmerksamkeitsleistungen bewegen und den Fokus an den Rand, nicht in die Mitte dieses Bandes lenken. Aber auch dieses Ergebnis konnte widerlegt worden. Verwirrenderweise schneiden ausgelesene hyperaktive Patienten in einigen Tests schlecht ab, die ausdrücklich nicht von der Aufmerksamkeitsleistung abhängen.

Es gibt gewisse Hinweise, dass hyperaktive Kinder auf Reize, die sie zunächst richtig aufnehmen und verarbeiten, mit einer »falschen« unpassenden Handlung reagieren. Gerade dieser Forschungsansatz lehrt uns, dass die meisten Verhaltensprobleme hyperaktiver Kinder auf der Stufe der *exekutorischen Funktionen,* also einer hohen Stufe von Komplexität angesiedelt sind. Auf dieser Stufe kann das Kind bereits freie Entscheidungs- und Wahlmöglichkeiten nutzen und sein Verhalten bewusst oder halb bewusst steuern und entsprechende Habituationsmuster ausbilden. Wenn dies nicht so wäre, dann wäre auch nicht zu verstehen, warum kognitive und übende Therapien bei einfachen Aufmerksamkeitsstörungen so guten Erfolg zeigen. Es mangelt den Kindern nicht grundsätzlich an der Fähigkeit zur Fokussierung der Aufmerksamkeit und Kontrolle der

Motorik, sondern es mangelt ihnen von Fall zu Fall und von Augenblick zu Augenblick an der inneren Kraft, sich zu einem bestimmten Verhalten zu motivieren.

Eine wichtige Rolle spielt daher die Frage, ob es einem Kind möglich war, richtige Verhaltensmuster einzuüben und ob es einem Kind durch entsprechende Vorerfahrungen und Gewohnheiten »Spaß« macht, ein bestimmtes (kontrolliertes) Verhalten auszuüben. Es geht auch um die Frage, wie ein Kind bestimmte Verhaltensweisen bewertet. Diese komplexen motivationalen Fragen bringen ein Kind offenbar dazu, bei einer Sache zu bleiben und andere Einfälle zu unterdrücken. Ein Kind tut dies einer Person oder einer Aufgabe zuliebe und in Erwartung eines Erfolges.

Wenn es einem Kind nicht gelingt, bereitliegende Gedanken und Gefühle zu unterdrücken, nennen wir dieses Kind impulsiv. Es ist den Kognitionsforschern wichtig darauf hinzuweisen, dass die ADHS-Kinder nicht impulsiv reagieren, weil sie unter hohem affektiven Druck stehen. Sie sind vor allem impulsiv, weil sie Verhaltensmuster, die ihnen in den Sinn kommen, nicht engagiert genug unterdrücken und beiseite schieben. Impulsive Kinder geben schnelle ungenaue Reizantworten. Sie nehmen sich zu Beantwortung weniger Zeit (Taylor et al. 1991, Fuhrmann und Kendal 1986, Sergeant et al. 2003). Andere Forscher haben hingegen bei ihren ADHS-Gruppen gefunden, dass diese Kinder nicht vorschnell reagieren, sondern ausreichend lange zögern, dann aber sehr ungenau reagieren (Sandberg 1978, Firestone und Martin 1979).

Die hier sichtbar werdenden Widersprüche können teilweise durch die Unterschiedlichkeit der ADHS-Populationen erklärt werden. Die zuletzt genannte Gruppe war neben ADHS noch durch Entwicklungsverzögerungen gekennzeichnet. Es ist offensichtlich, dass lernschwache Kinder, wenn man sie zur Eile anspornt, kognitiv noch langsamer werden, während sie motorisch immer noch hyperaktiv sein und impulsiv reagieren können.

Immer wieder zeigt sich bei den Experimenten, dass die ADHS-Probanden keine starren Reaktionsmuster besitzen, sondern ihre Art zu reagieren stark von den erlebten Umständen abhängt, insbesondere von ihrer augenblicklichen Motivation, ihrer Zu- oder Abneigung und ihrer Neugier (Barke et al. 1992). Alle hyperaktiven Kinder benötigen jedoch stärkere motivationale Anreize, um sich mit einer Aufgabe zurechtzufinden und dabei ruhig zu bleiben. Ohne Zweifel kann das Methylphenidat wirksam mithelfen, eine höhere Aktivierung, Stimulierung und somit Motivationsbereitschaft zu erreichen. Auf keinem anderen Weg gelingt dies so rasch und frappierend wie mit einer Medikation. Die Langzeitwirkungen sind allerdings weniger eindrucksvoll.

Wie könnte im Gebrauch des ADHS-Konzeptes dessen klinische Mehrdeutigkeit besser zum Ausdruck kommen?

Die Forschungslage bestätigt unseren klinischen Verdacht, dass ADHS ein komplexes Verhaltensmuster ist, das mit Anpassungs- und Verarbeitungsvorgängen und mit Selbstmotivation zu tun hat. Dieses Muster ist die Endstrecke sehr verschiedener Störungen und Irritationen. Immerhin besitzt diese Endstrecke einen »Wiedererkennungswert«, sie hat eine gewisse klinische Prägnanz. Der dazugehörige neuronale Prozess wird im präfrontalen Kortex koordiniert und umgeschaltet. Das Medikament Methylphenidat wirkt auf diese Endstrecke ein. Die genaue Wirkungsweise ist nach wie vor unklar. Jedenfalls hat die Wirkung wenig mit den verschiedenen Auslösern dieses Prozesses zu tun. Die Wirkung ist rein symptomatisch, nicht ursächlich. Bei dieser Befundlage können wir uns nicht damit begnügen, vor einer Therapieplanung lediglich die Symptome des ADHS zu ermitteln. Die Symptomatik sagt über die genaue Beschaffenheit des zugrunde liegenden psychischen Problems nicht genug aus. Zwar kommt es nicht selten vor, dass die klassischen Phänomene der hyperaktiven Aufmerksamkeitsstörung tatsächlich keine weitere Erklärung finden, in anderen Fällen liegen jedoch hinter der Symptomatik weitere Probleme verborgen, die bei der Planung einer Therapie unbedingt zu beachten sind.

Wir können die diagnostische Aufgabe, die sich hier stellt, mit der differentialdiagnostischen Suche nach den Ursachen für den »Kopfschmerz« vergleichen.

Das *einfache ADHS* entspricht in unserem Vergleich dem *essentiellen oder idiopathischen Spannungskopfschmerz,* beim dem sich bis auf psychische Belastungsfaktoren und konstitutionelle Faktoren keine ursächlich behandelbaren Krankheiten finden lassen. Wir müssen ähnlich wie beim ADHS darauf verweisen, dass der Kopfschmerz eine klassische, dem Organismus eigene Reaktionsform ist, dessen genaue Physiologie nicht geklärt ist. Wir müssen dem Patienten zeigen, wie er mit dieser Symptomatik umgehen soll, z. B. wie er Schmerzauslöser vermeiden kann und wie er sein Leben planen muss. Der Patienten muss über Chancen und Gefahren des Umgangs mit Schmerzmitteln aufgeklärt werden.

Hiervon abgrenzen und neu definieren möchten wir ein *symptomatisches ADHS.* Dieses entspricht dem *symptomatischen Kopfschmerz.* Der Schmerz weist hier auf eine zugrunde liegende Erkrankung hin: Bluthochdruck, Zervikalsyndrom, Meningismus und anderes. Alle medizinischen Anstrengungen richten sich auf die Behandlung der primären Erkrankung, selbst dann, wenn wir befürchten müssen (z. B. bei Zervikalsyndrom), dass sich der Schmerz inzwischen habituiert hat und Wechselwirkungen mit dem Zervikalsyndrom eingegangen ist. Im Falle des ADHS entdecken wir vor allem chronische Überforderungssituationen bei Schwachbegabten, massive Aktualkonflikte oder hohe psychische Belastungen bei deprivierenden und traumatisierenden Lebensumständen. Diese Sachverhalte verlangen unsere ganze therapeutische Anstrengung. Wir können sie auch unabhängig vom ADHS klassifizieren: als Belastungsreaktionen (F43), als Störung des Sozialverhaltens (F91), als Bindungsstörung (F94.2). Wir wissen, dass derartige Belastungen die ADHS-Symptomatik im Sinne einer frühen Störung der neuronalen Reifung ursprünglich hervorgebracht haben können. Für die Therapie wichtiger ist aber der Umstand, dass diese Belastungen die Manifestation des ADHS auch in der Aktualität immer noch stark beeinflussen. Nur von einer Behandlung dieser Probleme dürfen wir uns eine Erleichterung der Symptome des ADHS versprechen, nicht von einer Fokussierung auf die Symptome des ADHS. Die symptomatische Behandlung der Leitsymptome des ADHS ist hier nachrangig. Bei einer Gesamtschau der Probleme ist sie allenfalls zur vorübergehenden Erleichterung der Situation geeignet.

In Weiterverfolgung unseres Vergleichs mit dem Kopfschmerz können wir ein *kompliziertes ADHS* definieren. Dieses entspricht dem *chronifizierten und habituellen* und durch viele Begleitumstände in seinem Verlauf verschlimmerten (ursprünglich idiopathischen) Kopfschmerz. Das Schmerzsyndrom wird verschlimmert durch eine psychogene Fixierung auf die Symptomatik, durch Depressionen, Analgetikaabusus und anderes. Im Falle des ADHS erleben wir Karrieren, bei denen verschiedene Risikofaktoren zusammentreffen und die Verarbeitung des hyperaktiven Verhaltens erschweren. Das durch seine Eigenart »schwierige« Kind kann zum Beispiel resignative Haltungen einnehmen, in eine Beziehungskrise zu den Eltern geraten, zu aggressiven Ausbrüchen neigen und aggressive Reaktionsmuster in sein Verhaltensrepertoire übernehmen. Das Kind kann ein negatives Selbstbild entwickeln und kränkbar werden. Es kann aus motivationalen Gründen oder wegen Überforderung in der Schule versagen. Im Unterschied zum *symptomatischen ADHS* gehen wir hier nicht davon aus, dass ein klar ersichtlicher externer Belastungsfaktor für die Auslösung des ADHS zuständig ist. Wir haben es beim *komplizierten ADHS* lediglich mit aggravierenden Faktoren zu tun, wie sie etwa durch das Auftreten von zusätzlichen Störungen des Sozialverhaltens manifest werden (F90.1)

Es gibt eine Reihe weiterer Erscheinungen, die von der Kerngruppe des *idiopathischen ADHS* abgegrenzt werden sollten. Ein Vorschlag zur Benennung dieser Erscheinungen wäre die Bezeichnung *andere ADHS-ähnliche Störungen*. Diese könnte man in unserem Beispiel in Analogie zu *Migränekopfschmerzen* oder *atypischen Gesichtsschmerzen (Prosopalgie)* setzen, also zu Erscheinungen, die an derselben Lokalisation auftreten, jedoch eine andere Schmerzqualität aufweisen und auch therapeutisch anders zu behandeln sind, wobei bekanntlich auch herkömmliche Schmerzmittel bei diesen besonderen Phänomenen herangezogen werden können. Bei oberflächlicher Betrachtung könnte man auch hier von »Kopfschmerzen« sprechen. Im Bereich des ADHS denken wir vor allem an Patienten mit sozialen Empathiestörungen und Kontaktstörungen, an Patienten mit Dyskinesien und schließlich an solche mit hyperaktiver Unruhe, aber ohne das spezifische Aufmerksamkeitsdefizit. Besonders notorisch ist die erethische Unruhe von Kindern mit Hirnfunktionsstörungen, und auch die allgemeine motorische Unruhe, die mit den Dyskinesien einhergeht, ist hier zu nennen.

Kinder und Jugendliche mit markanten Auffälligkeiten im sozialen Kontakt verhalten sich bisweilen aggressiv aufbrausend, weil sie meinen, sich nur so gegen vermeintliche Bedrohungen wehren zu können. Sie brechen dabei impulsiv in Rasereien aus oder verüben präventive Rundumschläge. Ohne Zweifel ist in diesen Fällen stets sorgfältig zu prüfen, ob die Merkmale des ADHS wirklich separat von der erwähnten Dynamik der Kontaktstörung erfasst werden können oder ob sie fehlen. Kombinationen von Kontaktstörungen und ADHS kommen zwar häufig vor, sind jedoch nicht obligat. Jedes dieser Merkmale verdient eine separate Würdigung.

Hinzu kommt, dass viele der hyperaktiven und zugleich markant kontaktgestörten Kinder lediglich unter hoher Irritabilität sowie Impulskontrollproblemen, nicht jedoch unter Aufmerksamkeitsstörungen sensu strictu leiden. Es darf mit gutem Recht gezweifelt werden, ob dieser Symptomenkomplex wirklich jenem Komplex entspricht, den wir als ADHS bezeichnen. Anamnestisch kommt heraus, dass diese Jugendlichen schon in ihrer Kindheit höchst konzentriert an intellektuellen Aufgaben arbeiten konnten, wenn man sie »in Ruhe ließ« und ihnen einen fest gefügten Schonraum bot. Sie waren nicht durch beliebige Störreize ablenkbar, nur durch soziale Situationen, die sie nicht durchschauen konnten. Diese Schwierigkeiten setzen sich bis in die Jugend fort. Medikamentös kann man auch hier an Methylphenidat denken. Allerdings kann diesen Patienten mit neuroleptischer Medikation, z.B. mit Risperidon oft noch besser geholfen werden. Psychotherapeutisch bekommt man die Impulsdurchbrüche erst in den Griff, wenn die Betroffenen lernen, sich von sozialen Situationen, die sie leicht missverstehen, fern zu halten und es vorziehen, sich innerhalb enger Verhaltensroutinen zu bewegen.

Die erwähnte motorische Unruhe erethischer Kinder mit schweren Behinderungen kann von der Hyperaktivität der ADHS-Kinder ebenfalls recht gut unterschieden werden. Sie ist gleich bleibend und gleichförmig, kaum abhängig von der Reizaufnahme oder von der Beziehungssituation oder der Motiviertheit. Die unwillkürliche Bewegungsunruhe dyskinetischer Kinder wird ebenfalls nicht von den klassischen Aufmerksamkeitsstörungen begleitet. Die Dyskinesien werden von den betroffenen Kindern bisweilen mit hypermotorischem Willkürverhalten überspielt. Dieses reaktive Verhalten ist aber letztlich nur eine Phänokopie jener Unruhe, die wir vom ADHS kennen.

Welche klinischen Verbindungen verlaufen vom ADHS zur Aggressivität?

Kliniken werden immer häufiger aufgefordert, den Zusammenhang zwischen einem in der Kindheit festgestellten oder vermuteten ADHS und einer in der Jugend aufbrechenden und für pathologisch befundenen Aggressivität herzustellen. Damit verbindet sich die Erwartung, dass ADHS gewissermaßen eine psychiatrische Krankheit sei, aus der sich die Genese der Aggressivität ableiten ließe (Farrington 1990).

Der Krankheitswert und die nosologische Prägnanz dieses Syndroms werden dabei überschätzt. Aggressives Verhalten ist oft schon in der Kindheit, als ursprünglich die Diagnose ADHS aufgebracht wurde, ein zentrales Thema gewesen oder bildete sogar den Anlass für Überlegungen in Richtung auf ein ADHS. Später droht die Gefahr eines diagnostischen Zirkelschlusses: Eine impulsiv aggressive Disposition, die zunächst als ADHS tituliert wurde, wird später gewissermaßen mit sich selbst erklärt.

Eigentlich kommt Aggressivität in der Definition des ADHS nicht vor. Aggressivität gehört in die lange Liste der *Komorbiditäten*. Das ADHS-Konzept im engeren Sinne umfasst Besonderheiten der Aufmerksamkeitssteuerung, der Impulskontrolle und der Motorik. Diese Besonderheiten zeichnen schon das Kleinkind aus, sind von da an durchgehend vorhanden. Wie erwähnt, machen diese Eigenschaften einen Teil dessen aus, was als »Temperament« bezeichnet wird.

Bei oberflächlicher Betrachtung erscheint es, als fange alles mit ADHS an und als ergäbe sich die *komorbide Aggression* später daraus oder werde zumindest begünstigt. Alle von uns schon zuvor zusammengestellten experimentalpsychologischen und klinischen Erkenntnisse besagen aber, dass auch schon die Impulsivität, Hyperaktivität und Aufmerksamkeitsstörung im Sinne des ADHS keine einfachen Verhaltens»radikale«, sondern komplexe Verhaltens»stile« sind. Als solche sind sie typische Endstrecken und Endprodukte des Verhaltens. Ihnen ist freilich gemeinsam, dass angeborene Faktoren eine wichtige Rolle spielen können.

Wir haben bereits betont, dass wir die wirkliche Bedeutung dieser konstitutionellen Faktoren nicht einschätzen können, bevor wir nicht andere wichtige Einflussgrößen ermittelt oder ausgeschlossen haben: *Psychotrauma, Reizüberflutung, Deprivation, kognitive Überforderung (Sprachentwicklungsverzögerung* oder *globale Minderbegabung)* und *sozial-emotionale Orientierungsschwäche* bzw. *Kontaktschwäche*. Bei Psychotrauma und Deprivation haben wir das Gedankenspiel unternommen, ein *symptomatisches ADHS* zu postulieren, weil wir in diesen Fällen die hinter dem ADHS stehende Störung wichtiger einstufen als das bloße »Symptom« ADHS. Dyskinesien, auch wenn sie psychoreaktiv überlagert sind, sehen nur ähnlich aus, sind aber nicht dasselbe wie ADHS. Die Wutanfälle und die impulsive Reizbarkeit bei sozial-emotional unbeholfenen Kindern sehen ebenfalls nur so ähnlich aus wie hyperaktive Impulsivität, werden aber ebenfalls von erfahrenen kinderpsychiatrischen Diagnostikern nicht mit ADHS verwechselt. Das Gleiche gilt für die erethische Unruhe geistig stark eingeschränkter hirnorganisch stigmatisierter Kinder. In allen Fällen könnte man die Unruhe als Phänokopie des ADHS, nicht aber als genuines ADHS-Symptom bezeichnen. Alle Entstehungsmechanismen führen natürlich im Endeffekt und nach längerer Habituation zu hirnfunktionellen Fehlanpassungen mit entsprechenden biologischen Befunden.

Welche Erfolge sind von den evaluierten Therapieverfahren zu erwarten?

Therapieansatz: Stimulantien mit Beratungsangeboten

Auf der symptomatischen Endstrecke sind alle betroffenen Personen gleichermaßen wirksam mit Stimulantien behandelbar. Das heißt, die Wirkung der Psychostimulantien (Fokussierung der Aufmerksamkeit und Hemmung der unwillkürlichen Unruhe) ist unspezifisch. Sie erstreckt sich auch auf Personen, die nicht ernsthaft unter einer ADHS-Symptomatik leiden (Timimi 2002). Damit ist Methylphenidat nicht mehr und nicht weniger imstande, die Existenz einer »Krankheit« ADHS zu beweisen, als Morphine aufgrund ihrer Wirksamkeit die Existenz von »Schmerzsyndromen« beweisen können oder Diazepamderivate aufgrund ihrer Wirksamkeit die Existenz von »Angstsyndromen«. In allen Fällen würde man sich erst dann mit einer längeren symptomatischen Behandlung abfinden, wenn man sich vergewissert hätte, dass alle zur Symptomatik beitragenden Faktoren erkannt und behandelt wurden. Auch die überlegene Wirksamkeit einer alleinigen symptomatischen Therapie würde einen Arzt in den genannten Beispielen nicht davon abhalten, eindringlich nach den Ursachen zu forschen (Jureidini 1996, Carey 1998). Die Frage kann nicht lauten, ob es bei einer so unscharfen Definition wie dem ADHS zulässig sei, ein Medikament einzusetzen. Selbstverständlich kann eine Medikation, auch wenn sie als »bloß« symptomatisch einzustufen ist, hilfreich bei der Bewältigung eines Leidenszustandes sein.

Zunächst muss sich jeder Therapeut, der eine Medikation in Betracht zieht, jedoch vergewissern, ob die Probleme, die als ADHS vorgetragen werden, auch wirklich in diesen Phänotyp hineingehören. Die Popularisierung des ADHS-Konzepts bringt es mit sich, dass Eltern und auch Lehrkräfte in den Schulen unzutreffende Mutmaßungen anstellen. Die Conners Skalen für Eltern und Lehrer sind brauchbare Hilfsmittel, wertvoller und treffsicherer ist jedoch die persönliche Exploration. Die Fragebögen stellen keine höhere Objektivität her, sondern erhöhen das Risiko von Fehleinschätzungen. Die Zahl der angekreuzten Items sagt nicht viel darüber aus, wie die Betroffenen die Hyperaktivität subjektiv bewerten und wie sie mit der Symptomatik und mit dem Kind, das diese aufweist, zurechtkommen. Die Kriterien schließen Verhalten ein, das nicht zwingend eine behandlungsbedürftige Hyperaktivität signalisiert.

In persönlichen Explorationen der Angehörigen kann besser erfasst werden, ob wichtige Personen im Umfeld des Kindes durch dessen Verhalten überfordert sind und ob sich diese Überforderung auf die Grundlagen des persönlichen Glücks und des Wohlergehens dieses Kindes auswirkt. Hierzu zählt

- die Intaktheit seiner sozialen Beziehungen,
- seine Stimmungen,
- die Entfaltung seiner Interessen,
- seine soziale Teilhabe und Anerkennung,
- sein Schulerfolg.

Wichtige Hinweise zur Indikation der medikamentösen Behandlung gewinnen wir aus der Beobachtung der Interaktion zwischen Angehörigen und Kind, vor allem wenn das Kind beim Gespräch mit den Eltern anwesend ist. Hyperaktive Kinder und Jugendliche können mit der ohnehin schwierigen Situation, in der sie zuhören müssen, während über sie gesprochen wird, besonders schlecht umgehen. In dieser Situation können Eltern-Kind-Interaktionen gut beobachtet werden. Wir gewinnen Hinweise auf den Grad der elterlichen Erschöpfung und die Toleranz der Eltern, ihren Erziehungs- und Interventionsstil. Auf einer Jugendlichenstation kann natürlich das Gelingen oder Scheitern sozialer Interaktionen besonders gut verfolgt werden, ebenso das Gelingen oder Scheitern affektiver Kontrolle in geschützten und ungeschützten Situationen und in Abhängigkeit von einem bestimmten Kontext. Das ruhige, von Außenreizen und Sozialkonflikten abgeschirmte Therapiegespräch ist keine geeignete Beobachtungsplattform.

Die erwähnten Beobachtungsbögen von Conners (1969) eignen sich vorzüglich zur Erfassung der Wirksamkeit einer neu begonnenen Medikation. Die Bezugspersonen, insbesondere auch Lehrer, werden aufgefordert, vor, während und auch nach einer probatorischen Behandlung mit Methylphenidat, die Bögen auszufüllen. Zur besseren Objektivierung sollten einige Beobachter nicht darüber informiert sein, dass das Kind Methylphenidat erhält.

Die besonders schwer beeinträchtigten hyperaktiven Patienten benötigen im Alltag verfügbare soziale und psychotherapeutische Hilfen. Hierzu zählen Familienhelfer und Hilfskräfte im Unterricht. Diese zusätzlichen Kräfte können nicht ständig verfügbar sein und müssen daher gezielt für die besonders sensiblen Zeiten im Tagesablauf vorgesehen werden. Ein Streit ist darüber entbrannt, welche Kinder »schwer« genug betroffen sind, damit sie auf Kosten des Jugendamtes eine solche Einzelbetreuung in Anspruch nehmen können.

Die Angehörigen unserer klinischen Patienten benötigen Einzelgespräche zur Bearbeitung ihrer persönlichen Notlage. Typisch ist, dass sich Krisen der Familie, die ursprünglich andere Ursachen hatten, mit dem Streit um die Erziehung des ADHS-Kindes verquicken und kaum noch auseinander gehalten werden können.

Außerhalb der Klinik ziehen zahlreiche Familien mit hyperaktiven Kindern von standardisierten Informationsveranstaltungen Nutzen. Hier werden Erklärungsmuster für hyperaktives Verhalten gegeben und geeignete Erziehungshaltungen empfohlen. In der Klinik überwiegen allerdings individuelle Problemstellungen, die vom Curriculum solcher Aufklärungsgruppen nicht erfasst werden oder sogar im Widerspruch hierzu stehen. Wir müssen zum Beispiel Väter oder Mütter betreuen, die, obwohl sie ihr Kind lieben, kurz davor stehen, ihr Kind zu misshandeln oder zu verstoßen. Wir müssen diese Eltern davon überzeugen, dass es besser ist, wenn ihr Kind Abstand von der Familie bekommt und den Nachmittag in einer Tagesgruppe verbringt, die den Tagesablauf für das Kind strukturiert und die Hausaufgaben betreut. Wir müssen die Mitarbeiter einer Tagesgruppe supervidieren, damit sie in die Lage versetzt werden, ein extrem schwieriges Kind mit ADHS noch zu tragen. Wir müssen dem Team eine Medikation mit Methylphenidat dringend nahelegen, obwohl die Mitglieder eventuell aus pädagogischer Überzeugung Medikamente ablehnen. Wir müssen mitunter gemeinsame Sitzungen mit Lehrern und Eltern einberufen und so den Eltern die eklatanten Leistungsschwächen des Kindes nahe bringen sowie eine Umschulung empfehlen.

Wir müssen nicht selten eine Lehrkraft bitten, sich klar zu machen, in welchem Umfang die Unruhe eines bestimmten Kindes situationsspezifisch ist, begründbar durch Überforderung und nicht replizierbar im Elternhaus oder in sozialen Gruppen. Wir müssen bestimmte Pädagogen bitten, nicht die »ADHS-Karte« zu ziehen, und das Problem dieses Kindes nicht unnötig zu medikalisieren. Zusammenfassend müssen wir also teilweise gegen den Wunsch einer Medikation Bedenken erheben, teilweise müssen wir die Betroffenen ausdrücklich zur Medikamentation ermutigen und Bedenken zerstreuen.

Am wohlsten fühlen wir uns bei der Indikation für Methylphenidat, wenn wir mit dessen Hilfe nicht nur eine frappierende Abnahme der äußeren Unruhe und inneren Sammlungsfähigkeit erleben dürfen, sondern gleichzeitig eine spürbare Entlastung in den vorher beschriebenen Konfliktbereichen, in Schule und Elternhaus, erreichen können und wenn es den Betroffenen gelingt, durch die Erfahrung neuer Möglichkeiten und Erfolge im Verlauf einiger Monate neue Bündnisse zu schließen, neue Motivation und neuen Glauben an sich selbst zu gewinnen, positive Seiten der Beziehung wieder zu entdecken, in einer Therapie wichtige Erkenntnisse zu sammeln und Übungsergebnisse zu verankern. Ziel muss es sein, hemmende und negativistische Haltungen aufzulösen und Übungsergebnisse zu einem sich selbst tragenden Erfolg werden zu lassen.

Möglichst bevor Methylphenidat zum Einsatz kommt, sollten die Familien die psychologischen Zusammenhänge und die eigene Beziehungsdynamik durchschaut haben, das heißt nicht nur die Symptomatik des Kindes, sondern auch die Tücken ihrer eigenen Reaktionsweise. Therapieerfolge müssen auf der Beziehungsebene einschätzbar werden, nicht nur auf der Ebene messbaren und beobachtbaren Verhaltens. Die Therapie mit Methylphenidat muss, ähnlich wie sich dies für jede Medikation gehört, von ärztlichen Kontrollgesprächen begleitet werden. In diesen fragt der Arzt nach Kriterien der Wirksamkeit, nach Appetit, Wachstum und Schlaf des Kindes, nach eventuellen Tics und neurologischen Zeichen. Die Bekräftigung des kindlichen Einverständnisses mit der Therapie ist ein weiteres, ständig zu wiederholendes Thema. Erweiterte Gespräche thematisieren die Selbstvorwürfe der Eltern, die Entlastung von den verhängnisvollen Schuldgefühlen, eine vernünftige Einsicht in die Andersartigkeit des Kindes und die darin liegenden erzieherischen Herausforderungen sowie die Grundregeln besonders konsequenten Erziehens, ohne wegen der Strenge ein schlechtes Gewissen zu bekommen. Die zuletzt genannten Themen nehmen routinemäßig in den Elterntrainings großen Raum ein.

Die Gespräche sollten so geführt werden, dass die Betroffenen nach geeigneter Zeit – dies kann nach einem Jahr oder zwei Jahren sein – einverstanden sind, einen Auslassversuch zu unternehmen. Besonders positiv ist es einzuschätzen, wenn die Familien die Wirkung des Methylphenidats zu schätzen wissen, sich aber nicht auf die ständige Verfügbarkeit dieser Wirkung fixieren, sondern neue Toleranzen für ein gedeihliches Zusammenleben bestimmen können.

Ein Kind, das unter Methylphenidat in ein bis zwei Jahren nicht eigene Bewältigungsmechanismen aufbauen konnte, wird voraussichtlich auch längerfristig und auch mit fortgesetzter Hilfe von Methylphenidat nicht an dieses Ziel gelangen. Methylphenidat kann ebenso wenig viele Jahre nach Behandlungsbeginn noch einen Schulerfolg herbeiführen, der bislang ausgeblieben ist. Auch nach langem Verlauf eines ADHS sind allerdings noch wichtige Entdeckungen vorstellbar, wie die Motivation zum Lernen verbessert werden könnte. Aber Methylphenidat wird bei diesem Prozess nach allen vorliegenden Erfahrungen keine entscheidende Rolle mehr spielen. Ebenso gilt, dass Eltern, die über lange Zeit trotz der Unterstützung des Kindes mit Methylphenidat keine positive feste und klare Beziehung zu ihrem schwierigen Kind erreicht haben, im Jugendalter nicht mehr darauf hoffen dürfen, dass Methylphenidat ihnen bei dieser Angelegenheit weiterhilft.

Methylphenidat ist bezüglich des Schulerfolgs und der Auflösung familiärer Krisen lediglich Wegbegleiter für eine begrenzte Wegstrecke. Immer wieder erleben wir, dass Methylphenidat bei langjährigen Verschreibungen nur noch eine Alibifunktion inne hat. Die sprichwörtliche Angst der Eltern geht dahin, dass die bisherige Philosophie des schulischen Kämpfens und Durchhaltens in sich zusammenfallen könnte, wenn das Methylphenidat wegfiele. Es handelt sich meist um Patienten, die an der Obergrenze ihres Leistungsvermögens operieren und einen Schulerfolg in einer Grenzsituation ihrer Begabung erreichen wollen. Mit der Einnahme von Methylphenidat wollen sie den gewünschten Erfolg erkämpfen. Im Falle des Scheiterns erhält unweigerlich ADHS die Schuld.

In diesen Fällen ist es ausgesprochen schwierig, die Angehörigen davon zu überzeugen, dass die Einnahme extrem hoher Mengen von Methylphenidat keinen Beitrag zum

Schulerfolg mehr leistet, ja nicht einmal die Hoffnung auf Erfolg oder die Bereitschaft für Leistungsanstrengungen begünstigt. Methylphenidat kann hier von einem positiv erlebten Hilfsmittel zu einem Symbol des selbst auferlegten oder von den Eltern stammenden Leistungsdrucks werden oder zum Auslöser von Leistungsängsten degenerieren. Die beste Methode, diesen mit falschen Erwartungen befrachteten Behandlungsplan abzuwenden, besteht darin, rechtzeitige und wiederholte Absetzversuche anzumahnen. So kann erfahrbar gemacht werden, welche Wirkungen überhaupt erwartet werden dürfen. Es zeigt sich bei Jugendlichen oft genug, dass die Unterschiede zwischen Befinden und Leistungsvermögen mit und ohne Methylphenidat minimal sind. Magischen und überhöhten Auffassungen über die Wirkung des Methylphenidat kann so frühzeitig vorgebeugt werden.

Therapieansatz: Elterntraining, Verhaltenstherapie und das Design der MTA-Studie

Die Selbstinstruktionstherapie, in kleinen Lerngruppen durchgeführt und in Verbindung mit Gruppenveranstaltungen für die Eltern, bildeten lange Zeit das Rückgrat und den Grundstock des therapeutischen Angebots für hyperaktive Kinder. Jede medizinisch geleitete Therapieplanung nahm von diesem Verfahren ihren Ausgang. Inzwischen werden operante Verstärkungsverfahren im Rahmen verhaltenstherapeutischer Therapiemaßnahmen bevorzugt. Diese Therapieformen müssen im Gesundheitssystem vergütet werden. Dies geschieht in der Regel auch. Einige Einschränkungen waren hinsichtlich der Selbstinstruktion stets zu bedenken. Kliniker begegneten immer wieder Fällen, in denen die Ressourcen eines übenden Verfahrens ausgereizt waren. Auch durfte nicht übersehen werden, dass unter den Kindern, die von diesem Angebot profitierten, solche waren, die sich auch ohne Therapie im Laufe der ersten Schuljahre immer besser an die Anforderungen des schulischen Alltags angepasst hätten. Auf der anderen Seite des Spektrums standen Kinder, für die von vornherein klar war, dass das Angebot eines Selbstinstruktionstrainings nicht ausreichte und durch andere Angebote ergänzt oder sogar ersetzt werden musste.

Es ist heute Standard, dass diese Therapieform mit Elterntrainings und psychoedukativen Beratungsgesprächen verbunden wird. Die Untersuchungen besagen, dass mit Therapieangeboten dieser Art Wirksamkeit erreicht wird (Horn et al. 1991, Woraich 1978). Allerdings konnte ebenfalls gezeigt werden, dass die Kombination psychotherapeutischer Angebote mit einer Medikation noch deutlich wirksamer ist als die Psychotherapie allein. Die ursprüngliche Hoffnung, dass sich die Aggregation verhaltenstherapeutischer Therapiemodule, zum Beispiel die Beratung und Anleitung der Eltern, der Lehrer, der Kinder im schulischen und häuslichen Bereich, gegenseitig befruchten und in Kombination den Erfolg noch deutlich besser werden lassen, hat sich nicht bestätigt. Der Beitrag, den die Verhaltenstherapie zum messbaren Therapiefortschritt beitragen konnte, ist letztlich nach den Ergebnissen der Studien (Braswell et al. 1997) nicht höher, sondern eher geringer als der messbare Erfolg der Stimulantientherapie. Die größte und weitaus am besten kontrollierte MTA-Studie (1999) kommt sogar zu dem Schluss, dass die psychotherapeutischen Maßnahmen zum gesamten Therapieerfolg keinen signifikanten Beitrag leisten. Die psychotherapeutischen Hilfen bestanden in einem ganzen Bündel von Maßnahmen zur Anleitung und Unterstützung des Kindes und seines Umfeldes.

Dieses ernüchternde Ergebnis bestätigt, dass Hyperaktivität und Ablenkbarkeit vor allem in ihrer unkomplizierten Form, das heißt ohne Komorbidität, in der Kindheit relativ leicht medikamentös beeinflussbare Verhaltensmuster sind. Dementsprechend werden die Behandlungserfolge in den Therapiestudien hinsichtlich gut erfassbarer »Leistungen« *(performance)* ermittelt. Die vor allem bei den älteren ADHS-Kindern und Jugendlichen im Vordergrund stehenden komplexen Verhaltens- und Anpassungsstörungen und sozialen Defizite *(social skills)* werden in den Studien entweder gar nicht oder nur ungenügend abgebildet.

Auch die MTA-Studie gewichtet diesen für die soziale Langzeitprognose so wichtigen Bereich nicht besonders hoch. Immerhin zeigen sich gerade in diesem Bereich *(social skills)* gewisse Vorteile der psychotherapeutischen Hilfen im Vergleich zur reinen Medikation. Diese Vorteile wären vermutlich noch deutlicher ausgefallen, wenn die angewandten Therapieverfahren flexibler und individueller auf die Probleme der sozial und emotional besonders schwierigen Kinder abgestimmt gewesen, das heißt am Einzelfall orientiert gewesen wären. Gerade dieses entscheidende Qualitätsmerkmal jeder Psychotherapie kommt aus methodisch verständlichen Gründen in allen Therapiestudien zu kurz oder gar nicht vor. Kurioserweise kamen in der MTA-Studie eher jene Patienten, die ausschließlich mit Medikamenten behandelt wurden, in den Genuss einer individuell angepassten hoch professionellen Beratung und Führung, während die Patienten, die eine Kombination aus Medikation und Psychotherapie erhielten, nach festem Schema innerhalb eines Programms mit vielen unterschiedlichen Hilfskräften betreut wurden. Die Patienten, die ausschließlich Psychopharmaka erhielten, wurden, anders als dies in der Routine der Fall sein dürfte, von Experten exzellent geführt und engmaschig beraten. Dabei wurde die medikamentöse Therapie immer neu angepasst.

Die unzweifelhafte Erfolgsbilanz der alleinigen Therapie mit Methylphenidat, die in der MTA-Studie wiederum bestätigt wird, erinnert an die Erfolgsbilanz der medikamentösen Therapie von Spannungskopfschmerzen: Auch sie können allein durch Medikamente eindrucksvoll beseitigt oder beherrscht werden. Zwar vermögen auch psychotherapeutische Techniken, etwa Entspannungsübungen, den Kopfschmerz günstig zu beeinflussen, aber der medikamentöse Effekt ist rascher und deutlicher, zumal bei sorgfältiger fachkundiger Führung durch den verschreibenden Arzt. Dennoch würde jeder verantwortliche und weitsichtige Behandler von einem Therapieregime, das sich langfristig nur auf die Medikation verlässt, abraten, weil hiervon in chronischen Fällen eines Kopfschmerzes keine langfristige Lösung zu erwarten ist. Kurz nach dem Absetzen der Medikation ist der Erfolg wieder in Frage gestellt. Die Dauermedikation beschwört neue Probleme herauf.

Das Risiko langfristiger Wirkungslosigkeit gibt es auch bei psychotherapeutischen Maßnahmen. Hier kann jedoch mehr dafür getan werden, dass sich die Patienten aktive Haltungen der Problembewältigung aneignen. Zur Bewertung der Ergebnisse der MTA-Studie ist wichtig zu wissen, dass der medikamentöse Therapieerfolg gemessen wurde, während die Medikation noch andauerte. Der Erfolg der psycho- und soziotherapeutischen Hilfen wurde erst mehrere Monate nach deren Beendigung gemessen (Pelham 1999). Der Behandlungsverlauf war mit 14 Monaten deutlich länger als in früheren Studien. Für eine Beurteilung des langfristigen Verlaufs war dies natürlich immer noch viel zu kurz.

Der Behandlungserfolg im längeren Verlauf hängt an Kriterien, die von keiner Therapiestudie bisher erfasst wurden. Wir müssten beurteilen können, ob es den betroffenen Patienten gelänge, ihre Probleme in die eigene Verantwortung und Verfügungsgewalt zu holen. Die Risiken des Misslingens der Eigenverantwortung dürften unter alleiniger Medikation höher sein als unter alleiniger Psychotherapie. Die besten Aussichten auf ein Gelingen dürften in der besonnenen Kombination beider Methoden liegen.

Die MTA-Studie misst also in erster Linie das kurzfristig durch Therapiemaßnahmen veränderbare Verhaltensprofil hinsichtlich Unruhe, Aufmerksamkeit, Lernausdauer, Geduld und Selbstorganisation. Es werden die Beobachtungen der Eltern und der Lehrkräfte zugrunde gelegt. Immerhin konnte die Studie zeigen, dass der Verbrauch an Methylphenidat geringer ist, wenn die Kinder gleichzeitig psychotherapeutische Hilfen empfangen.

Wie hoch ist der Bedarf an Therapie und wie kann diese aussehen? Die hohe Verbreitung ADHS ähnlicher Phänomene unter Kindern in den ersten beiden Jahren nach Schulbeginn verlangt, dass alle Grundschulen den Kindern Techniken zur Unterstützung der Aufmerksamkeitsleistungen und zur Verbesserung der Selbstorganisation vermitteln (Frölich et al.). Hier liegt eine generelle Aufgabe und Verantwortung der Schulpädagogik, die nicht an die Fachärzte, Psychotherapeuten, sozialen Dienste oder gar an die Pharmakotherapie delegiert werden kann. Gemessen nach den Conner Skalen, stehen bis zu einem Drittel aller Grundschüler im Verdacht unter ADHS zu leiden. Es ist gesundheitspolitisch und sozialpolitisch undenkbar, für dieses Drittel »Therapie« im Sinne des Sozialgesetzbuches V zu verlangen. Ein Ruf nach Hilfen für unruhige Kinder in dieser Größenordnung liefe darauf hinaus, dass der Therapiebegriff über alle Maßen ausgedehnt würde. Niemand würde widersprechen, wenn wir in diesem Fall die Gesellschaft als krank und therapiebedürftig bezeichnen müssten. Aber die Verantwortung und die Kosten für diese »Therapie« müsste die »kranke« Gesellschaft selbst in geeigneter Form übernehmen, nicht deren Gesundheitssystem und auch nicht deren Jugendhilfe. Das Schulsystem muss auf jeden Fall einen Beitrag leisten.

Es gilt also, die schuleigenen Ressourcen im Umgang mit aufmerksamkeitsgestörten Kindern zu verstärken. Dort, wo diese Ressourcen nicht mehr ausreichen, vor allem, wenn die ADHS spezifischen Verhaltensstörungen auch die Toleranzen der Eltern überschreiten, ist psychotherapeutische Hilfe angezeigt.

Diese kann in Form der erwähnten operanten Verstärkungsverfahren erfolgen. Das Selbstinstruktionstraining, bei dem Arbeitsblätter auszufüllen sind, kann hingegen vor allem von älteren Kindern als eine Form des Nachhilfeunterrichts erlebt werden und innere Widerstände auslösen, vor allem dann, wenn die Kinder unter Begabungsmängeln leiden, die ihnen in ihrer Umwelt nicht zugestanden werden. Inzwischen werden daher eher Ausbildungseinheiten für Eltern und Lehrkräfte empfohlen, bei denen die erwähnten operanten Techniken vermittelt werden. Mit diesen Methoden können wichtige Personen, mit denen sich die Kinder täglich auseinandersetzen, besser in den Therapieprozess eingebunden und fachlich angeleitet und vernetzt werden.

Alle bisher genannten Verfahren haben definitiv die Grenzen ihrer sinnvollen Anwendbarkeit erreicht, wenn das ADHS mit schweren innerfamiliären Beziehungsstörungen oder mit sozial-emotionalen Störungen einhergeht, beziehungsweise in diesen Tatbestand zu übersetzen ist. Dies ist bei unseren klinischen Populationen, die das Jugendalter erreicht haben und weiterhin stark im Sinne des ADHS verhaltensauffällig sind, der Fall.

Manchmal klammern sich Eltern oder auch Kinder an die Fortsetzung ungeeigneter Therapien. Dies mag daran liegen, dass neue Hilfsangebote, die ihnen angeboten werden, die sozialen Anpassungsschwierigkeiten der Kinder und auch die sozialen Belastungsfaktoren deutlicher ins Visier nehmen. Damit fühlen sich die Familien stärker beobachtet, stigmatisiert und zur Verantwortung gezogen. In der kognitiven Therapie werden Vorwürfe und Selbstvorwürfe weniger deutlich thematisiert. Der Ausfall hirnfunktioneller Leistungen wird in den Mittelpunkt gerückt, die möglicherweise schädlichen Lebensumstände der Kinder werden ausgeblendet.

Es geht nun darum, die Jugendlichen und ihre Familien dazu zu bewegen, familiäre Hilfen, Familienberatung, Tagesbetreuung, freizeittherapeutische Angebote oder soziales Gruppentraining anzunehmen. Aber auch kassenärztlich bezahlbare Einzelpsychotherapie kommt bisweilen in Betracht, wenn die Beziehungskonflikte depressiv verarbeitet werden und die Jugendlichen ausreichend problembewusst und reflexionsfähig sind.

Therapieansatz: Präventive Langzeitbehandlung

Problematisch wird die Frage jeder medikamentösen Behandlung erst in der langfristigen Perspektive. Hier ist zu fragen, ob von der medikamentösen Beeinflussung eines Symptoms für das Gesamt der Persönlichkeitsentwicklung positive Effekte erwartet werden dürfen. Es ist zu fürchten, dass diese Effekte ausbleiben und trotz der Medikation negative Effekte mehr und mehr kumulieren. Wenn tatsächlich günstige psychische Entwicklungen eintreten, ist zu fragen, ob diese überhaupt noch etwas mit der Verschreibung zu tun haben.

Wir haben dargelegt, dass Medikation in kürzerer Perspektive durchaus segensreich wirken kann, wenn sich die Unruhe zu Hause und in der Schule ausgesprochen destruktiv auswirkt, zum Beispiel, wenn sie die Förderung des Kindes verhindert oder eine wohlwollende, dem Kind zugetane Umwelt zu zerstören droht. Methylphenidat kann also für einen überschaubaren Zeitraum verabreicht werden, wenn unter begleitender Therapie erreicht werden kann, dass die Umwelt des Kindes belastbarer, zuversichtlicher und versöhnlicher wird und alle Betroffenen die ihnen gegönnte »Atempause« zu nutzen wissen (du Bois 2000).

Vor dem Hintergrund dieser Überlegungen muss mit Skepsis verfolgt werden, dass in den USA inzwischen vielfach die lebenslange Verschreibung von Methylphenidat propagiert wird, vergleichbar einer Substitution von Thyroxin bei Unterfunktion der Schilddrüse oder Vitaminen bei Avitaminosen, oder vergleichbar einer »Rezidivprophylaxe« bei Epilepsien, Psychosen, Malignomen, chronischen Entzündungen, Autoimmunerkrankungen. Da Methylphenidat im Hirnstoffwechsel die Verfügbarkeit von Dopamin an den postsynaptischen Rezeptoren verbessert, wurde ADHS als Dopaminmangelkrankheit apostrophiert. Dies suggeriert, dass die Behandlung mit Methylphenidat eine spezifische »Substitutionstherapie« darstellt. Hiervon kann jedoch nicht die Rede sein. Zuvor schon haben wir referiert, dass die ADHS-Symptome auf sehr unterschiedlichen Stoffwechselwegen zustande kommen, etwa auch unter Beteiligung von adrenergen Synapsen. Teilweise gehen sie nicht mit einem Mangel, sondern mit einem Überangebot von Dopamin einher. Andere Substanzen, die bei ADHS-Symptomen ähnlich wirksam sind wie Methylphenidat, greifen an ganz anderen Stellen des Hirnstoffwechsels an (zum Beispiel das klassische Amphetamin oder das neue antidepressive Atomoxetin).

Weil die medizinisch anmutenden Argumente einer »Substitution« oder »Prophylaxe« also abwegig sind, muss sich die Rechtfertigung einer Dauermedikation letztlich auf das Argument einer Verbesserung der Lebensqualität zurückziehen. Damit wird die Klassifikation des ADHS jedoch konterkariert. Immerhin streben die Diagnosemanuale danach, die Diagnose nur für solche Schweregrade zuzulassen, die eindeutigen Krankheitswert haben. Übrig bleiben Verdünnungsformen im Sinne des »Temperaments«. Es stellt sich die unbequeme Frage, in welchem Umfang und ab welcher Ausprägung individueller Temperamentsmerkmale die Medizin legitimiert ist, an der »Verbesserung der Lebensqualität« mitzuwirken, und ob überhaupt auf diesem Wege eine Verbesserung der Lebensqualität erreichbar ist. Im engeren medizinischen Bereich stellt sich eine ähnliche Frage bei der Einnahme von »Viagra« zur Verbesserung der sexuellen Potenz, oder beim mäßigen Alkoholgenuss zur Erleichterung dysphorischer Zustände oder – mit gleichem Ziel – bei der modischen Einnahme der neuen Stimmungsaufheller (Serenica). Die Grenzen zwischen rechtfertigender Verschreibung und Selbstmedikation, Gebrauch und Missbrauch werden hier fließend. Schon gar nicht kann aus der Tatsache, dass eine Person ein derartiges Medikament über lange Zeit zu sich nimmt, auf das Vorhandensein einer ernsthaften, eingrenzbaren Störung von Krankheitswert geschlossen werden.

Behandlungsverlauf und soziale Prognose bei ADHS

Auch der typische zeitliche Verlauf der ADHS-Symptome erschwert die Zuschreibung einer Diagnose mit »Krankheitswert«. Der Verlauf der Eigenschaften, die diese Diagnose begründen, ist nämlich stetig und kontinuierlich, wie wir es von »Dispositionen« kennen, nicht wie bei »Krankheiten« ein- oder zweigipfelig. Auch definierbaren Krankheiten kann natürlich eine Disposition vorausgehen. Der Krankheitscharakter ergibt sich erst dadurch, dass es in einem enger begrenzten Zeitraum zur Dekompensation, also zum Ausbruch der Krankheit, kommt. Die klassische ADHS-Symptomatik ist frühzeitig erkennbar. Im Grundschulalter – wo noch junge Kinder vor neuartige soziale und kognitive Anforderungen gestellt werden – wirkt sie besonders störend. Die Intensität der Symptomatik nimmt bis zum Erreichen der Reifezeit allmählich immer weiter ab. Die Wirkung von Stimulantien ist wohl aus diesem Grund gerade in der Kindheit besonders beeindruckend. Wie schon bei der Therapie der Aggressivität erwähnt, wird aggressiv-impulsives Verhalten weniger gut und weniger dauerhaft beeinflusst als die Aufmerksamkeitsleistung und die unwillkürliche motorische Aktivierung. Dies mag daran liegen, dass aggressives Verhalten erlernt und konditioniert und auf komplexe Weise mit der Identitätsentwicklung verknüpft ist.

Im Jugendalter kann sich trotz vorheriger Medikation eine aggressiv-dissoziale Symptomatik herausbilden, die auch mit fortgesetzten, nunmehr immer höheren Dosen von Methylphenidat nicht mehr überzeugend beeinflussbar ist, auch dann nicht, wenn impulsive Aggressionsdurchbrüche im Mittelpunkt stehen (Riddle und Rapoport 1976, Horn et al. 1978, Satterfield et al. 1982, August 1983, Barkley 1990). Zur Herleitung dieser ungünstigen Verläufe mit markanten Ausprägungen aggressiven Verhaltens kann das ADHS-Konzept nur noch indirekte und allgemeine Hinweise geben: Es kann verweisen auf das durch (ADHS spezifische) Misserfolge geprägte negative Selbstbild und auf die allgemeine familiäre Frustration und Erschöpfung. Schwerer wiegen hier jedoch weitere Einflussgrößen: die (posttraumatische) Verarbeitung erlittener Gewalt, ein beginnender Drogen- und Alkoholkonsum, manifeste familiäre Ausstoßungstendenzen und pathologische familiäre Beziehungsmuster mit extrem widersprüchlichen emotionalen Botschaften. Wir können nunmehr auch die Entwicklung von strukturellen Störungen der Persönlichkeit verfolgen, vor allem solche mit emotionaler Instabilität, aber auch mit Verkennungen der Realität und schizoid-paranoiden Reaktionsmustern.

Immer wieder stoßen wir unter den aggressiv dissozialen Jugendlichen auch auf solche, die im zwischenmenschlichen Verkehr auffällig unbeholfen wirken, sich emotional nur schwer verständlich machen können, in ihrer Umgebung Missverständnisse hervorrufen oder sich selbst missverstanden fühlen. Diese Eigenschaften sind steigerbar bis zur Charakteristik des Asperger Syndroms, bleiben meist aber weniger ausgeprägt. Selbst wenn ein betroffener Jugendlicher in der Vergangenheit als ADHS-Fall angesehen wurde, kann dieses Erklärungsmuster der Aggression hier nicht überzeugen.

Wenn sich soziale Missstände und Belastungen freilich mit einem ADHS spezifischen Temperament verbinden oder sogar für dessen Entstehung von Anfang an mit verantwortlich sind, ist der Weg zu Entstehung aggressiver Verhaltensmuster in besonderer Weise geebnet. Es kann kaum verwundern, dass die soziale Prognose dann besonders ungünstig wird, wenn eine Reihe von sozial schädlichen Faktoren zusammentreffen und vollends noch die Phänomene des ADHS beobachtbar sind. Hier lassen sich nur Erkenntnisse wiederholen, die aus der Sozialforschung allzu bekannt sind. Das ADHS ist, so betrachtet, lediglich ein weiterer, diesmal im Temperament begründeter Risikofaktor (Schachar 1981, Farrington et al. 1990). In diesen Fällen haben wir es mit einer Spielart des ADHS zu tun, die eine besondere Vorgeschichte früherer psychotraumatischer Einwirkungen hat, nicht allein auf genetische oder perinatale Faktoren zurückführbar ist und somit keine unabhängige, sondern eine abhängige Variable der sozialen Lebensumstände ist.

Bei Studien, die das ADHS in den Mittelpunkt der Betrachtung rücken, hat sich folgerichtig ergeben, dass die soziale Prognose günstig ist, wenn diese sozialen Risikofaktoren nicht vorliegen. Eine medikamentöse Behandlung konnte, wenn sie durchgeführt wurde, nichts mehr zu diesem ohnehin erreichten Erfolg beitragen (Charles und Schain 1981). Umgekehrt war die Prognose ungünstig, wenn soziale Risiken vorlagen. Auch Stimulantientherapie vermochte die Betroffenen nicht vor den negativen psychischen Auswirkungen eines schwierigen sozialen Umfeldes zu bewahren (Gittelman et al. 1985, Magnusson und Bergman 1990).

Frühe soziale Anpassungsstörungen erweisen sich in der Voraussage ungünstiger Verläufe als weitaus wichtiger, als alle sonst bekannten komorbiden Variablen der Psychopathologie. Weder die Schwere der ADHS-Symptomatik noch depressive Störungen oder andere Verhaltensstörungen wirken sich ähnlich ungünstig aus wie eine früh misslingende Interaktion zwischen Eltern und hyperaktivem Kind (Greene et al. 1997, Greene et al. 1999). Damit müssten Maßnahmen, mit denen die Eltern bei ihrer schwierigen Erziehungsarbeit unterstützt werden können, die höchste Priorität bekommen.

Ein weiterer wichtiger Aspekt der Prognose ist die Entwicklung eines Substanzabusus. Auch für die Suchtentwicklung ist aber nicht die bloße Existenz eines ADHS ausschlaggebend, sondern dessen Zusammentreffen mit weiteren Risikofaktoren. Vielfach wird in Studien sogar vermutet, dass nicht vom ADHS selbst die Suchtgefahr ausgehe, sondern nur von den negativen Sozialfaktoren, die natürlich ihrerseits überzufällig häufig mit ADHS assoziiert sind. Fälschlicherweise haben Gegner der Behandlung mit Methylphenidat in der Vergangenheit geargwöhnt, dass mit der Stimulantientherapie erst recht der Weg in die Sucht gebahnt würde. Der Verdacht lag nahe, weil tatsächlich im Jugendalter die therapeutischen Konsumenten mit den Betäubungsmittelkonsumenten hart aufeinander treffen. Berichte über eine Ausbeutung der Stimulantienverschreibung im Sinne von BTM-Verstößen sind glaubhaft und nachvollziehbar. Umso entschiedener muss die Gegenargumentation ausfallen. Diese kann sich darauf berufen, dass Phänomene einer psychischen oder körperlichen Gewöhnung bei Kindern noch nie zu beobachten gewesen sind. Es ist freilich noch zu früh, um sicher sagen zu können, ob Methylphenidat auch in Zukunft noch als so unbedenklich beurteilt werden wird, wenn Erwachsene in größerem Umfang und auf unbegrenzte Zeit ihre Medikation fortsetzen. Zweifellos dauern abgewandelte Merkmale des ADHS bis ins Erwachsenenalter an. Diese wenig überraschende Tatsache wird gegenwärtig »entdeckt« und könnte weitreichende Folgen haben.

Kürzlich ist eine Studie zu dem Ergebnis gekommen, dass die medikamentöse Behandlung sogar vor der Entwicklung süchtigen Verhaltens bei Erwachsenen »schützen« könne (Huss 2001, 2002). Diese Schlussfolgerung wird gezogen, weil Patienten, die 9-jährig als hyperaktiv diagnostiziert wurden und Methylphenidat erhielten, bei einer Nachuntersuchung als Erwachsene seltener Substanzmissbrauch angaben als eine ADHS-Kontrollgruppe ohne Medikation. Wenn man die hohe Zahl der psychosozialen Variablen bedenkt, welche die Entstehung eines Substanzabusus begünstigen, drängt sich die Vermutung auf, dass diese Effekte nicht nur mit der Stimulantienbehandlung zu tun haben könnten, sondern zum Beispiel mit protektiven psychosozialen Einflüssen und mit besserer Compliance der behandelten Gruppe. Die Annahme, dass die Medikation einen spezifischen medikamentösen »Schutz« vor der Suchtentstehung böte, erscheint etwas gewagt. Noch immer fehlen kontrollierte prospektive Langzeitstudien. In den verfügbaren Untersuchungen sind die für das Suchtrisiko alles entscheidenden sozialen Risikofaktoren nur dürftig dokumentiert.

Schlussfolgerungen

ADHS ist einer von vielen Risikofaktoren für soziale Fehlentwicklungen bei jungen Menschen. Als Risikofaktor für schulischen Misserfolg wird ADHS überschätzt, sofern es nicht mit Begabungsschwächen assoziiert ist (Douglas 1988, Kupiertz 1988). Unbestreitbar ist, dass unter Methylphenidat eine bessere Konzentration, bessere Mitarbeit, weniger Störverhalten und bessere Leistungen in der Schule zu erzielen sind, und das Konfliktpotential in der Familie verringert werden kann – zumindest für eine gewisse Zeit. Von derselben Wirkung in entsprechender Relation würden freilich auch Probanden profitieren, die nicht unter ADHS leiden, wenn man ihnen Methylphenidat zur Verfügung stellen würde. Ob dies aus ethischen Gründen vertretbar wäre, ist eine andere Frage.

Als Risikofaktor für sozial-emotionale Störungen wird ADHS irrtümlich genannt, denn nicht ADHS bringt diese sozial-emotionalen Störungen hervor, sondern umgekehrt können Kinder, die derartige Defizite mitbringen, soziale Missverständnisse hervorrufen und sich ein aufbrausendes und impulsives Verhalten aneignen, ohne in anderer Hinsicht aufmerksamkeitsgestört zu sein. Viele ADHS-Kinder haben keine Probleme bei der Kontaktaufnahme mit anderen Kindern, keine sozialen Empathiestörungen und keine sozialen Integrationsprobleme.

Als Risikofaktor für dissoziale und aggressive Fehlentwicklungen wird das ADHS zutreffend ausgewiesen aber ebenfalls überschätzt. Es ist nicht angemessen, das gesamte Problem expansiver Verhaltensstörungen und aggressiver Entwicklungen von der kindlichen Hyperaktivität und Impulsivität her zu entwerfen, innerhalb eines medizinischen Modells zu erklären und die Abhilfe von einer Stimulantientherapie in Verbindung mit Verhaltenstherapie zu erwarten. Gerade für die sozialen Fehlentwicklungen müssen vorrangig sozialpädagogische Hilfsansätze ins Spiel kommen. Medizinischer und psychotherapeutischer Sachverstand kann in ausgewählten Fällen auch bei dissozialen und aggressiven Verhaltensstörungen erforderlich sein. Aber gerade hier bietet das ADHS Konzept keine überzeugenden therapeutischen Ansätze mehr. Andere Therapieformen und somit auch andere Konzepte zur Erklärung der Verhaltensprobleme sind weitaus überlegen. Sie wurden bereits im Kapitel über die Aggressivität dargelegt und stecken den wirklichen Handlungsbedarf in diesem Bereich besser ab (Taylor 1991).

Nach allen vorliegenden Untersuchungen und nach klinischem Augenmaß ist die Erwartung nicht gerechtfertigt, dass durch eine größere Verbreitung von Methylphenidat unter Risikopopulationen das Vorkommen aggressiven Verhaltens vermindert werden könnte. Die Popularisierung des ADHS bringt es mit sich, dass nahezu alle expansiven Verhaltensstörungen des Kindes- und Jugendalters mit ADHS in Verbindung gebracht werden. Damit wird das ADHS-Konzept trivialisiert. Der Seriosität dieses tatsächlich auch klinisch relevanten Syndroms wird kein positiver Dienst erwiesen: ADHS eignet sich mittlerweile zur Erklärung alltäglicher Missgeschicke, die von Risikobereitschaft, Vergesslichkeit und Desinteresse über Ordnungswidrigkeiten im Straßenverkehr bis zum beruflichen Misserfolg reichen. Die Verschreibung von Methylphenidat sollte in gehörigem Abstand zu trendabhängigen Betrachtungen erfolgen. Sie sollte wie bei jeder Pharmakotherapie einen Bezug zu einer individuellen Leidenssituation aufweisen und eine individuelle und strenge Indikation haben, die in den verfügbaren Konsenspapieren und Behandlungsleitlinien genau beschrieben ist (Taylor et al. 1998, Stellungnahme der Fachverbände KJPP 1999, DGKJPP Leitlinien 2000, AACAP 2002, Bundesministerium für Gesundheit und Soziales 2002). Wenn sich jeder in der Praxis daran hielte, bestünde kein Grund zur Besorgnis.

Kasuistik

Fall 1

Konsiliarbericht über ein Vorschulkind

Diagnose:

Einfache Aktivitäts- und Aufmerksamkeitsstörung (F90.0)

Die Mutter kommt mit dem 5½-jährigen Mario wegen seiner aggressiven Auffälligkeiten im Kindergarten. Er ist dort auch schon ausgeschlossen worden. Mario bekommt seit einem Jahr Spieltherapie bei einer analytischen Kinder- und Jugendlichentherapeutin. Jetzt war die Mutter bei einem Verhaltenstherapeuten, der sich auf die Behandlung von ADHS spezialisiert hat und Selbstinstruktionstraining in Gruppen anbietet. Dieser habe der Mutter die bewährte kognitive Therapie seiner Praxis empfohlen und streng auf die Nicht-Geeignetheit der bisherigen analytischen Spieltherapie verwiesen.

Aus dem Befund des Verhaltenstherapeuten geht überzeugend hervor, dass der Junge Probleme mit der visuellen Wahrnehmung hat. Dies könnte (neben der Impulsivität und Ablenkbarkeit) erklären, warum Mario so schlecht mit anderen Kindern zurechtkommt. Er ist aber auch zu Hause in der Familie, speziell mit dem jüngeren Bruder, recht schlecht steuerbar. Seine sozialen Misserfolge haben wohl dazu geführt, dass er in seiner Selbstwahrnehmung inzwischen beeinträchtigt ist und auch typische Aggressionsphantasien pflegt, zum Beispiel Monster malt. Ein zweiwöchiger Behandlungsversuch mit Ritalin (10-5-0 mg) sei sowohl für den Kindergarten wie für die Mutter sehr überzeugend gewesen. Mario sei »ein anderes Kind gewesen«.

Ich habe hier bewusst auf eine nochmalige Untersuchung des Jungen verzichtet und mich auf ein ausführliches Beratungsgespräch und auf anamnestische Angaben der Mutter sowie die vorgelegten Befunde beschränkt. Dabei konnte ich allerdings Mario beobachten. Es fiel auf, dass er wenig visuell orientierendes Verhalten zeigte, auch keinen Kontakt zu mir suchte, sich eher in sich verkroch, ein Bilderbuch ansah, sich später in verschiedene Sitzmöbel drückte, laut zu pfeifen begann und insgesamt vegetativ labil, latent unruhig und unter innerer Spannung wirkte.

Die Mutter berichtete, dass Mario die Spieltherapie seit einem Jahr gerne besuche und sie nun vor der Entscheidung stünde, die Spieltherapie wegen der geäußerten Kritik und wegen des neuen Therapieangebots abzubrechen. Auch sei sie unsicher, ob sie der Empfehlung des Verhaltenstherapeuten folgen solle, dem Jungen Methylphenidat zu geben. Der Vater sei dagegen, der Kinderarzt skeptisch.

Ich würde in diesem Fall gerne der diagnostischen Einschätzung des Verhaltenstherapeuten folgen, allerdings würde ich nicht so weit gehen, die derzeit laufende Therapie und deren Nutzen in Zweifel zu ziehen, da vieles dafür spricht, dass der Junge inzwischen tatsächlich in emotionaler Bedrängnis ist – wohl wegen seiner Eigenheiten und seiner sozialen Schwierigkeiten im Umgang mit anderen Kindern. Hyperaktive Kinder sind keineswegs alle in dieser Weise kontaktauffällig und emotional auffällig wie dieser Junge. Das ist also noch einmal ein anderes Thema, dem man sich durchaus widmen sollte. Ich stimme zu, dass man sich in jeglicher Therapie – auch in einer Spieltherapie – auf den Wahrnehmungsstil eines bestimmten Kindes einstellen und in diesem Fall stärker strukturierend vorgehen muss. Unter dieser Maßgabe ergibt sich aber keine Kontraindikation zur Spieltherapie. Außerdem handelt es sich bekanntlich bei sog. ADHS-Kindern nicht um eine nosologisch homogene Gruppe, sondern um einen »Sammeltopf«, in dem sich viele Problemlagen versammeln, die in einer analytischen Spieltherapie gut aufgehoben sind.

Ich habe der Mutter versichert, dass ich die neue Therapieform, die bei dem Verhaltentherapeuten angeboten wird, für ihren Sohn ebenfalls für geeignet halte, gerade auch mit Hinblick auf die Vorbereitung zur Einschulung. Ich bin aber nicht der Meinung, dass Kindern mit Hyperaktivität generell nur mit kognitiven Therapieformen gut geholfen ist. Dazu sind die Probleme und deren Gewichtungen bei hyperaktiven Kindern zu unterschiedlich.

Ich würde der Mutter allerdings raten, auf die Anregung des Verhaltenstherapeuten einzugehen, was den Therapieversuch mit Ritalin angeht. Ich glaube schon, dass dieses Kind in die Kerngruppe jener Kinder gehört, die unter Ritalin gewaltig profitieren können und so einen besseren (sozialen!) Einstieg in die Schule finden und in den kommenden Jahren (auch durch spontanes Lernen und Anpassungsvorgänge) ihre Hyperaktivität allmählich besser kontrollieren.

Ob nun als psychotherapeutische Begleitung der Medikation bei diesem Kind eher ein kognitives Verfahren oder ein tiefenpsychologisches Verfahren in Betracht kommt, möchte ich hier nicht entscheiden. Ich schließe, wie gesagt, bei diesem Jungen beide Verfahren nicht aus. Bei der Entscheidung für psychotherapeutische Verfahren ist bekanntlich auch sehr wichtig, in welchem Verfahren sich das Kind wohl fühlt oder wo sich bereits personale Anknüpfungen ergeben haben. Auch ist es nicht gut, wenn ein Kind kurzfrequent zwischen verschiedenen Anbietern hin und her wechselt.

Die Mutter wird als Folge der hiesigen Beratung, so wie ich sie verstanden habe, möglicherweise eine Therapie bei dem neuen Therapeuten einleiten, ohne sogleich die bisherige Spieltherapie aufzugeben. In jedem Fall möchte ich empfehlen, dass der Kinderarzt bei diesem Kind Methylphenidat verschreibt, vielleicht erst einmal in einer Dosis von 5–10 mg dann ansteigend, wenn erforderlich. Die Mutter erwähnte auch, dass in ihrer Heimat den Kindern Kaffee verabreicht würde. Ich kann die Wirksamkeit dieses Verfahrens nur bestätigen und halte auch dies für einen Versuch wert, wenngleich er natürlich nicht ganz so wirksam ist.

Fall 2

Konsiliarbericht

Diagnose:

Anpassungsstörung mit vorwiegender Störung des Sozialverhaltens (F43.24)
Hyperaktive Störung des Sozialverhaltens (F90.1)

Achse V
2.0 abweichendes Verhalten eines Elternteils
4.1 unzureichende elterliche Aufsicht und Steuerung
6.5 unmittelbare beängstigende Ereignisse

Der zum Untersuchungszeitpunkt 11 Jahre und 8 Monate alte Aslan lebt beim Vater. Er stört in der Schule. Zurzeit läuft eine vorübergehende stationäre Maßnahme in einer örtlichen Kurzzeittherapiegruppe. Es ist unklar, ob diese Maßnahme ausreichend ist, vor allem weil sie nur temporär geplant ist und eine Rückführung zum Vater vorausgesetzt wird. Gerade was die Rückführung betrifft, ist das Jugendamt nicht mehr sicher, ob dies eine gute Idee ist.

Aslan falle in der Schule durch laute unflätige Zwischenrufe auf. Er verhalte sich so aus geringsten Anlässen. Er renne auch aus dem Klassenzimmer. Er könne sich nicht lange konzentrieren. Er sei deswegen schon mit Ritalin® behandelt worden, jetzt aber nicht mehr. Aslan lasse sich ausgesprochen schlecht eingrenzen. Er könne sich leicht erregen, wenn er sich provoziert fühle. Dann bekomme er einen roten Kopf. Er sei auch schon mit einem Messer auf ein anderes Kind losgegangen. Er schreie laut, wenn er sich in die Ecke gedrängt fühle. Er habe sogar Spaß daran, wenn er andere ärgern könne. Mit seiner Intelligenz gäbe es keine Probleme.

Nach Angaben der den Jungen begleitenden Betreuerin muss Aslan aus sehr belastenden Lebensumständen kommen. Nähere Einzelheiten sind nicht bekannt. Diese ergeben sich jedoch aus einem früheren fachärztlichen Bericht, der mir vorliegt. Danach lebt Aslan beim Vater, seit er 4½ Jahre alt ist. Vorher wuchs er bei den väterlichen Großeltern auf, als Säugling und bis zum 8. Lebensmonat befand er sich bei der Mutter, bis dieser Zustand wegen Prostitution und Drogenkonsum der Mutter nicht mehr tragbar war. Die Lebensumstände beim Vater waren ebenfalls wechselhaft und instabil. Es stellt sich eine äußerst dramatische Biographie dar, die dicht gepackt ist mit Ängstigungen, Trennungen und Deprivationserlebnissen, möglicherweise auch mit sexuell missbräuchlichen Erfahrungen.

Die Mitarbeiter der Wohngruppe erwähnen noch, dass der Vater häufig den Arzt wechsle und dass er seit er den Jungen betreue, mit dem Jugendamt in Kontakt sei. Der Vater habe immer wieder gedroht, den Sohn abzugeben. Die Ausführung dieser Drohung sei dem Vater jedoch schwer gefallen.

Während der Betreuung durch einen Facharzt für Kinder- und Jugendpsychiatrie erhielt Aslan Ritalin®. Damals wurde die Behandlung als erfolgreich bezeichnet. Der Kollege war von dem Vorliegen einer ADHS-Symptomatik überzeugt. Allerdings kann man bei einer solchen Vorgeschichte natürlich eine genuine und primäre ADHS-Problematik nicht trennen von einer traumatisch entstandenen Hyperaktivität. Bei der hiesigen Untersuchung erscheint mir Aslan durchschnittlich begabt. Er scheint über ein reichhaltiges Innenleben zu verfügen. Es finden sich aber auch viele aggressive und ängstliche Anteile in der psychischen Struktur. Man kann sich gut vorstellen, dass dieser Junge zum einen viele traumatische Erinnerungen zu bewältigen hat, die ihn in der Erinnerung plagen, zum anderen fortlaufend neue ungute Erfahrungen macht. Gegen beides reagiert er sicherlich immer noch an. Das Ausmaß der Gefährdung in der gegenwärtigen Situation des Lebens beim Vater kann ich nicht einschätzen.

Es ergeben sich verschiedene Fragen:

Kann die Wohngruppe diesen Jungen noch länger bei sich behalten? Wie schwierig ist er wirklich einzuschätzen, welche Ressourcen besitzt er? Da die Wohngruppe nur eine Übergangseinrichtung ist, muss mit Hilfe konkreter Informationen der Jugendhilfe ermittelt werden, ob es sinnvoll wäre, den Jungen zum Vater zurückzuführen. Eventuell braucht Aslan eine dauerhafte vollstationäre Unterbringung. Die verschiedenen Verhaltensmuster bei Aslan sind den Betreuern teilweise rätselhaft. Die Mitarbeiter in der Wohngruppe würden gerne besser verstehen, was die Verhaltensweisen zu bedeuten haben.

Diese Fragen können nur in ausführlichen Beratungen mit den derzeitigen Erziehern geklärt werden. Einige Fragen sind sogar nur im Rahmen einer Supervision zu klären, also wenn man über längere Zeit die Begebenheiten, die sich ereignen, verfolgen und mit den Bezugspersonen besprechen könnte. Die Wohngruppe ist hier am Zuge und muss sich melden, ob sie in einen solchen Prozess mit uns einsteigen möchte.

Fall 3

Untersuchungsbericht

Diagnose:

Anpassungsstörung mit längerer depressiver Reaktion (F43.21)
V. a. hyperaktive Störung des Sozialverhaltens (F90.1)

Der 11-jährige Hakan, ein eher zarter (50er Percentile) Junge kurdischer Abstammung wird mir wegen Leistungs- oder besser »Mitarbeits«-problemen in der Schule und aggressiver Auseinandersetzungen mit seinen Mitschülern vorgestellt.

Bei den hiesigen Untersuchungen und Beobachtungen ist Hakan eher verträumt und verlangsamt, aber ich kann aus den Schilderungen der Mutter und mitgekommenen Tante gut nachvollziehen, dass es sich hier um einen (nicht hyperaktiven) besonderen Typ eines aufmerksamkeitsgestörten Jungen mit gelegentlichen Problemen der Impulskontrolle handelt. Aus der Vorgeschichte wird berichtet, dass er sich nie gut mit sich selbst beschäftigen konnte, auch schon vor der Schule, dass er immer in Bewegung gewesen sei, am Tisch unruhig, ein schlechter Esser. Die Tante erzählt noch, dass der Junge, wenn er bei ihr am Wochenende zu Besuch sei, nichts mit sich anzufangen wisse.

In der Schule – so kann er selbst einräumen – rastet er aus, wenn er sich von anderen Kindern angegriffen fühlt oder grob angegangen wird. Immerhin verscherzt er sich mit diesem Verhalten nicht auf Dauer Freundschaften und erscheint insgesamt sozial recht gut integriert, kann sich mit den Kindern wieder versöhnen und ist sozial anerkannt.

Es muss jetzt eine längere Entwicklung mit Leistungsverschlechterung gegeben haben, was auch die Schule auf den Plan rief und dort Besorgnis erregte. Hakan wurde wohl wegen seines schlechten Abschneidens in der Schule auch sonderpädagogischen Prüfungen unterzogen. Offenbar gab es dann die Empfehlung, man möge den Jungen hier untersuchen lassen. Hinzu kam, dass in der Nachbarschaft ein anderer Junge lebt, der als ADHS-Kind diagnostiziert wurde und Stimulantien erhalte, bei dem sich aber dadurch nichts Entscheidendes gebessert habe. (Die anwesende Tante ist besonders skeptisch bzgl. einer Medikation).

Die verstärkten Bemühungen der Schule um dieses Kind und die verstärkten von der Schule unterstützten häuslichen Anstrengungen (Hausaufgabenbetreuung) haben sich wohl bereits positiv bemerkbar gemacht. Die Mutter schaut jetzt stärker auf die Erledigung der Hausaufgaben, jeden Freitag kommt sie zu einem Termin in die Schule.

Ich habe mich anhand orientierender Subtests aus dem HAWIK-R davon überzeugt, dass dieser Junge durchschnittlich begabt ist. Er taut bei der Testerledigung immer mehr auf, nimmt gut Kontakt auf, wird emotional besser greifbar. Das etwas »Verhangene« bleibt, ist wohl typisch für ihn. Ich kann mir gut vorstellen, dass dieser Junge, wenn er mit größeren Reizmengen um sich herum konfrontiert ist, diese zu lange in wehrloser Haltung auf sich einwirken lässt und dann »überläuft«. Hakan könnte Probleme haben, aktiven Reizschutz auszuüben, das heißt, die Aufmerksamkeit aktiv wegzulenken und umzulenken, gerade wenn er ohnehin müde ist.

Die Gründe für den Abwärtskurs, den die schulische Entwicklung dieses Jungen genommen hat, kann man nur indirekt erschließen, wenn man die Vulnerabilität, die sich aus dem ADHS ergibt, mit den nicht ganz einfachen Lebensumständen des Jungen zusammen sieht. Er lebt in einer kurdischen Familie mit sieben Kindern, davon sechs im Haushalt. Der Vater ist ohne Arbeit. Der älteste Sohn ist der einzige mit regelmäßiger Arbeit. Hakan sagt selbst, dass es zu Hause ein ziemliches Durcheinander gäbe. Natürlich ist es nicht einfach, ein Kind mit Aufmerksamkeitsproblemen in dieser Umgebung optimal zu führen und zu »strukturieren«. Woher soll die Mutter auf die Dauer die Kraft nehmen?

Insgesamt erscheint es mir ausreichend, hier auf dem eingeschlagenen Weg weiterzumachen und gewisse Hilfen und Unterstützungen für die Alltagsgestaltung und für das schulische Arbeiten zu installieren. Es kommen Hilfen zur Erziehung (Jugendamt) in Betracht. Dabei empfehlen sich geleitete Gruppen zur Tagesstrukturierung und ein Belohnungssystem für erfolgreiches Arbeiten. Dieser Junge ist nicht mit Zuwendung und Aufmerksamkeit verwöhnt! Die Tante scheint sich des Jungen anzunehmen – das ist sicherlich auch ein brauchbarer Ansatz. Ansonsten ist Hakan viel mit seinen Freunden unterwegs – und in diesem Rahmen auch nicht auffällig. Alles in allem ist die Lage in Schule und Elternhaus nicht so verfahren, dass ich hier über das Gesagte hinaus eine Medikation empfehlen würde.

Nachlese

Klinisch tritt Hyperaktivität praktisch selten allein als Problem auf, sondern zusammen mit anderen Erscheinungen, die man separat beschreiben muss und die, wenn das Interesse von der Hyperaktivität nicht so gefangen gehalten würde, bisweilen mindestens so wichtig, mindestens so relevant und in der Hierarchie der Probleme sogar höher anzusiedeln wären, zumal in diesen Fällen von ihnen und nicht von der Aufmerksamkeitsstörung die Planung der Therapie auszugehen hätte.

Wie kann es also angehen, dass viele Fachleute, ausgehend von der Diagnose eines ADHS, die anderen Phänomene nur als *Komorbidität* einstufen, dem ADHS also stillschweigend den ersten Rang in der Wichtigkeit der beobachteten Verhaltensprobleme zuweisen?

Warum ziehen wir es nicht vor, eine *psychische Reifungsverzögerung* und *Ich-Schwäche* eines Kindes, so vorhanden, als primäres Problem einzustufen und die Hyperaktivität als komorbid zu bezeichnen? Warum stufen wir nicht die *sozial-emotionale*

Schwäche eines Kindes, so vorhanden, als primäres Problem ein und bezeichnen die Hyperaktivität als komorbid? Warum stufen wir nicht etwaige *kognitive Defizite* und eine *schulische Überforderung* als primäres Problem ein und bezeichnen eine hyperaktive Reaktion als komorbid, zumal wenn dasselbe Kind nach Beseitigung der schulischen Überforderung keinen Anlass mehr bietet, als hyperaktiv und unaufmerksam klinisch diagnostiziert zu werden, obwohl es immer noch im Sinne seines Temperaments zu dieser Reaktionsweise neigt, wie viele andere Kinder.

Weiterhin müssen wir eine *motorische Koordinationsstörung* und *dyskinetische Störung* beachten und dürfen vor diesem Hintergrund die Hyperaktivität bestenfalls als *Phänokopie* des ADHS bezeichnen, das heißt als ein Verhalten, das wie ADHS aussieht, aber nicht wirklich ADHS ist.

Wir müssen uns gegebenenfalls vorrangig einer psychischen Traumatisierung widmen und dürfen nicht zulassen, dass dieser Sachverhalt durch die Etikettierung als ADHS und durch entsprechende Therapiemaßnahmen maskiert wird. Hyperaktivität, Reizbarkeit und Ablenkbarkeit im Sinne des ADHS wäre hier die komorbide Pathologie. Die primäre Diagnose müsste als *Anpassungsstörung* (F43.2) angegeben werden. Es bedarf großer aber lohnender Anstrengungen, sich dem nivellierenden Sog des Erklärungsmodells ADHS entgegenzustellen und eine differenzierte Betrachtungsweise zu behaupten, welche unser fachliches Wissen in seiner ganzen Breite ins Spiel bringt.

Als ein Vorläufermodell des ADHS-Konzeptes kann die Minimale Cerebrale Dysfunktion (MCD) angesehen werden. In der MCD kamen Hyperaktivität und Aufmerksamkeitsstörung als Symptome vor. Für die klinische Praxis hat sich dieses alte Konzept bis heute eine gewisse Bedeutung bewahrt. Im Unterschied zum ADHS wird hier nämlich für dieselben Verhaltensstörungen eine größere Bandbreite mitwirkender Variablen in Betracht gezogen. Das Verhalten wird nicht pauschal als ADHS zusammengefasst, sondern die mitwirkenden Variablen werden neuropsychologisch und psychopathologisch aufgeschlüsselt.

Im MCD-Konzept waren freilich falsche Grundannahmen enthalten, vor allem bezüglich der Pathogenese (Esser 1987). Gegen die Abschaffung des Konzepts ist daher nichts einzuwenden. Die beschriebenen Merkmale der MCD waren zum Beispiel nicht, wie der Name suggerierte, in jedem Fall einer Hirnfunktionsstörung zuzuordnen. Es fanden sich keine hierzu passenden Befunde im Sinne der Neurologie und der Schwangerschafts- und Geburtsanamnese, die in jedem Fall die Annahme einer hirnorganischen Genese rechtfertigten. Auch konnten die Merkmale phänomenologisch nicht sicher von der Normalität abgegrenzt werden. Vor allem erwiesen sich die psychischen Phänomene bei diesen Kindern nicht als stabil und wiedererkennbar. Der klinische Eindruck, es hier mit einer ganz besonderen, eingrenzbaren und von der Normalität abgrenzbaren Gruppe zu tun zu haben, deren Merkmale über die Zeit hinweg konstant bleiben, erwies sich als trügerisch.

Bedenkenswert ist allerdings, dass genau dieser Einwand gegen die MCD auch gegen das ADHS ins Feld geführt werden könnte, wenn in einem wissenschaftlichen Ansatz die in den Manualen geforderten Merkmale mit »gesunden« Kontrollgruppen verglichen und langfristig prospektiv verfolgt würden. Nur wenige Symptome aus der langen Liste der Merkmale in DSM IV und ICD 10 dürften über die Zeit stabil bleiben. Sie wären eher dem Temperament, nicht aber dem klinischen Syndrom zuzurechnen. Im Erwachsenalter muss das ADHS vollkommen neu definiert und »erfunden« werden. Die Abgrenzbarkeit zum Gesunden wird bei Erwachsenen noch schwieriger. Der bestechende Unterschied zwischen dem MCD-Konzept und dem Konzept des ADHS bleibt freilich, dass mit dem ADHS eine Verhaltensbeschreibung vorliegt, die sich zugleich als Grundlage für die »rationale Pharmakotherapie« empfiehlt.

Das MCD-Konzept hatte den Vorzug, dass es insgesamt flexibler und nicht so hierarchisch aufgebaut war wie das ADHS. Es bestand keine Versuchung, die ganze Pathologie des Kindes aus der ADHS-Beschreibung abzuleiten und dieser (als Komorbidität) erneut zuzuweisen. Im MCD-Konzept konnten sehr unterschiedliche – zu viele nach heutiger Einschätzung – psychopathologische, neuropathologische und neuropsychologische Befunde aneinandergereiht oder miteinander verknüpft werden. Hieraus wurden Schlussfolgerungen zur psychischen Struktur abgeleitet: mangelndes Risikobewusstsein, Kontaktprobleme, Impulsivität, Interaktionsprobleme in der Frühbeziehung. In der Art seiner Definition war das MCD-Konzept moderner, weil es die Pathogenese entwicklungspsychologisch abzubilden versuchte. So konnte das Puzzle einer schwierigen Persönlichkeitsstruktur zusammengesetzt werden, blieb aber hinsichtlich seiner Teile transparent. Im Vergleich hierzu ist das ADHS leichter zu operationalisieren, wirkt aber wie eine Blackbox, in die sehr heterogene Sachverhalte eingehen und pauschalisiert werden.

Letztlich drängt sich Fachleuten, die lange mit dem MCD-Konzept gearbeitet haben, der Verdacht auf, dass das ADHS ein abgestaubtes Einzelstück aus dem alten Fundus der MCD ist, mit dem altbekannte Fragen neu beantwortet werden, die eigentlich schon einmal gut und teilweise sogar besser (z. B. mit der Teilleistungsforschung) beantwortet waren.

8 Zur Einschätzung von Essstörungen und ihren Bezügen zur Sucht

Vorschau

ICD 10: F50, F10, F12, F19

Um die anorektisch-bulimischen Essstörungen (F50) können wir trotz ihrer Vielfalt einen großen gemeinsamen Kreis ziehen. Nicht nur die Bulimien, auch die Anorexien weisen im längeren Verlauf eine beträchtliche Komorbidität mit anderen Störungen auf. Sie sind dennoch nach unserem Verständnis paradigmatische Krisen des Jugendalters. Die therapeutischen Konzepte orientieren sich an polar ausgerichteten Gruppen, den restriktiven Anorexien auf der einen Seite und den normalgewichtigen Bulimien auf der anderen Seite. In einem für die therapeutische Praxis nicht unbedeutenden Zwischenfeld gehen die Phänomene von Anorexie und Bulimie jedoch ineinander über. Die prognostisch ungünstigen Fälle gelangen spät in Behandlung, werden unter dem Druck körperlicher Krisen eingewiesen und brechen die Behandlung frühzeitig ab.

Prämorbid sind die meisten Anorexien stille, eifrige und überangepasste Kinder. Diese Richtung des Verhaltens wird vermutlich von genetischen Faktoren mitbestimmt. In bestimmten Familien werden libidinöse Verzichtshaltungen von früh an eingeübt. Auch leichte zwanghafte Tendenzen kommen verbreitet vor. Die Charakterbildungen der Essgestörten lassen sich nicht eindeutig auf der Achse *Verhaltensaktivierung – Verhaltenshemmung* zuordnen. Dafür scheinen unabhängig von der Richtung des Antriebs Züge von Rigidität, Perfektionismus und falschem Selbst ein gemeinsames Merkmal aller Essstörungen zu sein. Eine andere Gemeinsamkeit sind die Verzerrungen des Körperschemas, die vermutlich dem gestörten Essverhalten zeitlich vorgelagert sind. Weiterhin können wir ein unterschiedliches Ausmaß süchtigen Verhaltens bei Essstörungen erkennen. Das Spektrum reicht von unkontrolliertem Suchtverhalten bis zu rigider Abstinenz. Die Brücke zwischen diesen Polen wird von der Endorphin-Forschung gebildet. Auf weiteren Persönlichkeitsachsen liegen Unterschiede in der Kontaktfähigkeit, Gestimmtheit und sexuellen Aktivität der Patientinnen. Depressive Verstimmungen haben vor allem als Rückfallrisiko eine Bedeutung.

Unabhängig von den therapeutischen Schulen verfolgen wir in der Behandlung essgestörter Patientinnen einen gewissen Rigorismus. Wir üben Druck und Kontrolle aus und schränken die Freizügigkeit ein. Wir können auf diese Weise nicht verhindern, die Patientinnen zu demütigen, zumal uns bewusst ist, dass diese mit ihrer Symptomatik um Autonomie zu ringen versuchen. In der Therapie möchten sie den Anschein erwecken, die Wünsche der Therapeuten zu erfüllen. Bulimische Patientinnen entwickeln stärkere Eigeninitiative und suchen Behandlungen aktiv auf. Dann aber zeigen sie dieselbe Dialektik zwischen Wohlverhalten und Widerstand.

Schwere Essstörungen erfüllen die Kriterien einer nicht stoffgebundenen Sucht. Starre Gewohnheiten treten an die Stelle freier Willensentscheidungen. Die »Maudsley Family Therapy« deklariert die Anorexie als »fremde Macht«. Mit dieser Setzung werden die Eltern aufgefordert, ihr Kind zum Essen zu zwingen, werden aber von diesbezüglichen Selbstzweifeln und Selbstvorwürfen entlastet. Auf der Beziehungsebene führt dieser Vorgang – positiv gesehen – zu einer Wiedereinsetzung der Eltern in eine aktive fürsorgliche Rolle, aus der sie sich – verleitet durch die Selbstgenügsamkeit des Kindes – möglicherweise zu früh verabschiedet hatten.

Grundsätzlich sollten wir davon ausgehen, dass nicht erzwungene, sondern nur spontane Regressionen wirklich in den Dienst einer besseren Integration des Selbst und einer Nachreifung gestellt werden können. Anorektische Patientinnen neigen dazu, sich mit einer Zwangslage zu arrangieren. Sie könnten sich unter Zwang veranlasst sehen, ihre Symptomatik teilweise aufzugeben oder abzufälschen und in eine Komorbidität auszuweichen. Die ethische Balance einer Therapie der Essstörungen bleibt aber nur gewahrt, wenn es gelingt, den Patientinnen die Verantwortung für ihre Krankheit zurückzuspielen und sie zu »ermächtigen«.

Der Prozess der Erlangung wirklicher Autonomie ist bei stoffgebundenen Suchterkrankungen nicht minder stark verunglückt. Die Chancen einer Rückbesinnung auf das Scheitern der frühen Versorgung und die Chancen einer Wiedergutmachung im Rahmen eines familienorientierten Ansatzes sind hier schlechter als bei den Essstörungen. Die Familien haben zum Zeitpunkt des Ausbruchs der manifesten Sucht den Wettlauf mit der pathologischen Autonomieentwicklung ihrer Kinder längst verloren.

Essstörungen haben einen engen Zusammenhang mit den Lebensbedingungen in saturierten Industriegesellschaften. Hier ist der Nahrungsmittelverbrauch abgekoppelt von der Befriedigung elementarer Hungergefühle, die etwa der Säugling noch verspürt. In der aktiven Mitgestaltung seiner Ernährung nimmt das älter werdende Kind wichtige Meilensteine seiner Autonomieentwicklung wahr. Jugendliche entwickeln neue, vom familiären Stil abweichende Essgewohnheiten, mit denen sie sich abseits der Eltern als eigene Personen definieren wollen. Sie bedienen sich bereitliegender gesellschaftlicher Muster und Bilder. Solche Muster betreffen die Verfremdung und Versachlichung der Nahrung und deren Verwandlung zu Attributen einer Jugendkultur und eines *Lifestyle*. Streitfragen um das Wann, Was und Wie des Essens gehen in die Manövriermasse des Ringens und Autonomie und Identität ein.

Die verwirrende Vielfalt des Nahrungsangebots ist ein Stolperstein für die Jugendlichen, wenn sie mit den Bedeutungen des Körpers noch zu kämpfen haben. Sie orientieren sich an aktuellen Schönheitsidealen sowie an der Fitnesskultur und Kosmetikindustrie. Die visuelle Ästhetisierung des Körpers in der Werbung inspiriert junge Mädchen mit Bulimie zu ähnlichen Anstrengungen. Das selbstverletzende Verhalten derselben Mädchen wird ebenfalls von der Jugendkultur mitgetragen. Es dient unter anderem der Wiederaneignung des entfremdeten Körpers.

Auf dem Wege dieser »Kulturen« erhalten wir eine Sprach- und Bilderwelt, die es uns ermöglicht, mit den Patientinnen besser zu kommunizieren. Generell müssen wir uns in der Therapie gruppendynamischer Effekte bedienen, weil in diesen auch ein Diskurs über die Jugendkulturen geführt werden kann. Psychoedukative Gruppen können die genannten Zusammenhänge verdeutlichen. Lerntheoretisch wird verständlich, wie das abnorme Essverhalten durch die soziale und kulturelle Umgebung angeregt und bestärkt wird. Die Patientinnen müssen in ein möglichst intensives Lern- und Erfahrungsumfeld gestellt werden, in dem sie mit neuen Bewertungen des Essverhaltens vertraut gemacht werden. Im Alltag einer milieutherapeutischen Therapiestation können besonders starke Effekte dieser Art erzeugt werden. Patientinnen, die sich über längere Zeit auf einen solchen Prozess einlassen, haben eine bessere Prognose.

Auch die körpertherapeutische Arbeit, vor allem mit musischen Elementen, ist ein wichtiger Baustein in einem multimodalen Therapiekonzept. Diätberatung hat in diesem Konzept gleichfalls ihren Platz. Zu bedenken ist, dass die Ernährungsplanung im zwanghaft anorektischen Denken absolut systemkonform ist und keine Grenze zieht, ab der eine Patientin die Kontrolle über ihre Ernährung verloren hat.

Im Einzelkontakt mit anorektischen Patientinnen droht die Erfahrung, menschlich ins Leere zu stoßen, sowie die Erfahrung von Sinnlosigkeit, Ohnmacht und Wut. Nach üblicher Auffassung werden die Patientinnen erst wieder anrührbar und geistig beweglich, wenn sie einen Teil ihres Untergewichts ausgeglichen haben. Daher wird seltener eine konfliktorientierte tiefenpsychologische, häufiger eine pädagogisch-familientherapeutische Arbeit in Verbindung mit verhaltenstherapeutischen Regimes vertreten.

In anderer Sichtweise kommt jedoch auch eine frühzeitige tiefenpsychologische Arbeit in Frage. Sie bedient sich einer flexiblen abgewandelten Technik, die nicht auf Therapiestunden beschränkt ist, sondern auch die erzieherische Alltagsarbeit einbezieht. Hierbei wird die Desorganisation des Denkens und die Unmöglichkeit des Aufnehmens und »Verdauens« von Erfahrungen als Grundproblem verstanden, das sich auch durch die Normalisierung des Gewichts nicht automatisch beheben lässt.

Das dynamische Grundthema der Essgestörten scheint das Misslingen einer positiven Identifikation mit der Mutterfigur zu sein. Dabei ist sowohl die sexuelle Rolle der Mutter wie auch ihre Rolle als Versorgerin des Kindes gemeint. Mit ihrer Symptomatik erlangen die Kinder eine gewisse Unabhängigkeit von der mütterlichen Versorgung, können sich aber von ihrem Bedürfnis nach symbiotischer Abhängigkeit nicht frei machen.

Die bulimische Symptomatik steht psychoanalytisch im gleichen Kontext einer beschädigten Mutter-Kind-Beziehung. Die Ambivalenz der Gefühle erscheint stärker pointiert und schließt das Gefühl von unerträglicher Leere ein. Im Augenblick der ersehnten Einverleibung von Nahrung erscheint den Patientinnen die Nahrung schlecht und unverdaulich. Bulimische Patientinnen entwerfen in der Therapie oft das Bild einer Mutterfigur, die mit der Tochter rivalisiert, statt diese zu versorgen. Die Patientinnen erleben innerhalb ihrer Symptomatik einen raschen Wechsel der Stimmungen und Bedürfnisse. Die Symptomatik bezieht sich jedoch nicht nur auf die frühe Kindheit, sondern nimmt anhand von aktuellen Beziehungskonflikten immer neue Bedeutungen in sich auf. Methodisch kommen bei Jugendlichen auch Verfahren in Frage, die sich auf die Kontrolle der Symptome beschränken und das Hier und Jetzt bearbeiten. Erschwerend kommt hinzu, dass viele Behandlungen bei der Bulimie auf der Ebene instabiler Selbstobjektübertragungen geführt werden müssen, also auf Borderline-Niveau.

Die vor 30 Jahren entwickelten Theorien zur Familientherapie betrachten die Essstörungen als unbewusste Hilferufe der Patientinnen, mit denen sie auf hohe Belastungen im familiären System hinweisen. Anorektische Patientinnen fungieren als Blitzableiter für Konflikte in den Familien. Diese legen viel Wert auf Harmonie. Die Eltern wirken in ihrer Entschlusskraft geschwächt und unflexibel. Trotz ihrer Erkrankung wirken die Kinder so, als hielten sie die Fäden der Familie in der Hand. Der hier skizzierte Familientyp ist prägnant und auch heute noch wirksame Grundlage für familientherapeutische Interventionen. Fraglich ist aber, ob dieser Familientyp einen zwingenden Zusammenhang mit der Symptomwahl hat. Die familientherapeutischen Theorien vertreten ein optimistisches Menschenbild. Sie sind ressourcenorientiert und rechnen mit Erfolgsquoten, die weit über jenen anderer Therapieverfahren liegen. Die Auswahl der mit diesen Verfahren behandelten Fälle bezieht sich stets auf Familien, welche die Kraft aufbringen, eine gemeinsame und koordinierte Anstrengung für ihr krankes Kind zu unternehmen.

Essay

Warum ist es sinnvoll, Anorexie und Bulimie gemeinsam zu betrachten?

Um die anorektisch-bulimischen Essstörungen (F50) des Jugendalters können wir trotz ihrer Vielfalt einen großen gemeinsamen Kreis ziehen. Darin eingeschlossen sind alle psychischen Störungen, in denen die Nahrungsaufnahme manipulativ verzerrt und verfälscht wird. Dabei verändern sich die auf Figur und Gewicht bezogenen inneren Einstellungen, Außenwahrnehmungen, Kognitionen und körperlichen Erlebnisprozesse in markanter Weise. Um diesen Kreis herum liegt eine noch weitaus größere Population von Jugendlichen, die sich ebenfalls mit ihrem Essverhalten kaprizieren und um körperliches Aussehen und ihr Körpergewicht besorgt sind. Diese Thematik reicht vor allem bei weiblichen Jugendlichen weit in die Normalpsychologie hinein. Darüber hinaus ergibt sich eine unbekannte Zahl anorektischer und bulimischer Krisen, die abortiv und zeitlich begrenzt verlaufen. Dieses breite Spektrum der Abweichungen gibt es gegenwärtig nur beim weiblichen Geschlecht. Essstörungen bei männlichen Jugendlichen engen sich auf schwere anorektische Formen ein. Sie sind 8- bis 10-fach seltener als entsprechende Formen bei Mädchen. Die Psychodynamik der männlichen Formen ist wenig eigenständig. Es bietet sich daher an, in diesem Essay durchweg von Patientinnen zu sprechen.

Essstörungen sind keine auf die Entwicklungsphase der Jugend beschränkte und ausschließlich aus dieser Phase ableitbare Störungen. Sie weisen eine beträchtliche Komorbidität mit anderen psychiatrischen Störungen auf und setzen sich im Erwachsenenalter fort (Herpertz-Dahlmann et al. 2001). Sie sind dennoch nach unserem Verständnis paradigmatische Krisen des Jugendalters, denn sie zeigen alle Merkmale, die wir in diesem Buch zur Kennzeichnung der Jugendkrisen herausarbeiten möchten:

- Ihre von Fall zu Fall unterschiedlichen strukturellen Voraussetzungen, die schon seit der Kindheit auszumachen sind und auch auf genetische Einflüsse zurückgehen.
- Ihr unübersehbarer Zusammenhang mit soziokulturellen epochalen Einflüssen und familiären Interaktionen, also Bedingungen, die aktuell auf die Lebenswirklichkeit der Jugendlichen einwirken.
- Die Konvergenz dieser Einflüsse in einem bestimmten Symptom, das zunehmend ausgestaltet wird und eine Eigendynamik erhält, hier also dem Symptom der Essstörung.
- Das Ineinandergreifen aller genannten Faktoren im Prozess der Herausbildung von Identität und Autonomie. Diesen dynamischen Vorgang erfassen wir am besten im Selbsterleben unserer Patientinnen.

In den letzten Jahren werden Anorexie und Bulimie trotz ihrer zahlreichen Gemeinsamkeiten meist getrennt abgehandelt. Dies liegt an der Verbreitung manualisierter Therapiekonzepte, die ausschließlich für die eine oder andere Form der Essstörung ausgelegt sind. Diese Konzepte sind an polaren Gruppen orientiert, zum Beispiel an einer Kerngruppe von jüngeren Mädchen, welche im Sinne der restriktiven Anorexie ihre Nahrung reduzieren und verweigern – bei allgemein verringerter Emotionalität und Eigeninitiative – und (noch) kein induziertes Erbrechen durchführen. Hier ist es in der Regel der Entschlusskraft der Familien zu verdanken, dass sie in Therapie gelangen. Die Mitwirkung der Familien spielt beim Therapieerfolg eine bedeutende Rolle. Am anderen Ende des Spektrums werden bulimische Patientinnen zum Gegenstand von Behandlungsprojekten (Lennerts 1996, Weiss 1989). Sie haben meist schon das Jugendalter verlassen und ausgeprägte suchtartige »binge purge« Muster ausgebildet, nicht selten aggraviert durch zusätzlichen Substanzmissbrauch und komorbide Persönlichkeitsstörungen.

Das nicht ganz unbedeutende Zwischenfeld hingegen, in denen sich die Phänomene von Bulimie und Anorexie mischen und ineinander übergehen, wird aus vielen Studien ausgeschlossen. Auch negativistisch eingestellte und nicht kooperationsfähige Patientinnen und deren oft zerrüttete Familien sind für die manualisierten Therapiekonzepte in der Regel nicht geeignet. Gerade in Populationen schwieriger, chronischer Essstörungen, mit einem seit mindestens drei Jahren nicht remittierten Verlauf, können auch bei den Anorexien beginnende Persönlichkeitsstörungen diagnostiziert werden, die den Clustern A und B zuzurechnen sind, also schizoide, narzisstische und Borderline-Störungen. Sie kommen bei den Anorexien zwar signifikant seltener vor als bei den Bulimien, tragen jedoch auch hier maßgeblich zu den ungünstigen Verläufen bei. Generell gilt, dass die ungünstigen Verläufe in den Populationen, die sich einem standardisierten Therapieprogramm unterziehen, unterrepräsentiert sind, vermutlich weil ihre Psychopathologie oder ihr Lebenswandel dazu führen, dass die Zugangswege und Zuweisungsmodalitäten, die für diese Verfahren gelten, verpasst werden. Die prognostisch ungünstigen Fälle gelangen spät in Behandlung, werden unter dem Druck akuter körperlicher Krisen eingewiesen und brechen die Behandlung frühzeitig ab, sobald keine akute körperliche Gefahr mehr besteht.

Die scheinbar klar unterscheidbaren Grundphänomene bei Bulimie und Anorexie – die Physiologie und Körpersymbolik des Hungerns und Abmagerns und die Heißhungeranfälle mit anschließendem Erbrechen – sind in Wirklichkeit vielfach vermischt. So kennen wir normalgewichtige Bulimikerinnen, die ihr Essverhalten außerhalb der bulimischen Anfälle zwanghaft kontrollieren, und abgemagerte Anorektikerinnen, die ein scheinbar ungezwungenes, richtig dosiertes Essverhalten zeigen, während sie zugleich exzessiv erbrechen. Notorisch sind auch die zyklischen Schwankungen mancher Essgestörter zwischen Phasen mit starkem Untergewicht und Phasen mit Normal- oder Übergewicht.

Auch die suchtspezifischen Aspekte der Essstörungen erlauben keine eindeutige Unterscheidung zwischen Bulimie und Anorexie. Zusätzlich zur »Mager-Sucht« sind auch chronifizierte Formen der Anorexie durch Abusus von Laxantien, Diuretica, Stimulantien und andere Substanzen sowie durch abnormen Bewegungs- und Betätigungsdrang charakterisiert. Die Merkmale süchtigen Verhaltens finden sich also nicht nur bei den Bulimien.

Welches Verständnis und welche therapeutischen Haltungen ergeben sich aus der Persönlichkeitsstruktur?

Das am weitesten verbreitete Bild prämorbider Charaktereigenschaften bei Essgestörten zeigt stille, eifrige, überangepasste Kinder ohne oppositionelle Tendenzen, offenbar konfliktscheu, aber leistungsbestrebt und ehrgeizig und vom Wunsch beseelt, die Erwartungen der Eltern zu erfüllen – im Sinne des kindlichen Altruismus. Es bleibt die Frage, welchen psychischen Preis die Kinder für den scheinbar lautlosen Verzicht auf ihre natürliche Aggressivität zu zahlen haben. Denkbar wäre, dass diese Kinder weniger psychische Vitalität mitbringen und daher leichter Verzicht leisten können. Diese Vermutung ist aber bei genauerem Hinsehen nicht haltbar oder zumindest zu einfach, weil nun einmal auch für sthenische Verweigerungshaltungen hohe psychische Energien aufgeboten werden müssen, die wir vielen anorektischen Patientinnen auch anmerken. Zusätzlich wird diese Richtung des Reagierens vermutlich von genetisch konstitionellen Merkmalen begünstigt. Zwar kommen in den betroffenen Familien auch Personen vor, die sich durch mehr Spontaneität und weniger Perfektionismus auszeichnen. Auffällig ist aber schon, dass auch weitere Familienmitglieder grob demselben Persönlichkeitstypus zuzurechnen sind, auch wenn sie keine manifeste Essstörung haben. In diesem familiären Mikroklima liegt es nahe, das die Kinder im Zusammenwirken mit Elternfiguren gewisse libidinöse Verzichthaltungen von früh an einüben. Sie haben sich gewissermaßen mit ihrer Umwelt darauf verständigt, wie verhängnisvoll es sein kann, Triebregungen und (libidinöse) Bedürfnisse zu zeigen. Hier offenbart sich übrigens eine Verwandtschaft mit den Zwangsstörungen. Auch in gestörtes Essverhalten können von Fall zu Fall zwanghafte Elemente eindringen.

Die Charakterbildungen der Essstörungen lassen sich nicht eindeutig auf der Achse »Verhaltensaktivierung – Verhaltenshemmung« (Persönlichkeitstyp B und C) zuordnen. Nur auf den ersten Blick kommen sie mit dem Merkmal der Verhaltenshemmung zur Deckung, gerade wenn man einen bestimmten Typus asketischer Anorektikerinnen vor Augen hat. In Wirklichkeit können sowohl äußerlich lebhafte und nach außen gehende, wie auch stille und scheue Patientinnen die zuvor beschriebenen Charakterzüge transportieren, also perfektionistisch und ehrgeizig sein, Konflikte meiden und Harmonie suchen. Längerfristig werden die essgestörten Mädchen, indem sie sich so verhalten, zur Herausbildung eines falschen Selbst hingeführt. Wir können zusammenfassen, dass Züge von Rigidität, Perfektionismus und falschem Selbst trotz vieler individueller Ausprägungen ein gemeinsames Merkmal aller bulimisch-anorektischer Essstörungen sind.

Eine andere Gemeinsamkeit der meisten anorektisch-bulimischen Störungen ist die Verzerrung des Körperschemas. Es ist nicht klar, ob dieses Phänomen auf einer vorhandenen ich-strukturellen Vulnerabilität aufbaut oder erst durch den Hungerstoffwechsel ausgelöst wird. Vieles spricht dafür, dass veränderte Einstellungen zum Körper und Wahrnehmungen des körperlichen Aussehens dem tatsächlichen Fasten vorausgehen.

Wenn wir uns über das bisher Gesagte hinaus in der Vielfalt psychischer Strukturen und Verhaltensmuster von Essgestörten eine Orientierung verschaffen wollen, so empfiehlt sich eine dimensionale Differentialtypologie. Wir können allerdings nicht erwarten, dass die psychopathologischen Erscheinungen, mit denen sich die Essstörungen verbinden, einen Hinweis auf deren Ursprung geben. Es ist auch nicht anzunehmen, dass sie eine besondere Affinität zum Symptom »Essstörung« aufweisen. Dazu sind die psychopathologischen Erscheinungen, die hier in Betracht kommen, zu unterschiedlich.

In der bereits erwähnten Dimension des Antriebs können wir ein Spektrum von inaktiven und zurückgezogenen bis zu umtriebigen hyperaktiven Patienten bilden. Die hyperaktive Anorexie findet in der biologischen Forschung besonderes Interesse, weil es für diese Variante ein »Tiermodell« gibt (Epling und Pierce 1996). Ratten, denen man die Nahrung entzieht, werden motorisch aktiv und hören auf zu essen, obwohl sie weiterhin Interesse an Nahrung zeigen. Nach diesem Modell ist es vorstellbar, dass auch bei prädisponierten Menschen als Folge eines willentlichen Fastens markante Änderungen des subjektiven Befindens und Verhaltensänderungen eintreten. Diese können im einen Fall – wie im Tiermodell – in die Richtung einer psychischen Aktivierung gehen, im anderen Fall als depressive Hemmung ausgebildet sein.

Andere Dimensionen (oder Achsen) erlauben die Erfassung des Suchtpotentials. Das Spektrum geht hierbei von unkontrolliertem Suchtverhalten bis zu rigider Abstinenz. Die Brücke zwischen diesen Polen wird von der Endorphin-Forschung gebildet. Sowohl durch Fasten wie durch Nahrungsexzesse und schließlich durch die Einnahme von Suchtmitteln werden körpereigene Opiate ausgeschüttet. Der genetisch unterschiedlich determinierte Stoffwechsel dieser intrinsischen Suchtstoffe ist für das Suchtpotential verantwortlich (Gillman und Lichtigfeld, 1983).

Wir können auf weiteren Persönlichkeitsachsen die Kontaktfähigkeit einschätzen, sodann die Gestimmtheit und schließlich die sexuelle Aktivität. Viele Magersüchtige sind bekanntlich sexuell noch unreif und wehren diesen Erlebnisbereich ab. Viele Patientinnen mit Bulimie sind hingegen sexuell aktiv oder überaktiv, aber nicht genussfähig innerhalb gelingender Beziehungen. Depressive Verstimmungen haben vor allem als Rückfallrisiko nach erfolgter Behandlung eine gewisse Bedeutung und müssen dann auch therapeutisch beachtet werden (Herpertz-Dahlmann et al. 1995).

Keine Therapie der Essstörungen kann die reale Bedrohung ignorieren, die von dieser Symptomatik ausgeht, und darf sich in dieser Hinsicht abstinent verhalten. Auf die eine oder andere Art müssen alle essgestörten Patientinnen zu konkreten Änderungen ihres Verhaltens gedrängt werden. Dieses Element aktiver Fürsorge, ja Aufsicht und Kontrolle, verträgt sich nicht mit allen therapeutischen Schulrichtungen gleich gut. In jeder Therapie geht es darum, Veränderungen zu bewirken, die von den Patientinnen selbst getragen werden. Aber die Verhaltenstherapie tut sich leichter damit, zunächst einen Plan vorzugeben, also mit »Setzungen« und »Sollvorgaben« zu arbeiten. Diese dürfen zunächst von außen verstärkt werden. Später muss erreicht werden, dass sich der *locus of control* nach innen auf den Patientinnen verlagert.

Tiefenpsychologische Therapieansätze machen es den Patientinnen leichter, die bedrohliche Realität der Essstörung auszublenden. Die Arbeitsweise und das Setting sind jedoch so zu verändern, dass auch in dieser Therapieform eine klare Orientierung an den körperlichen Tatsachen gewahrt bleibt. Dies gelingt zum Beispiel über die Thematisierung und Interpretation des aktuellen Gewichts in der Therapiestunde und die Zusammenarbeit mit einem Internisten. In der stationären Therapie wird die tiefenpsychologische Therapie in aller Regel mit einem verhaltenstherapeutischen Regime kombiniert.

Welche therapeutischen Haltungen ergeben sich aus dem Verständnis der Essstörungen als Sucht?

Je länger anorektische und bulimische Symptome persistieren, desto stärker ziehen sie die Betroffenen in ihre Gewalt. Schwere Essstörungen erfüllen die Kriterien einer nicht stoffgebundenen Sucht. Die Bulimikerinnen betreiben oft zusätzlichen Substanzmissbrauch. Der prägnante Zusammenhang zwischen der anorektischen Sucht des Fastens, der bulimischen Sucht des Verschlingens und der Drogensucht besteht in der gemeinsamen Endstrecke mit der Ausschüttung körpereigener Endorphine.

Um das anorektische oder bulimische Verhalten herum bilden sich starre Gewohnheiten, welche an die Stelle freier Willensentscheidungen treten und die Lebensführung diktieren. Die Interessen engen sich ein. Immer größere Bereiche des Lebens werden von Verrichtungen eingenommen, die, statt der Selbstverwirklichung zu dienen, der Krankheit gehorchen, d.h. der Berechnung von Kalorien, der Verbrennung von Kalorien mit Hilfe von Bewegungsexzessen, der Unterdrückung von Hungergefühlen durch Selbstmanipulationen, der Tarnung der Probleme beim Essen, dem Herrichten eines bestimmten körperlichen Aussehens, der Beschaffung von Essen, der Beschaffung von Drogen, mit denen das Gewicht manipuliert werden kann, der Inszenierung von Situationen, in denen Fressattacken unbemerkt ausgeführt werden können oder der Mageninhalt unbemerkt geleert werden kann, der Vortäuschung von Normalität, der Vortäuschung eines verlangten Gewichts, der Beschwichtigung der Familie mit Hilfe von ausgedachten Liebenswürdigkeiten und Ablenkungsmanövern.

Dieses unaufhörliche Mühen wird dissimuliert, nimmt aber im Denken und Fühlen so viel Raum ein, dass Kritik, Vorhaltungen und Vorwürfe, Appelle an das Gewissen, die

Vernunft oder den Überlebenstrieb nicht mehr wahrgenommen werden. Alle Aspekte, die den körperlichen und sozialen Niedergang anzeigen, werden skotomisiert. Anorektische und bulimische Symptome beweisen ihre Affinität zur Sucht auch darin, dass sie das Gewissen und die Moral korrumpieren. Die meisten Patientinnen verlieren das moralische Bedürfnis nach Ehrlichkeit und Anstand. Bulimische Patientinnen begehen Diebstähle zur Beschaffung von Lebensmitteln und Medikamenten. Im Bankrott des Gewissens ist das Suchtpotential also besonders offenkundig.

Manche Therapieverfahren, namentlich die *Maudsley Family Therapy* (Dare und Eisler 1997), heben die suchtartige Qualität des anorektischen Verhaltens besonders hervor. Sie deklarieren die anorektische Essstörung als fremde »Macht«, die von den Patientinnen Besitz ergriffen hat. Mit dieser »Setzung« wird ein besonders rigoroses therapeutisches Vorgehen begründet. Die Eltern, die in dieser Therapie daran mitwirken, ihre Kinder zum Essen zu »zwingen«, sollen von ihren Selbstzweifeln und Selbstvorwürfen entlastet werden. Die Autoren des Konzeptes fordern die Teilnehmer dazu auf, die Krankheit als gleichsam unpersönlichen Gegner zu begreifen. Damit wird sie zum fremden Dämon, den es zu bezwingen gilt. Die Dämonisierung des anorektischen Verhaltens wird offenbar in Kauf genommen, weil vermieden werden soll, dass die Würde der Patientinnen am Anfang der Therapie Schaden nimmt. In der Tat unternimmt diese Therapie in der Anfangsphase nicht weniger, als den »Willen« des Kindes, soweit dieser auf die Verweigerung von Nahrung hinausläuft, zu brechen und den Eltern Macht und Autorität zuzuschreiben, dafür zu sorgen, dass ihr Kind am Leben bleibt.

Auf der Ebene der Beziehungen führt dieser Vorgang – positiv interpretiert – zu einer Wiedereinsetzung der Eltern in eine aktive fürsorgliche Rolle, aus der sie sich – verleitet durch die Genügsamkeit des Kindes – möglicherweise vorzeitig verabschiedet hatten.

Es ist nun ein interessantes Gedankenspiel zu fragen, ob dieser Ansatz nicht in der Suchtbehandlung allgemein eine praktische Nutzanwendung finden könnte. Tatsächlich erklärt sich süchtiges Verhalten oft im Kontext familiärer Interaktionen auch noch bei jungen Erwachsenen. Die Verführungen, Entbehrungen und Frustrationen, die sich die Familienmitglieder gegenseitig zufügen, sind oft für die Rückfälle bei Suchtkrankheiten mit verantwortlich.

Bisher gibt es keine systemischen Behandlungsansätze für stoffgebundene Süchte, bei denen die Eltern aufgefordert werden, das süchtige Verhalten ihrer Kinder tatkräftig zu unterbinden. Die wichtigsten Argumente gegen ein solches Konzept der Suchtbehandlung außerhalb der Anorexia nervosa ergeben sich aus dem Prozess der allgemeinen Autonomieentwicklung im Jugendalter. Wenn Eltern in diesen Prozess massiv eingreifen und die Jugendlichen umfassend in die Rolle eines abhängigen Kindes zurückdrängen, sind die negativen Folgen in aller Regel größer als der Nutzen. Der Nutzen könnte theoretisch darin liegen, dass die Jugendlichen eine Rückversicherung erhalten, bei den Eltern innerlich gut »aufgehoben« und versorgt zu sein. Auf dieser Grundlage könnten sie dann eine Nachreifung und Integration ihres Selbst erreichen und ihren misslungenen Schritt der süchtigen Selbstversorgung wieder rückgängig machen. Sie müssten mit der Einübung von Autonomie gleichsam noch einmal von vorne anfangen.

In der Regel ist jedoch im Jugendalter, anders als in der Kindheit, der Grad der erreichten inneren Stabilität eng mit dem Grad der erreichten Autonomie verbunden. Die Eltern sind als faktische Garanten für die innere Stabilität nicht mehr besonders wirksam. Nur spontane, nicht erzwungene Regressionen können wirklich in den Dienst der besseren Integration des Selbst gestellt werden.

Bei den anorektischen Patientinnen herrschen bezüglich der erreichten Autonomie besonders widersprüchliche Zustände. Die Patientinnen sind körperlich und psychisch unreifer als andere Suchtpatienten gleichen Alters. Mit der anorektischen Symptomatik lehnen sie sich zwar erstmals gegen die Eltern auf, zugleich sind sie immer noch bereit – bis über die Grenze der Selbstverleugnung hinaus –, sich den Eltern zu unterwerfen. In einer Art von »Doppelspiel« machen sie sich bewegungsunfähig. Sie können sich weder offen gegen die Eltern stellen, noch können sie freiwillig einlenken oder sich auf eine hilflose Kinderrolle zurückziehen. Stattdessen agieren sie sogar oft in einer unangemessenen Erzieherrolle gegenüber ihren Eltern. Sie können also die aufgedrängte Fürsorge ihrer Eltern innerlich nicht annehmen. Angesichts dieses Widerstandes bei gleichzeitiger Unfähigkeit zu wirklicher Autonomie, ist die Gefahr nicht zu übersehen, dass von außen ausgeübter Zwang die anorektische Haltung weiter befestigen oder Ausweichmanöver begünstigen könnte. Da sich anorektische Patientinnen in der Not mit Zwangslagen zu arrangieren versuchen, könnten sie gezwungen sein, ihre Symptomatik teilweise aufzugeben oder abzufälschen. Ihre Symptomatik könnte jedoch in die Richtung einer ähnlich schwerwiegenden Komorbidität abgedrängt werden. Die psychische Reifung bliebe ein schwerwiegendes Problem.

Ältere Jugendliche und junge Erwachsene können erst recht nicht mehr dazu gebracht werden, sich ihren Eltern zu unterwerfen, auch nicht im Dienste eines Therapiekonzeptes, das die Krankheit als Dämon beschreibt. Dies mag einer der Gründe sein, warum sich die Maudsley Family Therapy jenseits des Jugendalters nicht mehr als erfolgreich erwiesen hat. Ohnehin ist nach unserer Einschätzung die therapeutische Formel dieser Therapie ein schmaler Grat. Die Gefahr der Demütigung einer anorektischen Patientin ist auch schon bei jüngeren Jugendlichen mit Händen zu greifen. Die ethische Balance dieser Therapie bleibt also nur gewahrt, wenn es wirklich im planmäßigen Verlauf der weiteren Therapie gelingt, den Patientinnen die Verantwortung für ihre Krankheit zurückzuspielen und sie zu »ermächtigen« (empowerment). Den Zeitpunkt für diesen Schritt hält die Maudsley Family Therapy für gekommen, wenn die magersüchtigen Mädchen ihr Gewicht teilweise normalisiert haben.

Die Autonomieentwicklung verunglückt bei anderen Suchterkrankungen nicht minder schwer wie bei der Anorexie. Die Chancen jedoch, eine familienorientierte Therapie in Ansatz zu bringen, sind ungleich viel schlechter. Hier müssten die Eltern zur tatkräftigen Mitarbeit motiviert werden, die in der Phase der frühen und mittleren Jugend noch keinen ähnlich hohen Leidensdruck verspüren wie Eltern magersüchtiger Kinder. Die Familien haben zum Zeitpunkt der manifesten Sucht den Wettlauf mit der pathologischen Autonomieentwicklung ihrer Kinder bereits verloren. Suchtgefährdete Jugendliche versuchen zu einem frühen Zeitpunkt ihren Eltern zu entfliehen. Sie streben eine Pseudoautonomie an, vermutlich weil ihnen die häuslichen Wechselbäder zwischen Verwöhnung, Ängstigung und Entbehrung zu viel werden. Sie wollen Selbstversorger sein. Anders als die anorektischen Mädchen erreichen sie dieses Ziel mit frühzeitigen sozialen Eigenmächtigkeiten.

Hier wird noch einmal deutlich, welche Merkmale die Anorexie mit den anderen Suchterkrankungen gemeinsam hat und wo sie sich unterscheidet. Wie alle Süchtigen empfinden auch viele Anorektikerinnen einen starken Hunger und ein starkes inneres Mangelgefühl und entziehen sich der Versorgung durch die Eltern. Anders als die meisten Suchtkranken sind sie aber bereit, ihre Selbstentfaltung zurückzustellen, und erwecken den Anschein kindlicher Gefügigkeit.

Welcher therapeutische Zugang ergibt sich aus dem sozialen und kulturellen Kontext der Essstörungen?

Der in diesem Buch vertretene Begriff der Jugendkrisen fokussiert auf die Entwicklung des Selbst und der Identität im Kontext einer spezifischen sozialen Situation. Die gemeinte Situation ist jedoch immer nur spezifisch für einen bestimmten sozialen Lebensraum in einer bestimmten Epoche. Sie unterliegt ständigem kulturellem Wandel. Entsprechend wandelt sich auch die Gestalt der Krisen, ja sogar ihre Rezeption in den Wissenschaften. Alles Gesagte trifft exemplarisch auch auf die Essstörungen zu. Sie haben einen engen Zusammenhang mit den Lebensbedingungen in industrialisierten Gesellschaften der ersten Welt.

Der Nahrungsmittelverbrauch in saturierten Industriegesellschaften ist weitgehend abgekoppelt von der Befriedigung elementarer Hungergefühle. Das, was im Mittelpunkt des Erlebens steht, wenn wir Nahrung zu uns nehmen, bezieht sich nicht mehr unmittelbar auf das Essen als körperliches Grundbedürfnis. Umfang und Bedeutung der libidinösen und kreatürlichen Erfahrung des Essens erschließt sich am ehesten noch, wenn wir uns einen hungrigen Säugling vergegenwärtigen, der, indem er gestillt oder gefüttert wird, satt und zufrieden wird. Eine Mutter wird gelegentlich überrascht von der Eigenmächtigkeit eines Kleinkindes, das sein Essen in die eigene Regie nehmen möchte. Im Säuglingsalter gehört es zum Selbstverständnis der Mutter, für die Nahrung, und darin eingeschlossen, für das Leben des Kindes allein zuständig zu sein. In der aktiven Mitgestaltung der eigenen Ernährung erkennen wir wichtige Meilensteine der Autonomieentwicklung. Das Kind lernt sich an eigene Bedürfnisse, wie auch an die Gewohnheiten der Eltern, an Überangebot und Entbehrung von Nahrung, an Verlockung und Verzicht, an Regeln und Freiheiten beim Essen anzupassen.

An die Stelle der libidinösen Grunderfahrung treten zunehmend die rituellen gemeinschaftsbildenden Bedeutungen des Essens. In gewissem Sinne wird das Essen jedoch auch zu einer persönlichen, bisweilen intimen Handlung, deren private Bedeutung der Allgemeinheit verborgen bleibt, vor allem dann, wenn die Kinder allein und nicht unter den Augen und auf Veranlassung anderer essen.

Essgewohnheiten sind in Familien verschieden ausgestaltet. Sie werden per Mimesis übertragen. Sie können das Rückgrat einer funktionierenden Gemeinschaft bilden, können auch das Angebot besonderer Fürsorge enthalten. Im Konfliktfall können Essenssituationen als aufdringlich oder erpresserisch erlebt werden. Essgewohnheiten und Nahrungsangebote können den Wunsch nach gegenseitiger Abhängigkeit oder den Wunsch nach Harmonie und Vermeidung von Aggressionen zum Ausdruck bringen. Die Art zu essen kann inneren Widerstand oder Unterwerfung, Unzufriedenheit oder Zufriedenheit, Dankbarkeit oder Neid, Angst oder Lust offenbaren. Anbieter und Empfänger von Nahrung tragen jeweils ihren Teil zu dieser Dynamik bei.

Jugendliche entwickeln neue vom familiären Stil abweichende Essgewohnheiten, mit denen sie sich anders als die Eltern definieren möchten. Sie bedienen sich bereitliegender gesellschaftlicher Muster. Solche Muster betreffen die Verfremdung und Versachlichung der Nahrung. Diese wird in ihre Grundstoffe zerlegt, quantifiziert und ernährungswissenschaftlich bewertet. Auf einer weiteren Stufe der Verfremdung wird Nahrung zum Attribut einer Konsumkultur, eines Lifestyles. Hier kommt es auf die Verpackung und das Aussehen, auf Textur, Farbe, Komposition und sogar Geräusche der Nahrung an, die sich beim Öffnen einer Verpackung oder beim Verzehr ergeben. Teilweise wird eine bestimmte Nahrung vor allem mit einer medienwirksamen Werbung assoziiert. Der Konsum eines bestimmten Lebensmittels oder die Einstellung zu bestimmten Erzeugnissen kann etwa zur Erfüllung einer sozialen Rolle in einer Jugendclique dienen und zum

Statussymbol werden. Der Anreiz zu gruppenkonformem Verhalten in diesem Alter ist ausgesprochen hoch.

Der hier skizzierte Vorgang läuft darauf hinaus, dass die Nahrungsaufnahme befreit wird aus seiner Kopplung mit der Befriedigung körperlicher Bedürfnisse. Auch die seit der Kindheit eingeübten Essensrituale verlieren ihre Verbindlichkeit. Streitfragen um das Wann, Was und Wie des Essens gehen in die Manövriermasse des Ringens um Autonomie und Identität ein. Wir müssen davon ausgehen, dass Jugendliche heute in hohem Maße darauf angewiesen sind, ihre Identität nicht nur aus dem Binnenraum der Familie und nicht nur aus dem Bestand ihrer gewachsenen Beziehungen, sondern aus aktuellen gesellschaftlichen Vorgaben zu beziehen. So gesehen ist die verwirrende Vielfalt und Verfremdung des Nahrungsangebots ein Stolperstein für alle Jugendlichen, die mit der Integration der Bedeutungen ihres körperlichen Selbsterlebens in der Pubertät noch zu kämpfen haben.

Zum erweiterten puberalen Selbsterleben zählt auch die bewusste Wahrnehmung der veränderten Körpergestalt. Bei der Verarbeitung dieses Vorganges drängen die Jugendlichen noch stärker als beim Thema des Essens darauf, sich selbst mit sozialen Normen zu vergleichen. Sie sind empfänglich für körperliche Inszenierungen und Manipulationen ihres Aussehens (Cash 1995, Davies und Furnham 1986, Grant und Fedor 1986). Sie orientieren sich an zeitgenössischen Schönheitsidealen sowie an der Fitnesskultur und Kosmetikindustrie. Seit über 80 Jahren ist das Körperbild in den westlichen Ländern einem Schlankheitsideal verpflichtet. Die allgegenwärtige Bilderflut der Werbung suggeriert darüber hinaus die zwingende Norm körperlicher Perfektion und Makellosigkeit. Nicht der gefühlte und erlebte Körper, sondern der zur Schau gestellte Körper findet das größte Interesse. Die visuelle Ästhetisierung des Körpers in der Werbung inspiriert speziell junge Mädchen die unter Bulimie leiden, zu ähnlichen Anstrengungen. Gleichzeitig wird eine kompensatorische Gegenbewegung erkennbar, wenn sie sich selbst verletzen. Das selbstverletzende Verhalten ist facettenreich und wird ebenfalls von einer Jugendkultur mitgetragen. Eine von mehreren denkbaren Ausdeutungen dieses Verhaltens besagt, dass die Erfahrung von körperlichem Schmerz die Wiederaneignung des entfremdeten Körpers begünstigen könnte. Natürlich spiegelt sich diese kulturelle Dynamik noch einmal in der Psychodynamik des Individuums.

Auf jeden Fall wird in den kulturellen Verhältnissen eine Sprache und eine Bilderwelt verfügbar, über die wir mit den Patientinnen kommunizieren können. Es ergeben sich auf dieser Grundlage und im Wissen um die mächtigen gruppendynamischen Einflüsse auf das Essverhalten überzeugende Argumente für den Einsatz psychoedukativer Gruppen in denen sich die hier skizzierten Zusammenhänge verdeutlichen lassen. Auch die Lerntheorien setzen bei der Hypothese an, dass abnormes Essverhalten zunächst in der sozialen und kulturellen Umgebung der Patientinnen verstärkt und bestätigt wird, bevor physiologische Regelkreise die Symptomatik weiter fixieren. Folgerichtig wird die Behandlung der Anorexie als Prozess der Umgewöhnung konzipiert. Dieser Prozess kann im stationären Rahmen wirksamer gestaltet werden als ambulant. Die Patientinnen müssen in ein möglichst intensives Lern- und Erfahrungsumfeld gestellt werden, in dem sie mit neuen Reaktionsmustern und Bewertungen des Essverhaltens und des körperlichen Erlebens konfrontiert und vertraut gemacht werden (Linden und Hautzinger 2000).

Im Alltag einer milieutherapeutischen stationären Gruppe können besonders starke Effekte erzielt werden. Der therapeutische Alltag kann mit Erfahrungen angereichert werden, welche die Patientinnen von ihren verengten und verzerrten Erfahrungen weglenken. Manche Therapiekonzepte sehen homogene Gruppen vor, in denen ausschließlich essgestörte Patientinnen behandelt werden. Dabei können sich die Patientinnen hinsichtlich ihrer Symptomatik gegenseitig verstärken und miteinander rivalisieren. Sie können aber auch in Wettstreit miteinander treten, Therapiefortschritte zu erreichen, zumal diese ja mit vielfältiger Anerkennung im therapeutischen Team und mit der Wiederaufnahme des Schulbesuchs belohnt werden. Hier wirken sich die typischen Ehrgeizhaltungen und Konformitätsneigungen anorektischer Mädchen günstig aus.

Auch gemischte Gruppen sind für die Therapie von Essstörungen geeignet. Hier stehen die Patientinnen unter dem Druck zur Anpassung an das altersentsprechende Essverhalten der übrigen Gruppenmitglieder. Anorektische Patientinnen lassen sich durchaus beeindrucken, wenn sie merken, dass sie in der Gruppe Missbilligung ernten oder ausgegrenzt werden. Sie versuchen daraufhin ihr Essverhalten so zu verändern, dass sie eher akzeptiert werden. Die positive Gruppendynamik unter den Jugendlichen unterscheidet sich also durchaus von der bekannten symptomverstärkenden Dynamik in den Elternhäusern.

Patientinnen, die sich über längere Zeit auf einen solchen Therapieprozess einlassen und nicht durch rasche Erfüllung eines Sollgewichts aus dem Prozess wieder aussteigen, haben eine bessere Langzeitprognose (Lay und Schmidt 1999). Sie können unter dem Schutz der Therapie ihre Reifeentwicklung voranbringen.

Auch die körpertherapeutische Gruppen- und Einzelarbeit ist ein wichtiger Baustein in einem multimodalen Therapiekonzept. Körpertherapie hilft den Patientinnen, ihre abstrakten Körpernormen mit ihrem subjektiven Körpererleben zu vergleichen. Die Erfahrungen zeigen freilich, dass die Patientinnen von ihrem anorektischen Körperschema lange Zeit nicht abrücken. Wir müssen den Mädchen zugestehen, sich weiterhin der rigorosen und abstrakten Formensprache ihrer eigenen Ess- und Körperkultur zu bedienen. Es kann auf diesem Wege also nicht gelingen, die Jugendlichen von ihrer pathologischen Fixierung auf ein irreales körperliches Aussehen und von ihrer Neigung zur Verfremdung und Verdinglichung des Essens abzubringen. Wohl aber können wir die Patientinnen zu größerer Selbstfürsorge und Selbstverantwortung anleiten und ihnen Kompromissbildungen und Ausweichmöglichkeiten für ein körperbetontes Erleben zeigen, bei denen sie nicht mit ihren anorektischen Schemata in Konflikt geraten. Dies gelingt besonders gut mit musischen Therapieangeboten.

Auch eine Diätberatung hat im multimodalen Therapiekonzept (Steinhausen 2000) seine Berechtigung. Diätberater müssen sich aber darüber im Klaren sein, dass Fragen der Ernährungsplanung im zwanghaft anorektischen Denken absolut systemkonform sind und nicht zuletzt aus diesem Grund bei den Patientinnen so hohen Anklang finden. Die Indikation von Diätberatung als Therapiebaustein – schwerlich als alleinige Therapieform – wird im konkreten Fall davon abhängen, ob die Patientinnen noch über ausreichende Reserven an objektiver Selbsteinschätzung und körperlicher Kontrolle verfügen und sich als vertragsfähige Partnerinnen erweisen, um sich dieser Angebote aus freien Stücken und allenfalls mit geringen Weisungen und praktischen Durchführungshilfen bedienen zu können.

Bei Patientinnen, deren Essstörung einen hohen Grad an Süchtigkeit, Wahnhaftigkeit und Selbstgefährdung erreicht hat, wird Diätberatung von vielen Therapeuten unterschiedlicher Schulen abgelehnt. Gemeinsam nehmen sie an, dass es innerhalb des Systems einer Diätberatung unmöglich ist, klare Grenzen aufzuzeigen und die Patientinnen mit ihrem lebensgefährlichen Verhalten zu konfrontieren. Diätvorschriften entziehen sich einer objektiven Kontrolle. Diätberater sind also auf die Fähigkeit der Patientinnen zur faktischen Umsetzung der Diäten angewiesen. Im System der Diätberatung kommen keine Kriterien vor, mit denen sich einschätzen ließe, ob die Patientinnen, wiewohl sie ihre Ernährung eifrig planen, überhaupt noch imstande sind, sich ausreichend zu ernähren.

Welcher therapeutische Zugang ergibt sich aus der individuellen Psychodynamik?

Psychotherapeuten, die sich auf die Einzelbehandlung einer schwer anorektischen Patientin einlassen, aber auch Bezugsbetreuer auf einer Therapiestation, die sich mit schwer abgemagerten Patientinnen im Alltag auseinandersetzen müssen, wissen von dem mühsamen Ringen um Verständnis und Verständigung. Es scheint, als ob kein Argument, keine Vorhaltung und kein Appell zu den Patientinnen durchdringt. Die rigiden Schemata des Wahrnehmens und Denkens sperren sich jeder Vernunft, jedem Gefühl und jeder symbolischen Verständigung. Den Patientinnen fällt es ähnlich schwer, Gedanken wie auch Nahrung in sich aufzunehmen und zu »verdauen«.

Die Erfahrung der Therapeuten, bei ihren abgemagerten Patientinnen abzuprallen und ins Leere zu stoßen, ist vielfach beschrieben worden. Sie löst bei denen, die zu helfen versuchen, ein Gefühl von Wut und Empörung, Ohnmacht und Hass aus. Die Verweigerungshaltung der Patientinnen wird als schwer erträglich empfunden. Nicht weniger angenehm ist es für die Helfer, wenn sie vom Untergang bedrohte Patientinnen schließlich zwangsweise ernähren müssen. Die passive Duldung der Patientinnen überträgt sich als schwere Last auf das Gewissen der Helfer. Manche Helfer berichten, dass sie selbst das Gewicht, das sie bei den Patientinnen vermissen, am eigenen Körper zulegen, andere, dass sie die Nahrung, die sie den Patientinnen aufzwingen sollen, verabscheuen.

Die meisten Behandler plädieren vor Beginn einer Psychotherapie dennoch dafür, schwer abgemagerte Anorektikerinnen mit den Mitteln eines verhaltenstherapeutischen Regimes, bisweilen auch mit medizinischen Hilfen, notfalls mit einer Magensonde so weit mit Nahrung zu versorgen, dass sie ihr Gewicht steigern können. Dahinter steht die Vorstellung, dass die Patientinnen erst nach einer gewissen körperlichen Erholung wieder ausreichend emotional anrührbar und geistig beweglich werden. Ein großer Teil der psychischen Rigidität und kognitiven Einengung wird also der Kachexie zugeschrieben (Bruch 1973, 1991, Palazzoli 1978, Crisp 1980). Aus ähnlichen Gründen wird auch argumentiert, dass anorektische Patientinnen überhaupt nicht mit psychoanalytischer Technik behandelt werden sollten. Die Erfolge stellen sich in der Tat nur zögernd ein und die therapeutischen Prozesse verlaufen, gemessen am hohen Leidensdruck und Erfolgsdruck, der auf den Behandlungen lastet, relativ langsam. Hilde Bruch bekennt, dass sie die magersüchtigen Patientinnen in Phasen langen Schweigens als hilf- und ratlos empfand und sie mit ihrer analytischen Gesprächstechnik vor dieser Erfahrung nicht ausreichend schützen konnte. Sie wandte sich im Laufe ihrer Arbeit mit Magersüchtigen von der Einzeltherapie ab und favorisierte schließlich pädagogische und familientherapeutische Konzepte.

Diese Einschätzung ist nicht unbestritten geblieben. Analytische Therapeuten aus der Schule Melanie Kleins sehen in den kognitiven und emotionalen Defiziten keine Effekte der Kachexie, sondern die späten Auswirkungen einer frühen psychischen Beschädigung der Mutter-Kind-Beziehung. Argumentiert wird, dass die hierbei entstandene Desorganisation des »Denkens« bzw. des Erfassens von innerer Wirklichkeit durch eine Zunahme des Gewichts nicht behoben werden könne. Die Patientinnen hätten grundlegende Probleme beim Aufnehmen und »Verdauen« von Dingen und seien »ihrer selbst entleert« (»On Being Empty of Oneself« E. Balint 1993). Die praktische Konsequenz aus dieser Gegenposition ist, dass ein flexibler und abgewandelter psychotherapeutischer Prozess eine Rekonstruktion und Integration der Selbstfunktionen der Patientinnen unternehmen müsse (Bion 1962). Dieser Prozess muss frühzeitig beginnen. Er bindet alle Helfer, die sich mit den Patientinnen abmühen, in eine gemeinsame Anstrengung ein. Der Prozess erfordert ständiges Kommunizieren und Reflektieren der Beteiligten untereinander und mit den Patientinnen auf sprachlichem und vorsprachlichem, symbolischem und konkretistischem Niveau.

Es muss spekulativ bleiben, ob die hier gemeinten Störungen des Denkens und des Erfassens von innerer und äußerer Wirklichkeit auf die Kachexie zurückgehen oder tatsächlich mit einer frühkindlich erworbenen ich-strukturellen Störung gleichzusetzen sind oder retrograd auf diese bezogen werden können. Immerhin bietet der kleinianische Ansatz die Möglichkeit, die außerordentlich schwierige und belastende Interaktion zwischen Therapeuten und Patientinnen in der Phase der Kachexie in das analytische Verständnismodell einzubeziehen und nicht als biologischen Vorgang aus dem dynamischen Verstehen auszuklammern oder aus anderen Gründen vor dem Mangel an »Substanz« im Umgang mit diesen Kranken zu kapitulieren.

Alle psychoanalytischen Theorien der Essstörungen gehen in erster Linie vom Misslingen einer positiven Identifikation mit der Mutterfigur aus. Dabei geht es zum einen um die Bedeutung der Mutter als versorgende und beschützende primäre Bezugsperson, in zweiter Linie um deren weibliche Identität in ihrer Rolle als sexuelle Partnerin des Vaters und als Mutter. Die mit der Essstörung gewählte »orale Ebene« dient darüber hinaus der allgemeinen Kontrolle von Bedürfnissen und Affekten, auch aggressiven Affekten. Das restriktive Essverhalten erfüllt weiterhin die Funktion, auf das gesamte familiäre System Kontrolle auszuüben. Dieses Bemühen um Kontrolle entspricht einem missglückten Autonomieversuch. Am Ende kommt eine Selbstfesselung heraus. So sind die Symptome der Anorexie geeignet, jede Entwicklungs- und Veränderungsdynamik im Ansatz zu ersticken.

Was die Probleme der Identifizierung mit der Mutter betrifft, so kann sich das anorektische Kind darin üben, die Mutter als Versorgerin aus dem Feld zu schlagen. Mit dem stillen und unauffälligen »Hungerstreik« erkämpft sich das Kind eine gewisse Unabhängigkeit von der mütterlichen Versorgung. Dahinter verbirgt sich aber immer noch ein Kind mit einem defizitären Selbstbild, das sich von seinen Wünschen nach symbiotischer Abhängigkeit nicht befreien kann, sich keine von sich selbst ausgehende Initiative zutraut, und nur in der Magersucht ein geringes Maß an Autonomie gestalten kann. Das Hungern dient zugleich der Selbstbestrafung, weil das Mädchen seine Autonomiewünsche und die innere Ablehnung der Mutter als »verboten« erlebt.

Als »verboten« und bedrohlich erlebt das anorektische Mädchen vermutlich auch seine Sexualität. Die Gründe hierfür sind uneinheitlich und haben nicht unweigerlich ihren Ursprung in einer Angst vor Verführung durch den Vater. Mit der Magersucht wird jedenfalls die sexuelle Entwicklung zu einem sehr frühen Zeitpunkt der Reifung ausgebremst. Bei der Bulimie schreitet die sexuelle Entwicklung weiter voran. Der sexuelle Konflikt zeigt sich hier als mangelnde Integration des sexuellen Erlebens in ein positives Selbstbild.

Über ein vermeintlich typisches, diese Entwicklungen auslösendes Verhalten der Mütter anorektischer Patientinnen ist viel spekuliert worden. Zweifel sind erlaubt, ob das mütterliche Verhalten und die dazu passende Familiendynamik als primäre Ursache des gestörten Essverhaltens anzusehen sind (Gowers und North 1999). Unter diesen Vorbehalten kann rekapituliert werden, dass seit den familientherapeutischen Forschungen der 1970er-Jahre die Mütter anorektischer Mädchen für emotional distanziert, wenig mütterlich, eher partnerschaftlich eingeschätzt werden. Hinter dieser Haltung zu den Kindern sollen sich Unsicherheiten der Mütter in ihrer weiblichen Rolle verbergen, die sich später auf die Mädchen übertragen, wie zuvor beschrieben. Therapeutisch ergibt sich aus diesen Befunden die Richtung, in der mit den Müttern therapeutisch zu arbeiten wäre. Ihr Selbstbewusstsein wäre zu stärken, ihre »Erniedrigungssucht« wäre zu bekämpfen.

Die bulimische Symptomatik mit Heißhungerattacken und Erbrechen steht psychoanalytisch im gleichen Kontext einer beschädigten Mutter-Kind-Beziehung. Deren Ambivalenz erscheint jedoch pointierter und stärker nach außen gewendet. Die Patientinnen erleben ein unerträgliches Gefühl innerer Leere und drängen darauf, etwas zu bekommen, mit dem sie diese Leere auffüllen können. Im Augenblick der Einverleibung von Nahrung erscheint ihnen diese vergiftet, schlecht, obszön und unmäßig (Mentzos 1991). Die Patientinnen stellen ihre Essstörung in den Dienst einer körperlichen Inszenierung, mit der sie ihren Ambivalenzkonflikt mit der Mutter zum Ausdruck bringen (Dittert 1983). Bulimische Patientinnen entwerfen das Bild einer Mutterfigur, die – ähnlich wie die Stiefmutter im Märchen »Schneewittchen« – mit der Tochter rivalisiert, statt diese zu versorgen, sie dann verstößt, anschließend aber wieder oral zu verführen sucht. Der Apfel, den Schneewittchen von der verkleideten Stiefmutter überreicht bekommt, ist vergiftet.

Wenn man die Symbolik dieses Märchens weiterverfolgt, so bieten sich weitere Parallelen mit der Dynamik der Bulimie. Das verstoßene, dann wieder mühelos verführte und hierbei vergiftete Schneewittchen erscheint in allen Phasen des Märchens oberflächlich unschuldig und makellos. Sogar im Tod bzw. im Sarg liegend, also in höchster körperlicher Gefahr, ist sie noch ein Trugbild des blühenden Lebens und verführt einen Prinzen. Sie ist selbst das Opfer von Verführung und verführt sogleich wieder andere.

Der Versuch der Patientinnen, ihrer Hassliebe zur Mutter mit Hilfe der Brechsucht auszuweichen oder ihr einen neuen Schauplatz zu geben, bringt wenig Entlastung. Er endet damit, dass sie ihren Körper instrumentalisieren und beschädigen. Sie bleiben im Gefühl einer suchtartigen Abhängigkeit gefangen. Die Figur der ersehnten und zugleich verabscheuten Mutter wird durch die ersehnte und zugleich verabscheute Nahrung ersetzt. Die Patientinnen erleben innerhalb ihrer Symptomatik einen raschen Wechsel der Stimmungen und Bedürfnisse. Dieser Wechsel wiederholt sich in allen zwischenmenschlichen Beziehungen. Weiterhin können wir aus den bulimischen Anfällen den Wunsch nach Auflösung aller Spannungen und nach Vereinigung mit der Mutter herauslesen. In anderen Fällen wirkt die Symptomatik wie ein (anal-) aggressiver Impuls, der nicht nur sich selbst, sondern zugleich der Mutter Schaden zuzufügen will.

Auch wenn die symbolische Gleichsetzung der bulimischen Symptomatik mit den familiären Beziehungen aufschlussreich ist, müssen wir uns davor hüten, die Interpretation der Fress-Brechsucht zu weit zu führen und den Patientinnen aufzudrängen. Wie alle psychischen und psychosomatischen Symptome sind auch jene der Bulimie vieldeutig. Sie beziehen sich nicht nur auf die frühe Kindheit, sondern nehmen über die Aktualkonflikte immer neue Bedeutungen auf. Viele Jugendliche mit dieser Symptomatik suchen in der Psychotherapie primär Schutz, Sicherheit und Orientierung. Die Ausdeutungen ihres Beziehungsverhaltens und ihrer familiären Probleme irritiert und verunsichert sie. Aus diesem Grund kommen bei Jugendlichen auch Behandlungen in Frage, die sich auf die Kontrolle der Symptome beschränken und das Hier und Jetzt bearbeiten. Bei diesen Behandlungen versteht sich der Therapeut als Wegbegleiter und Vertrauensperson mit ich-stabilisierender Funktion.

Erschwerend kommt hinzu, dass viele Behandlungen auf der Ebene instabiler Selbstobjektübertragungen liegen, also innerhalb einer Borderline-Persönlichkeitsorganisation. Psychotherapeutische Hilfe wird ersehnt, aber auch wieder abgebrochen. Zu keiner Zeit gewinnen wir ein sicheres Gefühl in der Gegenübertragung, ob es den Patientinnen gerade gut oder schlecht geht, ob sie vor einem großen Erfolg oder einer großen Niederlage stehen, ob sie von einer Idee angezogen oder abgestoßen werden, ob sie hassen oder lieben. Nicht nur die Realität ist schwer einschätzbar, auch die vorgetragenen Idealisierungen sind schwankend. Zusagen therapeutischer Hilfe müssen daher zunächst inhaltlich sparsam, in der Festlegung der zeitlichen und räumlichen Rahmenbedingungen jedoch klar und zuverlässig sein.

Welcher therapeutische Zugang ergibt sich aus den Erkenntnissen zur Familiendynamik?

Die Theorien zur Familiendynamik betrachten die Essstörungen als unbewusste Hilferufe der Patientinnen, mit denen sie auf Schwierigkeiten und Belastungen im familiären System hinweisen. Die Mitglieder von Familien mit anorektischen Kindern sind innerlich »verstrickt« genannt worden. Nach außen schirmen sie sich ab und erlauben keine Einblicke. Sie schwanken zwischen Haltungen des Überbehütens und Verstoßens hin und her. Minuchin (1986) hat darauf hingewiesen, dass ein anorektisches Kind als Blitzableiter für elterliche Konflikte dient. Die Familien legen großen Wert auf Harmonie. Diesen Anspruch können sie aber nicht einlösen. Wenn die Harmonie bedroht ist, wird ein Familienmitglied dazu »delegiert«, sich für die Gemeinschaft zu opfern. Die Eltern wirken in ihrer eigenen Entschlusskraft geschwächt und unflexibel. Trotz oder gerade wegen seiner Erkrankung übt das Kind starken Einfluss auf die Eltern aus. Es kann regelrecht die Entscheidungsgewalt an sich nehmen. Hier wird von Parentifizierung gesprochen. Die Kinder verhalten sich gegenüber den Eltern, als wären sie deren Eltern (Selvini Palazzoli 1978, Weber und Stierlin 1981).

In der Tat finden sich in diesen Familien oft noch Großeltern, die in ähnlicher Weise Einfluss auf ihre Kinder ausüben, so dass die Eltern von zwei Seiten in die Zange genommen werden und sich unmündig fühlen (Mehrgenerationenperspektive). Krisen und Krankheiten eines »Indexpatienten« werden begünstigt, wenn ein Mitglied der Familie sich anschickt, sich zu verändern. Sei es, dass dieses Mitglied die Familie verlassen will oder auch nur den Wunsch verspürt, aus dem Familiensystem auszubrechen oder einen Reifungsschritt zu vollziehen. Auch der Indexpatient selbst kann derjenige sein, der mit dem Zustand der Familie innerlich zu hadern beginnt, sich dann aber selbst an die Kandare legt und stattdessen Symptome entwickelt. Wenn sich das Kind aus seiner Krankheit befreit und die stabilisierende Funktion als Indexpatient nicht mehr ausübt, kann die Familie auseinander brechen (Minuchin 1986).

Der hier skizzierte Familientyp hat in den 30 Jahren seit seiner Entdeckung nichts von seiner Prägnanz eingebüßt. Dennoch ist inzwischen zweifelhaft, ob er einen zwingenden Zusammenhang mit der Entstehung oder Symptomwahl der Anorexia nervosa hat. Wenn wir die Familie einer anorektische Patientin diesem Typus zuordnen können, haben wir allerdings einen ausgezeichneten Ansatz für die klassische Familientherapie. In der Familientheorie wird seit Anbeginn postuliert, dass mit kurzen, gezielten, aktiv in die Familie eingreifenden Interventionen und Anweisungen – oft mit einer verblüffenden oder paradoxen Wendung – nachhaltige Veränderungen im Familiensystems erreicht werden können. Die Nachhaltigkeit dieser Änderungen wird mit der Fähigkeit familiärer Systeme zur Selbstkorrektur, Umgestaltung und Neujustierung begründet, kurzum mit bereitliegenden familiären Ressourcen.

Die familientherapeutischen Theorien vertreten ein optimistisches Menschenbild. Sie rechnen mit Erfolgsquoten, die weit über jenen anderer Therapieverfahren liegen, und versprechen aufgrund einer extrem kurzen Therapiedauer einen hohen ökonomischen Nutzen bei geringen Kosten. Sie lassen in dieser Hinsicht andere therapeutische Ansätze schlecht aussehen. Zu bedenken ist jedoch, dass Familientherapie stets nur mit Familien möglich ist, die willens und bereit sind, sich dieser Methode zu unterziehen. Die hierdurch bedingte Selektion trennt nicht unbedingt zwischen einfachen und komplizierten Verläufen oder unterschiedlichen Schweregraden der Psychopathologie. Aber die Auswahl der Fälle bezieht sich unweigerlich auf Familien, welche die Kraft aufbringen, eine gemeinsame und koordinierte Anstrengung für ihr psychisch krankes Kindes zu unternehmen. Damit verfügen sie im Sinne des familientherapeutischen Axioms über eine bedeutende Ressource, welche die Prognose jeder psychischen Erkrankung entscheidend verbessert.

Schlussfolgerungen

Es fällt auf, dass wir unabhängig von therapeutischen Schulen bei allen Essgestörten, seien sie kachektisch oder normalgewichtig, eine Linie des therapeutischen Rigorismus verfolgen. Die Vorgaben sind ausgesprochen streng. Bevor wir beginnen, mit positiven Verstärkern zu arbeiten, kommen wir nicht umhin, die Patientinnen ihrer Mittel und Möglichkeiten zu berauben, das pathologische Essverhalten fortzusetzen. Wir üben Druck und Kontrolle aus und greifen in den Alltag ein. Wir vertrauen in der Regel nicht darauf, dass die Patientinnen den Therapieplan freiwillig befolgen. Wir setzen Wächter und Aufseher ein.

Bei stationären Behandlungen schränken wir zudem die expansiven und umtriebigen Patientinnen in ihrer räumlichen Freizügigkeit ein. Sthenisch sich verweigernde Patientinnen halten wir nachdrücklich dazu an, Nahrung zu sich zu nehmen, sei es, dass wir sie am Ende künstlich ernähren, um ihr Leben zu erhalten, sei es, dass wir ihnen zwar eigene Initiative zubilligen, sie aber vor nur enge Wahlmöglichkeiten stellen und letztlich massiv unter Entscheidungsdruck setzen.

Mit diesen drakonischen Haltungen manövrieren wir uns als Therapeuten in eine schwierige ethische Lage. Wir sind geneigt, uns selbst als Peiniger zu empfinden. Derartige Selbstzweifel bei den Therapeuten erreichen die Patientinnen nicht durch lauten Protest, sondern durch stille Vorwurfshaltungen. Wir hegen freilich auch fachliche Zweifel, denn wir sind uns darüber klar, dass wir mit unserer Therapie nicht verhindern, die Mädchen zu demütigen, zumal uns bewusst ist, dass diese mit ihrer Symptomatik um Autonomie zu ringen versuchen. Es ist nicht etwa so, dass sich Patientinnen mit Anorexie einer bestimmten Behandlung offen verweigern. Wenn sie erkennen, dass sich alle Welt, namentlich die eigene Familie und die Schule, auf eine konsequente Behandlung verständigt haben, bemühen sie sich um ein Einlenken. Dabei geben sie jedoch ihren grundlegenden Widerstand nicht auf. Sie sagen bestenfalls, dass die Behandlung aus ihrer Sicht »unnötig« sei. In den Behandlungen gehen sie fast jeden Weg mit. Sie versuchen, die Therapeuten zufrieden zu stellen und passen sich an deren Argumente und Erwartungen an. Der Widerstand wird erst offensichtlich, wenn sich die Therapie bei den Kernsymptomen aufhält und Änderungen des Gewichts oder der Nahrungszufuhr verlangt.

Bulimische Patientinnen verhalten sich auf den ersten Eindruck anders. Sie prangern sich selbst als krank an, erklären ihr Einverständnis zur Therapie und gehen aktiv auf bestimmte Angebote zu. Sie geben an, unter ihren Symptomen zu leiden und am normalen Leben gehindert zu werden. Ältere Jugendliche mit Bulimie wenden sich sogar ohne Zutun ihrer Angehörigen an irgendwelche Therapeuten. Unschwer erkennen wir jedoch im therapeutischen Prozess die gleiche Dialektik zwischen Wohlverhalten und Widerstand. Auf der einen Seite werden uns Nettigkeiten und die perfekte Illusion von Normalität angeboten, auf der anderen Seite entlarven wir die hässliche Realität und die Macht der bulimischen Symptome. Die vorgestellten Therapierichtungen gehen mit dem Problem des Zwangs unterschiedlich um. Keine Therapie von Essgestörten kann es sich jedoch leisten, zu dieser Frage nicht ausdrücklich Stellung zu beziehen. Alle zollen der Tatsache Tribut, dass es sich bei den Essstörungen tendenziell um Suchtkrankheiten handelt.

Kasuistik

Fall 1

Bericht über eine stationäre Behandlung

Diagnose:

Anorexia nervosa (F50.0)
Atypische Bulimie (F50.3)
Anhaltende depressive Störung (F34.9)
Persönlichkeitsrisiko Typ C

Julia kam erstmals als 15½-Jährige mit einer sowohl anorektischen wie auch bulimischen Symptomatik in unsere ambulante Sprechstunde. Die Erkrankung hatte ein Jahr zuvor mit geringen Gewichtsverlusten bei einem Gewicht um 50 kg, und mit Nahrungsmitteleinschränkung begonnen. Dann begann Julia stärker zu erbrechen. Das Erbrechen wurde teilweise exzessiv, wobei Julia mehrmals am Tage Brechattacken hatte. Der Verlauf blieb schwankend und insgesamt ohne wesentlichen Gewichtsverlust über einen Zeitraum von einem Jahr. Dann begann Julia dramatisch abzunehmen und erschien erstmals wieder in unserer Sprechstunde. Sie musste mit einem Gewicht von nur noch 32,5 kg in der Kinderklinik aufgenommen werden und wurde vier Wochen später in die psychotherapeutische Behandlung der hiesigen Abteilung überführt. Zur Vorgeschichte und Familienkonstellation ist zu erwähnen, dass Julia die Dritte von vier Geschwistern ist. Sie wurde in der Familie nie als Sorgenkind betrachtet und galt eher als still und fleißig und unproblematisch. Sorgenkind sei eher eine jüngere Schwester, die 1990 an einem Knochentumor erkrankte, inzwischen aber vollständig gesund ist. Erwähnenswert ist eine möglicherweise sexuell traumatische Beziehung zu einem Onkel in der Kinderzeit. Nähere Einzelheiten konnten nicht eruiert werden. Julia war stets sozial integriert und unter Freundinnen beliebt. Trotz einer Gymnasialempfehlung besuchte sie zunächst die Realschule und wechselte von dort problemlos auf das Gymnasium. Im Hintergrund standen ein starker Leistungswunsch, aber auch Ängste vor dem Versagen.

Körperliche Daten:
Das Aufnahmegewicht lag bei 34,5 kg, Julia war 169 cm groß. Es bestand eine ausgeprägte Kachexie mit Lanugo Behaarung und Pigmentverschiebungen der Haut. Die Kreislaufverhältnisse waren stabil.

Stationärer Verlauf:
Nach rascher Überwindung der Neigung zum Erbrechen trat eine überwiegend anorektische Symptomatik in den Vordergrund, mit hartnäckiger Verweigerung der spontanen Nahrungszufuhr und ausgeprägten Ängsten und Schuldgefühlen, die sich auf die Aufnahme von Nahrung richteten. Nach Stagnation und erneuten Rückschritten begannen wir zwei Monate nach der Aufnahme mit einer Ernährung über die Nasen-Magen-Sonde für fünf Monate. Der gesamte Verlauf der Erkrankung erwies sich als ausgesprochen langsam und widerstandsreich. Es zeigten sich massive Selbstwertprobleme bei einer allgemein depressiven Grundverfassung mit negativistischen Gedanken, Antriebsarmut, Mattigkeit und Erschöpfbarkeit. Dahinter verbarg

sich jedoch auch starke Wut und Anspannung, vor allem im Zusammenhang mit der Nahrungsaufnahme. Julia versuchte sich ihrer Spannungen mit lautem Schreien zu entledigen, zu dem sie sich regelmäßig in unseren Keller zurückzog. Nach Steigerung des Gewichts erhielt Julia auch eine medikamentöse antidepressive Therapie mit Fevarin (100 mg pro Tag). Diese Therapie erhielt sie bis zu ihrer Entlassung. Die ambulante Fortsetzung der Therapie wurde empfohlen. Markante Verbesserungen der depressiven Grundverfassung wurden allerdings unter der medikamentösen Therapie während des stationären Aufenthaltes noch nicht verzeichnet. Am ehesten war festzustellen, dass Julia aus der langen Erfahrung in unserer Milieutherapie, bei stabilen Bezugspersonenbeziehungen Sicherheit und Anstöße bekam. Wir verwendeten kognitiv behaviorale Einzeltherapie. Ein weiteres wichtiges Therapieelement war die Körpertherapie. Julia übernahm schließlich die Initiative für die Gestaltung ihres Alltags und für die Wiederaufnahme ihrer sozialen Kontakte am Heimatort und in der Schule. Ein Teil der eher stillen, wenig initiativen Eigenart schien langjährig Merkmal der Persönlichkeit zu sein, so dass in diesem Bereich eine markante Verbesserung nicht erwartet werden konnte. Julia konnte ein Gewicht von ca. 42 kg erreichen und dieses Gewicht während der letzten drei Monate ihrer stationären Behandlung beibehalten. Eine noch weitere Steigerung gelang ihr jedoch nicht. Ihre Menstruation setzte nicht wieder ein. Weitere Steigerungen waren auch in der bisher 4-monatigen Nachbetreuung nicht erreichbar.

Zusammenfassend mussten wir nach dem Ergebnis unserer stationären Therapie trotz gewisser Verbesserungen in der Selbstentfaltung und in der Persönlichkeitsreifung von einer drohenden Chronifizierung dieser anorektischen Erkrankung ausgehen.

Fall 2

Notizen des Therapeuten für eine klinikinterne Weiterbildung

Diagnose:

Anorexia nervosa (F50.0)
Persönlichkeitsrisiko Typ C

Lena ist ein inzwischen 15½-jähriges magersüchtiges Mädchen. Bewusst wählen wir diese Wortwahl, denn sie erscheint noch nicht als Jugendliche. Sie kam vor nahezu 10 Monaten zur stationären Aufnahme, nachdem sie sich bereits drei Wochen lang wegen ihres schlechten körperlichen Zustandes in einer Kinderklinik befunden hatte. Sie hatte Kreislaufschwierigkeiten gehabt.

Die Familie stammt aus einer kleinen ländlichen Gemeinde. Der Vater ist Handwerker in einem Betrieb, die Mutter in einem pädagogischen Beruf tätig. Die Familie engagiert sich ehrenamtlich, auch in der Kirchengemeinde, ist im Ort gut sozial eingebunden. Lena ist die Mittlere von drei Geschwistern, einem älteren Bruder und einer jüngeren 10-jährigen Schwester. Sie besuchte die 7. Klasse der Realschule.

Lena war bereits zwei Mal mit wenig Erfolg in jeweils halbjährigen stationären psychosomatischen Behandlungen. Bei der ersten Aufnahme wog sie 29 kg, bei der zweiten 27 kg. Sie war jedes Mal bei den Aufnahmen extrem kachektisch. Ihr jemals bekannt gewordenes Höchstgewicht lag bei ca. 35/36 kg. Vor drei Jahren verlor sie innerhalb eines halben Jahres 8 kg. Bei uns wog sie am Aufnahmetag wieder nur noch 27,4 kg, bei 153 cm Körpergröße und einem BMI von 11,9 (!). Sie hatte es also geschafft, in zwei Jahren trotz intensiver Bemühungen, kein Gramm zuzunehmen.

Vermutete und angegebene Ursachen, Hintergründe oder Auslöser waren: Ängste vor der anstehenden körperlichen Veränderung der Pubertät, Verlusterfahrungen durch den Tod des wichtigen mütterlichen Großvaters vor zwei Jahren, eine depressive und selbst seit kurzem in Psychotherapie befindliche Mutter; im Jahr vor dem Tod des Großvaters der tödliche Unfall eines Bruders der Mutter und Trennung von Freundinnen beim Übergang in die 7. Klasse der Realschule. Lena wurde als immer freundliches, angenehmes, offenes Kind geschildert, also

»pflegeleicht«, auch im Vergleich zu ihren beiden Geschwistern. Sie besuchte die Jungschar, nahm Klavierstunden, machte Geräteturnen. Alles »in Butter«. Ihre Familie schildert Lena als eine enge, vertrauensvolle, zusammengehörige Familiengemeinschaft, deren Nähe sie keinesfalls aufgeben will. Abstand und Distanz ergaben sich jeweils durch die Krankenhausaufenthalte. Die Mutter ringt zurzeit um einen Zugewinn an eigener Stabilität und Autonomie. Neben dem Beginn einer Psychotherapie ist der Entschluss der Mutter zu nennen, einen Säugling aus der Verwandtschaft als Pflegekind aufzunehmen, wobei die Mutter hier sehr ambivalent mit ihren Zweifeln an der eigenen Mütterlichkeit umgeht.

Lena zeigte sich, so die früheren Schilderungen, von Anfang an sehr kooperativ und therapiemotiviert, sie hatte stets großes Heimweh und wollte möglichst bald entlassen werden, freilich ohne sich aktiv um Fortschritte zu bemühen, die sie diesem Ziel näher bringen könnten. Schon bei der ersten Entlassung überwog die Skepsis. Eine stationäre Wiederaufnahme wurde bei nur wenig Gewichtszunahme und bei Gewichtsverlust gleich nach der Entlassung befürwortet.

Beim zweiten Aufenthalt wurde besonders auf die enge Beziehung zur Mutter hingewiesen, wobei ein ausgeprägter Autonomie-Abhängigkeitskonflikt und eine starke Identifikation mit der Mutter angenommen wurde. Lena reagiert sehr sensibel auf die Befindlichkeiten ihrer Mutter. Es fiel ihr schwer, sich aus der Rolle der angepassten Tochter zu befreien und ihre eigenen Interessen zu erkennen und durchzusetzen. Allgemein wurde Lena von den früheren Therapeuten als sehr kooperativ, aber auffällig überangepasst geschildert.

Was wir die ersten Monate der Behandlung taten? Sondieren, Sondieren, Sondieren. Überwachen und Kontrollieren. Es war endlos. Das Universum bestand aus Betreuung, einem kleinen Schlauch in der Nase, dem Zuführen von Fresubin, Biosorb, Tee und Medikamenten. Wir entschlossen uns irgendwann zu einer niedrig potenten neuroleptischen Behandlung, später auch zu einer antidepressiven Behandlung. Wegen einer Schilddrüsenunterfunktion erhielt sie Jodid. Als einer der wenigen psychischen, diagnostischen Erkenntnisse aus der Anfangszeit dienten ein Satzergänzungstest und ein Mann-Zeichentest. Letzterer zeigte eine wenig gelungene, sehr steife und formal hölzerne Figur, die an niedliche Hummel-Figuren erinnerte. Es zeigte sich detailstatistisch eine erhebliche Alters- und Entwicklungsverzögerung.

Im Satzergänzungstest offenbarte sie gewisse realistische Einschätzungen der familiären Beziehungen, wie: »Vater sieht vieles gelassener als Mutter.« Oder: »Mutter ist öfter bedrückt als Vater.« Lena stellte sich selbst als weniger spontan und weniger fröhlich dar als andere Kinder. Weitreichend – und berechtigt! – waren ihre Befürchtungen im Hinblick auf die Zukunft! »Meine größte Sorge ist – ob ich jemals wieder normal leben kann. Und: »Ganz im Geheimen – es ist schwer für mich vorzustellen ›normal‹ zu sein.«

Beim Sondieren schrie sie oft laut. Sie äußerte, sie hätte Angst, »ihre Begabung« zu verlieren (sie meint: ihre Besonderheit), nämlich »dünn zu sein«. Vergleiche mit anderen Dünnen fielen ins Gewicht – und immer zu ihren Ungunsten aus. Sofort verstärkte sie ihre eigenen Bemühungen.

Hier einige Äußerungen von Lena, die ihren inneren Zustand wiedergeben: Ich werde nie frei essen können, ich muss immer alles planen, ich habe vor allem ganz viele Gedanken. Ich glaube, vor ein paar Jahren, da gab es noch die »richtige« Lena. ... Ich leide darunter, Mama geht es nicht gut, ich sehe das und mir geht es auch nicht gut.

Ich muss irgendwo einen Halt haben, ich muss das übersehen können (meint die Menge des Essens, nicht etwa ihr Leben). Ich muss wissen, welches Zielgewicht, ich brauche die Kontrolle über das Gewicht. Ich habe Angst, dass sich etwas verändert. Ich habe Angst, dass das Gewicht mich verändert ... Ich will ja zunehmen, ich muss mich ändern, sonst ändert sich ja nichts, ach, ich fühle mich doch nicht so wohl beim Zunehmen ... Ich kann es mir nicht vorstellen, wie ich ohne die Krankheit dastehe ... Ich weiß gar nicht, ob ich das zulassen kann, dass es mir besser geht. Ich bin das nicht gewohnt ... Ich fühle mich oft so hilflos und verzweifelt ... Das ist gar nicht gut, wenn man so satt ist ... Heute Morgen ist es mir schwer gefallen, als ich gemerkt habe, dass ich mehr esse als die Sandra (Mitpatientin, ebenfalls Magersucht) ... Heute geht es mir nicht gut (richtig böse). Die Neue (ebenfalls Magersucht) ist dünner als ich!

Einen Monat nach Beginn der Sondierung wog sie 28,7 kg, hatte also in vier Wochen gerade mal ein Kilo zugenommen. Mehrere Monate war sie nicht zu Hause, die Eltern kamen allerdings fast jedes Wochenende zu einem Besuch ihrer Tochter.

In dieser Zeit wurde medikamentös Tavor eingesetzt.

Zwei Monate später wog sie 33,7 kg. Wir begannen mit Zyprexa.

Einen Monat später wog sie 36 kg.

Wieder einen Monate später. wog sie 38,5 kg.

Wieder einen Monat später wog sie 40,4 kg. Wir begannen mit der Eindosierung auf Fevarin. Es schien langsam voranzugehen.

Wieder einen Monat später wog sie 40,5 kg, hatte also in vier Wochen gerade mal 100 Gramm zugenommen.

Wieder einen Monat später verzeichneten wir nach einer Erhöhung der Sondennahrung den höchste Gewichtssprung mit 43 kg, bekamen aber erhöhte Leberfunktionswerte. Am Ende hatte die Patientin 44,6 kg erreicht. Die Sondierung hatte mehr oder weniger 8 Monate gedauert.

Danach sollte Lena, mit einer gewissen Reserve, durch eigenes Essverhalten das Gewicht knapp über 44 kg halten. Es gelang ihr nicht. Pläne wurden erstellt. Der Verlauf ging hin und her. Immer wieder mussten wir zu einer früheren Stufe des Plans zurückkehren. Einen Monat nach dem Ende der Sondenernährung hatte sie wieder knapp ein Kilo an Gewicht verloren. Wieder drei Wochen später wog sie gar 42,4 kg – es war zum Verzweifeln. Da es ihr nicht gelang, sich selbst für eine ausreichende Menge Essen zu entscheiden und an dieser Frage immer wieder zwanghaft herumlaborierte, wurde schließlich portioniertes, abgepacktes Essen bestellt. Aber auch dieses Vorhaben bewährte sich nur zögerlich. Vier Wochen später hatte sie endlich wieder die von ihr als magisch empfundene Grenze von 44 kg erreicht und wog 44,3 kg. Sie suchte sich neue Kleider aus in einem Katalog und musste feststellen, dass sie immer noch kleine Kindergrößen benötigte.

Danach ging alles sehr schnell. Wir wollten sie in eine gewisse Normalität, zunächst in jene des stationären Alltags, hineinstellen. Nicht einmal das hatte sie ja bisher geschafft! Sie sollte gewissermaßen wieder »ins Leben« geschickt werden. Wir hatten den Impuls, die Eltern gegen sie »aufzuhetzen«, und fragten diese, wie lange ihre Geduld denn noch andauern wolle. Der Vater konnte sich zu der Äußerung durchringen, sie durchaus mal »schütteln zu wollen«. Die Mutter blieb reglos.

Schließlich wurde Lena auf den Vorschlag von Mitgliedern des Teams eine Woche, gewissermaßen zur Realitätsüberprüfung und zu einer Art Abstandsbeurlaubung, nach Hause geschickt. »Ich habe Angst, dass ich überhaupt nicht mehr dazu passe, eine Fremde in der Familie bin«. Diese Beurlaubung wurde mit der Hausaufgabe versehen, die Familie solle es gemeinsam schaffen, dass Lena ihr Gewicht halten könne. Es gelang! Der Aufenthalt sollte auch zur Überprüfung der immer wieder gestellten Frage dienen, als »wer« sie denn nach Hause zurückkehren möge: als Achtung gebietende Kranke, zu der man respektvoll Abstand hält, oder als Mitglied der Familie, eine greifbare Person, mit der man sich spürbar und energisch auseinandersetzen will.

Danach wurde eine Entscheidung getroffen, auf welches Ziel hingearbeitet werden sollte: auf die Rückkehr in die Familie oder auf eine Rehabilitationsmaßnahme. Wir sprachen durchaus gegenüber allen Beteiligten davon, dass Lena eine seelische »Behinderung« habe, stellten aber diese Tatsache als Herausforderung, nicht als etwas Ominöses dar. Die Eltern entschlossen sich, Lena wieder nach Hause zu nehmen. So wurde also dies unser Ziel und unsere gemeinsame Perspektive.

Die Vorbereitungen auf diesen Schritt laufen derzeit. Lena wiegt momentan 46,1 kg, sie ist inzwischen 156,4 cm groß und bei uns 3 cm gewachsen.

Was im Verlauf dieser Behandlung besonders besticht, ist die Endlosigkeit und Zeitlosigkeit, die sich in unserer Wahrnehmung einstellte. Eigentlich waren wir über fünf bis sechs Monate mit nichts anderem als mit der Grundversorgung der Patientin beschäftigt und ausgefüllt gewesen. Es gelang uns in diesen langen Monaten nicht, die Patientin zur Übernahme von Eigenverantwortung und Selbstverantwortung zu bewegen. Wir waren stets die Handelnden und Sorgenden. Alle Fortschritte beruhten nur auf unserem Zutun. In jeder neuen Phase wiederholte sich dasselbe Muster, vielleicht auf einem geringfügig höheren Niveau. Letztlich blieb sich Lena immer treu. Sind wir inzwischen aus diesem Muster ausgebrochen? Wir wissen es nicht und können es kaum glauben, auch wenn wir zurzeit etwas optimistischer in die Zukunft blicken.

Fall 3

Epikrise über einen mehrjährigen Verlauf

Diagnose:

Bulimia nervosa (F50.2)
Persönlichkeitsrisiko Typ C

Die jetzt 18-jährige Celine leidet, seit sie 14 Jahre alt ist, unter einer bulimischen Essstörung. Sie wurde von mir als 15-jährige ein Jahr lang jugendpsychiatrisch unter Einbeziehung der Eltern betreut und auf eine erste intensive stationäre psychotherapeutische Maßnahme vorbereitet. Die Patientin hatte im Alter von fünf Jahren ihre Mutter nach langer schwerer Krankheit verloren. Sie war von der Mutter verwöhnt, aber auch in das Leiden der Mutter hineingezogen worden. In der Folgezeit heiratete der Vater zur Versorgung der Kinder die ehemalige Haushälterin, die in die Rolle einer »bösen Stiefmutter« geriet. Zwischen der Patientin und ihrer Stiefmutter entstand eine erhebliche Beziehungsstörung. Eine Idealisierung der verlorenen Mutter wurde aufrechterhalten. Phasenweise litt die Patientin unter massiven Verlust- und Verlassenheitsängsten. Die Fronten in der Familie waren sehr verworren. Der Vater wurde teils zu seiner Tochter, teils zu seiner neuen Ehefrau hingezogen.
Die Stiefmutter war verbittert und fühlte sich von der Familie abgelehnt und ausgenutzt. Zum Zeitpunkt des Beginns der hiesigen Kontakte bestanden neben der Bulimie erhebliche Selbstwertprobleme und Konflikte beim Aufbau einer eigenen (auch sexuellen) Identität. Die Patientin hatte sowohl einen depressiven Aspekt mit Verzweiflung, Entschlusslosigkeit und suizidalen Gedanken, als auch einen hysterischen Aspekt, in dessen sie sich über Schwierigkeiten mit Gleichgültigkeit und Überheblichkeit hinwegsetzen konnte und zwischen den Fronten zu intrigieren und zu agieren begann. Während eine depressive Veranlagung zweifelsfrei war und auch zu der bulimischen Störung beizutragen schien, war eine bipolare Störung zum Zeitpunkt meiner Tätigkeit nicht sichtbar. Gegenwärtig werden Hinweise auf eine solche Störung von der Familie wahrgenommen. Auch mir berichtete die Patienten damals immer wieder von Stimmungsschwankungen, die ich aber selbst nicht beobachten konnte. Zusammenfassend ist bei der Patientin eine affektive Problematik offensichtlich, einhergehend mit der Bulimie. Der weitere Verlauf wird zeigen, ob eine bipolare Störung berücksichtigt werden muss. Es ist typisch, dass in Celines damaligem Alter der Charakter ihrer affektiven Störungen noch nicht in vollem Umfang erkennbar und voraussehbar war. Mit einer über 8 Monate hinweg durchgeführten antidepressiven Pharmakotherapie mit zwei unterschiedlichen Präparaten konnten keine überzeugenden Verbesserungen des ohnehin sehr wechselvollen Befindens erreicht werden.
In der ambulanten Betreuung von Celine war um die Zeit ihres 16. Geburtstages eine Pattsituation erreicht. Celine hatte dazu beigetragen, dass die ohnehin fragile Familie auseinander zu brechen drohte. Sie konnte kaum noch ihren Schulbesuch aufrechterhalten. Bei Vater und Stiefmutter bestanden erhebliche Ausstoßungstendenzen. Die Patientin war einerseits bereit, sich aus der Familie zu lösen, konnte die Ausstoßung andererseits nicht verwinden und keine konstruktiven Schritte tun, weil sie immer wieder von Trennungs- und Verlustängsten überwältigt wurde. Damals erschien eine weitere ambulante Bearbeitung der aus der Frühkindheit stammenden Konflikte und der Beziehungsprobleme zur Stiefmutter und zum Vater nicht mehr möglich. Wir rieten zu einer stationären psychotherapeutischen Behandlung. Damit verband sich auch die Erwartung, dass die Eltern während der Abwesenheit der Tochter ihr Verhältnis zueinander klären und bereinigen könnten. Tatsächlich konnte sich die Familie während der stationären Behandlung stabilisieren. Schließlich drängte die Patientin jedoch in die Familie zurück, als sie befürchten musste, dass ihr »Platz« dort sonst verloren gehen könnte. Die Patientin war bei der Entlassung psychisch deutlich gereift und stabilisiert, ohne dass der Ablösungskonflikt schon überwunden war, zumal die Patientin zunächst wieder in die Familie zurückkehrte, und weitere konkreten Schritte einer Trennung noch bevorstanden. Die erhebliche Selbstwertproblematik bestand weiterhin.

Erfreulicherweise gelang es Celine jedoch, sich im Anschluss an den Klinikaufenthalt beim Jugendamt zu melden und in eine betreute Jugendwohngruppe einzuziehen. Schon seit der Entlassung aus der stationären Behandlung hatte ich Celine dringend geraten, die Psychotherapie ambulant fortzusetzen. Nachdem die konkrete Lebensplanung zunächst Vorrang genoss, meldete sich Celine ein Jahr später erneut bei mir und bat mich um Vermittlung einer ambulanten Psychotherapie. Die Suche nach einem geeigneten psychotherapeutischen Angebot, aber auch der innere Kampf der Patientin, sich auf eine psychotherapeutische Behandlung einzulassen, verläuft momentan wechselvoll. Celine versucht andere zu drängen, etwas zu unternehmen, verleugnet aber, sobald konkrete Aussichten bestehen, ihr eigenes Anliegen. Der Leidensdruck der Patientin und die Beeinträchtigungen im Alltag nehmen in letzter Zeit beträchtlich zu. Bei ihren Besuchen in der Familie an den Wochenenden ereignen sich schwere bulimische Attacken.

Fall 4

Schriftverkehr mit einer Familie

Diagnose:

1. Kontakt: Atypische anorektische Essstörung (F50.1)
2. Kontakt: Bulimia nervosa (F50.2)
Persönlichkeitsrisiko Typ C

Sehr geehrte Familie von Sofie
Ihre 16-jährige Tochter wurde mir heute wegen Essstörungen vorgestellt. Ich habe mit ihr ein psychiatrisch/psychotherapeutisches Explorationsgespräch geführt und sie körperlich untersucht. Anschließend habe ich mir mit Hilfe von Angaben der Eltern ein etwas genaueres Bild von Entwicklungsverlauf, Familiensituation, Konflikten und charakterlichen Besonderheiten des Kindes gemacht. Die Exploration mündete in eine längere Beratung der Eltern. Sofie blieb während des gesamten Vorganges anwesend und wurde punktuell einbezogen.
Sofie ist freundlich zum Untersucher, häufig auf verschiedene Arten lächelnd, dennoch etwas entrückt und emotional nicht ganz leicht durchschaubar. Die Probleme mit dem Essen können nur mühsam erfragt werden. Sie habe seit zwei Jahren bei zwei Anlässen insgesamt 7 kg abgenommen, bei einem Thailand Urlaub mit der Familie und einem Schullandheimaufenthalt. Sie habe weniger gegessen, sich zu dick gefunden. Seit einem Jahr halte sie ihr Gewicht konstant bei etwa 40/41 kg. Die Menstruation sei regelmäßig und zu keiner Zeit ausgefallen. Weitere Nachfragen über die Umstände des Essen und Abnehmens und über Gedanken rund um dieses Thema werden von Sofie so abgewiesen, als hätten die Fragen mit ihr selbst gar nichts zu tun und wären »daneben«. Körperlich ist Sofie zierlich, mit 158 cm relativ klein, sexuell auf der Stufe von Tanner 3 pubertiert, ohne internistische Besonderheiten. Mit 40,2 kg kein signifikantes Untergewicht unterhalb der 2-Sigma Grenze. Die Kreislaufsituation ist stabil, die periphere Durchblutung gut. Die Haut hat keine trophischen Störungen. Der Neurostatus ist unauffällig. Die vertiefte Exploration ergibt, dass Sofie sich für »zu« ehrgeizig hält, Ängste vor dem Versagen hat und bisweilen wegen bevorstehender Klassenarbeiten manchmal nicht schlafen kann. Sie beschreibt auch »Ausbrüche« in der Familie, die wohl mit der inneren Anspannung und dem übersteigerten Arbeits- und Leistungswunsch zu tun haben und dann ausgelöst werden, wenn die Mutter einzugreifen versucht. Sofie reagiert nachdenklich und betroffen beim Thema ihrer unbefriedigenden zwischenmenschlichen Kontakte außerhalb der Familie, obwohl sie einiges tut, um dieses Thema mit vernünftigen Argumenten zu glätten. Es tauchen auch Komplexe wegen der körperlichen Konstitution auf (ihre Größe, sie will nicht wissen, wie groß/klein sie ist!), dahinter liegen wohl verschiedene Selbstwertprobleme. Bei aller Sprödigkeit beginnt Sofie gegen Ende des Gesprächs dann doch etwas aufzutauen.
Im Elterngespräch wird erkennbar, dass soziale Misserfolge schon immer ein Thema in Sofies Lebenslauf waren. Die ganze Familie scheint sich durch Sofies soziale Stellung exponiert und an ungezwungenem Austausch gehindert zu fühlen. Die Eltern fürchten, dass ihnen durch Sofies

Stellung Nachteile erwachsen könnten. Sofie ist die Älteste und diejenige, die diese Grundhaltungen und Sichtweisen der Eltern am ehesten widerspiegelt. Die Mutter sagt, dass Sofie zu viel arbeite, aber sie solle natürlich auch etwas leisten. Es sei schade, dass sie sich nicht mehr Freude gönne, aber man wolle sie schließlich nicht vom Ehrgeiz abbringen. Hier den richten Weg zu finden, sei nun einmal in unserer Gesellschaft ein »schmaler Grat«. Es wird deutlich, dass Mutter und Tochter aneinander geraten und miteinander ringen. Das Ausmaß der gelegentlichen Spannungen kann ich nur erahnen. Beide erzählen mir separat, dass die Probleme mit dem Essen und dem Ehrgeiz angefangen hätten, als vor zwei Jahren die Großeltern starben. Es habe die Mutter Zeit gekostet, die Verluste zu verarbeiten. Gegen Ende des Gesprächs geraten sowohl der Vater wie Sofie unter Zeitdruck (Geschäftstermin/Klassenarbeit). Es scheint zwischen den beiden eine stille Verständigung zu geben, dass dieser Druck das Leben diktiert.

Zusammenfassend leidet Sofie unter einer Jugendkrise, die äußerlich vor allem durch zwanghafte Ehrgeizhaltungen geprägt ist, wobei eine Essstörung in geringerem Umfang und wohl ohne Entwicklung zu einer manifesten Anorexia nervosa hineinspielt. Der jugendtypische Entwicklungsverlauf, hin zu mehr Entfaltung außerhalb der Familie, ist stark gebremst. Konstitutionell scheint mir eine depressive Kontaktproblematik vorauszugehen. Mein erster Eindruck lässt vermuten, dass in der ganzen Familie hohe Leistungsbereitschaft, soziale Reserviertheit und Neigung zu ängstlich pessimistischen Haltungen eine Rolle spielen, so dass es hier zu einer gegenseitigen Verstärkung kommt. Zur Mutter besteht Rivalität, zum Vater wird Vertraulichkeit gesucht. Die Stabilität der Familie könnte durch den Wegfall der Großeltern gelitten haben. Alle erwähnten Gesichtspunkte, vor allem das Ausmaß depressiver Anteile bei Sofie (und anderen) müssten noch näher untersucht werden.

Sofie sollte überlegen, ob sie in eine psychotherapeutische Behandlung einsteigen möchte. Dies wäre zurzeit aber nur sinnvoll, wenn sie damit ein eigenes Anliegen verbinden könnte. Familientherapeutische Gespräche könnten im ersten Schritt den Weg zu veränderten Einstellungen ebnen. Gerne lade ich auch Sofie noch einmal zu mir ein, damit wir zusammen klären können, welche Maßnahmen ihr am besten gefallen würden. Auch könnte ich erfahren, welche Überlegungen nach dem ersten Gespräch eingesetzt haben. Separaten Handlungsbedarf wegen der Essstörung sehe ich nicht. Der »Leidensdruck« erwächst zurzeit vor allem aus dem zwanghaften und tyrannischen Arbeits- und Lernverhalten von Sofie. Da der Druck die gesamte Familie betrifft, kann man hier, wie erwähnt, nicht nur einzeltherapeutisch sondern auch familientherapeutisch weiterkommen.

Liebe Sofie

Letzte Woche warst du nach deiner Rückkehr aus den USA in meiner Sprechstunde. Während deines 8-monatigen Auslandsaufenthaltes ging es dir, nicht zuletzt wegen Heimwehs nicht besonders gut. Deine schon seit gut vier Jahren bekannte Essstörung wurde in der Gastfamilie offenkundig. Du hattest dort auch vorübergehend an Gewicht abgenommen. Alles in allem ist jedoch dein Gewicht trotz der vielfältigen Nahrungseinschränkungen und veränderten Ernährungsgewohnheiten nicht dramatisch abgefallen. Lediglich das schon bekannte mäßige Untergewicht setzte sich fort und verschärfte sich noch etwas. Bei der medizinischen Untersuchung in den USA wurde deine Essstörung als Bulimie bezeichnet. Dieser Einschätzung schließe ich mich an, nachdem ich nun einen längeren Verlauf überschauen kann. Die Angabe deiner Mutter, dass du gelegentlich auffällig viel isst, ohne jedoch an Gewicht zuzunehmen, bestärkt mich in der Annahme, dass es sich hier um eine Form der Essstörung handelt, die von Erbrechen begleitet wird, obwohl du dies im Gespräch mit mir nicht bestätigen wolltest. Deine Stimmung ist zurzeit relativ ausgeglichen. Du bist froh, wieder in Deutschland zu sein und hast durch den Auslandaufenthalt weitere Fortschritte in deiner Reifung und Persönlichkeitsentwicklung gemacht. Du meinst auch, inzwischen nicht mehr so zwanghaft und ehrgeizig zu sein.

Natürlich bleibt abzuwarten, wie sich die Situation nach deiner Rückkehr weiter entwickeln wird. Im Gespräch mit mir kannst du, weil du ja auch psychotherapeutische Erfahrung hast, recht souverän über viele deiner Probleme sprechen. Lediglich das Thema des Essens wird von dir etwas »drüber weg« behandelt. Man gewinnt den Eindruck, dass du nicht an dem Punkt bist, wo du dieses Problem selbst in den Mittelpunkt stellen möchtest oder wo du dächtest, dass du in diesem Bereich mit deinem »Latein« am Ende bist. Gerade dieser Bereich ist es freilich, der deine Eltern besonders beunruhigt, zumal einige abnorme Laborwerte darauf hinweisen, dass dein Körper durch das abnorme Essverhalten (und das – wie ich meine – habituelle Erbrechen) geschädigt wird.

Du hast selbst erlebt, wie deine Mutter in dem hiesigen Gespräch immer wieder gedrängt hat, dass du aktive Schritte in Richtung auf eine Psychotherapie tun mögest. Deine Mutter hat auch bekundet, dass sie zusammen mit deinem Vater bereit wäre, an einer Familientherapie mitzuwirken. Mein Eindruck war, dass du vor allem aus Rücksicht auf deine wiedergewonnene Familie hier zu einigem Entgegenkommen bereit wärest – auch zu einer erneuten Psychotherapie. Es wäre wirklich schön, wenn diese Bereitschaft bei dir vorhanden wäre, auch wenn ich zugeben muss, dass ich schon viele junge Leute mit Bulimie gesehen habe, die sich klarer und entschlossener geäußert haben. Schon bei unserem letzten Gespräch, das zwei Jahre zurückliegt, hatte ich den Eindruck, dass der »Leidensdruck« bei dir weniger aus der Essstörung resultiert, als vielmehr aus einer Arbeits- und Lernwut, mit der du dich tyrannisierst und die anderen in Mitleidenschaft ziehst. Hier ist vermutlich durch den Auslandsaufenthalt und jetzt durch den Schulwechsel eine Entlastung eingetreten.

Ich hoffe, dass es nunmehr zu einer erneuten psychotherapeutischen Vereinbarung kommt, bitte dich aber, deine Bereitschaft dazu noch einmal kritisch zu überprüfen und dich zu fragen, ob du wirklich ein eigenes Anliegen hast, oder ob du nur dem Wunsch deiner Eltern entsprechen möchtest. Die Wirksamkeit von Psychotherapie hängt von solchen Dingen entscheidend ab. Im ersten Schritt empfehle ich Familientherapie (Angabe einer Anschrift). Diese Therapieform ist sehr gut geeignet, eine Positionsbestimmung vorzunehmen. Nach dieser Therapie weißt du vielleicht auch besser, ob du Interesse an weiteren therapeutischen Schritten hast, die du für dich selbst unternehmen möchtest. Daher möchte ich zum gegenwärtigen Zeitpunkt noch keine weiteren Namen von Psychotherapeuten nennen.

Nachlese

Diese Nachlese ist dem Thema der Sucht und weniger den Essstörungen gewidmet. Nicht alles, was die Symptomwahl einer Essstörung bestimmt, ist kongruent mit dem Phänomen Sucht, und nicht jede Sucht wird von Essstörungen begleitet. Weil aber beide Themen, Sucht und Essstörungen, die Frage nach der frühen Entwicklung fehlgeleiteter oraler Bedürfnisse aufwerfen, haben wir sie zusammengefasst und Teil 3 *Struktur und Entwicklung* aufgenommen. Weitere zur Sucht beitragende Faktoren werden sich erschließen, wenn wir uns mit den *sozialen Lebensräumen* der Jugendlichen (Teil 5) beschäftigen.

Mit der Sucht ist es wie mit den Sirenen in der griechischen Mythologie. Homers Odysseus lässt sich von seinen Gefährten an den Mast binden, als sie an der Insel der Sirenen vorbeifahren. Den Sirenen schreibt der Mythos eine magische Kraft zu und suggeriert, dass Menschen aus eigener Kraft nicht widerstehen können. Mit aufgeklärter Kritik müssen wir natürlich fragen, ob nicht neben der Macht der Sirenen auch menschliche Eigenschaften darüber entscheiden, wie stark wir verführbar sind. So oder so hat Odysseus mit der freiwilligen Fesselung ein Mittel gegen seine persönliche Sucht gefunden. Bei starken Bedürfnissen reicht offenbar die im Selbst verfügbare Kontrolle nicht aus. Den Rest muss ein von außen hinzutretender Zwang erledigen. Welche psychologischen Faktoren machen unsere Patienten, abgesehen von ihrer biologischen Disposition, die wir schwerlich ändern können, verführbar für Sucht und welche Faktoren können sie davor schützen? Und welches Quantum an äußerem Zwang ist erforderlich, um diesen Selbstschutz abzusichern?

In der klassischen psychoanalytischen Entwicklungslehre wird der Mangel an Sicherheit und Geborgenheit in der mütterlichen Versorgung – zugedeckt durch orale Verwöhnung – in den Mittelpunkt aller Überlegungen gerückt. In dieser verkürzen Form lädt die Theorie jedoch zu populären Missverständnissen ein, dergestalt, dass frühe Frustrationen die psychische Abhängigkeit und frühe Zufriedenheit die Autonomie zur Folge haben. Für eine Beurteilung dieser Effekte benötigen wir jedoch den Längsschnitt der Entwicklung eines langen Kinderlebens. In diesem Längsschnitt interessiert uns vor allem die Ambivalenz der Angebote, die dem Kind gemacht wurden. Konnte sich das Kind, dem Geborgenheit geboten wurde, darauf verlassen, dass dieses Angebot auch morgen oder ein Jahr später noch galt? Durfte das Kind, das frustriert wurde, hoffen, dass wieder bessere Zeiten kommen würden? War das Kind zur Befriedigung seiner Bedürfnisse auf eine einzige Person angewiesen und musste sein Schicksal mit dieser teilen, oder konnte das Kind auf andere Personen ausweichen, die ihm wohlgesonnen waren, wenn die Mutter ausfiel?

Keine Mutter, die in sozialer Isolation und unter großem Stress ein Kind zu versorgen hat, kann diesem Kind Geborgenheit und Befriedigung geben, ohne dass sich in dieses Angebot – oft ein Angebot auf oraler Ebene – ein hohes Maß an Ambivalenz einschleicht. – Im Hinblick auf psychisch belastete und einsam lebende Mütter, die in fataler Weise auf ihr Kind fixiert sind, müssen wir fordern, dass die Gesellschaft größere Mitverantwortung für das Aufwachsen der Kinder übernimmt. Wir benötigen ein Konzept von »Geborgenheit«, das nicht mit Abgeschiedenheit verwechselt wird.

Aber werden Mütter, die sich in dieser Lage befinden, ihre Kinder von anderen Menschen mitbetreuen lassen, oder werden sie sie »nicht hergeben«? Werden die zuständigen Jugendämter diese Mutter nötigen, ihre Kinder herauszugeben, weil sie sie nicht in den Kindergarten oder in die Schule schicken? Werden sich die Mütter mit ihren älter werdenden Kindern mehr und mehr gegen die böse Welt verbünden? Wird es den sozialen Diensten am Ende gelingen, diese Mütter zu »zwingen«, das sog. »Kindeswohl« zu achten?

Pädagogik, die Kinder vor Sucht schützen will, muss den Innenraum der Familie aufschließen und an den Außenraum der sozialen Welt mit ihren Regeln und Verpflichtungen heranführen. Wenn sich das Leben bislang nur nach den Bedürfnissen der Mütter oder den Bedürfnissen der Kinder gerichtet hat, wird die Konfrontation mit Regeln und Verpflichtungen zunächst bedrohlich wirken. Immer wieder erleben wir aber, dass strukturlose und ihren Bedürfnissen preisgegebene Kinder strenge Eingriffe mit sichtlicher Erleichterung annehmen können.

Suchtpräventive Pädagogik muss Freiheit und Zwang gegeneinander abwägen. Sie darf weder das eine noch das andere vernachlässigen. Sie muss loslassen und festhalten. Loslassen darf nicht Fallenlassen bedeuten. Festhalten darf nicht Fesselung bedeuten. Wenn dieses Wechselspiel zwischen Loslassen und Festhalten gelingen soll, muss sich dieses Spiel auch gesamtgesellschaftlich ereignen, zum Beispiel zwischen Familien und gesellschaftlichen Gruppen und Organisationen. Die Gesellschaft darf ihre Mitglieder nicht so sehr »loslassen« und freilassen, dass sie sich vereinzeln oder in Kleinstfamilien aneinander festklammern. Unsere Gesellschaft darf die Menschen nicht so weit loslassen, dass sie süchtig werden nach immer engeren Bindungen und zugleich unfähig werden, diese Bindungen noch durchzuhalten.

Der Zerfall der Bindungen führt die suchtgefährdeten Jugendlichen aus den Familien heraus in eine relativ anonyme Gesellschaft. In dieser Gesellschaft erwarten die Jugendlichen einen »Mutter-Ersatz«. Sie bleiben ständig auf der Suche nach verwöhnenden, potentiell suchterzeugenden Bindungen und Abhängigkeiten. Sie wollen in einer Gruppe, einer Musik, einer Droge oder einer modischen Strömung untertauchen und versinken.

Um dies zu verhindern, müssen Erfahrungen des Losgelassen-Werdens und des Fest-gehalten-Werdens sowohl in den Familien wie auch im erweiterten sozialen Raum frühzeitig eingeübt werden und dürfen nicht angstbesetzt erlebt werden. Loslassen und Festhalten schließen sich ebenso wenig aus wie Familienorientierung und soziale Orientierung. Odysseus ist so frei, sich auf sich selbst, auf seine Gefährten und manchmal auf seine Fesseln zu verlassen, die er sich freiwillig anlegen lässt.

TEIL 4

Entwürfe zum
Therapiefokus Traumatisierung

Einleitung

So selbstverständlich es sein mag, psychische Traumatisierungen generell als Ursache für psychische Störungen anzuerkennen, so umstritten sind dennoch die Einzelheiten. Welche Ereignisse genau sind geeignet, psychische Schäden hervorzurufen und genau welche psychischen Phänomene können mit psychischen Traumata in Verbindung gebracht werden? Kann es überhaupt eine schlüssige Kausalität zwischen einem komplexen und fraglich traumatischen Vorgang und der komplexen Entstehung einer Psychopathologie geben? Was ist mit der eigentlich stets anzunehmenden mehrfachen Überdeterminierung allen psychischen Geschehens. und was ist mit der obligaten Multikausalität?

Die Verknüpfung eines psychischen Schadens mit einem traumatischen Geschehen kann im Einzelfall ein plastischer und eindringlicher Sachverhalt sein. Ein solcher ist auch populär gut zu vermitteln und prägt sich im kollektiven Bewusstsein ein. Leider ist auch das Gegenteil möglich. Der Zusammenhang zwischen Trauma und psychischem Leiden kann aus verschiedenen Gründen kollektiv geleugnet werden. Besonders augenfällig und unleugbar sind die Zusammenhänge zwischen akuten Katastrophen und den akuten psychischen Folgen. Ähnlich eindrücklich, aber zunächst verdeckt, sind die Zusammenhänge zwischen länger dauernden Extrembelastungen und den anschließenden lebenslangen psychischen Veränderungen.

Es ist nur folgerichtig, dass wir auch unser Wissen über die vielfältigen Beschädigungen des kindlichen Entwicklungsprozesses in die Traumaforschung einbringen möchten. Nun stehen wir allerdings vor traumatischen Effekten, welche große Teile des bisherigen Lebens oder sogar die Entwicklung insgesamt erfassen. »Trauma« ist hier, das heißt bei der posttraumatischen Belastungsreaktion des Typs II oder III, kein zeitlich und inhaltlich abgegrenztes Ereignis mehr. Der Traumabegriff ist in seiner ursprünglichen Bedeutung nicht zu halten. Es wäre jedoch bedauerlich und nicht zum Wohle der Patienten und der ihnen dienenden Therapieverfahren, wenn der Traumabegriff, nur weil man auf dessen Verdünnungsformen hinweist, gänzlich in Misskredit käme. In Langzeitstudien kann gezeigt werden, dass die Wahrscheinlichkeit der Entwicklung von psychischen und psychosomatischen Störungen durch psychosoziale Belastungen in der Kindheit 5- bis 20-fach erhöht sind (Egle et al. 2002).

In den Studien wird teilweise ein frühkindlicher »Belastungsfaktor« aus zahlreichen Einzelfaktoren ermittelt, so im Konzept des *Family Adversity Index* (FAI) (Rutter 2000, Rutter und Quinton 1977). Diese Forschung verzichtet auf den Traumabegriff. Andere Studien ermitteln jedoch das konkrete Vorkommen innerfamiliärer Gewalt in Form körperlichen und seelischen Missbrauchs und korrelieren diese statistisch mit einer späteren psychischen Morbidität. Hier werden also unvermeidbar Anleihen an das Traumakonzept gemacht. Das Gleiche gilt für Studien, die das psychische Schicksal von Kindern verfolgen, die sexuellen Missbrauch erlitten haben.

Nur scheinbar verbirgt sich hinter dem Begriff der sexuellen Traumatisierung ein vollkommen anderer und spezifischer Sachverhalt. In Wirklichkeit erfasst auch der sexuelle Traumatisierungstyp weit über das Sexuelle hinaus alle Aspekte, bezüglich derer die personale Integrität und die psychische Struktur verletzt werden können. Wiederum müssen wir die posttraumatische Belastungsstörung als Konzept überschreiten und eine breite Palette von Störungen in Betracht ziehen. In einem Drittel der Fälle gelingt den Kindern sogar eine störungsfreie Entwicklung. Jugendliche leiden seltener unter Ängsten und mehr unter depressiven Verstimmungen. Aggressive und (bei Mädchen) autoaggressive Tendenzen treten stärker hervor (Kendall-Tackett et al. 1993). Wieder stehen wir vor einem nahezu universell verwendbaren Konzept zur Erklärung psychischer Morbidität einschließlich ihrer Behandlung (Egle et al. 2004).

Es ist eigentlich vollkommen unsinnig, verschiedene Erklärungsmodelle der Entstehung psychischer Störungen gegeneinander auszuspielen. Auseinandersetzungen auf dieser simplen Grundlage bilden nicht den Stand unseres komplexen Wissens ab. Dieses besagt, dass psychische Vulnerabilität zum einen traumatisch hinterlegt ist, und zum anderen weitere Traumata begünstigt, so dass diese erneut in Störungsbilder einmünden können. Nicht nur Essgestörte und Selbstverletzer, sondern auch Schizophrene und Suchtpatienten bringen in dieser Weise traumatische Vorerfahrungen mit und werden im Lauf ihrer Krankheit weiter traumatisiert. Fachliche Auseinandersetzungen zu diesen Fragen werden dennoch geführt. Wir können Lagerbildungen beobachten. Keines dieser Lager gibt sich die Blöße, einen der bekannten pathogenetischen Faktoren zu bestreiten. Die Lager werfen sich aber gegenseitig vor, einen dieser Faktoren unseriös zu unter- oder überschätzen. Psychotherapeuten, die der Traumatherapie fern stehen, sind zum Beispiel erbost, wenn Traumatisierungen zur Allerweltserklärung psychischer Störungen herangezogen werden. Umgekehrt sind Traumatherapeuten erbost, wenn das Argument der genetischen Vulnerabilität dazu dient, ein offenkundig traumatisches Schicksal zu relativieren oder zu verharmlosen. Die Empfindlichkeiten sind groß. Beispielsweise kann schon die empirisch gestützte Behauptung, dass dissoziative Störungen mit sexuellen Traumatisierungen zusammenhängen, Kritik und Gegenangriffe auslösen (Wölk 2002).

Die Empfindlichkeiten der Fachwelt bei diesem Thema haben eine lange Geschichte. Sie könnten auch etwas mit dem Thema selbst zu tun haben und daher mit noch so guten Argumenten nicht heilbar sein. Sigmund Freud musste bei der ersten Bekanntgabe seiner Vermutungen über die traumatische Auslösung der Hysterie Unglauben, Kritik und Desinteresse hinnehmen. Später erfuhr er ebenso viel Kritik, als er die Hypothese, Neurosen seien stets durch reale Traumen ausgelöst, zurücknahm und stattdessen die Traumatisierung vor allem als intrapsychischen Prozess beschrieb.

1 Zum Verständnis traumatischer Einflüsse bei Störungen des Sozialverhaltens

Vorschau

ICD 10: F43, F91, F92 und Achse V

Die Grundeigenschaften der Jugendlichen mit sozialen Auffälligkeiten sind vielgestaltig. Gemeinsam ist ihnen, dass ihre äußeren Lebensbedingungen, ihre Beheimatung in den Familien und ihre übrigen Beziehungen gefährdet sind. Wir vermuten, dass die meisten dieser Jugendlichen seit der Kindheit seelisch belastet wurden. Wir erkennen Tatbestände der Vernachlässigung und Deprivation. Wir vermuten Über- und Unterstimulation und Manipulationen durch psychisch belastete und bedrängte Eltern. Häufig erleben wir das Scheitern sicherer Bindungen durch Trennungen und Beziehungsabbrüche. Wir vermuten Verletzungen der sexuellen Integrität und stellen uns vor, dass Kinder darüber hinaus zu ohnmächtigen Zeugen elterlicher Gewalt und Beziehungschaotik gemacht werden. Bis in die Gegenwart können die Jugendlichen von der Zerrüttung familiärer Zustände betroffen sein.

Es handelt sich hier um Belastungen, die auf unterschiedlichen Zeitachsen liegen und eine unterschiedliche Verlaufsdynamik aufweisen. Einige von ihnen haben seit der frühen Lebenszeit Spuren in der psychischen Struktur hinterlassen, deren genaue Herkunft nicht mehr aufzuklären ist. Die Traumatherapie hat eine Begrifflichkeit und konkrete Arbeitspläne *(aktive Imagination)* entwickelt, die bei dieser Befundlage nur teilweise brauchbar sind. Der Anspruch, auffälliges Sozialverhalten Jugendlicher mit dem Konzept der *posttraumatischen Belastungsstörung* (PTBS) oder der *Anpassungsstörungen* zur Deckung zu bringen, ist ohnehin nicht einzulösen.

Die komplexe Belastungssituation, an die sich viele Jugendliche mit Sozialstörungen während ihrer Kindheit anpassen mussten, lässt sich am ehesten mit dem Typ 2 und 3 des PTBS vergleichen. Die betroffenen Kinder versuchen sich auf die Belastungen einzustellen. Dies kann markante Verzerrungen der Persönlichkeit zur Folge haben. Die vegetativen Systeme können instabil und irritabel werden, die Gestaltung zwischenmenschlicher Beziehungen kann betroffen sein. Die Jugendlichen können stur auf der moralischen und sozialen Rechtfertigung von Gewalt beharren. Sie können unter Somatisierungsstörungen im Wechsel mit Depressionen leiden.

Zu den unbestimmten Belastungen und Überforderungen des Kindesalters können weitere, genauer bestimmbare traumatische Ereignisse hinzukommen, die klassische posttraumatische Symptome auslösen: *Vermeidung, Hyperarousal* und *Intrusion*.

Kinder, die immer wieder in die gleiche affektiv hoch erregende und ängstigende Situation geraten, entwickeln Strategien der Selbstbetäubung. Spekulativ muss bleiben, ob auch der exzessive Konsum von Videos mit Gewaltdarstellungen einen Bezug hierzu hat oder ob auch der Drogenkonsum in einzelnen Fällen als Selbstbetäubung anzusehen ist. Die Toleranz für Erregungen ist gering. Die traumatisierten Jugendlichen weichen schon geringen Anforderungen aus, weil sie fürchten, bei Versagen die Kontrolle zu verlieren. Sie zeigen nur sparsam seelische Regungen und machen die Erzieher hilflos, weil sie sich von nichts beeindrucken lassen. Aber auch nicht traumatisierte Jugendliche haben Gründe, Anforderungen auszuweichen: aus Angst vor Kränkung oder aus sozial begründbarer Demotivation. Therapeutisch versuchen wir, ausgehend von einem sicheren Ort, den Jugendlichen freie und variantenreiche Körpererfahrungen zu vermitteln, verbunden mit unaufdringlicher Wertschätzung und Beachtung ihrer Bedürfnisse. Bewegungstherapie und sportliche Aktivitäten eignen sich besonders gut.

Die Hyperarousal wird nicht nur von den posttraumatischen Belastungsstörungen als Kernsymptom reklamiert, sondern gehört ebenso zur *Hyperaktivität,* zum *schwierigen Temperament,* zur Persönlichkeitsdimension *Verhaltensaktivierung* und zu den *Panikstörungen.* Erregbarkeit kommt zusammen mit angstgefärbter vegetativer Labilität aber auch mit aggressiver Impulsivität vor, folgt aber vermutlich immer demselben neurophysiologischen Muster. Die Patienten profitieren von Entspannungstechniken und verhaltenstherapeutischen Interventionstechniken zum Herunterregulieren der Erregung.

Unter *Intrusion* wird das Eindringen szenischer Erinnerungen an traumatische Erlebnisse verstanden. Diese sind normalerweise der geeignete Anknüpfungspunkt für eine *Expositionstherapie* mit imaginativen Hilfstechniken. Bei den Jugendlichen mit *Störungen des Sozialverhaltens* gibt es allerdings nur unbestimmte Verdachtsmomente für Intrusion, etwa wenn die Jugendlichen während aggressiver Erregungen in eine befremdliche und unmotivierte Raserei und darüber hinaus in dissoziative Trancezustände geraten. Es ist zwar anzunehmen, dass in diese Krisen frühe traumatische Erinnerungsspuren einfließen, dennoch lässt sich aus diesen Szenen kein Material verdichten, das sich mit einer Expositionstechnik aufgreifen ließe. Auf längere Sicht behält das aggressive, oppositionelle und manipulative Verhalten die Oberhand. Somit droht in der Behandlung weniger die »Mitleidsfalle« als vielmehr die »Ablehnungsfalle«.

Jugendliche mit Störungen des Sozialverhaltens machen sich ein fiktives Bild von der Feindseligkeit ihrer Umwelt und rechtfertigen ihre aggressive Grundhaltung und ihr Misstrauen. Sie sind besessen von der Idee der Stärke und der blitzartigen Selbstverteidigung. Rache- und Gewaltvorstellungen können die Form einer Idee fixe annehmen. Es fällt ihnen schwer, die Rolle eines Patienten zu akzeptieren und ein subjektives Leid oder eine Notlage zuzugeben. Die Jugendlichen sind durch Trennungserfahrungen so geprägt, dass sie weitere Beziehungsangebote und Bindungen meiden oder vereiteln. Sie wirken beim Erstkontakt artig, verbindlich und zutraulich, stoßen aber später ihre Helfer vor den Kopf. Sie provozieren grundlose Trennungen, weil sie der Erfahrung des Verlassenseins zuvorkommen wollen. In ihren Liebesbeziehungen drückt sich ihre Sehnsucht nach Geborgenheit und Selbstauslieferung aus, aber auch ihre Angst vor Ohnmacht. Das drohende Scheitern der Beziehungen löst heftige Aggressionen aus. In der Therapie sollte jede Einzelbeziehung durch den überpersönlichen Organisationsrahmen abgesichert sein. Die Beziehung sollte über vertragliche Vereinbarungen versachlicht werden. Der Schwerpunkt sollte in der Gruppenarbeit liegen. Die Patienten können sich in Gruppen sicherer fühlen und sich von Grundstimmungen der Gruppe mittragen lassen. Der therapeutische Prozess funktioniert am besten über beispielhaftes Handeln, Miterleben und Mithandeln. Die wichtigsten Ressourcen dieser Therapieform liegen bei der Jugendhilfe.

Essay

Ist das Konzept der posttraumatischen Belastungsstörung anwendbar auf Störungen des Sozialverhaltens?

Wenn wir für einen Jugendlichen die unhandliche und vielgestaltige Diagnose »Störung des Sozialverhaltens (F91 und F92)« erwägen, stehen wir mit unserem Fallverstehen oft noch ganz am Anfang. Wir müssen von verschiedenen Seiten Licht auf den Fall werfen, bis wir einen Ansatzpunkt finden, an dem wir ihn therapeutisch zu fassen bekommen. Sollen wir die Jugendlichen, die diese Diagnose tragen, pädagogisch einschränken oder ihnen Entfaltung bieten, sollen wir sie meditativ beruhigen oder stimulieren? Sollen wir mit ihnen zu Konflikten vorstoßen, die sie schmerzen? Sollen sie lernen, sich an traumatische Szenen zu erinnern, oder sollen sie lernen, diese Erinnerungen von sich fern zu halten? Wollen wir auf ihre konkreten Lebensumstände und ihre familiären Beziehungen einwirken oder wollen wir in dieser Hinsicht abstinent sein? Welchen Aspekt einer Störung des Sozialverhaltens wollen wir als klinisch behandlungsbedürftig bezeichnen und welchen als soziale Devianz?

Sozial verhaltensgestörte Jugendliche sind in ihren Grundeigenschaften und in ihrer Psychopathologie vielgestaltig. Die ganze Bandbreite der Persönlichkeitsmerkmale und Schwächen der Persönlichkeitsstruktur, die wir in den vorausgehenden Kapiteln erörtert haben, bildet sich hier ab. Die Jugendlichen sind ängstlich, depressiv verstimmt oder draufgängerisch und unbekümmert, oft aber wütend und kränkbar. Sie sind teils misstrauisch, teils vertrauensselig, mal intellektuell gut entwickelt, oft intellektuell eingeschränkt. Sie erscheinen teilweise vorgereift, teils in ihren Bedürfnissen ausgesprochen kindlich. Sie sind in ihrer Gruppe integriert oder sozial isoliert. Sie bringen oft aus der Kindheit Aufmerksamkeitsstörungen mit. Sie haben aggressive Verhaltensmuster entwickelt. Sie können ich-strukturelle Störungen aufweisen. In diesem Fall drohen sie rascher zu verwahrlosen. Die anderen können sich auch ohne feste persönliche Betreuung eine Zeit lang selbst versorgen.

Die äußeren Lebensbedingungen sind oft abträglich und ungeregelt. Die Jugendlichen geraten mit ihren Familien aneinander, während sie dort noch leben, oder haben die Familien verlassen und fühlen sich verstoßen. Sie können nicht auf Trost, Hilfe oder Führung hoffen. Sie erfahren keine Anerkennung und schätzen sich auch selbst gering. Sie zeigen oft wenig Mitgefühl. Sie brechen oft Beziehungen wieder ab, die sie hoffnungsvoll begonnen haben. Sie entziehen sich den Betreuungsangeboten und streunen.

In unser Konzept der sozialen Verhaltensstörungen geht die Summe unserer Vorstellungen ein, die wir uns über die Beschaffenheit und die Auswirkungen widriger familiärer und sozialer Lebensumstände machen. Wir überschauen

- auf der untersten Stufe *Vernachlässigung* und *Deprivation,* die Kindern durch im Elend und in der Isolation gefangene Eltern zugefügt wird,
- auf der nächsten Stufe *Überstimulation, Unterstimulation, Manipulation* und *Instrumentalisierung* durch psychisch beschädigte Eltern mit Depressionen, Suchterkrankungen, schizophrenen Psychosen, Essstörungen und Borderline-Störungen,
- auf der nächsten Stufe die Verunsicherung von Bindungsmustern, wenn Kinder widersprüchliches Verhalten und kumulative Trennungen und Beziehungsabbrüche hinnehmen müssen,
- auf der nächsten Stufe *Beschädigungen der personalen und körperlichen Integrität* und *Verletzungen der sexuellen Intimsphäre,* wenn kindliches Zutrauen und kind-

liche Bedürfnisse zur sexuellen Befriedigung eines Missbrauchers ausgebeutet werden.

- Auf der nächsten Stufe liegt das lähmende und zugleich erregende *Miterleben von Bedrohung und Gewalt* in der unmittelbaren Nähe des Kindes.
- Auf der letzten Stufe sind unsere Patienten unmittelbar und bis in die Gegenwart hinein *betroffen von der Zerrüttung familiärer Beziehungen.* Sie erleiden Beziehungsabbrüche. Ihnen wird die *Ausstoßung aus der Familie* angedroht.

Mit den unterschiedlichen Zeitachsen und Verlaufsformen dieser Ereignisse ändert sich auch deren Wirkung auf das Erleben und die Struktur. Protrahierte psychische Schädigungen der frühen Lebenszeit hinterlassen Spuren in der psychischen Struktur, deren Ursprung wir inhaltlich nicht mehr aufklären können. Die erlittenen Schäden sind nicht als erinnerbare und symbolisierbare Einzelereignisse im bewussten Gedächtnis abgelegt. Vielmehr machen sich die Spuren in körperlichen (vegetativen) Reaktionsmustern bemerkbar, zum Beispiel in Angstfärbung und Unbehaglichkeit eines Erlebens, oder in einer höheren Erregbarkeit und Schreckbarkeit *(Hyperarousal)*, die durch einen bestimmten Erlebniskontext ausgelöst wird.

Die frühesten Prägungen der psychischen Struktur vollziehen sich innerhalb des phylogenetisch alten limbischen Systems und ohne erkennbare Beteiligung des frontalen Cortex, damit auch ohne Verschaltung mit den Funktionen des Bewusstseins auf der Hirnrinde. Sinneserfahrungen werden primär vom Thalamus über die Amygdala an die archaischen Gedächtnisspeicher des Hippocampus weitergereicht. Dort werden sie mit einem »Archiv« von Stimmungen und Situationsbewertungen verglichen. Auf dieser atmosphärischen Grundlage kann dann sekundär eine mehr oder weniger bewusste kortikale Verarbeitung einsetzen. Diese kann aber auch ausbleiben. Im Katastrophenfall wird der gesamte Verarbeitungsprozess blockiert. Die Erregung wird vom Mandelkern nicht kanalisiert und in die beschriebenen Verarbeitungswege eingeschleust, sondern löst hohe Erregungen und archaische, kaum noch steuerbare Handlungsmuster von Flucht und Angriff aus.

Bei den sehr frühen Beschädigungen der psychischen Struktur sollten wir den Begriff der Traumatisierung zurückhaltend einsetzen. Eine therapeutisch sinnvolle Verwendung des Traumabegriffs setzt voraus, dass wir einem identifizierbaren Schädigungsprozess eine psychische Antwort gegenüberstellen können, die sich erkennbar auf den Schaden bezieht, sich mit ihm auseinanderzusetzen versucht und ihm auch zeitlich zugeordnet werden kann (Beginn längstens 6 Monate nach dem Trauma). Diesem Konzept ist sowohl die *posttraumatische Belastungsstörung* (F43.1) wie auch die *Anpassungsstörung* (F43.2) verpflichtet. Letztere sieht vor, dass die Symptomatik spätestens 6 Monate nach einer belastenden Situation wieder abklingt. Wenn wir jedoch einen schädigenden Vorgang auf den frühesten Stufen der psychischen Entwicklung annehmen, so greift dieser so diffus in zahlreiche psychische Funktionen ein, dass es schwer fällt, diesen Vorgang in einer Therapie zu thematisieren. Eine aktuelle Symptomatik, die einen Bezug zu diesem Vorgang haben könnte, fehlt oder erlaubt keine symbolische Bezugnahme. Es fehlen die entsprechenden psychischen Repräsentanzen.

Diese Einschränkung gilt für die frühe Vernachlässigung, für die verzerrte Versorgung von Säuglingen durch psychisch auffällige Eltern und für frühe multiple Trennungserfahrungen. Aus dem gleichen Grund klammern wir den Begriff der Traumatisierung ein, wenn wir uns mit den Ursachen unsicherer und desorganisierter Bindungsmuster befassen (Brisch 2003), mit der Genese narzisstischer Störungen, einer Borderline-Persönlichkeitsstruktur oder mit ich-strukturellen Störungen. Bei den Ursachen für diese frühen, prognostisch ungünstigen Fehlentwicklungen kalkulieren wir stets auch biologische

Faktoren ein (Hemmungsdefizite). Wir blicken hier auf etwa 10 % aller Störungen des Sozialverhaltens.

Zwischen der akuten Belastungsreaktion (F43.0), der »posttraumatischen Belastungsstörung« (F43.1) und den Anpassungsstörungen (F43.2) am sicheren Ende und den Bindungsstörungen (F94.1 und F94.2) am unsicheren Ende liegt ein breites Spektrum, auf dem wir den Traumabegriff als therapeutisches Arbeitsmodell durchaus für praktikabel halten, uns ihm jedoch mit Vorbehalten und ohne Übereifer nähern. Bei den dissoziativen Störungen (F44), den bulimischen Essstörungen (F50.2) und bei schweren Selbstverletzungssyndromen (F60.3) gehen wir zum Beispiel von einer hohen statistischen Wahrscheinlichkeit traumatischer Erlebnisse aus. Wir haben auch ein Erklärungsmodell, das auf der Annahme einer Traumatisierung aufbaut, indem wir uns vorstellen, dass die Patienten mit ihrer Symptomatik traumatische Erinnerungen und Erregungen zu bewältigen versuchen. Sie dissoziieren oder zeigen ängstliche Vermeidungsreaktionen. Bei den Störungen des Sozialverhaltens stellen wir uns vor, dass die Patienten unter plötzlichen, scheinbar unmotivierten Gewaltausbrüchen leiden, weil sie qualvolle Erinnerungen an ihre Rolle als Opfer abwehren müssen. Ihre Aggressionen könnten als eine Art des Gegenagierens verstanden werden, mit dem sie ein Gefühl der Ohnmacht bekämpfen. Allerdings können sich die Jugendlichen meist nicht an konkrete traumatische Einzelsituationen oder Ereignisse erinnern, in denen sie nachweislich an Leben, Gesundheit und körperlicher Integrität bedroht waren und in denen Gefühle von »Horror, Schrecken oder Hilflosigkeit« hätten ausgelöst werden können (Kapfhammer 2002).

Die frustrane Suche nach Erklärungen für die Aggression dieser Patienten kann unter Therapeuten Ärger auslösen und therapeutisches Mitgefühl verhindern. Letztlich ist ja der Anspruch, die Störungen des Sozialverhaltens vollständig mit einem Traumakonzept aufzuklären, auch übertrieben. Wir können nur Elemente dieses Konzeptes verwenden. Wir können zum Beispiel den Umstand, dass sich Kinder über lange Jahre ihres Lebens an eine komplexe traumatisierende Situation anpassen müssen mit dem Konzept der *Extrembelastung* (DSM IV) und mit dem sog. Typ II der posttraumatischen Belastungsstörung vergleichen, einer *seriellen Traumatisierung* mit immer wieder auftretenden psychischen Beschädigungen gleicher Art. Mitunter wird von diesem Typ II noch eine *zeitextendierte Polytraumatisierung* als Typ III unterschieden (Petzold 1999). Diese gibt den Sachverhalt bei Störungen des Sozialverhaltens besonders zutreffend wider.

Hierbei wird freilich kaum je die Schwelle einer permanenten existenziellen Bedrohung erreicht wie durch die Internierung in Konzentrationslagern und bei Foltererfahrungen. Auch handelt es sich nicht um die Bewältigung exemplarisch traumatischer Szenen, sondern um ängstigende und widerspruchsvolle Lebensumstände und um das Erleiden eines basalen Mangels. Gegen diesen Mangel kann ein Kind gewisse Schutzmechanismen errichten. Es kann sich von Anfang an darauf einstellen. Die Möglichkeit einer solchen Schutzwirkung konkurriert hier, je nach den Umständen, mit der Möglichkeit der psychischen Beschädigung. Das Drama ist freilich, dass ein Kind ausgerechnet von jenen Personen den Schaden empfängt, an die sich das Kind primär binden soll. Der Schadensprozess, aber auch der Anpassungsprozess begleiten den Alltag und werden zu einem Teil der Normalität, die das Kind zu keiner Zeit mit irgend etwas anderem vergleichen kann. Der Zustand hat keinen klaren Anfang oder Endpunkt und unterscheidet sich auf den ersten Blick nicht einmal eindeutig von der Normalität anderer Kinder. Die Kinder wachsen auf im Nebeneinander von enger Beziehung und Ausbeutung dieser Beziehung, im Nebeneinander von Fürsorge und Vernachlässigung. Aus der Erfahrung der *Extremtraumatisierung* im Holocaust hat Keilson (2002) lang hingezogene traumatische Biographien zutreffend als *sequenzielle Traumatisierungen* beschrieben. Denn das Erleiden eines Traumas schafft die Voraussetzungen für die weitere Traumatisierung, und in der ursprünglichen traumatischen Situation sind Bedingungen enthalten, die eine Wiederholung und eine weitere Verschlimmerung aller Lebensumstände nach sich ziehen.

Wenn man diese schädlichen biographischen Merkmale psychiatrisch klassifizieren wollte, könnte man die viel reklamierten Begriffe »Trauma« oder »Missbrauch« umgehen und stattdessen von chronischen Anpassungsstörungen und Belastungsreaktionen sprechen. Da wir diese Anpassungsstörungen allerdings zeitlich nicht eingrenzen können, sondern auf die gesamte Kindheitsgeschichte anwenden müssen, kann der Grad der Wirkung an die *Extrembelastungen* Erwachsener heranreichen. Ebenso wie dort kann auch bei den über lange Jahre belasteten Kindern eine markante Alteration der Persönlichkeit eintreten: Ihre vegetativen Systeme können instabil werden, die Art ihrer Beziehungsgestaltung, die Muster und moralischen Rechtfertigungen ihres Verhaltens können verzerrt werden. Es kann zu Somatisierungsstörungen im Wechsel mit depressiven Verstimmungen kommen. Die Betroffenen können stur auf Rechtfertigungen für Gewalt beharren. Sie rechnen in ihrer Umgebung mit ständiger Bedrohung. Die Folgen schwerer unspezifischer sozialer Schicksale wären damit nahezu die gleichen wie bei den spezifischen Verfolgungsschicksalen. Hier wie dort hängt der psychische Schaden eng mit dem Schicksal der Bezugspersonen zusammen. Je stärker das belastete Kind mit der Notlage seiner engsten Bezugspersonen verwoben ist und gezwungen ist, das Leiden dieser Personen mit anzusehen, und obendrein von ihnen noch traumatische Übergriffe hinnehmen muss, desto tiefgreifender sind die psychischen Folgen.

Auf die Belastungen und Überforderungen des Kindesalters können sich sodann weitere Ereignisse aufpfropfen, die tatsächlich klassische posttraumatische Akutsymptome auslösen: *Intrusion* in Form von Flashback Erlebnissen. *Vermeidung* von Situationen, in denen bestimmte Gedanken und Gefühlslagen nahegelegt werden. Schreckreaktionen, Wutausbrüche und andere Zeichen der *Hyperarousal*. Unter diesen Vorbehalten und Einschränkungen können wir nun daran gehen, das Traumakonzept auf die Störungen des Sozialverhaltens anzuwenden.

Welche Merkmale des Verhaltens sozial auffälliger Jugendlicher können nach der Traumatheorie interpretiert und therapeutisch bearbeitet werden?

Therapieansatz: Vermeidungsverhalten

Die Traumaforschung hat gezeigt, dass Opfer, die in protrahierten Extremsituationen gefangen sind, sei es als Betroffene oder als Zuschauer, nicht panikartig reagieren und in hohe Erregungen verfallen oder die Kontrolle über sich verlieren. Sie erscheinen vielmehr eigenartig gesammelt und konzentriert, manchmal hingegeben an die Situation, die sie im Griff hat. Die Opfer scheinen zu »funktionieren«, fügen sich in das Unvermeidliche und achten darauf, dass sie der Situation, so absurd diese auch sein mag, oberflächlich gerecht werden.

Auch Jugendliche, die wir klinisch vorgestellt bekommen, nachdem sie sich in extremen Lebenslagen befunden haben – lange auf der Straße gewesen und aufgegriffen worden sind oder sich prostituiert haben oder einer Prügelei mit den Eltern entronnen sind – beeindrucken uns oft durch ihren blanden Affekt. Der Schrecken bildet sich nicht im Verhalten ab. Wir können vermuten, dass unseren Patienten seit der Kindheit zahlreiche Erfahrungen zugefügt wurden, die sie einerseits massiv bedroht haben, die sie andererseits aber nicht durchschauen oder beeinflussen konnten. Wir müssen also die Duldsamkeit, Funktions- und Anpassungsfähigkeit der Kinder vor Augen haben. Sie bewahren sich, auch wenn sie innerlich tief verletzt werden, eine Seite ihrer Persönlichkeit, mit der sie erstaunlich gut funktionieren.

Immer wieder erregen die Jugendlichen dann Entsetzen, wenn ihr Verhalten umkippt und eine andere, befremdlich aggressive Seite plötzlich zum Vorschein kommt, aber eben nicht in engem zeitlichen Zusammenhang zu einer wirklich ernsthaften Belastung, sondern ausgelöst durch eine Banalität. Diese Erregung wird dann unter Hinweis auf den banalen Auslöser sofort wieder beiseite gewischt, als ob nichts Besonderes passiert sei.

Es ist gut vorstellbar, dass Kinder, die immer wieder in die gleiche affektiv hoch erregende und ängstigende Situation geraten, Strategien der Selbstbetäubung, des *numbing*, entwickeln. Sie erleben schließlich die ihnen zugefügten Handlungen oder das Geschehen um sich herum so, als sei es nicht vorhanden oder als seien sie vollkommen unbeteiligt. Sie hören, sehen und spüren nichts. Ihre natürliche Anteilnahme wird ausgeschaltet. Später wissen sie nichts und erinnern sich an nichts. Traumatisierte Kinder spielen oft monoton. Sie fürchten sich vor der Entfaltung ihrer Phantasie, in der unerwünschtes ängstigendes Material auftauchen könnte. Auch das stereotype Spielen kann als Selbstbetäubung imponieren. Dabei können in den Spielzügen aggressive Vorstellungen auftauchen, die zwanghaft wiederholt werden, als ob das Kind sich gegen die Gefahr, die ihm selbst droht, abstumpfen will und der Aggression eine andere Qualität geben will, die nicht mehr die Schärfe eines einschneidenden realen Erlebnisses hat (Terr 1981, Eth und Psynoos 1985).

Spekulativ muss bleiben, ob auch der exzessive Konsum von Videos mit Gewaltdarstellungen einen ähnlichen Bezug zur posttraumatischen Selbstbetäubung hat. Wir wissen jedenfalls, dass einzelne Jugendliche besonders grausame Gewaltszenen mit der Repeat Funktion ihres Wiedergabegeräts immer wieder anschauen, bis sie nichts mehr dabei empfinden. Die »Übungen« werden meist in kleinen Gruppen abgehalten. Die Gemeinschaft der Gruppe bietet möglicherweise ein Minimum von Sicherheit und Trost, quasi einen *sicheren Ort* und somit eine Kontrasterfahrung zur mutwilligen Ängstigung.

Schließlich ist Selbstbetäubung auch eines von vielen denkbaren Motiven beim Drogenkonsum. Wir dürfen natürlich nicht der Versuchung unterliegen, komplexen Problemfeldern wie dem Substanzabusus und der Suchtentwicklung ein einziges Erklärungsmodell überzustülpen. Nur in ausgewählten Fällen bietet es sich an, den Zusammenhang zwischen Traumabewältigung und Drogenkonsum therapeutisch aufzugreifen.

Kinder, die frühzeitig darin geübt sind, traumatische Erfahrungen innerlich und äußerlich von sich fern zu halten, setzen diese Abwehrmuster im Jugendalter fort. Sie antizipieren und meiden zum Beispiel Situationen, in denen sie sich aufregen und ärgern würden. Jede Erregung kann bis in die körperlichen Reaktionen hinein Gefahr signalisieren und Alarm auslösen. Die betroffenen Jugendlichen sind bereits alarmiert, wenn sie sich gegen einen Angriff, eine Kritik oder Ungerechtigkeit zur Wehr setzen müssen. Sie stellen sich entweder vor, in eine ohnmächtige Opferrolle zu geraten oder fürchten sich davor, selbst die affektive Kontrolle zu verlieren. Aus diesem Grund ist ihnen jede Aufregung, jeder »Stress« zu viel. Sie weichen schon geringen Anforderungen aus. Sie verweigern den Schulbesuch, sie »schmeißen« ihre Lehrstelle oder ziehen sich abrupt aus Beziehungen zurück, weil sie sich über Kleinigkeiten »geärgert« haben.

Die traumatisierten Jugendlichen erscheinen in ihren Verweigerungen unzugänglich, stur und unnahbar. Sie liefern keine plausiblen Begründungen. Je eindringlicher ihnen ein Erzieher zu Leibe rücken will, desto geringere seelische Regung zeigen sie. Diese erzieherische Erfahrung macht hilflos und führt zur typischen Feststellung der Schwererziehbarkeit und Unerreichbarkeit. Diese Feststellung bleibt wie ein Schandmal von Schule zu Schule, von Heim zu Heim an den Jugendlichen haften.

Differentialtypologisch kommen natürlich für ein solches Verhalten auch andere Zuordnungen in Frage. Nicht alle sturen und sich verweigernden, Belastungen ausweichenden Jugendlichen reagieren vor einem Hintergrund traumatischer Erlebnisse. Weit unterhalb der Schwelle eines psychischen Traumas stehen wir vor dem Phänomen der Anpassung an dysfunktionale Muster der Alltagsbewältigung und müssen anerkennen, dass es Jugendliche gibt, die sich selbst kaum aktivieren und zu prosozialem Verhalten motivieren können. Wenn wir auf die erzieherischen Defizite und auf die soziale Anomie blicken, denen solche Fehlentwicklungen zu verdanken sind, können wir zwar ebenfalls von psychischen Beschädigungen sprechen, müssen aber diesen Sachverhalt vom Konzept der posttraumatischen Belastungsstörung abgrenzen. Eine andere wichtige Differentialtypologie betrifft die narzisstischen Störungen. Im therapeutischen Prozess können wir bisweilen erkennen, dass einige Jugendliche die soziale Anpassung und jede Leistung beharrlich verweigern, weil sie auf diese Art ihr Größenselbst zu schützen versuchen.

Wenn wir uns im therapeutischen Prozess ausreichend sicher sind, wirklich traumatisierte Jugendliche vor uns zu haben – in der Art, wie sie Anforderungen und Konflikte vermeiden, emotional unangreifbar und gleichzeitig aggressiv hocherregbar sind und sich zu betäuben versuchen, dann zeichnet sich eine geeignete therapeutische Methodik ab. Diese Patienten sollen die Möglichkeit erhalten, mehr und mehr affektive Regungen in immer größerer Nuanciertheit am eigenen Körper und im eigenen Körper zu erleben und gefahrlos zu überleben. Zunächst werden die Patienten jede emotionale Verausgabung vermeiden. Der sichere Ort, an dem sie das Risiko sich auszuleben eingehen, ist am ehesten eine Gruppe, nicht der Raum der Einzeltherapie. Die Bedingungen, unter denen sich die Patienten sicher genug fühlen, Gefühle zu riskieren, sind in jedem Einzelfall sorgfältig zu ergründen. Dabei stellt sich immer wieder heraus, dass die Jugendlichen die Konfrontation mit einem einzelnen Therapeuten heikel finden. Sie erinnert sie unwillkürlich an die Konfrontation mit anderen mächtigen Personen, die bei ihnen kindliche Ohnmachtserfahrungen ausgelöst haben. Es wird also sofort eine Täter-Opfer-Konstellation assoziiert.

Bei der Suche nach sicheren Orten versuchen wir uns auf die oft noch kindlichen Schutzbedürfnisse der Patienten einzustellen. Wir denken und fühlen mit und schenken den non-verbalen Bedürfnisäußerungen hohe Aufmerksamkeit. Die Erfahrung der Wertschätzung und unaufdringlichen Aufmerksamkeit soll sich den Patienten vermitteln. Sie sollen erfahren, dass auf ihre Bedürfnisse geachtet wird, ohne dass sie sie von sich aus vorbringen müssen Das aktive Vorbringen von Wünschen beschwört in der Vorstellung unserer Patienten die Gefahr der Enttäuschung oder des Missbrauchs herauf. Oft bieten sich in der Bewegungstherapie und beim Sport die besten Möglichkeiten eines freieren affektiven Selbsterlebens. Auch hier bewährt sich der Rahmen einer Halt gebenden und Geborgenheit bietenden Gruppe.

Therapieansatz: Hyperarousal

Das eben behandelte Thema des Vermeidungsverhaltens war bereits eng auf die nun folgenden Themen der *Hyperarousal* und der *Intrusion* bezogen. Die beschriebenen Verweigerungshaltungen und Abstumpfungsmanöver werden zwar schon während der primären Traumatisierung entwickelt und eingesetzt, haben aber im posttraumatischen Verlauf die weitere Funktion, neuerliche katastrophale Erregungen und bedrohliche Erinnerungen fern zu halten.

Die hohe impulsive Erregbarkeit des *Hyperarousal* wird vom Konstrukt der posttraumatischen Belastungsstörung ebenso reklamiert wie vom Konstrukt der *hyperaktiven Verhaltensstörung,* vom Konstrukt des *schwierigen Temperaments* (Thomas und Chess 1980), von der Persönlichkeitsdimension der *Verhaltensaktivierung* (Gray 1982) und vom Konstrukt der *Panikstörungen.* Nur zum Teil ist diese Erregbarkeit mit einer depressiven Disposition assoziiert. Dieser Teil geht einher mit einer allgemein hohen vegetativen Affizierbarkeit, mit Somatisierungsstörungen und mit Stressintoleranz, d. h. mit einem frühzeitigen Absinken des Cortisolspiegels bereits während der Stressantwort. Hirnphysiologisch dürfte bei jeder Hyperarousal das gleiche archaische Reaktionsmuster ablaufen, das mit einer abweichenden Funktionsweise des Hippokampus und der Amygdala korrespondiert (Le Doux 1996). Wir stehen vor dem bekannten Problem, dass menschliche Verhaltensmuster und auch physiologische Ablaufmuster grundsätzlich mehrfach überdeterminiert sind.

Der Zusammenhang zwischen *Depression, Somatisierungsstörung* und *Extrembelastung* ist gut beschrieben (Lempp 1979). Wir können uns erklären, dass die Opfer einer Extrembelastung in einem konfliktreichen Spannungsfeld zwischen eigener Aggression und Opferrolle leben müssen. Sie müssen Verluste eines Ausmaßes verkraften, das sie mit normaler Trauerarbeit unmöglich bewältigen können. Sie müssen ihre Überlebensschuld verarbeiten. Patienten mit Extrembelastungen schildern oft, dass sie abwechselnd unter Depressionen und funktionellen psychovegetativen Beschwerden leiden. Letztere lassen sich mit einer basalen Dysregulation bei der Reiz- und Erregungsverarbeitung erklären.

Wenn wir diese Erkenntnisse auf die Störungen des Sozialverhaltens anwenden, dann fällt zunächst auf, dass nur ein Teil unserer Jugendlichen über depressive Verstimmungen und funktionelle Körperbeschwerden klagt (F92.0). Die Zahlen werden höher, wenn man beachtet, dass ängstlich depressive und hypochondrische Einstellungen und vegetative Beschwerden bei Jugendlichen hinter einer oppositionellen Fassade getarnt sein können. Aber auch wenn wir eine depressive Seite enttarnt haben, dürfen wir nicht automatisch davon ausgehen, dass diese mit einer Traumatisierung zu tun hat. Der posttraumatische Kontext wird erst wahrscheinlicher, wenn die depressiv angstvolle Seite durch eine hohe Reizbarkeit und Erregbarkeit ergänzt wird, die anfallsweise und überfallartig über den Patienten hereinbrechen.

Ängstlich depressive Patienten können leichter einräumen, dass sie sich vor ihren Erregungen und vor dem inneren und äußeren Kontrollverlust fürchten und diesen Zustand als abnorm erleben. Diese Patienten sind bereit, sich selbst als krank zu betrachten und Hilfe anzunehmen. Mit Gewinn nehmen sie an Selbstsicherheitstrainings teil (Alberti und Emmons 2001) und lernen präventive Entspannungstechniken (Jacobson 1990) oder auch aktive Interventionstechniken, mit denen sie Zuständen von hoher Anspannung entgegentreten und die Erregung herunterregulieren können (Linehan 1993, 2002).

Therapieansatz: Intrusive Erlebnisse

Mit dem Thema der Intrusion gelangen wir in den Kernbereich des Konzeptes der posttraumatischen Belastungsstörung und der Traumatherapie (Horovitz 1986). Konkrete Erinnerungen an traumatisches Erleben dringen in Form von Flashbacks in das alltägliche Leben ein. Diese bewusstseinsnahe leidvolle Erfahrung bietet den Ansatzpunkt zur *Expositionstherapie* (Litz et al. 1990) mit *imaginativen Hilfstechniken,* zum Beispiel der *aktiven Imagination* (Shapiro 2001). Für diese Therapie finden wir gute praxisorientierte Anleitungen bei Huber (2003). Die von uns fokussierten Jugendlichen stehen freilich, wie erwähnt, oft den Störungen des Sozialverhaltens näher als der posttraumatischen Belastungsstörung. Denn wir finden trotz unserer Vermutung traumatischer Einflüsse keine kompakte Historie eines Missbrauchs und somit keinen realistischen Ausgangspunkt und Bezugspunkt, an dem wir uns orientieren können. Die vermutete Traumatisierung wird nicht zum Arbeitsmodell, das wir mit dem Patienten offen verhandeln und Schritt für Schritt durcharbeiten können. Wir können nicht vor unsere sozial auffälligen Jugendlichen hintreten und erklären: »Du weißt, was du als Kind erlebt hast. Wir wollen lernen, darüber zu sprechen. Du bist das Opfer, wir kennen die Täter. Wir wollen herausfinden, in welcher Lage du dich heute befindest, nachdem dir früher etwas angetan wurde.«

Mit einem so skizzierten Therapieprogramm würden wir Selbsterleben, Selbstverständnis und Identität unserer jugendlichen Patienten unzumutbar verbiegen oder manipulieren. Wir werden von ihnen nur selten und in versteckter Form auf intrusive Erlebnisse hingewiesen. Gemeint sind aggressive Ausraster, bei denen die Jugendlichen in eine sonderbar anmutende Raserei hineingeraten, die kaum noch Bezug zur auslösenden Realität hat. Die aufgebrachten Jugendlichen scheinen mehr mit sich selbst und inneren Bildern beschäftigt zu sein. Eine weitere Steigerung dieser Zustände mündet manchmal in tranceartige Dissoziationen. Hierbei befinden sich die Jugendlichen in einer veränderten Bewusstseinslage. Sie verhalten sich, als würden sie angegriffen oder bedroht. Sie können sich selbst Verletzungen zufügen. Wir dürfen vermuten, dass in diesen Trancezuständen ein früheres traumatisches Erleben reinszeniert wird. Es ist jedoch unmöglich, an dieses Erleben therapeutisch anzuknüpfen. Die Betroffenen können sich nicht an den Anlass ihrer Krisen oder die inneren Vorstellungen während der Krisen erinnern. Der bildliche Horror, den wir während der Krisen vermuten, bleibt sprachlos und wird nicht kommunizierbar. Wir müssen annehmen, dass es sich um sehr frühe traumatische Erinnerungen handelt, denen kein einzelnes historisches Ereignis, sondern eine Summation traumatischer Szenen zugrunde liegt. Diese haben allenfalls körperliche Erinnerungsspuren, aber keine bewussten Erinnerungen hinterlassen (Ferenzi 1924).

Wer den Jugendlichen in diesen aufgewühlten panischen und zugleich aggressiven Krisen nahe treten will um zu helfen, gerät in das Dilemma, nicht entscheiden zu können, ob das Angebot tröstender personaler Nähe oder das Angebot von Neutralität und Distanz der bessere Weg ist. Je geringer die strukturelle Stabilität eines traumatisierten Jugendlichen einzuschätzen ist, desto eher müssen wir befürchten, dass die tröstende Nähe als Bedrängnis missverstanden wird und Assoziationen an die Verstrickung mit einem Missbraucher weckt, so dass die Jugendlichen ausgerechnet durch die ihnen gebotene Hilfe wieder in eine traumatische Situation zurückkehren. Umgekehrt ist das Angebot personaler Nähe natürlich positiv zu bewerten, wenn unsere Patienten psychisch relativ stabil sind, einer klar benennbaren und eingegrenzten traumatischen Erfahrung entronnen sind und vor dieser Erfahrung und den auf diese bezogenen Erinnerungen bei uns Schutz suchen.

In den klinischen Behandlungen spielt allerdings der zuerst genannte Fall mit diffusen, lebenslangen Einwirkungen oder mit sehr früh in die Entwicklung eingreifenden Misshandlungen die größere Rolle. Hier kann die Person des Misshandlers nicht sicher identifiziert und isoliert werden. Die misshandelnde Person, die dem Kind vermutlich immer wieder Angst, Schmerzen und inadäquate Stimulationen zugefügt hat, ist zugleich lebens- und überlebensnotwendig gewesen. Die Person ist vom Kind introjiziert worden und zu einem Teil des kindlichen Selbst geworden. Das Kind erlebt den Vorgang so, als habe es sich die Schmerzen selbst gewünscht oder zugefügt.

Dissoziative Episoden im Jugendalter – begleitet von diffuser Erregung, Angst und Aggression – verweisen also möglicherweise auf einen diffusen traumatischen Untergrund

und Hintergrund. Sie geben uns aber kein »Material« an die Hand, das wir mit der *Expositionstechnik* aufnehmen könnten oder mit der *Distanzierungstechnik* »verpacken«, in einen Safe legen, als Bild evozieren und einrahmen können. Hinzu kommt: Bevor wir uns empathisch näher mit der Frage beschäftigen können, welche konkreten Erfahrungen sich hinter den dissoziativen Szenen verbergen, werden wir von anderen dominanten Aspekten der Störung abgelenkt, zum Beispiel von expansivem und manipulativem Verhalten. Dieses ruft dann bei uns kein Mitleid, sondern Verärgerung hervor. Bei diesen Patienten fürchten wir in der Therapie nicht die »Mitleidsfalle«, sondern die »Ablehnungsfalle«. Sie droht oft schon bei der Planung einer stationären Aufnahme und führt zu deren Ablehnung. Mitleid kann oft nur mit dem schiefen Hinweis auf die Traumatisierung geweckt werden, schief deshalb, weil die Therapeuten den Anspruch, diese Traumatisierung bearbeiten zu wollen, später nicht einlösen können.

Allgemein gilt, dass traumatisierte Patienten mit Hilfe der Dissoziation versuchen, sich aus der unmittelbaren traumatischen Betroffenheit zu befreien. Diese Funktion erfüllen aber vor allem Störungen, in denen die dissoziative Symptomatik ganz im Mittelpunkt steht. Besonders »perfekt« gelingt eine Distanzierung vom unmittelbaren Nacherleben eines Traumas innerhalb der *multiplen Persönlichkeitsstörungen* (F44.81) bzw. *dissoziativen Persönlichkeitsstörungen* (DSM IV). Denn hier wird das traumatische Erleben und Handeln auf unterschiedliche, hinsichtlich ihrer Identität ausgeklügelte Ich-Personen verteilt. Im Unterschied hierzu sind die gelegentlichen tranceartigen Erregungszustände im Rahmen von Aggressionstaten, die wir hier meinen, zur emotionalen Distanzierung weniger gut geeignet. Sie imponieren im Gegenteil wie Einbrüche der Kontrolle mit katastrophischem Charakter. Sie stellen den traumatischen Hintergrund eher bloß, als dass sie diesen verdecken, und beschwören geradezu die Gefahr einer Retraumatisierung herauf.

Auch ist einzuschränken, dass Patienten, denen wir die Hauptdiagnose *Störung des Sozialverhaltens* (F91.1 oder F91.2) zuweisen, bei ihren Versuchen, sich gegen traumatische Erinnerungen zu wehren, nur selten in solche dissoziativen Krisen hineingeraten. In den meisten Fällen gehen sie zum Angriff über, provozieren andere und üben Macht aus, erfinden Geschichten, leugnen und manipulieren. Selbst die ängstlichen und depressiven Charaktere (F92.0) ziehen es teilweise vor, sich über ein expansives und aggressives Verhalten zu stabilisieren.

Therapieansatz: Verzerrte Beziehungsgestaltung und Sinngebung

Sozial auffällige Jugendliche haben sich in einer negativen Identität eingerichtet. Diese hilft ihnen, sich damit abzufinden, dass sie abgelehnt und missachtet werden. Sie machen sich ein fiktives Bild von der Feindseligkeit der sie umgebenden Realität. Auf dieser Grundlage finden sie ihre schwierige Lage »normal« und rechtfertigen ihr destruktives Handeln. Mit großer Zähigkeit verteidigen sie dieses Selbstbild und dieses Bild von der Wirklichkeit. Paradoxerweise sichert dieser fortwährende Kampf um die Selbstverteidigung ihre psychische Stabilität. Solche pathologischen Anpassungsvorgänge müssen letztlich zu dauerhaften Verbiegungen der Persönlichkeit führen, die ab dem Alter von 16 Jahren in der ICD 10 auch als dissoziale Persönlichkeitsstörung (F60.2) klassifiziert werden können. Eine plastische Illustration für einen solchen dauerhaften Anpassungsprozess ist die Kasuistik im Kapitel über die Aggressivität (Teil 3, 6).

Wir setzen unseren ganzen therapeutischen Optimismus darauf, dass die Patienten noch einen minimalen Zugang zu ihrer Leidensgeschichte haben könnten. Nur dann können wir hoffen, ein Interesse an psychischen Veränderungen wecken und psychotherapeutisch mit ihnen arbeiten zu können.

Dennoch müssen wir anerkennen, dass die Jugendlichen mit ihren bisherigen Anpassungsbemühungen einen ganz anderen Weg eingeschlagen haben und dabei schon weit vorangekommen sind. Sie haben ihre Opferrolle und ihr Gefühl persönlicher Betroffenheit abgelegt und wollen sich auf ihre »Stärke« verlassen. Es fällt ihnen schwer, sich in die Rolle eines Patienten einzufinden, der Hilfe sucht. Diese neue Rolle bringt ihre Identität, ihre Wertvorstellungen und letztlich ihren Weltentwurf durcheinander.

Einer der wichtigsten charakterbildenden Gefühlszustände nach chronischen Kindheitstraumen ist die innere Wut. Die Familien werden von dieser Wut meistens verschont, obwohl die Traumatisierung mitten in den Familien stattfand. Dies hat mit dem frühen Beginn und der Introjizierung des traumatischen Geschehens zu tun. Die Wut richtet sich stattdessen gegen den eigenen Körper, bei den Störungen des Sozialverhaltens vor allem gegen andere, auch in Abhängigkeit von Temperamentsfaktoren und vom Bindungsschicksal. Kinder, die ohnmächtige Opfer von Gewalt werden, können besessen sein von der Idee, selbst stark sein zu wollen, um zu überleben. Sie bilden übersteigerte tagtraumhafte Vorstellungen aus, wer sie in welcher Form angreifen könnte, wie sie bei Angriffen reagieren würden und welche Zerstörungen sie anrichten würden. Sie wollen extrem reaktionsschnell sein, damit sie nicht überrumpelt werden können. Rache- und Gewaltvorstellungen dieser Art können die Form einer Idee fixe annehmen. Sie können auch zwanghaft gegenkontrolliert werden, wenn sie dem Über-Ich des Betreffenden Probleme bereiten. Die innere Beschäftigung mit solchen Gedanken kann große Teile des psychischen Lebens binden. Das Recht des Stärkeren wird ideologisch verteidigt. Bedrohungen werden überall im täglichen Leben wahrgenommen. Der Konsum aggressiver Medieninhalte kann eine unheilvolle Verstärker- und Vorbildfunktion haben. Der hier bezeichnete Übergang von der Opferrolle zur eigenen Täterschaft ist vielfach beschrieben worden, unter anderem von Anna Freud (1968) als kindliche Abwehrleistung (Identifikation mit dem Aggressor) und von Burgess (1987) als strukturelles Merkmal des traumatischen Geschehens (Täter-Opfer-Kontinuum).

Eine andere typische Wirkung, der traumatisierte Kinder ausgesetzt sind, lässt sich auf der Ebene von Bindungen und Beziehungen beschreiben. Die Patienten haben in ihrer Kindheit frustran versucht, sich an einzelne Personen zu binden. Sie sind wiederholt im Stich gelassen worden. Sie haben keine Verlässlichkeit erfahren. Väter, Stiefväter, Pflegemütter sind ohne Abschiede und Übergänge in der Versenkung verschwunden. Die Trennungserfahrungen werden schließlich so unerträglich, dass die Kinder überhaupt keine Bindungen mehr suchen und nun Verhaltensmuster ausbilden, mit denen sie Bindungen vermeiden oder vereiteln. Bei den jugendlichen Patienten fällt auf, dass sie Trennungen grundlos provozieren und damit auch wohlmeinende Helfer vor den Kopf stoßen. Jede Helferin und jeder Helfer werden gewissermaßen dafür bestraft, dass sie die Jugendlichen mit der Aussicht belasten, sie könnten sie wieder verlassen. Dieser Erfahrung möchten die Jugendlichen zuvorkommen.

Liebesbeziehungen können die posttraumatische Beziehungspathologie reaktivieren. Am Anfang liefern sich die Jugendlichen ihrem Partner mit Haut und Haar aus. Die extreme Hingabebereitschaft führt erst zur Angst vor Ohnmacht und Hilflosigkeit und mündet schließlich in heftige Aggressionen, vor allem im Angesicht von Trennungen. Diese werden tabuisiert und als bedrohlich empfunden, weil sie die Jugendlichen mit ihrer Wut und Erregbarkeit, Angst und Orientierungslosigkeit wieder auf sich selbst zurückwerfen. Die eingegangenen Beziehungen tragen symbiotische Züge. Alle Aspekte der Getrenntheit, Autonomie und Unterschiedlichkeit der Personen werden ausgeblendet. Stattdessen werden ozeanische, rauschhafte und intuitive Gefühlzustände miteinander geteilt. Letztlich versuchen die Jugendlichen in diesen Beziehungen ein sehr frühes Geborgenheitsgefühl zu generieren. Der konkrete Gestaltungsspielraum der Beziehungen bleibt freilich sehr eng. Die Beziehungen sind stets vom Scheitern bedroht.

Heimerzieher kennen die gewinnende Artigkeit, Verbindlichkeit und Zutraulichkeit dieser Jugendlichen, wenn man ihnen erstmals begegnet, der »Honeymoon« bei Ankunft in einer neuen Bleibe, nachdem sie anderswo verstoßen wurden. Die Jugendlichen möchten, dass die Helfer mit ihnen den irrationalen Glauben an die Idealität der Verhältnisse teilen. Die unerträgliche Wirklichkeit und die Wut über die erlittenen Verluste muss beiseite geschoben werden. Die Jugendlichen suchen Partner, die bereit sind, wenigstens zeitweise das Trugbild von der heilen Welt zu unterstützen. Jugendliche mit Störungen des Sozialverhaltens haben oft gute Gründe, ihre Familien abzulehnen oder zu verurteilen. Sie machen jedoch große, auch absurde Anstrengungen, die Eltern von Kritik zu verschonen. Hinter der scheinbar vorbehaltlosen Offenheit und Zutraulichkeit der Jugendlichen liegt ein großes Misstrauen verborgen, das plötzlich und ohne Vorwarnung aufbrechen kann.

Schlussfolgerungen

Mit Rücksicht auf diese Beziehungspathologie wäre es verhängnisvoll, wenn wir die Therapie auf der besonderen Überzeugungskraft, Vertrauenswürdigkeit und Qualität einer einzelnen Persönlichkeit aufbauen würden. Wir müssen damit rechnen, dass einzelne Helfer rasch »verschlissen« werden.

Jede Einzelbeziehung sollte durch einen überpersönlichen Organisationsrahmen abgesichert sein. Jede eingegangene Verbindlichkeit sollte nicht nur die therapeutische Beziehung, sondern auch das Verhältnis zur Organisation betreffen. Auch die therapeutische Beziehung selbst sollte nicht intuitiv, sondern durch vertragliche Vereinbarungen definiert sein. Das Verbindende und Trennende wird somit in Form einzelner Regeln und Absprachen sichtbar und kann sachlich und emotional unaufdringlich verhandelt werden.

Der Sinn dieser Konstruktion liegt darin, dass die Patienten, wenn sie die therapeutische Beziehung eingehen, nicht sofort in die Falle einer Beziehungspathologie geraten, sondern in einem intermediären Rahmen gehalten und vor sich selbst geschützt werden. Es ist fraglich, ob hiermit bereits eine therapeutische Wirkung begründet wird. Letztlich müssen die Patienten es doch noch zulassen, sich von Haltungen und Einstellungen umfangen und intuitiv beeindrucken zu lassen, die anders sind als ihre eigenen. Sie werden dies aber nur tun, wenn sie sich hinlänglich sicher fühlen. Die Sicherheit und die anfängliche Vertrauensbasis muss in einem sozialen Netzwerk hergestellt werden, sie kann nicht aus einer Einzelbeziehung erwachsen. Im gesamten Therapieprozess sollte der Schwerpunkt auf Gruppenerfahrungen liegen. Sozial auffällige Jugendliche lassen sich wesentlich leichter von Haltungen und Einstellungen beeinflussen und anstecken, die sie in einer Gruppe wahrnehmen. Die Erfahrung zeigt, dass sie sich gern Gruppen anschließen, auch wenn sie dies zunächst nur aus Opportunismus tun. Sie lassen sich von der Stimmungslage der Gruppe und von Gruppenmeinungen beeindrucken. Dies sind erste Voraussetzungen dafür, dass die Gefühle, die die Jugendlichen selbst empfinden und die Gedanken, die sie denken, eine Umdeutung erfahren und eine neue Richtung bekommen.

Es wäre wirkungslos, wenn wir versuchen würden, die vorherrschenden Gefühle unserer Patienten anzusprechen und gegen diese anzureden oder neue Perspektiven verbal vor ihnen aufzubauen. Der therapeutische Prozess wird über beispielhaftes Handeln, Miterleben und Mithandeln vollzogen. Auf dieser Ebene können die Jugendlichen die Realität unmittelbar prüfen, wann immer sie diese zu verlassen oder zu verkennen drohen. Sie können an bestimmten Punkten ihres Verhaltens auf dessen Unzweckmäßigkeit, auf sinnlose Wiederholungen und Ausweichmanöver aufmerksam gemacht werden. Sie können darauf verwiesen werden, dass sie eigene Bedürfnisse mit einem bestimmten Handeln nicht befriedigen und eigene Ziele nicht erreichen können, sich also durch selbst gewolltes Verhalten ungewollte Frustrationen zufügen. Solche konkreten *Zustands- und Widerstandsdeutungen* können von den Jugendlichen besser verkraftet und weiterverarbeitet werden als Erörterungen ihrer versteckten Ängste und Phantasien oder Erinnerungen an ihre traumatische Vorgeschichte (im Sinne von *Inhaltsdeutungen*).

Damit ruht die Behandlung sozial auffälliger Jugendlicher wesentlich auf der Herstellung geeigneter sozialer Strukturen, in die die Jugendlichen eingeführt werden können und in denen sie leben können. Es ist in diesem Ansatz durchaus ein Element sozialer Manipulation enthalten. Die wichtigsten Ressourcen zur Durchführung dieser Therapie liegen jedenfalls bei der Jugendhilfe, nicht in der Psychiatrie oder Psychotherapie. Von hier können nur erste Anstöße und das Angebot fachlicher Begleitung kommen.

Kasuistik

Fall 1

Bericht über eine stationäre Krisenintervention

Diagnose:

Kombinierte Störung des Sozialverhaltens und der Emotionen (F92.8)
Angst- und Panikstörung (F41.0)
Adipositas (E66.0)
Belastungsreaktion und Anpassungsstörungen (F43)
V. a. emotional instabile Persönlichkeitsstörung (F60.3)
V. a. dissoziative (Erregungs-)Zustände (F44.7)
Persönlichkeitsrisiko Typ B und C

Achse V
1.0 Mangel an Wärme in der Eltern-Kind-Beziehung
9.0 Institutionelle Erziehung (als abhängiges Ereignis)

Die knapp 16-jährige Jaqueline wurde zur Krisenintervention aufgenommen und vier Tage später, nach einem ausführlichen Gespräch mit dem Vater, dem Mitarbeiter des Allgemeinen Sozialdienstes, unserer Krisenmanagerin und dem Stationsarzt nach Hause entlassen. Trotz Bemühens war es nicht gelungen, ad hoc eine bessere Lösung zu finden. Klar bleibt, dass es sich hierbei nur um eine Übergangs- und Notlösung handeln kann, da das Mädchen im familiären Umfeld nicht verbleiben kann. Dieses Vorgehen wurde auch unter der Perspektive vereinbart, dass sich Jugendamt und Klinik weiter darum bemühen wollen, eine kurz- oder mittelfristige Lösung anzubieten. Langfristig sollte das Mädchen aber vollstationär in einer Einrichtung, z. B. einer pädagogischen Wohngruppe, untergebracht werden, wie es bereits geplant und vorgesehen gewesen war.

Der Mitarbeiter vom Jugendamt betonte bei dem Gespräch, dass die Eltern damals ihre Tochter ohne Rücksprache mit ihnen aus dem Notaufnahmeheim herausgeholt hätten (was, wie gesagt, die Eltern inzwischen mehrfach bereut haben). Die früher in erster Linie dissozial-expansive Entwicklung scheint zwischenzeitlich regelrecht gekippt zu sein. Der Fokus hat sich »nach innen«

verlagert, mit einer Zunahme von Angst- und Erregungszuständen, auch mit agoraphobischen Zügen. Allerdings ist dies nach den früheren familiären Gewalterfahrungen und dem jetzigen desolaten Zustand der Familie, die sich m. E. in Auflösung befindet, und den unerfüllbaren kindlichen Wünschen und Bedürfnissen des Mädchens, nicht verwunderlich. Die Symptomatik enthält ein stark reaktives Moment. Ich halte ein Gefühl der Bedrohung für real begründet.

Die Einschätzung des Vaters, nach dem »Entwicklungsalter« seiner Tochter befragt, wie alt sie eigentlich sei, fiel mit »10 Jahren« überraschend »passend« aus. Das Mädchen zeigt massive Regressionen und psychosoziale Retardierungen, die Kluft zum chronologischen Alter ist also erheblich und dürfte noch größer werden. Innerfamiliär ist dieser Spagat nicht zu bewältigen, denn auf der einen Seite stehen starke Ausstoßungstendenzen durch die Eltern, auf der anderen Seite ein übergroßer Wunsch des Mädchens nach Zugehörigkeit und mütterlicher Liebe. Dies wird sich schwerlich verwirklichen lassen. Die ganze Tragik des Mädchens kommt im Satzergänzungstest zum Ausdruck, in dem sie die Liebe zu ihren Eltern, gerade der Mutter gegenüber, betont, um dann resigniert festzustellen: »Meine Eltern ... lieben mich nicht!«.

Im Gespräch führte sie in etwa wörtlich aus: » Ich will nur wissen, ob meine Eltern mich noch haben wollen, oder nicht ... Das ist der Punkt ... wenn sie mich nicht wollen, geh' ich zurück in eine WG; das ist dann schon besser. Meine Mutter hat einen anderen Typen – mein Vater bläst Trübsal ... Nur in einer glücklichen Familie kann es mir gut gehen ... sind wir aber nicht ... Wir sind keine gescheite Familie ... Meine Mutter ist immer weg.«

Später meinte sie: »Ich liebe meine Mutter voll. Sie sagt immer, ich tue die Liebe erzwingen! Ich will aber auch, dass sie mich liebt.« ... Und: »Meine Mutter liebt mich nicht so, weil ich so böse bin ... Aber ich bin ihre Tochter, deshalb muss sie mich lieben ... Aber sie bedauert, dass sie mich geboren hat ... Ich hänge an ihr sehr; es tut weh, ich heule oft; aber ich soll nicht so dumm babbeln; ich frage sie voll oft, ob sie mich liebt.« Ihr Geburtstag steht vor der Tür, dazu meint sie: »Dann soll sie mir halt zum Geburtstag Liebe schenken ... !« Ihr Vater habe sie früher geschlagen, einmal mit dem Teppichklopfer.« Auch mit dem Küssen habe er »zugedrückt« und ihr den Mund zugehalten ...

Zu fragen ist, ob Jaqueline hier Ängste äußert, dass ihr diese Behandlung durch den Vater wieder passiert. Wir haben mit dem Jugendamt Einigkeit, dass Jaqueline nicht beim »Täter« in Hausgemeinschaft bleiben darf.

Auch die schulischen Lern- und Leistungsprobleme werden im SET geäußert; das Mädchen erscheint mir schulisch überfordert und wird kaum ohne Unterstützung einen Schulabschluss hinkriegen. Orientierend getestet, in den Standard-Matrizen von RAVEN, wurde dies deutlich. Sie gibt unschwer zu erkennen, wie hoch diese kognitiven Anforderungen für sie sind, sie zeigte sich regelrecht »verwirrt« ... »ein dummes Buch«. Mit einem Rohwert von 37, einem PR von 6 und einem damit nur bedingt vergleichbaren IQ von 77 zeigt sie eine Leistung, die eher für Schüler einer Förderschule typisch ist.

Das Mädchen versuchte hier weiterhin eine Art »Diät« zu machen, besser, sich rigoros runterzuhungern, da auch ihr extremes Übergewicht an ihrem Selbstwertgefühl nagt. Mit 92 kg bei 1,64 m Körpergröße liegt sie über der 97. Perzentile. Angeblich habe sie während der Zeit im Notaufnahmeheim schon einmal 105 kg gewogen. Tatsächlich weist sie am Bauch und den Oberschenkeln deutliche Striae auf.

Jaqueline behauptet, hier bei uns nicht gut geschlafen zu haben, was vom Nachtbereitschaftsdienst anders berichtet wurde. Das von ihr angegebene »Globusgefühl«, das sie aus der Zeit im Elternhaus beschreibt, haben wir trotz anderer Behauptungen hier nicht von ihr vorgetragen bekommen. Eine Bedarfsmedikation musste nicht in Anspruch genommen werden. Jaqueline fand, dass sie in unserem Krisenzimmer »zum Psycho« werde. Sie habe dann das Gefühl, Amoklaufen zu müssen. Sie klagte in erster Linie über die große Langeweile. Auch diese trug zu ihrem Wunsch, nach Hause zurückzuwollen, mit bei.

Stellungnahme:
Bei Jaqueline besteht eine lange problematische Entwicklung, die nicht untypische »Entwicklung vom schwierigen Kind zum Fall für die Psychiatrie«. Sie ist mit sich und den Anforderungen ihres bisherigen Lebens überfordert. Einerseits könnte sie sich vorstellen, eine stationäre Therapie zu machen, andererseits, »natürlich will ich sowieso nach Hause heute«.

Wir haben das Bild eines Mädchens mit einer tiefen Selbstverunsicherung, das in seinen Lebensgrundlagen und Lebensentwürfen gescheitert ist. Hilfe sollte in erster Linie in einer baldigen Trennung von der Familie bestehen. Dort sind weitere Eskalationen zu erwarten und Konzepte, wie in diese Familie Unterstützung hineingetragen werden könnte, zeichnen sich nicht ab. Jaqueline sollte das Angebot einer Fremdunterbringung erhalten.

Auch eine kurz- und mittelfristige stationäre Aufnahme (4 bis 6 Wochen) in der Kinder- und Jugendpsychiatrie könnte »dazwischengeschaltet« werden, um in der Zeit geeignete Wohn- und Unterbringungsformen zu sondieren und ihr eine Art Starthilfe anzubieten.

Fall 2

Bericht über eine stationäre Krisenintervention, eine Helferkonferenz und eine nochmalige ambulante Untersuchung

Diagnose:

Verdacht auf gemischte Störung des Sozialverhaltens mit Depressionen (F92.0)
Verdacht auf posttraumatische Reaktion (F43.2)
Verdacht auf beginnende Störung im Sinne der Schizotypie (F21.0)
Persönlichkeitsrisiko Typ A

Achse V
1.3 Körperliche Misshandlung
9.0 Institutionelle Erziehung (als abhängiges Ereignis)

Der 14½-jährige Kerem wurde uns erstmals vor zwei Monaten vom Jugendhaus annonciert, wo er vor sechs Monaten aufgenommen worden war. Damals sah sich das Heim bereits kurz nach seiner Aufnahme durch häufiges Streunen und aggressives, zum Teil provozierendes Verhalten überfordert. Zu der Heimeinweisung war es gekommen, weil die Mutter sich mit dem aufsässigen Verhalten des Jungen und mit seinem Schuleschwänzen überfordert sah. Im Hintergrund gab es einen Verdacht auf körperliche Misshandlung in der Familie, möglicherweise auch sexuell traumatische Erlebnisse im weiteren sozialen Umfeld.

Die stationäre Noteinweisung hatte sich ergeben, weil Kerem – unter dem Einfluss von Cannabiskonsum – an einer schwarzen Messe teilgenommen und im Anschluss wahnhaft anmutende Ängste entwickelt hatte, möglicherweise im Sinne einer exogenen Cannabispsychose.

Bei der Aufnahme erlebten wir Kerem als pubertierenden Jungen mit ungepflegtem Äußern, der leise sprach, etwas bedrückt wirkte, keine Zeichen für akute Angst mehr zeigte, auch keine Hinweise auf psychotisches Erleben. Allerdings bestand weiterhin hohe Suggestibilität. Von dem Erlebten hatte sich Kerem noch nicht ausreichend distanziert. Die affektiven Reaktionen waren noch labil.

Die zusammenfassende Darstellung des Verhaltens von Kerem während der Zeit im Jugendhaus ergab eine Fülle von Auffälligkeiten, die in dieser gedrängten Form für einen 13-Jährigen, auch wenn man eine frühe Verwahrlosung aus sozialen Gründen in Betracht zieht, ungewöhnlich bleiben: Kerem sei teils aufbrausend impulsiv, teils still und zurückgezogen und halte keinen Blickkontakt. Er habe massive Schlafstörungen, vor allem Einschlafstörungen mit konkreten Ängsten vor dem Zubettgehen. Seine sozialen Beziehungen seien wechselhaft, teils zurückweisend, teils zudringlich. Sein Denken sei von starken Gegensätzen geprägt. Er sei vegetativ sehr empfindlich, mit Kopfschmerzen und Gelenkschmerzen. Er füge sich Verletzungen an den Nagelbetten und an den Nägeln zu, er könne keinerlei Ziele verfolgen. Manchmal sei er nicht ansprechbar, dann wieder aggressiv. Teilweise seien seine sprachlichen Äußerungen konfus und ohne erkennbaren Zusammenhang. Insgesamt wirke der Jugendliche orientierungslos. Er horte in seinem Zimmer Lebensmittel. Seine Delinquenz macht einen chaotischen erratischen Eindruck: Steine werfen auf Autos usw.

Das zur Erhebung der Entwicklungsanamnese und zur Erhebung weiterer Erkenntnisse anberaumte Gespräch mit der Mutter ergibt, dass Kerem angeblich bis zum 11./12. Lebensjahr vollkommen unauffällig aufgewachsen sei. Im Alter von vier Jahren sei die Trennung vom leiblichen Vater gewesen. Der kleine Bruder von Kerem sei damals ein Jahr alt gewesen. Der Vater sei Trinker gewesen. Anschließend habe die Mutter mit einem neuen Partner zusammen gelebt, der auch heute noch mit der Mutter verbunden sei, auch wenn sie mit ihm nicht mehr zusammenlebe. Gegen diesen Vater richtet sich ein Verdacht der Misshandlung. Kerem sei erst mit fünf Jahren in den Kindergarten gekommen. In der Grundschule sei er ab der 4. Klasse im Verhalten schwieriger geworden, sei auf die Hauptschule versetzt worden und habe ab der 6. Klasse zu schwänzen begonnen. Die 6. Klasse habe er wiederholt. In dieser Zeit habe Kerem begonnen, der Mutter Geldbeträge zu entwenden. Er habe Stimmungsschwankungen bekommen. Es habe dramatische erregte Szenen gegeben, bei denen er sich vor den Augen der Mutter mit einem Messer selbst bedroht habe. Alle wichtigen Veränderungen datiert die Mutter auf das letzte Kalenderjahr. Die Mutter erscheint vollkommen ratlos, wie sie sich diese Veränderungen erklären soll.

Natürlich liegt der Gedanke nahe, dass sozial schwache Familien Außenstehenden keinen Einblick in das Ausmaß ihrer inneren Belastungen geben wollen. Ich ziehe aber in diesem Fall auch in Betracht, dass Kerem in den letzten ein, zwei Jahren »innerlich« eingebrochen ist und auf dem Weg in eine psychische Erkrankung ist. Vor allem die berichteten Ängste, die hohe Suggestibilität, die starken Stimmungsschwankungen und die mangelnde Fähigkeit zwischen Realität und Phantasie zu unterscheiden, bringen mich zu diesem Verdacht. Auch der hier durchgeführte Rorschach-Test dokumentiert eine ungewöhnlich hohe innere Störanfälligkeit und Orientierungslosigkeit. Differentialdiagnostisch könnte man allenfalls in Betracht ziehen, dass dieser junge Mensch, auch während er von mir untersucht wurde, permanent unter dem starken Einfluss psychotroper Drogen ist. Allerdings wäre auch dieser Umstand wiederum erklärungsbedürftig.

Obwohl es wegen der fortgeschrittenen Verwahrlosung nicht einfach sein wird, schlagen wir vor, eine stationäre psychiatrische Behandlung einzuleiten, um mehr diagnostische Klarheit zu gewinnen. Es ist offensichtlich, dass das offene Jugendhaus hier dem Jungen keine weitere Unterstützung bieten kann. Wir möchten aber Kerem auch nicht ohne vorherige diagnostische Klärung in eine geschlossene Heimeinrichtung weiterempfehlen. Über den weiteren Verlauf werden wir berichten.

Fall 3

Bericht über eine stationäre Behandlung

Diagnose:

Störung des Sozialverhaltens mit depressiver Störung (F92.0)
Unklare dissoziative Erregungszustände (F44.3)
Persönlichkeitsrisiko Typ C

Achse V
2.0 psychische Störung eines Elternteils

Ich darf zusammenfassend über den inzwischen 12¾ Jahre alten Matthias berichten, welcher sich knapp fünfeinhalb Monate in unserer stationären Behandlung befand. Die Vorgeschichte darf ich als bekannt voraussetzen. Auf die neurologische Abklärung und den Schulbericht kann zudem verwiesen werden.

Aufnahme-Kontext und aktuelle Anamnese:
Matthias hatte zuvor die 6. Klasse der Realschule besucht, war aber bei der Vorstellung hier bereits seit einigen Wochen vom Schulbesuch ausgeschlossen gewesen. Der Schulausschluss er-

folgte auf unbegrenzte Zeit, da Matthias durch sein unkontrolliertes Verhalten die anderen Schüler gefährde. Eine Wiederaufnahme wurde erst in Aussicht gestellt, wenn ärztlicherseits bescheinigt werde, dass keine weiteren Gewaltausbrüche und Gefährdungen mehr zu befürchten seien. Inzwischen ist ein Wechsel auf eine andere Realschule im Nachbarort geplant und abgesprochen.

Allerdings bestanden »schon immer in der Schule Probleme«. Bereits seit der 1. Klasse blieb Matthias mit wechselnder Häufigkeit der Schule fern. Das Verhalten wurde anfangs eher als Schulvermeidung/-verweigerung betrachtet, imponiert aber auch schulphobisch mit deutlicher Trennungsängstlichkeit. Die Mutter musste auch in den folgenden Schuljahren öfter als Begleitperson fungieren. Die Schwierigkeiten sind, wie die Familiengespräche inzwischen ergeben haben, fundamental durch familiäre Einflüsse mitbedingt. Matthias hatte eine ambulante Psychotherapie mit 45 Einzelstunden. Die Aggressionsthematik und -Problematik stand im Mittelpunkt. Aus heutiger Sicht würde ich hinzufügen, dass bei dem Jungen schon immer auch eine (antagonistische) Antriebsproblematik mit äußerlich großer Gehemmtheit bestand. Die Individuationsentwicklung war gestört. Auch litt er unter Gefühlen der Langeweile und der inneren Leere.

Im Verhältnis zur Mutter scheint eine besondere Gebundenheit und gegenseitige Abhängigkeit zu bestehen (Ablösungs- und Verselbstständigungsproblematik). Ein besonderes »Muster« hat sich herausgebildet, in dem Hemmung und Aggression erkennbar sind. In der Wahrnehmung der Mutter ist Matthias auch ein überaus sensibles und »schnuckeliges Kind«, das einfach zu handhaben sei. So schlimm sei er daheim keinesfalls. Doch inzwischen schwanke sie im Umgang mit ihm zwischen den Polen, ihm den Hintern zu verschlagen (aggressive Impulse) und totaler Hoffnungslosigkeit (depressive, gehemmte Komponente).

Die Mutter ist selbst mit Depressionen belastet. Sie hatte zwei schwere depressive Episoden im Kleinkind- und Vorschulalter von Matthias und befindet sich immer noch in Therapie. Inzwischen räumt die Mutter ein, dass sie auch ein gewisses Maß an Unverständnis, Ärger, ja Wut auf ihren Sohn empfinde. Ausgelöst wurden die Entwicklungen nach Meinung der Mutter durch ein traumatisches Ereignis bei einer Phimose OP, bei der Matthias postoperativ angeblich eine Herzrhythmusstörung hatte und in Lebensgefahr schwebte (erhebliche Betroffenheit der Mutter dabei).

Die Ehe der Eltern stehe »seit langem nicht zum Besten«. Die Eltern wohnen zwar noch zusammen, aber in getrennten Zimmern, und das seit Jahren. Eine Änderung des Zustandes ist wohl nicht in Sicht, wiewohl die Mutter gerne hätte, dass der Vater auszieht, aber: »Es bewegt sich in keinster Weise irgendetwas.« (Wie bei Matthias in seiner Entwicklung auch nicht.) Inzwischen hat die Mutter auch in dieser Hinsicht resigniert. Matthias, als Nachzügler, war wohl nicht mehr unbedingt erwünscht gewesen. Bei solchen Einschätzungen kommt die Labilität und Depressivität der Mutter deutlicher zum Vorschein. Häufig muss sie weinen, wirkt gestresst, angespannt und überfordert.

Matthias habe die Eigenart, immer ein Haar in der Suppe zu finden, er sehe alles negativ, sei immer unzufrieden; auffallend sei, dass er gerade Sachen kaputtmachen könne, an denen ihm selbst viel liege, an denen er hänge, wohl eine Art Selbstbestrafung. Außerdem suche er verzweifelt sozialen Anschluss, aber den kriege er nicht. Auch mit den erheblich älteren Geschwistern gäbe es vermehrt Spannungen.

Zum Verlauf:

Matthias ist ein dunkelhaariger, dicklicher, rundlicher Junge mit Doppelkinn, sehr zurückhaltend, gehemmt in seiner Art, still und leise sprechend; er wirkt noch sehr kindlich und tut sich mit verbalen Äußerungen/Aussagen, besonders zu bestimmten Konflikten und Vorkommnissen, speziell den Anteilen, die ihn betreffen, schwer. Aber auch das Verbalisieren von Gefühlen und Aussagen zu Beziehungen gelingen ihm nicht. Er scheint ein sehr einsames und isoliertes Kind zu sein, dabei empfindsam und kränkbar, die Selbstwertproblematik ist offensichtlich.

Die Zeichnungen fallen regressiv, unreif, mit kleinkindhaften Elementen aus, die Mann-Zeichnung zeigt einen deutlichen Alters- und Entwicklungsrückstand; im Satzergänzungstest finden sich Anklänge an Probleme mit »Langeweile« (innere Leere), soziale Probleme, eine hohe Anfälligkeit für Geärgert-Werden (durch andere Kinder und die Geschwister). Was sein Bild von den (einzeln wahrgenommenen) Eltern betrifft, so lässt er durchblicken, dass er diese als nicht verfügbar und abwesend erlebt.

Matthias, der wohl entlastet und erleichtert war durch die stationäre Aufnahme, litt erheblich weniger unter der Trennung als die Mutter. Dennoch blieb er lange Zeit sehr ambivalent, was eine längerfristige Therapie und deren Zielvorstellungen anbetraf. Problembewusstheit zu erzeugen und eine Einsicht in die Behandlungsnotwendigkeit zu schaffen, nahm längere Zeit in Anspruch. Erst nach und nach wurden uns und vor allem ihm selbst seine »Notlagen«, in die er ab und zu geriet, deutlicher.

Matthias hatte nämlich drei schwere »Zustände« oder »Ausraster«, über den Zeitraum des Aufenthaltes verteilt. Diese Anfälle waren initial regelrechte aggressive »Bewegungsstürme«. Sie mündeten in eine Art »Dämmerzustand«, in welchem der Junge lange Zeit verharrte und für Kontaktaufnahme und Interventionen unerreichbar blieb. Man konnte sie als dissoziative Zustände klassifizieren, in die Matthias abtauchte. Wir verstanden diese Anfälle als ungewöhnliche Formen einer Problemlösungs- und Konfliktbewältigungsstrategie. Um diese Anfälle herum konnten wir ein hohes Ausmaß an Verzweiflung, Klagen und Anklagen vernehmen – mit Äußerungen, wie »Niemand liebt mich, keiner mag mich, wahrscheinlich bin ich sowieso ein Adoptivkind usw.« Wir schlugen schließlich von uns aus eine längere stationäre Therapie vor. Es wurde offensichtlich, dass seine Probleme weit über die anfangs deklarierte Schulproblematik hinausgingen, und dass massive Störungen in der Entwicklung des Selbst und Beziehungsstörungen vorlagen, so dass ein Schulwechsel allein, ohne Fortschritte in der Individuation, erneut zu einem Scheitern führen müsste. Die Gefahr des Scheiterns ist trotz der Fortschritte auch nach Abschluss der Behandlung nicht abgewendet. Wir waren einigermaßen überrascht, wie unverrückbar und sofort wieder einrastend, wie auf Knopfdruck sozusagen, sich das starre Beziehungsmuster Mutter-Sohn im Abschlussgespräch präsentierte. Aus diesem Grund hatten wir schon während des Aufenthalts das Thema »Internatsunterbringung« angesprochen. Die Mutter wies ein solches Ansinnen weit von sich, wohingegen Matthias solchen Vorstellungen gegenüber gar nicht so abgeneigt schien.

Ein Großteil der Beziehungsarbeit fand im stationären Alltag, gerade in Bezug zu den männlichen Mitarbeitern auf Station, statt. Diese bedeuteten ihm sehr viel. Matthias konnte unter deren Schutz und unter dieser Herausforderung Reifungsschritte unternehmen, die es ihm ermöglichten, neue Möglichkeiten der Bewältigung auszuprobieren, ohne sein Gesicht zu verlieren. So lernte er zunächst einmal über seine Anfälle zu sprechen und sich auszutauschen. Er kam schneller wieder aus dem Zustand heraus, versuchte hinterher die Beziehungen beizubehalten und wieder aufzunehmen, ja entschuldigte sich sogar bei den Mitstreitern für sein Verhalten. Außerdem erzählte er der Mutter – ohne Nachfragen sozusagen – von seinen Problemen und Auseinandersetzungen.

Auch in den Therapiesitzungen konnte man gegen Ende richtige Dialoge und kleine thematische, konfliktbezogene Gespräche führen. Matthias versuchte vermehrt mitzuarbeiten und bemerkte selbst deutlich die Unterschiede und seine Fortschritte. Einmal meinte er ganz treuherzig: »Gell, das war meine beste Therapiestunde bisher ...« So widersprüchlich wie sein Verhalten blieben die IQ-Werte; die bisherigen Messungen liegen im Bereich zwischen 87 und 117, die »Wahrheit« dürfte irgendwo in der Mitte liegen. Sollte er in einem psychisch stabilen Zustand bleiben und sich weiter entwickeln, so dürfte die Bewältigung der Realschule wohl gelingen.

Ausblick:

Bei der Prognose möchte ich mich, noch unter der Erfahrung und dem »Schock« des verheerenden Abschlussgesprächs (mit dem Streit zwischen Mutter und Sohn stehend), nicht festlegen. Ob die hier gemachten Erfahrungen und Fortschritte auch im Alltag Bestand haben können, muss sich erst noch erweisen. Wir haben zum Übergang und im Sinne einer kurzen Nachbetreuung drei Termine vereinbart, um die weitere Entwicklung zu verfolgen. Dies entspricht zudem einem Wunsch und Bedürfnis von Matthias, womit er seine gewachsene Bindung an uns dokumentiert. Danach sollte auch von unserer Seite eine Beendigung/Ablösung erfolgen. Wir begrüßen es, dass er in einer kinder- und jugendpsychiatrischen Praxis weiter betreut werden kann.

Nachlese

Die traumatischen Aspekte werden bei den Störungen des Sozialverhaltens also heute schärfer herausgearbeitet. Wir profitieren von der allseits stark gewachsenen Bereitschaft, diese Aspekte zu beachten und von den gut ausgebauten Konzepten zur Psychotherapie traumatischer Störungen. Wir müssen uns aber hüten, den Störungen des Sozialverhaltens die Traumatheorie insgesamt überzustülpen. Auch dürfen wir beim Blick auf die frühkindliche Verwundung sozial auffälliger Jugendlicher nicht nur die pathische Seite betonen, sondern müssen auch auf die Seite der Ressourcen sehen. Gerade, wenn wir uns mit den sozial auffälligen Jugendlichen beschäftigen, haben wir eine Gruppe vor uns, die sich nicht darauf einlassen will, wegen posttraumatischer Leiden Psychotherapie zu bekommen, sondern die sich an langfristige Belastungen und an empfangene Verwundungen angepasst und sich mit ihnen eingerichtet hat. Dieser Anpassungsvorgang hat mitunter schon zu recht »stabilen« sozialen Fehlanpassungen geführt.

Die Störungen des Sozialverhaltens müssen die Psychiatrie und Psychotherapie nicht allein ausbaden. Auch die Jugendhilfe muss dies nicht. Die Behandlung, besser, der helfende und regulierende Umgang mit sozialen Störungen der Jugend, auch die Toleranz für abweichendes Verhalten, liegt auch in der Verantwortung der Gemeinschaft. Ein wichtiger Aspekt dieser Verantwortung liegt darin, dass die Gemeinschaft ihren Mitgliedern zumutet, mit einer hoch komplexen Alltagswelt zurechtkommen zu müssen. Die Folge sind soziale Isolation und Orientierungslosigkeit und ein Gefühl der Hilflosigkeit in vielen Familien. Diese Hilflosigkeit wird an die Kinder weitergereicht und begünstigt deren Traumatisierung.

Die Gemeinschaft hat die Verpflichtung, für mehr Orientierungshilfen zu sorgen. Die Gemeinschaft hat die Verpflichtung, sich rascher und lauter zur Stelle melden, wenn Jugendliche sozial auffällig werden, damit diese spüren, dass sie von dieser Gemeinschaft wahrgenommen werden und dass dieser Gemeinschaft ihr Verhalten nicht gleichgültig ist. Gemeinschaftliches Engagement und die Gemeinschaft als moralisches Widerlager für auffälliges Jugendverhalten sind gefragt. Natürlich ist auch eine psychotherapeutische Institution ein Teil der solidarischen Gemeinschaft. Sie darf sich aber ebenso wenig wie die Jugendhilfe in eine Expertenrolle drängen lassen und die alleinige fachliche Zuständigkeit reklamieren. Dann wäre es für die Allgemeinheit nämlich nur zu leicht, sich aus der Verantwortung abzumelden.

2 Zum Verständnis von Selbstverletzungen bei Jugendlichen

Vorschau

ICD-10: F44, F60.3, F60.31

Selbstverletzende Handlungen stellen ein gravierendes Problem in der Psychiatrie und Psychotherapie des Jugendalters dar. Die Prävalenz von knapp einem Prozent der Jugendlichen zeigt die Bedeutsamkeit des Problems. In einigen Patientengruppen findet sich die Automutilation gehäuft – bei Essstörungen in mehr als 25 % der Fälle. Rund 80 % der selbstverletzenden Patienten zeigen Symptome des Borderline-Syndroms. Vor allem Mädchen sind betroffen. Die Biographie dieser Patienten ist durch schwere traumatische Lebenserfahrungen gekennzeichnet. Das selbstverletzende Verhalten ist im Sinne eines dissoziativen Symptomkomplexes interpretierbar. Solche Störungen der Impulskontrolle haben intrapsychisch eine Bedeutung zur Affektregulation. Repetitive selbstverletzende Handlungen können einem suchtartigen Mechanismus gehorchen. Die Psychotherapie mit selbstverletzenden Patienten benötigt eine sichere tragfähige Beziehung als Grundlage. Die Verarbeitung der traumatisierenden Erfahrungen muss in einer gesicherten Gegenwart mit Blick auf eine realistische Zukunftsplanung erfolgen.

Essay

In welchem Kontext von Kulturgeschichte und Jugendkultur stehen die Selbstverletzungen?

Mit Blick auf die Geschichte ist die Instrumentalisierung des Körpers zur Bewältigung psychischen Leidens nicht neu. So finden wir Beschreibungen mittelalterlicher Flagellantenprozessionen, die in Zweierreihen durch die Stadt zogen und sich und einander mit kurzen Lederpeitschen die Rücken blutig schlugen, um die Fürbitte Gottes und der heiligen Jungfrau zu erflehen (s. Umberto Ecco, »Der Name der Rose«). Aber nicht nur Angehörige einer schwärmerisch-frommen Laienbewegung pflegten zur Buße Selbstgeißelung und Auspeitschung. Kulturübergreifende Untersuchungen bei Naturvölkern zeigen, dass der Körper nicht selten geschunden wurde, um Trauer, Angst oder Scham zu bewältigen.

Neben einem Beschwörungscharakter solcher selbstverletzender Akte, ist bereits in frühen Zeugnissen ein gruppenbezogener Aspekt festzustellen: Durch rituelle Verletzungen kann die Zugehörigkeit zu einer bestimmten Gruppe einerseits und die klare Abgrenzung vom Gros der Gesellschaft andererseits zum Ausdruck gebracht werden. Gerade am Übergang vom Kindes- zum Erwachsenenalter finden wir Pubertätsriten, rituelle Beschneidungen und schmerzhafte Zeremonien, die das Ende der Kindheit kennzeichnen und die Aufnahme des Jugendlichen in die Welt der Erwachsenen versinnbildlichen. Vergleiche mit heutigen Jugendritualen wie Piercing und Tattooing werden nahegelegt. Die individuelle Bedeutung des Schneidens ist jedoch für den Patienten noch einmal eine ganz andere als für den modebewussten Jugendlichen! Die Herausforderungen für Jugendliche sind heute nicht prinzipiell anders als für Jugendliche in früheren Jahrhunderten. Die individuellen Entwicklungsthemen stehen jedoch in anderen kulturellen Zusammenhängen. Begriffe wie *Patchworkidentität* und *Patchworkjugend* verweisen darauf, dass Jugendliche in einer Welt pluraler Wertvorstellungen und einem Überangebot an sozialen Rollen nur schwer ihre Identität finden können. Zweifellos gibt es Unterschiede zwischen den Körperinszenierungen der Jugend zu Beginn des 20. und 21. Jahrhunderts, vor allem was Dynamik und Radikalität angeht. Wenn man die Rave- und Piercingkultur mit den »Halbstarken« der 1950er-Jahre, den Nudisten der Lebensreformbewegung und den Wandervögeln vergleicht, dann eint diese körperbezogenen Kulturen tendenziell das Leiden unter einer gesellschaftlich erzeugten Reduktion der Körpererfahrungen. Ein Bemühen um ganz spezifische Formen intensiven Erlebens ist erkennbar. Im Kapitel über die Jugendkulturen (Teil 5, 2) wird hierüber noch mehr zu sagen sein.

In welchen Ausgestaltungen kommt selbstverletzendes Verhalten gegenwärtig vor?

Das Bild, das sich uns bei selbstverletzenden Patienten bietet, ist noch in viel stärkerer Weise beunruhigend: Jugendliche, die sich tiefe Schnittverletzungen an Armen und Beinen, an Bauch und Brust, ja sogar im Gesicht zufügen, Jugendliche, die Zigaretten an ihren Unterarmen ausdrücken oder ihre Finger absichtlich in sich schließende Türen halten. Verzweiflung und Hass, Vorwurf und Selbstverachtung kommen dabei zum Ausdruck. Ein fatales Spiel mit sich selbst, ohne Spielfreude, dramatische Inszenierungen, Schmerz, Wut und Blut, Selbstsuche und Selbstabwertung in einem Atemzug – und über allem die Scham wie ein dunkler, schwerer Schleier. Nur unscharf können wir erahnen, welche Gefühlsinfernos diese Jugendlichen erleiden. Neben den Jugendlichen mit schweren psychischen Beeinträchtigungen finden sich viele, die ihre Körperoberfläche ritzen und mit Texturen überziehen. Spitze Gegenstände, scharfe Messer oder Glasscherben aus frisch zerschlagenen Gläsern dienen dabei als Instrumente. Der Drang, sich solche Ritzungen zuzufügen kann sogar ansteckend sein. Kaum beginnt einer in der Gruppe sich zu schneiden, ziehen die anderen bereitwillig mit. Wir nennen solche Formen der Selbstverletzungen *epidemische Automutilation*. Auch im stationären Alltag kennen wir solche Phänomene. Nach Fvazza (1999) können wir das selbstverletzende Verhalten in drei große Gruppen einteilen: Die *majore Automutilation* ist als autodestruktive Handlung im Zusammenhang mit Sinnestäuschungen oder Wahnideen – religiösen oder sexuellen Inhalts – zu fassen. Bei hirnorganischen Psychosen, schizophrenen Erkrankungen, affektiven Störungen mit Suizidalität und auch drogeninduzierten Psychosen können wir schwere Selbstverletzungen finden, die eine tiefgreifende Beeinträchtigung des Selbstbildes und/oder suizidale Impulse widerspiegeln. Demgegenüber sind als zweite Gruppe die *stereotypen Automutilationen* zu nennen. Diese stellen autoaggressive Handlungen bei geistig behinderten Kindern und Jugendlichen dar. Wir finden solche Phänomene auch bei autistischen Syndromen, hirnorganischen Störungen und schweren Stoffwechselstörungen. Als dritte Gruppe werden die Selbstverletzungen mit superfiziellem und moderatem Schädigungsbild genannt, die im

Sinne einer *dissoziativen Automutilation* erst in jüngster Zeit besonderes wissenschaftliches Interesse hervorrufen. Wiederholt werden Zusammenhänge mit chronischen posttraumatischen Stressstörungen und Persönlichkeitsentwicklungsstörungen vom Borderline-Typ hergestellt. Selbstverletzungen als Ausdruck einer Entwicklungsstörung der Persönlichkeit im Jugendalter nehmen offenbar zu.

Normalerweise stellt der Schmerz ein Alarmsignal dar, das wir zu vermeiden trachten. Schmerz schützt die Integrität unseres Körpers und warnt uns vor inneren Störungen und äußeren Verletzungen. Unter besonderen Bedingungen kann der körperliche Schmerz aber als Ausdruck des seelischen Schmerzes eine vorübergehende Erleichterung bringen, wenn er selbst herbeigeführt wird. Die Verletzung des Körpers entlastet gewissermaßen die Seele.

In der Psychotherapie sind selbstverletzende Verhaltensweisen bei Jugendlichen eine besondere Herausforderung. Selbstverletzungen brechen Tabus, überschreiten Grenzen des Körpers, des Anstands, des Geschmacks, der therapeutischen Fürsorge und der therapeutischen Beziehung. Unverständnis, Entsetzen, besorgte Unsicherheit bis hin zu Abscheu und ohnmächtiger Wut können diejenigen erfüllen, die sich erstmals verantwortlich mit sich selbst verletzenden Jugendlichen auseinander setzen müssen. Nur ein Verständnis der psychodynamischen Prozesse, die solchen Verhaltensweisen zugrunde liegen, kann in uns ein Verständnis wecken und damit Hilfestellungen ermöglichen. So müssen wir die Selbstverletzung als ein janusköpfiges Phänomen verstehen lernen, das ebenso ohnmächtiges Ausgeliefertsein wie grausame Machtausübung vermittelt. Die Selbstverletzung ist zugleich ein aggressiver und ein selbstfürsorglicher Akt und somit ein Paradox, das in seiner Vieldeutigkeit nur eines sicher widerspiegelt: die tiefgreifende Beeinträchtigung des Selbst.

Selbstverletzungen kommen in der jungen Allgemeinbevölkerung zu rund 1 % vor. Der Anteil steigt bei psychiatrischen Patienten auf über 4 % und schnellt bei der Klientel von jugendpsychiatrischen Akutstationen auf 10 bis 20 %. Dabei sind je nach Untersuchung zwei- bis neunmal mehr Mädchen als Jungen betroffen. Nicht selten beginnen die ersten selbstverletzenden Handlungen bereits vor dem 12. Lebensjahr.

Selbstverletzungen können bei einer Reihe von psychiatrischen Syndromen vorkommen und erlauben per sé noch keine Zuordnung zu einer bestimmten psychiatrischen Erkrankung. In rund 80 % finden wir jedoch Symptome des Borderline-Syndroms. Bei vielen Jugendlichen findet sich ein wiederholendes Muster der Selbstverletzung, das suchtartigen Charakter annehmen kann. Selbstverletzungen werden in der Regel in offener Weise durchgeführt und zur Schau getragen. Die zugefügten Schnitte werden den Therapeuten präsentiert und als Aktionssprache kenntlich gemacht. Typischerweise sind Selbstverletzungen mit anderen psychopathologischen Symptomen verbunden, wobei vor allem Formen von Impulskontrollstörungen (z.B. Essattacken) nachweisbar sind. In eigenen Untersuchungen konnten wir bei rund 40 % der Betroffenen Drogenmissbrauch, bei 55 % Essstörungen finden. Suizidideen kamen in mehr als 80 % der Fälle vor und Suizidversuche waren bei 55 % der Patienten nachweisbar (Resch 1998).

Wie werden Selbstverletzungen subjektiv erlebt und welche Funktion erfüllen sie im Rahmen der Jugendkrisen?

In der Regel entstehen die Selbstverletzungen im Rahmen eines Spannungsbogens (Resch 2001). Belastende zwischenmenschliche Erfahrungen gehen den selbstverletzenden Handlungen voraus. Dabei werden die auslösenden sozialen Situationen stark subjektiv bewertet, so dass es dem Gegenüber oft schwer fällt, das Ausmaß der persönlichen Betroffenheit rechtzeitig zu erkennen. Ausgangspunkt ist nicht selten eine narzisstische Kränkung mit Wutgefühlen, Verzweiflung, Angst sowie dem Eindruck von Hilflosigkeit und Hoffnungslosigkeit. Die Bewältigung widersprüchlicher oder negativ getönter Gefühle misslingt. Es kommt zu einer Wendung von Hass in Selbsthass, Vorwurf in Selbstvorwurf. Wahrnehmungen, Erinnerungen, innere Bilder und Gefühle beginnen sich unter seelischem Druck zu spalten – zu dissoziieren. Der Wunsch wird immer unbändiger, sich endlich zu schneiden, »um dem ganzen Spuk ein Ende zu bereiten«. Vitales Leeregefühl, Selbstentfremdung, Benommenheit und Trancezustände bilden den Höhepunkt des Spannungsbogens.

Manche Patienten berichten von dissoziativen Erlebnisweisen, Amnesien, Körpergefühls- und Bewegungsstörungen. Die entscheidende Phase der tatsächlichen Umsetzung wird häufig von Amnesie und Schmerzfreiheit begleitet. Der Schnitt wird gesetzt. Während das Blut rinnt, fühlen die Patienten Erleichterung. Wohlbefinden stellt sich ein, ein kurzes personales Erwachen, Klarheit und Eindeutigkeit. Für den Moment sind alle Verstrickungen abgefallen. Der Zustand wird wie eine Aufhellung nach nächtlichen Gewittern erlebt, das Spannungsgefühl erscheint momentan wie gelöscht. Die Person tritt in ihrer Ganzheit wie nach einem Läuterungsprozess hervor. Schatten kehren jedoch rasch zurück. Zunehmend bauen sich Gefühle des Ekels, der Scham und der Schuld auf. Angst vor entstellenden Narben und negativem Echo der Umgebung überlagern das Gefühl der Erleichterung. So schließt sich ein Teufelskreis und der Spannungsbogen lädt sich von neuem auf.

Die Vorgeschichte von selbstverletzenden Patienten weist häufig mehrfache Traumatisierungen auf. In eigenen Untersuchungen berichteten rund zwei Drittel der Patienten von sexuellen Missbrauchserlebnissen. Über 40 % beklagten körperliche Misshandlungen, rund drei Viertel waren nach eigenem Empfinden in Kindertagen von ihren Angehörigen emotional vernachlässigt worden. Typische Auslöser für den ersten Akt der Selbstbeschädigung sind Misserfolgs- und Versagenserlebnisse (zum Beispiel im Rahmen von Prüfungen), die plötzliche Übernahme von Verantwortung (Berufsbeginn, Sorge für Geschwister bei Krankheit der Mutter), Entscheidungsdruck (zum Beispiel für einen Elternteil in einem Scheidungsverfahren) oder Verlusterlebnisse (Tod oder Trennung von einer verwandten oder befreundeten Bezugsperson). Auch soziale Isolation (zum Beispiel durch Hausarrest) kann ein Auslöser für Selbstverletzungen sein.

In der Vorgeschichte mancher Patienten finden sich chronische Krankheiten oder mehrfache Operationen und Gewalt zwischen den Familienmitgliedern. Zusammenfassend können wir folgende pathogenetische Entwicklung postulieren: Wenn es überhaupt eine genetische Disposition gibt, die in Wechselwirkung mit perinatalen Faktoren und frühen psychosozialen Entwicklungseinflüssen steht, dann könnte diese durch eine spezifische Fragilität der kindlichen Persönlichkeit gekennzeichnet sein. Nicht jedes Kind ist gegenüber seelischen Verletzungen gleich empfindlich. Durch wiederholte Traumata und das Fehlen von protektiven Faktoren in der sozialen Umgebung erlebt das Kind Symptome einer posttraumatischen Stressverarbeitung. Halten die Traumatisierungen an, entwickelt sich schließlich ein dissoziatives Muster, das als Verhaltensstil den Erlebnisalltag der Kinder prägt: Es kommt immer wieder zu Amnesien, tranceartigen Zuständen, einem schnellen Wechsel von Stimmungen sowie Störungen der Affektregulation. Diese münden in eine persönlichkeitsnahe Vulnerabilität mit erhöhter Dissoziationsbereitschaft, Somatisierungstendenzen, Neigungen zu Selbstverletzungen mit suizidalen Impulsen und Suchtmittelmissbrauch – ein Verhaltensmuster, das man im Sinne eines multiimpulsiven Verhaltens bei Borderline-Persönlichkeitsstruktur zusammenfassen kann. Wenn eine solche Vulnerabilität vorliegt, können schon geringfügige Traumatisierungen zur Dekompensation führen.

Jugendliche mit selbstverletzenden Handlungen erleben in ihrer Persönlichkeit oft, wie einer strafenden, strengen Gewissensinstanz eine überhöhte, fast unerreichbare Selbstanforderung zur Seite gestellt wird. Die Ansprüche gehen weit über das Erreichbare hinaus und geben Anlass zu innerer Maßregelung und Selbstabwertung. Erfolge dürfen vor der strengen Gewissensinstanz nicht als freudige Triumphe gefeiert werden. Vielmehr muss einer Kränkung oder Abwertung anderer durch eigenes Kleinmachen und durch Demut peinlich vorgebeugt werden. Über solche inneren Beziehungsfallen, die durch widersprüchliche Gefühlsprozesse wie durch einen Generator gespeist werden, entstehen immer wieder psychische Spannungen, so dass die Person auf besondere Weise unter Druck gesetzt wird.

Häufig ist die Selbstverletzung auch mit dem Phänomen der Selbstentfremdung (Depersonalisation) verbunden. Diese Selbstentfremdung ist durch eine Aufspaltung des Selbst in einen distanzierten Beobachter und einen Akteur gekennzeichnet. Die Selbstverletzung wird also manchmal vom Patienten wie von außen mitverfolgt, während er sich gleichsam von fremder Hand Gewalt antut. Erst nach dem Schnitt kommt es zu einer plötzlichen Vereinigung aller Persönlichkeitsanteile – die Ganzheit der Person wird durch Schmerz und fließendes Blut sekundenschnell wieder hergestellt.

Der Körper als biografische Quelle der Verwundung, des Schmerzes, der Scham, der Schuld und der Trauer wird damit einerseits in seiner Schlechtigkeit aggressiv bestraft, andererseits dadurch, dass die Selbstentfremdung unterbrochen wird, in identitätsstiftender Weise neu zur Gesamtperson integriert. Selbstverletzungen dienen, wie viele Patienten berichten, der Beruhigung und Abfuhr narzisstischer Wut, der Unterbrechung depressiver Leeregefühle. Sie bauen suizidale Wünsche ab und können auf perverse Weise Lust erzeugen und den Selbstwert regulieren, fühlt die Person doch, dass sie über den Körper Macht ausüben kann und in der Zurschaustellung der Wunden eine Besonderheit besitzt. Selbstverletzung dient der Selbstbestrafung ebenso wie der Selbstbeachtung, der Selbstabwertung wie der Selbsterhaltung. Sogar eine magische Transzendierung der Belastungssituation lässt sich beschreiben: Ritus, Blutzoll und Blutopfer machen ein »Abfließen von Übel« erkennbar und können einen beschwörenden Charakter annehmen.

Auf der zwischenmenschlichen Ebene wirkt die Selbstverletzung wie ein Appell an die Umgebung, sich doch mehr und mit erhöhter Intensität um die Betroffenen zu kümmern. Eigene traumatische Erfahrungen werden neu inszeniert. Nicht selten wird eine freundlich zugewandte Person durch die Patienten so unter Druck gesetzt, dass sich diese hoffnungslos und hilflos fühlt. Eine solche fatale Machtausübung bringt die helfende Bezugsperson in genau die psychische Zwangslage, in der sich die Patienten selbst in ihrer Lebensgeschichte immer wieder befunden haben. Das ehemals persönliche Dilemma wird in einem neuen sozialen Kontext noch einmal fassbar gemacht: »Ich brauche Hilfe, aber ich habe kein Vertrauen«.

Wie gehen wir psychotherapeutisch mit selbstverletzendem Verhalten um?

Selbstverletzung ist also als ein archaisches Aktionsmuster aufzufassen, das simultan mehrere Zwecke erfüllt. Nicht ein Motiv steht hinter dem Akt, sondern ein ganzes Motivbündel aus bewussten und unbewussten Anteilen, das nur künstlich in einzelne Zwecke auflösbar ist. Selbstverletzung ist auch ein Akt der Symbolisierung auf vorsprachlicher Ebene. Sie gehört zu einer der kompliziertesten Verhaltensweisen in der therapeutischen Arbeit der Psychotherapie mit Jugendlichen. Die Grundlage jeder therapeutischen Aktivität ist die Herstellung einer sicheren und tragfähigen Beziehung. Therapieprogramme sind häufig multimodal und umfassen psychotherapeutische und pharmakotherapeutische Maßnahmen. Ansätze zur Traumabewältigung und zur Förderung selbstfürsorglicher Verhaltensweisen werden durch supportive und familienzentrierte Ansätze ergänzt. In schwierigen Fällen muss die therapeutische Verantwortung auf ein stationäres Team übertragen werden. Klare Grenzensetzung, Gestaltung von Erlebnis- und Erfahrungsräumen sowie kontingente Verhaltensantworten des koordinierten Teams sind notwendig.

Ein Verständnis für die Selbstfürsorge der Patienten (vergleiche auch das Konzept der *Körperbesorgnis* im Kapitel über das Körpererleben, Teil 6, 1) und ihre Inszenierungsmechanismen kann helfen, die eigene Betroffenheit zu überwinden. Die Therapie selbstverletzender Störungen darf den Patienten nicht überfordern. Es bedarf der Geduld, der Vorsicht und der Bescheidenheit. Enttäuschungen und Bedrohungen dürfen nicht zur Folge haben, dass die therapeutische Beziehung vorzeitig beendet wird, denn es geht um einen langfristigen Prozess zur Differenzierung des psychischen Binnenraumes, zum Aufbau einer harmonischen Gefühlskontrolle und zur neuen Selbstintegration.

Nicht durch empathische Einfühlung allein, sondern nur durch eine professionelle therapeutische Haltung kann die tragfähige Beziehung als therapeutische Bindung gestaltet werden. Selbstverletzende Verhaltensweisen sind ja in hohem Maße beziehungsgefährdend: Immer wieder fühlt sich der Therapeut in die Enge getrieben, hintergangen, brüskiert und enttäuscht. So muss die Beziehung immer wieder neu stabilisiert werden, um eine Kontinuität trotz vielfacher Einbrüche und Einschnitte aufrechtzuerhalten. Die Aktionssprache der Selbstverletzung muss schließlich in zwischenmenschliche Wortsprache übersetzt werden. Es gilt, gemeinsam mit den Patienten neue Kommunikationsformen zu erschließen. Vor der Erarbeitung des traumatischen biographischen Hintergrundes ist es notwendig, eine kurze und mittelfristige Perspektive herzustellen. Erst in der Geborgenheit einer sicheren Gegenwart und im Hinblick auf eine realistische Zukunftsplanung kann schließlich die langsame fürsorgliche Aufarbeitung biographischer Traumen beginnen. Dieser Rekonstruktions- und Integrationsprozess darf den Jugendlichen nicht überfordern. Therapiekonzepte zur Behandlung von Borderline-Patienten sind bei der Behandlung selbstverletzender Jugendlicher hilfreich.

Kasuistik

Interne Aktennotizen über ein stationäres Krisenmanagement (Ausschnitte)

Diagnose:

Selbstschädigendes Verhalten durch Schneiden mit Rasierklinge (Fx78)
Verdacht auf Persönlichkeitsentwicklungsstörung im Sinne eines Borderline-Syndroms (F60.31)
Persönlichkeitsrisiko Typ B und C

Die 16-jährige Simone wird über den psychiatrischen Notfalldienst eingewiesen und von ihren Eltern zur stationären Aufnahme begleitet. Die Einweisungsdiagnose lautet: »Akut depressives Zustandsbild mit Selbstgefährdung.« Simone fügt sich mit zunehmender Heftigkeit Schnittverletzungen an den Armen und Beinen zu. Simone ist freiwillig bereit, zu einer Krisenintervention auf Station zu bleiben.

Von Beginn an versucht der Referent, Simone die Verantwortung für die notwendigen Entscheidungen zu überlassen. Im Erstgespräch nimmt daher die »Auftragsklärung« und die Zielsetzung breiten Raum ein. Simone kann diese Vorgabe kaum nutzen und versucht, die Entscheidung auf die Eltern oder den Referenten abzuwälzen.

Zunächst spricht der Referent mit Simone allein. Sie berichtet zögerlich und mit leiser Stimme, dass sie seit ca. einem Jahr »Depressionen« habe. Zu Beginn sei »Selbsthass« der Grund dafür gewesen, dass sie sich selbst verletzt habe. Simone: »Ich will mich kaputt machen. Ich kann nicht mehr weiter.« Sie ritze mit Rasierklingen an beiden Unterarmen und Oberschenkeln. Darüber hinaus brenne sie sich an beiden Unterarmen mit Zigaretten.

Seit 8 Monaten sei sie in analytisch psychotherapeutischer Behandlung. Sie habe zwei Therapiesitzungen in der Woche. Darüber hinaus werde sie psychiatrisch betreut und erhalte ein SSRI gegen die Depressionen. Anfangs sei es hierdurch deutlich besser geworden. Jetzt verspüre sie jedoch keine positive Wirkung mehr. Hierzu sagt Simone: »Es darf nicht besser werden. Ich schaffe es sowieso nicht mehr, da rauszukommen.«

Auf den heutigen Tag angesprochen: Sie habe sich heute gegen 13 Uhr und 16.30 Uhr sehr stark geritzt. Sie habe dies zu Hause in ihrem Bett liegend mit Rasierklingen getan. Dabei habe sie Musik von Seal, ihrem Lieblingssänger gehört. Einen konkreten Auslöser für das Ritzen könne sie nicht benennen. Das Ritzen passiere schon lange Zeit »einfach so«. Sie schneide sich »immer wieder«. Gestern habe sie Cannabis geraucht. Sie rauche 2 bis 3 Joints in der Woche. Seit geraumer Zeit sei sie nach dem Cannabisrauchen nicht mehr so gut drauf. Eigentlich habe sie in den Ferien auf eine Freizeit gehen wollen. Ihre Therapeutin habe ihr jedoch abgeraten, da sie hierzu nicht stabil genug gewirkt habe. Auch die Eltern hätten es nicht erlaubt. Diesen Frust möchte sie jedoch nicht für das heutige Ritzen verantwortlich machen.

Nachdem sie heute so heftig geritzt habe, seien ihre Eltern mit ihr zur Therapeutin gefahren. Diese habe sie als selbstmordgefährdet eingestuft und die stationäre Aufnahme bei uns empfohlen. Auf die Frage des Referenten, ob sie denn selbstmordgefährdet sei, was nur sie wirklich wissen könne, muss Simone erneut ein wenig grinsen: »Jetzt muss ich mich immer häufiger verletzen ... Ich male mir immer mehr Pläne aus, wie der nächste Schnitt aussehen wird und wie ich mich immer tiefer schneide ... Ich habe Angst vor mir.« Diesen Satz greift der Referent auf und weist darauf hin, dass zumindest ein kleiner Teil in ihr auf sie aufpassen würde.

Simone erzählt, dass die Therapeutin es nicht mehr habe verantworten können und sie deshalb hierher geschickt habe. Außerdem habe sie einen Vorstellungstermin in einer psychosomatischen Klinik.

Schließlich kann mit Simone eine mehrtägige Krisenintervention vereinbart werden. Es fällt hierbei nochmals auf, wie sehr Simone es vermeidet, selbst die Verantwortung für diese Entscheidung zu übernehmen. Weiterhin berichtet Simone, dass sie gelegentlich die aufgenommene Nahrung erbricht.

Im weiteren Verlauf wird im Beisein von Simone deren Rucksack nach Rasierklingen durchsucht. Sie selbst gibt drei Einmalrasierer und einen selbstgedrehten Joint ab.

Die zahlreichen oberflächlichen Schnittwunden an beiden Unterarmen und die Brandwunden von Zigaretten werden desinfiziert. Ein steriler Wundverband wird angelegt. Die Abgabe der Rasierer scheint Simone stark unter Druck zu bringen. Sie fragt Mitpatientinnen später nach Rasierern und Messern.

Erste Angaben zur Familien- und Sozialanamnese:
Simone besucht die 9. Klasse eines Gymnasiums. Sie wiederholt die 9. Klasse. Beide Eltern sind Akademiker, aus verschiedenen südeuropäischen Ländern. Sie haben sich hier in Deutschland beim Studium kennen gelernt. Simone hat einen älteren und einen jüngeren Bruder. Das Verhältnis zur Mutter scheint gestört. Simone erklärt, sie könne momentan mit beiden Eltern nicht reden. Diese würden sie bewachen. Die Mutter habe sogar angekündigt, sie wolle in ihrem Zimmer schlafen. Dies sei für sie aber unerträglich. Früher habe sie lange Jahre Ballett gemacht. Sie zeichne gern.

Die Eltern führen die momentane Verschlechterung in erster Linie auf den steigenden Cannabiskonsum zurück. Die zunehmenden Selbstverletzungen machen sie ratlos.

Psychischer Befund:

16-jährige Jugendliche mit kurzem schwarzem Haar. Gepflegt gekleidet. Multiple, frische oberflächliche Schnittverletzungen und Brandwunden (Zigaretten) im Bereich beider Oberarme. Bewusstseinsklar, allseits orientiert. Spricht sehr leise. Nimmt im Gespräch durchaus Blickkontakt
auf. Die anfänglich bestehende depressive Stimmungslage wird in eigenartiger Weise dadurch
kontrastiert, dass Simone manchmal lächeln und grinsen muss und dabei auch schwingungsfähig wirkt. Sie selbst beschreibt »Selbsthass« und gleichzeitig ihre Angst um sich selbst. Die Verantwortung für sich selbst scheint sie nicht übernehmen zu wollen. Diese scheint sie an andere –
Eltern, Therapeutin, Referenten – delegieren zu wollen. Der Drang zu Selbstverletzungen wird
eingeräumt. Direkten Nachfragen zu akuter Suizidalität weicht sie zunächst aus. Sie gibt keine
klare Antwort, deutet jedoch an, sich nicht wirklich umbringen zu wollen. Es ergibt sich kein
Anhalt für wahnhaftes Erleben.

Mit der psychiatrischen Praxis wird telefonisch vereinbart, das Antidepressivum wegen dessen
eventuell antriebssteigernder Wirkung bei bestehender latenter Suizidalität auszusetzen. Telefo-
nat mit der behandelnden Psychotherapeutin im Einverständnis mit der Patientin. Therapeutin:
Simone habe geäußert, sie könne die Kontrolle nicht mehr über sich übernehmen. Sie habe
Sehnsucht nach dem Tod. Simone »kiffe« auf Partys immer mehr. Danach gehe es ihr immer
schlecht. Die Beziehung Simones zu ihrem Vater sei »sehr komplex und hoch ambivalent«.
Aber Simone habe auch eine »ambivalente Beziehung zur Mutter«. Insgesamt glaube sie, die Eltern hätten eine dauerhafte Ehekrise. Die Eltern seien in ihren Aussagen äußerst widerspruchsvoll und diffus.

Während der Einzelgespräche ist Simone sehr kratzbürstig und ablehnend. Sie berichtet dann
aber doch ausführlich über ihre familiäre Situation. Während des Beobachtungszeitraums gerät
Simone immer wieder unter Anspannung. Sie beginnt dabei am ganzen Körper zu zittern. Darauf angesprochen entgegnet sie, dass sie in solchen Situationen zu Hause entweder einen Joint
rauchen würde oder sich ritzen wolle. Immer wieder ist Simone darum bemüht, das Gespräch
auf das Ritzen zu bringen. In diesem Zusammenhang möchte sie dann immer wieder betonen,
dass sie das Ritzen auf gar keinen Fall unterlassen wolle. Der Referent bleibt hier recht gelassen
und entgegnet, dass niemand sie gegen ihren Willen vom Ritzen abhalten könne. Bei einem Spaziergang im Hof vermutet Simone, dass der Referent sie hassen würde. Später revidiert sie dies
wieder. Für sie scheint es eher ungewöhnlich, dass von der Seite des Referenten nicht gleich das
Haschischrauchen oder das Ritzen zum Thema gemacht wird. Die Anspannungszustände kann
sie ohne die Bedarfmedikation von Tavor 0,5 mg aushalten.

In der Nacht hat Simone ihre Verbände gelockert. Sie hat sich oberflächlich im Bereich beider
Oberarme geritzt. Die Rasierklinge hat sie aus dem Stationszimmer entwendet, als dieses unbe-
aufsichtigt war. Im heutigen Einzelgespräch meint Simone, unbedingt beim Referenten Therapie machen zu wollen. Die direkte und klare Art würde ihr helfen. Der Referent entgegnet hier,
dass sie nicht bei ihm Therapie haben könne, da der Referent die Station wechseln müsse. Simone versucht den Referenten dazu zu bringen, sie trotzdem zu behandeln. Simone idealisiert
hier das nicht Machbare. Letztlich ist sie trotzdem bereit, hier Therapie zu machen. Der Referent besteht jedoch darauf, dass sie das schon vereinbarte Vorgespräch in der auswärtigen Psy-
chotherapieklinik einhält. Simone wird auf die Warteliste aufgenommen. Eine vorübergehende
Entlassung vor der regulären Aufnahme scheint auch aus therapeutischen Gründen dringend
notwendig. Simone wirkt nicht akut suizidgefährdet. Es scheint dem Referenten dringend notwendig, dass Simone sich nochmals bewusst für eine stationäre Behandlung entscheidet.

Der Referent nimmt telefonisch Kontakt mit der Mutter auf. Das Gespräch ist sehr schwierig.
Es scheint so, als möchte die Mutter ihre Tochter keineswegs mit nach Hause nehmen. Der Referent besteht jedoch darauf, dass sie kommt und ihre Tochter abholt. Simone distanziert sich
inzwischen glaubhaft von akuter Suizidalität und meint, es ein bis zwei Wochen zu Hause aushalten zu können. Simone sagt nochmals bei der Verabschiedung, dass sie den Referenten gerne
als Therapeut gehabt hätte. Immer käme in ihrem Leben irgendetwas dazwischen, wenn es gut
werde. Der Referent hätte sie retten können.

Interner Bericht der Therapeutin über den Verlauf der stationären Behandlung (Ausschnitte):

Simone wird zwei Wochen nach der Krisenintervention hier zur Behandlung aufgenommen. Sie kommt wiederum als Notfall nach einem versuchten Tablettensuizid, den sie aber selbst nicht als Wunsch zu sterben, sondern als Entlastungsversuch beschreibt. Sie stabilisiert sich während des stationären Aufenthaltes nur langsam. Sie kann sich kaum darauf einlassen, etwas verändern zu wollen und die Therapie für sich zu nutzen. Sie verweigert die Klinikschule, nimmt nicht an Aktivitäten teil und verletzt sich nach wie vor – chirurgisch versorgungsbedürftig – mit Rasierklingen. Sie kann nur sehr schwer in Kontakt treten, ist meistens bockig und trotzig. In der Einzeltherapie wird immer deutlicher, wie sehr Simone sich und ihren »Scheiß-Charakter« hasst, jedoch keine Hoffnung besitzt, dass dies besser werden könnte.

Nur sehr langsam kann sie sich auf Regelmäßigkeiten wie Aufstehen, Schule, Teilnahme an Therapie und Familiengesprächen, Aktivitäten etc. einlassen. Ihre massive Angst vor Veränderung lässt sie regelmäßig dafür sorgen, kleinste Erfolge sofort wieder zu zerstören. Erst in letzter Zeit tritt eine gewisse Stabilisierung ein: Simone hat seit mehreren Wochen keinen Suizidversuch mehr unternommen und auch keine Suizidgedanken geäußert. Sie verletzt sich nach wie vor mit Rasierklingen, jedoch nicht mehr jeden Tag und nicht mehr allzu tief. Sie gibt sich große Mühe in die Klinikschule zu gehen und sich an Absprachen zu halten. Sie hat damit begonnen, sich auch außerhalb der Klinik mit Freundinnen zu treffen und verbringt die Wochenenden meist bei ihrer Familie.

Im Zuge gemeinsamer Familiengespräche ist inzwischen allen Beteiligten klar geworden, dass Simone eigentlich nicht mehr nach Hause gehen kann. Simone hat diesen Wunsch geäußert, und auch die Eltern sind der Ansicht, dass die Beziehung zu Simone sich verbessert hat, seit sie nicht mehr ständig daheim ist.

In den Sommerferien erleidet sie einen schweren Einbruch und nimmt wieder einmal bei einer Gelegenheit 30 Tabletten Paracetamol, die sie aus der Apotheke besorgt. Es sei alles »viel zu gut« gewesen, so dass sie es habe »kaputt machen müssen«. Das sei aber kein Suizidversuch gewesen, sie habe einfach das Schicksal entscheiden lassen wollen, ob sie leben oder sterben würde. Im Anschluss an diese Krise führen wir Simone wieder sehr eng. Sie darf am Wochenende nicht mehr heim und nicht alleine nach draußen gehen. Obwohl sie heftig gegen diese Maßnahmen rebelliert, kann sie nach wenigen Tagen auch einräumen, dass ihr die Klarheit gut tut und ihr das Gefühl gibt, gehalten zu werden. So kann sie auch therapeutisch die Entstehung der Krise beleuchten und Überlegungen zur Vermeidung künftiger Einbrüche anstellen.

Schließlich beginnt sie nun einen Schulversuch in ihrer Heimatschule. Sie geht in ihre alte Klasse, allerdings nur für ca. drei Stunden. Wir haben das Gefühl, dass sie dieser Schulversuch enorm anstrengt. Sie geht zwar hin, klagt aber vermehrt über Kopfweh, Bauchweh und Rückenschmerzen.

Jetzt hat auch ein Gespräch mit dem Jugendamt stattgefunden, in dem mögliche Wohn- und Betreuungsformen besprochen wurden. Simone ist ziemlich fest entschlossen, nicht mehr nach Hause zu gehen, kann sich aber Alternativen auch noch nicht so richtig vorstellen. Sie hat dieses Gespräch gut gemeistert, ist aber sehr skeptisch, ob sie die damit auf sie zukommenden Anforderungen auch bewältigen kann. Nach wie vor sind ihre emotionale Instabilität und ihre massiven Selbstverletzungstendenzen ein großes Problem, das bis zu einem Übergang in eine Jugendhilfemaßnahme bewältigt sein sollte.

Simone selbst traut sich eine Entlassung noch nicht zu. Auch die Eltern trauen ihr dies nicht zu. Wir befürchten insgesamt stark, dass sich ihre Störung chronifiziert und planen für diesen Fall bereits denkbare Anschlussmaßnahmen, evtl. eine Rehabilitationseinrichtung. Gerade die engen Grenzen einer stationären Behandlungsform scheinen ihr zu helfen. Der hiesige stationäre Aufenthalt dauert inzwischen sechs Monate.

Nachlese

Selbstverletzungen machen betroffen und nachdenklich. Selbstverletzungen sind tätiger Ausdruck der Verzweiflung.

Aus einem Papier, das eine Patientin ihrem Therapeuten gab, ist zu entnehmen: Ich bin eine Versagerin, eine dumme, hässliche, dreckige, fette, hirnlose, langweilige, nutzlose, wertlose, vergammelte, verschimmelte, hochnäsig, verkrüppelte, psychopathische, arrogante, nutzlose (...) Versagerin. Ich wünschte, ich wäre tot, weg für immer und für alle.

Jugendliche, die sich selbst verletzen, entfalten in ihrer sprachlosen Verzweiflung eine letzte personale Würde und Fürsorge auf Kosten ihres Körpers – jenes Teils ihrer Person also, der die empfindliche konkrete Grenze zur Außenwelt bildet – eine Grenze, die im Leben vieler dieser Menschen bereits schicksalhaft von anderen überschritten worden ist.

3 Zum Verständnis sexueller Fehlentwicklungen bei Jugendlichen

Vorschau

ICD-10: F66 und Achse V (1.3, 1.4, 6.4)

Das sexuelle Erleben und Verhalten sucht im Jugendalter eine endgültige Gestalt. Bei diesem Prozess müssen die Jugendlichen unweigerlich auf frühe Körpererfahrungen der Säuglingszeit rekurrieren und sich erneut mit ihnen auseinandersetzen. Hiermit kommt auch das traumatische Misslingen der frühen körperlichen Versorgung wieder in die Reichweite der Erinnerung. Selbstverletzungstendenzen verweisen zum Beispiel nicht nur auf sexuelle Traumatisierungen in der späteren Kindheit, sondern auch auf einen Mangel bei der basalen libidinösen Besetzung des Körperinneren und der Körperoberfläche. Eine gelungene Integration des libidinösen Früherlebens verschafft den Jugendlichen im günstigen Fall eine große Ressource. Der ganze Reichtum sexuellen Erlebens kann sich erst auf dieser Grundlage entfalten.

Sexuelles Erleben und Verhalten ist von Anfang an auf soziale Vorgaben und Interpretationen angewiesen. Sexuelle Bedürfnisse können in der eigenen Phantasie und letztlich auch in der Dialogik einer Partnerbeziehung nicht bewältigt werden, wenn sie keine allgemein verbindliche soziale Bedeutung erlangen. Zu dieser »Anschlussfähigkeit« gehört nicht zuletzt, dass sexuelle Erlebnisse in Sprache gefasst und kommunizierbar werden müssen.

Wenn wir psychotherapeutisch mit nichtkonformen sexuellen Wünschen und abnormen Handlungen Jugendlicher konfrontiert werden, müssen wir uns vor allem mit den Masturbationsphantasien beschäftigen. Sie sind bis in das Erwachsenenalter hinein nicht vollständig in soziales Verhalten und in intime partnerschaftliche Sexualgewohnheiten integrierbar. Das Bemühen um die Integration dieser Phantasien ist in der puberalen Phase und darüber hinaus ein wichtiger Aspekt der Ich-Integration. Er verläuft über partnerschaftliche Experimente, Verdrängungsversuche und Provokationen. Der individuelle Verdrängungsprozess wird gesellschaftlich widergespiegelt und unterstützt. Keinesfalls können wir bei der eingeengten sexuellen Orientierungsfähigkeit von Jugendlichen bereits automatisch von sexuellen Perversionen sprechen. Und doch sehen wir vereinzelt auch im Jugendalter schon auffällig beziehungsfeindliche aggressiv-sexuelle Gewohnheitsbildungen. Hier wiederum müssen wir uns vor Verharmlosungen hüten.

Aggressive und sexuelle Äußerungen sind seit der frühen Kindheit eng miteinander verbunden. Sie stehen im Austausch miteinander und können sich ineinander umwandeln. Die Entmischung beider Bereiche ist eine wichtige Entwicklungsaufgabe. Sie kann freilich nicht gelingen, wenn sowohl mit der Sexualität wie mit den aggressiven Mustern eine frustrane frühkindliche Bedürfnislage mit hoher Ambivalenz reaktiviert und ausgelebt wird.

Eine gelingende sexuelle Entwicklung setzt voraus, dass sexuelles Erleben in verschiedenen Richtungen entfaltet werden und abgestützt werden kann: in Richtung auf das frühkindliche libidinöse Selbsterleben, in Richtung auf die gesellschaftlichen Normen und in Richtung auf personale Beziehungen. Spielräume für sexuelle Phantasien, die gesellschaftlich nicht integrierbar erscheinen, müssen vor allem in der Intimität von Partnerschaften geschaffen werden. Ein unbestimmbarer Rest sexueller Wünsche und Phantasien bleibt unberücksichtigt. Dieser ist nur bei stabilen Ich-Strukturen gut abgesichert und bildet sonst Anlass für sexuelles Fehlverhalten. Dieses kann bei Jugendlichen besonders spektakulär sein, vor allem in Form regressiver Fixierungen. Aber auch impulsiv aggressives Verhalten kann sich mit sexuellen Präferenzen mischen und gefährlich für die Opfer werden, wenn die Täter eine markante Kontaktschwäche mitbringen und während ihrer Taten praktisch keine personale Begegnung suchen.

Essay

Wie können wir uns frühe Beschädigungen des (sexuellen) Körpererlebens bei Säuglingen vorstellen?

Valerie Sinason (1988) schildert eine banale Beobachtung, die sie im Bekanntenkreis bei der Säuglingspflege gemacht hat, in einem wohlbehüteten mittelständischen Milieu. Ein erst wenige Wochen altes Baby wird nach dem Bad behutsam aus der Wanne gehoben, der Körper wird vorsichtig abgetrocknet. Als die Mutter mit dem Handtuch den Mund erreicht, beginnt sie plötzlich grob und heftig zu reiben, als habe sie einen Widerwillen und müsse damit schnell fertig werden. Das Baby ist – an einer Schreckbewegung sichtbar – hierauf nicht vorbereitet, es wäre vielleicht zu viel zu sagen, es wäre wirklich erschrocken oder verdutzt. Einige Zeit später reagiert das gleiche Baby auf diese beim Baden immer wiederholte abrupte und irgendwie unfreundliche Behandlung des Mundes mit einem ersten Lächeln. Das Lächeln entwickelt sich also als Reaktion auf einen Missmut oder ein Unbehagen der Mutter, irgendein Problem, das die Mutter mit dem Mund hat, jedenfalls nicht auf eine Geste der Mutter, die als Liebkosung gemeint ist. Die Mutter sagt hierzu säuerlich und ungläubig: »Das Kind mag das irgendwie, wie ich ihm den Mund abtrockne«.

Renée Spitz (1946) hat das Lächeln als den ersten »Organisator des Ich« bezeichnet, eine erste bewusste Hinwendung zur Mutter. Darüber hinaus arbeitet der Säugling anhand zahlreicher körpersprachlicher Gesten, Blicke und Reaktionen daran, der pflegenden Person zu begegnen und ihr wie auch sich selbst den Boden zu bereiten, auf dem Erfahrungsmuster, Handlungsmuster und Beziehungsmuster entstehen können, Bedeutungen attribuiert werden können und eine Matrix von affektiven Grundzuständen abgelegt werden kann. Die frühe libidinöse Hinwendung des Säuglings zur Mutter verknüpft sich in unserem Beispiel mit einer Erfahrung der emotionalen Überrumpelung oder Abwendung. Schon in diesem frühen Stadium kann das Kind also widrigenfalls bei einer lustvollen Affekterfahrung nicht sicher entscheiden, ob sein Gegenüber sich ihm spontan zuwendet, den Affekt teilt und übernimmt, oder ob dieser Affekt eine aversive Regung und letztlich eine Abwendung der Mutter auslöst.

Ein anderes Beispiel bezieht sich auf das Füttern von Säuglingen. Hier findet, so möchte man annehmen, ein Austausch statt zwischen der Appetenz des Säuglings und der Bereitschaft der Mutter, Nahrung zu geben. Wiederum ist es aber so, dass dieser Vorgang bei näherer Betrachtung nicht als ideal gelingende Kommunikation abläuft und dies auch nicht muss, weil das psychische Gedeihen nicht pedantisch von solchen Details abhängt. Ein Löffel, ein Sauger oder eine Brustwarze wird in den Mund des Kindes hineingestoßen. In gewissem Umfang ist immer eine Überwältigung dabei. Bereits der Schluckakt hat eine solche Erlebnisqualität, denn der Säugling muss unwillkürlich ab einer bestimmten Nahrungsmenge im Mund den Schluckreflex vollziehen. Je nach Größe des Saugerloches, aber auch beim Stillen durch das spontane Auslaufen der Milch, füllt sich der Mund des Kindes. Das Kind muss schlucken. Der aktive Vorgang der Annahme von Nahrung wird durch dieses Müssen also relativiert. Hier kommt es in der Summation durchaus auf Nuancen an.

Was alles muss ein Kind »schlucken«, lautet hierzu die umgangssprachliche Frage. Das Gleichgewicht zwischen lustvoller willkürlicher Nahrungsaufnahme und erzwungener Zufuhr ist immer latent gefährdet. Bekanntermaßen korrespondiert im psychovegetativen Bereich das Gefühl des Schlucken-Müssens mit einem Gefühl der Übelkeit bis zum Brechreiz. Dies ist auch noch bei Erwachsenen so.

Auch in der psychischen Struktur der Missbraucher von Kindern und im Erleben der kindlichen Opfer eines Missbrauchs begegnen wir einer oral fixierten Sexualität und einer Sexualisierung oraler Bedürfnisse. Bekannt sind auch die Querverbindungen der Essstörungen zum Missbrauchsthema.

Jenseits der Säuglingszeit gesellen sich weitere Muster des Missbrauchs hinzu. Missbrauchte Kinder werden gewohnheitsmäßig mit eigentümlicher Heimlichkeit beiseite gezogen. Es wird an ihnen körperlich herummanipuliert. Die Kinder spüren zwar, dass dieses Bedürfnis nicht von ihnen ausgeht. Aber sie bleiben am Ende unschlüssig, welche Signale von ihnen ausgehen, ihnen zugeschrieben oder zugemutet werden. Sie werden aber von der bedrängenden Atmosphäre, die jede Annäherung des Missbrauchers umgibt, umfangen und überwältigt. Sie lernen die Liebkosungen anzunehmen und auch zu beantworten. Man kann sich vorstellen, dass bei diesen Kindern von früh auf ein Gefühl für die positive Bedeutung von Nähe und Intimität beschädigt wird. Gefühle der Zuneigung werden untrennbar mit Gefühlen des Ekels und der Angst vor Überwältigung vermischt. Wichtige Stationen der Ich-Entwicklung, welche Spitz (1946) nach dem Lächeln auch in der Reaktion auf Fremde und im Nein-sagen-können erblickt, werden hierbei unterlaufen.

Diese Erkenntnisse lassen sich thesenartig zusammenführen: Das sexuelle Erleben ist die Fortentwicklung eines umfassenden und semantisch offenen Körpererlebens des Säuglings. Es hängt ab von einer befriedigenden libidinösen Anreicherung des Körperinneren und von einem feinen Gespür für die Körpergrenzen. Diese Anreicherung bzw. *Besetzung* entsteht durch die körperliche Zuwendung, die der Säugling durch die Pflegeperson erfährt. Selbstverständlich kommt es auch auf die sensorische Reagibilität des Säuglings an. Er muss über die neuronalen Apparate verfügen, um die Zuwendung in Empfang nehmen zu können. Auch hier gibt es erhebliche Unterschiede. Der ganze Reichtum sexuellen Erlebens kann sich nur auf der Grundlage dieser frühen Erfahrungen entfalten.

Interessanterweise kommt bei Männern häufiger eine Einengung des sexuellen Erlebens auf die Sexualorgane vor. In beiden Geschlechtern ist die volle Entfaltung sexueller Erlebnismöglichkeiten nur möglich, wenn Empfindungen aus dem gesamten körperlichen Binnenraum libidinös ansprechbar bleiben und wenn auch die Kontaktfläche der Haut im Austausch mit den sexuellen Empfindungen verbleibt. Die Selbstverletzungstendenzen vieler Personen im Zusammenhang mit einer gestörten Sexualität deuten auf einen Mangel bei diesen basalen Möglichkeiten des Körpererlebens, einen Mangelzustand in der libidinösen Besetzung des Körpers. Diese frühe Ebene des Erlebens wird also durch die Weiterentwicklung sexueller Verhaltens- und Erlebnismuster bis zur Jugend und darüber hinaus nicht aufgegeben, sondern muss bewahrt bleiben.

Wie wirken sich psychische Retardierungen in der sexuellen Reifezeit aus?

Die puberale Reifung intellektuell und psychisch retardierter Jugendlicher findet zeitgleich mit jener der normal entwickelten Jugendlichen statt. Dies ist ein Faktum, mit dem viele betroffene Eltern gar nicht rechnen und auf das sie nicht vorbereitet sind. Das sexuelle Verhalten wirkt bei geistig Behinderten oft grobschlächtig und abrupt. Es entsteht der unbegründete Eindruck einer übermäßigen »Triebhaftigkeit«. Der klinische Umgang mit den Jugendlichen zeigt dann oft, dass ihre Vitalität und psychische Antriebsdynamik eher schwach und leicht erschöpfbar ist. Das »Triebhafte« drängt sich der Wahrnehmung auf, weil es nicht durch Scham, neurotische Abwehr, sittliche Konventionen und mitmenschliches Feingefühl gefiltert wird. Eine typische Klage ist, dass Behinderte ungeschützt in der Öffentlichkeit onanieren. Wenn Behinderte jemanden körperlich berühren möchten, so können ihre Versuche des »Begrapschens«, Anschmiegens oder Umarmens fälschlicherweise als sexuelle Annäherungen gedeutet werden. Umgekehrt kann ein tatsächlich zum Ausdruck gebrachter sexueller Wunsch in seiner Bedeutung verharmlost oder ignoriert werden.

Ein 16-jähriger geistig behinderter Junge, der seine Ferien im Elternhaus verbrachte, während er sonst eine Internatsschule besuchte, wurde sehr ängstlich, klagte über Herz- und Atemnotanfälle und wurde von den besorgten Eltern in verschiedenen Fachkliniken vorgestellt. Er hatte Angst, sich mit allerlei Dingen zu beschmutzen, wenn die Mutter diese vorher berührt hatte. Andererseits lief er der Mutter auf Schritt und Tritt durch das ganze Haus hinterher und versuchte sie immer wieder von hinten zu umfassen. Die Mutter zeigte sich völlig ahnungslos darüber, dass das Verhalten des Sohnes einen sexuellen Hintergrund haben könnte und dass der Sohn von sexuellen Wünschen bedrängt sein könnte, die sich auf die Mutter beziehen.

Der 18-jährige Gregor lebte mit seiner 34-jährigen Mutter allein in einem Zimmer in der Wohnung der Großeltern. Der Junge onanierte mit einem Schuh der Mutter, also einem Fetisch. Er geriet in Erregungszustände, wobei er sich die Kleider zerriss und sich zerkratzte, wenn er der Mutter beim Auskleiden zusah. Die Mutter behalf sich damit, dem Sohn Beruhigungstropfen zu verabreichen. Sie war in ihrer eigenen Isolation auf die Nähe des Sohnes angewiesen und nicht bereit, sich von ihm zu lösen.

Eine 18-jährige Patientin mit Kanner Autismus, die erst mit 8 Jahren zu sprechen begonnen hatte – ein ätherisch wirkendes Mädchen, das mit seiner hochkultivierten Mutter wie unter einer Glasglocke lebte – begann plötzlich unter Alpträumen zu leiden: Sie stellte sich zusammen mit der Mutter bei sodomistischen Handlungen vor, wobei die Personen in verzerrter Gestalt und nackt mit Kühen und Hunden sexuell verkehrten.

Neben dem eingangs erwähnten Entsetzen über die vermeintliche »Triebhaftigkeit« Behinderter finden wir in deren Umfeld weitere Vorurteile. Teils wird die Sexualität der Behinderten nicht etwa über-, sondern unterschätzt oder vollkommen ignoriert. Noch die geschlechtsreifen Jugendlichen werden als geschlechtslose Wesen apostrophiert, die frei von Bedürfnissen seien. Umso stärker fällt das Erschrecken aus, wenn sich die sexuellen Bedürfnisse am Ende nicht mehr übersehen lassen. Als dritter Variante eines Vorurteils begegnen wir dem Missverständnis, dem behinderten »Kind« müsse die Unbefangenheit seiner sexuellen Äußerungen erhalten bleiben und die sozialen Spielregeln würden das Kind seiner emotionalen Spontaneität berauben. Dagegen müssen wir argumentieren, dass auch Behinderte ihre Sexualität nur im Wechselspiel von Freizügigkeit und Einschränkung menschenwürdig zu gestalten lernen. Hinzu kommt, dass ein behindertes Kind ohne Teilhabe an den wichtigsten Spielregeln sexuellen Verhaltens in seiner Pubertät nicht vor eigenen quälenden Sexualphantasien, beunruhigenden aggressiven Phantasien und Inzestwünschen geschützt werden kann.

Letztlich übertragen wir hier nur das selbstverständliche Gebot einer klaren Schamgrenze, das nicht behinderte Jugendliche intuitiv ab der Pubertät auf ihr Sozialverhalten anwenden. Gewöhnlich wissen sich Jugendliche auch ohne gezielten pädagogischen Einsatz vor sexueller Überforderung zu schützen. Sie können die Sexualmoral ihrer Umwelt rechtzeitig übernehmen. Eltern behinderter Kinder stehen in der Gefahr, sich in ihrer Fürsorge für alle Zeiten auf die Befriedigung kindlicher Bedürfnisse einzurichten. Sie haben sich nach inneren Zweifeln schicksalhaft auf die Versorgung ihrer behinderten Kinder eingelassen und in der Versorgung und Fürsorge für ihr »Kind« ihre sichere Rolle gefunden. Wir müssen Verständnis dafür aufbringen, dass es ihnen schwer fällt, sich ein seelisches und körperliches Wachstum ihres Kindes über die Schwelle der Pubertät hinaus vorzustellen, weil jenseits dieser Schwelle auch der Lebensentwurf der Eltern ins Wanken zu geraten droht.

Mutatis mutandis ist aus diesen Beispielen zu erkennen, wie sehr die normale sexuelle Entwicklung von Anfang an durch Einwirkungen der sozialen Umwelt und Anpassungsleistungen der Persönlichkeit gestaltet wird. Das sexuelle Körpererleben des Einzelnen fügt sich in das fein gesponnene Netz sozialer Konventionen ein, mit deren Hilfe die sexuellen Bedürfnisse des anderen erst verstanden und beantwortet werden können. Das plumpe Sexualverhalten der Behinderten macht anschaulich, dass beträchtliche Ich-Leistungen notwendig ist, um die unterschiedlichen sittlichen Maßstäbe zu erfassen, die an das Sexualverhalten je nach Situation angelegt werden.

Aus unseren Erfahrungen mit dem missglückten Sexualverhalten Behinderter können wir also extrapolieren, dass an die Gestaltungskraft, Anpassungsfähigkeit und soziale Orientierungsfähigkeit des Ichs während der puberalen Entwicklung nennenswerte Anforderungen gestellt werden. Nicht nur schwer retardierte Personen, sondern auch einige andere sind den Anforderungen nicht voll gewachsen. Ein gutes Beispiel sind autistische Jugendliche. Diesen erscheint das beobachtete Sexualverhalten inadäquat, unsittlich und beängstigend triebhaft. Wir wissen aus der klinischen Arbeit, dass Autisten ihre zwischenmenschlichen Beobachtungen, aber auch ihr eigenes Sexualerleben in abnorme Vorstellungen einzubinden versuchen. Diese projizieren sie zurück auf ihre Umwelt.

Zusammenfassend hilft uns die therapeutische Arbeit mit retardierten Patienten also besser zu verstehen, dass die Sexualität von Anfang an auf soziale Verhaltensmuster und soziale Interpretationen und Normen angewiesen ist. Sexuelle Bedürfnisse können offenbar weder von der eigenen Phantasie, noch in der Dialogik einer Partnerbeziehung bewältigt werden, wenn sie keine allgemein verbindliche soziale Bedeutung erlangen. Hierzu gehört nicht zuletzt, dass sexuelle Erlebnisse in Sprache gefasst und auf sprachlicher Ebene kommunizierbar werden müssen.

Welche Bedeutung haben (abweichende) sexuelle Phantasien?

Ein 19-jähriger Mann hatte verschiedentlich Anhalterinnen sexuell belästigt. Er war sehr freundlich und hilfsbereit mit ihnen, wurde dann aber erregter und redseliger, wohl auch bei der ihn stimulierenden Vorstellung, dass er die Frauen jetzt in der Hand habe. Die sexuelle Erregung war also an aggressive Phantasien geknüpft. Während er die Frauen chauffierte, fabulierte er über sich und über eine gescheiterte Freundschaft mit einem Mädchen und begann dann immer schamloser, die Frauen sexuell auszufragen und obszöne Reden über sie auszuschütten. Schließlich ging er daran, sich selbst zu befriedigen und versuchte die Frauen während der Fahrt zu berühren. Teilweise endeten die Handlungen an diesem Punkt. Beim letzten Mal fuhr der Mann jedoch zu einer abgelegenen Stelle und die betreffende Frau konnte nur mit viel Überredungskunst, etwa indem sie auf ihn einging und die geforderten autoerotischen Handlungen simulierte, einen Abschluss erreichen. Danach fuhr der Täter die Frau zum gewünschten Zielort und ließ sich versichern, dass der Vorgang ja keine Vergewaltigung gewesen sei.

Im Erstinterview war zu erfahren, dass der Mann einen Beruf, einen intakten Bekanntenkreis und eine Freundin hatte. Er wirkte völlig entspannt und verständnisvoll. Er gab Einblick in seine familiären Probleme und die Schwierigkeiten mit seiner angeblichen Freundin. Erst bei der Erörterung der Sexualtaten entstand eine große Diskrepanz zwischen dem, was wirklich geschehen war, und den völlig belanglosen und blassen Schilderungen. Die Abnormität des Verhaltens während der Taten blieb ihm völlig unbegreiflich. Alles schien ihm wie ein böser Traum, als habe das Geschehen nie so stattgefunden, als gehöre das aggressiv zudringliche Verhalten gar nicht zu seiner Person.

Bereits Kleinkinder entwickeln bekanntlich sexuelle Phantasien, verfolgen diese mit der ihnen eigenen Neugier und ihrem Erkundungsdrang und überschreiten teilweise die Toleranz ihrer Umwelt. Später, das heißt jenseits der Doktorspiele und kindlicher Sensationslust, stellen wir die Frage nach der Abnormität solcher Phantasien. Letztlich geben uns weder die Psychopathologie noch der Common Sense zuverlässige Auskunft, innerhalb welcher Grenzen sexuelle Phantasieinhalte als normal zu bezeichnen sind. Auch die empirische Sexualforschung hat nicht die Mittel, zuverlässig einzuschätzen, wie viele Menschen nach Erreichen des Erwachsenenalters immer noch Phantasien nachhängen, die sich außerhalb einer üblichen Toleranz bewegen. Kulturhistorisch zeichnet sich ab, dass die Normen öffentlicher und intim partnerschaftlicher Sexualgewohnheiten unterschiedlich eng oder großzügig ausgelegt werden.

Wie sollen abweichende Sexualphantasien also definiert werden? Bis zu welchem Grad kann ein Verhalten, das so eng mit Wünschen und Phantasien korrespondiert, überhaupt realitätskonform sein? Moses Laufer (1984) schildert, wie explizite Sexualphantasien während des Masturbierens in der Pubertät aufgebaut werden. In ihnen werden die sexuellen Körpererfahrungen – zunächst ohne Rücksicht auf stattgefundene sexuelle Begegnungen, auf tagtraumartige Vorstellungen bezogen – die sexuell erregend sind. Die tagträumerische Phantasietätigkeit verrät Wünsche nach passiver Hingabe und Auslieferung oder nach aggressiver Zudringlichkeit. Die Umsetzung dieser Wünsche in ein wirkliches Beziehungsgeschehen ist eine der größten Herausforderungen der psychischen Entwicklung ab der Pubertät bis in das Erwachsenenalter hinein.

In der therapeutischen Bearbeitung von Masturbationsphantasien können wir zwei Varianten unterscheiden: In der einen Variante steht die sexuell erregende Situation und der sexuelle erregende »andere« Körper im Mittelpunkt. Die Patienten bleiben auf wenige gleich bleibende Vorstellungen eingeengt. Diese können den Wunsch einer Kontaktaufnahme mit dem sexuellen Gegenüber durchaus einschließen. Bisweilen orientieren sich die Vorstellungen aber lediglich an körperlichen Eigenschaften, an der Visualisierung des Körpers oder dessen Bewegungsmustern. Der Körper des sexuellen Gegenübers wird zum Fetisch reduziert. Auch wenn sich diese Jugendlichen ein personales Gegenüber vorstellen, lassen sich die Vorstellungen, die sie bezüglich der sexuellen Abläufe entwickeln mit einem begrenzten Wahn vergleichen. Dieser sucht keine Bestätigung in der sozialen Wirklichkeit. Schlimmstenfalls erzwingen die Patienten durch aggressives Verhalten die Erfüllung ihrer Wünsche und stellen sich wahnhaft vor, ihr Verhalten sei vom Opfer gebilligt worden.

In der anderen, günstigeren Variante des Masturbationserlebens gelingt es den Patienten, die eigene sexuelle Erregbarkeit in ihrer Vieldeutigkeit und Ergebnisoffenheit bewusst zu ertragen. Diese Entkoppelung des körperlichen Erlebens von einem vorphantasierten Handlungsablauf und Partnerverhalten kann allerdings starke Ängste auslösen. Typische Ängste der Patienten sind, dass die eigenen Gefühle zerstörerisch wirken, Beziehungen zum Scheitern bringen, Verluste heraufbeschwören oder die eigene

Identität gefährden. Patienten, denen es gelingt, das sexuelle Erleben ins Bewusstsein zu holen und die begleitenden Ängste zu ertragen, trauen sich schließlich zu, dieses Erleben in der Intimität einer Beziehung mit anderen zu teilen. Diese Jugendlichen können darauf verzichten, sich einen fixierten Handlungsablauf vorzustellen. Das Gefühlsleben kann sich nun in beliebigen Situationen spontan entfalten und offene Begegnungen mit einem anderen ermöglichen, wobei das körperliche Selbsterleben durch die Begegnung mit einem anderen Schutz erfährt und aufgehoben wird.

Wir können vermuten, dass die Integration von Masturbationsphantasien in realen Beziehungen grundsätzlich nur teilweise gelingt. Das Problem liegt in der ungenügenden Realitätskonformität sexueller Wünsche. Wenn sich die Realität in Form sittlicher Übereinkünfte den Wünschen in den Weg stellt, müssen diese Wünsche rasch aus dem Bewusstsein eliminiert werden. Es ist jenseits der Kindheit nicht mehr mit psychischer Gesundheit vereinbar, wenn umgekehrt die Phantasien Vorrang erhalten würden und hierzu die Realität außer Kraft gesetzt werden müsste. Die gesellschaftlichen Konventionen stellen also Regeln auf, in wieweit sexuelle Phantasien im Sexualverhalten verwirklicht werden können. Hier wird gesellschaftlich eine beträchtliche Anpassungsleistung erwartet. Die klinische Erfahrung legt den Verdacht nahe, dass es eine höhere Dunkelziffer von Individuen gibt, die diese Anpassung nur oberflächlich leisten. In Wirklichkeit bleiben diese Individuen in größerem Umfang mit sexuellen Phantasien auf Tuchfühlung, deren praktische Umsetzung gesellschaftlich nicht erlaubt ist.

Sozial unangepasste Phantasien tragen jedoch ein höheres Risiko, trotz des Tabubruchs irgendwann abreagiert zu werden. Dieser Vorgang wird mit der üblichen Vorstellung eines *Triebdurchbruchs* nur unvollkommen erklärt, eher mit dem Konzept der *Spaltung*. Die betroffenen Individuen orientieren sich gewissermaßen doppelt, sowohl in einer sozial abweichenden sexuellen Phantasie wie auch in einer sozial angepassten sexuellen Konvention. Die Aneignung solcher Konventionen ist ihnen bislang nur unvollkommen gelungen.

Wir müssen dieses Misslingen in den allgemeinen Kontext der Lösung von Entwicklungsaufgaben des Jugendalters stellen (Neubauer 1990) und dürfen – auch im therapeutischen Prozess – nicht einseitig auf die Sexualität fokussieren. Das biologistische Konzept vom sexuellen Trieb ist weitgehend verlassen worden (Sigusch und Schmidt 1973, Dannecker 1987). Heute gehen wir davon aus, dass es bei abnormen sexuellen Handlungen neben der Triebstärke entscheidend auf die Inhalte der sexuellen Wünsche ankommt. Inhalte, die zum Ich-Ideal und zu einer auf sozialen Konventionen aufbauenden Identität in besonders starkem Widerspruch stehen, begünstigen den Zusammenbruch der Abwehr und können zu unkontrollierten Abreaktionen führen.

Wenn wir psychotherapeutisch direkt an den nichtkonformen sexuellen Wünschen und Handlungsweisen im Jugendalter arbeiten wollen, müssen wir den Masturbationsphantasien unserer Patienten näher treten. Diese okkupieren die Phantasiekraft mit großer Beharrlichkeit und sind im Rahmen der puberalen Entwicklung und bis in das Erwachsenenalter hinein nicht vollständig in soziales Verhalten und intime partnerschaftliche Sexualgewohnheiten integrierbar. Die pathogenetische Bedeutung der Masturbationsphantasien geht vermutlich weit über den Einfluss hinaus, den sie auf sexuelle Perversionen ausüben. Gerade die Jugendlichen setzten bei ihrer Suche nach Orientierung ein breites Spektrum nichtkonformer Sexualphantasien um und neigen bei krisenhaften Entwicklungen dazu, sich in starren Vorstellungen zu verirren. Aggressive Krisen können in Richtung auf fehlgesteuertes Sexualverhalten umgelenkt werden. Solche pervers anmutende Krisen (sadistisch, exhibitionistisch) münden aber nicht automatisch in perversive Entwicklungen ein. Offenbar steht der gesamte Prozess der sexuellen Orientierungssuche im Jugendalter auf Messers Schneide und legt ein hohes Gefährdungspotential bloß, das sich im späteren Leben wieder von der Sexualität wegverlagert.

Die Integration der sexuellen Phantasiewelt stellt sich somit als zentrale Entwicklungsaufgabe des Jugendalters dar. Verdrängungsprozesse sind hierzu unverzichtbar. In den Geschichtsepochen und Kulturen haben sich unterschiedliche soziale Konventionen herausgebildet, welche zum einen den individuellen Verdrängungsprozess gesellschaftlich widerspiegeln und flankieren, zum anderen Entfaltungsräume bieten, in denen sexuelle Tabubrüche erlaubt sind. Nur, wenn wir diese sexuellen Konventionen und Tabus und die kollektiven Prozesse des Verdrängens und die dagegen stehenden Bedürfnisse des Auslebens sexueller Bedürfnisse gegeneinander abwägen, können wir die »Entgleisungen« in ihrer Erträglichkeit oder Unerträglichkeit angemessen einschätzen. Mit Besorgnis müssen wir zur Kenntnis nehmen, dass bislang tabuisierte Bereiche perverser beziehungsfeindlicher Sexualität, zum Beispiel ausbeuterische Kinderpornographie, im Internet ungehindert zugänglich sind. Auf diesem Wege wird eine irreale und verwirrende Auflösung jeglicher sexueller Tabus vorgetäuscht.

Welche Bedeutung haben frühe sexuelle Traumatisierungen bei Gewalttaten?

Der 16-jährige Marco lebte in einer chaotischen Familie, die zehnmal ungezogen war, weil die Gaststätten der Eltern immer wieder Pleite gingen. Die Eltern lebten auf großem Fuß und mit einem Berg von Schulden. Der Vater, Sizilianer, war ein Luftikus, der vom Erfolg träumte und Gerümpel von Flohmärkten in der Wohnung hortete. Die Mutter, eine Deutsche, war die Einzige, die schreiben und lesen konnte. Der Vater kommandierte herum und prügelte auch bisweilen, wenn er sich nicht zu helfen wusste.

Marco wurde vorehelich geboren, er lebte anfangs mit der Mutter, dann ohne die Mutter bei den Großeltern, bis er diesen zu viel wurde. Marco kam dann zu den frisch verheirateten Eltern, wurde aber überwiegend in sechs verschiedenen Pflegestellen betreut. Er soll immer voller Wut gewesen sein, Blumen geköpft und Tiere gequält haben. Als größerer Junge betete er die Großeltern an, die Mutter liebte und hasste er zugleich, den Vater fürchtete er. Marco wurde aber ähnlich großspurig wie dieser. Er stahl den Eltern Geld und führte ein grandioses Nachtleben. Er idolisierte die 1950er-Jahre und kleidete sich so. Mit 13 Jahren war er schon sexuell aktiv. Er knüpfte zahlreiche intime Kontakte zu Mädchen und brachte sie dazu, unterschiedliche sexuelle Praktiken mit ihm auszuführen, die er in Pornoheften fand. Dann verließ er die Mädchen und verachtete sie. Ein einziges Mädchen war davon ausgenommen. Diese bezeichnete er als seinen Engel. Auf sie ließ er keinen Makel fallen.

Zu Hause steckten 20 Messer in der Wandverkleidung seines Zimmers. Wenn er mit der Mutter Streit hatte, veranstaltete er anschließend Wurfübungen mit dem Messer auf eine alte Schneiderpuppe im Korridor. Er versuchte die Mutter zu provozieren, indem er seine Gespielinnen zum Geschlechtsverkehr in die Wohnung holte. Bei den vertieften Explorationen kam heraus, dass er einen Tagtraum hatte, in dem er die Mutter verdächtigte, einen heimlichen Liebhaber zu haben, und sich vorstellte, sie dabei zu ertappen. Überhaupt log er viel und fand viel Ausflüchte. In der Wohnung lagen Videokassetten mit Porno- und Gewaltfilmen herum. Solche Filme wurden auch tagsüber eingelegt und flimmerten nebenher. Es schienen weder Grenzen der Scham noch klare Grenzen zwischen den Generationen zu existieren.

Es kam schließlich zur Eskalation. Die Eltern wollten Marco wegen seines verschwenderischen Lebenswandels hinauswerfen. Marco erhielt Hausarrest. Er stand im Begriff wegzulaufen, aber irgendetwas hinderte ihn daran. Stattdessen entfesselte er einen grundlosen Streit mit der Mutter. In einem schlimmen Geschrei mit ihr fragte er diese, ob sie ihn je geliebt habe. Die Mutter schrie zurück, es wäre besser gewesen, er wäre nie geboren worden. Darauf zog Marco zwei Messer und tötete die Mutter mit zahllosen Stichen.

Das vorstehende Beispiel schildert eine extreme Begebenheit, in der sich Aggression, frühe libidinöse Bedürftigkeit und inzestuöse Liebe vermischen. Inzestphantasien dieser Art können zwischen Mutter und Sohn aufkeimen, wenn die Mutter in den ersten Lebensjahren nicht stabil genug zur Verfügung stand, sich aber andererseits verführerisch anbot. Mit der Liebe zur Mutter wird die Wut ausbalanciert, die die Kinder auf die Mutter projizieren. Diese Wut hat ihren Ursprung in der unerfüllten Sehnsucht nach Geborgenheit. In der Kleinkinderzeit müssen Liebe und Hass integriert werden, damit sich das Kind einigermaßen angstfrei verselbstständigen kann. Diese Ich-Leistung der Kleinkinderzeit wird als wichtiger Rückhalt für die Krise der Pubertät angesehen. Jugendliche werden auf diese Weise davor bewahrt, erneut von Angst und Wut überwältigt zu werden.

In den Familienstrukturen unserer Gesellschaft werden Frühentwicklungen begünstigt, die ein Kind relativ eng und exklusiv mit der versorgenden Mutter zusammenführen. Diese Konstellation ist bekanntlich empfindlich und störbar. Eine günstige psychische Weiterentwicklung aus diesen Anfängen heraus ist nur gewährleistet, wenn die Beziehung hinreichend harmonisch verläuft.

Im Kulturvergleich sind auch Sozialisationsbedingungen vorstellbar, in denen die sexualisierte Wut eines Kindes nicht ausschließlich auf die Mutterfigur aufprallen würde, egal ob die Beziehung zur Mutter gelänge oder nicht. Wenn jedoch Mutter und Kind über mehrere Jahre eng aufeinander angewiesen waren, kann die Ablösung nur gelingen, wenn zwischen Mutter und Kind eine sichere Bindung ausgebildet war. Hierzu gehört, dass eine Mutter auch während der Autonomieentwicklung konstant als Widerpart zur Verfügung steht.

Gemessen an diesen Voraussetzungen einer gelingenden Entwicklung erlitt der Patient im Fallbeispiel gravierende Traumatisierungen. Der kleinkindliche Trotz ging ins Leere. Er führte allenfalls dazu, dass die Tagesmutter gewechselt werden musste. In der Beziehung zur Mutter blieb Marco nur die Sehnsucht nach ihr oder eine zurückgehaltene Wut in Verbindung mit Ohnmachtsgefühlen. Der Vater war als Vermittler nicht verfügbar und existierte nur als Drohkulisse.

Die Mutter war selbst Opfer der väterlichen Gewalt. Marco identifizierte sich mit dem Vater in dessen Rolle als Vergewaltiger. Sexuelle Übergriffe wurden zur Ablenkung und Abschwächung aggressiver Impulse eingesetzt, die auf die Mutter gerichtet waren. Die Gewalt jedoch wirkte stimulativ auf die sexuelle Erregung zurück. Wir können spekulieren, dass die Mutter ihrem Sohn, obwohl sie diesem mütterliche Zuneigung verweigerte, immer wieder verführerische Nähe anbot, gewissermaßen zur Entschädigung für das fehlende Fundament der frühkindlichen Versorgung. Auffällig war die frühe sexuelle Aktivität bei Marco. Er bediente sich ihrer, um seine Wut über die Mutter auszuleben und gleichzeitig um diese Wut zu neutralisieren. Er richtete erotische Phantasien auf die Mutter und agierte mit seinen Freundinnen demonstrativ jene Beziehungsprobleme aus, die ihn und die Mutter betrafen.

Das Beispiel zeigt uns, wie eng sexuelle und aggressive Äußerungen miteinander verbunden sind und im Austausch miteinander stehen können, wobei sie sich gegenseitig verstärken, aber auch abschwächen können und teils die eine, teils die andere Seite die Oberhand gewinnt. Die Entmischung beider Bereiche kann vor allem dann nicht gelingen, wenn sowohl mit der Sexualität wie auch mit den aggressiven Mustern eine frustrane Bedürfnislage und eine hohe Ambivalenz zum Ausdruck gebracht werden.

Schlussfolgerungen

Welche entwicklungsspezifischen Aufgaben sind bei der Gestaltung der Sexualität zu lösen und welche Risiken ergeben sich daraus?

Eine der Entwicklungsaufgaben betrifft die Integration der sexuellen Phantasie in zwischenmenschliche Beziehungen und in das soziale Verständnis, sowie die Übernahme sexueller Wert- und Verhaltensnormen.

Eine zweite Entwicklungsaufgabe liegt in der Bewältigung von Gefühlen des Ausgeliefertseins an das sexuelle Erleben. Hinter dieser Entwicklungsaufgabe verbirgt sich das Problem der Triebkontrolle. Bereits das Kind muss lernen, aggressive und sexuelle Handlungsimpulse zu differenzieren und in soziale Konventionen einzubinden.

Schließlich können wir als Reifungsaufgabe formulieren, dass sexuelles Handeln der Jugendlichen nicht abgehoben und losgelöst von frühen Körpererfahrungen verlaufen darf. Die frühkindlichen Modi des Körpererlebens müssen mit der reifen Sexualität zusammengeführt werden und sich in ihr wiederfinden. Dieses Ziel weckt aber unter Umständen schmerzhafte Erinnerungen an frühe Phasen der Mutter-Kind-Beziehung, an deren Scheitern und an Ohnmachtserleben. In diesem Vorgang des Wiederanknüpfens an die Frühentwicklung liegt aber auch die Chance einer höheren Belastbarkeit und Erlebnisbreite in der Sexualität. Hier wird auch der einengende Rahmen sozialer Konventionen transzendiert. Vor allem in der sicheren Intimität sexueller Zweierbeziehungen kann der Heranwachsende einen Teil seiner kreatürlichen Reizbarkeit und Erregbarkeit sowohl wieder erfahrbar wie auch beherrschbar werden lassen.

4 Zum Verständnis des Zusammenhangs von Trauma und Psychose

Vorschau

ICD-10: F20 bis F29 und Achse V

Schizophrene Erkrankungen sind oft mit früheren und aktuellen traumatischen Erlebnissen korreliert. Wir stoßen vor allem bei den Patienten, die schon im Jugendalter erkranken, auf diesen Zusammenhang. Wir tun uns jedoch schwer zu entscheiden, wie bedeutsam im Sinne der Pathogenese und wie relevant für die Therapieplanung wir das Thema der Traumatisierung einstufen sollen.

Aus empirischen Untersuchungen wissen wir, dass psychische Traumen als Stressoren zur Auslösung schizophrener Erkrankungen beitragen, dass sie schizophrene Rückfälle auslösen, dass sie eine schlechte Compliance und eine schlechte Prognose begünstigen und dass sie nicht nur zu einer prozesshaften psychotischen Erkrankung, sondern auch zu einer schizophrenie-ähnlichen Symptomatik führen können.

Unabhängig von der Existenz schizophrener Erkrankungen werden traumatische Erlebnisse entweder depressiv oder dissoziativ verarbeitet. Gerade bei der dissoziativen Verarbeitung können sich dissoziative Erlebnisphänomene zu schizophreniformen Spaltungsphänomenen weiterentwickeln. Umgekehrt betrachtet, besitzt jedes psychotische Erleben unabhängig von seiner Genese in sich selbst eine traumatische Potenz. Darüber hinaus provozieren psychotische Patienten reale traumatische Zwischenfälle. Aus zahlreichen subjektiven und objektiven Gründen bilden sich so im Zusammenhang mit schizophrenen Erkrankungen *sequenzielle Traumatisierungen* aus. Einer der subjektiven Gründe ist die existenzielle Angst psychotischer Menschen vor Objektverlust. Zur Vermeidung des gefürchteten Verlustes müssen sie sich entweder in Wahn oder Autismus zurückziehen oder einer realen Person und den damit einhergehenden situativen Belastungen ausliefern. Sie machen sich damit zu potentiellen »Opfern«. Die therapeutische Kunst besteht darin, die schizophrenen Patienten einerseits vor solchen Retraumatisierungen, andererseits vor der erneuten Flucht in die Psychose zu bewahren.

Essay

Welche klinischen Erfahrungen bringen uns dazu, traumatische Einflüsse bei schizophrenen Psychosen zu vermuten?

Bei der Behandlung schizophren erkrankter Jugendlicher ist der Therapeut mit zahlreichen Hinweisen auf traumatische Sexualerlebnisse konfrontiert, deren Stellenwert im Zusammenhang mit der Erkrankung unklar bleibt. Neben konkreten Hinweisen auf früher erlittenen sexuellen Missbrauch von Mädchen und Jungen beobachten wir eine

Tendenz der Patienten, sexuell traumatisierende Situationen in Szene zu setzen und sogar den Verdacht des Missbrauchs im therapeutischen Setting zu schüren. Nicht wenige Patienten verfangen sich unter hoher Ambivalenz in Themen wie Inzest, Zeugung und Schwangerschaft, Masturbation und sexuelle Gewalt und sind dabei Grenzgänger zwischen tatsächlichem Geschehen, Phantasterei und psychotischem Wahnerleben. Bei erkrankten weiblichen Jugendlichen erleben wir tatsächlich, dass diese vor und während ihrer Erkrankung zu Opfern sexueller Gewalttaten werden können.

Andere, vor allem weibliche Patienten, wecken in ihren posttraumatisch ausgelösten, nur kurz dauernden Krisen Zweifel, ob die Diagnose einer Schizophrenie definitorisch zulässig, therapeutisch brauchbar und handlungsleitend ist. Die Patientinnen zeigen bizarres Verhalten mit Selbstverletzungen, Umdämmerungen und anderen dissoziativen Symptomen. Eingestreut sind paranoide Anmutungen. Die Differentialdiagnose einer posttraumatischen Störung kann zumindest erwogen werden.

Die Mehrzahl der hier gemeinten Fälle betrifft Mädchen. Aber auch bei manchen männlichen Patienten fallen polymorphe Störungen des Sexualverhaltens und der sexuellen Orientierung auf: Prostitution, Experimentieren mit Merkmalen des anderen Geschlechts, anamnestisch unmotivierte und uneinfühlbare homosexuelle Abenteuer. In den Familien der Patienten ist immer wieder von inzestuösen Verstrickungen mit den Müttern, gelegentlich mit weiblichen Geschwistern, zu erfahren.

Wiederum ist schwer zu beurteilen, in welchem Ausmaß Patienten tatsächlich in den Sog sexueller Grenzverletzungen durch Familienangehörige geraten sind oder umgekehrt die Angehörigen in den Sog eines veränderten Verhaltens der Patienten. Unklar ist auch, ob diese Dynamik der Erkrankung vorausging oder erst während der Erkrankung einsetzte.

In allen genannten Beispielen können wir nicht sicher einschätzen, ob die sexuellen Tatsachen für die Entstehung der schizophrenen Erkrankung eine Bedeutung haben. Die gleichen Tatsachen begründen jedenfalls auch posttraumatische Belastungsstörungen. Hier wäre nun zu klären, ob wir von Querverbindungen zwischen posttraumatischen Störungen und schizophrenen Psychosen ausgehen dürfen.

In jedem Fall haben wir es, wie auch sonst in der Pathogenese der Schizophrenie, mit einem Bündel unspezifischer Einflussgrößen zu tun, die wir entweder mit der Entstehung der Erkrankung oder mit deren Verschlimmerung oder mit der Schwere des Verlaufs in Beziehung setzen können. Aus therapeutischer Sicht stehen wir vor der weiteren Frage, welche Vorkehrungen wir treffen müssen, damit ein psychotisch erkrankter Mensch vor den fortgesetzten traumatischen Einwirkungen, die aus seiner Erkrankung herrühren, geschützt werden kann. Wie immer wir den Einfluss traumatischer Erlebnisse auf die Schizophrenie einschätzen, müssen wir jetzt schon zweifeln, dass eine direkte Bearbeitung dieser Erlebnisse, wie sie in der Traumatherapie vorgesehen ist, einen Sinn ergibt.

Die empirischen Untersuchungen zu diesem Thema gehen entweder von traumatisierten Patienten aus und verfolgen deren psychisches Schicksal nach vorne. Oder sie gehen von psychisch erkrankten Personen aus und verfolgen deren Schicksal rückwärts. Sie versuchen zu ermitteln, ob diese Menschen markanten Traumatisierungen ausgesetzt waren. Zum Teil fragen die Untersuchungen auch, ob die Patienten immer noch traumatischen Einwirkungen unterliegen.

Wie viele psychisch Kranke haben vor ihrer Erkrankung psychische Traumatisierungen erlitten?

51 bis 97 % psychisch kranker Frauen sollen gemäß verschiedener Studien multiplen Missbrauch unterschiedlicher Formen erlitten haben, körperlich und sexuell. Diese Angaben erfassen den gesamten bisherigen Lebensverlauf und machen keinen Unterschied, ob die Traumen lange vor der Erkrankung, bei Ausbruch der Erkrankung oder im weiteren Verlauf oder zu allen diesen Zeitpunkten stattgefunden haben (Cole 1988). Gemäß einer Befragung von behandelnden Ärzten psychisch Kranker sollen 12 % der psychisch kranken stationären Patienten multiple psychische Traumen erlitten haben (Richardson 1987). Bei der Befragung ambulanter Patienten sollen 75 % das Erleiden mehrfacher physischer und sexueller Traumatisierungen bejaht haben (Goodman 1995).

Auch wenn diese Studien sehr unterschiedliche Begriffe von Trauma und Missbrauch zugrunde legen und unterschiedliche Populationen mit ganz unterschiedlichen Fragestellungen und Definitionen erfassen, ist offensichtlich, dass Trauma und Psychose qualitativ und quantitativ in engen gegenseitigen Beziehungen stehen (Goodman et al. 1997). Diese Beziehungen verdichten sich weiter, wenn man sich vorstellt, dass auch die sensorische Überflutung und Schutzlosigkeit, die dem Ausbruch der Psychose vorausgeht, im Sinne eines Traumas auf die Patienten einwirkt. (Grotstein 1995). Die traumatischen Effekte setzen sich im Verlauf der manifesten Psychose fort. Die Patienten stehen im akuten psychotischen Erleben permanent unter hoher Anspannung, fühlen sich durch vernichtende Angst paralysiert, fühlen sich bedroht und durch das Verhalten ihrer Umgebung befremdet. Diesen Erlebnissen sind die Kranken umso schutzloser ausgeliefert, je schlechter sie sozial aufgefangen werden, zum Beispiel wenn sie einen sozialen Niedergang erleiden oder zeitweilig obdachlos werden.

Wie gestalten sich die Übergänge von posttraumatischer Symptomatik zu schizophrenen Symptomen?

Einige Untersuchungen gehen nicht von psychotischen Erkrankungen, sondern vom Ausgangsbefund eines erlittenen Traumas aus. Interessant für unseren klinischen Ansatz ist vor allem Herman (1992), der ein breites Konzept posttraumatischer Belastungsstörungen (PTSD) vertritt. Hierbei werden unscharfe paranoide Störungen, sogar wahnhafte Störungen mit sexuellen Inhalten und affektive Störungen einbezogen und als typische Folge von Traumatisierungen des Typs II angesehen. Eine Überlappung des Konzeptes der posttraumatischen Störungen zu den schizoformen Störungen wird in Kauf genommen.

Natürlich ist die Annahme, dass in der Kindheit erlittener protrahierter Missbrauch regelmäßig in eine schizophreniforme Variante der posttraumatischen Belastungsstörung mündet, nicht unwidersprochen geblieben. Netzley et al. (1996) haben zwischen Kindheitstraumen und psychotischen Symptomen keinen engen Zusammenhang feststellen können. Caplan (1995) sieht nur kurzzeitige psychoseähnliche Reaktionen nach traumatischen Erlebnissen, nicht aber das Einsetzen einer als Prozess verlaufenden Schizophrenie. Caplan fand unter 31 schizophrenen Jugendlichen nur einen, der sexuell missbraucht wurde.

Auch wenn andere Untersucher ein häufigeres Zusammentreffen von vorausgehendem Trauma und Psychose beschreiben, so lässt sich bei genauerer Prüfung der verwendeten Krankheitsdefinitionen kein enger Zusammenhang zwischen Missbrauch und Psychose mehr bestätigen (Masters 1995). Wir dürfen allenfalls annehmen, dass bei Vorliegen einer allgemeinen Vulnerabilität für psychische Störungen ein erlittener Missbrauch eben diese Vulnerabilität weiter verschlimmert. Wir können uns dies wie die Vertiefung einer längst vorhandenen Spur vorstellen. Auch erscheint uns plausibel, dass das Erleben von Missbrauch bis hinein in die psychotische Erkrankung das spezifische Erleben der Betroffenen (Andreou 1997) sowie die Auswahl und die Akuität der Symptome mitbestimmt.

Bestätigt wird diese klinische Annahme durch Untersuchungen, die sich mit Art und Ausprägung verschiedener Symptome bei weiblichen Patienten befassen – je nachdem, ob diese eine Missbrauchsanamnese hatten oder nicht. Bei den anamnestischen Fällen von Missbrauch wurden sexuelle Wahnvorstellungen, dissoziative Phänomene, Selbstverletzungen, Somatisierungsstörungen und depressive Symptome im Verlauf der Erkrankung häufiger gefunden (Muenzenmaier 1993, Bryer et al. 1987, Craine 1988). Es fällt natürlich auf, dass sich die genannten Symptome nicht auf das nosologische Kerngeschehen der Schizophrenie beziehen. Sie beschreiben nur die weitere Ausgestaltung der Erkrankung.

Andere klinische Forscher gehen weiter: Sie behaupten, dass bei einer Missbrauchsanamnese die Praevalenz echter positiver Symptome der Schizophrenie besonders hoch sei (Ross et al. 1994). Auch unsere eigene klinische Erfahrung besagt, dass intrusive Erinnerungen an echtes traumatisches Erleben, sobald sie ins Bewusstsein gelangen, äußerst markante Auslöser und Gestalter psychotischer Erlebnisse sein können. Offen bleibt aber wiederum, ob die Intrusion hier nur stattfindet, weil die Widerstandskraft der Patienten durch die Psychose geschwächt ist und ob sie sonst ausgeblieben wäre. Wodurch wird der traumatische Prozess ausgelöst? Durch ein extrinsisch traumatisches Ereignis oder durch den intrinsischen Einbruch der Psychose? Es ist offensichtlich, dass nicht alle Psychotiker traumatische Vorerfahrungen haben. Mit Sicherheit führen sehr unterschiedliche Wege in die Psychose, und die Traumatisierung ist, wenn überhaupt, nur einer von ihnen. Traumatische Vorerfahrungen zwingen die Patienten nicht in die Psychose. Duparc (1998) spekuliert, ob von Generation zu Generation tradierte traumatische Erlebnismuster darüber bestimmen, wie ein Trauma verarbeitet wird – in Richtung einer Psychose oder in Richtung einer Psychosomatose.

Opfer traumatischer Erlebnisse reagieren vor allem dissoziativ und depressiv-psychosomatisch. Schizophrenie-ähnliche Reaktionen sind seltener. Im dissoziativen Spektrum kommt es zu Umdämmerungen (F44.3), Befremdungsgefühlen (F48.1) bis hin zu dissoziativen Identitätsstörungen (F44.81). Aus der Menninger Clinic (Allen et al. 1997) stammt eine Untersuchung, in der die Dissoziation in verschiedenen Intensitätsstufen dargelegt wird: als *Identitätsstörung* und als *detachment* (Entfremdung). Letztere weist nach Auffassung der Autoren Ähnlichkeiten zur schizotypen Störung (F21) auf und kann in psychotische Erkrankungen münden.

Resch (2000) weist im Spektrum der Basissymptome allerdings nach, dass dissoziatives Erleben keineswegs als wichtigste oder einzige Vorstufe schizophrenen Erlebens angesehen werden darf. Zumindest erweist es sich als empirisch schwierig, trennscharf zwischen der verbreiteten Dissoziationsneigung gesunder Jugendlicher und der fraglich besonders ausgeprägten Dissoziation im Vorfeld schizophrener Psychosen zu unterscheiden. Die Unsicherheit in der Bewertung dissoziativer Phänomene an dieser Schnittstelle schlägt sich auch in den Diagnosemanualen nieder. In der DSM 4 sind gegenüber der DSM 3 die *dissoziativen Störungen* an die Stelle *psychose-ähnlicher Störungen* gerückt worden.

Weitere wichtige Reaktionsformen nach Traumatisierungen verlaufen, wie gesagt, depressiv und psychosomatisch. Wenn wir die Möglichkeit eines Bezuges posttraumatischen Erlebens zur Schizophrenie nicht aufgeben wollen, so müssen wir uns darauf zurückziehen, dass Dissoziation und Depression Kompensationsversuche darstellen könnten, die den Ausbruch einer Schizophrenie, d. h. ein völliges Auseinanderbrechen der Ich-Funktionen, verhindern sollen. In der Tat sind flüchtige dissoziative und depressive Krisen ein typisches und wiederkehrendes Merkmal der Psychopathologie im Vorfeld schizophrener Ersterkrankungen.

Die Dissoziation wäre nach diesem Erklärungsmodell der aus der kindlichen Psyche stammende Versuch, einen Teil der Person von einem anderen Teil oder das Erleben des objektiven Körpers von Erleben der Person abzukoppeln und mit dieser Verfremdung die Intensität des traumatischen Erlebens abzumildern. Die Depression erreicht dasselbe Ziel mit der vitalen Herabstimmung und mit der Wendung der Aggression und Erregung gegen das Selbst.

Sigmund Freud war übrigens in seinem Konzept der Abwehrneurosen der Auffassung (S. Freud 1894, Resnik 1999), dass derselbe dissoziative Abwehrmechanismus der *Spaltung*, beginnend bei den Konversionsneurosen über die Zwangsneurosen bis zu den schizophrenen Psychosen, weiterverfolgt werden könne. Melanie Klein vertrat bekanntlich die Auffassung, dass die Depression in ihrer entwicklungspsychologischen Normalvariante als *depressive Position* gewissermaßen dazu geschaffen sei, die primäre psychische Spaltung in der *schizoiden Position* und den dabei drohenden Objektverlust zu überwinden.

Kaum jemand, der gegenwärtig über den Zusammenhang und die Übergänge zwischen Trauma und Psychose forscht, macht sich entwicklungspsychologische Gedanken. Die empirischen Untersucher sind weit davon entfernt, das Ineinandergreifen verschiedener Störungsparameter aus dem Blickwinkel der kindlichen Entwicklung zu betrachten. Einige Autoren versuchen auf neurobiologischer Grundlage zu argumentieren. Es ist bekannt, dass frühe traumatische Erfahrungen die Funktion des limbischen Systems und der Großhirnrinde nachhaltig stören. Spätere psychische Belastungen geraten damit leichter über eine Schwelle hinweg, ab der sie Assoziationen auslösen und eine besondere traumatische Wirkung entfalten (Teicher et al. 1997).

Die Arbeitsgruppe von Hamner und Gold (1998) hat sowohl bei psychose-ähnlichen Formen der posttraumatischen Belastung wie auch bei schizoaffektiven Psychosen erhöhte Dopamin-Betahydroylase-Werte gefunden und schließt daraus, dass dieser Parameter ein Marker für Individuen sein könnte, die unter Stress zu psychotischen Reaktionen neigen. Auch ohne biologischen Marker ist das hier zugrunde gelegte Vulnerabilitätskonzept das beste Fundament für alle weiterführenden Hypothesen (Goodman et al. 1997).

Wie beeinflusst erlittener Missbrauch die Behandlungsmethode und den Behandlungsverlauf bei schizophrenen Psychosen?

Eine weitere Gruppe von Untersuchungen befasst sich mit der prädiktiven Bedeutung erlittenen Missbrauchs. Hier sind nicht nur prämorbide Traumen, sondern auch weitere, sequenziell in die Krankheit hineinwirkende und diese begleitende Traumen gemeint. Traumatisierte Patienten sind demnach, wie sich klinisch leicht nachvollziehen lässt, in ihrer sozialen Anpassung benachteiligt (Zigler und Glick 1986, Mueser et al. 1990). Sie gelangen schwerer zu tragfähigen therapeutischen Beziehungen (Alloway und Bebbington 1987).

Die klinische Erfahrung lehrt uns auch, dass ein einzelner Behandler oder eine ganze Institution in den Verdacht geraten kann, die Traumatisierung eines Patienten zu verschlimmern und ihm weitere traumatische Belastungen zuzufügen. Am Ende kann der gesamte Krankheitsverlauf mit den notwendig gewordenen Zwangsbehandlungen, den Beziehungsabbrüchen, den notwendigen Trennungen und Hospitalisierungen als Verkettung traumatischer biographischer Ereignisse angesehen werden (Meyer et al. 1999).

Wenn man zusätzlich die Eigenart des psychotischen Erlebens bedenkt, das heißt, den Zusammenbruch der intrapsychischen Abwehr, das Erleben von Überflutung, Überrumpelung und Schutzlosigkeit und der Einbruch von affektivem Chaos, so muss nochmals betont werden, dass der gesamte Vorgang als psychisches Trauma aufzufassen ist. Auch ohne dass ersichtlich dramatische Ereignisse auf die psychotischen Patienten einstürmen, können sich diese der subjektiven Bedrohlichkeit und Fremdheit ihrer Umwelt nicht mehr entziehen. Ihnen fehlt der Schutz eines abgrenzbaren Phantasiebereichs mit intakter Symbolisation (Grotstein 1995).

Die therapeutischen Möglichkeiten für Schizophrene, die im Sinne eines posttraumatischen Syndroms reagieren, ob sie nun einer äußerlich erkennbaren Extremsituation ausgesetzt waren oder nicht, werden grundsätzlich nicht in einer traumaorientierten Expositionstherapie gesehen. Es kann nicht verwundern, dass die zitierten Autoren einhellig zu dem Schluss kommen, dass diese Patienten im Selbsterleben und Fremderleben zu reizoffen und durchlässig sind, als dass man mit ihnen Expositionsbehandlungen durchführen könnte. Es muss sogar befürchtet werden, dass das Wiedererleben traumatischer Erfahrungen zur Retraumatisierung führt (Harvey and Serper 1990, Haddock et al. 1995, Barch and Berenbaum 1996). Das Wiederauftauchen von Erinnerungen wird letztlich so erlebt, wie das Wiederauftauchen einer bedrängenden und bedrohlichen Realität. Eine allmähliche Verbesserung der Habituation auf spezifische ängstigende Reize darf nicht erwartet werden. Stattdessen werden aus Sicht der Verhaltenstherapie Programme zur Verbesserung der allgemeinen sozialen Kompetenz empfohlen (Harris 1996, 1997). Lediglich Versuche, die Toleranz für allgemein angsterregende Reize in vorsichtigen Schritten zu verbessern, werden für gerechtfertigt gehalten.

Schlussfolgerungen

Die ganze Bandbreite der posttraumatischen Symptomatik – dissoziative Zustände, intrusive Erlebnisse mit Flashbacks, depressive Verfassungen mit Vitalstörungen und Verstimmungen und sexualisierte körperliche Beeinflussungserlebnisse – kann im Rahmen psychotischer Erkrankungen vorkommen. In den meisten Fällen vermögen wir nicht zu sagen, ob diese Phänomene einen Bezug zu einem realen Missbrauch aufweisen oder ob sie gewissermaßen diesen nur suggerieren, also nur das Mimikry einer posttraumatischen Belastungsstörung darstellen. Die Beurteilung wird nicht leichter, wenn wir berücksichtigen, dass vermutlich schon das psychotische Erleben, für sich betrachtet, den Stellenwert eines traumatischen Vorgangs hat (Williams-Keeler et al. 1994, Grotstein 1995).

Die gesamte historische Traumadiskussion ist von dem Disput bestimmt, ob es wirklicher Traumen zur Erzielung posttraumatischer seelischer Effekte bedarf oder nicht. Auf der einen Seite steht die Überzeugung, dass massive reale Traumatisierungen den Ausschlag geben. Auf der anderen Seite steht die Einschätzung, dass dies nicht so ist, weil traumatische Einwirkungen ubiquitär seien und erst eine besondere Vulnerabilität des Einzelnen den Ausschlag gibt. Es kann also zwischen Anhängern eines primär inneren traumatischen und eines primär äußeren traumatischen Geschehens unterschieden werden. Eine brauchbare Kompromissformel lautet, dass sowohl innere Traumatisierungen wie äußere Traumatisierungen am Anfang stehen können und dann das jeweils andere nach sich ziehen.

Bei den schizophrenen Psychosen liegt der größte Konsens heute bei der Annahme eines primär inneren traumatischen Geschehens, durch welches freilich das Erleiden multipler Mikrotraumen, kleiner Nadelstiche, begünstigt wird. Es wird angenommen, dass die Kausalitätskette mit einer Grundstörung anfängt, über die zunächst eine innere Traumatisierung in Gang gesetzt wird. Erst dann folgen Sequenzen tatsächlicher Missbrauchserfahrungen. Letztere sind aber zur Entstehung der Psychose keineswegs obligat. Die Grundstörung betrifft die Fähigkeit des Individuums, eine stabile reziproke Bindung an ein Objekt und stabile Repräsentanzen aufzubauen. Die Selbst- und Objektrepräsentanzen bleiben bei vulnerablen Personen so anfällig, dass sie schließlich unter Belastung nicht mehr standhalten. Der *Objektverlust* entspricht dem psychotischen Zusammenbruch. Die wichtigsten hier gemeinten Belastungen ergeben sich aus den Autonomieanforderungen während der oft verzögerten Adoleszenz.

Der unmittelbar von einem psychotischen Zusammenbruch bedrohte Mensch befindet sich in dem Dilemma, dass er sich zur Vermeidung des gefürchteten Objektverlustes immer wieder Personen vollkommen ausliefern muss. Mit dieser Auslieferung macht er sich zum potentiellen Opfer erneuten Missbrauchs. Um sich aus einer Abhängigkeit zu lösen, wenn sie für ihn traumatisch geworden sind, bleibt ihm nur der völlige Verzicht auf das begehrte Objekt. In Ermangelung stabiler innerer Repräsentanzen mündet jeder Objektverlust wieder zurück in psychotisches Erleben. Der Verlust der Objektbeziehung kann nur durch wahnhaft omnipotentes oder paranoides Erleben und Spaltungsvorgänge überbrückt werden.

Zweifellos besteht die therapeutische Kunst darin, dem Patienten Beziehungen zu bieten, die diesem Zirkel auszuweichen verstehen. Der Patient muss der Gefahr entgehen, bei seiner Objektsuche retraumatisiert zu werden und ebenso der Gefahr, die erneute Flucht in die Psychose antreten zu müssen.

Kasuistik

Fall 1

(Gekürzter) Bericht über eine stationäre Behandlung

Diagnose:

Akute polymorphe psychotische Störung mit Symptomen einer Schizophrenie (F23.1)

Achse V
1.4 Verdacht auf sexuellen Missbrauch in der Kindheit durch die Mutter
2.0 psychische Störung eines Elternteils
4.1 unzureichende elterliche Aufsicht
4.2 unzureichende Erfahrungsvermittlung
4.3 unangemessene Forderungen und Nötigung durch einen Elternteil

Der 17-jährige Robert war mir bereits drei Wochen vor der Aufnahme in der Ambulanz vorgestellt worden. Er hatte einen Suizidversuch mit Tabletten verübt, weil er sich angeblich über seine Mutter geärgert hatte. Schon bei diesem Termin kam heraus, dass er sich im letzten Jahr verändert hatte. Er hatte auch die Schule kurz vor dem Realschulabschluss unmotiviert abgebrochen.

Bei dieser ersten Vorstellung konnte ich mit Robert ein gedanklich geordnetes, einsichtig auf seine sehr schwierigen Lebensumstände bezogenes Gespräch führen. Robert berichtete von seiner fast verzweifelt engen Beziehung zur Mutter, davon, dass er früher lange in ihrem Bett geschlafen hatte, dann nicht mehr, jetzt wieder. Unausgesprochen lag der Verdacht einer inzestuösen Beziehung in der Luft. Robert räumte seine starken Hassgefühlen gegenüber der Mutter ein und kam von diesem Thema sofort auf die vier älteren Schwestern, von denen er aufgezogen und klein gehalten worden sei. Er sprach von seinem Drang nach Unabhängigkeit, besonders von seiner Suche nach seinem Vater. Robert stammt aus einer kurzen unehelichen Verbindung der Mutter. Nur die älteste Schwester lebt nicht mehr in der Familie. Sie hat ein uneheliches Kind.

Eigentlich war geplant, dass Robert in eine Wohngruppe umziehen sollte. Am Tag der Vorstellung in der Wohngruppe kam es zur erneuten Krise. Robert hatte am gleichen Tag auch noch zwei Ablehnungen auf seine Bewerbungen um Lehrstellen erhalten. Er fuhr an diesem Tag seine Mutter heftig an, sie solle sofort die Papiere über seinen leiblichen Vater an ihn aushändigen. Robert warf eigene Sachen und Sachen seiner Schwestern an die Wand. Er verlangte, die Mutter solle ihn schlagen. Er boxte gegen eine Lampe. Das Verhältnis zur Mutter war in den letzten Tagen immer enger und unerträglicher geworden. Die Mutter fühlte sich bedroht und schloss sich mit ihren Töchtern im Schlafzimmer ein. Die Polizei wurde geholt. Mit Hilfe einer Nachbarin wurde Robert in verwirrtem Zustand zur Aufnahme gebracht.

Bei der Ankunft war Robert zeitweise stark erregt, dann wieder seltsam abwesend. Der Faden riss ihm beim Reden ab. Er starrte an die Decke, grinste unvermittelt parathym, suchte aber immer wieder das Gespräch und die Ansprache, ohne das, was man ihm sagte, festhalten zu können. Am Folgetag gelang ihm die Flucht aus der Klinik. Er begab sich auf einen Querfeldeinmarsch von 30 km zu einer Tante. Diese kümmerte sich eine ganze Nacht um ihn und konnte ihn dann wieder in die Klinik zurückbringen.

Bei der erneuten Aufnahme war Robert zeitlich nicht sicher orientiert, sprach abgerissen und neologistisch, wechselte häufig seine Stimmlage, als spreche er mit verschiedenen Identitäten, und schwankte zwischen Verzweiflung und aggressiver Anspannung. Es gab immer wieder Phasen, in denen er gut orientiert und ansprechbar war. Dann wieder war er fahrig und unfähig, an frühere Vereinbarungen anzuknüpfen. Die Mimik war maniert mit angestrengtem ratlosen Stirnrunzeln, Grinsen, Mundstülpen. Immer wieder hielt Robert plötzlich inne. Er verlangte mit gepresster Stimme, dass ein bestimmtes Radio abgestellt würde und dass die Frauenstimmen, die ihn verhöhnten, endlich Ruhe geben sollten. Sie sollten aufhören ihm nachzuspionieren. Er versuchte, seinen Zustand zu analysieren: »Ich quäle mich beim Denken. Wenn man nur wüsste, wohin das führt. Das Ziel ist so weit entfernt.« Lebhaft beschäftigte er sich mit dysmorphophoben Wahrnehmungen und Missempfindungen: »Zwischen Ohr und Hals fehlt mir ein Stück. Das Herz ist wie eine Feder, auf den Rippen sitzt mir das Blut fest. Der Kopf drückt.«

Verlauf der Therapie (Ausschnitt):

Zu Beginn war Robert mit seinen körperlichen Missempfindungen und hypochondrischen Befürchtungen beschäftigt, die durch unsere somatische Ausschlussdiagnostik (Borrelioseverdacht) weitere Nahrung erhielten. Robert war stark auf die (väterliche) Autorität des Arztes fixiert, der ihm zu sagen hatte, dass er in der Klinik bleiben müsse. Er verbrachte anfangs viel Zeit im Bett. Zu einer weiblichen Bezugsperson entwickelte er eine kleinkindlich anmutenden zudem sexualisierte anhängliche Beziehung. Dazwischen ereigneten sich immer wieder Phasen mit stärkerer aggressiver Anspannung und Orientierungsverlust. Er versucht mehrmals, die Klinik zu verlassen. Er konnte die Station mit ihrem heimähnlichen Charakter zwischen »Klinik« und »Heim« nicht zutreffend einstufen.

Robert äußerte ständig Heimweh. Wiederholt tauchte er unangemeldet in seinem Heimatort bei der Mutter auf und stürzte diese und die Geschwister in kopflose Verwirrung. Bei einem dieser Besuche verfolgte ihn die Mutter heimlich durch die Stadt. In der Familie herrschte eine offene Angst vor inzestuösen Übergriffen Roberts auf die Mutter oder die Schwestern. Im Mittelpunkt stand ein zum Zerreißen gespanntes Verhältnis Roberts zu seiner Mutter. Er war bei Begegnungen mit ihr teils weinerlich-zerknirscht, teils wütend und zudringlich: »Sag, Mama, bist du gestern die Treppe runtergefallen, mir tut der Fuß heute so weh!« Robert versuchte gegenüber der Mutter einen normalen Umgangston zu finden, hastete durch verschiedene Formulierungen und Tonfälle und verwarf sie sofort wieder. Er stürzte auch in das Untersuchungszimmer, wenn er vermutete, dass die Mutter mit dem Therapeuten gerade über ihn redete. Die hilflose, abgehärmte und sehr passive Mutter schien diesem Verhalten ihres Sohnes in keiner Weise gewachsen. Es wurde offenbar, dass die alleinstehende Mutter ihren Sohn schon ab dessen Kindheit als Partnerersatz missbraucht hatte.

Auf der Station stiftete Robert mit blitzartigen hellseherischen Bemerkungen Verwirrung. Alle Betreuer litten zeitweise unter starken Gegenübertragungsgefühlen bezüglich dieses Patienten (Sympathie, Ablehnung, Angst).

Die Beziehung zur Mutter konnte durch sehr engmaschige betreute Besuchstermine in der Klinik allmählich besser strukturiert werden. Im Zuge der Remission der psychotischen Episode konnte sich Robert besser abgrenzen. Sein Verhalten wurde zielgerichtet und ausdauernd. Er plante von der Klinik aus seinen Einstieg in die Berufswelt, zunächst mit einem Praktikum. Dieses scheiterte freilich, weil er auftrumpfte und sich »nicht herumkommandieren« lassen wollte. Robert schwankte zwischen der Einsicht, sich von der Mutter trennen zu müssen und dem Verlangen, in seinen Heimatort und in die Wohnung der Familie zurückzukehren. Bei der Suche nach einem Beruf ließ er keine Ruhe.

Nach der Entlassung zeigt sich rasch, dass für ihn das Leben im Kreise der Schwester und der Mutter nur schwer auszuhalten war. Jede beiläufige Bemerkung der Schwestern legte er als Aufforderung zum Inzest oder als Anspielung auf einen Inzest aus. Während eines Kuraufenthaltes der Mutter ging er zu einem Onkel, um mit den Schwestern nicht allein sein zu müssen ...

Fall 2

Ausschnitte aus dem Abschlussbericht

Diagnose:

Bereits zur Chronifizierung neigende paranoid-halluzinatorische Psychose (F20.09)
DD: symbiontische Psychose (Folie à deux) (F24)

Achse V
2.0 psychische Störung eines Elternteils
4.1 unzureichende Aufsicht
4.2 unzureichende Erfahrungsvermittlung
4.3 Unangemessene Forderungen und Nötigung (sexuell)
5.1 abweichende Elternsituation
5.3 Lebensbedingungen mit psychosozialer Gefährdung
6.3 Ereignisse, die zur Herabsetzung der Selbstachtung führen
9.2 abhängige Ereignisse im Sinne von 6.3

Nach telefonischer Vorankündigung durch eine Mitarbeiterin der Beratungsstelle für sexuellen Missbrauch wurde Alexandra erstmals von ihrem Vater zur Notaufnahme in unsere Klinik gebracht.
Bei Erstaufnahme bot sie eine stuporös-kataton anmutende Symptomatik. Sie wirkte abwesend und desorganisiert. Es bestanden ausgeprägte paranoide Gedankeninhalte. Alexandra wähnte, Menschen auf der Straße würden sie beobachten oder man wisse, was sie denke. Weiter berichtete sie, von »ein paar Typen« im Park zum Oralverkehr gezwungen worden zu sein. Gegenüber Freundinnen soll das Mädchen auch erzählt haben, dass der Vater sie missbrauchen würde.

Biographie und Sozialanamnese:
Die Psychose von Alexandra mit ihren teilweise stark sexualisierten Inhalten muss in engem Zusammenhang mit der Familiensituation gesehen werden. Der Vater von Alexandra war

eigentlich ihre Mutter. Ihr »Vater« ist ein geschlechtsumgewandelter Transsexueller. Der Vater hat sich in ihrem 10. Lebensjahr geschlechtsumwandeln lassen.

Der Vater von Alexandra (damals eine Frau) ist italienischer Abstammung. Er soll in Deutschland als Nachtclub- und Stripteasetänzerin gearbeitet haben. Alexandra hat noch einen drei Jahre jüngeren Bruder, der ebenfalls beim »Vater« lebt. 1987 haben sich die Eltern von Alexandra scheiden lassen. Zu ihrem leiblichen Vater hat Alexandra keinen Kontakt.

Erste Auffälligkeiten habe Alexandra im Kindergarten gezeigt. Jahrelang habe das Gefühl bestanden, »als höre Alexandra nichts«. Sie sei schon immer eine »Außenseiterin« gewesen. Nach der Geschlechtsumwandlung, wodurch ihre Mutter zu ihrem Vater geworden war, sei Alexandra in der Schule oft gehänselt worden. Alexandra hat ihre Menstruation vermutlich über Jahre versteckt und nie darüber geredet.

Der Vater von Alexandra wirkt selbst stark psychisch auffällig. Er berichtet unter anderem von Verfolgungs- und Beziehungsideen. Er schottet sich und die Kinder teilweise in der Wohnung ab, fühlt sich beobachtet und zeigt ein stark sexualisierendes Verhalten. Es scheinen keine Grenzen der persönlichen Sphäre zu bestehen, so trägt der »Vater« oftmals die T-Shirts der Tochter. Insgesamt wirkt das Verhalten des Vaters sehr bizarr. Man hat das Gefühl, als habe er sich Alexandra in gewisser Weise zur Frau genommen.

Alexandra scheint lange Zeit, bis zum Ausbruch ihrer Erkrankung, eine wichtige, stabilisierende Funktion in der Familie innegehabt zu haben. So hat sie sich um den Haushalt gekümmert. Zuletzt hat sie unregelmäßig die 8. Klasse einer Hauptschule besucht. In den letzten beiden Jahren war sie jedoch nur versetzt worden, weil es im Gebäude keine nachrückende 8. Klasse mehr gab.

Psychischer Befund:
16-jährige, in schwarzer Hose und schwarzem T-Shirt unauffällig gekleidete Jugendliche. Lange dunkle Haare. Zur Person gut, zu Ort und Zeit unscharf orientiert. Psychomotorisch sehr eingeschränkt wirkend. Keinen Blickkontakt aufnehmend. Alexandra wirkt steif, mit angewinkelten Armen. Beim Gehen schwingen die Arme nicht mit. Alexandra ist durch Geräusche schnell irritierbar und ablenkbar. Der Gedankengang reißt immer wieder ab. Alexandras Verhalten wirkt desorganisiert. Es klingen immer wieder paranoide Gedankeninhalte an in der Form, dass Alexandra meint, Leute auf der Straße würden sie beobachten, oder aber man wisse, was sie denke. Alexandra wirkt sehr ängstlich, teilweise regelrecht abwesend. Kein Hinweis für akute Suizidalität.

Therapie und Verlauf:
Nach Eindosierung der dringend notwendigen neuroleptischen und angstlösenden Medikation und unter intensiver Betreuung durch das Behandlungsteam kam es zu einem Rückgang der floriden psychotischen Symptomatik. Es imponierte jedoch weiterhin eine Negativsymptomatik, begleitet von aufdringlichem Kontaktverhalten. Bei hoher Ambivalenz des Vaters gegenüber der Behandlung wurde diese gegen ärztlichen Rat abgebrochen.

Nach ihrer Entlassung erschien Alexandra immer wieder sporadisch in der Klinik. Bei ihren Kurzbesuchen wirkte sie sehr bizarr und weiterhin psychotisch.

Einen Monat später wurde der Versuch einer tagesklinischen Behandlung unternommen. Dieser musste bereits einige Zeit später abgebrochen werden, da Alexandra nur sporadisch und nach Gutdünken erschien. Alexandra hatte plötzlich sehr viel Geld zur Verfügung, welches sie sich vermutlich mit Nacktphotos verdient hatte.

Nachdem Alexandra auch nach Abbruch der tagesklinischen Behandlung sporadisch zu Stippvisiten in der Klinik erschien und in diesen kurzen Besuchen eine weitere Verschlechterung offensichtlich wurde, veranlassten wir die Einberufung einer Helferkonferenz (Jugendamt, Sozialdienst, sozialpsychiatrischer Dienst und andere). Insgesamt wurde dort ein dringender Handlungsbedarf festgestellt. Während der Helferkonferenz und auch aufgrund neuester Informationen bestand der dringende Verdacht, dass Alexandra aufgrund des ungünstigen, bereits zur Chronifizierung neigenden Verlaufs ihrer Psychose Opfer sexueller Manipulationen werden könnte.

Der Vater wandte sich trotz seiner hohen Ambivalenz bezüglich einer stationären Behandlung der Tochter mehrfach hilfesuchend an uns. Alexandra sei zu Hause zunehmend aggressiv geworden, habe u.a. ihren kleinen Bruder mit dem Messer bedroht und sei wenig erreichbar. Auf unser Anraten hin versuchte der Vater dann, Alexandra dazu zu bewegen, in die Klinik zu kommen. Diese Versuche scheiterten mehrmals. Bei einem der spontanen Kurzbesuche von Alexandra auf der Jugendstation wurde sie dann hier behalten. Der Vater stimmte zu, eine dreimonatige richterliche Unterbringung seiner Tochter beim Amtsgericht zu beantragen.

Bereits wenige Tage nach Wiederaufnahme konnten die Stationstüren geöffnet werden. Die richterliche Unterbringung schien Alexandra regelrecht zu entlasten. Sie zeigte keine gravierenden Weglauftendenzen. Nur sporadisch überzog sie ihre Ausgänge, kam dann aber freiwillig in die Klinik zurück. Im Stationsalltag war sie wenig in die Gruppe integriert. Sie zeigte wiederum ihr sonderbares Kontaktverhalten. Ihre Antriebsstörung war markant. Sie redete in auffälliger Weise daneben und wirkte teilweise seltsam entrückt. Besonders gegenüber einem bestimmten männlichen psychosekranken Jugendlichen verhielt sie sich distanzlos und sexualisiert.

Insgesamt blieb Alexandra während des gesamten Aufenthaltes sehr in ihrer eigenen Gedankenwelt verhaftet. Sie wirkte von Woche zu Woche kindlicher und bedürftiger und offenbarte Defizite in allen sozialen Belangen. Dies muss vor dem Hintergrund gesehen werden, dass Alexandra nie tragfähige Bindungen in ihrem Leben erlebt hatte. Es war zu bedenken, dass sie als Kind miterleben musste, wie aus ihrer Mutter plötzlich ihr Vater wurde. Dieser war nach unserem Eindruck selbst psychotisch und suchte selbst nach Orientierung, war aber noch nie als krank erkannt worden oder in psychiatrische Behandlung gekommen. Bei Alexandra imponierte eine tiefgreifende Geschlechts- und Gefühlskonfusion.

Angesichts der bestehenden chronifizierten Symptomatik bemühten wir uns um eine langfristige sozialtherapeutische Anschlussmaßnahme und nahmen hierzu Kontakt mit einer sozialtherapeutischen Hofgemeinschaft auf, zu der wir als Klinik eine enge Kooperation unterhalten. Alexandra bekam dort ein ambulantes Vorgespräch.

Nach Ablauf der richterlichen Unterbringung war Alexandra bezüglich ihres Hierbleibens in der Klinik und der geplanten Anschlussmaßnahme hoch ambivalent. Aus eigener Kraft schien sie keine Entscheidung für sich treffen zu können und wirkte mit dem Vater nach wie vor symbiotisch verstrickt. Nach dem Wegfall der äußeren Strukturierung durch den Gerichtsbeschluss wurde sie auch wieder zerfahrener und verwirrter. Der Vater stellte sich den behutsamen Autonomiebestrebungen seiner Tochter vehement entgegen. Er trat in der Klinik zunehmend aggressiv auf und bedrohte die Behandler verbal und körperlich.

Aber auch der Vater stand offenkundig weiterhin unter dem Einfluss seiner psychotischen Erkrankung. Schließlich blieb keine andere Wahl, als die stationäre Maßnahme zu beenden. Mit dem nachbetreuenden sozialtherapeutischen Dienst wurden Vereinbarungen getroffen. Leider konnten wir unsere Partner in den sozialen Diensten nicht von der Notwendigkeit (oder Durchführbarkeit) einer längerfristigen stationären Jugendhilfemaßnahme überzeugen, da diese gegen den Willen des Vaters hätte erfolgen müssen. Über die entstandene Situation können alle Beteiligten nur unzufrieden sein. Wir befürchten nun eine Chronifizierung der Erkrankung bei Alexandra. Es besteht auch die berechtigte Sorge, dass Alexandra in das Prostituiertenmilieu abrutschen könnte.

Zum Zeitpunkt der Entlassung waren wir aufgrund der unbefriedigend behandelten Negativsymptomatik und verschiedener Probleme mit der Verträglichkeit der Neuroleptika (u.a. Prolaktinerhöhung) noch mitten in einer Medikamentenumstellung. Die weitere Compliance von Alexandra bezüglich der Einnahme von Medikation muss als sehr schlecht eingestuft werden.

TEIL 5

Entwürfe zum Therapiefokus Familie und soziale Lebensräume für Jugendliche

Einleitung

In diesem Abschnitt des Buches versuchen wir, die Entstehung psychischer Probleme bei Jugendlichen und die Möglichkeiten ihrer therapeutischen Beeinflussung aus den Grundtatsachen des sozialen Zusammenlebens zu erschließen. Die Jugendlichen leben in mehreren sozialen Räumen gleichzeitig. Die wichtigsten werden von der Familie und von der Schule eingenommen. Mehr und mehr gestalten sich die Jugendlichen auch von Schule und Elternhaus abgehobene, eigene soziale Räume in ihren Cliquen und Jugendkulturen. Ohne eine Entfaltung in diesen verschiedenen sozialen Räumen ist keine gelungene Entwicklung der Identität denkbar.

Die Jugendlichen erfahren sich und definieren sich in diesen Zusammenhängen. Ihre Konflikte und Krisen haben breite Berührungsflächen mit ihrer sozialen Lebenswirklichkeit und können oft gar nicht angemessen beschrieben werden, wenn dieser Bezug nicht hergestellt wird. Wir müssen unsere psychopathologischen Befunde fortlaufend mit Informationen über die konkreten Lebensumstände der Jugendlichen vergleichen und darüber hinaus in den Kontext allgemeiner soziologischer Tatsachen stellen.

Dabei sind die Jugendlichen keineswegs nur Nutznießer oder Opfer der sozialen Umstände, in die sie hineingestellt werden. Je älter sie werden, desto mehr werden sie auch Mitgestalter und Urheber ihrer Lebensumstände. Sie schaffen sich ihr eigenes mikrosoziales Milieu, dem sie sich bewusst zuordnen. Dieser kreative Beitrag, welcher auch eine spezifische Psychopathologie mitgestalten kann, ist besonders deutlich bei den Jugendkulturen.

Die enge Verflechtung des individuellen psychischen Erlebens mit dem Erleben sozialer Strukturen und Zusammenhänge ist nicht spezifisch für das Jugendalter, sondern eine Grundtatsache des psychischen Lebens in jedem Alter. In der Kindheit sind diese Verflechtungen unübersehbar. Die ausgestaltete und »formstabile« Psychopathologie des Erwachsenenalters verführt besonders leicht dazu, diese Zusammenhänge zu übersehen und psychische Störungen als geschlossene Systeme zu betrachten und kategoriale Diagnosen zu vergeben. Schon im Jugendalter bietet es sich vermutlich an, ähnlich vorzugehen.

Wir plädieren jedoch dafür, im Jugendalter weiterhin große Anstrengungen zu unternehmen, jede Pathologie als komplexes soziales Beziehungsgeschehen innerhalb eines Entwicklungsprozesses zu begreifen und kategoriale Festlegungen zu vermeiden. Aktuell konstituiert sich dieses Geschehen auf allen wichtigen Ebenen des sozialen Lebens, die wir in den folgenden Aufsätzen beschreiben wollen. Wenn wir die reichhaltigen Möglichkeiten der Arbeit mit den Familien richtig nutzen, öffnet sich der Blick aber auch in die lange Vorgeschichte des sozialen Beziehungsgeschehens. Wir können uns ein Bild machen, wie das soziale Leben der Jugendlichen einst im mikrosozialen Kosmos der frühen Interaktionen begonnen hat und wie der Säugling und das Kleinkind in die soziale Welt erstmals eingeführt wurden.

Die Bedeutung der frühen Eltern-Kind-Interaktion für spätere Entwicklungsstadien wurde von zahlreichen Autoren eingehend untersucht (siehe Überblick bei Dornes 1997, 1998). Die grundlegenden Temperamentseigenschaften des Jugendlichen entfalten sich im Kontext psychosozialer Einflüsse. Nach den Kenntnissen der modernen Säuglingsforschung wird die affektive Reagibilität des Kindes wesentlich durch die Bezugsperson beeinflusst. Ein Beispiel dafür bietet das *affect attunement* (Stern 1985). Dabei werden bestimmte Gefühlsäußerungen des Kindes von der Bezugsperson differenziert beantwortet, wobei die Antwort stärker oder schwächer ausfallen kann als der kindliche Ausdruck. So wird durch die Bezugsperson jede affektive Äußerung des Kindes variiert oder stimuliert und schließlich durch Akzentuierung gestaltet. Wenn Bezugspersonen auf das Kind unsensibel reagieren, dessen Handlungsintentionen immer wieder unterbrechen oder in unberechenbarer Weise mit eigenen Verhaltensweisen beantworten, dann kann dies negativ auf die Affektregulation des Kindes zurückwirken (Harris 1994).

Die derzeit beste Erklärungsform für die Qualität der Eltern-Kind-Beziehung ist das Bindungskonzept. Bindung ist eine besondere Art einer affektiv getragenen Beziehung zwischen dem Kind und einer bevorzugten Bezugsperson, die als beschützend und Halt gebend erlebt wird. Seit der Erstbeschreibung durch Bowlby (1969) wurde das Bindungskonzept vielfach empirisch untersucht. Während früher mehr auf die Bindungssicherheit geachtet wurde, gilt das derzeitige Interesse verstärkt der Organisation des kindlichen Bindungsverhaltens (Green und Goldwyn 2002). Wichtig erscheint, dass Bindung nicht eine Eigenschaft des Kindes oder der Mutter allein darstellt, sondern als zwischenmenschliche Qualität repräsentiert wird, die von beiden Interaktionspartnern getragen wird. Bindungsmuster können zu unterschiedlichen Personen entwickelt werden. Die alte Idee, dass ein Mensch nur eine Bindungsperson haben kann, ist wissenschaftlich widerlegt. Bindungsmuster können vielmehr zu unterschiedlichen Bezugspersonen auch unterschiedlich sein und auf diese Weise zu vielfältigen mentalen Modellen wichtiger Beziehungen Anlass geben.

In diesem Zusammenhang ist ein wichtiger Begriff die Passung zwischen dem Individuum und seiner sozioemotionalen Umwelt: Nicht allein die Erlebnisbereitschaften und Verhaltensweisen des Kindes, aber auch nicht allein die Erziehungs- und Beziehungsangebote von Seiten der Bezugspersonen lösen negative Entwicklungstendenzen aus. Ein Mangel an Passung zwischen dem Individuum und seiner Umwelt ist die entwicklungsbedeutsame Größe. So wird verständlich, warum in manchen Familien ein Kind optimale Entwicklungsbedingungen vorfindet, während ein anderes sich von seinen Eltern nicht verstanden fühlt. Die Passung zwischen Kind und Bezugsperson drückt sich schließlich in positiven Bindungsmustern aus. Mangelnde Passung bewirkt einen reduzierten Gefühlsaustausch und ist durch einen misslingenden emotionalen Dialog gekennzeichnet. Wenn Eltern und Kinder keine gemeinsame Wellenlänge finden, kann dies auch ohne zusätzliche Traumatisierungen (wie z.B. Gewaltübergriffe von Seiten der Eltern) nachhaltige Entwicklungsbeeinträchtigungen des kindlichen Selbst zur Folge haben. Wir müssen davon ausgehen, dass psychosoziale Resonanzphänomene und die Feinabstimmung der Eltern-Kind-Interaktion für die Persönlichkeitsentwicklung des Kindes eine fundamentale Rolle spielen. Störungen in diesem Abstimmungsprozess werden im Jugendalter schließlich auf den Punkt gebracht. Dann kommt es zu Krisen mit erhöhter Abhängigkeit, Ohnmachtsgefühlen und Übergriffen von Seiten der Kinder, die schließlich Gewalttätigkeit gegenüber den Eltern zur Folge haben können.

Die Ablösung von den Eltern als bezogene Individuation (Stierlin 1975) kann durch verschiedene Problemtypen verkompliziert sein. So kennen wir Akzelerationen im jugendlichen Verhalten, die schließlich eine Pseudounabhängigkeit bewirken. Nicht selten finden wir bei Jugendlichen noch strukturelle Schwächen. Sie tragen zwar eine äußere Unabhängigkeit zur Schau, bleiben aber innerlich abhängig. Und so können wir Muster finden, bei denen die Kinder untertags mit ihren Eltern streiten, um in der Nacht ängstlich im elterlichen Bett Zuflucht zu suchen. Hinter zur Schau getragener Unabhängigkeit finden wir also häufig eine hohe Bindungssehnsucht, eine Suche nach Halt und Grenzen, wobei viele Eltern die forcierten Bestrebungen nach Unabhängigkeit missdeuten, den Kindern dann die Freiheit geben, und sie damit überfordern.

Andere Eltern-Kind-Interaktionen im Rahmen der Ablösung sind durch Abhängigkeitsmuster gekennzeichnet: Nicht selten finden sich konflikthafte Verstrickungen, wobei die Jugendlichen wenig Neigung zeigen, sich in der Gleichaltrigengruppe in altersangemessenen Aktivitäten zu ergehen. Die Jugendlichen erscheinen ihren Eltern zu inaktiv, zu sehr abgekapselt und lösen bei den Eltern Bemühungen aus, eine Abnabelung zu betreiben. Trennungstendenzen bei den Eltern hinsichtlich ihrer Partnerschaft werden durch jugendliche Risikoverhaltensweisen akzentuiert und können zu Spätscheidungen 15 bis 20 Jahre nach der Eheschließung Anlass geben. Bei Adoptivkindern ist das Jugendalter regelhaft mit einer kritischen Neuorientierung des Elternverhältnisses verknüpft. Die Jugendlichen zeigen gesteigertes Interesse an ihrer Herkunftsfamilie. Bei Beziehungsschwierigkeiten im Rahmen der Adoptivfamilie besteht die Gefahr eines Rückzugs von Seiten der Eltern. Anstatt Auseinandersetzungen durchzustehen und für die Jugendlichen gewissermaßen einen »Reibebaum« zu bilden, ziehen sich die Eltern auf die Position zurück, dass sie ja schließlich kein Verwandtschaftsverhältnis mit dem missratenen Jugendlichen verbinde. Gefährliche Ausstoßungstendenzen können die Folge sein. Sie treffen die Jugendlichen an einem heiklen Punkt ihrer Identitätssuche.

Gerade im Jugendalter finden wir somit eskalierende Zyklen von Konflikten, wenn Eltern die kritischen Botschaften ihrer Kinder nicht lesen können. Auf überschießende emotionale Äußerungen und Verhaltensstörungen der Jugendlichen folgt dann ein rigides und uneinsichtiges Erziehungsverhalten der Eltern, das die Konflikte weiter schürt und immer schlimmere Verhaltensprobleme nach sich zieht. Die Psychotherapie muss weit über die nosologische Orientierung an Störungsbildern hinaus diese familiendynamischen Aspekte stets vor Augen haben.

1 Zum Gelingen und Scheitern unterschiedlicher familiärer Lebensformen

Vorschau

Achse V (1–7)

Abseits aller verfügbaren Kritik betrachten wir die Familie immer noch idealiter als den Ort, an dem Kinder von ihrer Geburt an bis zum Erwachsenwerden hinsichtlich ihrer emotionalen Grundbedürfnisse optimal versorgt werden. Viele der in dieses Ideal eingehenden Vorstellungen sind jedoch aus der Sicht der Sozialwissenschaften nur noch als historische Kulisse zu bewerten. Zu nennen sind die geringe Beständigkeit moderner Familienentwürfe, die Vielfalt familiärer Lebensformen, die Änderung der Rolle der Frau in Familie und Gesellschaft und die Änderung der Vaterrolle innerhalb der Familie.

Auch in scheinbar idealen Familien sind Risse und Verwerfungen wahrzunehmen. Sie liegen zum Beispiel im nicht einzuhaltenden Anspruch der Eltern, ihre Beziehung wie auch die Beziehung zu den Kindern durch die besondere Intensität der Gefühle rechtfertigen zu wollen. Moderne Familien sind zu klein, zu intim und nicht sicher genug in einem stabilen sozialen Kontext verankert. Auf diese Weise sind die Kinder, wenn sie sich im Jugendalter aus den Familien lösen wollen, nicht gut genug auf die hohe Pluralität vorbereitet und haben Schwierigkeiten beim Übergang von der Intimität des familiären Binnenraums in den anonymen Außenraum. Die Entwicklung echter Autonomie wird erschwert.

Es muss spekulativ bleiben, ob auch der gegenwärtige Hang Jugendlicher zu Drogen und Genussstoffen und das hohe Vorkommen von Selbstverletzungen mit dieser Sozialisation in Verbindung zu bringen ist. Das Gleiche gilt für das Thema der innerfamiliären Gewalt und des Missbrauchs. In den Städten lösen sich 50 % aller Familien noch während dort Kinder leben wieder auf. Anschließend entwickeln sich vielfältige Ersatzlösungen. Diese alternativen Familienmodelle sind danach zu bewerten, ob sie geeignet sind, die Grundbedürfnisse der Kinder in deren jeweiligem Alter zu befriedigen und die weitere psychische Entwicklung zu befördern.

So haben Kinder zum Beispiel Bedürfnisse nach zeitlichen Strukturen und Zeitrhythmen. Es gibt Kinder mit einer guten inneren Uhr und andere, denen mehr äußere Zeit geboten werden muss. Schließlich haben Kinder ein Bedürfnis, an einem festen Ort oder an mehreren definierten Orten zu Hause zu sein. An diesen Orten, mehr noch zwischen diesen Orten, können sich ältere Kinder und Jugendliche ein dauerhaftes soziales Umfeld und Entfaltungsräume erschaffen. In solchen zeitlichen und räumlichen Zusammenhängen, keineswegs nur in der Mutter-Kind-Beziehung, erfahren Kinder Vertrautheit und Geborgenheit.

Am Ende der Kindheit sind die Jugendlichen bereits so weit, dass sie sich die Voraussetzungen, die sie für ihre weitere Entwicklung benötigen, teilweise selbst herstellen können, zum Beispiel in den Jugendkulturen. Die Eltern und die anderen Erzieher sind aber nicht aus der Verantwortung entlassen. Sie müssen den richtigen Abstand zu den Lebensbereichen der Jugend finden und die richtigen Grenzen zwischen eigenem Leben und dem Leben der Jugend. Aus der Sicht der Jugendlichen ist es schwierig, die Autonomie zu vollenden, wenn die Familie kein greifbares Gegenüber mehr bildet, sondern in Auflösung begriffen ist.

Die Vorgeschichte einer Familie kann, bevor sich diese aufzulösen beginnt, sehr unterschiedlich verlaufen sein. Die Kenntnis dieser Vielfalt wird Kliniker dazu bewegen, die allfälligen psychischen Probleme von Scheidungskindern behutsam und individuell zu interpretieren. Die akute psychische Reaktion der Kinder auf die Trennung der Eltern dauert im Normalfall nur wenige Wochen. Die Reaktion wird nur dann manifest, wenn das Kind seine Eltern zuvor in einer Partnerschaft als zusammengehörige Personen erlebt hat, so dass sich Harmonievorstellungen über das Zusammensein der Eltern verankern konnten. Wenn die Eltern schon immer als grundverschieden und getrennt wahrgenommen wurden, bleibt eine akute Trennungsreaktion aus.

Wenn es in der Scheidungsfamilie Geschwister gibt, so werden diese in der Regel eng zusammenstehen und versuchen, sich gegenseitig das verlorene Gemeinschaftsgefühl zurückzuholen. Adäquate Besuchsregelungen mit dem ausgeschiedenen Elternteil sind in allen Fällen für die weitere ungestörte Entwicklung der Identität und der Beziehungen wichtig. Kinder, die über gute Kontakte zu Gleichaltrigen verfügen und sich dort verstärkt orientieren, statt sich an einen Elternteil anzuklammern, sowie Kinder, die in ihren Schulen gut integriert sind, können die Trennung besser verkraften. Die Neugründung einer Stieffamilie trägt ebenfalls zur Stabilisierung bei. Patchworkfamilien verfügen über größere soziale Netzwerke und Ressourcen als Ein-Elternfamilien.

Die psychischen Irritationen nach einer Trennung sind besonders ausgeprägt, wenn die Kinder bereits vor der Auflösung der Familien psychisch belastet waren und wenn die Eltern in aggressiv-selbstquälerischen *Kollusionen* gefangen sind, die auch durch eine Trennung nicht aufgelöst werden können. Zum Beispiel kann die fixe Vorstellung, das Kind eines aggressiv gefährlichen Vaters zu sein, die Identitätsentwicklung und die beginnenden gegengeschlechtlichen Beziehungen verzerren.

Wenn die Kinder ins Jugendalter kommen, versuchen sie sich aus der Gefühlsübertragung ihrer Eltern zu befreien und den verlorenen Elternteil neu kennen zu lernen. Hieraus kann sich der Wunsch ergeben, zu diesem Elternteil zu ziehen. Das wichtigste Motiv eines solchen Umzugs liegt nicht in einem Racheakt oder einer Provokation, sondern in einer Rückversicherung der Herkunft an der Schwelle zum Erwachsensein. Widrigenfalls besteht weder zum Vater noch zur Mutter eine tragfähige Beziehung. Vater und Mutter schieben sich dann das Kind mit entsprechenden Vorwürfen gegenseitig zu und werden auf diese Weise in ihrem emotionalen Versagen bloßgestellt.

Bei der therapeutischen Aufarbeitung dieser Vorgänge ist davon abzusehen, die Familienkrise in den Mittelpunkt der Pathogenese zu rücken. Weil Scheidungen inzwischen jede zweite Familie betreffen, sind sie bestenfalls als Schaubühnen und Sammelplätze der Psychopathologie zu bewerten. Deren Ursachen müssen an anderer Stelle gesucht werden. Risiken wie auch Chancen des Zusammenlebens sind in allen gängigen Formen familiären Lebens anzutreffen. Die sog. vollständigen Familien werden zum Beispiel riskant, wenn die Eltern nur noch ausharren, weil sie den Kindern keine Trennung zumuten wollen.

Patchworkfamilien haben den Vorzug eines regen Sozialverkehrs mit guten Orientierungsmöglichkeiten und sozialen Übungsfeldern für Jugendliche. Das Modell ist jedoch riskant, wenn die neuen Familienmitglieder nicht wirklich zusammenfinden. Das klassische Risiko besteht in einer ödipalen Rivalität. Diese verläuft problematisch, wenn gleichzeitig eine tiefgreifende Beziehungsstörung zwischen leiblichem Elternteil und Kind auflebt. So kann sich die Außenseiterposition eines mitgebrachten Kindes verstärken, wenn eine Mutter in der neuen Familie ein neues Kind zur Welt bringt.

In zahlreichen Studien wird die Ein-Elternfamilie als Risiko für psychische und psychosomatische Störungen ausgewiesen. Die Alltagsbelastung alleinerziehender Eltern ist zweifellos hoch. Es ist dennoch nicht gerechtfertigt, von einer generell ungünstigen Situation bei Alleinerziehenden auszugehen. Das Risiko ergibt sich nicht aus dem Alleinerziehen an sich, sondern aus der Koinzidenz mit ungünstigen Begleitumständen. Zur Vermeidung der Risiken werden Alleinerziehenden allerdings überdurchschnittliche Fähigkeiten an Selbstorganisation, sozialer Flexibilität, Selbstbehauptung und Belastbarkeit abverlangt. Bei gutem Verlauf empfangen die Kinder Impulse für eine frühe Selbstständigkeit. Das Alleinerziehen führt nicht automatisch zu Fixierungen auf die Mutterfigur.

Das Modell der Betreuung gefährdeter Kinder in Pflegefamilien wurde eine Zeit lang hoch favorisiert, birgt aber ebenfalls Risiken. Unterschätzt wird die hohe Belastung der Pflegeeltern durch psychisch traumatisierte Kinder. Immer wieder kommt es vor, dass die Rückkehr eines Pflegekindes durch den Verlauf der Pflege kaum noch vorstellbar erscheint. Diese Kinder sind de facto adoptiert. Das fehlende Einverständnis der leiblichen Mutter ist freilich ein nicht zu unterschätzender Stolperstein in der psychischen Entwicklung des Jugendalters. Kinder, die noch in höherem Alter in Pflege statt in Heime kommen, bringen ihre traumatischen Erinnerungen und eine komplexe Bindung an ihr Herkunftsmilieu mit und haben das Potential, ein noch so gut gemeintes Pflegeangebot zu zerstören.

Adoptionen sind eine weitaus bessere Grundlage für eine gemeinsame Familienidentität. Auch hier stellt sich jedoch in der Adoleszenz die Frage nach der biologischen Abstammung. Der notwendige Klärungsprozess wird durch die heute üblichen offenen Adoptionen erleichtert. Die Jugendlichen suchen biologische und kulturelle Ähnlichkeiten und inszenieren diese. Adoptiveltern können darüber nachhaltig befremdet sein. Der Boden der Gemeinsamkeit kann untergraben werden. Die Jugendlichen leben in der Angst ein zweites Mal verstoßen zu werden und schwanken zwischen Aufbegehren und Unterwerfung.

Die Risiken und Ressourcen Jugendlicher aus anderen Nationalitäten innerhalb und außerhalb ihrer Familien müssen gesondert betrachtet werden. In der psychotherapeutischen Praxis sind Grundkenntnisse und Informationen zu diesem Thema nicht ausreichend verfügbar. Türkische Jugendliche in der dritten Generation leben in Familien, die längst in vielen Merkmalen den deutschen Mustern ähnlich geworden sind. Die Mithilfe bei der Kinderbetreuung durch Geschwister der Eltern, nicht etwa durch die Großeltern, ist weit verbreitet. Die Mädchen haben ausgeprägte Pubertätskrisen, wenn ihnen die gewünschte soziale Freizügigkeit verwehrt wird. Langfristig haben jedoch nicht die jungen Frauen, sondern die Männer die größeren Schwierigkeiten bei der Identitätsbildung, weil sie unter hohem beruflichem Bewährungsdruck stehen und unter der Diskriminierung besonders zu leiden haben. Neuerdings wird die Suche nach Identität auch in die Richtung einer *ethnic revival* gelenkt. Alles in allem ist die religiöse Orientierung eher gering.

Die Lebensweise und die Probleme der deutsch-russischen Zuwanderer liegen vollkommen quer zu allen übrigen gesellschaftlichen Prozessen in Deutschland. Hier spielt sich – unbemerkt von der Allgemeinheit – ein umfassendes Drama ab, das die betroffenen Jugendlichen mit sozialem Scheitern bedroht und an den äußersten Rand der Gesellschaft drängt.

Essay

Welche Vorurteile und idealisierten Vorstellungen prägen das familiäre Leben?

Die Realität des Lebens von Kindern und Jugendlichen innerhalb und außerhalb ihrer Familien ist vielfältig. Eine Bewertung dieser Realität ist kompliziert, egal, ob wir die Normalität oder das angeblich nicht mehr Normale zugrunde legen. Aus klinischer Perspektive stehen uns die Entgleisungen, Notlagen und Krisen familiären Lebens deutlicher vor Augen als die Normalität. Diese müssen wir uns durch Rückschlüsse und soziologische Daten ins kritische Bewusstsein rufen.

Darüber hinaus haben sich auch routinierte Kliniker nicht vollständig vom Leitbild des Familienideals distanziert. Dieses Leitbild bleibt eine weitere Prüfgröße, mit deren Hilfe wir versuchen, die Fehlentwicklungen einzuschätzen. Dabei betrachten wir die Familie abseits aller verfügbaren Kritik immer noch als den Ort, an dem Kinder von ihrer Geburt an bis zum Erwachsenwerden hinsichtlich ihrer emotionalen Grundbedürfnisse weitestgehend und optimal versorgt werden.

Die Idealvorstellungen, die hier aufscheinen, ähneln im Prinzip dem Familienbild, das sich seit der bürgerlichen Aufklärung entwickelte und ab dem 19. Jahrhundert unter dem Eindruck des sozialen Verfalls und der massenhaften Migration und Entwurzelung in den Industriezentren weiter festigte. Die schon im Biedermeier anrührend dargestellte Verehrung der Familie hat bis heute nachgewirkt. Natürlich müssen wir ernsthaft fragen, ob das biedermeierliche Familienbild jemals mehr als nur Ideal gewesen ist. Die christliche Moral war in fast zwei Jahrtausenden nicht geneigt, das familiäre Leben zu verklären. Erst im 19. Jahrhundert machte sich die Kirche das Familienideal zu Eigen und wirkte seither an seiner Ausgestaltung mit. Gesellschaftliche Konventionen und staatliche Normen haben sich des gleichen Leitbildes angenommen. Selbst Skeptikern dürfte es schwer fallen, die sittlichen Werte in Abrede zu stellen, die in diesen Entwurf der idealen Familie eingegangen sind.

Die Familie ist demnach ein Ort der Geborgenheit und der Sicherheit. Hier können sich feste menschliche Bindungen entwickeln. Kinder können in ihrer psychischen Reifung Kontinuität erleben und eine Grundlage für Glauben und Vertrauen erwerben. Das Leben in einer Familie ermöglicht Kindern, einen Begriff für Zugehörigkeit und Herkunft zu entwickeln. Das Familienleben ermöglicht »Mimesis« (Horkheimer), d. h. in der intuitiven Nachahmung des Verhaltens anderer und in der Auseinandersetzung mit diesem Verhalten wird der Aufbau einer eigenen Identität möglich. Die Familie bietet also Orientierung, indem sie Verhaltensnormen vorlebt und als moralische Instanz anrufbar ist. Die Familie ist so etwas wie der Mikrokosmos einer sozialen Ordnung. Diese ist übertragbar auf größere soziale Zusammenhänge.

Diese moralphilosophischen Gesichtspunkte lassen sich leicht in psychotherapeutische Argumente zugunsten der Familie übersetzen. In den vierziger und fünfziger Jahren des 20. Jahrhunderts (Bowlby 1973, Spitz 1945, Erikson 1966) wurde die Bedeutung der frühen Geborgenheitserfahrung für die seelische Gesundheit des Kindes stark betont. Störungen der Geborgenheit und des »Urvertrauens« (Erikson), vor allem Trennungen von der Mutterfigur, führten nach Überzeugung dieser Autoren zu Angstreaktionen, depressiven Charakterveränderungen, sogar zu bleibenden Störungen der Kontaktfähigkeit und emotionalen Erlebnisfähigkeit. In zweiter Linie wurde die Bedeutung eines stabilen Partners der Mutter hervorgehoben. Er unterstütze die Mutter darin, sich der engen Fürsorge für das Kind widmen zu können. Die Bedeutung des Vaters im unmittelbaren Umgang mit dem Kind war erst für einen späteren Zeitpunkt vorgesehen. Der Vater sollte dem Kind zur besseren Erkundung der äußeren Realität und zur Distanzierung von der primären Bezugsperson verhelfen.

Die Familie schafft nicht nur die Voraussetzungen für signifikante Beziehungen, sie ist darüber hinaus eine greifbare und strukturierte Lebensform. Ihre Grundtatsachen werden auch durch den gesellschaftlichen Konsens bestärkt, schließlich durch eine Familiengesetzgebung abgesichert. Auf Eltern wird so ein erheblicher sozialer und moralischer Druck ausgeübt, ihre Zuständigkeit und Verantwortung für ihre Nachkommenschaft anzuerkennen.

Diese Anerkennung erfolgt freilich nicht nur auf äußeren Druck, sie gehorcht auch inneren Tatsachen. Aber es ist unübersehbar, dass die Entwicklung seelischer Bindungen in den Familien auf von außen kommende Rahmenbedingungen angewiesen bleibt. Die Intensität augenblicklicher Gefühle ist nicht ausreichend, um die Entwicklung eines Kindes kontinuierlich zu fördern und zu sichern oder den erforderlichen langfristigen Bindungsprozess zu unterhalten. Ein wichtiger und nur im Notfall entbehrlicher Garant für die Stabilität der Verbindung zwischen Eltern und Kind ist die biologische Abstammung. Diese können wir als Eckpfeiler und unverrückbare Orientierungsgröße jedes Familienentwurfs ansehen: Das Kind weiß, dass es sich mit Eltern auseinandersetzt, von denen es abstammt. Die Eltern wissen, dass sie ihr Kind »in die Welt gesetzt« haben. Diese Tatsache kann nicht – etwa aus neurotischen Motiven – widerrufen werden. Adoptierte Kinder und deren Adoptiveltern müssen bekanntlich schwere psychische Arbeit leisten, bis sie sich mit dem Mangel biologischer Legitimation auf gelingende Weise arrangiert haben, wobei sich diese Arbeit am Ende ohne Zweifel lohnt. Die notwendige Aufklärung der biologischen Identität, die durch die offenen Adoptionen einfacher geworden ist, wird bei heterologen Inseminationen und Leihmutterschaften in Zukunft wieder bittere Rückschläge erleiden.

Alles in allem ist die Idealfamilie aus der Sicht der Sozialwissenschaften nur noch als historische Kulisse zu bewerten. Ihre letzte Restaurierung erfuhr sie in der bedrohten Epoche vor und nach dem 2. Weltkrieg. Damals wurde die Mutterfigur in ihrer Unersetzlichkeit betont. Das Konzept des »Urvertrauens« hob auf eine exklusive Mutter-Kind-Beziehung ab. Weitere denkbare Pflegepersonen, vor allem die Väter, aber auch Tagesmütter, Nenntanten, Ammen, Großeltern und ältere Geschwister wurden ebensowenig beachtet wie andersartige Sozialisationsbedingungen, unter denen auch auf eine Kernfamilie verzichtet werden musste. Von der darauf folgenden Generation wurde die Ideologisierung der absoluten »Mutterliebe« (Badinter 1991) dann zu Recht kritisiert. Dieser Wandel der Sichtweise hat sich auch gesellschaftlich vollzogen. Er ist allerdings auf halbem Wege stehen geblieben.

Gegenwärtig dürfen sich Frauen zwar wieder sicher sein, dass ihnen die Gesellschaft eine Selbstverwirklichung auch außerhalb der Mutterrolle zugesteht. Aber mit diesem Zugeständnis ist das Dilemma der mütterlichen Rolle nicht im Mindesten aufgehoben. Viel ist seither über die zerrissene Identität nachgedacht worden, die sich daraus ergibt, dass sich Frauen einerseits um berufliche Selbstverwirklichung bemühen, andererseits die Rolle einer aufopferungsvollen Mutter im Sinne des Familienideals erfüllen wollen. Die durchschnittliche Kinderzahl deutscher Familien ist von den 1960er-Jahren bis heute von 2, 4 auf 1, 4 zurückgegangen. In der gesellschaftlichen Realität zeigt sich, dass Frauen, die zunächst den Wunsch nach mehreren Kindern haben, schon nach der Geburt des ersten Kindes und im Zuge des Wiedereinstiegs in den Beruf ihre Haltung ändern und auf weitere Kinder verzichten (Phthenakis 2002). Nichts deutet freilich darauf hin, dass dieses Votum für die Berufstätigkeit auch die innere Haltung zur idealen Mutterschaft ins Wanken gebracht hätte. Auch das neue Bewusstsein der Väter, als Mitversorger der Kinder wichtig zu sein, hat nicht dazu geführt, dass viele Väter faktisch und für längere Jahre in die Kinderbetreuung einsteigen. Vaterschaft in dieser Form steht nicht im Einklang mit gängigen Berufsbildern und Erfolgsidealen. Selbst wenn die finanziellen Anreize und die Angebote zur Fremdbetreuung noch besser würden, ist fraglich, ob Familien geneigt wären, mehr Kinder in die Welt zu setzen, wenn sie diese nicht »im Schoß der Familie«, sondern unter Mitwirkung fremder Personen aufziehen müssten. Der Anspruch an die Idealität der Familie steht im Denken der Eltern – anders als bei den professionellen Helfern – immer noch hoch im Kurs.

Damit ist die Identitätskrise vieler Frauen in ihrer familiären Rolle unausweichlich geblieben. Auch in Familien, die nach außen hin heil aussehen, müssen Verwerfungen und Risse angenommen werden. Die Familien schwören sich wider besseren Wissens auf Muster eines Zusammenlebens ein, durch das sie bald darauf frustriert oder überfordert sein werden. Ein wichtiger Aspekt der Überforderung liegt im Anspruch der Eltern, ihre gegenseitige Beziehung wie auch ihre Beziehung zu den Kindern durch die besondere Intensität der Gefühle rechtfertigen zu wollen. Dieses Harmoniebedürfnis macht die Familien anfällig für Kränkungen und Enttäuschungen, die sich durch Liebesentzug des Partners, aber auch durch die Autonomieentwicklung und Distanzierung der Kinder ergibt, wenn sie das Jugendalter erreichen.

Viele Familien leben sozial abgekapselt und in enger wechselseitiger Verpflichtung, ohne eine Möglichkeit, die dabei aufkommenden Konflikte auszutragen. Überraschend brechen Wut und Gewalt aus. Die Kinder beginnen, die Eltern zu terrorisieren. Zunächst wird jede Reaktion vermieden, dann folgt der Zusammenbruch. Dieser verläuft dramatisch. Aus Japan, einem Land mit einem sehr hohen, ähnlich unrealistischen Familienideal, trafen Anfang der 1980er-Jahre die ersten Berichte über *battered parents* ein – hilflosen Eltern, die von ihren Kindern verprügelt wurden, ohne sich mit diesem Schicksal zu offenbaren. Generell werden hohe Bedürfnisse nach Abhängigkeit erzeugt, aber nicht befriedigt. Viele Familien brechen auseinander, nachdem die Kinder das Jugendalter erreicht haben.

Es muss spekulativ bleiben, ob der gegenwärtige Umgang der Jugendlichen mit Drogen und Genussstoffen und die hohe Inzidenz von Selbstverletzungen mit dieser Sozialisation in Verbindung zu bringen sind. Das Gleiche gilt für das Thema der innerfamiliären Gewalt und des Missbrauchs. Schrittweise musste die Öffentlichkeit in den letzten Jahrzehnten darüber aufgeklärt werden, wie außerordentlich häufig nicht nur psychische und körperliche Misshandlungen, sondern auch sexuelle Misshandlungen und inzestuöse Übergriffe in Familien stattfinden. Selbst den professionellen Helfern fiel es anfangs schwer, die hohe Verbreitung dieser Phänomene zu akzeptieren. Alle Befunde deuten darauf hin, dass es sich hier um generelle Risikomerkmale familiären Zusammenlebens handelt.

Am Ende münden die Krisen und Trennungsprozesse in eine Vielzahl neuer »familiärer« Lebensformen ein. Die Jugendlichen, die wir psychotherapeutisch behandeln, leben oft in neu formierten Familien und haben sich dort mehr oder weniger gut arrangiert. Manche dieser Formen sind unübersehbar dysfunktional. Andere sind viel versprechende Versuche, das Zusammenleben gelungener als bisher zu gestalten. Das Gelingen oder Misslingen neuer Formen familiären Lebens dürfen wir nicht so sehr an der Idealfamilie messen, als daran, ob sie geeignet sind, Grundbedürfnisse des jeweiligen Alters zu befriedigen und psychische Entwicklung zu ermöglichen.

Welchen Anforderungen müssen familiäre Lebensformen genügen, damit wichtige Grundbedürfnisse befriedigt werden können?

Säuglinge haben ein starkes Bedürfnis nach Körperkontakt und der Erfahrung körperlicher Nähe durch eine oder mehrere pflegende Personen, die sich auf das Kind intuitiv beziehen und ihm jederzeit zur Verfügung stehen. Weitere Grundbedürfnisse (Maslow 1978), die bereits mit der Geburt anfangen, beziehen sich auf die Aufnahme von Nahrung und die Erfahrung einer Sättigung. Junge Säuglinge sind darauf angewiesen, gefüttert zu werden, wenn sie wirklich Hunger haben, und nicht mehr zu bekommen, als zur Sättigung ausreicht, aber auch nicht weniger. Die Verabreichung von Nahrung muss mit einem dauerhaften Beziehungsangebot verbunden sein.

Säuglinge haben weiterhin ein lebenswichtiges Bedürfnis nach Regulierung ihrer Affekte. Die Bezugspersonen müssen dem Säugling dabei helfen, etwa durch Körperkontakt, durch ruhiges Zusprechen, durch Blickkontakt, durch Ablenkung und Stimulation. Affektregulierung hat nicht nur mit Beruhigung, sondern auch mit ausreichender Stimulation zu tun. Beides muss in einem Gleichgewicht stehen, das sich im Laufe der Entwicklung aktiver Reizschutzapparate und Orientierungsmöglichkeiten ändert. Nicht nur eine einzelne Person, auch eine gut abgestimmte Gruppe von zwei oder drei Personen kann dem Kind nahe genug stehen, um diesen Typ der Versorgung zu gewährleisten.

Naheliegende Partner der Mutter bei der frühen Versorgung sind heute die Väter. Es kommen aber auch andere Familienangehörige oder andere mit der Familie verbundene Pflegepersonen in Frage. Kinder, die ihre Frühversorgung durch eine kleine Gruppe und nicht ausschließlich durch die Mutter erfahren haben, »fremdeln« nicht, sind aber trotzdem nicht distanzlos. Je älter ein Kind wird, desto mehr hängt dessen gelingende Entwicklung von weiteren Personen ab, die nicht intim auf das Kind eingestimmt sind, sondern eine gewisse Distanz haben. Sie begünstigen eine Öffnung der Wahrnehmung nach außen, eine soziale Orientierung und Verbesserung der Affektkontrolle. Bei diesen Personen genügt es, wenn sie dem Kind ein gewisses Wohlwollen entgegenbringen. Die Beziehung muss nicht und darf nicht »symbiotisch« ausgebildet sein. Früher wurde diese Aufgabe den Vätern zugeschrieben. Heute wird allen Personen, die das Kind bereits in der Frühphase versorgt haben, abverlangt, ihre Beziehung zum Kind nach und nach umzugestalten, damit dieses sein Interesse an der Umwelt erweitert.

Kinder haben, je nach ihrem Alter, ein unterschiedliches Bedürfnis nach der Präsenz und Verfügbarkeit vertrauter Personen. Diese Verfügbarkeit wird durch Zeiten der Abwesenheit nicht unterbrochen. Auch Väter tragen zur Erfahrung von Verfügbarkeit bei, wenn sie mit Hilfe eines vernetzten Zeitplanes regelmäßig in den Alltag des Kindes eingreifen können. Kinder haben ein Recht, Zuneigung durch ihnen vertraute Personen zu erfahren. Es ist nicht erforderlich, dass sich die vertrauten Personen dem Kind ständig zuneigen. Es ist wichtiger, dass die Zuneigung auf verlässliche Weise wiederholt werden kann.

Kinder haben ein Bedürfnis, dass man ihnen Interesse entgegenbringt – in Form einer gleich bleibenden Aufmerksamkeit. Diese richtet sich auf die Unternehmungen der Kinder, ihre Einfälle und Kreationen. Kinder unterhalten, je älter sie werden, umso umfangreichere soziale Kontakte. Auch die Ermöglichung dieser Kontakte berührt ein Grundbedürfnis. Die Kontakte überschreiten sehr rasch, also schon in der Säuglingszeit, den Rahmen der Primärbeziehungen.

Kinder haben Bedürfnisse nach Zeitstrukturen, vor allem in Form rhythmischer Abläufe. In diesen Strukturen kann sich ein Kind gehalten fühlen. Dieses Bedürfnis unterliegt großen individuellen Schwankungen. Es gibt Kinder mit einer sehr guten inneren Uhr und andere, denen sehr viel »äußere« Zeit geboten werden muss. Schließlich haben Kinder ein Bedürfnis, an einem festen Ort oder an mehreren klar definierten Orten zu Hause zu sein. An diesen Orten, mehr noch »zwischen« diesen Orten, können sich Kinder ein dauerhaftes soziales Umfeld und Entfaltungsräume schaffen.

In diesen zeitlichen und räumlichen Zusammenhängen, keineswegs nur in der Mutter-Kind-Beziehung, die im Familienideal so hoch gewichtet wird, erfahren die Kinder Vertrautheit und Geborgenheit. Die gemeinten zeitlich-räumlichen Strukturen stellen sich üblicherweise in einem erzieherischen Regelwerk dar. Dieses benötigt externe Begründungen. Es leitet sich nicht automatisch aus dem harmonischen Einvernehmen zwischen Eltern und Kind ab. Kinder müssen in diesem Sinne Grenzen aufgezeigt bekommen. Nur so kann sich ein Kind in der sozialen Realität, in die es hineinwachsen soll, »gehalten« fühlen. »Halt« erfahren Kinder nicht nur in ihren primären Bindungen.

Am Ende der Kindheit und am Übergang zur Jugend lassen sich weitere Voraussetzungen beschreiben, die einer günstigen psychischen und sozialen Entwicklung den Weg ebnen, auch wenn hier der Begriff der »Grundbedürfnisse« nicht mehr angebracht ist. Jugendliche sind teilweise bereits so weit, dass sie sich die Voraussetzungen, die sie für ihre weitere Entwicklung benötigen, selbst herstellen können. Im Kapitel über die Jugendkulturen konnte gezeigt werden, wie diese Voraussetzungen aussehen. Die Eltern müssen die Bedürfnisse ihrer Kinder nun nicht mehr ständig erkunden. Die Möglichkeit, dies zu tun, wird ihnen nach und nach entzogen.

Gleichzeitig sind die Eltern und die anderen Erzieher nicht aus ihrer Verantwortung entlassen. Es ist schwierig, den richtigen Abstand zum Lebensbereich der Jugendlichen zu finden und die richtigen Grenzen zwischen dem eigenen Leben und dem Leben der Jugendlichen zu ziehen. Aus der Sicht der Jugendlichen ist es schwer, die Autonomieentwicklung zu vollenden, wenn die Familie als Lebensform kein greifbares Gegenüber mehr bildet, sondern ihrerseits in Auflösung begriffen ist.

Welche Dynamik ergibt sich aus Familienkonflikten und Trennungen?

Wenn die ehelichen Streitigkeiten so weit gediehen sind, dass sich die Eltern trennen wollen, sind die Voraussetzungen für das Kind, sich mit der neuen Situation bewusst auseinanderzusetzen, günstiger als in der vorausgehenden Phase latenter Spannungen. Aber auch nach der faktischen und schließlich juristisch vollzogenen Trennung kann die Situation verwirrend und von hoher Ambivalenz gezeichnet bleiben. Ehepartner und Kinder können sich aneinander klammern oder voneinander wegstoßen. Enttäuschung, Wut und Trauer über das persönliche Scheitern können nicht verkraftet werden. Die für die weitere Entwicklung ausschlaggebende emotionale Trennung (Emde 1992) der Ehepartner vollzieht sich auf unterschiedliche Weise. Sie hängt zum Beispiel davon ab, wie sehr ein Partner von der Trennung überrascht wurde, wie stark die vorausgehende Ehe mit Problemen behaftet war und wie sehr einer der Partner oder beide noch starke Zuneigung oder Hass empfinden (Textor 1991).

Bereits bei äußerlicher Betrachtung kann die Vorgeschichte einer Familie, bevor sie sich auflöst, sehr verschieden sein. Kinder können länger oder kürzer in der Familie gelebt haben oder zu einer Patchworkfamilie hinzugestoßen sein. Kinder können zum Zeitpunkt der Trennung noch sehr jung oder schon älter sein. Vor der Geburt von Kindern können Eltern lange zu zweit gelebt haben. Andere Paare haben sich wegen eines Kindes erstmals zusammengetan. Eine Familie kann für Kinder über längere Zeit ein festgefügter sicherer und harmonischer Lebensrahmen gewesen sein. Es schält sich als neuer Trend heraus, dass Eltern auch über ihre Trennung hinaus eine virtuelle Gemeinschaft für die Kinder darstellen wollen, den Kindern zuliebe oder weil keiner dem anderen die Kinder »überlassen« möchte. Bei diesem Vorgang wird die Realität der elterlichen Trennung schwer greifbar. Erst allmählich, nachdem die Trennung längst vollzogen ist, wächst das sichtbare Konfliktpotential zwischen den Eltern (Amato 2001). Andere Kinder haben auch vor der Trennung nie eine familiäre Gemeinschaft gekannt. Manche Kinder sind seit ihrer Geburt nicht von den Eltern, sondern von den Großeltern oder von Tagesmüttern aufgezogen worden und an diese stärker gebunden als an die Eltern.

In manchen Familien hatten die Väter eine wichtige, das Familienleben gestaltende Bedeutung. In anderen Familien waren die Väter psychisch »abwesend«. Manche Väter haben sich bei der Versorgung der Säuglinge engagiert. Manche Mütter sind hierbei gescheitert und haben eine unsichere Bindung an ihr Kind. Manche Kinder sind vor der Trennung schon viel herumgereicht worden und haben wenig Kontinuität erfahren.

Nach der Trennung kann es geschehen, dass die Kinder in der elterlichen Wohnung und in ihrer vertrauten Umgebung wohnen bleiben oder aber, dass sie umziehen müssen. Bei den meisten Trennungen existiert eine Partei, welche die Trennung aktiv betreibt und eine andere, welche die Trennung passiv erleidet. Manche Kinder bekommen nach der Trennung rasch einen Stiefvater oder eine Stiefmutter, andere Kinder leben lange mit einem Elternteil allein, meist mit der Mutter.

Alle genannten Umstände nehmen Einfluss auf die weitere psychische Entwicklung der Kinder. Die Kenntnis dieser Vielfalt wird Kliniker dazu bringen, die psychischen Probleme von Scheidungskindern behutsam zu interpretieren und trotz Würdigung allgemeiner Grundsätze den Einzelfall nie aus den Augen zu verlieren.

Kleinkinder bis zum Schulalter beziehen die Vorgänge der Trennung im Sinne eines Egozentrismus hauptsächlich auf sich. Sie reagieren in der Regel auch äußerlich sichtbar am stärksten (Wallerstein und Kelly 1980, Wallerstein und Blakeslee 1989). Für Kinder diesen Alters ist das Zusammensein der Eltern nicht hinterfragbar und auf Dauer angelegt. Gleichzeitig werden die für die Entwicklungsphase typischen Verlust- und Trennungsängste aktiviert. Die Trennung fällt in eine Zeit, in der sich die Eltern normalerweise für das Kind anstrengen müssen, besonders verlässliche und zuverlässige Partner zu sein. Plötzlich werden diese Voraussetzungen widerrufen.

Mutter oder Vater können die Not des Kindes verschlimmern, indem sie dem Kind das Angebot besonderer Nähe machen, nicht um das Kind, sondern um sich selbst zu trösten. Kleinkinder reagieren in der akuten Trennungsphase mit vielfältigen vegetativen Störungen – Appetitstörungen, Hautausschläge, Infektanfälligkeiten, Pseudokrupp-Anfälle, Schlafstörungen, Onanieren, Stereotypien, Stottern und Regressionen der Sauberkeitsentwicklung.

Die Kinder können je nach Konfliktlage, Temperament und Geschlecht entweder ängstlich gehemmt oder wütend erregbar reagieren (Hetherington, Cox und Cox 1982, Wallerstein und Kelly 1980). Streit wird provoziert, weil die Kinder denken, dieser könnte die Eltern einander in die Arme treiben und sie miteinander versöhnen. Kinder bewahren sich hartnäckige Phantasien einer Wiedervereinigung. Sie können dabei gut einschätzen, welcher Elternteil belastbarer und welcher verletzlicher ist. Manche Eltern verzögern ihre Trennung »mit Rücksicht auf das Kind«. Die Untersuchungen von Kelly und Wallerstein (1980) haben noch 1,5 Jahre nach der Trennung in bis zu 25 % der Fälle derartige Wutausbrüche der Kinder beschrieben. Typisch ist, dass sich die Eltern gegenseitig für die Notlage ihrer Kinder verantwortlich machen. Manche Kinder werden als Botschafter zwischen den Eltern hin und her geschickt, wodurch sich der Eindruck der Kinder bestärkt, sie könnten durch ihr Verhalten das Schicksal der elterlichen Beziehung beeinflussen.

Kinder entwickeln unter Umständen eine tiefe heimliche Sehnsucht nach dem abwesenden Elternteil. Wenn das Kind dem abwesenden Elternteil wieder begegnet, unternimmt es große Anstrengungen, diesem emotional nahe zu kommen und ihn an sich zu binden. Ein Kind gerät erheblich unter Druck, wenn es merkt, dass es die Eltern nur dann zufrieden stellt, wenn es für beide Seiten maximale Liebesbeweise erbringt und jeder Seite in allem Recht gibt. Dabei droht eine gemeinsame verbindende Realität abhanden zu kommen.

Die akute Krise dauert im Normalfall wenige Wochen. Sie wird nur dann manifest, wenn das Kind seine Eltern zuvor in einer Partnerschaft als zusammengehörige Personen erlebt hat, so dass sich auf dieser Grundlage Harmonievorstellungen über das Zusammensein der Eltern verankern konnten. Wenn hingegen die Eltern schon immer so verschieden waren, dass sich das Kind nur entweder Mutter oder Vater zuwenden konnte, bleibt eine akute Trennungsreaktion aus. Die Kinder sind erst irritiert, wenn aus räumlichen Gründen zwanglose Kontakte zu beiden Eltern nicht mehr möglich sind.

Nach der akuten Trennungsphase kommt das Kind »zur Ruhe«. In der scheinbaren Ruhe drückt sich allerdings bisweilen ein Gefühl der Hoffnungslosigkeit aus, wenn es keine Kontakte zum getrennt lebenden Elternteil gibt. Kinder, die den verlorenen Elternteil nicht besuchen können, müssen mit der Angst leben, der andere Elternteil könnte auch noch ausfallen oder fortgehen. Die meisten Kinder haben Sehnsucht nach dem abwesenden Elternteil vermischt mit schlechtem Gewissen, weil sie sich als Komplizen des Elternteils erleben, mit dem sie zusammen sind. In der Jugendzeit werden diese psychischen Komplexe noch einmal aktiv. Eine konsequente Besuchsregelung kann viel zur Beilegung der Konflikte beitragen.

Günstiger für das Durcharbeiten der Trennung ist es, wenn sich die Kinder bei demjenigen Elternteil aufhalten, der die Trennung nicht aktiv betrieben, sondern erlitten hat, also in der Trauerposition ist. In der Nachbarschaft zu dieser Position fällt es den Kindern leichter, selbst zu trauern und positive Gefühle für den verlorenen Elternteil zuzulassen. Kleinkinder stehen den Vorgängen der Trennung besonders hilflos und ohne Konzeption gegenüber. Bei Schulkindern wird die bewusste Verarbeitung der Trennung deutlicher. »Reife« depressive Reaktionen, Rückzug, Niedergeschlagenheit, Selbstwertkrisen zeichnen sich ab. Diese Stimmungslage wird länger durchgehalten und bewusster durchlitten. Schulkinder können ihre Lage und das Verhalten der Eltern realistisch und teilweise hellsichtig durchschauen. Sie empfinden den Druck, Partei ergreifen zu müssen, stärker als jüngere Kinder und geraten daher in Loyalitätskonflikte.

Welche Umstände bieten Schutz vor den psychischen Belastungen bei Familienkonflikten und Trennungen?

Die Geschwistergemeinschaft, so vorhanden, erfüllt im Trennungsprozess eine wichtige protektive Funktion. Die Geschwister bilden eine Solidargemeinschaft. Sie versuchen miteinander jenes Gemeinschaftsgefühl zu erhalten, das ihnen in der Familie verloren gegangen ist. Gelegentlich übernimmt das älteste Geschwisterkind die Rolle eines Ersatzvaters oder einer Ersatzmutter. Der Verlust eines Elternteiles wird umso besser verkraftet, je vielfältiger das Angebot an guten und tragfähigen Beziehungen vor der Trennung gewesen ist. Auch die Großeltern können hier eine wichtige Rolle spielen. Weil die Mehrgenerationenfamilie jedoch seltener geworden ist, kommt den Geschwisterbeziehungen eine umso größere Bedeutung zu. Es geschieht selten, dass die Trennung der Eltern auch die Geschwister in zwei Lager spaltet. Die Ausnahmen sind dynamisch immer bedenkenswert. Zum Beispiel verteilen sich die Geschwister mitunter »strategisch« auf die Eltern, um einen schwachen Elternteil zu stützen, der sonst ins Hintertreffen geraten oder sich von den Kindern abwenden könnte. Solche Überlegungen werden meist von älteren Kindern und Jugendlichen angestrengt.

Adäquate Besuchsregelungen sind in jedem Fall für die weitere positive Entwicklung der Kinder wichtig. Sie erfüllen bei sehr jungen Kindern andere Funktionen als bei älteren. Sehr junge Kinder erhalten nach der Trennung oft einen neuen psychologischen Vater. Ein intensiver Beziehungsaufbau zum leiblichen Vater ist in diesem Fall keine sinnvolle Perspektive, erst recht nicht bei tief zerstrittenen leiblichen Eltern. Sehr wohl kommt aber der allmähliche behutsame Aufbau einer Bekanntschaft mit wachsender Vertrautheit in Betracht. Väter zeigen mehr Verantwortungsgefühl für ihre Kinder, wenn sie mit ihnen häufigeren Umgang haben. Generell günstiger sind die Gestaltungsmöglichkeiten bei Besuchen älterer Kinder, die schon über eine ausgebaute Beziehung zum getrennt lebenden Elternteil verfügen.

Dem großzügigen Umgang mit dem getrennten Elternteil wird sowohl psychologisch wie auch juristisch immer größere Bedeutung beigemessen. Ein hohes Konfliktpotential zwischen den Eltern manifestiert sich allerdings gerade in diesem Bereich, natürlich stets zum Schaden der Kinder. In Einzelfällen droht der Umgang aus solchen Gründen zu scheitern oder das Optimum einer lebendigen Pflege von Beziehungen wird nicht erreicht. Notgedrungen reduziert sich der Sinn des Umgangs in diesen Fällen darauf, dass sich das Kind gelegentlich von der Existenz des anderen Elternteils überzeugt. Auch durch minimalistische Umgangsregelungen kann erreicht werden, dass sich keine Mythen oder angstbesetzte Projektionen ausbilden.

In den empirischen Untersuchungen von Wallerstein et al. (1980) verlief die Entwicklung der Kinder nach der Trennung ihrer Eltern günstiger, wenn sie nicht schon im Kleinkindesalter, sondern erst im Schulalter von der Trennung betroffen wurden, weiterhin, wenn sie den Kontakt zum abwesenden Elternteil ohne größere Spannungen fortsetzen konnten und wenn das Netz der Bezugspersonen möglichst breit gespannt war, zum Beispiel, wenn die Kinder, wie erwähnt, in einer Geschwistergemeinschaft lebten. Kinder, die über gute Kontakte zu Gleichaltrigen verfügten und sich dort verstärkt orientierten, statt sich an die Mutter anzuklammern, und Kinder, die in der Schule gut eingegliedert waren und dort einen Rückhalt fanden, waren ebenfalls psychisch begünstigt.

Mädchen adaptieren sich offenbar besser und rascher als Jungen (Wallerstein und Kelly 1980, Hetherington et al. 1982), vermutlich, weil sie in der auch nach der Trennung meist verfügbaren Mutter eine adäquate Partnerin für die Erlangung ihrer eigenen Identität finden, während die Jungen den Vater vermissen. In der Metaanalyse von Amato und Keith (1991) zeichnet sich jedoch ab, dass Mädchen aus Scheidungsfamilien jenseits von Kindheit und Jugend mehr Probleme zu haben scheinen als Jungen. Nach wie vor findet man nach einer Scheidung deutlich mehr Mütter, die sich der Versorgung und Erziehung der Kinder annehmen, als Väter.

Immerhin bleiben nach 1,5 Jahren noch 25 % der Kinder übrig, die Zeichen von Depression zeigen, gerade bei verbittert streitenden Eltern. Die wichtigsten Symptome in dieser Gruppe sind sozialer Rückzug und Schulprobleme trotz guter Intelligenz. Die Verhaltensprobleme persistieren, wenn die Kinder »instrumentalisiert« werden, sei es, dass sie zu Sündenböcken gemacht werden, Sendboten zwischen den Parteien sind oder in die Rolle von Ersatzpartnern geraten (Riehl-Emde 1992).

Ein bis zwei Jahre nach einer Trennung ist damit zu rechnen, dass sich die Eltern neue Partner suchen. Die erwarteten Proteste der Kinder bleiben in der Regel aus. Aus therapeutischer Sicht werden die Chancen einer psychischen Stabilisierung der Kinder sogar günstiger beurteilt. Durch neue Familiengründungen entstehen Geflechte von Verwandtschaftsbeziehungen mit Stiefeltern und Stiefgeschwistern. Hiermit wird der Schritt zu einer äußerlich sichtbaren Neuordnung und Normalisierung getan. Trotzdem begegnen die Kinder ihren Stiefeltern mit Distanz. Eine Annäherung ergibt sich nur allmählich. Neue Rollen müssen definiert werden. Ein Stiefvater übt zunächst vor allem die Rolle eines Partners der Mutter aus und bleibt als Erziehungsfigur im Hintergrund. Problematischer sind Konstellationen, wo Kinder, die beim Vater leben, eine neue Stiefmutter bekommen. Diese wird im erzieherischen Tagesgeschäft aktiv und gerät in unmittelbare Konkurrenz zur leiblichen Mutter. Kinder, die nach einer Trennung beim Vater bleiben, leben in Wirklichkeit oft unter der Obhut der Großeltern. Wenn der Vater eine neue Familie gründet und die Großeltern aus der Betreuung ausscheiden, stehen die Kinder vor einer radikal veränderten Situation.

Alles in allem ist bei jeder Wiederverheiratung ein Zuwachs an Stabilität zu erhoffen. Es entstehen neue feste Verbindungen, mit denen sich die Kinder auseinandersetzen und an denen sie Orientierung und Halt finden können. Die Eltern treten, nachdem sie neue Partner gefunden haben, gegenüber ihren Kindern wieder sicherer und überzeugender auf.

Welche Umstände belasten die langfristige Prognose nach Auflösung einer Familie?

Die negativen Auswirkungen einer Trennung sind besonders ausgeprägt, wenn die Kinder bereits in der Zeit davor psychisch belastet waren. Die Trennung der Familie ist hier oft nur der Schlusspunkt eines Verhängnisses, das sich Zug um Zug entwickelt hat (Textor 1991). Die Prognose verschlechtert sich weiter, wenn sich aus der Trennung keine neuen stabilen Verhältnisse ergeben. Eine weitere Risikogruppe, auch bei äußerlich stabilen Verhältnissen, wird von Kindern gebildet, die ihren Kontakt zum getrennt lebenden Elternteil nicht fortsetzen können, weil die Besuchsregelung scheitert. Die getrennten Eltern sind oft heftig zerstritten und zugleich miteinander verstrickt. Der getrennte Elternteil, meist der Vater, wird von der Mutter als angsterregend erlebt. Eine aggressiv selbstquälerische Kollusion der Eheleute drängt jenseits der Ehe auf Fortsetzung. Sowohl das psychische Gleichgewicht der streitenden Eltern wie auch das der Kinder ist in diesen Fällen gefährdet. Phantasien über die Gefährlichkeit des Vaters werden wach gehalten und wirken sich bis ins Jugendalter verhängnisvoll auf die Identitätsentwicklung aus. Jungen können versuchen, sich der lähmenden Vorstellung männlicher Gefährlichkeit durch eine aggressive Rollenumkehr zu entledigen. Sie inszenieren dann ihre eigene Aggressivität. Weibliche Jugendliche können sich von der aggressiven Ausstrahlung männlicher Partner angezogen fühlen, bevor sie sich später wütend und enttäuscht von diesen wieder abwenden.

Der gerichtlich vorgetragene Vorwurf des sexuellen Missbrauchs gegen einen Vater oder eine Mutter, die ihr Kind besuchen wollen, hat in diesem Zusammenhang stark zugenommen. Meist kann er nicht objektiviert werden. Dieser Vorwurf wirft ein bezeichnendes Licht auf Art und Ausmaß der seelischen Beschädigungen, welche die streitenden Eltern sich gegenseitig und ihren Kindern zufügen. Oft werden hier Traumatisierungen reinszeniert, die ihre Vorläufer in der Kindheit der Eltern hatten. Jeder traumatische Prozess erfasst tendenziell auch das sexuelle Erleben und die sexuelle Integrität. Kinder gehen in ihren Bemühungen, die Erwartungen der Eltern zu erfüllen, um diese nicht zu verlieren, sehr weit. Wenn Kinder hierbei ihren Vätern oder Müttern eine besonders intime körperliche Nähe bieten müssen oder mit ihren Vätern oder Müttern angstvoll eingefärbte Phantasien teilen müssen, welche sexuellen Missbrauchshandlungen an ihnen verübt worden sein könnten, so werden sie beides nicht ohne psychischen Schaden überstehen.

Jugendliche geraten an den Punkt, an dem sie sich gegen die Gefühlslage ihrer Eltern durchsetzen und gegen deren Willen einen leiblichen Elternteil besuchen, den sie lange nicht gesehen haben. In der Zeit der Trennung sind abwesende Eltern bisweilen dämonisiert oder idealisiert worden. Die Jugendlichen müssen nun ihre inneren Bilder mit der Realität vergleichen. Dies kann zu Ernüchterungen und Enttäuschungen führen. In anderen Fällen fassen die Jugendlichen den Plan, zum anderen Elternteil umzuziehen. Wenn er praktikabel erscheint, sollte diesem Plan großzügig entsprochen werden. Der Wechsel kann eine wichtige Etappe auf dem Weg zur Befestigung der eigenen Identität sein. Das wichtigste Motiv eines solchen Wechsels liegt nicht in einem Racheakt oder einer Provokation. Die Jugendlichen haben selten vor, sich an den anderen Elternteil eng zu binden. Es geht ihnen vielmehr um eine letzte Rückversicherung an der Schwelle zum Erwachsensein.

Widrigenfalls besteht weder zum Vater noch zur Mutter eine tragfähige und befriedigende Beziehung. Dann trennen sich die Jugendlichen von der Mutter, nachdem sie sich mit ihr überworfen haben, idealisieren vorübergehend den Vater, sind jedoch alsbald von diesem genauso enttäuscht und kehren nach dem gleichen Muster zur Mutter zurück. Ein solches Pendeln zwischen den Eltern kann sich mehrmals wiederholen. Sowohl Vater wie Mutter werden in ihrem emotionalen Versagen gegenüber dem Kind bloßgestellt und schieben sich dieses mit entsprechenden Vorwürfen gegenseitig zu. Solche wiederholten Erfahrungen von Zurückweisung und Heimatlosigkeit können dissoziale Entwicklungen auslösen.

Je mehr Zeit seit einer Familienauflösung verstrichen ist, desto schwieriger wird es zu entscheiden, welche Befunde noch in schlüssigen Zusammenhang mit diesem belastenden Lebensereignis zu bringen sind. Ohnehin können wir praktisch nicht zwischen den Auswirkungen langwieriger Familienkrisen und den Auswirkungen einer Trennung unterscheiden. Nach einer solchen verzweigen sich die Lebenswege zunehmend. Wir müssen uns anamnestisch vergewissern, ob die Spannungen zwischen den getrennten Eltern beendet sind, ob sich neue stabile Elternfunktionen herausgebildet haben, ob es gute Besuchsregelungen gibt, die ermöglicht haben, dass sich das Kind nicht vergessen oder verstoßen gefühlt hat. Wir müssen feststellen, ob die Jugendlichen kontaktfähig und frei von Depressionen sind. Wir müssen prüfen, ob sich ein tragfähiges Netz von fürsorglichen Beziehungen entwickelt hat. Trennungen bei jüngeren Kindern wirken sich ungünstiger auf die Persönlichkeitsentwicklung aus als Trennungen bei älteren Kindern.

Klinikern stehen vor allem Fälle vor Augen, in denen sich eine Familienauflösung mit großem psychischen Leid verbindet. Die Pathogenität eines Vorganges, der in den Städten inzwischen nahezu die Hälfte aller Partnerschaften betrifft, muss jedoch mit Vorsicht beurteilt werden. Familienkrisen sind eher Schaubühnen und Sammelplätze, nicht aber genuine Ursachen von Psychopathologie. So gesehen kann es nicht verwundern, dass sich bei zahlreichen Studien eine hohe Inzidenz von psychischen und psychosomatischen Problemen bei Scheidungskindern ergeben hat. Eine zutreffende Bewertung solcher Ergebnisse wäre erst möglich, wenn wir wüssten, ob die Kinder, als Scheidungen noch Raritäten waren, psychisch insgesamt gesünder waren.

Der gesunde Menschenverstand gebietet es anzunehmen, dass bei einem Phänomen, das so weit verbreitet ist wie Ehescheidungen, sozial konforme und normalpsychologische Anpassungsprozesse vollzogen werden. In unserem therapeutischen Denken müssen wir also zwei Blickrichtungen einnehmen: In der Bugwelle der Scheidungen müssen wir ein breites Spektrum von gelungenen Lebensentwürfen in Betracht ziehen. Gleichzeitig müssen wir anerkennen, dass im Heckwasser vielfältiges psychisches Leid angesogen und aufgewirbelt wird. Die Meta-Analysen von Amato und Keith (1991) weisen darauf hin, dass die negativen Folgen einer Scheidung für die Kinder in vielen, vor allem methodisch schlechten, Studien deutlich überschätzt werden.

Welche Chancen und Risiken verbinden sich mit verschiedenen Formen des familiären Lebens?

Vollständige Ursprungsfamilien

»Vollständige Ursprungsfamilien« empfehlen sich mit der Solidität ihrer genealogischen Herkunft, bereitstehenden Netzwerken der Verwandtschaft und dem Versprechen von Kontinuität. Die Identität kann mit der Geschichte und Identität der eigenen Eltern untermauert werden. Das Kind gewinnt ein inneres Bild von väterlichen und mütterlichen Rollen. Die Gefahren und Einschränkungen sind jedoch unübersehbar. Ursprungsfamilien können in emotionaler Selbstgenügsamkeit in einem abgeschlossenen System verharren. Die verwandtschaftlichen Netzwerke können dünn sein oder fehlen. In den familiären Beziehungen können aggressive Spannungen und lähmende Angst vorherrschen, ohne dass den Kindern Ausweichmöglichkeiten geboten werden.

Das zentrale Versprechen der Kontinuität wird in 30 bis 50 % nicht eingehalten, denn die Familien lösen sich im Laufe der Kindheit und Jugend wieder auf. Gerade Eltern, die ihre Partnerschaft nicht mit sozialen Voraussetzungen verglichen, sondern auf inneren Bedürfnissen aufgebaut haben, sind leicht von der Sinnlosigkeit ihres Familienlebens zu überzeugen. Der Fundus an inneren Gemeinsamkeiten ist rasch aufgebraucht, wenn sich die Familie nicht als soziales Gebilde versteht und als solches nicht weiterentwickelt. Hierzu gehören auch die berufliche Verwirklichung der Mütter und die hierzu erforderlichen Strukturveränderungen, damit die Kinder gut versorgt sind. Die Berufstätigkeit beider Eltern führt leider oft dazu, dass die familiären Strukturen nicht verstärkt, sondern ausgedünnt werden. Die Kinderbetreuung wird als Notprogramm mit minimalen Ressourcen betrieben. Väter passen ihre beruflichen Perspektiven nicht an oder werden durch betriebliche Vorgaben daran gehindert (Phthenakis 2002). Viele scheinbar intakte Ursprungsfamilien müssen mit Hinblick auf ihre innere Struktur bereits als »geschieden« betrachtet werden, lange bevor sie sich wirklich auflösen. Nicht wenige Eltern halten erklärtermaßen nur »den Kindern zuliebe« am Familienmodell fest oder verzögern ihre Scheidung.

Patchworkfamilien

»Patchworkfamilien« verfügen über Vater- und Mutterfiguren, oft auch über Halbgeschwister aus verschiedenen Ursprungsfamilien und bringen eine Verdoppelung der Zahl der Großeltern, denn zu den ausgeschiedenen Familienangehörigen werden ebenfalls Kontakte gepflegt. Der Kreis der Verwandtschaft ist also groß. Häufig ist daher der Sozialverkehr rege und vielseitig. Die Variationsmöglichkeiten dieses Familienmodells sind vielfältig. Patchworksituationen können gerade für Jugendliche ideale Entfaltungsmöglichkeiten bieten, weil sie altersgemäße Kompromisse zwischen Offenheit und Sicherheit, Unverbindlichkeit und Verpflichtung aufzeigen. Die Jugendlichen werden von passiven Haltungen weggelenkt und lernen, sich aktiv um eine neue Position in der Familie zu bemühen, wenn sie etwas erreichen wollen. Die Distanzierung von den Elternfiguren macht Fortschritte. Patchworkfamilien werden nach anfänglichen Zweifeln von den Jugendlichen durchaus als Lösungen für die durchlittene Familienkrise anerkannt und in ihrem Wert gewürdigt. Die Jugendlichen nehmen beruhigt zur Kenntnis, dass sich das Leben der Eltern und das eigene Leben wieder normalisiert. Sie lernen für ihr weiteres Leben, dass nach einem Verlust ein neuer Anfang stehen kann.

Natürlich verbindet sich auch dieses Familienmodell mit zahllosen Risiken. Patchworkfamilien werden teilweise erst viele Jahre nach der Familientrennung gegründet. In diesem Fall haben sich Kinder mit ihrer Mutter, mit ihrem Vater oder mit den Großeltern bereits an eine andersartige »Normalität« gewöhnt. Gegen die neuerliche Veränderung leisten sie Widerstand. Nicht in jeder Patchworkfamilie finden die neu zusammengesetzten Familienmitglieder wirklich ein gutes Verhältnis. »Meine Kinder« bleiben »meine Kinder«, »deine Kinder« bleiben »deine Kinder«. Wenn diese Redensarten vorherrschen, hat sich keine neue gemeinsame elterliche Verantwortung herausgebildet.

Mancher neue Vater und manche neue Mutter werden von den neuen Kindern nicht akzeptiert. Beziehungsmuster, unter denen Kinder schon in der alten Familie zu leiden hatten, können sich wiederholen. Das klassische Konfliktmuster betrifft ödipale Rivalitäten zwischen Stiefvater und Stiefsohn um die Mutter oder Rivalitäten zwischen Stieftochter und Stiefmutter um den Vater. Eine Mutter zum Beispiel, die längere Zeit mit ihrem Sohn allein gelebt und diesen als Partnerersatz empfunden hat, stellt möglicherweise den Sohn und den neuen Partner auf die gleiche Stufe. Unter dem Eindruck dieser Übertragung denkt sie, sie müsse sich zwischen beiden entscheiden und verstärkt die Rivalität, statt ihr entgegenzutreten.

Besonders kritisch verlaufen diese Rivalitäten, wenn gleichzeitig eine tiefgreifende Beziehungsstörung zwischen Eltern und Kind reaktiviert wird. Ein jugendlicher Sohn kann in der Mutter starke negative Erinnerungen an dessen leiblichen Vater und an die traumatische Ehezeit wecken. Wenn die Mutter in ihrer zweiten Ehe weitere Kinder zur Welt bringt, kann sich die Außenseiterposition mitgebrachter Kinder verstärken. Bisweilen münden solche Krisen in handfeste Ausstoßungen.

Ein-Elternfamilien

Auch die Ein-Elternfamilie ist als Familientyp, nicht als Notbehelf oder Notlage zu würdigen. Allerdings wird dieser Typ von Familienpolitik und Psychotherapie mit Sorge beobachtet. Denn zahlreiche Studien belegen das hohe Vorkommen psychischer und psychosomatischer Probleme bei Kindern, die bei alleinerziehenden Eltern aufwachsen. Andere Studien zeigen die hohe Alltagsbelastung dieser Eltern, meist der Mütter. Es ist nicht gerechtfertigt, bei Eltern, die allein erziehen, grundsätzlich von einer ungünstigen Erziehungssituation auszugehen. Leider ist aber die Wahrscheinlichkeit des Zusammentreffens dieser Erziehungsform mit anderen Risiken hoch. Zum Beispiel können die Lebensumstände der Mütter wechselhaft sein. Die Kinder können mehrmals miterlebt haben, wie die Mütter unglückliche Versuche unternahmen, sich erneut zu binden. In diesem Zusammenhang können Kinder mehrfach die Wohnung und ihre soziale Umgebung verloren haben. Die Betreuungsverhältnisse können mangelhaft sein. Mütter und Kinder können sich in Schicksalsgemeinschaften zusammenfinden und gegen die Umwelt abkapseln.

Zur Vermeidung dieser Risiken werden Alleinerziehenden überdurchschnittliche Fähigkeiten an Selbstorganisation, sozialer Flexibilität, Selbstbehauptung und allgemeiner Belastbarkeit abverlangt. Diese Fähigkeiten vorausgesetzt, wissen Alleinerziehende besser als andere Eltern, wie wichtig es für sie selbst und für die Kinder ist, erweiterte Kontakte mit der Nachbarschaft zu suchen und Freundeskreise aufzubauen. Sie verhalten sich so offen und anpassungsfähig, wie wir es vollständigen Familien zum Wohle ihrer Kinder nur wünschen möchten. Bei gutem Verlauf empfangen diese Kinder also Impulse für eine frühe Selbstständigkeit. Sie werden durch ihre Erfahrungen zweifellos in besonderer Richtung geprägt, sind am Ende jedoch nicht schlechter, sondern eher besser für ihr weiteres erwachsenes Leben in unseren zukünftigen offenen Gesellschaften gerüstet.

Pflegefamilien

Kinder, die in Pflegefamilien aufgenommen werden, haben zuvor schwere Notlagen erlitten. Den leiblichen Eltern ist es nicht gelungen, die Kinder selbst ausreichend zu versorgen. Zugleich haben sie sich den Kindern über kürzere oder längere Zeit als deren Versorger und Eltern dargestellt. Sie existieren im Wissen und Vorwissen der Kinder und in deren inneren Repräsentanzen. Zudem haben sie ihren Rechtsanspruch, »Eltern« sein zu wollen, zu keiner Zeit ausdrücklich abgetreten. Zwischen Pflegefamilien und leiblichen Eltern bleiben die Zeitperspektive und der Inhalt des Auftrags des Pflegeverhältnisses nicht selten weit offen. Die offizielle Deklaration ist, dass Pflegeeltern bei der Erziehung mithelfen. Kontakte zu den leiblichen Eltern sollen aufrechterhalten werden. Eine Rückkehr der Kinder zu den leiblichen Eltern ist vorgesehen.

In Wirklichkeit verlagert sich der Schwerpunkt des Lebens nicht selten so deutlich zu den Pflegefamilien, dass die Rückkehr psychologisch kaum noch vorstellbar ist. Manche Pflegekinder sind de facto adoptiert. Es fehlt lediglich das Einverständnis der Mutter. Dieses fehlende Einverständnis ist allerdings ein nicht unwesentlicher Stolperstein im weiteren Pflegeverlauf, nicht nur im Bewusstsein der Pflegeeltern, sondern auch im Bewusstsein des Kindes bei der Ausbildung seiner Identität. Alle psychologisch wichtigen Elternfunktionen verlagern sich auf die Pflegepersonen. Bei Pflegekindern, die sehr frühzeitig in Pflege kamen, wurden diese Funktionen noch nie von den leiblichen Eltern ausgeübt. Die leiblichen Mütter sind den Pflegekindern zwar bekannt, aber sie verbinden mit ihrem Wissen um die Herkunft nicht die Erwartung, dort versorgt zu werden. Die leiblichen Väter sind oft gänzlich unbekannt und unerreichbar. Das komplette Fehlen der Väter belastet vor allem die älteren Pflegekinder. Ähnliches trifft auch bei Adoptionen zu.

Das Betreuungsmodell Pflegefamilie hat eine Zeit lang den Heimen und pädagogischen Wohngruppen den Rang abgelaufen. Es wurde nicht nur bei jungen, sondern auch bei älteren Kindern favorisiert. Es schien wegen der in Familien erreichbaren Kontinuität der Beziehungen und wegen des Angebots an Geborgenheit und Intimität allen anderen Modellen der Fremdbetreuung überlegen zu sein.

Unterschätzt wurde die hohe Belastung der Pflegeeltern durch psychisch traumatisierte ältere Kinder. Diese Belastung kann von einem professionellen Team zweifellos besser getragen werden als von Einzelpersonen, die persönlichkeitsspezifische Motive mitbringen und ihr individuelles Schicksal mit der Erfüllung der Pflege verbinden. Unterschätzt wurden auch die hohen Anforderungen an die psychische Abgeklärtheit und Stabilität der Pflegeeltern, wenn es darum ging, mit den abgebenden Eltern zusammenzuarbeiten. Diese bringen den Pflegefamilien sehr viel Misstrauen entgegen. Je stärker sich die Pflegeeltern mit ihrer Aufgabe identifizieren und sich an das Pflegekind binden, desto schwerer fällt ihnen die Zusammenarbeit mit den leiblichen Eltern und am Ende die Rückführung des Kindes zu den Eltern.

Ältere Pflegekinder bringen als Vermächtnis nicht nur ihre traumatischen Erinnerungen, sondern auch eine komplexe Bindung an ihr Herkunftsmilieu in die Pflegefamilie mit. Bisweilen erleben wir, wie sich ein traumatisiertes Pflegekind in der neuen Umgebung nicht einleben kann, weil es von Neidgefühlen erfasst wird. Um die Identität der eigenen Herkunft zu bewahren, kann es das Kind nicht zulassen, dass es in der Pflegefamilie schöner ist als zu Hause. Sonst würde das Kind seine eigene Herkunft und gleichsam sich selbst verraten.

Adoptionsfamilien

Adoptionen werden weithin gelobt, weil sie einigen der genannten Schwierigkeiten die Schärfe nehmen. Adoptiveltern und deren Kinder können die Frage der Abstammung lange Jahre im Hintergrund halten. Die Adoption ist eine sichere Grundlage der gemeinsamen familiären Identität. Die Frage nach der biologischen Herkunft stellt sich erst in der Adoleszenz wieder dringender. Vor allem sehr junge Adoptivkinder haben gute Aussichten, bis dahin in die Familie sicher hineingewachsen zu sein (Benson et al. 1998).

In der Adoptionsliteratur wird gelegentlich so getan, als sei die Voraussetzung der Adoption, nämlich das Einverständnis der abgebenden Mutter, eine lästige Nebensache. Die neuseeländische Studie von Fergusson und Horwood (1998) kommt zu dem Schluss, dass es besser wäre, wenn mehr alleinerziehende Mütter ihre Kinder zur Adoption freigeben würden, weil die statistischen Chancen einer positiven psychischen Entwicklung der Kinder bei Adoptionen besser seien. Dabei wird übersehen, dass Mütter, die gegenwärtig ihr Kind juristisch nicht freigeben wollen, dieses auch innerlich nicht freigeben können: Jeder Druck auf diese Mütter würde nur die Population problembehafteter Adoptionen anwachsen lassen. Letztlich sähe dann auch die Statistik, auf die sich die Empfehlung stützt, anders aus.

Ältere adoptierte Jugendliche ringen auf nachvollziehbare Weise um die Klärung ihrer Identität. Dieser Klärungsprozess wird durch die heute üblichen offenen Adoptionen erleichtert, erübrigt sich aber nicht. Die späte Adoleszenz birgt für Adoptivkinder bei weitem das höchste psychische Risiko (McRoy et al. 1990). Zu dieser Zeit werden die Fragen nach der Herkunft und die Frage des Vertrauens zu den Adoptiveltern drängender. Es werden nun nicht nur konkrete Nachforschungen angestellt, sondern häufiger noch biologische und (sub)kulturelle Ähnlichkeiten gesucht und inszeniert. Dieses Streben kann die Adoptiveltern befremden, denn es untergräbt den sicher geglaubten Boden der Gemeinsamkeit mit ihrem Kind. Die Adoptiveltern sehen sich mit neuartigen feindseligen Reaktionen konfrontiert.

Weiterhin spekulieren adoptierte Jugendliche über die Gründe ihrer Adoption und gelangen zu grandiosen Abstammungsmythen. Andere setzen sich mit dem Gefühl eigener Wertlosigkeit und persönlicher Mitschuld an der Adoption auseinander. Die Phantasien zur Frage der eigenen Herkunft ähneln oberflächlich dem Phänomen des »Familienromans«, werden aber von den adoptierten Jugendlichen nicht beizeiten aufgegeben, sondern begleiten sie für lange Zeit (Rosenberg 1992). Offensichtlich muss mit diesen Phantasien nicht nur die allfällige Enttäuschung über die eigenen Eltern überbrückt werden, sondern ein tatsächlich nicht zu behebender Mangelzustand. Die Angst, ein zweites Mal verstoßen zu werden, überschattet die Auseinandersetzungen mit den Adoptiveltern und lässt die Jugendlichen zwischen Aufbegehren und Unterwerfung hin und her schwanken.

In unseren klinischen Fällen trifft die klassische Adoptionskrise auf fatale Weise mit weiteren Umständen zusammen, welche es den Kindern oder deren Adoptiveltern erschweren, der Krise konstruktiv zu begegnen. Wir verzeichnen zum Beispiel Jugendliche, die soziale Anpassungsschwierigkeiten haben, intellektuell eingeschränkt sind und schulisch versagen und Adoptiveltern, deren Ehe zerrüttet ist und nur noch durch das gemeinsame Projekt der Adoption zusammengehalten wird und die sich um den Lohn ihrer pädagogischen Bemühungen betrogen sehen. Am Ende steht, dass sich die Adoptiveltern unausgesprochen aber unverkennbar von ihrer früheren Entscheidung zur Adoption zurückziehen. Diese Entwicklung löst bei den Jugendlichen nicht nur die typischen Kränkungen aus, sondern bedroht die Grundsicherheit ihres Daseins und zerstört ihre Selbstachtung. Aus diesem Grund kann sie besonders destruktive Formen dissozialen Verhaltens nach sich ziehen.

Zuwandererfamilien

Die familiäre Situation der Zuwanderer unterschiedlicher Nationalitäten bedarf der besonderen Betrachtung. Nur vor dem Hintergrund ausreichender Kenntnisse können wir Risiken und Ressourcen von Jugendlichen, die in diesen Familien aufgewachsen sind, richtig einschätzen. Besondere Beachtung verdienen Familien deutscher Zuwanderer aus den osteuropäischen Staaten und türkische Familien. In beiden Fällen ist unser Verständnishorizont besonders eingeschränkt und das Risiko falscher Einschätzungen besonders hoch. Die Lebensweise türkischer Familien, hat sich, anders als allgemein vermutet, dem Typ der intimen Kleinfamilie, der in ganz Europa inzwischen vorherrscht, weitgehend angeglichen. Die sprichwörtliche kinderreiche türkische Familie existiert nur noch, wenn durch Familienzusammenführung Kinder nach Deutschland geholt werden, die in ländlichen Gegenden der Türkei geboren und aufgewachsen sind. Immerhin lebt in türkischen Familien aber durchschnittlich ein Kind mehr als in deutschen. Der Austausch mit der Verwandtschaft ist ausgesprochen rege, vor allem auf der Ebene der Geschwister. Aus der Perspektive der Kinder betrifft der intensive Sozialverkehr also Onkel und Tante, Cousin und Cousine. Hier spannt sich ein wirksames Netzwerk von Beratung und gegenseitiger Hilfe. Die Verwandtschaft spielt auch eine wichtige Rolle bei der Erweiterung des Aktionsradius für die Mädchen.
Die Großeltern treten dagegen in den Hintergrund. Sie sind weniger gut kulturell angepasst und ziehen zudem oft in die Türkei zurück. Die Erziehungshaltung türkischer Eltern weicht inzwischen nicht mehr wesentlich von jener deutscher Eltern ab. Sie ist keinesfalls autoritär und repressiv, sondern eher empathisch und emotional.
Die Erwartungen der Eltern bezüglich schulischer Leistungen und hoher Schulabschlüsse sowohl bei Jungen wie bei Mädchen sind unrealistisch hoch. Vor allem die männlichen Jugendlichen erleben den gleichen Bewährungsdruck später auch am Arbeitsplatz, nunmehr verschärft durch die Wahrnehmung ethnischer Diskriminierung. Nach außen wird diese Belastung weniger sichtbar. Sie wird durch Großspurigkeit, gruppenkonformes Verhalten und Auftrumpfen bezüglich der eigenen ethnischen Identität überspielt. Innerlich tragen sie schwer am Vermächtnis, den Status und Erfolg der Familie gewährleisten zu müssen. Die religiöse Orientierung ist nur noch in einer kleinen Minderheit ausgebildet und wird von den Jungen repräsentiert, nicht von den Mädchen.
In allen genannten Belangen stehen die türkischen Mädchen unter geringerem Bewährungsdruck. Ihre Notlage ist jedoch in anderer Hinsicht offenkundig. Sie werden im Vergleich zur Situation im Heimatland stärker für innerfamiläre Aufgaben, wie Kinderbetreuung, diplomatischen Ausgleich unter Geschwistern und Haushaltsarbeit herangezogen, während die Mutter zum Arbeiten außer Haus geht. Auch ist die soziale Freizügigkeit der Mädchen begrenzt. Sie sind somit, was die Teilhabe an den Errungenschaften westlichen Lebens und Teilhabe an der Jugendkultur betrifft, eindeutig die Verliererinnen. Beim Aufbegehren der Mädchen und bei ihren depressiven Krisen darf aber nicht übersehen werden, dass sie innerhalb der Familie eine unangefochtene Stellung genießen. Hinzu kommt, dass sie oft akademisch erfolgreicher sind als ihre Brüder. Im

weiteren Verlauf der Entwicklung, zum Beispiel im Rahmen von Partnerwahl und Heirat, können die Mädchen ihre Entwicklungskrise erfolgreicher auflösen und sich besser emanzipieren, als dies den männlichen Jugendlichen gelingt, deren Probleme weniger offen zutage treten und tiefer in das Identitätsgefüge eingreifen (6. Familienbericht der Bundesregierung 2000).

Kenntnisse über die aus den Ländern der ehemaligen Sowjetunion stammenden deutsch-russischen Familien rücken erst allmählich stärker in das Bewusstsein der Psychotherapeuten. Die jugendlichen Mitglieder dieser Familien sind durchweg noch stark durch die gesellschaftlichen (kollektiv-autoritären) Bedingungen ihres Herkunftslandes geprägt und in der deutschen Gesellschaft fremd. Die eher kleinen Familien leben beengt und ohne wirksamen verwandtschaftlichen Rückhalt. Der Erziehungsstil ist autoritär in für hiesige Verhältnisse unvorstellbarem Ausmaß, einschließlich drakonischer körperlicher Strafen. Die Eltern sind in der Regel noch sehr jung. Das durchschnittliche Heiratsalter liegt bei den Frauen bei 18 bis 21 Jahren. In der Heimat war die Familie der Mittelpunkt des sozialen Netzwerkes gewesen. In Deutschland sind die Eltern mit äußerstem Einsatz um ihr eigenes Fortkommen beschäftigt und abwesend. Die Väter verlieren den Überblick, fühlen sich als Versager, wirken schwach und büßen ihre Vorbildfunktion für die Kinder ein.

In den spontanen Jugendgruppen, die sich auf der Straße treffen, herrschen strenge hierarchische Gliederungen. Alkoholkonsum ist weit verbreitet und wird rücksichtslos und heftig betrieben. Die gesellschaftliche Realität, Amtspersonen, Lehrer und die allgemeine Öffentlichkeit werden misstrauisch gesehen. Das Gleiche gilt für Psychotherapeuten. Der Umgang mit Gefühlen ist den Jugendlichen fremd. Es herrscht eine ausgeprägt passive und fatalistische Grundhaltung (Spitczok von Brisinski 2004). Die Jugendkriminalität ist hoch. Die Jugendlichen glauben, dass ihre spätere Karriere mit Bildung oder schulischem Erfolg nicht viel zu tun hat (Giest-Warszewa 1998).

Schlussfolgerungen

Die scheinbar intakten Kleinfamilien leben häufig in zu großer Isolation.

Die Arbeitswelt hat sich verändert. Den Frauen stehen weitgehende Möglichkeiten der primären, nicht nachrangigen Mitwirkung offen. Dementsprechend richten sich auch hohe Erwartungen an die durchgehende Anwesenheit und Zuständigkeit der Frauen in allen Bereichen des gesellschaftlichen und wirtschaftlichen Lebens.

Frauen haben sich unumkehrbar das Recht nach Definition eines Lebenssinnes außerhalb der Familie erworben, auch dann, wenn sie Mütter sind. Nichts hat sich hingegen an der Überforderung der Mütter geändert. Diese ist unausweichlich, solange die Gesellschaft nicht von dem Glauben abrückt, Mütter würden den Lebenssinn der Kinder in besonderer Weise verkörpern und seien zu Hause ähnlich unverzichtbar oder noch unverzichtbarer als am Arbeitsplatz.

Väter sind trotz eines gewandelten Verständnisses ihrer familiären Rolle notorisch zu Hause abwesend. Auf Väter wird zu geringer gesellschaftlicher Druck ausgeübt, sich bei der Kindererziehung zu beteiligen.

Bei den Familiengründungen, in den Partnerschaften und schließlich in der Beziehungsgestaltung zu den Kindern herrscht ein zu hoher, nicht aufgelöster Widerspruch zwischen Abhängigkeitsbedürfnissen und Selbstständigkeitsbestrebungen.

Verwandtschaftsbeziehungen in den deutschen Familien sind inzwischen so weit verarmt und verstreut, dass es oft nicht mehr möglich erscheint, Onkel, Tanten oder Großeltern an der Kindererziehung zu beteiligen.

Die Familiengründungen haben ein niedriges Verfallsdatum. Die Beziehungen werden mit hohen emotionalen Glückserwartungen verknüpft. Die Bereitschaft sozialen Verpflichtungen einzugehen ist geringer.

Zwischen dem Intimraum der Familie und dem anonymen Raum außerhalb tut sich ein tiefer Graben auf, der nur schwer überbrückt werden kann.

Dieser Familientyp macht es Jugendlichen schwer, sich an die heute vorherrschende kulturelle Vielfalt, geringe Verbindlichkeit und Offenheit der sozialen Welt und das hohe Tempo der Veränderungen anzupassen.

Die große Gruppe der türkischen Jugendlichen stammt aus Familien, deren Merkmale in vielen Details den deutschen ähnlich zu werden beginnen. Die türkischen Jugendlichen, Neubürger in der dritten Generation, fühlen sich sowohl ihrer ethnischen Identität als auch der deutschen Lebensweise verpflichtet.

Gleichzeitig, aber asynchron zur gesellschaftlichen Gegenwart in Deutschland, spielt sich in den Familien russischer Aussiedler ein ganz anderes kollektives Drama ab, das die dort lebenden Jugendlichen in höchste Gefahr bringt, einzeln und als Bevölkerungsgruppe sozial zu scheitern und an den äußersten Rand der Gesellschaft zu geraten.

Was ist zu tun? Die Forderung nach emotionaler Versorgung und Sicherheit für die Kinder darf sich nicht ausschließlich an die Familie richten. Es darf keinen scharf abgetrennten Intimbereich der Erziehung geben, der in die alleinige Kompetenz der Familie fällt und demgegenüber einen Bereich der Fremdbetreuung, der nichts oder wenig mit der Familie zu tun hat. Beide Bereiche müssen sich durchmischen. Wenn man es den Familien allein überlässt, für die Geborgenheit der Kinder zu sorgen, so führt dies bei den einen zu Übertreibungen, für die anderen ist dies schon zu viel verlangt. Einzelne Familien mögen besondere Ressourcen besitzen. Viele andere bedürfen besonderer gesellschaftlicher Rahmenbedingungen, die den Kindern Entfaltung und Geborgenheit gleichzeitig ermöglichen.

Es müsste gesellschaftlicher Druck auf die Väter ausgeübt werden, damit sie sich von Anfang an an der Pflege der Kinder beteiligen und das emotionale Klima auch in der Frühentwicklung mit gestalten. Hier bereits muss sich die Familie nach außen öffnen und in gesellschaftlichen Zusammenhängen definieren und dabei flexibler werden.

Beim Aufbau einer neuen Konzeption familiären Lebens müssen Kindergärten, Kindertagesstätten, Schulen und Nachbarschaften einen entscheidenden Beitrag leisten. Diese Institutionen sind keine Orte, an denen Fehlzeiten abgedeckt werden, wenn die Familie gerade abwesend ist. Die Doppelberufstätigkeit ist heute kein persönliches Notopfer für besseres Einkommen, sondern Ausdruck der sozialen Integration beider Eltern. Es gilt, einen Raum auszufüllen, der von den Familien allein nicht ausgefüllt werden kann, und der auf mittlerer Distanz zwischen der Intimität der Familie und der Anonymität der Gesellschaft liegt. Dieser Raum muss auch der ethnischen Vielfalt Rechnung tragen. Dort, wo einzelne Familien keinen Mut haben, sich einander näher zu kommen, müssen gesellschaftliche Initiativen nachhelfen.

Innerfamiliäres und außerfamiliäres Leben dürfen keinen Widerspruch bilden, sondern müssen ein zusammengehöriges Ganzes werden. Beide Bereiche decken erst zusammen die Grundbedürfnisse der kindlichen Entwicklung ab. In den letzten Jahrzehnten hat sich eine kritische Situation insofern entwickelt, als der familiäre Bereich immer weniger angemessene Versorgung für Kinder zu leisten vermag. Ein Teil der Familien geht zu Bruch, ein anderer Teil versucht sich gegen diesen Verfall zu behaupten, aber um den Preis einer Abkapselung. Um eine Neuorientierung kommt keine der gegenwärtig vorherrschenden Formen familiären Lebens herum.

Kasuistik

Fall 1

Epikrise über einen stationären Aufenthalt

Diagnose:

Akute Belastungsreaktion mit Suizidversuch (F43.0) vor dem Hintergrund einer schweren Familienkrise
Depressive Störung des Sozialverhaltens (F92)
Somatoforme Störung (F45)

Achse V
1.1 Disharmonie zwischen den Erwachsenen
1.2 feindliche Ablehnung oder Sündenbockzuweisung gegenüber dem Kind
2.0 psychische Störung eines Elternteils
3.0 inadäquate oder verzerrte intrafamiliäre Kommunikation

Die 16-jährige Maren ist in den letzten beiden Jahren 11-mal mit verschiedenen Diagnosen in medizinischen und chirurgischen Kliniken aufgenommen worden, unter anderem mit Bauchschmerzen, Übelkeit, Obstipation, vegetativer Dystonie. Einmal auch wegen einer Ovarialzyste. Sie wurde appendektomiert und laparoskopiert. Nachdem sie bereits vor kurzem wegen einer akuten Panikreaktion ebenfalls in das Reutlinger Kreiskrankenhaus kam, wurde sie jetzt wegen der Einnahme von Schlaftabletten in die Kinderklinik aufgenommen. Als Grund gab die Patientin an, der Freund habe mit ihr Schluss machen wollen. Am Aufnahmetag hatte sie im Beisein ihrer Mutter und ihres Bruders zweimal einige Tabletten eingenommen und dabei Suizidgedanken geäußert. Bei der hiesigen Aufnahme war Maren jedoch freundlich und entspannt.
Maren fand sich auf der Jugendstation sofort gut zurecht und knüpfte rasch Kontakte. Den Hintergrund der Krise bei Maren bildet ein langjähriger, von den Eltern ausgehender Familienkonflikt. Die Eltern bedrohen sich gegenseitig damit, die Familie zu verlassen oder den anderen aus der Familie rauszuwerfen. Auch den Kindern, Maren und ihrem 18-jährigen Bruder wird Gleiches angedroht. Kränkungen und Versöhnungen wechseln einander ab. Derzeit wird gerade der Vater, weil dieser einen Seitensprung mit einer anderen Frau hatte, von der Mutter und von beiden Kindern abgelehnt und moralisch disqualifiziert. Andererseits ist erkennbar, dass die Mutter, indem sie den Vater moralisch an den Pranger stellt, eine starke Koalition mit den Kindern bildet, durch welche die Kinder in ihrer freien Urteilsbildung beeinträchtigt sind. Die Familienmitglieder beschädigen sich gegenseitig. Die Drohungen und Befürchtungen, Manöver und Phantasien tragen sadistische und masochistische Züge.
Vor kurzem soll sich der Bruder mit einem Messer auf den Vater gestürzt haben. Daraufhin zog der Vater in ein Hotel. Es kam auch heraus, dass nicht nur Maren suizidale Drohungen verwendet. Beide Eltern äußerten in einem Familiengespräch Gedanken in Richtung auf einen erweiterten Suizid. Der Vater meinte, er könnte seinen Sohn und dann sich selbst töten. Die Mutter konterte, sie wolle sich selbst umbringen und ihre Tochter Maren »mitnehmen«, damit diese ihr nicht vorwerfen könne, sie sei von der Mutter allein gelassen worden. Der Vater befindet sich seit einiger Zeit in psychotherapeutischer Behandlung. Die Eltern haben auch beide bereits eine Paartherapie begonnen. Weitere Termine sind vorgesehen, werden aber zurzeit von beiden Eltern sabotiert.
Die familiendynamische Situation ist also recht unübersichtlich und hochdramatisch. Auch während des hiesigen Aufenthaltes ergaben sich ständig neue Pläne, Perspektiven und Parteiungen. Wir haben Maren daher angeboten, sie könne noch einige Zeit hier bleiben, bis die akute Krise der Eltern abgeklungen sei, zumal die Mutter einen baldigen »kompletten Nervenzusammenbruch« bei sich nicht ausschließen wollte und mit dem Gedanken spielte, in eine psychotherapeutische Klinik zu gehen. In diesem Fall wäre Maren unversorgt gewesen. Kontakte zum

Jugendamt sind geknüpft. Am Ende konnte sich Maren aber nicht für eine Trennung von der Mutter entschließen, vermutlich, weil sie der Familie weiterhin als Vermittlerin zur Verfügung stehen wollte. Ambulante engmaschige Gespräche wurden vereinbart. Maren kann für eine erneute Krisenintervention bei uns aufgenommen werden.

Fall 2

Diagnose:

Störung des Sozialverhaltens bei gestörten sozialen Bindungen (F91.1)

Achse V
5.1 abweichende Elternsituation
6.1 Fremdunterbringung

Der 14-jährige André, der seit dem ersten Lebensjahr nicht bei seinen Eltern lebt, wird hier vorgestellt, um die Möglichkeiten einer weiteren Fremdplatzierung zu prüfen.
Aus den Berichten des Jugendamtes kann die Vorgeschichte des Jungen wie folgt zusammengefasst werden: André hat offenbar in der frühen Kindheit eine Verwahrlosung erlitten. Die Ehe der Eltern war im Alter von einem dreiviertel Jahr geschieden worden. Der Junge war sowohl körperlich als auch seelisch schwer vernachlässigt worden, z. B. sei er in halb verhungertem Zustand aufgefunden worden. Er sei dann in eine Pflegefamilie in Bad X gekommen und dort bis zum Alter von 12 Jahren bis zum Februar 1988 geblieben.
Während der ganzen Zeit habe er, sobald es von seinem Alter her möglich gewesen sei, geklaut. Dies sei dann schließlich für die Pflegefamilie in letzter Zeit untragbar geworden. Er sei dann in eine Außenwohngruppe einer Jugendhilfeeinrichtung gekommen. Diese Maßnahme sei bereits nach sechs Wochen wegen der Diebstähle gescheitert. Von dort sei André dann erstmals vom Vater aufgenommen worden, der sich verpflichtet gefühlt habe und sich engagiert habe. Dies sei wider Erwarten eine Zeit lang recht gut gegangen, obwohl André weiterhin geklaut habe. Tagsüber habe er weiterhin die vorherige Sonderschule E besucht, nachmittags die dortige Tagesgruppe. Abends sei er beim Vater gewesen.
Jetzt, vor Weihnachten, sei es ebenfalls wegen des Stehlens zum Eklat mit dem Vater gekommen. Der Vater sei ungeheuer wütend geworden. Er hätte dem Jungen am liebsten »das Kreuz abgeschlagen«. Man habe den Jungen beim Vater herausnehmen müssen, habe auch den Eindruck erhalten, dass es dort jetzt nicht mehr weitergehe. Der Junge sei vier Tage herumgestreunt. Jetzt sei er seit zwei Wochen in einer Notaufnahmefamilie. Eine neue, dauerhafte Lösung müsse gefunden werden.
Ich habe den 14-jährigen Jungen hier psychiatrisch untersucht und auch einer eingehenden körperlichen und neurologischen Untersuchung unterzogen. Anschließend haben wir mit dem Vertreter des Jugendamtes die Situation beraten.

Untersuchungsbefunde:
Körperlich: 152,5 cm, 42,5 kg, noch keine puberalen Reifezeichen, gering dysplastisches Gesicht, niedriger Haaransatz, kurze, überstreckbare Finger, Herz und Kreislauforgane regelrecht. Lunge frei, reizlose Appendektomienarbe, keine frischen Verletzungen. Muskeleigenreflexe an den Beinen sehr lebhaft, rechts betont, keine Pyramidenzeichen, herabgesetzte Koordinationsleistungen. Zähne saniert.
Psychisch: Distanzvermindert, freundlich, aufgeräumt. Bei der Erörterung konfliktreicher Themen verdichtet sich das neurotische Gesprächsklima nur geringfügig, d. h. es werden keine neurosespezifischen Abwehrmechanismen sichtbar. Der Patient bleibt emotional relativ indifferent.

Beurteilung:
Im Mittelpunkt des Interesses steht das dranghafte Stehlen. Ursprung und Eigenart dieses Verhaltens können aufgrund der Erfahrung mit vergleichbaren Fällen als hinlänglich geklärt angese-

hen werden. Das Stehlen bezieht sich auf die frühen Objektverluste dieses Patienten und stellt den Versuch einer Reparatur dar, indem sich der Patient etwas holt, was ihm fehlt. Es handelt sich im Grunde um Defizite in der emotionalen Zuwendung, obwohl André aufgrund seiner Entwicklung nicht die Voraussetzungen mitbringt, um in einen zwischenmenschlichen emotionalen Austausch einzutreten, der beide Seiten zufrieden stellt. Insofern kann das Stehlen, nachdem es sich über lange Jahre habituiert hat, auch nicht durch intensive Zuwendungsangebote ohne weiteres gelöscht werden. Die Impulse, welche den Jungen zum Stehlen bringen, spiegeln möglicherweise auch eine besondere Triebdynamik wider. André stimuliert sich, indem er stiehlt. Diesen Stimulationseffekt hat das dranghafte Stehlen dieser Kinder mit den Jaktationen gemeinsam.

Je mehr Halt und Festigkeit von der Umwelt angeboten wird, in der André lebt, desto weniger dürfte sich André durch Impulse zum Stehlen bedrängt fühlen. Aber selbst in einer günstigen Umgebung darf nicht erwartet werden, dass André mit dem Stehlen aufhört. Die Erfahrungen in der Schule zeigen, dass André es sehr schwer hat, sich in eine Gruppe zu integrieren und mit anderen Jugendlichen in einen befriedigenden Austausch zu kommen. Durch sozialen Austausch könnte André mehr Befriedigung und Entlastung erleben.

Eine neue Fremdplatzierung darf also nicht mit der Forderung verknüpft werden, das Stehlen müsse zum Ende kommen. Es geht auch nicht um die Alternative zwischen Heilpädagogik einerseits und Zwangsmaßnahmen, die das Stehlen unterbinden, andererseits. Es muss vielmehr eine Institution gefunden werden, die einen breiten Rücken hat und die kriminelle Aktivitäten von André in gewissem Umfang toleriert, ohne zu kapitulieren. Hierzu gehören Erfahrungen im Umgang mit ähnlichen Jugendlichen.

Bei der Auswahl einer geeigneten Institution für André sollte nicht versucht werden, eine neue »Heimat« für ihn zu finden. Für einen Jugendlichen, der nach einer nahezu 12-jährigen Zeit in einer Pflegefamilie dort nicht mehr tragbar ist, sollte das Argument der »Nestwärme« nicht mehr strapaziert werden. André läuft sonst nochmals Gefahr, wie im vergangenen Jahr geschehen, ein neues Betreuungsangebot zu zerstören. Dies ist ein typischer Vorgang, weil André vermutlich den Verlust der ersten Pflegefamilie innerlich noch nicht verkraftet hat und diesen nur so quittieren kann, dass er auf jede neue Pflegestelle unerfüllbare Erwartungen richtet. Es »darf« gewissermaßen nicht gut gehen. Aus diesen Gründen und auch, weil die Beziehungsfähigkeit von André ohnehin nur eingeschränkt ausgebildet ist, sollte eine heilpädagogische Einrichtung gesucht werden, die relativ klare und feste Strukturen aufweist. Eine Perspektive von drei bis vier Jahren sollte genügen. Dieser Zeitrahmen erstreckt sich über die verbleibende Schulzeit, bis zum Beginn einer Berufsausbildung.

Eine Rückkehr zum Vater erscheint uns wenig aussichtsreich. Der Vater hat im gesamten Lebenslauf bis zuletzt keine entscheidende Rolle gespielt. Er lebt selbst unter sehr instabilen Umständen und lässt auch derzeit keine Motivation erkennen, sich noch einmal um den Sohn zu kümmern. Auch André selbst zieht den Vater nicht in Betracht. Trotz der Unterstützung einer Familienhilfe könnte André dem Vater rasch entgleiten, dann müsste André ein zweites Mal von ihm getrennt werden.

Die Vorbehalte, die man bei diesem Jugendlichen hinsichtlich seiner weiteren sozialen und psychischen Entwicklung haben muss, veranlassen uns nicht, schon jetzt, im Alter von 14 Jahren, zu resignieren. Im Gegenteil, wir glauben dass die beschriebenen Maßnahmen noch einen wesentlichen Beitrag zu einer günstigen Entwicklung leisten können. Vor allem ist zu bedenken, dass André in den ersten 12 Lebensjahren trotz seiner Verhaltensprobleme stabil in ein und derselben Pflegefamilie bleiben konnte. André hat insofern eine Beziehungsgrundlage erhalten. Er wäre sonst zu einem sehr viel früheren Zeitpunkt gescheitert und hätte eine Heimkarriere begonnen.

Aus dem Scheitern der jüngsten Unterbringungsversuche darf, wenn man die Begleitumstände betrachtet, nicht geschlossen werden, dass eine weitere heilpädagogische Hilfe sinnlos wäre. Sogar eine psychotherapeutische Hilfe kann erwogen werden. Damit lässt sich diese Form des dranghaften Stehlens zwar nicht neurosenspezifisch aufarbeiten. Aber die Psychotherapie könnte in Verbindung mit einer Institutionenberatung wesentlich dazu beitragen, dass sich der Jugendliche in seiner neuen Umgebung besser stabilisiert und langsam besser zu verstehen lernt, wie es zu seinem Fehlverhalten kommt und wie sich dieses auf die Umwelt auswirkt. Wir halten also eine nochmalige Jugendhilfemaßnahme mit heilpädagogischem Anspruch für aussichtsreich.

2 Zur Bewertung von Gruppenzugehörigkeit, Drogenkonsum und Jugendkultur

Vorschau

Jugendliche orientieren sich sozial in ihren eigenen Altersgruppen und bilden ein gemeinsames Lebensgefühl, gemeinsame Moden und gemeinsame Vorurteile aus. Die Gemeinschaft, die durch eine solche Jugendkultur umrissen wird, ist allerdings groß und relativ unpersönlich. Das wirkliche soziale Leben spielt sich in kleineren Cliquen ab. Die Mitglieder dieser Cliquen sind eng miteinander bekannt und vertraut. Männliche Jugendliche gestalten ihr Gruppenleben vor allem über gemeinsame Unternehmungen, weibliche Jugendliche vor allem über den sprachlichen Austausch. In der frühen und mittleren Adoleszenz gehören den meisten Cliquen nur Jugendliche eines Geschlechts an. Erst zwischen 19 und 25 Jahren werden Paarbeziehungen so dominant, dass sie die Bedeutung der Cliquen und Freundeskreise allmählich ablösen.

In den Cliquen werden modellhaft neue Bedingungen für soziales Handeln erprobt. Hier werden Funktionen fortgesetzt, die zuvor von den Familien ausgeübt wurden. Nicht zu übersehen ist, dass die Jugendlichen in den frühen Stadien ihrer Gruppenaktivität auch noch Bedürfnisse nach Geborgenheit und Sicherheit haben, die sie aus ihren Familien mitbringen. Längerfristig geht die Entwicklung der Cliquen aber deutlich in eine progressive Richtung.

Auch ausländische Jugendliche fühlen sich in ihren Cliquen gut aufgehoben und bewältigen so ihre Emanzipation von den Familien. Erst mit dem Eintritt ins Erwerbsleben wird ihnen bewusst, dass sie gesellschaftlich und beruflich benachteiligt werden. Zu beklagen ist in allen multikulturellen Gesellschaften der Mangel an echten interkulturellen Aktivitäten und gemischten Jugendcliquen. Durch den Einfluss der globalen Medien wird allenfalls eine virtuelle gemeinsame Geschmacksbildung gefördert. Nicht nur die Nationalitäten, auch die sozialen Schichten bleiben in den Jugendcliquen weitgehend unter sich.

Soziale Isolation, hohe Wohnmobilität, Fremdheit, Kontaktschwäche, Impulsivität und körperliche Stigmata können verhindern, dass Jugendliche in Jugendcliquen aufgenommen werden. Sie geraten in diesem Fall unter den Einfluss von Not- und Spontangemeinschaften. In diesen Formationen herrscht hohe Fluktuation. Es entsteht trotz rascher Vertraulichkeit keine dauerhafte Solidarität. Es werden Rituale praktiziert, mit denen ein trügerisches Gemeinschaftsgefühl heraufbeschworen wird. Der gegenseitige Umgang ist von abrupten Stimmungsschwankungen, Übergriffen, Grenzverletzungen und aufschießenden Erregungen geprägt. Für die psychisch vulnerablen Mitglieder ist die Gefahr hoch, manipuliert und beeinflusst zu werden. Dennoch dürfen die Spontangemeinschaften nicht insgesamt als dysfunktional und antisozial disqualifiziert werden. In entsprechenden Notlagen können sie für Einzelne auch eine stabilisierende und Identitätsbildende Funktion erlangen. Jugendliche mit intellektuellen Schwächen geraten leichter in eine Position der Schwäche gegenüber den Gruppen. Mädchen haben in diesen Gruppen im Vergleich zu Jungen eine stärkere und selbstbewusstere Position.

Der Drogenkonsum nimmt seit Mitte der 1980er-Jahre wieder zu und ist inzwischen höher als zu Beginn der 1970er-Jahre. Der Alkoholkonsum hat hingegen abgenommen. Der Konsumbeginn hat sich zu jüngeren Jahrgängen hin verschoben. Die Statistik im Jugendalter wird nach wie vor nicht von den Gewohnheitskonsumenten, sondern von den Probierern bestimmt. Denkbar ist freilich, dass sich aus den Probierern eine steigende Zahl von Dauerkonsumenten ergibt, weiterhin, dass sich hinter den Probierern eine immer größere Zahl von psychisch auffälligen Personen verbirgt.

Der Drogenkonsum ist heute nicht mehr eng mit einer bestimmten Jugendkultur verbunden, die den Konsum inhaltlich zu begründen versucht. Das inzwischen hoch entwickelte Wissen über die Gefahren des Drogenkonsum scheint zumindest die Probierlust nicht zu bremsen. Nichts deutet darauf hin, dass in den üblichen Jugendcliquen starker Druck bezüglich des Drogenkonsum ausgeübt wird.

Jugendliche sind heute für Belehrungen relativ immun. Sie wehren sich auf diese Weise gegen eine Elterngeneration, die einst gegen eine irrationale Autorität protestiert hatte und jetzt an den rationalen Diskurs glaubt. Der gewohnheitsmäßige starke Cannabiskonsum hat sich vermutlich deutlicher zu den Risikogruppen hin verschoben. Inzwischen sehen wir in den Kliniken so gut wie keine schizophrene Ersterkrankung mehr, der nicht ein erheblicher Cannabisabusus vorausgegangen ist. Wir begegnen auch der bedenkenlosen Einnahme von exotischen Halluzinogenen. Die Experimentierfreude ist hoch.

Nach wie vor verläuft eine gewisse Trennlinie zwischen den gewohnheitsmäßigen Cannabis- und den starken Alkoholkonsumenten. Erstere sind häufig stärker in ihren Kontakt- und Beziehungsmöglichkeiten eingeschränkt. Die früh Alkohol konsumierenden Jugendlichen erscheinen ich-strukturell stabiler, allerdings nicht weniger gefährdet, sich dissozial zu entwickeln, sofern sie aus zerrütteten Familien stammen. Langfristig steht immer noch Alkohol als Ursache verheerender psychischer Fehlentwicklungen an vorderster Stelle.

Die in den jugendpsychiatrischen Kliniken vertretene Null-Toleranz bezüglich des Alkohols und der Drogen soll die hoch vulnerablen Patienten davor bewahren, den Konsum zu trivialisieren. Die ausgeübte soziale Kontrolle kann immerhin erreichen, dass der Konsumbeginn zeitlich verzögert wird.

Alle, die therapeutisch oder pädagogisch mit Jugendlichen arbeiten, müssen über zutreffende, kritisch durchdachte Vorstellungen verfügen, wie die gegenwärtigen Jugendkulturen beschaffen sind und wie sie sich auf das Lebensgefühl der Jugend auswirken. Jugendkulturen umfassen alle Ausformungen des Lebens und Denkens Jugendlicher, immer wenn Erwachsene nicht daran teilnehmen. In ihren Jugendkulturen führen sie Spannungen ab, klären Gefühle, bestätigen sich, wer sie sind und vergewissern sich einer Gemeinschaft. Die Bilder und Formen der Jugendkultur ändern sich ständig. Kaufbare Konsumgüter sind wichtige Umschlagwaren und Inhaltgeber für heutige Jugendkulturen. In größer werden Schichten der Bevölkerung ist ein solcher Konsum jedoch unmöglich, weil das Geld fehlt. Hier ergibt sich für die betroffenen Jugendlichen ein nicht zu unterschätzender Grund zur Kränkung und ein Anreiz zur Kleinkriminalität.

In der Vergangenheit war unter dem Einfluss zeitgeschichtlicher Strömungen das Missverständnis entstanden, Jugendkulturen müssten in ihrem Wert danach bemessen werden, ob sie einen ernst zu nehmenden Protest der Jugend wiedergeben oder nur Ausdruck oberflächlicher Beeinflussung durch die Konsumindustrie sind. Jugendkulturen sind heute weit davon entfernt, sich als Wegbereiter für eine bessere Welt zu verstehen oder gesellschaftspolitische Ziele zu vertreten. Die heutige Jugendkultur hat einen hohen Beziehungs- und Erlebnishunger. Hierzu gehört auch der Hunger nach

Wirklichkeit. Der Umgang mit den Medien erzeugt Unwirklichkeit. Die Jugend sucht nach dem Echten und Wahrhaftigen. Sie sucht Berührung mit unmittelbaren Erlebnissen, die nicht über die Medien vermittelt sind. Hierzu wird auch der eigene Körper attackiert. Die Erfahrung von körperlichen Schmerzen vermittelt das Erlebnis eigenen Lebens aus erster Hand. Die Risikobereitschaft ist hoch.

Einen scheinbaren Kontrast zur Sehnsucht nach Echtheit ist die Zurschaustellung und Verfremdung des Körpers als Kunstprodukt. Diese Verfremdung wird wahrscheinlich spielerisch eingesetzt, um der präsenten Gefahr der Entfremdung zu entgehen und ihr nicht ohnmächtig ausgeliefert zu sein. Diese Seite der Jugendkultur erinnert an den Abwehrmechanismus der »Identifikation mit dem Aggressor«.

Jugendkulturen sollen den Übergang von der Kindheit ins Erwachsensein markieren und erleichtern. Sie stehen somit in einer Reihe mit den Übergangsritualen der Kindheit und den Traditionen der Kulturvölker, mit denen Jugendliche auf die Welt der Erwachsenen vorbereitet werden. In der heutigen hoch technisierten Welt ist freilich keine feste Lebensform beschreibbar, auf die Kinder vorbereitet werden könnten. Es sind im raschen Wechsel immer wieder neue Entwürfe notwendig, mit denen die Kinder ihre Vorbereitung auf die Zukunft selbst in die Hand nehmen müssen. Ein viel beschworener Entwurf der Studentenrevolte von 1968 proklamierte eine bessere Welt. Die gegenwärtigen Jugendkulturen verzichten auf ein klares Ziel und erklären die Schwellensituation, in der sie sich befinden, zum Dauerzustand. Was konkrete Ziele betrifft, passen sich heutige Jugendliche den Erwartungen der Eltern an: Beruf, Status, Arbeit, Wohlstand, Konsum. Diese Ziele werden nicht hinterfragt, aber zugleich als langweilig abgetan. Gegen die Langeweile steht das virtuelle Versprechen grenzenloser Freizügigkeit und höchster Flexibilität.

Die Skepsis der Elterngeneration gegenüber den jeweiligen Jugendkulturen hat auch auf die Wissenschaft abgefärbt. Noch vor 30 Jahren wurden die Fähigkeiten und Möglichkeiten der Jugend wissenschaftlich bezweifelt, während sich die Jugend selbst sehr wichtig nahm. Heute werden die hohen Fähigkeiten und Möglichkeiten der Jugend wissenschaftlich beschworen, während sich die Jugend selbst nicht mehr so wichtig nimmt.

Die hyperaktive Jugend hat sich eine gleichermaßen hyperaktive Kultur erschaffen. Die enorme Bewegtheit und die Zerstreutheit der heutigen Jugend bereitet der Elterngeneration Angst. Sammlung, Vertiefung und Zielstrebigkeit werden als Entwicklungsideale beschworen. Die Jugendlichen mit ihren Subkulturen weisen jedoch in eine andere Richtung. Sie versuchen in einem Balanceakt herauszufinden, wie sie mit dem hohen Maß an Freizeit, Leerlauf und Sinnlosigkeit in ihrer zukünftigen Welt zurechtkommen können, ohne daran zu verzweifeln. Sie versuchen zu klären, wie sie für immer neue unerwartete Entwicklungen aufnahmefähig bleiben können und wie sie in einer Welt, die sich nur schwer persönlich gestalten lässt, so leben können, dass die eigene Identität erhalten bleibt.

Psychotherapeuten müssen die Jugendkulturen und die dahinter stehenden Fragen aufmerksam verfolgen. Es wäre natürlich ein Missverständnis, sich als Erwachsener einer Jugendkultur aktiv anzubiedern. Anderseits ist es nicht zu vermeiden, dass Elemente von Jugendkulturen in therapeutische Settings eingeschleppt werden. Wenn unsere Patienten ihre Subkultur verteidigen, kann dies zwar bedeuten, dass sie ihren persönlichen Schwierigkeiten ausweichen wollen. Wir sollten aber nicht vergessen, dass Jugendkulturen auch den Weg zu gegenseitigem Verstehen und zu kreativen Lösungen weisen können.

Essay

Vor welchem soziologischen Hintergrund können wir Freundschaften und Gruppenzugehörigkeit unserer Patienten angemessen beurteilen?

Der notwendige Prozess der Herausbildung von Identität und Autonomie verlangt von den Jugendlichen, dass sie sich nicht mehr nur an die Elternfiguren, sondern zunehmend an Außenstehende wenden und ihre Wirkung und Wirksamkeit außerhalb der Familie überprüfen und einüben. Dieser Prozess beginnt bereits während der Jahre der Grundschule, wird hier freilich noch deutlich vom Einfluss der Eltern übertroffen. Ab dem 11. bis 13. Lebensjahr verlagert sich die Orientierungssuche deutlich weg vom elterlichen Einfluss. Außerdem orientieren sich Jugendliche anders als in der Kindheit nicht mehr vorrangig am Beispiel der Erwachsenen, sondern an Mustern und Gepflogenheiten, die sie in ihrer eigenen Generation vorfinden.

Im Jugendalter bilden sich Gruppen, die ihre Lebenseinstellungen, Vorurteile und Musikrichtungen, die Ästhetik ihrer Kleidermode und ihrer Körpersprache und den Sprachjargon miteinander teilen. Mit diesen Gruppencharakterisierungen werden zunächst nur große Segmente der Jugendgeneration abgesteckt. Wenn wir von Jugendlichen erfahren, dass sie sich einer solchen Gruppe zuordnen, wissen wir noch keineswegs, wie stark sie sich deren Subkultur zu Eigen gemacht haben. Jüngere Jugendliche neigen eher dazu, sich einer Gruppendynamik ganz und gar anzuvertrauen und darin wichtige neue Inhalte für ihre Identität zu erkennen. Sie geraten dabei auch unter »Gruppenzwang«. Dieser Begriff sollte jedoch mit Vorsicht gebraucht werden. Er repräsentiert die Außenperspektive skeptischer Eltern, die bedauern, ihren Einfluss auf ihre Kinder verloren zu haben (Ungar 1995). In Wirklichkeit ergibt sich der Einfluss der Gruppe erst aus dem starken Hingabebedürfnis der Jugendlichen. Diese Hingabe ist ein vorübergehendes Phänomen.

Im weiteren Entwicklungsverlauf setzen die Jugendlichen bei oberflächlicher Betrachtung zwar ihr gruppenkonformes Verhalten fort, identifizieren sich aber nicht mehr ausschließlich mit einer bestimmten Gruppe. Sie werden als Chamäleons bezeichnet (Ungar 1995), weil sie in verschiedenen Umgebungen verschiedene Identitäten annehmen können. In ihrer Clique können sie zum Beispiel selbstsicher auftreten, im Elternhaus hingegen zurückgezogen und zaghaft erscheinen. Durch diese Verwandlungen können sie an verschiedenen Schauplätzen neue und alte Seiten ihrer Persönlichkeit durchspielen, bis es ihnen am Ende der Jugend gelingt, eine homogene Identität zu erfahren und gleich bleibend in jeder Situation zu vertreten.

Die Freiheitsgrade der sozialen Entfaltung jedes Einzelnen können in den Gruppen sehr unterschiedlich sein. Die hohe Verfügbarkeit und sinnliche Präsenz der Medien und die kommerzielle Verbreitung modischer Jugendtrends macht es möglich, dass bestimmte in ihrer Entfaltung eingeschränkte Jugendliche nur fassadär und quasi virtuell an den Trends einer Jugendbewegung teilnehmen, ohne wirklich Teil einer sozialen Gruppe zu sein.

Das tatsächliche soziale Leben der Jugend, so, wie es im Sinne der Identitätsbildung wirksam werden kann, spielt sich nicht in großen Gruppierungen ab, die eine Jugendkultur und den Besitz von Attributen dieser Kultur miteinander teilen, sondern in Cliquen, also in kleineren und überschaubaren Zirkeln, die aus einigen wenigen Jugendlichen bestehen. Weit über die Gemeinsamkeit einer Jugendkultur hinaus, sind diese Jugendlichen miteinander bekannt und vertraut. Sie kennen sich aus wichtigen alltäglichen Zusammenhängen, Schule, Sportverein, Nachbarschaft oder Arbeitsplatz. Sie stimmen in der Regel noch in weiteren Aspekten überein: in ihrer sozialen Schicht und Nationalität, ihrem Bildungsniveau, ihren finanziellen Spielräumen. Die Mitglieder dieser Cliquen verständigen sich also über mehr als nur über ihre subkulturelle Ästhetik und ihre gemeinsamen Vorurteile. Männliche Jugendliche pflegen ihren Zusammenhalt über gemeinsame Unternehmungen (side by side), weibliche Jugendliche über das Erzählen von Erlebtem und das Mitteilen von Gedanken und Gefühlen (face to face).

In diesen Cliquen wissen die Jugendlichen gut übereinander Bescheid. Sie kennen die Vorlieben und Eigenheiten der anderen und deren familiäre Situation. Sie nehmen Anteil an den Problemen der anderen, tauschen Emotionen aus und sind nachhaltig hilfsbereit. Dies sind wichtige Kennwerte sozialer Beziehungen unter Gleichaltrigen, unabhängig von der jeweiligen Subkultur. In der frühen und mittleren Adoleszenz gehören den meisten Cliquen entweder nur Mädchen oder nur Jungen an. Erst in der späten Adoleszenz treten vorübergehend Personen des anderen Geschlechts hinzu. Zwischen 19 und 25 Jahren werden Paarbeziehungen so dominant, dass sie die Bedeutung der Cliquen und Freundeskreise allmählich ablösen.

Die Funktion der Cliquen und Freundeskreise im Zusammenhang mit der Entwicklung von Autonomie und Identität wird durchweg positiv gesehen (Selman und Schultz 1989). Nur auf diesem Weg kann es den Jugendlichen gelingen, sich selbst im Kontrast zur familiären Herkunft neu zu definieren. Nur so können die Jugendlichen herausfinden, wie sie sich außerhalb der Familien sozial verhalten und eigenes Profil gewinnen können. Nur so finden sie heraus, wie sie von denen akzeptiert werden, die ihnen wichtig sind und mit welchem Verhalten sie »ankommen«. Weit entfernt vom Vorurteil der Konformität und des Gruppenzwanges müssen die Jugendlichen dabei hohe individuelle Anpassungsleistungen erbringen. Wenn ihre Zeit durch Nebenverdienste und schulische Verpflichtungen knapp wird, kürzen sie eher die Zeit, die sie mit der Familie verbringen, nicht aber die Zeit, die sie mit den Freunden verbringen. Auch dieser Umstand zeigt, wie hoch die subjektive Bedeutung dieser persönlichen Gruppen einzuschätzen ist. In den Cliquen werden modellhaft neue Bedingungen für soziales Handeln erprobt (Pombeni et al. 1990, Furman und Gavin 1989). Nachdem die Familien aufgehört haben, die sozialen Beziehungen der Kinder zu ordnen und zu arrangieren und Entscheidungen zu treffen, übernehmen die Cliquen vorübergehend diese Funktion. Sie sind Platzhalter für die Funktion der sozialen Lenkung, die vorher von der Familie ausgeübt wurde. Sie sind auch Platzhalter für eine soziale Ordnung, die die Jugendlichen in Zukunft miteinander aushandeln wollen.

Nicht zu übersehen ist, dass die Jugendlichen in den frühen Stadien ihrer Gruppenzugehörigkeit auch noch Bedürfnisse nach Geborgenheit und Sicherheit haben, die eigentlich an die Adresse der Familie gehen. Sie werden quasi von dort mitgebracht und in die Gruppen importiert. Der Drang der Jugendlichen nach Selbstständigkeit verbietet es ihnen, kindliche Bedürfnisse noch in der eigenen Familie auszuleben. Auch die Eltern ziehen sich in dieser Zeit von ihren Kindern zurück und hinterlassen ein gewisses emotionales Vakuum, das die Jugendlichen in ihren Gruppen aufzufüllen versuchen. In gut funktionierenden Gruppen bleiben die Phasen, in denen solche regressiven Bedürfnisse ausgelebt werden, jedoch begrenzt. Vorrangig geht es darum, mit neuen (oder alten) Formen erwachsenen Verhaltens zu experimentieren. Dabei werden die eigenen Eltern durchaus imitiert. Alles in allem geht die Entwicklung der Cliquen und Freundeskreise in eine eher progressive Richtung.

Wie gut die Gruppen – aufs Ganze gesehen – ihre entwicklungsfördernde Aufgabe erfüllen, zeigt sich auch bei den ausländischen Jugendlichen. Trotz der objektiv ungünstigeren gesellschaftlichen Rahmenbedingungen fühlen sie sich im Gemeinschaftsleben ihrer Gruppierungen gut aufgehoben. Sie bewerten ihre Freizeitmöglichkeiten, ihre Beziehungen in der Gleichaltrigengruppe und ihre Beziehungen zur Familie ähnlich positiv wie die Deutschen. Erst mit dem Eintritt ins Berufs- und Erwerbsleben ändert sich dies. Jetzt, mit nachlassender Aktivität und Wirksamkeit der Gruppen, wird den ausländischen Jugendlichen die Ungleichheit ihrer gesellschaftlichen Chancen und Entfaltungsmöglichkeiten offenbar. Ob hierbei die jungen Frauen oder die Männer ihre soziale Lage kritischer sehen und wer den größten Leidensdruck hat, ist bei den Untersuchern umstritten (Mansel und Hurrelmann 1993, Bundesregierung 6. Familienbericht 2000).

Es zeigt sich also, dass die Gruppen ausländischer Jugendlicher zwar den ersten Schritt erleichtern konnten, der in der Emanzipation aus den Familien bestand. Es konnten soziale Lebensräume geschaffen werden. Aber beim zweiten Schritt, der von hier aus zur gesellschaftlichen Integration führen müsste, können diese Gruppen nicht assistieren. Hier wirkt sich der Mangel an interkulturellen Aktivitäten aus, die von deutschen und ausländischen Jugendlichen gemeinschaftlich unternommen werden. Durch den Einfluss der globalen Medien gibt es zwar auf der Ebene der virtuellen Jugendkulturen immer größere Gemeinsamkeiten unter den Jugendlichen einer Generation, diese reichen aber nicht bis zu konkreten sozialen Beziehungen. In den kleinen Cliquen und Freundschaftskreisen bleiben die Deutschen unter sich. Mehr noch: Auch die Jugendlichen unterschiedlicher Einkommensverhältnisse und unterschiedlicher sozialer Schichten bleiben weitgehend unter sich.

In welchen Gruppen sammeln sich Jugendliche mit psychosozialen Risiken?

Jugendliche, die fürchten müssen, aus ihren Familien verstoßen zu werden, bevor sie selbst den Wunsch entwickeln können, sich von dort zu emanzipieren, tragen ihre Wut und Frustration in die Gruppen hinein. Sie suchen Gemeinschaft mit anderen, die ihre Gefühlslage mit ihnen teilen. Der aggressive und provokative Handlungsdruck, der von diesen Gruppierungen ausgeht, ergibt sich aus der Grundstimmung seiner Mitglieder. Soziale Isolation, hohe Wohnmobilität und Fremdheit, Kontaktschwäche, Impulsivität und körperliche Stigmata verhindern, dass Jugendliche einen Platz in einer Jugendclique finden. Sie vereinzeln oder geraten unter den Einfluss von Ersatz-, Not- oder Spontangemeinschaften. Die Aufnahme in diese Gruppen erfolgt rasch und formlos. Die Verschiedenheit ihrer Mitglieder wird durch einen einfachen aber rigiden Verhaltenskodex überspielt, dem sich alle unterwerfen müssen. Die Fluktuation ist hoch. Es entsteht keine nachhaltige Solidarität. Stattdessen zeigen sich die Mitglieder dieser Gruppen ausgesprochen freigiebig bei Hilfen zur spontanen Befriedigung alltäglicher Bedürfnisse. Diese Hilfe kommt auch jenen zugute, die man nur flüchtig kennt, vorausgesetzt sie lassen sich darauf ein, Mitglieder der Gruppe zu sein. Das Innenleben der Gruppenmitglieder wird nicht erforscht (Marcus 1996). Die Gruppen sind meist zu groß für engere Beziehungen. Tieferes Vertrauen wird nicht gesucht (Pablon et al. 1996). Die Mitglieder wachsen nicht in die Zugehörigkeit der Gruppe hinein, sondern sind schlagartig durch gemeinsames Handeln als Mitglieder akzeptiert. Die Aufnahme erfolgt also unter dem Druck des Mitmachens. Es herrschen ausgeprägte Rituale, mit denen das Gefühl von Gemeinschaft heraufbeschworen wird (Pearson 2000). Diese Gruppen werden auch von plötzlichen Stimmungsschwankungen erfasst. Die Mitglieder begrapschen sich, knuffen sich, stoßen sich dann wieder voneinander weg, schlagen sich und wirken kurz darauf wieder eng vertraut. Es herrscht keine Kultur des Aushandelns und Verhandelns.

In unserer klinischen Praxis erleben wir Jugendliche, die nach langer sozialer Abstinenz Anschluss an solche Spontangruppen gefunden haben. Sie versuchen mit der Zugehörigkeit zu solchen Gruppen ihre soziale Integration zu verbessern. Sie haben Nachholbedarf. Sie wollen endlich wissen und verstehen, wie sie sich sozial entfalten könnten. Für die psychisch besonders vulnerablen Jugendlichen ist die Gefahr hoch, manipuliert und beeinflusst zu werden. Unsere Patienten stellen in Abrede, dass sie sich der Meinung ihrer Gruppe beugen. Sie glauben, dass sie in den Gruppen ihre eigenen Meinungen und Handlungsentscheidungen vertreten. Sie haben die Gruppenmeinung internalisiert. Sie haben dafür auf wichtige Freiheitsgrade ihres Handelns verzichtet. Dennoch dürfen wir diese niedrig strukturierten Spontangruppen nicht vorschnell als dysfunktional und antisozial disqualifizieren.

Dieses Vorurteil verbindet sich mit den Begriffen der *dissozialen Gruppe* oder der *Straßenjugend*. Wir müssen in Betracht ziehen, dass diese Gruppen in entsprechenden Notlagen auch stabilisierende und identitätsbildende Funktionen erlangen können. Immer wieder erleben wir Jugendliche, die sich, nachdem sie vom Elternhaus verstoßen wurden, innerhalb solcher Gruppen vor dem Absturz in die Desolation schützen und einen Rest von Selbstachtung erhalten können (Hurrelmann und Engel 1992). Bei genauer Prüfung kann die Selbstverfügbarkeit und Autonomie von Mitgliedern dieser Gruppen sehr unterschiedliche Qualitäten aufweisen. Jugendliche mit intellektuellen Schwächen geraten rascher in eine Position der Schwäche und Hilflosigkeit. Mädchen bewahren sich eine vergleichsweise stärkere Position mit höheren Graden von Selbstbestimmung (Pearl et al. 1990). Sie ziehen sich nach der Pubertät rascher aus den Gruppen zurück und werden in die antisozialen Tendenzen wenig stark einbezogen. Sie suchen Partnerschaften. In diesen, nicht in der Gruppe, entfalten sie auch ihre aggressiven Tendenzen, die übrigens prämenstruell verstärkt in Erscheinung treten.

Bisweilen bilden sich auch in therapeutischen Einrichtungen Gruppen heraus, die den beschriebenen Mustern entsprechen. Schlimmstenfalls bilden sie eine Abwehrfront, an der jede therapeutische Arbeit scheitert. Solche Gruppen erscheinen amorph, unstrukturiert und undurchdringlich. Mit den üblichen Instrumenten gruppentherapeutischer Arbeit sind diese Gruppen nicht führbar. Die Ressourcen, die sich normalerweise durch die spontane Selbstorganisation von Gruppen abrufen lassen, werden hier vermisst. Kritik und Anregung dringen nicht mehr zu den einzelnen Patienten durch, weil sie sich in der Gruppe verstecken. Dabei ist anzuerkennen, dass sie sich durch das Eintauchen in die Gruppe vor dem eigenen Zusammenbruch zu schützen versuchen. Das eigentliche therapeutische Angebot der Klinik geht so allerdings ins Leere. Den therapeutischen Teams bleibt als Ausweg nur, diese maligne gruppenspezifische Abwehr mit geeigneten Betreuungstechniken zu umgehen. Die Patienten müssen verstärkt außerhalb ihrer Gruppe als Einzelpersonen angesprochen und mit ihrem individuellen Verhalten konfrontiert werden. Damit verzichten wir freilich auf die wichtige therapeutische Aufgabe, den Patienten einen sozialen Übungsraum zu bieten, in dem sie ihre sozialen Orientierung und ihre kommunikativen Fähigkeiten verbessern können.

Welchen Stellenwert nimmt der Drogen- und Alkoholkonsum in der Jugendkultur ein und wie wirkt er sich auf psychisch labile Jugendliche aus?

Seit Mitte der 1980er-Jahre nimmt der Konsum von Drogen und Genussmitteln wieder zu. Unsere Sorge ist, dass er sich zu den Risikogruppen hin verlagern könnte. Jugendliche konsumieren wieder vermehrt Cannabinoide, außerdem die neuen Designerdrogen.

Der Alkoholkonsum hat abgenommen. Der Konsumbeginn hat sich etwas stärker zu jüngeren Jahrgängen verschoben. Derzeit wird die Statistik im Jugendalter vor allem von den Probierern bestimmt, nicht von Gewohnheitskonsumenten. Es ist noch unklar, ob sich der ansteigende Trend von den Probierern zu den regelmäßigen Missbrauchern verlängern wird. Diese Frage wird kontrovers diskutiert und ist offenbar aus den verfügbaren Statistiken nur sehr schwer ableitbar (Aldridge 1999). Denkbar ist ohne Zweifel, dass sich hinter der Gruppe der Probierer eine immer größere Population gefährdeter Personen verbirgt. Der Einstieg wird ihnen leichter gemacht, sie fallen in einer allgemeinen Probierkultur (just for fun) nicht so rasch auf. In einer Analyse der englischen Youth Lifestyle Survey von 1998 (Stratford 1999) wird eine Verdreifachung der Dauerkonsumenten aus dem Kreis der ehemals besonders jungen Cannabiseinsteiger zwischen 1960 und 1970 errechnet. Jugendliche Früheinsteiger ab 1970 sollen bis zum Jahr 1985 nochmals 3,5-fach häufiger zu Dauerkonsumenten geworden sein als frühere Generationen.

Historisch betrachtet, nahm der Konsum Ende der 1970er-Jahre zunächst ab, dann begann er wieder zuzulegen (Bundeszentrale für gesundheitliche Aufklärung). Der am Beginn der Drogenära in den 1970er-Jahren erkennbare emanzipatorische Überbau ist verschwunden. Der Substanzgebrauch ist zur Angelegenheit von Neigung und Neugier geworden. Kaum noch wird der Konsum mit Überzeugungen verbunden, die in einer Jugendkultur verankert sind. Damals fehlten Aufklärungskampagnen und öffentliche Warnungen, die Folgen wurden verharmlost. Heute sind die Gefahren in aller Munde. Dieses Wissen scheint zumindest die Lust am Probieren nicht zu bremsen. Nichts deutet zum Glück darauf hin, dass in den vorherrschenden Jugendkulturen ein starker Gruppendruck bezüglich des Konsums ausgeübt wird (Baumann und Ennett 1996). Jugendliche, die Drogen ablehnen, werden nicht aus Gruppen ausgeschlossen oder von Gruppen entfremdet, in denen die meisten anderen Drogen konsumieren.

Die letzte Generation hat gewissermaßen »Pot« geraucht, weil sie sich damit ihr Anderssein beweisen wollte. Der Drogenkonsum hatte in der Jugendkultur eine zentrale emanzipatorische Bedeutung. Dies ist vorbei. Die heutige Jugendgeneration will sich und anderen in dieser Hinsicht kaum noch etwas beweisen. Sie ist für Belehrungen und pädagogische Kraftakte relativ immun. Am ehesten erreicht man die Jugend durch witzige Werbung, die nichts erklären oder beweisen und schon gar nicht belehren will. So hat die heutige Jugend wieder einen Weg gefunden, die letzte Generation außer Kraft zu setzen, die zwar gegenüber Autoritäten skeptisch eingestellt war, dafür aber Wert auf moralische Überzeugungskraft legte und große Hoffnungen auf einen rationalen Diskurs setzte (Aufklärung).

Bezeichnend für die neue Generation ist, dass sie ihren Weg geht, ohne sich demonstrativ gegen die Eltern aufzulehnen. Der heutigen Jugend fehlt der Ehrgeiz nach Protest oder totaler Erneuerung. Dafür sind sie in höherem Maße bereit, ihre körperliche Integrität zu riskieren, mit Extremsituationen zu experimentieren und körperlichen Schaden in Kauf zu nehmen. Auch mit diesem Verhalten schafft die heutige Generation einen gewissen Achtungsabstand zu der Welt der Älteren, etwa durch die »kultige« Verbreitung von Ecstasy in Diskotheken. Diese »Mode« zeigt statistisch seit Ende der 1990er-Jahre wieder einen Rückgang. Ein Konsumverhalten dieser Art findet in der Generation der Eltern keine Billigung, obwohl viele Eltern heutiger Jugendlicher selbst Probiererfahrungen mit Drogen hatten. Der Konflikt mit den moralischen Normen der Erwachsenenwelt wird an dieser Stelle in Kauf genommen, aber ihm fehlt ein wirklich provokatorischer Akzent. Es genügt den Jugendlichen, wenn die Erwachsenen nicht eingreifen.

Der gewohnheitsmäßige Cannabiskonsum hat sich vermutlich deutlicher zu den Risikogruppen hin verschoben (Küfner et al. 2000). Zumindest ergeben sich Hinweise in dieser Richtung aus der klinischen Praxis. Im Unterschied zur Zeit des ersten Gipfels des Cannabiskonsums zu Beginn der 1970er-Jahre sehen wir in der Jugendpsychiatrie so gut wie keine schizophrenen Ersterkrankungen mehr, bei denen nicht erheblicher Cannabismissbrauch vorausgegangen ist und bei der Auslösung der Psychose mitgewirkt hat (Andreasson et al. 1987). Dem früher gern gebrauchten Begriff der drogeninduzierten Psychose fehlt der realistische Gegenbegriff einer Jugendpsychose, die nicht in diesem Sinne »induziert« wäre.

Auch der wahllose Missbrauch von Medikamenten in Verbindung mit Cannabis-Abusus hat statistisch zugenommen. Er gehört in den Formenkreis der Impulskontroll-störungen und dient, ähnlich wie die Selbstverletzungen, der Entlastung hoher und unerträglicher Spannungen. Der Tablettenmissbrauch wird, ähnlich wie die übrigen Selbstverletzungen, nicht von starken Wünschen nach Selbstvernichtung begleitet. Die leichte Verfügbarkeit von Drogen begünstigt die Wahl dieses Verhaltens, kann aber seine Zunahme allein nicht erklären.

In den Notaufnahmen unserer Kliniken stoßen wir wieder häufiger auf Jugendliche mit deliranten Bildern nach der bedenkenlosen Einnahme von exotischen Halluzinogenen wie »Magic Mushroom«, »Peyote Kaktus« oder »Engelsblüten« (»turbina corymbosa«) auf der Suche nach psychischen Grenzerfahrungen. Die Renaissance dieser uralten Substanzen wirft ein bezeichnendes Licht auf die schon erwähnte Experimentierfreude der Jugend. Zu Beginn der Drogenära waren diese Substanzen durch das synthetische LSD vollkommen verdrängt worden.

Nach wie vor verläuft eine recht gute Trennlinie zwischen den gewohnheitsmäßigen Cannabis- und den Alkoholkonsumenten. Starke und habituelle Cannabiskonsumenten trinken weniger Alkohol. Beiden Typen gemeinsam ist, dass es ihnen schwer fällt, inhaltsreiche soziale Beziehungen zu unterhalten. Ihr soziales Leben beschränkt sich oft auf die zuvor beschriebenen Spontangruppen. Der Konsum dient als Beschleuniger für das Gefühl sozialer Geborgenheit und für Gemeinschaftserlebnisse. Die Gründe für das Scheitern stabiler sozialer Beziehungen in Cliquen und Freundeskreisen sind verschieden. Der Effekt der Begünstigung eines oberflächlichen Gemeinschaftsgefühls ist beim Alkohol besonders ausgeprägt. Jugendliche mit starkem frühen Alkoholkonsum sind gegenüber den starken Cannabiskonsumenten aber sozial erfolgreicher und durchsetzungsfähiger. Jugendliche, die früh zu einem gewohnheitsmäßigen Cannabiskonsum gelangten, sind oft primär in ihren Kontakt- und Beziehungsmöglichkeiten eingeschränkt. Sie sind in ihrer primären Persönlichkeit introvertierter und bringen häufiger ich-strukturelle Schwächen mit. Sie sind teilweise depressiv und ängstlich. Der Konsum führt zu einer weiteren sozialen Einengung und Apathie sowie zu Schwierigkeiten bei der Trennung von Wirklichkeit und Phantasie. Alkohol hingegen, der abhängig von Dosis und Grundstimmung entweder sediert oder Hemmungen abbaut, kann bekanntlich leichter aggressive Ausbrüche auslösen.

Aus klinisch psychiatrischer Sicht erscheinen die Jugendlichen, die früh Alkohol konsumieren, weniger auffällig im Sinne einer ich-strukturellen Instabilität, dafür stärker auffällig im Hinblick auf dissoziale Fehlentwicklungen. Sie stammen durchweg aus Familien, in denen andere Familienmitglieder Alkoholmissbrauch betreiben und betrieben haben. In der Entwicklung dieser Kinder verbinden sich erregende und ängstigende Kindheitserfahrungen (vergleiche das Kapitel über Aggressivität) mit frühkindlichen oralen Fixierungen (Versagungen und Verwöhnungen) sowie einer denkbaren genetischen Disposition. Im Einzelfall müssen diese typologischen Merkmale natürlich kritisch überprüft werden. Vielfältige Überschneidungen sind denkbar.

Ein neues Konsummuster, das von russlanddeutschen Migranten übernommen wird, besteht darin, große Mengen hochprozentigen Alkohol in kurzer Zeit zu trinken. Mit

Hinblick auf die zukünftige Morbidität im weiteren Lebensverlauf darf nicht übersehen werden, dass der Alkohol als Verursacher verheerender psychischer Fehlentwicklungen und sozialen Abstiegs im Vergleich zum Cannabiskonsum deutlich an vorderster Stelle liegt. Der Drogen- und Alkoholkonsum ist bei den Jungen dreimal höher als bei den Mädchen. Allerdings zeichnen sich die konsumierenden Mädchen durch höhere psychiatrische Komorbiditäten aus (Borderline-Syndrom, Selbstverletzungen, Depressionen). Auch geraten sie häufiger in schwere Abhängigkeiten.

Auf allen psychotherapeutischen Stationen wird bezüglich des Drogenkonsums null Toleranz vertreten. Mit dieser Haltung wollen wir ausgesprochene Risikogruppen davor bewahren, ihre Bekanntschaft mit Drogen weiterzuentwickeln und zu trivialisieren. Es ist schon ein therapeutischer Zugewinn, wenn wir mit Hilfe sozialer Kontrolle den Zeitpunkt eines Konsums nach hinten verlagern können. Wir gewinnen Zeit zur Verbesserung der Wahlmöglichkeiten und der Widerstandskraft. Zur Behandlung der Suchterkrankungen bedarf es bereits im Jugendalter spezieller Einrichtungen mit einem abgestuften Therapiekonzept, das sowohl niederschwellige Einstiegsangebote wie auch längerfristige rehabilitative Angebote vorsieht, letztere meist in Kooperation mit der Jugendhilfe. Dabei fordern uns jene Jugendlichen besonders heraus, die Konsum betreiben, weil sie psychisch hoch vulnerabel sind. Diese Patienten gelangen in ihren Krisen auf allgemeine jugendpsychiatrische Stationen. Wenn sie dort ihren Drogenkonsum fortsetzen, müssen sie disziplinarisch entlassen werden. Dennoch ist es wichtig, diese Patienten nicht zu verlieren. Sie müssen das Angebot der Wiederaufnahme erhalten und ambulant betreut werden.

Welche Inhalte der Jugendkultur bestimmen gegenwärtig das Lebensgefühl der Jugendlichen?

Alle, die therapeutisch oder pädagogisch mit Jugendlichen arbeiten, müssen über zutreffende, kritisch durchdachte Vorstellungen verfügen, wie die gegenwärtigen Jugendkulturen beschaffen sind und sie sich auf das Lebensgefühl der Jugend auswirken. Wenn wir unsere Vorstellung von Jugendkultur nicht auf uniformierte Gruppen, Skins, Hooligans, Rocker und Punks beschränken, dann ist die Jugendkultur etwas allgemein Verbreitetes. Das Konzept umfasst alle Ausformungen des Lebens und Denkens Jugendlicher, immer wenn die Erwachsenen nicht daran teilnehmen. Wir denken an hingabevoll einstudierte Gesten, die modische Kleidung, eine bestimmte Sprechweise oder Musikrichtung, die gemeinschaftliche Vertretung eines Lebensgefühls, die Kennerschaft auf einem bestimmten Gebiet, heute vor allem die wirbelige Beherrschung der elektronischen Medien, das Zappen durch unzählige Kabel- und Satellitenkanäle, die witzige Nachahmung von Werbespots und Videoclips, der Tausch von DVDs und Computerspielen. Daneben gibt es auch seit vielen Jahrzehnten kaum gewandelte Erscheinungen der Jugendkultur: die kurzlebige fanatische Liebe für ein Idol, einen Musiker oder Sportler. Hier werden starke Gefühle ausprobiert. Es erscheint sicherer, dies zusammen mit einer Gruppe Gleichgesinnter zu tun und nicht persönliche Gefühle auf einen Freund oder eine Freundin zu richten oder sich in den Untiefen privater Emotionen zu verlieren. Mit Emotionen, die durch eine Jugendkultur vermittelbar sind, halten sich die Jugendlichen auf einer Zwischenebene auf. Dort führen sie Spannungen ab, klären ihre Gefühle, bestätigen sich, wer sie sind, und vergewissern sich einer Gemeinschaft. In manchen Jugendkulturen spielt die Uniformierung des Aussehens eine Rolle. Die Mitglieder setzen Akzente im äußeren Gebaren und Verhalten. Das Äußere soll zeigen, wer sie sind. Sie tragen entweder alle ähnliche schwarze Lederjacken oder Schirmmützen oder bestimmte Turnschuhe. Sie gebrauchen einen Verhaltenskodex und eine bestimmte Sprache mit festliegenden Ausdrücken. Sie grölen oder murmeln, sprechen gehetzt oder gedehnt. Sie tragen die gleiche Frisur.

Es ist schwer, den Überblick zu gewinnen oder zu behalten. Die Bilder und Formen der Cliquen ändern sich ständig. Jugendkultur ereignet sich nicht mehr ausschließlich in Gruppen. Kaufbare Konsumgüter sind wichtige Umschlagware und Inhaltgeber für heutige Jugendkulturen geworden. In größer werdenden Schichten der Bevölkerung ist ein solcher Konsum jedoch unmöglich, weil das Geld fehlt. Die sich im Fernsehen und in den Einkaufszentren aufdringlich darbietende Konsumwelt lässt diesen Mangel spürbarer werden. Die Jugendlichen können nicht mithalten. In dieser Erfahrung liegt eine nicht zu unterschätzende Kränkung und ein Anreiz zur Kleinkriminalität (Hurrelmann und Engel 1992).

Manche Jugendliche ziehen herum und klauen Handys aus Autos. Die Apparate, über die sie meist durch die Eltern verfügen, sind TV und DVD-Recorder. Außerdem bauen sie an alten Autos herum. Viel mehr geht nicht. Bei den Kindern der finanziell liquiden Eltern entbrennt der Wettstreit um den Besitz von Computern, Inlineskates mit den besten Ersatzteilen, teuren Outfits, Stereoanlagen, Discman, Trekking-ikes, Skateboards oder Snowboards. Um den Besitz dieser Sportgeräte ranken sich Gruppenaktivitäten, emsig unterstützt von der Industrie. Für die Kinder der Armen sind schon regelmäßige Kino- und Diskothekenbesuche zu teuer. Somit entlarvt sich ein Teil der Jugendkultur im Schatten einer ausufernden Konsumgesellschaft als Armutskultur mit der Gefahr des Abgleitens in die Kriminalität.

Jugendkulturen haben durchweg nicht den Anspruch durchgebildeter »Weltanschauungen«. In der Vergangenheit war unter dem Einfluss zeitgeschichtlicher Strömungen das Missverständnis entstanden, Jugendkulturen müssten in ihrem Wert danach bemessen werden, ob sie einen ernst zu nehmenden Protest der Jugend wiedergeben oder nur Ausdruck oberflächlicher Beeinflussung durch die Konsumindustrie sind. Bei dieser Unterscheidung müsste man zu dem Schluss kommen, dass heute kaum irgendein Aspekt der Jugendkultur »wertvoll« genug ist, um der Jugend bessere Selbsterkenntnis und Fortschritte in der Herausbildung ihrer Identität zu verschaffen.

Jugendkulturen sind heute auch weit davon entfernt, sich als Wegbereiter für eine bessere Welt von morgen zu verstehen oder gesellschaftspolitische Ziele zu vertreten. Sie wollen nicht mehr als augenblicklicher Zeitvertreib sein. In skeptischer Betrachtung wäre der heutigen Jugendgeneration vorzuwerfen, dass sie sich von der Werbeindustrie umfassend verführen und vereinnahmen lässt.

Welche Ziele werden mit diesen Stilisierungen des Gemeinschaftslebens Jugendlicher überhaupt verfolgt? Gemeinschaft erleben, sich geborgen fühlen, Erregungen abreagieren, körperliche Grenzerfahrungen suchen, den Körper bewegen, schmücken oder peinigen, allgemein protestieren, sich gegen die Eltern abgrenzen, schockierend schön oder hässlich sein, nach Freiheit suchen, Ohnmacht überwinden, nach einem Sinn suchen?

Die heutige Jugendgeneration hat einen hohen Beziehungs- und Erlebnishunger. Hierzu gehört freilich auch der Hunger nach Wirklichkeit, der vor dem Hintergrund einer durch die Technisierung der Welt und die Suggestion der Medien immer stärker vordringenden Unwirklichkeit gesehen werden muss. Die umfassende und eindringende Gegenwart der elektronischen Medien schafft neue austauschbare, manipulierbare Ersatzwirklichkeiten. Zugleich schafft der Umgang mit diesen Medien Unwirklichkeit. Die immer krassere Darstellung einzigartiger menschlicher Schicksale und Leiden über die Medien in den »Reality Shows« trägt nur scheinbar zur Wiedergewinnung von Wirklichkeit bei.

Ständig werden die Jugendlichen verführt, sich an irgendetwas auszuliefern – auf der Suche nach dem wirklich Echten, Starken und Wahrhaftigen. Im Grunde sind sie auf der Suche nach unmittelbaren Erlebnissen, die sie selbst betreffen und die nicht nur über die Medien vermittelt sind. Sie attackieren, angeregt durch die Bilderflut, ihren eigenen Körper und ziehen diesen in Mitleidenschaft. Das Erlebnis eigener Schmerzen verheißt die Erfahrung des eigenen Lebens aus erster Hand. Die Risikobereitschaft ist hoch. Bungee-Springen, Tätowieren und Piercen verherrlichen gleichermaßen den spürbaren und lebensechten Körper. Dahinter ist die Angst der jungen Leute spürbar, sich selbst zu verlieren oder die Fähigkeit zu verlieren, sich selbst zu spüren und die Kontrolle über sich zu verlieren.

Große Bereiche der Jugendkulturen sind heute nicht mehr durch Texte und Leitsprüche, Bilder und Kunstprodukte oder den Besitz von Kultgegenständen geprägt, sondern durch das Zur-Schau-Stellen des eigenen Körpers. Im Kontrast zur erwähnten Sehnsucht nach Echtheit und Wahrhaftigkeit stellt sich der eigene Körper als Kunstprodukt dar: als gestählter, verzerrter, gemarterter, hässlicher oder ausgefallener Körper. Durch Schminken und Tätowierungen wird erreicht, dass der Körper nicht natürlich, sondern künstlich wirkt. An jedem Tag ist eine andere Haarfarbe, eine andere Augenfarbe angesagt. Auch die Manipulation der Geschlechtsidentität ist eingeschlossen. Androgyne Selbstinszenierungen wie jene des Popstars Michael Jackson erregen keine Abscheu, sondern sind im Einklang mit dieser Faszination. Die Sängerinnen Madonna und Kylie Minogue gerieren sich momentan als beliebig wandelbare Kunstfiguren. In ihrer wirklichen Identität, hinter ihren Verkleidungen, stehen sie niemandem vor Augen.

Das Manipulierte, Künstliche und Ungewöhnliche, Erzwungene und Schmerzhafte erscheint als wichtiger Zugang zum eigenen Selbst. Das Mittel der eigenen Verfremdung wird spielerisch eingesetzt, um der wirklichen Gefahr der Entfremdung zu entgehen und ihr aktiv die Stirn zu bieten, statt sich ihr passiv auszusetzen. Diese Seite der Jugendkultur erinnert an den Abwehrmechanismus der Identifikation mit dem Aggressor.

Im Bemühen um die Zurschaustellung des Körpers spielt wiederum die Bewegung eine herausragende Rolle. Der Körper wird in Rave-Parties, in Diskotheken und in Action-Filmen hektisch und unaufhörlich bewegt, geschüttelt und akrobatisch geschleudert. Der Körper bewegt sich nicht von einem Ausgangspunkt zu einem Ziel, sondern er »wird« bewegt. Die Bewegungsmuster, so auch die motorischen Geschicklichkeiten beim Surfen, Boarden und Skaten werden zum tragenden Lebensgefühl der Jugendkultur. Der Körper in seiner kinästhetischen Ausstrahlung soll dabei zum vorübergehenden Medium der Identität werden. Denkbar ist, dass die Jugend mit ihrem Körperkult ein Gegengewicht zur wenig greifbaren, abstrakten und technisierten Welt schaffen will, von der sie umringt ist.

Welche zeitgeschichtlichen Vorurteile wirken auf die Jugendkultur ein?

Wie können wir die zeitgeschichtlichen Besonderheiten der heutigen Jugendkulturen einordnen und erklären? Im Rückblick zeigt sich, dass es herausgehobene Welten, Schonräume, Übergangsräume und Sonderkulturen für Kindheit und Jugend schon lange gibt. Es gibt sie aber wohl erst seit der Entdeckung beziehungsweise »Erfindung« der Kindheit als einer besonderen Lebensform (Aries 1981). Diese Lebensform wurde möglich, als in der bürgerlichen Gesellschaft besondere Lebensbedingungen für bürgerliche Kinder geschaffen wurden: Schule, Erziehung, Verschonung von Arbeit, besondere Kleidung, besondere Umgangsformen. Der Übertritt aus dieser besonderen kindlichen Lebensform in die allgemeine Welt der Erwachsenen wurde in den letzten drei Jahrhunderten immer komplizierter. Jugendkulturen wandeln sich inzwischen sehr rasch. Sie sind aber zu keiner Zeit, auch früher nicht, allzu wählerisch gewesen, wenn es darum ging, in der Luft liegende Tendenzen aufzunehmen, sie spielerisch abzuwandeln und ins Lächerliche zu ziehen. Verborgene Strömungen in einer Gesellschaft bildeten immer die Vorlagen.

Die heutige Elterngeneration, d.h. die frühere Jugendgeneration, hat möglicherweise Veränderungen, die sie selbst angestoßen hat, noch nicht vollständig verkraftet. Sie ist daran gescheitert, die emanzipatorischen Ideale, die sie selbst vertreten hatte, in eine überzeugende gesellschaftliche Wirklichkeit umzusetzen, statt dessen ist sie von der globalen multimedialen Wirklichkeit überrollt worden. Man hat den Eindruck, dass sich die heutige Jugend einen nochmaligen radikalen Aufbruch, wie ihn die Elterngeneration geprobt hatte, nicht schon wieder leisten will. Die gegenwärtige Situation ist vielschichtig. Eine solitäre große Herausforderung, vergleichbar mit jener in der ersten Nachkriegsgeneration, scheint es nicht zu geben.

Auch die heutige Jugend versucht sich gegen die Generation der Eltern abzugrenzen. Sie weichen ihr dabei nur geringfügig aus und gehen nicht durchgehend in Opposition. Sie versuchen möglichst wenig Widerstand zu bieten und arrangieren sich mit vielem. Sie sind in ihrer Unbestimmtheit und Undurchschaubarkeit als »Generation X« (Coupland 1994, Bartels 2001) bezeichnet worden. Zudem machen die Eltern es ihren Kindern leicht, Konflikte zu vermeiden. Die Hürden, die zur Erlangung von Selbstständigkeit überwunden werden müssen, sind niedrig. Die Jugendlichen der heutigen Generation »nehmen« sich Freiheiten, sie müssen sie nicht erkämpfen. Gleichzeitig nehmen sie klaglos in Kauf, dass bestimmte Abhängigkeiten bestehen bleiben.

Jugendkulturen sollen den Übergang von der Kindheit zum Erwachsensein markieren und erleichtern. Wir können sie in eine Reihe mit den Übergangsritualen der Kindheit stellen, die das Kind von einer Entwicklungsstufe zur nächsten geleiten und auf neue Anforderungen und Situationen vorbereiten und Brücken dorthin bauen. In den Traditionen der Naturvölker war auch das Erwachsensein eine fest gefügte Lebensform mit berechenbaren neuen Anforderungen. Die Kinder konnten an der Schwelle zum Erwachsensein auf diese Anforderungen rituell vorbereitet werden. Sie wurden mit Geistern, Monstern und wilden Tieren zusammengeführt. Sie wurden tätowiert und empfingen Verstümmelungen. Ihre Körper wurden mit Essenzen eingerieben, sie bekamen Speisen zu essen, die bislang tabuisiert gewesen waren.

In der hoch technisierten Welt lässt sich keine feste Lebensform mehr beschreiben, auf die Kinder an der Schwelle zum Großsein vorbereitet werden könnten. Eltern sind bestenfalls glaubhaft in der Art und Weise, wie sie ihre Identität für sich selbst errichtet haben, bieten damit aber kein zuverlässiges Muster für eine gelingende Identität in der kommenden Generation.

Dennoch tragen auch moderne Jugendkulturen durchaus rituelle Züge, freilich keine, die aus langen gesellschaftlichen Traditionen schöpfen können. Es sind immer wieder neue Entwürfe erforderlich, mit denen die Jugend den Übergang ins Erwachsenenleben selbst in die Hand zu nehmen versucht.

Ein viel beschworener Entwurf der Jugend in der Studentenrevolte 1968 proklamierte zum Beispiel eine »bessere Welt«: mehr soziale Gemeinschaft, weniger bürgerlichen Besitz, mehr soziale Gerechtigkeit, mehr Wunscherfüllung, mehr Frieden, weniger Autorität. Im Vergleich zu dieser klaren Perspektive haben die gegenwärtigen Jugendkulturen in ihren nur skizzenhaften Ausprägungen keinen klaren Ausgangspunkt und kein klares Ziel. Sie leben aus dem Vollzug des Augenblicks, aus der Spontaneität und aus der motorischen Bewegung. Sie erklären die Schwelle des Lebens zwischen Jugend und Großsein zum Dauerzustand. Tatsächlich hat sich dieser Schwellenzustand enorm verbreitet, weil die Ausbildungswege und damit die Zeiten der Abhängigkeit von der Familie immer länger werden.

Was die konkreten Ziele des Lebens betrifft, so passen sich die Jugendlichen stillschweigend den Ideen ihrer Eltern an. Beruf, Status, Arbeit, Geld verdienen, Konsum werden als Lebensziele anerkannt und nicht hinterfragt, obwohl sie zugleich als langweilig abgetan werden.

Dagegen steht ein virtueller Bereich grenzenloser Freizügigkeit, der immer weniger mit der Wirklichkeit und immer mehr mit Freizeitaktivitäten zu tun hat. Hier »spielen« die Jugendlichen in der beschriebenen Weise mit der Idee, sich auf nichts festzulegen und alles manipulieren zu können. Sie erklären, auf der Erde, unter Wasser und im Weltraum gleichermaßen zu Hause zu sein, für alles offen zu sein und ständig in Bewegung zu bleiben.

Die Skepsis der Elterngeneration gegenüber den jeweiligen Jugendkulturen hat auch auf die Wissenschaft abgefärbt. Vor 30 Jahren, als die Jugendkulturen aufreizend kritisch und anspruchsvoll auftraten, interessierte sich die Wissenschaft für soziale Anpassungsstörungen aufgrund von Teilbehinderungen. Es wurde vor der Überforderung von Kindern mit eingeschränkten Fähigkeiten gewarnt. Heute treten die Jugendkulturen aufreizend nonchalant, oberflächlich und grandios auf. Die Wissenschaft interessiert sich nunmehr für hyperaktive und ablenkbare Kinder. Ihnen soll trotz ihrer Einschränkungen zu einem Höchstmaß an Leistung verholfen werden. Versteckte Begabungen und Hochbegabungen sollen entdeckt und geweckt werden. Die Kinder sollen sich darauf besinnen, Wichtiges und Unwichtiges zu unterscheiden und bei einer Sache zu bleiben. Mit anderen Worten: In der Vergangenheit wurden die Fähigkeiten und Möglichkeiten der Jugend wissenschaftlich bezweifelt, während sich die Jugend selbst sehr wichtig nahm. Heute werden die hohen Fähigkeiten und Möglichkeiten der Jugend wissenschaftlich beschworen, während sich die Jugend selbst nicht mehr so wichtig nimmt.

Der hyperaktiven Kindheit folgt die hyperaktive Jugend, die sich eine gleichermaßen hyperaktive Jugendkultur erschaffen hat. Wir dürfen vermuten, dass – unabhängig von der tatsächlichen Existenz einer immer größeren Anzahl hyperaktiver Kinder – der heutigen Elterngeneration die enorme Bewegtheit, das Tempo und die Zerstreutheit der nachfolgenden Generation Angst bereiten. Sammlung, Vertiefung, Konzentration und Zielstrebigkeit werden als Ideale der Entwicklung beschworen, obwohl jeder ahnt, dass mit diesen Tugenden allein die Zukunft weder ertragen noch gemeistert werden kann.

In jede Jugendkultur sind Sicherungen eingebaut. Die wichtigste Sicherung der heutigen »hyperaktiven« Kultur könnte ausgerechnet in ihrer hyperaktiven Flüchtigkeit liegen. Jugendliche können sich ebenso schnell, wie sie sich auf etwas eingelassen haben, auch wieder verabschieden und einen anderen Weg einschlagen. Andererseits sind Jugendkulturen trotz ihrer Flüchtigkeit keine Phantome, sondern konkrete Handlungsentwürfe und Orientierungsmöglichkeiten auf Zeit. Und doch stehen sie abseits der großen Normalität. Sie liegen auf einer Zwischenebene zwischen Wirklichkeit und Einbildung, die in diesem Fall durch die elektronischen Medien kunstvoll gestaltet wird.

Diese Zwischenebene ist immerhin so »echt«, dass die Jugendlichen dort ihre Interessen in Cliquen und Freundschaften mit anderen teilen und sich darin bestätigen können. Noch nie zuvor ist eine Jugendkultur so unübersehbar von den Medien aufgenommen und abgebildet worden. Die Jugend kann in dieser Kultur ihre eigenen Sichtweisen wieder erkennen. Andererseits ist diese Kultur ausgesprochen »künstlich«, unwirklich, bisweilen auch unvernünftig, manipuliert und phantastisch. Aufgrund dieser Merkmale können sich die Jugendlichen, wenn nötig, jederzeit von ihr zurückziehen. Sie können zu Recht behaupten: »Das war ich nur im Spiel, das war ich vor langer Zeit, das war nur ›ich‹ im Film, das war nur ›ich‹ in der Werbung, im Internet, das war nur »ich« als Modeerscheinung, das war nicht ›ich selbst‹.« Jugendliche lassen sich also nicht nur äußerst bereitwillig auf die Mitwirkung in einer Jugendkultur ein, sondern steigen auch prompt und spielerisch wieder aus.

Schlussfolgerungen

Heutige Jugendkulturen präsentieren keinen großen Entwurf. Sie stellen sich der verwirrenden Vielfalt der Angebote, dem Mangel an Orientierung, dem Übermaß an Verführung, der Überdosis an Reizen und den unzähligen Umweltgefahren. Jugendkulturen erproben einen Balanceakt mit folgenden Fragen, von denen jede für sich unbeantwortbar bleibt:

- Wie wird sich das zukünftige Leben »aushalten« lassen?
- Wie wird man sich durchwursteln können, ohne unterzugehen?
- Wie wird man den Medienkonsum anders verkraften als die Elterngeneration, die vor ihm warnt und ihm doch selbst in besorgniserregender Weise verfallen ist?
- Wie wird man seine Aufnahmefähigkeit für Außenreize durch einen spielerischen Umgang mit den elektronischen Medien verbessern können?
- Wie wird man durch Spielgeschick und Witz eine Art von Herrschaft über die mächtigen Medien zurückgewinnen?
- Wie wird man ein hohes Maß an Freizeit, Leerlauf und Sinnlosigkeit ertragen, ohne zu verzweifeln?
- Wie wird man die schweren Fragen nach dem Sinn des Lebens in leichtere Fragen nach dem Aussehen, der Oberfläche und dem Spaßfaktor umwandeln können?
- Wie wird man die Frage nach den wirklichen Zielen des Lebens offen halten können?
- Wie wird man aufnahmefähig bleiben für immer neue unerwartete Entwicklungen?
- Wie wird man in einer Welt, die sich nur schwer persönlich gestalten lässt, so leben können, dass die eigene Identität erhalten bleibt?

Psychotherapeuten, die mit Jugendlichen arbeiten, müssen die Jugendkulturen und die dahinter stehenden Fragen aufmerksam verfolgen, obwohl es ein Missverständnis der Funktion von Jugendkultur wäre, wenn sie sich zu ihnen hinüberbeugen und als aktive Teilnehmer einer Subkultur anbiedern würden.
Manche psychisch kranke Jugendliche stützen sich intensiv auf eine Subkultur und finden darin Halt. Andere überfordern sich dabei. Wieder andere stehen vollkommen abseits. Die Rolle der Psychotherapie beschränkt sich in einem ersten Schritt darauf, Empfangsraum für die Aktionen und Umtriebe der Jugendlichen zu sein. Es ist gut, wenn die Jugend ihre Lebensformen in den Alltag der klinischen Behandlung einschleppt, weil sie den Therapeuten damit Möglichkeiten bietet, sich mit diesen Kulturen im Nahraum auseinanderzusetzen. Die Psychotherapie muss also Position beziehen. Diese wird teils restriktiv und teils tolerant sein. Sie wird in jedem Fall die Grenzen zwischen Jugendkultur und aktuellen Herausforderungen betonen. Hierzu gehört auch die Herausforderung, sich den eigenen psychischen Schwierigkeiten zu stellen. Die Teilnahme an subkulturellen Aktivitäten kann eine Flucht vor dieser Aufgabe sein, kann aber auch Wege zu gegenseitigem Verstehen und zu kreativen Lösungen aufzeigen. Um eine geeignete psychotherapeutische Haltung einnehmen zu können, müssen wir das kreative Potential der Jugendkulturen einschätzen oder zumindest erahnen können.

3 Zur Bedeutung des gelingenden und misslingenden Schulbesuchs – am Beispiel der Schulphobie und des Battered Parent Syndroms

Vorschau

ICD-10: F40.2 und Achse V (8.0, 8.1, 8.2)

Schule ist die Vorhut der gesellschaftlichen Realität. Der Schuleintritt ist für Eltern eine markante Gelegenheit, sich bewusst zu werden, dass ihre Kinder nicht nur Mitglieder der Familie, sondern Mitglieder der öffentlichen Gesellschaft sind. In der Schule werden die Kinder in einen gut überschaubaren sozialen Rahmen eingewöhnt. Nach dem Ende der Schule müssen die Jugendlichen in einer weniger gut überschaubaren Lage folgenschwere Entscheidungen für sich allein treffen.

In der Schule spielt sich der größte Teil des Sozialverkehrs unter Gleichaltrigen ab. Für Kinder mit Kontaktschwierigkeiten ist dieser Umstand eine kritische Herausforderung. In der Schule werden auch neue Möglichkeiten des Umgangs mit Erwachsenen abseits der Familie ausgelotet. Nicht nur den Kindern, auch den Familien werden durch die Schule hohe Anpassungsleistungen abverlangt. In chronologischer Reihenfolge stellt sich dies so dar:

In den ersten beiden Klassen der Grundschule müssen die Kinder eine anspruchsvolle und neuartige Situation in einer Großgruppe meistern und ihre Aufmerksamkeit anstrengen, um mitzubekommen, was die Erwachsenen von ihnen wollen. In der dritten und vierten Klasse müssen sich die Kinder genormten Leistungsanforderungen stellen und sich mit anderen vergleichen lassen. In den ersten beiden Klassen der weiterführenden Schulen müssen die Kinder beweisen, dass sie auf der richtigen Schule sind. Am Ende der Schulzeit, mit 16 oder 19 Jahren, müssen die Kinder gemeinsam mit ihren Familien die Ungewissheit der Zukunft ertragen.

Nicht nur die Kinder und Familien müssen sich an die Schule anpassen. Die Schule ihrerseits muss sich an gesellschaftliche Entwicklungen anpassen. Im politischen Raum werden entgegengesetzte Antworten auf gleich bleibende Fragen zum Strukturwandel der Schule in historischen Zyklen wiederholt. Den Eltern ist nicht zu verdenken, dass sie alle denkbaren Erwartungen gleichzeitig an die Schule richten: Erziehung und Bildung, Selektion und Durchlässigkeit, Strenge und Nachsicht, Verbreiterung und Vertiefung des Angebots, soziale Integration und Bildung von Eliten. Zumindest eine Annäherung an diese Erwartungen kann erreicht werden, wenn unterschiedliche Schulen mit individuellem Profil zu Verfügung stehen.

Es ist unvermeidlich, dass die Schule zum Schauplatz der psychischen Notlage eines Jugendlichen werden kann, vor allem, wenn Beeinträchtigungen der sozialen Kontaktfähigkeit und der intellektuellen Leistungsfähigkeit eine Rolle spielen. Andere Störungen werden in der Schule übersehen. Sie manifestieren sich ausschließlich in der Abgeschiedenheit der Familie. Eine besondere Gruppe fällt nach außen dadurch auf, dass sie den Schulbesuch verweigert. Diese Jugendlichen leiden oft unter Angststörungen oder Kontaktstörungen. Die Schulverweigerung ist jedoch nicht eine selbst-

verständliche Begleiterscheinung solcher Störungen. Wir erleben eine größer werdende Gruppe von Jugendlichen, denen der Schulbesuch nicht mehr gelingt, obwohl sie
psychisch weitgehend funktionsfähig sind. Vordergründig sieht es so aus, als hätten
die Jugendlichen überhaupt keine Probleme, wenn man ihnen die Schule nicht abverlangen würde. Allerdings kann innerhalb einer bestimmten gesellschaftlichen Realität
»Schule« als Anforderung an die psychische Entwicklung nicht beliebig umdefiniert
oder den Kindern erspart werden, ohne damit ein folgenschweres Scheitern der Teilhabe an der Gesellschaft zu riskieren.

Wir kommen daher nicht um die Aufklärung jener Faktoren herum, die neben den erwähnten psychischen Schwächen beim Gelingen oder Scheitern des Schulbesuchs
noch eine Rolle spielen. Es handelt sich um Faktoren aus zwei Bereichen. Der eine Bereich betrifft die Bereitschaft und Fähigkeit, sich sozialen Regeln anzupassen, der andere Bereich betrifft die innerfamiliären Beziehungen. Je stärker ein Jugendlicher
durch ein intensives Erleben in seiner Familie gefesselt wird, desto leichter wird er von
anderen Lebensbereichen, die – wie die Schule – ebenfalls eine vollständige Hinwendung erfordern, entfremdet.

Historisch ist die Schulverweigerung zunächst als sozialer Regelverstoß im Sinne dissozialen Verhaltens verstanden worden. Später kam das familiendynamische Verständnis im Sinne der »Schulphobie« hinzu. Schließlich wurde erkannt, dass Angststörungen sekundär die Schule als Gegenstand ihrer Angst wählen. Schulschwänzen,
Schulphobie und Schulangst sind jedoch in der klinischen Praxis keine trennbaren
Diagnosen. Mindestens zwei »Diagnosen« sind bei den Schulverweigerern gleichzeitig
betroffen. Zu bedenken ist auch, dass immer mehr Jugendliche, ohne eine konkrete
Niederlage befürchten zu müssen, kurz vor dem Ende der Schule aussteigen und sich
in ihr Zuhause zurückziehen.

Die wichtigste Spur, die es bei solchen ungeklärten Schulverweigerungen zu verfolgen
gilt, ist jene der »Schulphobie«. Die Spur führt also zu den Familien. Diese vergreifen
sich an der Identität ihrer Kinder und bieten ihnen nur geringe Entfaltungsmöglichkeiten. In der Jugendzeit kann sich eine explosive Lage entwickeln, wenn sich die Jugendlichen mit großer zeitlicher Verzögerung gegen die empfangene Gängelung zu
wehren beginnen, aber keinen Ausweg aus ihrer emotionalen Gefangenschaft finden.
Beide Seiten, Eltern und Jugendliche, fürchten nun, dass die aufgetretenen Spannungen in einem totalen Beziehungsabbruch enden könnten.

Erstmals Ende der 1970er-Jahre wurde auf eine Form der intrafamilialen Gewalt aufmerksam gemacht, die auf die Eltern gerichtet war und von den Kindern ausgeübt
wurde, das *Parent Battering*. Mütter oder auch beide Eltern werden von den Jugendlichen habituell und aus geringfügigen Anlässen geschlagen. Die Opfer sind ausgeprägt
hilflos und schämen sich. Die Handlungen imponieren als kleinkindliche Wut, als Ab-
reaktion von Spannungen und Leerlaufhandlungen unter Wiederholungszwang. Ein
Wunsch nach Unterwerfung wird auf beiden Seiten erkennbar. Die misshandelten Eltern tun das Verhalten als Trotzanfall ab und nehmen es lange Zeit nicht ernst.

Das Parent Battering tritt auf, wenn die Jugendlichen sich eigentlich von den Eltern
lösen müssten. Eine große Rolle bei der Entstehung spielen Kontaktstörungen bei den
Kindern und auch bei den Eltern. Diese verhindern die Ablösungsbestrebungen der
Kinder und lösen damit Wut und Ohnmachtsgefühle aus. Durch das Schlagen empfinden die Kinder Schuld und werden umso fester an die Eltern gekettet.

Die schulphobischen Jugendlichen verweigern zunächst jede therapeutische Arbeit. Es
hat sich bewährt, den Eltern Perspektiven zur persönlichen Weiterentwicklung aufzuzeigen. Sie können an praktischen Beispielen erproben, wie es sich anfühlen würde,
wenn sie ohne Rücksicht auf das erpresserische Verhalten der Kinder eigene Entschei-

dungen vertreten. Wichtig ist, dass die staatlich vorgegebene Schulpflicht nicht durch schulbefreiende Atteste außer Kraft gesetzt wird. Der beste Weg führt über eine stationäre Maßnahme. Es bedarf einer mühevollen Vorbereitung der Eltern und Jugendlichen, bis die Aufnahme in die Klinik über die Bühne gehen kann. Damit ist bereits der wichtigste therapeutische Schritt getan.

Aggressive Jugendliche gehen so weit, den Eltern zu verbieten, sich an offizielle Instanzen zu wenden und die erlittenen Misshandlungen zu »verraten«. Die therapeutische Arbeit beginnt mit dem Mut der Eltern zur Selbstoffenbarung. Auch Polizei und Justiz können hier eine begünstigende Rolle spielen. Schwer misshandelte Eltern entwickeln eine Therapiemotivation, weil sie sich aus der Opferrolle befreien wollen. Der therapeutische Ansatz ist »zweizügelig«. Auf die jugendlichen Täter wird Druck und Zwang ausgeübt. Gleichzeitig ist Verständnis für die innere Not erforderlich, in die Täter und Opfer geraten, wenn die sado-masochistische Kollusion aufhört. Die Jugendlichen machen in pädagogischen Projekten gute Fortschritte. Die Eltern hingegen fühlen sich wütend und innerlich leer. Sie können auch in eine Entlastungsdepression geraten.

Essay

Welche Anpassungsleistungen fordert die Schule und welche Entwicklungen stößt sie an?

Die Schule nimmt im Leben der Jugendlichen großen Raum ein. Sie verlangt ihnen Leistung ab und unterzieht diese einer Bewertung. Zugleich gibt die Schule ihren Schülern einen Begriff planvollen Handelns innerhalb eines zeitlichen Rahmens und verleiht dem Familienleben eine Zeitstruktur für Tage, Wochen und Jahre. Schule ist die Vorhut einer gesellschaftlichen Realität, in der Erwachsene ebenfalls Aufgaben vorfinden, denen sie sich nicht entziehen können. Sie müssen Aufträge ausführen, sich an vereinbarte Zeiten halten und einer Kritik aussetzen. Vor allem müssen sie sich an gesellschaftliche Bedingungen anpassen, die weitaus schwieriger zu durchschauen sind, als die Regeln des Schulalltags. An diese sind die Jugendlichen seit ihren Kindertagen gewöhnt. Die Regeln gelten stets für alle eines Jahrganges gemeinsam. Nach dem Ende der Schule müssen die Jugendlichen ungewohnte Situationen allein meistern und folgenschwere Entscheidungen für sich allein treffen.

In der Schule spielt sich der größte Teil des Sozialverkehrs unter Gleichaltrigen ab. Für Kinder mit Kontaktschwierigkeiten ist dieser Umstand eine kritische Herausforderung. Für die anderen bietet diese Gruppe einen wichtigen Rahmen zur Ablösung aus dem Elternhaus. Die meisten Freundschaften werden in der Schule geschlossen und gepflegt. Aber auch die meisten sozialen Entbehrungen und Demütigungen werden in der Schule erlitten. In den Lehrern können die Jugendlichen Prototypen erwachsener Menschen erkennen, die Autorität ausüben, sei es, dass sie hierbei den Elternfiguren ähneln oder aber zu diesen einen Kontrast bilden. Sie können sich im Umgang mit Autoritäten üben. Neue Möglichkeiten des Umgangs mit Erwachsenen werden ausgelotet.

Auch für die Eltern ist die Schule ein wichtiges Gegenüber. Sie wird als Ansprechpartner und als Helfer bei der Erziehung begriffen, gerät freilich auch in die Rolle, Gegner der Kinder und ihrer Familien sein. Sie figuriert als staatliche Autorität, als Schiedsstelle und als Preisgericht, das Belohnungen erteilt und den Selbstwert hebt. Der Schuleintritt ist für die Eltern eine markante Gelegenheit, sich bewusst zu werden, dass ihre Kinder nicht nur Mitglieder der Familie, sondern Mitglieder der öffentlichen Gesellschaft sind. Kinder gewinnen durch den Schülerstatus entschiedener, als dies durch den Eintritt in den Kindergarten geschieht, Zutritt zu einer Lebensform, zu der die Eltern nur noch am Rande zugelassen sind. Erstmals erleben die Eltern bei Schulbeginn, dass relativ fremde Personen legitime Anrechte auf ihre Kinder geltend machen, denen sich die Eltern nicht widersetzen dürfen. Unter Anleitung der Schule werden dem Persönlichkeitsprofil der Kinder neue Facetten hinzugefügt. Die Kinder werden kenntlich gemacht und charakterisiert – zum Beispiel hinsichtlich ihres Sozialverhaltens und ihrer intellektuellen Leistungen. Die Kinder stehen unter Beobachtung. Sie müssen sich präsentieren. Die Eltern sind nicht mehr das Maß aller Dinge. Es gibt immer mehr Belange der Kinder, die zu beurteilen, nicht mehr Sache der Eltern ist.

Wir können den offenen oder verdeckten Diskurs, den die Eltern mit der Schule zu diesen Fragen führen, auch chronologisch ordnen: In den ersten beiden Klassen der Grundschule müssen die Kinder eine anspruchsvolle und neuartige soziale Situation in einer Großgruppe meistern und ihren Willen sowie ihre Aufmerksamkeit anstrengen, um mitzukommen, was die Erwachsenen von ihnen wollen. Wie viel Hilfe und individuelle Zuwendung, ja Verständnis, dürfen die Kinder von der Schule erwarten? In der dritten und vierten Klasse müssen sich die Kinder genormten Leistungsanforderung stellen und sich mit anderen vergleichen lassen. Die Eltern setzen sich für ihre Kinder ein, damit sie die höchstmögliche Schulform erreichen. Wie viel unerfüllter Ehrgeiz der Eltern lastet auf den Kindern und wie viel Mithilfe bei den Hausaufgaben tut den Kindern gut? In den ersten beiden Klassen der weiterführenden Schulen müssen die Kinder beweisen, dass sie auf der richtigen Schule sind. Die Eltern bangen mit ihren Kindern um den Erfolg. Beide Seiten tragen ähnlich schwer an Niederlagen und bestärken sich gegenseitig. Am Ende der Schulzeit, mit 16 oder 19 Jahren, müssen Kinder gemeinsam mit ihren Familien die Ungewissheit der Zukunft ertragen. Die Schule als verlässliches Gegenüber, als Maßstab und sozialer Lebensraum ist nicht mehr verfügbar. Werden sich die Kinder im Berufsleben behaupten können? Wie gut haben sich die Kinder innerlich auf die Zeit nach der Schule vorbereiten können und wie viel Autonomie haben sie erworben?

In allen genannten Bedeutungen fordert die Schule ihre Schüler und deren Familien dazu auf, hohe Anpassungsleistungen zu erbringen und sich auf durchgreifende Entwicklungen und Wandlungen einzulassen. Natürlich unterliegt auch die Schule gewissen Wandlungen. Sie bleibt von gesellschaftlichen Prozessen und vom Verhalten der Schüler und Eltern nicht unberührt. Allerdings ist der hierdurch angestoßene Veränderungsprozess der Schule träge. Die Entwicklungs- und Anpassungsprozesse, die Kinder und ihre Familien im Laufe ihres schulischen Werdeganges erbringen müssen, sind weitaus rasanter als die Anpassung der Institution Schule.

Diese Anpassung der Schule an gesellschaftliche Entwicklungen der letzten Jahrzehnte wurde bekanntlich kontrovers diskutiert. Sollte die Schule Wissen vermitteln und ausbilden oder umfassende Erziehungsarbeit leisten und auch die Freizeit der Kinder ausgestalten? Sollte die Schule Funktionen der Familie übernehmen und mit diesen enger zusammenarbeiten? Sollte die Schule frühzeitig auf Berufe hinführen oder nur theoretische Grundkenntnisse vermitteln? Sollte die Schule frühzeitig Eliten bilden oder Schüler unterschiedlicher Begabungen länger zusammenhalten?

Im politischen Raum werden diametral entgegengesetzte Antworten auf diese Fragen in immer kürzeren zeitlichen Zyklen wiederholt. Den Eltern ist nicht zu verdenken, dass sie mit einer gewissen Naivität von der Schule das Optimum aller schulischen Angebotstypen wünschen, obwohl sich diese oft gegenseitig ausschließen. Sie wünschen die größtmögliche Spezialförderung und zugleich die größtmögliche soziale Integration. Sie wünschen die größtmögliche Bildung, aber zugleich eine Verkürzung der Schulzeit. Sie wünschen, dass sich die Kinder in der Schule sozial entfalten. Ihnen soll dort ein beaufsichtigter Lebensraum geboten werden. Sie wünschen aber nicht, dass sich die Schule in die erzieherischen Belange der Familien einmischt. Sie erwarten verständnisvolle und einfühlsame Lehrer. Aber zugleich sollen diese den Kindern Leistungen abverlangen und ihnen einen Vorgeschmack auf den »Ernst des Lebens« geben.

Eine Annäherung an diese Erwartungen kann erreicht werden, wenn unterschiedliche Schulen bereitstehen, die ein individuelles Profil entwickeln, ihre pädagogischen Konzepte selbst gestalten und innerhalb der Institution auf diese Weise eine hohe Geschlossenheit erreichen. Lehrer sollten in kleinen Teams zusammengefasst werden, die sich gegenseitig unterstützen können. Diese Teams benötigen Supervision. Der Unterricht sollte in überschaubaren Gruppen stattfinden und durch den Einsatz pädagogischer Hilfspersonen intensiviert werden können. Die Berührungsflächen mit Eltern und Familien müssen vergrößert werden. Möglichkeiten zur Erholung, Versorgung, Freizeit, sozialen Begegnung und Nachmittagsbetreuung sollten in viele der Schulkonzepte integriert werden.

Schulphobie – Vor welchem dynamischen Hintergrund gelingt es Jugendlichen nicht mehr, die Schule aufzusuchen?

Es ist unvermeidlich, dass die Schule zum Schauplatz der psychischen Notlage eines Jugendlichen werden kann, vor allem, wenn Beeinträchtigungen der sozialen Kontaktfähigkeit und der intellektuellen Leistungsfähigkeit eine Rolle spielen. Umgekehrt kann es auch vorkommen, dass psychische Störungen im Rahmen der Schule nicht aufgedeckt, sondern zugedeckt werden. In solchen Fällen sind die wichtigsten Auslöser und Verstärker in den familiären Beziehungen zu suchen. In der Schule hat der Jugendliche Abstand vom Elternhaus und kann sich leichter emotional distanzieren.

Eine besondere Gruppe Jugendlicher ist zunächst nur dadurch zu charakterisieren, dass sie die Schule nicht besuchen. Mit diesem Verhalten wird eine besorgte Öffentlichkeit auf sie aufmerksam. Aus anderer Perspektive ließe sich formulieren, dass die Jugendlichen durch ihr Verhalten zum Gegenstand sozialer Kontrolle werden. Bei vertiefter Betrachtung stellt sich dann heraus, dass viele dieser Jugendlichen selbstunsicher und in ihrer Leistungsfähigkeit eingeschränkt sind. Auch außerhalb der Schule weichen sie vielfältigen Anforderungen aus. Ihre Kontaktfähigkeit ist in Frage gestellt. Sie können unter Angst- und Zwangsstörungen leiden und ich-strukturelle Schwächen aufweisen.

Auf allen genannten Feldern gäbe es also psychotherapeutisch genug zu tun. Der Umstand, dass diese Jugendlichen außerdem die Schule nicht besuchen, könnte angesichts der vielfältigen emotionalen Probleme mühelos ausgeblendet werden. Allerdings ist ein therapeutischer Ansatz, der die Schulfragen ausblendet, trügerisch und zu kurz gegriffen. Die Schulverweigerung ist nämlich nicht die selbstverständliche Begleiterscheinung jeglicher psychischen Problemen dieses Alters. Auch errechnet sich das Risiko des Fernbleibens von der Schule nicht linear aus der Größe dieser Probleme. Sonst wäre zu erwarten, dass ein Jugendlicher, dessen Probleme durch die Therapie geringer geworden sind, automatisch wieder in die Schule zurückkehrt. Die Erfahrungen mit der ambulanten Therapie der Schulphobie zeigen jedoch, wie hartnäckig auch erfolgreich behandelte jugendliche Patienten dem Schritt zurück in die Schule ausweichen.

Wenn ein statistischer Bezug zwischen den psychischen Störungen und dem Schulbesuch bestünde, dürften nur Jugendliche, deren Kontaktschwäche oder Angststörung ein höheres Ausmaß erreicht, an die Grenze der Schulverweigerung kommen. In Wirklichkeit erleben wir jedoch eine größer werdende Gruppe von Jugendlichen, denen der Schulbesuch nicht mehr gelingt, obwohl sie psychisch weitgehend funktionsfähig sind. Ohne Schulpflicht und ohne das Drängen der Eltern, die sich öffentlich nicht blamieren wollen, hätten diese Jugendlichen scheinbar kein Problem! Lange scheint es den Beobachtern so, als fehle diesen Jugendlichen nur ein geringes Quantum Motivation für die Rückkehr in die Schule. Das Warten auf die Rückkehr wird allerdings zur Geduldsprobe und schließlich zur offenen Not. Nun werden die Jugendlichen dem Psychiater vorgestellt. Auch dieser Schritt erfolgt nicht etwa wegen drängender psychischer Probleme, sondern aus Gründen der sozialen Erwünschtheit. Dabei werden die Familien mit der Gefahr der Stigmatisierung konfrontiert. Zug um Zug wandelt sich die Angelegenheit von einer bloßen Last zur Peinlichkeit und von der bloßen Peinlichkeit zur Schicksalsfrage der Familie.

Der Begriff »Schicksalsfrage« erscheint hier durchaus angemessen. »Schule« als Anforderung an die psychische Entwicklung kann nicht beliebig umdefiniert oder den Kindern erspart werden, ohne damit eine folgenschwere Fehlanpassung zu provozieren. Natürlich gibt es in anderen Ländern oder Kulturen oder unter anderen gesellschaftlichen Voraussetzungen Kinder, die keine Schulen besuchen, oder Eltern, die ihre Kinder nicht in einer öffentlichen Schule unterrichten lassen. Diese Kinder wären gegebenenfalls jedoch zum Besuch einer öffentlichen Schule in der Lage und bereit. Bei unseren klinischen Fällen ist dies nicht so. Wir müssen hier im Scheitern des Schulbesuchs den Modellfall für das umfassende Scheitern einer Teilhabe am zukünftigen gesellschaftlichen Leben erkennen.

Wir kommen daher, auch wenn wir hierzu das Gebiet gesicherter psychiatrischer Kenntnisse verlassen, nicht um die Aufklärung jener Faktoren herum, die neben den genannten psychischen Schwächen eine Rolle spielen. Sie interagieren mit einer erkennbaren psychischen Schwäche oder treten sogar an deren Stelle. Zur besseren Orientierung müssen wir diese Faktoren in zwei unterschiedlichen Richtungen verfolgen. In der einen Richtung sehen wir die Schule in ihrer Rolle als Schrittmacher für die soziale Integration. Hier setzt der Schulbesuch die Bereitschaft voraus, sich sozialen Regeln anzupassen und sich in einer für die Länder und Kulturen spezifischen Weise zu sozialisieren. Wir blicken auf alle Faktoren, die prosoziales Lernen begünstigen oder behindern.

In der anderen Richtung erkennen wir hinter der Schule die besondere Eigenart innerfamiliärer Beziehungen und deren Verwerfungen. Die Schule ist nur der Indikator für diese Verwerfungen. Sie stellt die Jugendlichen und deren Familien vor eine Aufgabe, die sie nicht mehr lösen können. Der Lebensbereich »Familie« mit den dort vorherrschenden dynamischen Kräften verliert seine Anschlussfähigkeit an den Bereich der Schule. Hierbei muss es sich um Kräfte handeln, die in der Lage sind, die Familienmitglieder nachhaltig in ihren Bann zu ziehen. Wir können den Vergleich zu dramatischen Lebensereignissen ziehen, nach denen es den Betroffenen schwer fällt, wieder ins normale Leben zurückzukehren, oder den Vergleich der Befremdung nach der Rückkehr aus einem längeren erlebnisreichen Urlaub. Je stärker ein Jugendlicher durch ein intensives Erleben im familiären Bereich gefesselt wird, desto leichter kann es geschehen, dass er sich bereits durch geringfügige Vorkommnisse in der Schule befremdet fühlt. Typisch ist auch, dass Jugendliche nach einer längeren Krankheit oder nach einer längeren Ferienzeit nicht mehr in die Schule zurückkehren.

Historisch ist die Schulverweigerung (school refusal) zunächst als sozialer Regelverstoß im Sinne dissozialen Verhaltens verstanden worden. Dann beschrieb Hersov (1960) dasselbe Phänomen als Hinweis auf familiäre Verstrickungen. Hierfür prägte er die Bezeichnung *Schulphobie*. Zunächst waren vor allem Schulanfänger gemeint, die sich von der Mutter nicht lösen konnten. Schließlich wurde anerkannt, dass sich Angststörungen und andere von der Schule unabhängige Störungen sekundär am Thema Schule festmachen. Die klassische Einteilung folgt dieser Historie: *Schulschwänzen* bezeichnet den Aspekt der misslingenden schulischen Sozialisation, »Schulangst« den Aspekt einer zugrunde liegenden Psychopathologie und »Schulphobie« den Aspekt der Trennungsangst aus Gründen einer familiären Verstrickung. In der klinischen Wirklichkeit können wir diese Aufteilung selten anwenden, ohne den Einzelfall zu verkürzen. Typischerweise sind mindestens zwei, oft alle drei Aspekte betroffen, die erst im Zusammenwirken dazu führen, dass der Schulbesuch abgebrochen wird. Immerhin stehen wir im Jugendalter vor dem Phänomen, dass auch Jugendliche, die trotz gewisser psychischer Schwächen über lange Jahre an den Besuch einer Schule gewöhnt waren, kurz vor dem Ende der Schullaufbahn, scheinbar ohne aktuellen Grund, also ohne eine erlittene oder drohende Niederlage, aus der Schule aussteigen und sich in ihr Zuhause zurückziehen.

Die wichtigste Spur, die es bei ungeklärten Schulverweigerungen zu verfolgen gibt, ist die Situation in den Familien. Wir kennen Schulphobien bei jüngeren Kindern und wissen, dass es hier für die Mütter und Kinder darum geht, die Restbestände ihrer früheren symbiotischen Beziehungsmuster aufzuarbeiten. Wir sehen depressive Eltern, Situationen von Umbruch, Krankheit und Tod naher Verwandter. Auch familiäre Auflösungserscheinungen, gerade wenn diese kaschiert werden, tragen zur Beunruhigung der jüngeren Schulkinder bei. Diese können gleichsam der Familie nicht den Rücken zukehren. Die Mütter geben zu, dass sie ihr Kind ungern in die Schule schicken, weil sie Angst vor dem Alleinsein haben.

Auch bei Jugendlichen wollen wir einen wichtigen Grund der Schulverweigerung in der Familiendynamik aufsuchen. Wir müssen annehmen, dass auch Jugendliche, die theoretisch über deutlich bessere Entfaltungsmöglichkeiten und Autonomie verfügen müssten, immer noch von einzelnen Familienmitgliedern vereinnahmt und gefangen gehalten werden. In der pschoanalytischen Familienforschung (Richter 1963) finden wir Modellvorstellungen, die diesen Prozess veranschaulichen (Kind als Substitut für einen Aspekt des elterlichen Selbst). Bestimmte Familien schließen sich stark nach außen ab. Diese Isolation ist, solange den Kindern der Schulbesuch noch gelingt, nicht unbedingt am äußerlichen Kontaktverhalten der Jugendlichen ablesbar, deutlicher zeigt sich die Isolation an der Kontaktarmut der Eltern. Die Jugendlichen werden eine Zeit lang durch die tägliche schulische Routine und eine eventuelle Vereinszugehörigkeit »mitgezogen«. Wir müssen dennoch annehmen, dass sie während ihrer gesamten Kindheit nicht aktiv und eigenverantwortlich am Aufbau ihrer sozialen Beziehungen mitwirken.

Die Risikofamilien kapseln sich nicht nur ab, sondern entwickeln nach innen starke Harmoniebedürfnisse und neigen zu Reaktionen von Schuld und Scham. Die Eltern verfügen eigenmächtig über ihre Kinder und bieten ihnen nur geringe Entfaltungsmöglichkeiten. In der Jugendzeit kann sich eine explosive Lage entwickeln, wenn sich die Jugendlichen mit großer zeitlicher Verzögerung gegen die empfangene Gängelung zu wehren beginnen, aber keinen Ausweg aus ihrer emotionalen Gefangenschaft finden. Beide Seiten, Eltern und Jugendliche, fürchten nun, dass die aufgetretenen Spannungen in einem totalen Beziehungsabbruch enden könnten.

Familien, in denen die hier beschriebene Dynamik herrscht, können, ohne dass akute Katastrophen hinzukommen müssen, innerlich ausgelaugt werden und schließlich spontan einstürzen. Dabei spielt das Heranwachsen von Kindern und die der Familie abverlangte soziale Bewährung eine entscheidende Rolle. Die Schule verkörpert die sozialen Anforderungen besonders greifbar und reicht sie an die Jugendlichen und von dort an die Familien weiter. Wir dürfen nicht übersehen, dass die Schule der Schauplatz ist, an dem die sozial Schwächeren mit ansehen müssen, wie sich die sozial Stärkeren entfalten. Die Schwächeren geraten in eine Randposition und erleben, dass sie nicht mithalten können. Die Eltern nehmen Anteil am sozialen Bewährungsdruck, dem die Kinder ausgesetzt sind, und erleben diesen ihrerseits als Bedrohung. Wir müssen davon ausgehen, dass die Jugendlichen ihr eigenes Versagen und jenes der Familie bewusst registrieren und als Kränkung verarbeiten. Vor allem mit dem Herannahen des Schulendes ahnen sie, dass ihre sozialen Anpassungsstrategien nicht ausreichen, um die Hürde des Einstiegs in die Arbeitswelt zu nehmen.

Mit welchen therapeutischen Verfahren kann die Barriere zum Wiedereintritt in die Schule überwunden werden?

Die Suche nach geeigneten Hilfen gestaltet sich langwierig und frustran. Die Jugendlichen verweigern zunächst die Zusammenarbeit. Eine Klinik ebenso wie jede psychotherapeutische Praxis sind automatisch in der Position von Vollstreckern der Ordnungsmacht. Sie treten dafür ein, dass es für die Jugendlichen nicht nur ordnungsrechtlich, sondern auch im Interesse ihrer seelischen Gesundheit notwendig ist, wieder die Schule zu besuchen. Der Weg zum Erfolg einer therapeutischen Maßnahme führt über die Eltern. Diese müssen in einen Dialog einbezogen werden, der ihnen hilft, ihre eigene soziale Isolation, ihre Schuld- und Schamgefühle über die entstandene Situation zu überwinden. Die Eltern müssen ermutigt werden, Personen aus ihrer Bekanntschaft zu offenbaren, in welche peinliche Lage sie mit Sohn oder Tochter geraten sind. Die Familien müssen in eine therapeutische Partnerschaft eingebunden werden. Sie müssen lernen, das Verhalten ihrer heranwachsenden schulphobischen und tyrannischen Kinder aus einer neuen Perspektive zu beurteilen. Sie müssen lernen, sich weder hilflos, noch rachsüchtig oder siegesgewiss zu verhalten, sondern klare entschiedene Haltungen einzunehmen, die mit ihrer eigenen Gefühlslage und ihren tatsächlichen Möglichkeiten abgestimmt sind und langfristig durchgehalten werden können.

Um dies zu erreichen, hat es sich bewährt, mit den Eltern deren eigene Biographie zu erarbeiten und ihnen Perspektiven zur persönlichen Weiterentwicklung aufzuzeigen, wenn die Kinder dereinst aus der Familie ausgeschieden sein werden. Die bislang undenkbare Zukunft wird also gedanklich vorweggenommen. Damit entsteht zunächst ein virtueller Freiraum, in dem sich die Eltern gedanklich zu bewegen lernen. Anschließend können sie an praktischen Beispielen erproben, wie es sich anfühlt, wenn man ohne Rücksicht auf erpresserisches Verhalten der Kinder eigene Entscheidungen vertritt. Die Eltern können zum Beispiel ein gemeinsames Wochenende in einem Hotel planen. Sie können das schulphobische Kind zu Hause zurücklassen. Mit solchen Manövern werden die Muster der gegenseitigen Verstrickung aufgebrochen.

Wichtig ist, dass die staatlich vorgegebene Schulpflicht nicht durch schulbefreiende Atteste außer Kraft gesetzt wird, sondern als externe und unverrückbare Orientierungsgröße stehen bleibt, an der die Jugendlichen die Abnormität ihrer gegenwärtigen Lage ermessen können. Ohne die Möglichkeit des Verweises auf die Existenz der Schulpflicht haben die Eltern keine Handhabe, auf einer Veränderung der Lage zu bestehen. Ihnen fehlt der »Hebel«, mit dem sie sich selbst aus ihrer Lage befreien können. Erst wenn die Eltern selbst ihre Gefangenschaft, in die sie mit dem Kind geraten sind, verstanden haben, können wir freilich in dieser Form argumentieren.

Der beste therapeutische Weg bei lang dauernden schulphobischen Verläufen führt über eine stationäre psychotherapeutische Maßnahme. Auf diesem Weg werden die Jugendlichen in der notwendigen Distanzierung von der Familie am wirksamsten vorangebracht. Der eigentliche Schulbesuch ist im Rahmen der stationären Therapie kaum noch ein Thema. Der größte therapeutische Erfolg besteht darin, Eltern und Jugendliche so gut vorzubereiten, dass der in jeder Hinsicht unfreiwillige Akt der stationären Aufnahme über die Bühne gehen kann. Bei der Annäherung an das Ende der Behandlung haben sich externe Schulversuche bewährt.

Parent Battering – Warum verhalten sich schulphobische Jugendliche aggressiv und tyrannisch gegen die eigenen Eltern?

Solange die Schulpflicht andauert, können wir die Fähigkeit zum Schulbesuch als *benchmark* für das Minimum einer sozialen Bewährung verwenden. Wenn die Jugendlichen an dieser *benchmark* scheitern, müssen wir befürchten, dass sie in alte familiäre Beziehungsmuster zurückfallen. In diesen Mustern fühlen sie sich zwar eingesperrt aber sicher. Wie am Beginn der Trotzphase stehen sich hier aber Liebe und Hass zu den Eltern unvereinbar gegenüber. Die Jugendlichen leben nun ihre Frustration über die eigene Ohnmacht, die es ihnen nicht mehr möglich macht am sozialen Leben ihrer Gleichaltrigen teilzunehmen, tyrannisch an den Eltern aus.

Erstmals Ende der 1970er-Jahre wurde in kasuistischen Veröffentlichungen auf eine Form der intrafamilialen Gewalt aufmerksam gemacht, die auf die Eltern gerichtet war und von älteren Kindern und Jugendlichen ausgeübt wurde (Charles 1986, Harbin und Madden 1979, Steinmetz 1978). Die Literatur zum sog. *Parent Battering* ist bis heute spärlich geblieben. In zwei eigenen Untersuchungen am Anfang und in der Mitte der 1990er-Jahre (du Bois 1994, 1998, 2004) fanden wir jeweils 70 neue Fälle in Baden-Württemberg mit seinen 10 Millionen Einwohnern. Die Altersverteilung reichte von 8 bis 22 Jahre, mit einem Häufigkeitsgipfel bei 14 Jahren und einem Altersdurchschnitt von 16,5 Jahren. Jungen waren dreimal häufiger vertreten als Mädchen. Die Erhebung betraf jeweils nur die Extremfälle. Eine hohe Dunkelziffer musste vermutet werden. Die Fälle waren gekennzeichnet durch habituelles Schlagen der Mutter oder beider Eltern aus geringfügigen Anlässen, bei ausgeprägter Hilflosigkeit und Schamgefühlen der Eltern. In 90 % der Fälle handelte es sich um die Mütter, sonst um beide Eltern gemeinsam. Zum Einschluss in die Studie musste die Symptomatik länger als drei Monate andauern, ohne dass die Eltern Hilfe gesucht hatten. Die Jugendlichen verhielten sich oft auch außerhalb der Tätlichkeiten tyrannisch gegenüber den Eltern. Die meisten verweigerten den Schulbesuch. Die Fälle wurden überwiegend bei den sozialen Diensten vorgestellt, nicht etwa in einer psychiatrischen Klinik und nicht bei ambulant tätigen Kinder- und Jugendpsychiatern oder Psychotherapeuten.

Die Handlungen imponierten vor allem als Ausdruck kleinkindlicher Wut und Ohnmacht, bisweilen aber – ähnlich wie in noch früheren Phasen der Entwicklung – als unwillkürliche Abreaktionen von inneren Spannungen und als Leerlaufhandlungen unter Wiederholungszwang. Die Jugendlichen und ihre Eltern standen gemeinsam unter dem Eindruck ihrer Hilflosigkeit und Bedürftigkeit. Diese Wahrnehmung führte zu Unbehagen, Irritation und erneuten Provokationen der Eltern und Tätlichkeiten der Jugendlichen. Gegenstände wurden im Beisein der Mutter oder des Vaters zerstört. Ganze Wohnungseinrichtungen wurden demoliert. Die Eltern wurden bisweilen wie Übergangsobjekte (im Sinne Winnicotts) hin und her geschubst, während sich die Jugendlichen in weinerlichem Ton über irgendetwas beschwerten. Ein Beispiel war ein Jugendlicher, der zu seiner Mutter stürzte und sie »bestrafte«, wenn ihm etwas nicht gelang oder wenn er sich verletzt hatte. Die Mutterfigur war der wichtigste Schlüsselreiz für die Auslösung aggressiver Erregungen, aber auch der Vater und beide Eltern gemeinsam waren betroffen. Die Bedrohungen konnten von stets gleichen läppischen Bemerkungen begleitet sein. Auch die Sprachform verriet das regressive Niveau. Zusammen mit den Angriffen wurde ein Wunsch nach kleinkindlicher Unterwerfung zum Ausdruck gebracht. Dies erklärte, warum die misshandelten Eltern trotz der realen Gefahr die Handlungen gern als »Trotzanfälle« abtaten und sich nicht ausreichend schützten. Selbst nach gefährlichen Angriffen empfanden sie einen geheimen Triumph, der nur kurz von Augenblicken der Angst und des Entsetzens unterbrochen wurde.

Das Parent Battering ereilt das Familienleben in einer Phase, in der die Jugendlichen sich eigentlich von den Eltern lösen und außerhalb der Familien sozial integrieren müssten. Warum gelingt ihnen dies nicht? Der stärkste Verdacht richtet sich auf Umstände, die mit einer eingeschränkten Kontaktfähigkeit der Jugendlichen (siehe das Kapitel über Kontaktstörungen) zusammenhängen, zwar nicht im Ausmaße eines Asperger Syndroms, aber dennoch mit Besonderheiten des Bindungsverhaltens, der sozialen Kompetenz und der bislang erreichten sozialen Integration. Die empirischen Forschungen zu diesen Fragen sind beim Parent Battering aber noch nicht abgeschlossen.

Im entwicklungspsychologischen Normalfall müssten die Jugendlichen in ihrer sozialen Entfaltung so weit vorangekommen sein, dass sie sich ihrer Teilhabe an Cliquen und Freundschaften sicher sind und auf diese Weise ausreichende Entfaltungsmöglichkeiten außerhalb der Primärbeziehungen gewonnen haben. Auf den ersten Blick sieht es so aus, als könnten sich auch viele schulphobische Jugendliche in sozialen Gruppen bewegen. Bei näherer Betrachtung gelingt es ihnen jedoch nicht, wichtige Bedürfnisse aus der Familie wegzulenken, sie stattdessen an die Gleichaltrigen zu binden und mit ihnen zu teilen. Bei Unlusterfahrungen neigen die schulphobischen Jugendlichen dazu, ihre Spannungen in ihren Familien abzureagieren. Ständig werden die Eltern so zu Teilhabern von Stimmungen und Bedürfnissen der Kinder. Damit setzen sich kindliche Beziehungskonstellationen unverändert fort.

Erst recht vermeiden es Jugendliche im Normalfall, mit ihren Eltern heftige Auseinandersetzungen auszutragen oder mit ihren Eltern in ein Handgemenge zu geraten, in dem die Eltern zu Opfern ihrer Wut oder zu Zeugen ihrer Ohnmacht werden. Körperlicher Nahkampf mit den Eltern wird darüber hinaus gemieden, weil er Inzestängste auslösen kann. Sowohl Eltern wie Jugendliche empfinden nachträglich Scham, wenn sie eine solche Auseinandersetzung nicht vermeiden konnten.

Diese natürlichen Barrieren der Scham und Zurückhaltung gegenüber den Eltern werden nur dann außer Kraft gesetzt, wenn der übliche Prozess einer inneren Distanzierung behindert wird. Zur Erklärung für diese Vermutung finden sich bei den betroffenen Jugendlichen und deren Eltern akzentuierte Persönlichkeitseigenschaften und soziale Auffälligkeiten in großer Vielfalt. Allerdings entsteht kein eindeutiges Bild. Eltern und Jugendliche mit deutlicher Psychopathologie sind ebenso häufig vertreten wie Eltern und Jugendliche ohne deutliche Auffälligkeiten. Manche Jugendliche wurden in ihrer Kindheit psychisch traumatisiert. Ein Teil der Jugendlichen stammt aus belasteten und sozial schwachen Milieus, wieder andere aus *broken home* Situationen. Viele Eltern lassen sich in der Terminologie der Pädagogik als wenig durchsetzungsfähig, hilflos und inkonsequent bezeichnen.

Alle bisherigen Befunde machen es aber wahrscheinlich, dass sowohl bei den betroffenen Eltern wie auch bei deren Kindern besondere Beziehungskonstellationen auf der Grundlage diskreter Kontaktstörungen vorliegen. Eltern und Kinder könnten in starren Beziehungsmustern fest hängen, die sich nicht mehr weiter entwickeln. Unter dem Einfluss solcher Beziehungen erleben die älter werdenden Kinder trotz oberflächlicher Anpassung den sich öffnenden sozialen Raum als zunehmend fremd und undurchschaubar. Sie werden von den persistierenden abnormen Bindungsmustern wieder stärker in Bann gezogen. Kontaktschwache Eltern tragen zu dieser Dynamik bei, indem sie die Ablösungsbestrebungen der Kinder behindern. Im Parent Battering ertragen die Opfer ihre Misshandlungen auch deshalb so bereitwillig, weil sie darauf spekulieren, dass die Kinder wegen ihres Verhaltens Schuld und Scham empfinden und hierdurch umso fester an die Eltern gekettet werden.

Schlussfolgerungen und therapeutische Empfehlungen

Wie bei der Schulphobie so sind auch beim Parent Battering die Chancen schlecht, Jugendliche zur Aufnahme psychotherapeutischer Gespräche zu bewegen und über solche Gespräche eine Änderung des Verhaltens zu erreichen. Die Populationen der jugendlichen Schulphobiker und der Parent Batterers überschneiden sich breit. In beiden Populationen sind die Jugendlichen nicht bereit, Hilfe zu suchen oder anzunehmen. Hilfe anzunehmen, das bedeutet in ihrer Vorstellung bereits, eine Änderung der äußeren Situation zu akzeptieren oder zu antizipieren. Dieser Schritt löst starke Ängste aus. Und so wehren sich die Jugendlichen vehement gegen jeden Eingriff von außen. Mehr noch, sie verbieten den Eltern, sich an offizielle Instanzen zu wenden und über das, was in der Familie geschieht, zu berichten. Sie bezeichnen dies als Verrat.

Eltern, die den Mut zu diesem »Verrat« aufbringen, haben einen wichtigen Schritt zur Auflösung ihrer pathologischen Beziehung getan. Diese kann auch als sado-masochistische Kollusion bezeichnet werden. Jede Instanz, die den Eltern konkrete Unterstützung bietet, auch wenn sie ihnen zunächst nur Gehör schenkt, leistet bereits therapeutische Hilfe. Sogar die Polizei oder die Justiz kann den rettenden Dialog mit den Eltern eröffnen. Sie kann neue realistische Regeln in das absurde Spiel einführen, das in der Familie gespielt wird, und kann den Eltern zeigen, wie sie sich aus der Deckung begeben und vorwärts bewegen können.

In einer besonderen Spielart des Parent Battering gehen die Jugendlichen scheinbar freiwillig aus der Familie heraus. Sie werden allerdings straffällig oder drohen mit Straftaten. Rasch zeigt sich, dass dieses Verhalten nicht wirklich den Versuch einer forcierten Trennung darstellt, sondern nur dazu dienen soll, die Eltern zu kompromittieren und wieder gefügig zu machen, damit sie die absurden häuslichen Verhältnisse weiter erdulden und nach außen geheim halten. Manche Taten erscheinen förmlich als verschobene Racheakte gegen die Eltern. Selbst wenn sich hier die äußere Situation geändert hat, versuchen die Jugendlichen die pathologische Beziehungssituation konstant zu halten.

Im Falle des Parent Battering sind die Chancen, die Eltern als Partner in der Therapie zu gewinnen, von Anfang an gut, weil die Eltern in eine absurde Opferrolle geraten sind, aus der sie sich befreien wollen. Zumindest einer der Ehepartner drängt auf solche Veränderungen. Wenn die Eltern den Schritt zur Selbstoffenbarung getan haben, geraten ebenso ihre jugendlichen Kinder unter Zugzwang. Auch beim Parent Battering gehört somit ein entschlossenes soziales Management zum Therapiekonzept.

Die Therapie können wir als »zweizügelig« bezeichnen: Wir sehen in der entstandenen Notlage ein unverzichtbares Druckmittel. Wir plädieren für eine Trennung der Täter von den Opfern. Gleichzeitig bieten wir den Betroffenen Verständnis für ihre innere Not und begleiten sie vor und nach einer Trennung beim Prozess der psychischen Nachreifung. Unmittelbar nach einer Trennung erleben sich beide Seiten nicht etwa befreit, sondern orientierungslos, wütend und innerlich leer. Bei Jugendlichen, die in pädagogische Projekte im Abstand zur Familie einwilligen, dürfen wir uns über weitere positive Entwicklungen freuen. Die Eltern jedoch, die ja anfangs ihren Kindern in der Entschlossenheit zur Veränderung voraus sein mussten, leiden nach der Trennung unter Schuldgefühlen. Sie können in eine Entlastungsdepression geraten. Nur langsam finden sie sich in der neuen Situation zurecht. Anders als die Jugendlichen nehmen die Eltern allerdings das Angebot psychotherapeutischer Hilfe dankbar an.

Kasuistik

Fall 1

Bericht über eine ambulante Vorstellung

Diagnose:

Schulphobie (F40.2)

Achse V
2.0 abweichendes Verhalten eines Elternteils
5.1 abweichende Elternsituation

Vielen Dank für die Zuweisung des 14-jährigen Fabian, der schon seit 18 Monaten nicht mehr in die Schule geht. Früher hatte Fabian die 6. Klasse des Gymnasiums wiederholt und drohte zum zweiten Mal zu scheitern. Es gibt auch die Geschichte eines Mobbing in der Schule. Fabian fürchtet, dass ihm so etwas wieder dort oder woanders passieren könnte. Zu Hause beschäftigt sich Fabian mit dem PC. Er soll gut sein und macht sich Hoffnung, auch ohne die Schule mit Computern beruflich etwas machen zu können.
Die familiären Umstände sind wohl schwierig, für mich wenig durchschaubar. Die aus Kanada stammende Mutter trennte sich vor sieben Jahren, ging mit den beiden älteren Söhnen, nicht aber mit Fabian, nach Amerika, ließ die Kinder dort und kehrte nach Deutschland zurück. Sie lebt in einer neuen Ehe, hat eine Tochter. Die Kontakte zu Fabian seien zögerlich, vor einem halben Jahr habe sie einen geplanten Urlaub mit ihm wegen des Ausbruchs einer Schilddrüsenkrankheit abgesagt. Seither hat Fabian von der Mutter nichts gehört, fühlt sich abgelehnt. Fabian lebt mit dem Vater zusammen, der zurzeit ohne Arbeit ist. In der unmittelbaren Nachbarschaft leben ein Bruder des Vaters mit Familie und die Eltern des Vaters.
Der Vater leidet, so die Angabe von Fabian, an einer rezidivierenden Hauterkrankung. Der Vater sagt später zu diesem Thema, dass er seit sechs Jahren wegen einer Vergiftung gerichtlich klage, die er sich durch eine beim Bau des Hauses verwendete Chemikalie zugezogen habe. Der Vater bezeichnet sich als Rebell. Er sei bis zum Verfassungsgericht gegangen und habe Petitionen bei Politikern eingereicht. Der Vater bringt hier auch einen Zeitungsausschnitt mit.
Fabian ist im heutigen Termin trotz einer oberflächlichen Freundlichkeit sehr verschlossen, gibt ausweichende und missverständliche Antworten und hält sehr viele Informationen zurück, die wichtig wären, um seine Lage zu verstehen oder mit dieser Lage empathisch umgehen zu können. Die Mimik ist undurchdringlich und wird kaum variiert. Im Rorschach-Test paart sich der Wille zu ausgefallenen besonderen Deutungen mit dem Willen nach Zurückhaltung und Beherrschung. Trotz gewisser Irritationen im emotionalen Bereich legt der Testverlauf weitgehend stabile psychische Funktionen nahe. Es ergeben sich insbesondere keine klaren Hinweise auf eine depressive oder ängstliche Seite bei diesem Jungen.

Beurteilung:
Diese chronische Schulphobie ist vor allem vor dem Hintergrund der familiären Situation zu sehen. Wie andere schulphobische Jugendliche ist Fabian absorbiert durch die intensive Anteilnahme am Schicksal eines Elternteils und den Mitvollzug der elterlichen Denkmuster. Diese laufen darauf hinaus, dass man von Gefahren umringt ist. Die resultierende Gegenwehr und Selbstbehauptung führt möglicherweise nicht nur bei Fabian, sondern auch beim Vater dazu,

dass sich die Variabilität der Handlungsmöglichkeiten und die Möglichkeiten der »freien« Lebensgestaltung drastisch eingeschränkt haben. Der Vater signalisiert einige Probleme, die er im Zusammenleben mit Fabian habe, zum Beispiel gelegentliche Aggressionen, auch sein Missfallen am Scheitern der Schulkarriere. Ich habe die Auffassung vertreten, dass nur eine massive Manipulation der äußeren Lebensumstände hier noch eine Änderung herbeiführen könne. Ich habe angeboten, dass wir Fabian einen Platz zur stationären Behandlung reservieren werden.

Der erforderliche Druck zur Aufnahme muss aber vom Vater ausgehen. Dieser ist zunächst zu weiteren Gesprächen in die Ambulanz einbestellt. In einigen Wochen werden wir dann ein konkretes Angebot zur stationären Behandlung nachreichen. Der Vater hat dieses Angebot angenommen. Ich bin allerdings nicht sicher, wie Vater und Sohn dieses Angebot wirklich einschätzen: als Hilfsangebot oder – nach altem Muster – doch wieder nur als von außen kommenden Eingriff und Angriff, der abzuwehren ist. Selbstverständlich kommt bei Fabian, den ich psychisch für belastbar einschätze, auch eine andere Form der Trennung in Frage – Jugendwohngruppe, freizeitpädagogisches Projekt. Die Anbahnung ist das eigentliche Problem und löst die größten Widerstände aus. Hier setzen unsere therapeutischen Bemühungen an.

Fall 2

Vorgespräch zur stationären Aufnahme (Epikrise)

Diagnose:

Schulphobie (F40.2, F93.0)

Achse V
2.0 psychische Störung eines Elternteils

Der groß gewachsene, kompakte, 13 Jahre alte Matthias, der auch leicht als 14- bis 15-Jähriger durchgehen könnte, erscheint in Begleitung beider Eltern zu einem Vorgespräch zwecks stationärer Aufnahme.

Zur Familie:
Die Familie stammt aus dem Sudetenland. Die 47-jährige Mutter, Hausfrau, wirkt mitgenommen und vorgealtert. Sie ist seit ca. einem Jahr wegen Depressionen in psychotherapeutischer Behandlung. Sie nimmt Antidepressiva und Schlafmittel ein. Sie war auch schon einmal vier Wochen »in Kur« (Trennung!). Sie und der Sohn bilden sofort das »Team«. Sie sind ein »Paar«. Es geht hin und her zwischen ihnen, wie: »Du bist die Hauptperson« – Er: »Ja, leider« usw.
Der Vater, 48 Jahre alt, ist von Beruf Elektroniker. Er bleibt außen vor. Im Gespräch ist er zunächst stiller Beisitzer. Am Ende des Gesprächs kommt er etwas mehr zum Zuge. Die Familie hat noch einen älteren, bereits 22-jährigen Sohn. Es wurden also zwei »Einzelkinder« großgezogen.
Die Beziehung zwischen Mutter und Sohn mutet symbiotisch an. Der Sohn macht sich um die Mutter angeblich keine Sorgen. Er dient aber der Mutter als Sorgen- und Problemlieferant. Er lässt sich angeblich von ihr »bedienen«. Regressives Verhalten zu Hause? Gegenwärtig scheint sich Matthias in einer neuen (Ablösungs-?)Phase zu befinden. Der Vater sagt, Mutter und Matthias stünden in letzter Zeit »meistens auf Kriegsfuß miteinander ...«

Aktuelle Anamnese:
Matthias besucht offiziell noch das Gymnasium in der 7. Klasse. Er wurde »mit Auflagen versetzt«. Seit Mai (Jetzt ist Dezember) geht er nur noch unregelmäßig und mit Unterbrechungen zur Schule. Nach den Sommerferien beschränkte sich der Besuch auf die ersten drei Schultage.

Seit dieser Zeit findet überhaupt kein Schulbesuch mehr statt. Seine Tage verbringt er mehr oder weniger in der Wohnung, Musik hörend oder vor dem PC sitzend. Immer wieder heben die Eltern sein mathematisches und technisches Interesse hervor. Daher wirkt der sprachlich-bilinguale Zug dieses Gymnasiums nicht gerade passend. Auf die Frage, warum gerade diese Schule gewählt wurde, (es wurden drei, vier verschiedene angeschaut), meint die Mutter spontan: »Ich war begeistert von der Schule.« Dann werden noch gewisse schlecht gelaufene Klassenarbeiten angeführt, sozusagen als »Auslöser« für die Schulvermeidung. Aber hier dürfte es sich vorrangig um die üblichen intrapsychischen, innerfamiliären und sozialen Entwicklungsfragen handeln, nicht um den Komplex der intellektuellen Überforderung.

Immer wieder bringen die Eltern aber eine gewisse Leistungsschiene in den Vordergrund. So habe man in Englisch versucht, ihn mit Nachhilfeunterricht zu fördern. Und vor zwei Jahren etwa, also in der ersten Gymnasialklasse dann, habe man ihn im sozialpädiatrischen Zentrum vorgestellt, es habe sich aber kein Hinweis auf eine Legasthenie gefunden (?). Auf Nachfragen, ob man auch an eine gewisse schulische Überforderung des Jungen denken könnte, entgegnet die Mutter, dass Matthias eine Gymnasialempfehlung bekommen habe. Die Beratungslehrerin habe eine Menge Tests gemacht, in denen er überdurchschnittlich abgeschnitten hätte. Im Übrigen habe sie gemeint, er sei ein »Ausweichler«.

Recht typisch mutet an, dass Matthias sich in der Klasse einsam gefühlt habe, er habe kaum soziale Kontakte zu anderen Kindern bekommen. Auch hier folgt gleich eine gewisse Erklärung und Entschuldigung durch die Mutter: Er habe eben »andere Interesse ...« Andererseits betont der Vater, dass man Matthias angeboten habe, eine andere Klasse, auch eine andere Schule zu besuchen. Matthias selbst habe aber den Wunsch gehabt, weiter in die alte Klasse zu gehen. Dort habe er angeblich doch gewisse Kontakte geknüpft. Vielleicht wäre es eben doch das kleinere Übel, da die Angst vor dem Neuen, vor einer erneuten Veränderung, fast noch größer sein dürfte.

Auch psychosomatische Beschwerden, wie Kopf- und Bauchschmerzen werden berichtet. Morgens nach dem Wecken sei er einfach nicht aus dem Bett gekommen.

Versuche, die Sache ambulant anzugehen, wurden unternommen. So habe man die Erziehungsberatungsstelle aufgesucht. Matthias war nur einmal mit dabei, dann nicht mehr. Die Eltern seien inzwischen vier- oder fünfmal dort gewesen. Ein paar Mal waren sie auch bei einer Kinderpsychiaterin. Diese habe aber ambulant nicht weiter tätig werden wollen und habe die Familien an uns verwiesen und eine stationäre Behandlung vorgeschlagen. Diese Fachärztin habe auch erstmals den Ausdruck »Krankheit« gebraucht, eine Krankheit, die heilbar sei. Solche Ausdrücke habe vorher noch niemand benutzt.

Ausblick und Procedere:

Wie dem auch sei, so die Meinung der Eltern, es müsse etwas passieren. »Er muss Hilfe bekommen, er hat es eingesehen ...« Besonders die Mutter lässt weinend verlauten, sie halte es nicht mehr aus. Um genauere Erklärungen gebeten, meint sie: »Ich sehe halt, dass er leidet. Dann leide ich mit ihm.«

Matthias selber beantwortet die entsprechende Frage nach einer stationären Aufnahme mit einem klaren »Jein« und spezifiziert dies so: »14 Tage ohne Eltern ist ja noch ok – aber ohne Computer ...?!«

Matthias wurde auf unsere Warteliste gesetzt, allerdings mit der Ankündigung, dass auch relativ rasch eine Aufnahme möglich werden könnte. Die Eltern sollten sich gegen Ende der Woche nochmals melden. Wir können ihnen dann genauere Angaben machen.

Fall 3

Bericht über eine ambulante Behandlung (Ausschnitt)

Diagnose:

Ängstlich depressive Störung des Sozialverhaltens (F92.0)
Schulphobisches Verhalten (F40.2)

Achse V
2.0 abweichendes Verhalten eines Elternteils
3.0 inadäquate innerfamiliäre Kommunikation
4.0 elterliche Überfürsorge

Der 14-jährige Manuel ist seit vier Wochen durchgehend nicht mehr in der Schule gewesen. Seit einem Jahr besucht er die Schule nur noch sporadisch. Die hohen Fehlzeiten haben zu einem starken Leistungsabfall geführt. Manuel muss von seinen Mitschülern starke Hänseleien erdulden. Er wurde immer wieder darauf angesprochen, er sei doch nicht krank, er könne doch zur Schule kommen, er habe doch nichts. In der Problemschilderung steht der Englischunterricht im Mittelpunkt. Dort habe Manuel schlimmste Angstanfälle mit Schweißausbrüchen gehabt. Ihm sei dort regelrecht schwindlig geworden.

Die vertieften Explorationen des Jungen und seiner Mutter an drei Terminen ergibt noch einen anderen Problembereich, der nach unserer Einschätzung zur Entstehung der Schulprobleme mehr beiträgt, als die Leistungsprobleme im Englischunterricht und hierdurch ausgelöste Versagensängste.

Die Beziehung zur Mutter erscheint sehr eng. Gleich im ersten Einzelgespräch offenbart der Junge dem Untersucher, dass er dächte, die Mutter müsse möglicherweise sterben. Die Mutter, mit dieser Angst des Sohnes konfrontiert, bestätigt mit Genugtuung, dass sie dem »Beiner Karle« (Gevatter Tod) schon öfters »von der Schippe gesprungen« sei. »Er springt mit hinterher, aber er hat mich noch nicht erwischt.« Die Mutter berichtet prägnant von ihrer eigenen Kindheitsentwicklung, in der sie viel unter Angst gelitten habe. Sie habe Bauchweh gehabt, sogar Durchfälle, das alles aus Angst vor dem gewalttätigen Vater und seinen Strafaktionen. Dann berichtet die Mutter von ihrer Schwangerschaft mit Manuel. Diese sei die schlimmste von dreien gewesen. Die beiden älteren Töchter seien ebenfalls ängstlich, aber inzwischen schon selbstständig. Manuel habe die Nabelschnur um den Hals gehabt, sei blau gewesen. Die Mutter habe ihn aber später nicht untersuchen lassen aus Angst, es könnte etwas Schlimmes herauskommen. Sie selbst habe nach der Niederkunft eine Myokarditis bekommen. Daran sei sie fast gestorben. Im Weiteren berichtet die Mutter von einer Lungenembolie, einer Gallenoperation, einem »Infarkt an der Herzspitze«. Vor allem ihr Sohn Manuel habe ihr immer Lebensmut gegeben und sich um sie gekümmert. Manuel habe auch mit dem Vater geschimpft: »Wenn es der Mama so schlecht geht, kannst du dich ruhig mehr um sie kümmern.« Der Vater von Manuel sei nämlich viel auswärts. Er arbeite in der Nachbarstadt, bleibe aber zum Essen und zum Übernachten bei seinen dort wohnenden Eltern.

Die Ehe sei inzwischen so, dass der Vater aus dem Ehebett ausgezogen sei. Beiläufig erwähnt die Mutter, dass Manuel inzwischen in diesem Bett mit ihr zusammen schlafe, weil er so starke Ängste habe: »Mama, wenn du stirbst, dann mach' ich auch Schluss.« Auch war zu erfahren, dass Mutter und Sohn gern zusammen spazieren gehen. Manuel holt die Mutter vom Bus ab, wenn sie von der Arbeit nach Hause kommt. Mutter und Sohn tauschen auch heute noch Zärtlichkeiten miteinander aus. »Er ist ein großer Schmuser.«

Die bisherigen Gespräche in der Ambulanz wollen darauf hinwirken, dass sich Mutter und Sohn anlässlich einer stationären Behandlung trennen, und Manuel die Angst zu nehmen, dass die Mutter »dabei umkommt«. Offensichtlich kann Manuel dem zunehmenden Problemdruck der pathologischen Symbiose zwischen ihm und der Mutter und der zunehmend inzestuösen Verdichtung dieser Beziehung kaum noch standhalten. Wir arbeiten zurzeit intensiv familientherapeutisch mit allen Angehörigen dieser Familie. Die Aufnahmepläne könnten jedoch scheitern. Die Schule darf dennoch nicht aufhören, Forderungen nach einer Rückkehr des Jungen zu stellen. In diesem Fall ist es heilsamer, den öffentlichen Druck aufrecht zu erhalten, als Manuel und seine Mutter sich selbst zu überlassen.

Bericht eines Betreuers, der über eine gemischt ambulant-stationäre Gruppe eine stationäre Aufnahme von Manuel anzubahnen versuchte:
Manuel kam regelmäßig zu den Terminen auf die Station. Anfangs war er verlegen und gehemmt, dann zunehmend aufgedreht und distanzschwach. Während dieser Zeit ging er wieder zur Schule und wollte auf keinen Fall stationär zu uns kommen. Er versuchte mich dazu zu bewegen, dass ich mit der Schule Sonderbedingungen für ihn aushandele – wegen seiner Infekte, seiner Kreislaufschwäche und so weiter. Es wurde deutlich, dass Manuel immer dann besonders ängstlich war, wenn der Vater wieder einige Tage nicht zu Hause war, sondern bei der Oma (der Mutter des Vaters) übernachtete.
Wir merkten, dass Manuel kaum in der Lage war, sich gegenüber anderen in unserer gemischt ambulant-stationären Gruppe zu behaupten. Auch konnte er nicht unterscheiden, ob er mit einem Erwachsenen zu tun hatte, der etwas zu sagen hatte, oder mit einem Jugendlichen seines Alters. Er verhielt sich wie der Elefant im Porzellanladen. Aber wir merkten, dass ihm die Termine unbändigen Spaß machten. Er gab gerne an. Über seine beiden Fahrräder sprach er, als ob es schwere Rennmaschinen (Motorräder) wären. Wenn wir mit Wurfpfeilen spielten, verausgabte er sich und warf gefährlich. Eine stärkere aggressive Erregbarkeit trat zutage. Diese war bei den früheren Schilderungen nie Thema gewesen. Immer wieder erzählte Manuel auch von gefährlichen Spielen, mit denen er seine Mutter in Angst versetzte. Aus seinem Heimatort wurde ein Vorfall bekannt, wo er einen Hund mit einem Luftgewehr verletzt haben sollte. Schließlich blieb Manuel den Terminen fern, nachdem ein Termin aus Urlaubsgründen bei ihm und ein Termin bei uns ausfallen musste.

TEIL 6

Entwürfe zum Therapiefokus Selbsterleben und narzisstische Regulation

Einleitung

Narzissmus bezeichnet ganz allgemein die Konzentration des seelischen Interesses auf die eigene Person. Nach Erich Fromm (1999) stellt sich das Konzept des Narzissmus folgendermaßen dar: »Man kann den Narzissmus als einen Erlebniszustand definieren, in dem nur die Person selbst, ihr Körper, ihre Bedürfnisse, ihre Gefühle, ihre Gedanken, ihr Eigentum, alles und jedes, was zu ihr gehört, als völlig real erlebt wird, während alles und jedes, was keinen Teil der eigenen Person bildet oder nicht Gegenstand der eigenen Bedürfnisse ist, nicht interessiert, keine volle Realität besitzt … « Die übertriebene Selbstausrichtung intentionaler Strebungen führt zu einer schließlich krankhaften Konzentration auf die eigene Person. Solche Selbstzentriertheit bezeichnet man dann als *narzisstische Störungen*. Der narzisstische Mensch hat »… einen doppelten Maßstab für seine Wahrnehmungen. Nur er selbst und was zu ihm gehört besitzt Signifikanz, während die übrige Welt mehr oder weniger ohne Gewicht und Farbe ist, und ein narzisstischer Mensch weist aufgrund dieses doppelten Maßstabs schwere Defekte in seinem Urteilsvermögen und seiner Fähigkeit zur Objektivität auf« (Fromm 1999).

Als normalen Narzissmus können wir aber auch die selbstreflexiven und selbstregulatorischen Aktivitäten, die zur Stabilisierung des Selbstwertes dienen und ein Streben nach Selbstzufriedenheit kennzeichnen, zusammenfassen. Bei einer Diskrepanz zwischen den momentanen Befindlichkeiten und den Idealzuständen eines inneren Maßstabs werden Regulationsvorgänge in Gang gesetzt, um ein *narzisstisches Gleichgewicht* zu erreichen. Gerade im Jugendalter spielen narzisstische Regulationsmechanismen eine fundamentale Rolle. Während sich die Identität als selbstreflexive Bestätigung des subjektiven Selbst in der Aktion vollzieht (ich bin ich), wird der Selbstwert durch die selbstreflexive Evaluation des definitorischen Selbst nach Normen, Standards, Zielvorstellungen und Vergleichen mit dem Idealselbst und dem sozialen Echo aus der Umgebung bestimmt.

Die Mentalisierungsprozesse sind im Jugendalter schließlich so weit entwickelt, dass in der Zunahme der Symbolisierungsfähigkeit schließlich die Qualität der Selbstreflexion erreicht ist, während andererseits die soziale Perspektivenübernahme, die über reine Empathie hinausgeht, als immer weiter vorangetriebene Verfeinerung der Theory of Mind im Jugendalter einen Höhepunkt erreicht. Die erhöhte *Selbstaufmerksamkeit* in der Adoleszenz ist bedeutungsvoll, da für den Jugendlichen die eigene Person noch unsicher und nicht selten die Selbstakzeptanz nur schwach ausgeprägt ist. Dabei resultiert die erhöhte Selbstbeschäftigung aus einem Gefühl des Mangels, des Nichtgenügens – nicht genügend den Erwartungen entsprechen zu können oder hinter eigenen hochfliegenden Ambitionen herzulaufen. Es bleibt ein bohrender Zweifel, ob man gut genug ist, um von anderen akzeptiert zu werden (Angst vor Objektverlust).

Nicht selten kippt der Jugendliche dann zwischen Größenideen und gesteigerter Selbsterwartung einerseits und einer Grundannahme des Nichtgenügens, des Zweifels und der Selbstverachtung hin und her. Dabei spielt der Umgang mit dem eigenen Körper und die Frage der Attraktivität dieses Körpers eine fundamentale Rolle. Depressive Krisen und narzisstische Kränkungen werden jedoch nicht immer auf der emotionalen Schiene abreagiert und als internalisierende Problematik fassbar, sondern werden oft als Krisen auch nach außen agiert – Störungen des Sozialverhaltens sind die Folge. Die Auseinandersetzung mit dem eigenen Selbstwert kann schließlich auch im Argwohn gegenüber der eigenen Gesundheit als hypochondrische und neurasthenische Problematik zum Ausdruck kommen (Benedetti 1987, du Bois 1988).

Die narzisstische Selbstbeschäftigung ist für den Jugendlichen als Entwicklungsaufgabe anzusehen: Die Bestimmung des Selbstwerts und die Ausrichtung von Motiven und Handlungsintentionen nach diesen Vorgaben ist unter Entwicklungsgesichtspunkten sinnvoll. *Selbstfürsorge* und *Selbstevaluation* sind notwendige Phänomene im Anpassungsprozess der Adoleszenz. Der Selbstwert des Jugendlichen muss im Spannungsfeld zwischen den Erfahrungen der Kompetenz und Akzeptanz konstituiert werden. Fertigkeiten und positive Eigenschaften tragen nur dann zu einem guten Selbstwert bei, wenn sie in eine soziale Akzeptanz eingebettet sind und in der Interaktion mit anderen tatsächlich aktualisiert werden können. Kompetenz und Akzeptanz stehen also in einem dynamischen Wechselverhältnis. Jugendliche neigen zur Selbstüberschätzung, wobei ein fragiles Selbsterleben mit hohen Ambitionen verknüpft sein kann. Erreichbare Ziele werden idealisiert, nicht Erreichbares wird entwertet. Misserfolge lösen Kränkungen und Wut aus. Dahinter ist die Unsicherheit des Selbstkonzeptes schemenhaft erkennbar.

Der physiologische Narzissmus des Jugendlichen besitzt unserer Meinung nach eine protektive Funktion – er lässt den Jugendlichen aus einer vorübergehenden Position der Unsicherheit Entwürfe zur eigenen Person vornehmen, die weit ins Erwachsenenalter hineinreichen können und bereits eine Fülle von erst später erworbenen Fertigkeiten und Erfahrungen in visionärer Weise vorwegnehmen. Sind solche personalen Zukunftsentwürfe zu sehr von den tatsächlichen Ressourcen entfernt, besteht freilich die Gefahr des Nichtgenügens und der narzisstischen Krise. Bleibt der personale Zukunftsentwurf im Jugendalter aber stumpf und auf die Gegenwart beschränkt, so nehmen die Jugendlichen stattdessen depressiv-resignative »no future« Haltungen ein.

1 Zum Umgang Jugendlicher mit ihrem Körper

Vorschau

ICD-10: F44, F45, F48, F66, F68

Jedem Körpererleben liegen sinnliche *Empfindungen* zugrunde, die aus dem Inneren des Körpers heraus gemeldet und vom Selbst entgegengenommen werden. Sodann tritt der Körper als Akteur und konkretes Gegenüber, ja sogar als »Partner« auf, mit dem wir uns auseinandersetzen: fürsorglich und schädigend, ängstlich, asketisch, manipulativ und lustbetont. Schließlich ist das Körpererleben ein Teil des sozialen und kommunikativen Lebens. Wir betrachten unser Aussehen im Spiegel und erleben, wie andere uns anschauen. Bei diesem sozialen Vergleich bilden Jugendliche ihre Identität fertig aus. Die hier skizzierten Modi des Körpererlebens bezeichnen wir als *Empfinden, Besorgnis* und *Anschauung*.

Die unmittelbaren Körperempfindungen aus dem Körperinneren und von der Körperoberfläche werden auch als *Könästhesie* bezeichnet. Sie haben einen Bezug zu den frühen Körpererfahrungen des Säuglings und zu den frühen Erfahrungen der Versorgung durch die Mutter. Derivate dieser frühen Erfahrungen sind erotische Empfindungen, diffuse Schmerzzustände und ekstatisch rauschhafte Zustände. Die gedankliche Beschäftigung mit könästhetischen Erlebnissen verlangt eine bewusste Anstrengung und stellt die Leistungsfähigkeit der Ich-Strukturen auf die Probe.

Könästhetische Sinneswahrnehmungen bilden auch die Grundfärbung jedes Körpererlebens und den Normal-Nullpunkt der Wahrnehmung von Realität. Bei ungewohnten Körperempfindungen stellt sich stets die Frage, ob diese noch ich-synton erlebt werden können. Abnorme Körperempfindungen haben eine Affinität zur *Depersonalisation* und *Derealisation*. Bei schizophrenen Psychosen kommen abnorme Empfindungen vor, von denen die Kranken tief geängstigt und verunsichert werden *(Könästhopathie)*.

Der bewusste manipulative oder fürsorgliche Umgang mit dem Körper hilft den Jugendlichen dabei, von ihrer unmittelbaren sensorischen Betroffenheit freizukommen. Entwicklungspsychologisch knüpft diese Haltung an die Sorge an, die Mütter dem Körper ihrer Kinder angedeihen lassen. Jugendliche stehen nun vor der Aufgabe, für sich selbst zu sorgen und sich im eigenen Körper aufgehoben und sicher zu fühlen, wobei sie sich mit dessen Vergänglichkeit abfinden müssen. Unter dem Begriff der Hypochondrie fassen wir die wichtigsten Verzerrungen der körperlichen Besorgnis zusammen. Hypochondrisches Erleben kann grundsätzlich ängstlich depressiv, zwanghaft und auch wahnhaft ausgestaltet sein. Es kann auf der Schnittmenge zwischen einer Somatisierungsstörung und einer Angststörung liegen, ebenso aber auch eine Schnittmenge mit den schizophrenen Psychosen bilden. Die Hypochondrie kommt jedoch auch in zahlreichen Verdünnungen bis in die Normalität hinein vor. Hypochondrische Krisen bei Jugendlichen dauern in der Regel nur wenige Tage und werden dann wieder verdrängt.

Sehr umfassend und ausdauernd beschäftigen sich die Jugendlichen mit ihrem körperlichen Aussehen und ihrer körperlichen Wirkung auf andere *(Körperanschauung)*. Der visuelle Bezug auf den eigenen Körper beginnt beim Kleinkind mit dem Betrachten des Spiegelbildes. Die *Spiegelidentifikation* kann den Kern einer narzisstischen Fehlregulation bilden, ist aber in jedem Fall unverzichtbar für die Entwicklung der Identität. Die Auseinandersetzung mit dem *Körperbild* ist abhängig von bewussten Vorstellungen und sozialer Orientierungssuche. Sie unterliegt unweigerlich auch manipulativen und suggestiven Einflüssen. Im Idealfall wechselt sich die Außenperspektive (sich anschauen) mit einer Innenperspektive (sich spüren) ab.

Psychopathologisch relevante Verzerrungen des Körperbildes kommen seltener vor als Verzerrungen der Körpersorge. Klinische Bedeutung haben die *Körperschemastörungen* bei der Anorexia nervosa. Die meisten anderen Verzerrungen folgen dem Muster der *Dysmorphophobie,* die früher als Schönheits- oder Hässlichkeitshypochondrie bezeichnet wurde. Diese Störungen sind eng verbunden mit narzisstischen Selbstwertkrisen. Auch ein Element von sexueller Scham und Hemmung ist enthalten.

In der frühen Pubertät erreicht die emotionale Erlebnisfähigkeit eine neue Qualität und Intensität. Ein neuartiges Bewusstsein von der eigenen unverwechselbaren personalen Existenz, aber auch ihrer Einsamkeit und Verletzlichkeit bildet sich heraus. Das Erleben des Hautkontaktes spielt eine herausragende Rolle, bis hinein in die sexuelle Phantasie. Die sexuelle Reifung verbindet sich mit Sorgen um die körperliche Intaktheit und die reale Möglichkeit des Inzests. Wichtig ist die Kenntnis der Bedeutung unterschiedlicher Verläufe des Reifungsprozesses. Frühreife, Reifeverzögerungen und eine *Asynchronie* zwischen psychischer und somatischer Reife können die Aggressivität und das körperliche Risikoverhalten ungünstig beeinflussen. Unter dem Druck der Veränderungserlebnisse am eigenen Körper, einschließlich ekstatischer Erfahrungen, können die Ich-Strukturen, die in der Kindheit eine relative Festigkeit erlangen, erschüttert werden. Die hierdurch ausgelösten »Pubertätskrisen« stellen jedoch in der gegenwärtigen Epoche keine große Herausforderung für die Psychotherapie mehr dar. Der soziale Neuigkeitswert des sexuellen Erlebens ist geringer als früher.

Jugendliche spielen und experimentieren auch mit ihrer vorübergehenden Ich-Schwäche. Sie konfrontieren sich mit starken Reizen, probieren hierbei Drogen aus, und aktivieren so ihr *intrinsisches Rauschsystem.* Hiermit versuchen sie die hohen Schwankungen der eigenen Gefühle in den Griff zu bekommen. Andererseits drängt zwanghaftes Verhalten in den Vordergrund. Der Zusammenhang zwischen zwanghaftem Verhalten und Autostimulationen ist komplex. Tatsächlich versuchen auch passiv überempfindliche Jugendliche ihrer Empfindlichkeit entgegenzuwirken, indem sie Reizungen aktiv aufsuchen, statt sich vor diesen in Sicherheit zu bringen. Asketische Verhaltensweisen, rigorose Ernährungsregimes, bewusste Risikovermeidung, Fitnessprogramme und schmerzhafte Körpermanipulationen sind Beispiele für zwanghafte Tendenzen im Jugendalter.

Nur die aktiven und schmerzhaften Manipulationen können jedoch die spürbaren Körpergrenzen und das Bewusstsein körperlicher Präsenz tatsächlich verstärken. Ein ähnliches Ziel verfolgen Jugendliche vermutlich mit ihren riskanten Abenteuern. Das extreme Abenteuer füllt möglicherweise die Lücke, die der Mangel an Tradition und Kultur bei der Suche nach Identität hinterlassen hat.

Die Hypochondrie der Jugendlichen bezieht sich heute vermutlich weniger auf sexuelle Komplexe als auf einen Ablösungskonflikt. Die Jugendlichen liefern gewissermaßen einen kranken Teil ihres Körpers wieder an die Mutter aus und geben ihr die Verantwortung zurück. Insgesamt ist dabei der Körper nicht ausreichend aus der mütterlichen libidinösen Besetzung befreit worden. Hinzu kommt eine überwertige Vorstellung von der Idealität und Optimalität der körperlichen Funktionen. Minimale Abweichungen hiervon werden mit zwanghafter Beharrlichkeit und Intoleranz verfolgt. Leistungssportler sind hypochondrisch besonders gefährdet. Die Eltern dieser Jugendlichen sind oft noch stark mit der Sorge um die körperliche Unversehrtheit ihrer Kinder beschäftigt. Die Jugendlichen definieren ihre Identität einseitig über die sportlichen Erfolge.

Neben den hypochondrischen Tendenzen fallen die vielfältigen Neigungen zum *Risikoverhalten* auf. Dieses ist besonders stark abhängig von gruppendynamischen Prozessen. Die Gefahren werden unterschätzt. Es herrscht ein grandioses Gefühl der Unverletzlichkeit. Im *Flow* genießen die Jugendlichen ihre Fähigkeit, eine hochgradige Gefahrensituation nach langer Übung und mit viel Geschick kontrollieren zu können. Im *Kick* suchen sie nach der maximalen Steigerung des Erlebens für einen kurzen, gerade noch erträglichen Augenblick.

Der Gestaltwandel im Jugendalter besteht zum einen im Größenwachstum, zum anderen in der Differenzierung des sexuellen Aussehens. Probleme mit der Körpergröße gibt es am ehesten bei der Fremdeinschätzung. Die Selbsteinschätzung ist nur betroffen, wenn das Wachstum verzögert oder akzeleriert ist. Die meisten Veränderungen betreffen die Unterscheidbarkeit der Geschlechter. Es handelt sich um ein Mosaik von Einzelphänomenen. Nicht einzeln, sondern in ihrer Gesamtheit stellen diese Phänomene eine Herausforderung dar, sich mit der sexuellen Identität bewusst auseinanderzusetzen.

Etwas Vergleichbares wie die Markierung der weiblichen Reifung durch die Menarche gibt es bei Jungen nicht. Ob das körperliche Veränderungsbewusstsein zur Auslösung von Essstörungen beiträgt, muss spekulativ bleiben. Im Wesentlichen wird die Identität anhand von Rollen und Mustern, die von außen kommen, aufgearbeitet. Hier liegt auch die Hauptrichtung der therapeutischen Arbeit. Die Jugendlichen neigen dazu, die Attribute ihrer Geschlechtszugehörigkeit manipulativ entweder zu verstärken oder zu nivellieren. Alles in allem scheint die Aneignung der männlichen Identität nach außen hin eindeutiger zu verlaufen als die der weiblichen Identität.

Bei der Angst vor körperlichen Entstellungen in der Dysmorphophobie sind nicht nur sexuelle, sondern auch narzisstische Motive zu vermuten. Die Jugendlichen können sich nicht mit der Unvollkommenheit ihres Körpers abfinden und verzweifeln daran.

Die psychosomatische Morbidität der Jugendlichen ist hoch. Jugendliche erleben sich als gesundheitlich belastet und anfällig. Schwerwiegende chronische Krankheiten zwingen die Jugendlichen und deren Angehörige zu einem umfassenden und grundlegenden Anpassungsprozess. Eine gewisse Form der Normalität im Alltag wird mit hoher Anstrengung wieder hergestellt. In der psychotherapeutischen Arbeit mit körperlich kranken Jugendlichen können wir uns nicht auf bekannte Typisierungen verlassen. Unabhängig von den betroffenen Organsystemen müssen wir uns auf das gesamte Spektrum der seelischen Erlebnis- und Verarbeitungsmöglichkeiten einstellen. Sie reichen von Angst- und Ohnmachtserfahrungen und regressiven Entlastungsversuchen bis zu autoaggressiven und manipulativen Tendenzen.

Die Körpertherapie in ihren zahlreichen Varianten ist ein ausgezeichneter Begleiter und Moderator des Entwicklungsprozesses im Jugendalter. Körpertherapie kann die Jugendlichen dort abholen, wo sie sich selbst im Körpererleben zu orientieren versuchen. Die verbale Reflexion des Körpererlebens ist zum Beispiel ein schwieriger Bereich. Das Ringen um den richtigen sprachlichen Ausdruck macht viele Jugendliche hilflos. Es entsteht ein unerwünschter Achtungsabstand zu den Psychotherapeuten oder sie bedienen sich verstiegener Formulierungen, die ihnen nichts bedeuten. Bisweilen können wir mit Jugendlichen bereits körperorientierte Traumatherapie durchführen, bei denen wir mit Hilfe körperlicher Wahrnehmungen verdrängte Erinnerungen reaktivieren und bearbeiten.

Eine wichtige Abwägung beim Einsatz körpertherapeutischer Verfahren ergibt sich aus den ich-strukturellen Voraussetzungen. Bei labilen Jugendlichen müssen wir mit *meditativen* und *funktionalen* Verfahren zurückhaltend sein und die körperliche Orientierung im sozialen Raum und in der Realität betonen. Dieser Schwerpunkt gilt aber generell für die körpertherapeutische Arbeit in dieser Altersgruppe. Bei regressivem Verhalten bieten sich spielerische Methoden an, bei Kontaktstörungen empfiehlt sich Therapie in kleinen Gruppen. Angst und Zwangsstörungen eignen sich besonders gut für musische Bewegungsangebote. Expansive Störungen profitieren von der Sporttherapie, mit festen Regeln und Abläufen. Patienten mit Suchtstrukturen brauchen intensive Körpererfahrungen, die zeitlich und inhaltlich rigoros festgelegt sind. Geeignet sind auch Körpererfahrungen, die in einen kreativen Prozess eingebettet sind (Töpfern, Landwirtschaft). Ergotherapeutische Elemente können und müssen bei Jugendlichen in die Körpertherapie integriert werden. Weil Jugendliche sich ihre Identität vor allem über ihre soziale Außenwirkung und den sozialen Vergleich erarbeiten, sind auch Psychodrama und pädagogische Theaterprojekte ideale therapeutische Betätigungsfelder. Der Körper als *sozialer Körper* verlangt unweigerlich, dass sich die Körpertherapie in diesen Bereich hineinbegibt.

Essay

In welchen entwicklungspsychologischen und klinischen Zusammenhängen begegnen wir dem Körpererleben und wie erfassen und beschreiben wir es?

Körpererleben ist für uns die Gesamtheit der den Körper betreffenden Erkenntnis- und Erlebnisprozesse, die – bei Gesundheit – zur Identität beitragen und – bei Krankheit – dieser ihren Ausdruck verleihen. Eigentlich müssten wir nicht vom Körper, sondern vom Leib sprechen, weil wir die erlebte und gelebte Seite des Körpers meinen, ähnlich, wie wir das Ich in seiner Subjektfunktion als Selbst bezeichnen. Der in der deutschen anthropologischen Medizin gebräuchliche Begriff des »Leibes« ist leider nicht ins Englische übersetzbar und hat sich daher international nicht behaupten können.

Jedem Körpererleben liegen sinnliche Empfindungen zugrunde, die aus dem Inneren des Körpers heraus gemeldet und vom Selbst entgegengenommen werden (*Körperempfinden*, du Bois 1990). Wir richten dabei unsere Aufmerksamkeit direkt auf die Sinnesempfindungen. Erst in zweiter Linie stellen wir uns den Körper als räumliches Gebilde und materielle Existenz vor, also den konkreten Ort des sinnlichen Geschehens.

In einem anderen Modus des Körpererlebens ist der Körper als Akteur und als konkretes Gegenüber vorhanden. Mit diesem können wir uns auseinandersetzen: fürsorglich oder schädigend, ängstlich, asketisch, manipulativ oder lustbetont. In allen genannten Belangen ist der Körper Gegenstand unserer »Sorge« (*Körperbesorgnis*, du Bois 1990). Wir gehen mit ihm um, verhandeln über ihn oder behandeln ihn. Dies geschieht zum Beispiel beim Arzt, im Fitness-Studio und auf dem Sportplatz.

Schließlich ist das Körpererleben ein Teil des sozialen und kommunikativen Lebens. Wir betrachten das eigene Aussehen im Spiegel und erleben, wie andere unseren Körper anschauen und bewerten (*Körperanschauung*, du Bois 1990) Vor diesem identifikatorischen Hintergrund studieren wir auch das körperliche Aussehen anderer.

Körperempfinden

Die im Körper entstehenden Sinnesempfindungen sind wegen ihrer Diffusität schwer zu beschreiben, denn sie richten sich weder eindeutig auf ein in der äußeren Realität vorhandenes Objekt der Wahrnehmung noch auf einen scharf umrissenen inneren Topos (zum Beispiel Druckempfindungen, Gleichgewichtssinn, Wahrnehmung der Schwerkraft und Körperlage, Wärme- und Kälteempfindungen, brennende und stechende Sensationen). Sie werden auch als *könästhetisch* bezeichnet, weil sie an der Ausbildung eines körperlichen Allgemeingefühls mitwirken. Sie ereignen sich teils an der Körperoberfläche, teils im Körperinneren.

Unmittelbare Körperempfindungen haben einen Bezug zu den frühen Körper Erfahrungen des Säuglings. Die ersten Wurzeln dieses Erlebens sind die angeborene Reagibilität und Vitalität des Neugeborenen, sein unterschiedlicher Reizbedarf und sein »angeborener« Schutz vor Überreizung. Die nächsten Schritte des Körperempfindens vollziehen sich in Abhängigkeit vom Stil der körperlichen Versorgung und der frühen Interaktion mit der Mutter, in der die sensorische Empfangsbereitschaft des Säuglings, die Aufnahmebereitschaft der Mutter und die Deutlichkeit der körperlichen Signale eine Rolle spielen. Hier wird vermutlich schon entschieden, ob die sich ausbildenden Ich-Kerne eine stärkere oder geringere Affinität zum Körpererleben haben werden. Ein wichtiger Gesichtspunkt für die spätere Verständlichkeit und Transparenz des Körpererlebens dürfte sein, ob dieses frühzeitig in eine funktionierende Signalsprache eingebunden werden kann. Säugling und Kleinkind müssen außerdem lernen, ihre Körperwahrnehmungen in das Phantasieleben einzubinden. Sie müssen intrapsychische Repräsentanzen des Körpererlebens ausbilden. Nur so wird der Körper gewissermaßen symbolisch markiert und im Bewusstsein abgebildet.

Bereits frühzeitig werden Körperempfindungen von Fall zu Fall als angenehm oder unangenehm erlebt. Auch diese Wertungen sind symbolisch repräsentiert und als fertige Muster abrufbar. Im Jugendalter transmutieren dann vielfältige Körperempfindungen zu erotischen Empfindungen (siehe Kapitel über sexuelle Fehlentwicklungen, Teil 4, 3). Insbesondere der sexuelle Orgasmus stellt eine intensive könästhetische Erfahrung dar. Auch diffuse Schmerzzustände können in diesem Sinne könästhetisch sein. Der toxische Rausch vermittelt ebenfalls könästhetische Erlebnisse.

Könästhetische Erlebnisse verlangen danach, dass ihnen Erklärungen und Bedeutungen zugewiesen werden. Sonst können sie intrapsychisch nicht verarbeitet werden und versinken im Augenblick des Erlebens schon wieder in Vergessenheit. Die gedankliche Beschäftigung mit diesen Erlebnissen verlangt eine bewusste Anstrengung und stellt die Leistungsfähigkeit der Ich-Strukturen auf die Probe. Sogar ich-strukturell belastbare Personen können von akuten starken Schmerzen überrascht werden und sich vorübergehend verwirrt fühlen. Wenn Schmerzen länger andauern oder chronisch werden, gelingt es den Betroffenen, sich besser zu adaptieren.

Auch unterhalb der Schwelle identifizierbarer Schmerzen bilden könästhetische Empfindungen die Grundfärbung jedes Erlebens. Sie sind der »Normal-Nullpunkt« jeder Wahrnehmung von Realität. Könästhesien begleiten den Schlafwachrhythmus ebenso wie das gesamte emotionale Erleben. Andauernde Veränderungen in der Art und Intensität dieses Grundbefindens stören die Fähigkeit, die Wirklichkeit zu erfassen und als normal zu empfinden. Es verschiebt sich gewissermaßen die Äquilibrierung des Erlebens.

Bei allen ungewohnten Körper Empfindungen stellt sich die Frage, ob die Betroffenen diese noch ich-synton erleben können, sie also zuverlässig mit sich selbst, ihrer Identität, so wie sie diese normalerweise verstehen und erklären, in Einklang bringen können.

Abnorme Körper Empfindungen haben daher eine Affinität zur *Derealisation* und *Depersonalisation*, sei es, dass sie diese Phänomene hervorrufen oder nur begleiten und verstärken. Letztlich sind auch Depersonalisationsphänomene nichts anderes als bestimmte Formen der Könästhesie. Hierbei ist der Zustrom spontaner Körperempfindungen herabgesetzt.

Bei schizophrenen Psychosen kommen bekanntlich abnorme Körper Empfindungen vor, die so eindringlich sind, dass sie den Kranken elementare Vernichtungsängste zufügen (*Könästhopathie*). Jugendliche, die sich selbst verletzen, klagen darüber, dass sie sich bei starker innerer Anspannung körperlich nicht mehr spüren können. Sie neigen dabei zur Dissoziation. Auch dissoziative Erlebnisse beeinflussen somit das Körperempfinden (siehe unser Kapitel über *Selbstverletzungen*, Teil 4, 2) oder werden auf dem Wege eines abnormen Körperempfindens weiter ausgestaltet.

Körperbesorgnis

Es gibt zwei Wege, auf denen die Jugendlichen von der unmittelbaren Betroffenheit und Bedrängnis durch die Signale ihres Körpers freizukommen versuchen. Zum einen werden sie aktiv und kümmern sich um ihr körperliches Wohlergehen bzw. fügen sich Schaden zu (Körperbesorgnis), zum anderen abstrahieren sie vom eigenen Körper und distanzieren sich von ihm, indem sie diesen als sozialen Körper, als Vehikel einer Jugendkultur oder Produkt der Mode betrachten (Körperanschauung).

Auf dem ersten Weg der Sorge streben sie danach, die Notlagen und Bedürfnisse, die sich im Körper ankündigen, zu befriedigen. Sie »sorgen« sich darum, dass es dem Körper gut geht und kämpfen um ihren körperlichen Selbsterhalt *(Selbstfürsorge)*. Entwicklungspsychologisch hat diese Selbstfürsorge ihren Ursprung in der Versorgung des kindlichen Körpers und seiner Grundbedürfnisse durch die Mutter. Jugendliche müssen begreifen, dass ihnen die Selbstfürsorge für den eigenen Körper inzwischen überantwortet wurde. In der Phantasie spielen unreife Jugendliche mit dem Gedanken, den Körper ihren Müttern zurückzugeben, wenn er ihnen nicht mehr dient, sondern ihnen zu leiden gibt oder anderen Anlass zur Unzufriedenheit bietet. Vor allem können sie nicht ertragen, dass nunmehr auch die Risiken ihrer Sterblichkeit in ihre eigenen Hände gelegt worden sind. Zur normalen psychischen Ausstattung der Jugendlichen gehört also die Fähigkeit, im Bewusstsein der eigenen körperlichen Hinfälligkeit leben und auf sich selbst aufpassen zu können. Jugendliche müssen sich im eigenen Körper aufgehoben und sicher fühlen können, wie einst bei der Mutter. Bei allen auf Dauer zu erduldenden Störungen des Wohlbefindens, und bei körperlichen Behinderungen und Krankheiten wird den Jugendlichen, wenn sie für sich selbst zu sorgen beginnen, eine hohe Leistung abverlangt. Die Hypochondrie in ihren verschiedenen Spielarten stellt die wichtigste Verzerrung diese Fähigkeit zur Besorgnis dar. In einigen Varianten wird eine akute Angst vor Krankheit von könästhopathischen Körpererlebnissen begleitet. Diese bilden dann den Ausgangspunkt der Hypochondrie. In anderen Varianten spielen abstrakte Ideen über denkbare körperliche Gefahren die führende Rolle. Diese Ideen werden oft durch populäre Gesundheitskampagnen oder das Auftreten von Krankheiten im sozialen Nahbereich der Jugendlichen suggestiv angeregt. Der suggestive Effekt ergibt sich aus dem verfügbaren medizinischen Wissen, aus konkreten Angeboten in der medizinischen Versorgung und aus sozialen Bewertungen der Krankheitsrolle.

Denkbar ist in anderen Fällen, dass bereits in der frühen Mutter-Kind-Interaktion und durch die Konstitution des Kindes besondere körperliche Akzente gesetzt wurden und sich gewisse neurovegetative Empfindlichkeiten herausbilden konnten. Diese sind schließlich im *Körperschema* (Schilder 1923) niedergelegt und wieder aufrufbar, wenn psychische Krisen auftreten. Von Ferenczi (1924) stammt die jetzt wieder aktuelle Annahme, dass traumatische Kindheitserfahrungen in einer Art körperlichem Gedächtnis niedergelegt und wieder aktualisiert werden. Diese Funktion ist nach neueren Hirnforschungen im Hippocampus lokalisiert. An körperliche Bereiche, die in dieser Weise markiert worden sind, können sich hypochondrische Besorgnisse und Befürchtungen natürlich besonders leicht anheften.

Anna Freud (1969) stellte sich die Hypochondrie als regressives Abwehrmanöver vor, wobei die Patienten mit ihrer eingebildeten Krankheit ein Phantasiespiel inszenieren. In diesem Spiel übernimmt der hypochondrische Patient die Rolle der Mutter. Diese bekümmert sich um die Krankheit des Kindes. Immerhin gelingt es den Patienten in diesem Spiel eine Situation herzustellen, in der sie selbst etwas für sich tun und sich versorgt fühlen.

Unabhängig von diesen unterschiedlichen Hypothesen zur Genese kann hypochondrisches Erleben grundsätzlich depressiv, zwanghaft und auch wahnhaft ausgestaltet sein. Es kann genau auf der Schnittmenge zwischen einer Somatisierungsstörung (F45.1) und einer Angststörung (F41.3) liegen oder kann sich einer Konversionsstörung (F44) annähern. Bei dieser wird die autonome Ausdrucksmöglichkeit des Körpers so stark versachlicht, dass sich das Selbst als Bewohner dieses Körpers nicht mehr zuordnen kann. Die Kranken sprechen mit einer gewissen Distanz von ihren körperlichen Zuständen und blenden das darauf bezogene persönliche Erleben aus.

Die Hypochondrie kann weiterhin auf einer Schnittmenge mit den schizophrenen Psychosen (F20) und den schizotypen Störungen (F21) liegen. Vor allem in Verbindung mit abnormen Körperempfindungen versteigen sich die Patienten zu bizarren neologistischen Beschreibungen und Mutmaßungen bezüglich ihres Körpers und seiner Funktionen. Hierbei kämpfen die Schizophrenen verzweifelt darum, den Körper, der ihnen fremd und bedrohlich geworden ist, wieder zu rekonstruieren und zu erklären, ihn wieder vertrauenerweckend erscheinen zu lassen oder ihn sich wieder dienstbar zu machen.

Im psychotischen Erleben wird ein strukturbildender Prozess bloßgestellt, der in der frühen Kindheit normalerweise zur Integration des Körpererlebens führt. Ganz zu Anfang müssen wir annehmen, dass ein Neugeborenes noch nicht über Sinneseindrücke verfügt, mit denen es ein zusammenhängendes Körpererleben herstellen kann. Weder kann sich das Neugeborene selbst einheitlich erleben, noch wird es von der Mutter sofort einheitlich erlebt. Die anfangs fragmentierten Wahrnehmungen werden allmählich im Körperschema integriert. Es ist eine interessante Spekulation, ob es bestimmte vulnerable Kinder gibt, denen es in diesen frühen Stadien der Selbstentwicklung nicht vollkommen gelingt, alle körperlichen Wahrnehmungen, Bewegungsroutinen und Affekte in ein Gefühl der Ich-haftigkeit einzubinden und stabile intrapsychische Repräsentanzen hierfür auszubilden. Unter diesen Voraussetzungen könnten auch jenseits der frühen Entwicklung bei diesen Kindern körperliche und affektive Zustände vorkommen, die nicht ich-synton erlebt werden und somit nicht in das Körperschema und das Körperbild eingepasst werden können.

Diese Lücken in der Passung bleiben nach dieser Annahme solange unbemerkt, wie es den Kindern und Jugendlichen gelingt, sich auch jenseits der Säuglingszeit in einem von Abhängigkeit und Überanpassung geprägten Beziehungsraum aufzuhalten. Nach dieser Hypothese gibt es also vulnerable Kinder, die auch beim Betrachten ihres Spiegelbildes stets der vollen Herausforderung, sich als Individuen zu begreifen, ausweichen. Bei diesen Kindern ist das gesamte Körpererleben noch nicht streng an die eigenen Körpergrenzen gebunden und hat bis zur Jugendzeit noch keine definitive Gestalt erhalten. Es bleibt im Erleben der Mutter mit aufgehoben. Aus der Praxis wissen wir, dass sich manche Angehörige psychotischer Jugendlicher in verblüffendem Maße körperlich übergriffig verhalten. So ließe sich erklären, dass die nicht integrierten Anteile des Körpererlebens erst wieder in der späten Adoleszenz, wenn eine definitive Verselbstständigung verlangt wird, in ihrer Abnormität zutage treten und erst dann, wenn der soziale Vergleichsdruck immer höher wird, die Integrationsfähigkeit des Selbst zusammenbricht. Aber nicht nur bei schweren psychischen Störungen, sondern auch in normalen Populationen Jugendlicher sind die Körperbesorgnis und ihre Abweichungen in Richtung der Hypochondrie thematisch präsent. Jugendliche sind auf dieses Thema bereitwillig ansprechbar. Es bietet daher auch einen angemessenen Einstieg zur Reflexion ihres körperorientierten Erlebens und Verhaltens in Therapiegesprächen. Das Thema der Hypochondrie erfüllt somit die Funktion eines Mittlers zwischen normalen und abnormen Körpererlebnissen. Allerdings nimmt das Thema, sofern die Jugendlichen psychisch belastbar und sozial aktiv sind, im alltäglichen Bewusstsein nicht allzu viel Raum ein. Hypochondrische Krisen dauern bei gesunden Jugendlichen nur wenige Tage und werden dann rasch wieder verdrängt.

Körperanschauung

Sehr viel umfassender und bewusster hingegen beschäftigen sich die jungen Leute mit ihrem körperlichen Aussehen und ihrer körperlichen Wirkung auf andere *(Körperanschauung)*. Der visuelle Bezug auf den eigenen Körper beginnt beim Kleinkind mit dem Blick in den Spiegel *(stade miroir,* Lacan 1966) und entwickelt sich zum wichtigen Medium der narzisstischen Selbstregulation. Das Kind erwartet, wenn es angeschaut wird oder sich selbst anschaut, Gefallen zu erwecken und »angenommen« zu werden. Lacan wertet das Spiegelstadium als prägende Individuationserfahrung, bei der auch Bruchstellen für Verzerrungen des Körpererlebens angelegt werden.

»Indem das Kind seinesgleichen (im Spiegel) erkennt, ist es sich selbst voraus. Hat es doch zu dieser Zeit die volle Herrschaft über seinen Körper noch nicht. Und so stimmt das Kind seinen Körper im musikalischen Sinne, wie man ein Instrument stimmt, an diesem Bild (…). Der Spiegel sammelt zum ersten Mal den Körper zu einer Totalität, verleiht ihm eine Gestalt. Daraus schließen wir, dass sich diese Erkenntnis im Bereich des Imaginären abspielt. In dieser Beziehung zu seinem Bild gewinnt das Kind zugleich die Erfahrung einer Identität (…) und entwirft auf diese Weise seine ersten Beziehungen zu anderen (…) Dieser Moment (die Entdeckung des eigenen Spiegelbildes) ist jubelnde Offenbarung, mit Lust verbundenes Ereignis, aber auch Drama. Denn in der Zeit des Spiegelstadiums ist das Kind ein Teil seiner Mutter, sein Zeit und Raumerlebnis ist noch nicht geeinigt, seine primären Beziehungen sind Partialobjektbeziehungen. Das Zustandekommen einer spiegelbildlichen Beziehung beinhaltet auch das Innewerden der Möglichkeit einer erneuten Zerstückelung (…). Diese Angst muss überwunden werden.« (Lacan 1966, S. 95)

Für Lacan wird die hier thematisierte Angst vor körperlicher Desintegration entwicklungspsychologisch durch den Übergang von der dyadischen zur triangulierten Beziehungsform überwunden. Eine interessante Beobachtung zum Spiegelverhalten stammt aus der Verhaltensforschung mit Menschenaffen. Diese sind imstande, sich selbst vor dem Spiegel zu »erkennen«. Sie zeigen große Freude an ihrem Spiegelbild und explorieren ihren Körper lustvoll unter dieser visuellen Kontrolle. Bemerkenswert ist nun, dass ein Interesse am Spiegelbild bei diesen Tieren nicht geweckt werden kann, wenn die Affen in Isolation und ohne Kommunikation mit ihren Artgenossen aufwachsen. Der Aufbau eines Körperbildes scheint demnach auch schon im Tierreich an die generelle Beziehungsfähigkeit und die Beziehungspflege gekoppelt zu sein. Diese Erörterung des Spiegelverhaltens ist ein Ausschnitt aus dem komplexen Gesamtverständnis des normalen und pathologischen Narzissmus. Die Narzissmustheorie befasst sich unter anderem mit der Herkunft der libidinösen Körperbesetzung. Bei Kohut (1973) und Kernberg (1980) hat sich die Diskussion zu den ich-bildenden Kräften verlagert, die mit diesem Besetzungsvorgang verbunden sind, vor allem zur Frage nach den frühen Objektbeziehungen, von denen die Besetzungen herrühren. Ursprünglich wurde bei der libidinösen Besetzung der taktile und propriozeptive Anteil hervorgehoben. Inzwischen richtet sich der Fokus auf die visuelle Körperbesetzung und deren Pathologie. Schon bevor sich das Kind im Spiegel entdeckt, beschäftigt es sich mit dem Gesicht der Mutter. Im *checking back* kann der Säugling das mütterliche Gesicht aus neuer Perspektive bewusster betrachten. Für Kohut muss der Säugling aus der mütterlichen Zuwendung so viel Vertrauen empfangen, dass er nicht in ein illusorisches Größenselbst ausweichen muss, wenn er die Mutter entbehrt. Wenn es eine Mutter nicht erträgt, ihren Körper zur Versorgung und Befriedigung des Säuglings zur Verfügung zu stellen, wird stattdessen die visuelle Interaktion überbewertet. Das Kind versucht, indem es die Mutter anschaut, indem es von dieser angeschaut wird und indem es sich später selbst im Spiegel anschaut, jene narzisstische Befriedigung zu erlangen, die es beim Körperkontakt vermisst hat. Aus dieser Herleitung ergibt sich im Spiegelstadium, anders als bei Lacan, nicht nur die Chance der Loslösung von der Mutter, sondern auch das Risiko einer narzisstischen Fixierung. In dieser spielt die visuelle Spiegelidentifikation eine herausragende Rolle.

Wenn wir die Funktionen der Körperanschauung und der Körperbilder entwicklungspsychologisch von der Frühentwicklung bis zum Jugendalter weiter verfolgen, ist bedenkenswert, dass der Gesichtssinn im Unterschied zu den propriozeptiven Sinnen eine unmittelbare Verbindung zu den höheren Bewusstseinsfunktionen auf der Hirnrinde hat. Soweit also die Entwicklung der Identität tatsächlich davon abhängt, dass sich die Kinder auf ihrem Weg in die Jugend nicht nur »spüren«, sondern auch ein »Bild« von sich machen, ist diese Identität stark von Willensakten und bewussten Vorstellungen geprägt. Dieses Bild entsteht also aus der Perspektive des anderen von außen. Die *anthropologische Psychiatrie* (Zutt 1963) sprach von *Außenleib* oder *sozialem Leib* (Schatz 2002). Die Identität unterliegt in diesem Bereich unvermeidbar auch manipulativen und suggestiven Einflüssen.

Im Idealfall wechselt sich die Außenperspektive oszillierend mit einer Binnenperspektive auf den Körper ab. Kompetente Individuen zeichnen sich durch die Fähigkeit zum raschen Perspektivenwechsel aus. In der Außenperspektive betrachten sie den Körper zum Beispiel als ihren »Partner«. In der Körpertherapie wird diese Beziehungsfigur gerne benutzt. Patienten werden aufgefordert, sich zu überlegen, was der eigene Körper »sagen« oder wie er »aussehen« würde, wenn der Patient etwas Bestimmtes dächte, fühlte oder täte. Der Reiz dieser Figur besteht darin, dass die Patienten ihren Körper in der Rolle des »Partners« sowohl sich selbst gegenüberstellen wie auch drinnen bei sich selbst erleben können. Die eigenen Körperbilder werden allmählich in immer weitere soziale Zusammenhänge gestellt. Wir können also einen Bogen spannen, der beim Blickaustausch zwischen Mutter und Säugling beginnt und über die ästhetische Geschmacksbildung in Kunst, Medien und Jugendkultur bis zur Suche nach physiognomischer Ähnlichkeit bei der Partnerwahl reicht.

Die sozialen Funktionen bestimmen das Körpererleben in vielfältiger Weise. Der Körper wird zum Beispiel als Ausdrucksorgan eingesetzt. Die Jugendlichen sind sich ihrer körperlichen Wirkung auf andere bewusst. Zum sozialen Körper in diesem Sinne gehören auch seine instrumentellen Verlängerungen wie Frisur, Brille, Kleidung, Make-up, Tätowierungen und Selbstverletzungen. Ebenfalls zur Wirkung des sozialen Körpers gehört das Erlebnis eines abschätzigen oder beschämenden Blickes, den andere einem zuwerfen.

Der Reiz oder Schauder angesichts von Zerrbildern des eigenen Körpers im Spiegelkabinett beruht auf der Verzerrung der vertrauten Gestalt (Traub und Orbach 1964). Unvertraute Gestalten rufen bei ihrer Verzerrung nicht diese Wirkung hervor. Eine vertraute Gestalt entsteht aus vielen einzelnen Elementen. Nicht jedes Element trägt im gleichen Umfang zur Vertrautheit bei. Aus der Karikatur ist der Effekt bekannt, dass die Verzerrung bestimmter Merkmale die Ähnlichkeit mit dem Original nicht auslöscht, sondern sogar verstärkt. Manipuliert man jedoch andere Merkmale auch nur geringfügig, so bleibt dies entweder wirkungslos oder die Figur wird unkenntlich. Letztlich geht es der Person auch dann, wenn sie eine bestimmte Kleidermode, Haartracht, Barttracht oder ein bestimmtes Make-up wählt oder wenn sie diese Attribute ändert, darum, geeignete Merkmale der vertrauten Gestalt zu verstärken, andere Merkmale zu unterdrücken, immer mit dem Ziel, die Ähnlichkeit mit sich selbst nicht zu verderben.

Im Idealfall streben unsere Jugendlichen danach, Aussehen und Wirkung ihres Körpers so konstant zu halten, dass sich ein Identitätserleben darauf aufbauen lässt. Individuelle biographische Ereignisse können freilich dem Körpererleben einen subjektiven Akzent geben, der von der Allgemeinheit nicht ohne weiteres verstanden wird. Auf diese Art werden zum Beispiel äußerlich erkennbare Körperveränderungen wie Gewichtsverlust oder Gewichtszunahme, Schwangerschaft und Verletzungen je nach Perspektive, Situation und Gefühlslage der Betroffenen unterschiedlich erlebt. Nicht in jedem Fall kann das Ideal einer größtmöglichen Harmonie zwischen Innen- und Außenbild, Fremd- und Selbstbeurteilung erreicht werden.

Im Weiteren wird die Körperanschauung bestimmt durch den ästhetischen und moralischen Bezugsrahmen, den die Kulturen zur Verfügung stellen, in denen sich die Sozialisation abspielt. Neben dem körperlichen Aussehen unterliegen auch die Körperfunktionen sozialen Erwartungen und Gepflogenheiten. Die Ess- und Trinksitten und Schlafgewohnheiten sind ebenso kulturell geprägt wie die unterschiedlichen Formen der frühkindlichen Pflege und die Übergangsrituale beim Erreichen von Reifestufen.

Psychopathologisch relevante Verzerrungen des eigenen Körperbildes, d. h. Störungen der Körperanschauung, kommen seltener vor als die zuvor beschriebenen Störungen der Körperbesorgnis in Form des hypochondrischen Erlebens (du Bois 1990). Klinische Bedeutung haben die sog. Körperschemastörungen im Zusammenhang mit den Essstörungen (Cash 1995). Anorektische Patienten stellen sich ein ideales körperliches Aussehen vor. Sie streben danach, sich sozial erwünscht zu verhalten, verkennen aber, wie grotesk sie selbst von dieser Norm abweichen. Die gefährliche Abmagerung wird nicht »gesehen«, auch wenn diese Patienten vor dem Spiegel stehen. Die meisten anderen Fälle gestörter Körperanschauung folgen dem Muster der Dysmorphophobie, die in alten psychopathologischen Arbeiten auch als Schönheits- oder Hässlichkeitshypochondrie bezeichnet werden. Die Verbindung zu den bereits abgehandelten *hypochondrischen Störungen* ist jedoch nicht besonders eng.

Dysmorphophobe Störungen sind eng verbunden mit *narzisstischen Selbstwertkrisen* des Jugendalters. Unschwer ist auch ein Element von Scham und sexueller Hemmung zu erkennen. Angst vor der Verurteilung und Verachtung anderer und das Gefühl, angestarrt zu werden, verursachen dabei den größten Leidensdruck. Anders als die Krankheitshypochonder, stellen sich die Betroffenen die sozialen Aspekte und Auswirkungen ihres Körpers lebhaft vor, schätzen diese aber falsch ein.

Früher wurde in der psychoanalytischen Theorie bei dieser Symptomatik über die Verschiebung der libidinösen Besetzung von den Genitalien in die angeblich missgestalteten Organen spekuliert. Auch wenn wir diese symbolische Gleichsetzung nicht nachvollziehen können, scheint es sich doch in diesen Fällen oft um den Versuch der Bewältigung von Triebängsten zu handeln. Dysmorphophobe Befürchtungen und Überzeugungen werden mit großer Beharrlichkeit aufrechterhalten. Ich-strukturell scheinen die meisten der Jugendlichen mit dieser Symptomatik jedoch relativ stabil zu sein. Die Annahme, dass die Dysmorphophobie bevorzugt im Rahmen schizophrener Psychosen auftritt, ist zumindest im Jugendalter nicht richtig.

Wie bildet sich die Identitätsentwicklung der Pubertät und Adoleszenz im Körpererleben ab?

Aspekte des Körperempfindens, der Selbstkontrolle und der Ich-Struktur

In der Pubertät erreicht die emotionale Erlebnisfähigkeit eine neue Qualität. Während Kinder ihre Gefühle nach außen tragen und mit ihrem Körper zur Schau stellen, tut sich für die Pubertierenden eine fast vergessene Dimension frühkindlicher Empfindungen auf, die den inneren Körper ausfüllen, wobei dieser für die Gesamtheit der Empfindungen eine Art Umhüllung oder Gefäß bildet. Es bildet sich ein neuartiges Bewusstsein von der eigenen unverwechselbaren, personalen Existenz, aber auch von der Einsamkeit und Abgeschlossenheit dieser Existenz und von ihrer Verletzlichkeit, sowohl von der seelischen Verletzlichkeit wie der Verletzlichkeit des Körpers, der die Existenz auszuhalten hat. Im Unterschied zur Kindheit spiegelt sich die Intensität der Gefühle nicht mehr unbedingt im äußeren Verhalten.

Bei der Auslösung starker Gefühle spielt der Hautkontakt eine herausragende Rolle. Er wird im Grunde wieder ähnlich stark besetzt wie wir es bei Säuglingen am Lebensbeginn annehmen müssen (Montagu 1974). Ein großer Teil des sog. sexuellen Erlebens ist auf einem im Prinzip prägenitalen Niveau angesiedelt. Auch in der sexuellen Phantasietätigkeit kaprizieren sich Pubertierende keineswegs auf den konkreten Sexualakt, wenn sie nicht durch ihre soziale Umgebung ausdrücklich in diese Richtung gedrängt werden. Die frühere psychoanalytische Entwicklungstheorie, die davon ausging, dass sich in diesem Alter das genitale Primat definitiv durchzusetzen beginne und prägenitalen Aktivitäten eine mehr einleitende als befriedigende Rolle zukomme, ist zu normativ und wird dem Reichtum und der Bedeutung des regressiven Erlebens in dieser Altersphase nicht gerecht.

Jugendlichen streben vielmehr danach, die eigenen sinnlichen Erlebnismöglichkeiten und vertiefte Bedeutungen ihrer Existenz auszuloten, letztlich also eine Intention, die keine ausschließlich sexuelle Richtung vorgibt. An das männliche Genital knüpfen sich teilweise noch Befürchtungen, die sich auf dessen Verlust beziehen. Diese Thematik verlängert sich zu Sorgen um die körperliche Intaktheit und die reale Möglichkeit des Inzests. Die männlichen Jugendlichen ziehen sich körperlich von der Mutter, die weiblichen vom Vater zurück.

Fast in Vergessenheit geraten ist das klinische Wissen um die wichtige *Asynchronie* zwischen Triebaktivität und reifer genitaler Orientierung. Kretschmer (1949) hatte in Teilretardierungen und Spannungen zwischen retardierten, normal reifenden und akzelerierten Triebstrukturen einen zentralen pathogenen Mechanismus der Pubertätskrisen *(prodyskline Konstitution)* beschrieben. Bei einer Blockierung sexueller Phantasien kann die Aggressivität gesteigert sein *(laterale Impulse,* Male 1983). Körperlich frühreife und körperlich verzögert entwickelte Jugendliche sind in besonderem Maße für ein körperliches Risikoverhalten disponiert.

Die allgemein starke emotionale Ansprechbarkeit und Erregbarkeit ist ohne die hohen Spiegel männlicher und weiblicher Sexualhormone nicht vorstellbar. Hinzu kommen die zahlreichen, auf einzelne Emotionen ausgerichteten Effekte der Botenstoffe im Hirnstoffwechsel (Endorphine). Diese humoralen Prozesse sind aber nur ein Teil eines umfassenden biologischen Geschehens, bei dem sich auch biologische Rhythmen umgestalten. Welche Auswirkungen das Gesamt der biologischen Veränderungen auf das Verhalten und Erleben der Jugendlichen hat, ist nur schwer einzuschätzen. Beschrieben werden Schwankungen zwischen gehobener und gedrückter Stimmungslage und eine Durchlässigkeit für Gemütsregungen jeder Art, wobei die Stimmung rasch kippen kann, was die Jugendlichen selbst überrascht. Unter dem Druck dieser körperlich vermittelten Veränderungserlebnisse werden Ich-Strukturen erschüttert, die in der Kindheit eine relative Festigkeit erlangt hatten.

Die Irritation der Ich-Strukturen bleibt jedoch diskret. Dies mag auch daran liegen, dass in unserer Epoche der Neuigkeitswert des sexuellen Erlebens auf Grund der öffentlichen und privaten Permissivität bezüglich sexueller Fragen abgenommen hat. Damit müssen die Jugendlichen beim Thema der Sexualität keineswegs mehr ihren ganzen bisherigen Entwurf der sozialen und familiären Beziehungswirklichkeit in Frage stellen, wie dies in früheren Generationen häufiger vorkam. Die Irritation der Ich-Strukturen betrifft zudem immer nur Teilbereiche. In verträglichem Umfang und nur für kurze Zeit werden Wahrnehmungsfunktionen, Realitätsprüfung und soziale Orientierung in Mitleidenschaft gezogen.

Dennoch ist es bei Krisen Jugendlicher, wo immer diese in Erscheinung treten, schwer, zwischen »revolutionärer Reorganisation und regressiver Desintegration« (Blos 1978) zu unterscheiden. Erst in der Postadoleszenz kann sich die volle Integrationsfähigkeit des Ichs wieder beweisen. Vor allem in der frühen Jugendzeit steht »ein relativ starkes Es einem relativ schwachen Ich gegenüber« (A. Freud 1972). Eine neue Organisation der intrapsychischen Abwehr muss gefunden werden. Erzieherische Unterstützung von außen wird als Beeinflussung oder Kontrolle geächtet und verworfen. Die neuen Abwehrbildungen müssen sich als flexibel erweisen. Starre Muster, zum Beispiel Spaltungsvorgänge, lenken den Verdacht auf einen bleibenden Ich-Defekt.

Darüber hinaus scheinen die Jugendlichen mit ihrer relativen Ich-Schwäche auch zu experimentieren. Sie lassen sich in Grenzerfahrungen hineinleiten, bei denen sie neuartige Empfindungen aus ihrem Körper herauslocken, sich tagtraumhaft möglichst weit aus der Realität entfernen und sich mit starken sinnlichen Reizen konfrontieren, etwa mit lauter Musik, Genussmitteln und Schlafentzug. Genussmittel spielen beim altersspezifischen Risikoverhalten eine wichtige Rolle. Sie gehen eine enge Passung mit dem intrinsischen *Rauschsystem* der *Endorphine* ein und entfalten erst hierbei ihre volle subjektive Wirkung.

Diese ekstatischen Versuche bewegen sich zwischen einer Verlockung und einer Angst. Die Verlockung besteht in der Intensität der Gefühle, die Angst richtet sich darauf, von den Gefühlen überwältigt zu werden und als bewusste, Kontrolle ausübende Person ausgelöscht zu werden. Das eigentliche Ziel der Gefühlsexperimente könnte darin liegen, die hohen Schwankungen der inneren Gefühlslage mit den Genussmitteln abzufangen und unter bewusste Kontrolle zu bringen. Das bewusste Streben nach Identität soll zum Verlauf des Körperempfindens passend gemacht werden. Wenn hierbei die Möglichkeiten der Eigenkontrolle vorübergehend versagen, so liegt hierin nicht nur das Risiko einer Überstimulation, sondern auch das entgegengesetzte Risiko, zeitweilig überhaupt nichts mehr zu empfinden. Jugendliche mit geschwächter Eigensteuerung können sich von ihrem riskanten Erkundungsverhalten nicht wieder distanzieren, so zum Beispiel beim Experimentieren mit Drogen, nachdem sie in den Konsum eingestiegen sind.

Zwanghaftes Verhalten – auch ohne die Voraussetzung einer ängstlich zwanghaften Disposition und ohne Zusammenhang mit einer manifesten Zwangsstörung – drängt in dieser Entwicklungsphase als Abwehrmechanismus stärker in den Vordergrund. Der Zusammenhang zwischen Gefühlsüberschwemmung, Gefühlsleere und Zwang ist komplex. In erster Linie können mit Zwängen intrusive Phantasien oder Impulse kontrolliert werden. Andererseits können zwanghafte Körpermanipulationen auch stimulativ wirken, also das Körperempfinden steigern, statt es zu mäßigen. Sie dienen in solchen Fällen der Selbstbetäubung und der Umlenkung von Erregungen an einen Ort, der weniger bedrohlich erscheint. Entscheidend ist stets die wiedererlangte Kontrolle und die *Mentalisation* des Erlebens, also die Umwandlung einer körperlichen Empfindung in eine gedankliche Operation.

Durch die im zwanghaften Verhalten zum Ausdruck gebrachte absichtsvolle Geschäftigkeit kann der Jugendliche einem Gefühl des ohnmächtigen Ausgeliefertseins entgegenwirken. So kommt es, dass nicht wenige Jugendliche ihrer passiven Reizempfänglichkeit und Empfindlichkeit paradoxerweise mit der aktiven Suche nach Reizungen entgegenwirken. Das von Sigmund Freud postulierte Streben des psychischen Systems nach einem spannungsarmen Zustand *(Nirwana Prinzip)* ist hier offensichtlich außer Kraft.

Der wichtigste psychische Auslöser für zwanghaftes Verhalten scheint jedoch nicht unbedingt in aktuellen hohen inneren Spannungen, sondern mehr noch im Erlebnis von sensorischer Schutzlosigkeit und Reizoffenheit zu liegen. Diese Offenheit, verbunden mit einer Schwächung der nach innen und außen gerichteten Abwehrmöglichkeiten, trägt auch zu dem erwähnten Leeregefühl bei. Ein anderer Grund für die bei Jugendlichen so typischen Zustände von Leere und Langeweile liegt in einer starken *Gegenbesetzung*, wenn sich die Jugendlichen unbewusst gegen beunruhigende Empfindungen und Phantasien zu wehren versuchen. Hier ist das Leeregefühl also schon Bestandteil der Kontrolle, die der Jugendliche auf seine Körperempfindungen ausübt. Im einen Fall organisiert sich das zwanghafte Verhalten auf der Grundlage einer gewissen ich-strukturellen Schwäche, im anderen Fall dient es der Abwehr auf hohem Strukturniveau. Ziel ist immer eine Neubefestigung der Ich-Grenzen.

Auch asketische Verhaltensweisen, wie rigorose Ernährungsregimes, bewusste Risikovermeidungen, Fitnessprogramme und schmerzhafte Körpermanipulationen sind Beispiele für zwanghafte Tendenzen im Jugendalter, die der Herstellung spürbarer Körpergrenzen dienen sollen und das Bewusstsein körperlicher Präsenz verstärken. Die Betonung solcher Körpererfahrungen zur Verstärkung der Ich-Grenzen kann kulturell entweder gefördert oder vermieden werden. Mitglieder bestimmter Naturvölker bedienen sich einer Sozialisation, die tranceartige Gemeinschaftserlebnisse fördert, während unsere Gesellschaft ihre Mitglieder zur Ausbildung hoher *Ich-Demarkationen* (Scharfetter 1982) auffordert.

Es wäre für die Jugendlichen leichter, diese Grenzen zu wahren, wenn ihnen kulturell tradierte Verhaltensnormen an die Hand gegeben würden. Diese existieren jedoch nicht mehr. Alles kommt darauf an, dass die Jugendlichen ihre ureigenen Grenzen entdecken. Diese Entdeckungsreise wird heute oft als riskantes Abenteuer interpretiert. Das extreme Abenteuerbedürfnis füllt die Lücke, die der Mangel an Tradition und Kultur hinterlassen hat. Schon immer war die Suche nach dem Abenteuer definiert als die Suche nach dem Selbst in Grenzsituationen des Lebens. Allerdings wird diese Suche durch das Fehlen symbolischer Grenzen nunmehr auf die Spitze getrieben, und droht unangemessen konkretistisch zu werden. Nur durch handfeste Gefahrensituationen kann noch Sinn erfahren werden. Die Sportindustrie und die Fahrgeräte auf Jahrmärkten bedienen den sich daraus ergebenden Bedarf an Extremerfahrungen von »Bungee« bis »Basejump«, mit freiem Fall und Zentrifugalkräften an der Grenze der physiologischen Zumutbarkeit.

Trotz dieser scheinbaren Freisetzung des Individuums stehen die Jugendlichen natürlich unter zahlreichen unsichtbaren Anforderungen. Wir können aus soziologischer Sicht also das zwanghafte und autostimulative Verhalten der Jugendlichen mit versteckten gesellschaftlichen Zwängen in Verbindung bringen. Die Jugendlichen sollen einem hohen Ideal von Autonomie und Individualität nachstreben, erleben sich selbst aber immer wieder ohnmächtig und abhängig. Wenn den Jugendlichen dieser Konflikt zu anstrengend wird, weichen sie teilweise auch in regressiv kindisches und verantwortungsloses Verhalten aus. Alles in allem empfiehlt es sich also, den widerspruchsvollen Umgang der Jugendlichen mit ihren Körperempfindungen sowohl als Phänomen der biologischen Entwicklungsphase, wie auch als Anpassungsleistung angesichts widerspruchsvoller sozialer Lebensbedingungen zu betrachten.

Beides zusammen bildet die Matrix, auf der wir schlussendlich die pathologischen Varianten des Risikoverhaltens zu beurteilen haben, die uns in den Borderline-Persönlichkeitsstörungen entgegentreten. Hier dient das Risikoverhalten dazu, einen hochgradig instabilen inneren Zustand auszubalancieren. Wir identifizieren die strukturelle Borderline-Pathologie weniger am Risikoverhalten selbst, als an den Affektstürmen und am raschen Wechsel der Beziehungsmuster, auch an der Wahllosigkeit, mit der sich die Patienten beim Repertoire süchtiger, krimineller und perverser Grenzerfahrungen bedienen. Bei den Borderline-Störungen fällt es uns schwer, einen inneren »Kern« oder ein *wahres Selbst* auszumachen, das die Handlungen bestimmt und zur Selbstberuhigung beitragen könnte.

Aspekte der Körperbesorgnis, der Existenzangst, des körperlichen Leistungsstrebens und des Risikoverhaltens

Etwa im 15. Lebensjahr lässt die körperliche Entwicklungsgeschwindigkeit nach. Die wichtigsten Veränderungen sind abgeschlossen. Die seelische Auseinandersetzung mit dem Körper geht weiter, aber in den Vordergrund des bewussten Erlebens schiebt sich eine aktive Auseinandersetzung mit der sozialen Rolle, mit Autoritäten und Fragen der Freiheit und Bindung. Die Jugendlichen mobilisieren eine spürbare Energie für das Ziel, aus der unmittelbaren Betroffenheit von andrängenden Körperempfindungen freizukommen. Sie wollen ihre körperlichen Belange versachlichen und sich weniger mit dem *Binnenleib,* mehr mit dem *Außenleib* auseinandersetzen, also mit ihrer sozialen Wirkung. Das Körperempfinden hat sich jedoch nicht wirklich abgeschwächt. Es wird lediglich umdefiniert und dienstbar gemacht. Dies ist eine Leistung des wieder erstarkten Selbst. Die Ich-Strukturen stellen sich weiterhin in den Dienst einer Bearbeitung und Regulierung von Trieberlebnissen. Diese werden zum Teil zensiert, wie etwa die Selbstbefriedigung, zum Teil sublimiert, zwanghaft kontrolliert oder in narzisstische Größenphantasien eingeschleust. Ihrem Körper lassen die Jugendlichen große Sorgfalt angedeihen. So erscheint der Körper in der Vorstellung der Jugendlichen als Träger von Tugenden oder Wünschen, nicht nur sexuellen Wünschen. Im Sinne des Narzissmus wird der Körper zum grandiosen Kapital, mit dem das zukünftige Leben realisiert werden soll. Alle Verheißungen und Ängste, die sich mit der Zukunft verbinden, konzentrieren sich auf ihn.

Wenn sich Kinder verletzen oder wenn sie krank werden, akzeptieren sie dies als Schicksal, das ihnen von den Erwachsenen, die ihnen die Welt erklären sollen, zugemutet wird. Wenn Jugendliche krank werden oder körperlich an Grenzen geraten, so sind sie hierfür mit ihrem Körper allein zuständig. Hier kann das narzisstische Hochgefühl über den »Besitz« des eigenen Körpers, den die Pubertierenden mit den Kleinkindern teilen, in eine tiefe Existenzangst umschlagen. Die Angst läuft parallel zur Trennungsangst der Kleinkinder und beinhaltet das Alleinsein im eigenen Körper. Gleichzeitig wird der Jugendliche entlassen oder entlässt sich selbst aus der Geborgenheit der Familie und steht für lange Zeit in einem Spannungsverhältnis zwischen Geborgenheitswünschen und Autonomie.

Diese Ängste werden in der Pubertät vor allem durch die hypochondrischen Krisen organisiert. In diesen Krisen erscheint die körperliche Gesundheit (im Sinne des »Funktionierens«) als ein besonders kostbares Gut und als Garant für ein unangefochtenes Selbst. Die Hypochondrie muss als vom Selbst gesteuerter Versuch gelten, eine diffuse Angst vor Niederlagen, Zurücksetzungen, Verlusten und Trennungen abzufangen. Beim Gefühl narzisstischer Bedrohtheit soll der Angst durch die Vorstellung einer drohenden körperlichen Gefahr eine klare Richtung gegeben werden. Hierbei sollen diffuse Ängste gebunden werden, auch wenn sie so allenfalls umdefiniert und nicht überwunden werden können.

Von der sexuellen Erlebnisseite fließen weitere Komplexe in die Hypochondrie ein. Beide Geschlechter werden von Schuldgefühlen wegen der sexuellen Erregbarkeit und Verführbarkeit und wegen des Masturbierens erfasst. Auf Seite der Jungen kommen Kastrationsängste hinzu. Diese Komplexe gehen in die Hypochondrie ein. Die klassischen psychoanalytischen Theorien zur Hypochondrie legten großes Gewicht auf diese sexuellen Aspekte und postulierten, dass mit hypochondrischen Symptomen gescheiterte sexuelle Objektbesetzungen in den eigenen Körper zurückverlagert würden.

Ein drittes in der Hypochondrie dieser Altersstufe aufscheinendes Thema ist die Individuation. In der Kindheit war der Körper gewissermaßen im alleinigen Besitz der Mutter. Der von Existenzangst gequälte hypochondrische Jugendliche liefert einen Teil seines Körpers wieder an die Mutter aus, bzw. gibt diesen Teil, den er als krank erlebt, aus der Gefühlsbesetzung durch die Mutter nicht frei. Alle drei Erklärungsmodelle laufen auf eine Konfrontation mit dem Tod bzw. auf den Übergang von der Unsterblichkeit zur Sterblichkeit hinaus. Diese Konfrontation wird gefürchtet, sei es, dass hierbei die narzisstische Omnipotenz in Frage gestellt wird, die gleichsam symbiotische Verbindung zur Mutter bedroht oder die sexuelle Symbolik des Körpers nicht ertragen wird. Auch das sexuelle Erleben in Form des Orgasmus begünstigt Todesphantasien. Im Französischen wird der Orgasmus volkstümlich als »kleiner Tod« bezeichnet.

Nicht jeder puberale Ablösungskonflikt manifestiert sich als Hypochondrie. Es ist unklar, warum sich dieser Konflikt einmal dem Körper zu-, ein anderes Mal von ihm abwendet. Ein Teil der Jugendlichen beschäftigt sich weniger mit der Frage einer »gefährlichen« Erkrankung, als mit dem Problem einer nicht optimalen Körperfunktion oder einem körperlichen Mangel, der das wünschenswerte Optimum bedroht. Minimale Beschwerden können mit zwanghafter Beharrlichkeit und Intoleranz verfolgt werden. Vom Körper wird verlangt, dass er in seinen autonomen Funktionen eine ideale »Ordnung« repräsentiert (Ebtinger 1971). Jede Funktionseinschränkung wirkt eigenartig bedrohlich. Mit der Vorstellung, lebenslänglich eine körperliche Unzulänglichkeit ertragen zu müssen, können sich die Jugendlichen nicht abfinden. Wiederum läuft die Hypochondrie also darauf hinaus, dass die Betroffenen es nicht ertragen, an die eigene Sterblichkeit erinnert zu werden.

Der Todesgedanke erscheint bei einer größeren Zahl von Jugendlichen in Krisensituationen nahezu als überwertige Idee mit eigener Faszination. Hinter jeder körperlichen Gefahr steht der Schatten des Todes. Dieser Schatten muss durch den Blendeffekt einer übertriebenen Idealität des Körpers überstrahlt werden. Sobald das ideale Bild, das sich narzisstisch akzentuierte Jugendliche von den Fähigkeiten und Talenten ihres Körpers ausmalen, einzustürzen droht, verschwindet auch ihr Glaube an den Sinn der Existenz. Diese Jugendlichen regredieren nunmehr und erlauben, dass grandiose Todesphantasien, darin auch Verschmelzungsphantasien mit der Mutter, an die Stelle der grandiosen Körperphantasien treten.

Die Gefährdung von Leistungssportlern in diesem Zusammenhang verdient besondere Erwähnung. Leistungssport kann bei Jugendlichen zu einer ausgesprochen eingeengten und besorgten Beschäftigung mit den optimalen Funktionen des Körpers führen. Eine hypochondrische Krise setzt ein, wenn der Körper das vorgestellte Ideal verfehlt oder sich körperliche Störungen bemerkbar machen, wegen derer die sportlichen Ziele aufgegeben werden müssen. Unter dem Gesichtspunkt der Individuation können wir auch bei den Leistungssportlern argumentieren, dass deren Körper innerlich nicht aus der Verfügungsgewalt der Eltern freigegeben wurde. Diese haben ihre Kinder schon frühzeitig zum Leistungssport gebracht, als die Identität der Kinder noch durch die Wünsche und Vorstellungen der Eltern bestimmt war und das kindliche Handeln dadurch motiviert war, den Eltern zu gefallen. Die Eltern sind noch stark mit der Sorge um die körperliche Unversehrtheit ihrer Kinder beschäftigt, so dass diese bis in die Adoleszenz hinein ihren Körper nicht vollkommen selbst in Besitz nehmen können. So gesehen markiert die Hypochondrie eine Ablösungs- und Autonomiekrise, die einsetzt, wenn die Jugendlichen nicht umhin können, sich von dem Bild ihres Körpers, das sie mit den primären Bezugspersonen teilen, zu lösen und ihr eigenes Bild zu entwerfen. Wiederum wird bei den hypochondrischen Versagenskrisen der Leistungssportler nicht nur die Angst vor dem Verlust der körperlichen Integrität, sondern auch die Angst vor dem Tod abgewehrt.

Auch der bereits erwähnte, absichtlich gefahrvolle und Besorgnis auslösende Umgang mit der eigenen Gesundheit und Sicherheit, kann als gewissermaßen kontraphobische Spielart der Körperbesorgnis eingestuft werden. Das Verhalten zu diesem Thema gestaltet sich sehr unterschiedlich. Einige Jugendliche wollen abstinent bleiben oder sich auf ein Minimum von Risiko beschränken. Andere streben bewusst nach rauschhaften Gefühlen von Glück und Triumph. Am extremen Ende des Spektrums steht der offene oder verdeckte Wunsch nach Selbstzerstörung.

Besondere Phänomene, die ebenfalls am risikoreichen Ende des Spektrums stehen, sind *Flow* und *Kick*. Flow meint die Fähigkeit, eine hochgradige Gefahrensituation nach langer Übung und mit viel Geschick kontrollieren zu können. Damit beweisen sich die Jugendlichen ihre Lebenskompetenz in Grenzsituationen. Die Erfahrung des Flow hat eine mehr oder weniger starke Unterströmung von narzisstischen Phantasien bezüglich der persönlichen Einzigartigkeit und des hohen Könnens. Aus dieser Quelle werden in das Flow Glücksgefühle eingespeist. Hinzu kommen eine egozentrisch verzerrte Unterschätzung der Gefahrenlage und das Gefühl der Unverletzlichkeit (»anderen passiert etwas, mir nicht«). Manche Jugendliche, die sich so verhalten, sind nicht wirklich ausreichend befähigt, sondern versuchen lediglich auf diese Weise ein schwerwiegendes Impulskontroll- und Selbstwertproblem auszugleichen – etwa im Rahmen einer narzisstischen Störung oder einer affektiven Instabilität auf Borderline-Niveau. Das Gleiche gilt für die Kicks. Diese Form des Risikoverhaltens strebt von vornherein nicht nach dem inneren Ausgleich oder Gleichgewicht, sondern sucht nach der maximalen Steigerung des Erlebens für einen kurzen, gerade noch erträglichen Augenblick (Jessor 1998).

Das für die Jugendzeit so überaus spezifische Risikoverhalten ist auf vielfältige Weise mit der Entwicklungskrise diesen Alters verbunden. Dabei reagieren die Jugendlichen nicht nur auf Sensationen und Spannungen aus dem Innenraum ihres Körpers (Körperempfindungen), sondern genauso sehr auf Signale und Anregungen aus der sozialen Umwelt. Die Gruppendynamik nimmt starken Einfluss auf die Art und das Ausmaß des Risikoverhaltens. Bestimmte Gruppen stacheln die Jugendlichen zum Drogenkonsum, Alkoholkonsum und Zigarettenrauchen an, andere Gruppen sorgen dafür, dass sich die Jugendlichen von diesem Konsum fernhalten. Ein in der Gruppe übliches Risikoverhalten fordert zum Mitmachen heraus. Die Hemmschwelle und die kritische Gefahreneinschätzung verringern sich deutlich. Auch die sexuellen Unterschiede im Risikoverhalten sind in großem Umfang auf kollektiv soziale Einflüsse und gruppendynamische Einflüsse zurückzuführen. Dieser suggestive Effekt ist zum Beispiel bei Mädchen bei deren selbstverletzendem Verhalten und bei der Annäherung an Suizidversuche zu beobachten.

Aspekte der Körperanschauung, des Gestaltwandels und der sexuellen Identität

In der frühen Pubertät kommt es zu einer Beschleunigung der Wachstumsgeschwindigkeit, dem Wachstumsschub. Im Alter von etwa 11 bis 13 Jahren stellen sich bei den Mädchen die körperlichen Merkmale der sexuellen Differenzierung und Reife ein, bei Jungen ist dieser Vorgang um ein bis zwei Jahre verschoben. Der Lebensabschnitt, in dem diese raschen körperlichen Veränderungen stattfinden, kann im engeren Sinne als Pubertät definiert werden, während der über diese Phase hinausgreifende psychische Wandlungs- und Anpassungsvorgang als Adoleszenz bezeichnet wird. Der puberale Gestaltwandel und die Veränderung des gesamten Erlebnishorizontes sind so radikal, dass sie eigentlich nur mit den Entwicklungsvorgängen der frühen Kindheit verglichen werden können, wo die erste Loslösung des Kindes von der Mutter mit ähnlichen raschen Änderungen der Körpergestalt und der motorischen Leistungen verbunden ist.

Der puberale Wachstumsschub lässt die Jugendlichen innerhalb von zwei bis vier Jahren um 20 bis 30 cm in die Höhe schießen, bevor das Längenwachstum dann vollkommen zum Stillstand kommt. Das ungewohnt rasche Wachstum bereitet den meisten Jugendlichen keine erkennbaren psychischen Probleme. Es ist umgerechnet auf Tage, Wochen und Monate langsam genug, so dass sich die Jugendlichen zumindest optisch mit ihrer jeweiligen Körpergröße vertraut machen können, sie also in ihr Körperbild übernehmen können. Die Aneignung des Längenwachstums im Körperbild wird dadurch erleichtert, dass sich die Jugendlichen in einer Gruppe von Gleichaltrigen bewegen, die ebenfalls wachsen, also miteinander auf Kopfhöhe bleiben. Bezeichnenderweise findet die Änderung der Größe bei denjenigen, die nicht mehr wachsen, also den Erwachsenen, mehr Beachtung als bei den Betroffenen.

Ein Problem liegt in der Fremdeinschätzung und der sozialen Bedeutung der Körpergröße. Groß gewachsene Menschen erwecken den Anschein, auch psychisch herangereift zu sein. Größe gebietet Achtung, zumal, wenn man zu jemandem aufschauen muss. Die über die Körpergröße der Erwachsenen hinaus gewachsenen Jugendlichen können in vielen psychischen Merkmalen noch kindlich sein. Auch der Körper kann, abgesehen von seiner Größe, noch infantile Merkmale aufweisen. Es besteht eine Tendenz, solche Kinder im sozialen Einzelkontakt zu überschätzen. Die Feststellung einer problemlosen Angleichung der Körperlänge an das Körperbild gilt nicht im gleichen Maße für das visuomotorische Körperschema. Jugendliche bewegen sich während des Wachstumsschubes oft linkisch und zögernd, als wüssten sie nicht, welchen Platz sie mit dem gewachsenen Körper einnehmen sollen, wo er anfängt und aufhört. Dies führt auch zu Unsicherheiten in der Gebärdensprache und Unsicherheiten in der Einschätzung, wie der Körper zu gebrauchen sei. Kraftmeierei und appellative Schwächlichkeit wechseln miteinander ab (Rodriguez-Tomé et al. 1993).

Die Bedeutung der Körperlänge beim Aufbau des Selbstbildes wird deutlich, wenn das Längenwachstum verzögert oder beschleunigt verläuft. Hinsichtlich Beginn und Verlauf des Wachstumsschubes zeigen sich große individuelle Unterschiede. Für Jungen wird der Minderwuchs zum Thema ihrer phantasierten Minderwertigkeit. Deutlich ist zu erkennen, dass die Körpergröße eine soziale Vergleichsangelegenheit ist, die zudem an das männliche und das weibliche Geschlecht unterschiedliche Normen anlegt, denen sich der Einzelne in seiner Selbsteinschätzung nur schwer entziehen kann. Ähnliche Normen gibt es auch hinsichtlich der Figur und der Kleidung. Diese Normen sind aber weniger rigide und rascheren Veränderungen unterworfen (Kracke und Silbereisen 1994).

Mädchen zwischen 11 und 19 Jahren waren in den 1960er-Jahren mit ihrem Körper unzufriedener als Jungen (Clifford 1971). Diese Befunde haben sich über die folgenden Jahrzehnte konstant gehalten. Sie sind mit einer depressiven Grundhaltung assoziiert, die ebenfalls bei Mädchen in dieser Entwicklungsphase häufiger vorkommt (Rierdan et al. 1987, 1988). Die Unzufriedenheit erstreckt sich auf alle Aspekte des Körpers, die ein übermäßiges Wachstum betreffen. Die Einstellungen zur Körpergestalt sind freilich stark abhängig von Zeitströmungen und modischen Einflüssen. Es konnte gezeigt werden, dass die 12- bis 14-jährigen Mädchen eher als die gleich alten Jungen untergewichtige Ideale bevorzugen und die Tendenz haben, sich in der Körperfülle zu unterschätzen. Dies trifft auch bei sonst differenzierter Wahrnehmungsfähigkeit zu. Der Leugnung eines Übergewichts wird eine Selbstwert erhaltende Funktion zugemessen. Es wird bei Jugendlichen eine Orientierung an körperlichen Idealnormen festgestellt.

Die meisten körperlichen Veränderungen gehen in Richtung auf eine Differenzierung der Geschlechter. Dies ist auch der Grund, warum mit diesen Veränderungen tiefgreifende Umgestaltungen der Identität verbunden sind. Gleichzeitig wächst der Vorrat an bewussten Vorstellungen, Kenntnissen und Phantasien über die Sexualität. Die Gestaltveränderung beruht im Wesentlichen auf einer veränderten Ausbildung und Verteilung des modellierenden Fettgewebes, des Skeletts und der Muskulatur, besonders im Bereich des Schulter- und Beckengürtels und im Bereich der Gesichtskonturen. Hierzu zählen auch die Brustentwicklung sowie Formveränderungen an Armen und Beinen. Im Bereich der Axillen, im Genitalbereich und an den Beinen kommt es zur zunehmenden Behaarung, im Genitalbereich und an den Brustwarzen auch zu Pigmentveränderungen und Veränderungen der Hauttextur. Physiognomie, Körpersprache und Bewegungsabläufe verändern sich. Penis, Hoden, Vagina, Kehlkopf und Brüste vergrößern sich. Im Allgemeinen wünschen sich Mädchen eher die Kleinheit und die Verkleinerung ihrer Anatomie.

Ein wichtiger Aspekt beim Erleben dieser vielfältigen Wandlungsprozesse ist das Tempo, die Aufeinanderfolge und die Synchronisation der Ereignisse. Es fällt auf, dass es Veränderungen gibt, die den Rang eines biographischen Ereignisses haben, z. B. die Menarche bei den Mädchen. Die nächtlichen Pollutionen bei den Jungen sind biographisch weniger markant. In noch weiter abgeschwächter Form gehört zu den historischen Veränderungen auch der Stimmbruch, der sich über mehrere Monate hinweg erstreckt. Etwas Vergleichbares wie die Menarche, mit der die sexuelle Reifung eindeutig markiert wird, gibt es bei den Jungen nicht. Längenwachstum und Brustentwicklung treten meist schon vor der Menarche deutlich in Erscheinung, mit der Menarche verlangsamt sich das Tempo der Veränderungen. Nur das Körpergewicht steigt weiter rasch an. Die Hautfaltendicke nimmt nach der Menarche erstmals zu. Ob das Erleben solcher Veränderungen zur Auslösung einer Anorexia nervosa bei Mädchen beiträgt, muss spekulativ bleiben. Insgesamt sind bei Jungen die Zeichen der körperlichen Reife weniger kompakt. Sie springen nicht sofort ins Auge.

Mit der allmählichen Ausprägung der Geschlechtsmerkmale wird die geschlechtliche Identität nicht auf einen Schlag fixiert. Sie kann auch in eine Entscheidungskrise geraten, bei der die Frage gestellt wird, ob die zu den äußerlichen Merkmalen gehörende innere Identität akzeptiert werden kann oder abgelehnt wird. Die Identität muss nicht zuletzt anhand von Rollen und Verhaltensmustern, die von außen kommen, aufgearbeitet werden. Die Jugendlichen neigen dazu, die Attribute ihrer Geschlechtszugehörigkeit manipulativ zu verstärken oder abzuschwächen. Ästhetische Moden einer Epoche haben einen starken Einfluss auf dieses Verhalten. Diese Moden sind raschen Wechseln unterworfen.

Die Annahme einer männlichen Identität scheint nach außen hin eindeutiger zu verlaufen als die Entwicklung der weiblichen Identität, was auch durch die Verbreitung der Pubertätsmagersucht dokumentiert wird (Davies und Furnham 1986, Grant und Fedor 1986). Auf jeden Fall scheinen die Mädchen ihre subjektiven Zweifel an der sexuellen Identität offener darzustellen. Sexualängste werden von den männlichen Jugendlichen stärker verdrängt oder verleugnet. Auch bei dieser Abwehrleistung werden sie durch sozialen Zuschreibungen unterstützt (Cash 1995).

Aus analytischer Sicht wird darauf verwiesen, dass sich unbewusste Ängste der männlichen Jugendlichen in letzter Konsequenz auf den Besitz oder Verlust des Penis beziehen und auf Phantasien bezüglich der sexuellen Vereinigung mit einer Frau (Laufer 1984, Blos 1978). Näher am Bewusstsein liegt die Angst vor Verlust der männlichen Potenz und vor Einbußen in der mühsam errungenen Autonomie und Abgrenzung von der Mutter. In der sexuellen Orientierung der Jugendlichen ist eine starke Visualisierung des Sexuellen verzeichnen, die sich auch in den Medien abbildet, während der »sexuelle Körper« im Sinne eines innerlich erfahrbaren Körpers kulturell an Bedeutung verliert (Ziehe 1986).

Die Perspektive auf das Körperbild schwankt zwischen Innen- und Außenbetrachtung. Beide Perspektiven können gleichermaßen zum Selbstvertrauen und zur Selbstbefremdung beitragen. Eine missglückte Aneignung des Körperbildes erkennen wir zum Beispiel in den *Konversionsstörungen,* die heute als dissoziative Störungen firmieren. Hier legen sich die Jugendlichen einseitig auf die Außenwirkung ihres Körpers fest. Die Innenperspektive können sie – vermutlich wegen bedrängender Sexualphantasien – nicht zulassen. Die Jugendlichen bedienen sich der kindlichen Möglichkeit, den Körper für sich »sprechen« zu lassen. Hierin liegt der regressive Zug der Konversionsstörungen. Die dissoziativ gestörten Jugendlichen ersparen sich das Problem, innerlich spüren und durcharbeiten zu müssen, was in ihnen vorgeht. In den Konversionsstörungen offenbart sich jedoch nicht nur eine abweichende Art der (visuellen) Betrachtung des Körpers, sondern auch eine originelle Art des Verhandelns über den Körper. Aus diesem Grund wurde die Konversion bereits bei der Körperbesorgnis erwähnt und figuriert hier ein zweites Mal.

Mangelnde Flexibilität im Perspektivenwechsel zwischen innen und außen kann auch zu einer wahnähnlichen Fehleinschätzung des körperlichen Aussehens führen, die wir als Missgestaltsfurcht oder Dysmorphophobie bezeichnen. Ähnlich wie bei der Hypochondrie ist auch hier eine depressiv-narzisstische Krise zu vermuten, das heißt, die betroffenen Jugendlichen können sich nicht mit der Unvollkommenheit des Körpers abfinden und verzweifeln an ihr. Die Betroffenheit über den Anblick des eigenen Spiegelbildes, das die Illusion über die vermeintliche Vollkommenheit zerstört, wird nicht ertragen. Diese Enttäuschung wird durch das trotzige Beharren auf der Idealität des Aussehens überdeckt. Im Wunschdenken muss das körperliche Aussehen beliebig manipulierbar bleiben. Im Grunde zieht sich eine solche narzisstische Dynamik in Abstufungen durch die meisten puberalen und adoleszentären Krisen.

Wie setzen Jugendliche sich mit körperlichen Erkrankungen auseinander?

Die psychosomatische Morbidität der Jugendlichen ist hoch. Jugendliche erleben sich als gesundheitlich belastet. Auch ohne das Vorliegen nachweisbarer Organstörungen klagen sie mit hoher Frequenz über Kopfschmerzen, Unruhe, Nervosität, Magenschmerzen, Rückenschmerzen, Verdauungsstörungen. Schon bei geringen Irritationen scheinen viele Jugendliche psychovegetativ zu reagieren. Ein rascher Griff zum Medikament, zur Zigarette, zum Alkohol soll dem körperlichen Unwohlsein und den inneren Spannungen abhelfen (Freitag und Hurrelmann 1999). Es entsteht der Eindruck, dass die vegetativ so reizbaren Jugendlichen den an sie gerichteten Anforderungen lieber ausweichen, als sich ihnen aktiv entgegenzustellen. Zur Erklärung der hohen Anfälligkeit werden die gestiegenen sozialen Anforderungen, das falsche Ernährungsverhalten und die mediale Überfrachtung mit Sinnesreizen erwähnt. Sogar die heute weit verbreiteten Fehlregulationen des Immunsystems (Asthma bronchiale) werden mit der veränderten Lebensführung in Verbindung gebracht. Kinder und Jugendliche müssen sich mit vielen Widersprüchen auseinandersetzen, die sie nicht auflösen können. Lange Zeit werden sie an einer tatkräftigen Auseinandersetzung mit einer natürlichen Umwelt gehindert. Sie werden von Belastungen verschont. Möglicherweise können sie aus diesem Grund kein leistungsfähiges Immunsystem aufbauen und keine »Widerstandskraft« – auch im psychischen Sinne – aufbauen (Seiffge-Krenke 1998).

Schwerwiegende chronische Krankheiten zwingen die Jugendlichen und deren Angehörige zu einem umfassenden und grundlegenden Prozess der Anpassung. Eine gewisse Form der Normalität im Alltag muss wieder hergestellt werden. Von diesem Wunsch nach größtmöglicher Normalität werden die Jugendlichen, die unter chronischen Krankheiten leiden, beherrscht. Eine Ausnahme bilden Jugendliche, die zwar lang andauernd, aber nur leichtgradig erkrankt sind. Sie fühlen sich subjektiv verändert und haben Angst, dass ihre Umwelt diese Änderung nicht registriert. Sie fürchten Überforderung und verlangen Rücksicht. Sie können daher zu Wehleidigkeit und anderen regressiven Verhaltensweisen neigen, die wir bei den schwer chronisch kranken Jugendlichen in aller Regel nicht erleben.

Viele chronische Krankheiten sind angeboren oder bereits in der Kindheit erworben. Mit einer nennenswerten Häufigkeit rechnen wir mit Stoffwechselstörungen (0,4 % aller Kinder), besonders Diabetes mellitus, Anfallsleiden (0,5 %), rheumatischen Erkrankungen (0,5 %) und angeborenen Störungen des Bewegungsapparates (3 %), besonders Muskeldystrophien. Der Schluss, dass bestimmte Organschwächen spezielle psychische Anpassungsvorgänge und charakterologische Prägungen nach sich ziehen, ist naheliegend, aber trügerisch. Im Einzelfall müssen wir prüfen, ob die Hypothese einer bestimmten Charakterbildung tatsächlich zutrifft. Herz- und Atemwegserkrankungen sollen Lebensangst und Abhängigkeitsgefühle hervorrufen. Behinderungen des Bewegungsapparates sollen Versagensängste und Selbstwertgefühle begünstigen. Stoffwechselstörungen können vor allem in der Ablösungskrise mit Wut, Ohnmacht und manipulativ selbstschädigenden Verhaltensmustern einhergehen. Die psychische Morbidität chronisch kranker Jungen ist höher als jene der Mädchen.

Wir können uns in der psychotherapeutischen Arbeit mit chronisch Kranken nicht auf diese Typisierungen verlassen, sondern müssen uns für das gesamte Spektrum der seelischen Erlebnis- und Verarbeitungsmöglichkeiten offen halten. Sie reichen von Angst und Ohnmachtserfahrungen, Verschuldungs- und Bestrafungsphantasien und regressiven Entlastungsversuchen bis zu autoaggressiven und manipulativen Tendenzen.

Angstgetönt ist das Erleben des durch die Krankheit eintretenden Verlustes der Kontrolle über die Realität, über die Beziehungen und den eigenen Körper und das Gefühl der Ungewissheit. Diese Art des Erlebens betrifft vor allem Krankheiten, die sich gerade verschlimmern oder plötzliche Wendungen nehmen. Bei terminalen Verläufen arbeiten die Kranken aktiv und eigenständig daran, sich ein Bild vom Tod zu machen. Sie bilden oft kreative Todesvorstellungen aus, ohne dass sie die Angehörigen in diese Vorstellungen stark einbeziehen. Gegenüber den Angehörigen dominiert hingegen die Angst vor Trennung und Verlust. Diese psychische Ausgangslage muss von den Angehörigen verstanden werden. Die Angehörigen müssen angemessene Aktivitäten entfalten, damit sich die Jugendlichen nicht allein gelassen fühlen.

Depressiv strukturierte Jugendliche schwanken in der Verarbeitung ihrer Krankheit zwischen Selbstbezichtigung und Schuldvorwürfen. Die Verstrickung mit der Gefühlswelt der Angehörigen kann stark und hoch ambivalent sein.

Manipulatives Verhalten wird durch lange komplizierte Behandlungen begünstigt. Viele Jugendliche durchlaufen ein Training, bei dem sie lernen, die therapeutischen Prozeduren in die eigenen Hände zu nehmen. Sie befinden sich dabei in einer schwierigen Position, weil sie auf diese Weise zwar die Bevormundung durch die Eltern überwinden und mehr Autonomie erringen können, aber nur, wenn sie im Gegenzug bereit sind, die Zuchtmeister ihres eigenen Körpers zu werden. Wenn dieser Prozess der Aneignung misslingt oder auf halbem Wege stecken bleibt, beginnen die Jugendlichen ihre Krankheit als Druckmittel einzusetzen. Vor allem bei Stoffwechselkrankheiten ergeben sich vielfältige Möglichkeiten, den eigenen Zustand zu manipulieren. Beim Diabetes mellitus können Diätfehler oder Fehldosierungen des Insulins schwerwiegende körperliche Auswirkungen haben. Sie imponieren als autoaggressive Versuche zur Entlastung und Befreiung.

Das große Spektrum regressiver Verhaltenszüge zeigt sich vor allem bei akuten Erkrankungen. Die Patienten möchten durch ihr Regredieren freikommen von der Angst, die sie im Zusammenhang mit der Krankheit ergriffen hat. Sie möchten sich jemandem anvertrauen, der ihnen Entscheidungen abnimmt und sie versorgt. Sie möchten vor unerfüllbaren Erwartungen geschützt werden und Gefühlen von Wut und Enttäuschung ausweichen. Bei chronischen Erkrankungen rechnen wir nicht mit akuten Regressionen, sondern mit Verzögerungen der Reifeentwicklung.

Familien mit chronisch kranken Kindern halten ihrem Kinderarzt und ihrem Kinderkrankenhaus lange die Treue. Dahinter verbirgt sich, kritisch betrachtet, eine einseitige Abhängigkeit. Die Familien können es sich kaum erlauben, ihre Frustrationen, ihren Groll und ihre Unzufriedenheit zu zeigen – aus Angst, für undankbar gehalten zu werden und die notwendige Unterstützung zu verlieren. Wenn die Familie wegziehen muss, unternimmt sie oft lange Fahrten, um ihren alten Arzt oder ihre Klinik wieder aufzusuchen. In Kliniken mit Spezialabteilungen für chronisch Kranke wird heute viel getan, um den besonderen Bedürfnissen der kranken Jugendlichen und ihrer Angehörigen besser gerecht zu werden und ihnen tatsächlich eine Art medizinischer Heimat zu geben. Es ist bedenkenswert, dass es den Jugendlichen, die sich gemeinsam mit ihren Familien in der schicksalshaften Abhängigkeit zu einer versorgenden Spezialklinik befinden, doppelt schwer fällt, geeignete Schritte in Richtung auf eine Emanzipation zu gehen. Die behandelnden Ärzte müssen dieses Dilemma vor Augen haben. In der Gestaltung der Sprechstunden muss zum Beispiel Rücksicht darauf genommen werden, dass die der Kindheit entwachsenen Patienten die primären Ansprechpartner geworden sind. Die Eltern müssen ins zweite Glied zurücktreten.

Welches Körpererleben bei Jugendlichen passt zu welchem körpertherapeutischen Verfahren?

Jugendliche bringen noch aus ihrer Kindheit die Bereitschaft und Befähigung mit, sich selbst körperlich zu erkunden und ihr seelisches Befinden umfassend über die Körpersprache zum Ausdruck zu bringen. Ab der Pubertät wird diese Fähigkeit nochmals stark herausgefordert. Im einen Fall wird sie dabei angestachelt, im anderen Fall geschwächt. Während der gesamten Jugendzeit gelingt es aber immer noch leichter, das eigene Befinden mit Hilfe des Körpers auszudrücken, als dieses verbal zu beschreiben. Das Ringen um den richtigen sprachlichen Ausdruck macht viele Jugendliche in der therapeutischen Situation hilflos. Es entsteht ein unerwünscht hoher Achtungsabstand zu den Psychotherapeuten, weil diese in einschüchternder Weise als verbal überlegen wahrgenommen werden. Während der gesamten Jugendzeit sind die Bemühungen zur Klärung der Identität stärker auf den Körper als auf die Sprache gerichtet. Dabei kommt es weniger auf das richtige körperliche »Gefühl« (Körperempfinden) als vielmehr das richtige Aussehen und die richtige Art sich zu bewegen an. Gefühle sind trotz ihrer hohen Bedeutung für die Innenseite des Erlebens kaum kommunizierbar. Die Außenseite des körperlichen Erlebens jedoch kann freizügig mit den Peers in den Jugendkulturen geteilt und ausgetauscht werden und findet somit soziale Bestätigung.

In jeder Form des Körpererlebens suchen die Jugendlichen die Bestätigung mit ihresgleichen. Sie wollen dazu gehören, aber zugleich ihre eigene Identität und Unverwechselbarkeit herausbilden. Jeder körpertherapeutische Ansatz strebt danach, die Jugendlichen bei ihrer Suche nach Echtheit und Identität zu unterstützen und ihnen Sicherheit und Zutrauen zu dem Körper zu geben, den sie bewohnen. Während das Ziel stets ähnlich formuliert werden kann, ist die Ausgangslage sehr unterschiedlich. Einige Jugendliche stehen ihrem Körper und seinen Erlebnis- und Ausdrucksformen seit der Kindheit fremd und unbeholfen gegenüber, andere sind im Körpererleben in allen seinen impressiven und expressiven Möglichkeiten breit entfaltet. Wenige Jugendliche sind sogar in der Lage, ihre körperlichen Empfindungen zu verbalisieren. Dies ist freilich eine sowohl intellektuell wie ich-strukturell anspruchsvolle Fähigkeit, die nicht vorausgesetzt werden darf. Im Gegenteil: Jugendliche, die bereitwillig über ihre Körpersensationen reden, können dies auch tun, weil sie ich-strukturell geschwächt sind und von ihren Körperempfindungen überwältigt werden. In diesem Fall dient das freimütige Reden nicht der emotionalen Distanzierung, sondern ist nur Ausdruck ihrer Durchlässigkeit.

Eine wichtige Abwägung beim Einsatz körpertherapeutischer Verfahren ergibt sich daher aus den ich-strukturellen Voraussetzungen der Patienten. Bei ich-strukturell labilen Jugendlichen werden wir mit meditativen Verfahren zur Steigerung der könästhetischen Wahrnehmung (Entspannungstechniken, Atemschulung, Sensory Awareness) zurückhaltend sein. Wir müssen befürchten, dass hierbei abnorme Erlebnisse im Sinne der Depersonalisation und Derealisation auftreten. Bei einem Teil der ich-schwachen Patienten kann es sich anbieten, die Prägnanz des Körperschemas zu verbessern. Bei anderen, vor allem jenen, die akut psychotisch erkrankt sind, ist aber auch diese Technik zu intrusiv. Wenn *funktionale*, das Körperempfinden verstärkende Verfahren bei ich-schwachen Jugendlichen überhaupt gewählt werden, ist darauf zu achten, dass neben der körperlichen Eigenwahrnehmung auch (soziale) Orientierungsmöglichkeiten im Außenraum und an realen (harten) Gegenständen außerhalb des Körpers geboten werden.

Praktisch alle Dimensionen der Psychopathologie, die wir in früheren Kapiteln erörtert haben, können die Wahl und die Ausgestaltung der körpertherapeutischen Methode mitbestimmen. *Regressive* Störungen verlangen zum Beispiel nach dem Einsatz spielerischer Mittel und nach Angeboten für Schutz und Versorgung. Gleichzeitig muss die

Richtung für eine progressive Entwicklung erfahrbar gemacht werden. Störungen der *Kontaktfähigkeit* verlangen nach gruppentherapeutischen Ansätzen. *Angst- und Zwangsstörungen* bieten ein breites Anwendungsfeld für musische Bewegungsangebote (Tanz- und Musiktherapie). *Expansive und aggressive Jugendliche* ziehen Nutzen aus sportlichen Angeboten, in denen sich ein hoher physischer Einsatz mit der Einhaltung fester Regeln und zeitlichen Abläufe verbindet und zugleich soziale Aushandlungsprozesse erlernt werden müssen. Patienten mit *Suchtstrukturen* müssen lernen, ihren Hang nach körperlichen Grenzerfahrungen zu befriedigen, ohne sich zu zerstören. Sie benötigen intensive Körpererfahrungen, die jedoch zeitlich und inhaltlich rigoros festgelegt werden müssen. Besonders geeignet sind auch Körpererfahrungen, die sich in einen schöpferischen Prozess einbetten lassen. Hierbei entstehen Produkte, auf die sich in der Reflexion zurückgreifen lässt und die wiederum sinnlich erfahrbar werden. Dieser therapeutische Ansatz kann in der künstlerischen Gestaltung, aber auch in der Naturpflege und Landwirtschaft verfolgt werden. Hier ergeben sich Übergänge zu anderen Therapieformen, die nicht mehr im eigentlichen Sinne zur Körpertherapie, sondern zur Ergotherapie zählen, aber in die Körpertherapie durchaus integriert werden können.

Körpertherapeutische Verfahren, bei denen die Patienten aufgefordert werden, ihre körperlichen Empfindungen sprachlich zu reflektieren, haben in der Arbeit mit schwer psychisch auffälligen Jugendlichen nur eine untergeordnete Bedeutung oder werden gar nicht eingesetzt. Sprachliche Versuche macht die Jugendlichen verlegen oder führen sie zu verstiegenen Formulierungen, mit denen sie ihrer Identität, nach der sie suchen, nicht näher kommen. Die Körpertherapie sollte die Jugendlichen stattdessen auf jenem Weg begleiten, den sie selbst zur Erforschung und Ordnung ihres körperlichen Erlebens einschlagen: Sie studieren ihren körperlichen Ausdruck und ihr Aussehen und unterziehen ihre Wirkung einem sozialen Vergleich. Diese Tendenz des Körpererlebens wird zum Beispiel beim Psychodrama (Moreno 1958) oder auch bei pädagogischen Theaterprojekten auf sehr gelungene Weise aufgegriffen und kann jeweils mit einem therapeutischen Dialog verknüpft werden.

Zweifellos hat bei ausreichend reflektierten, psychisch herangereiften Adoleszenten auch eine körpertherapeutische Arbeit in der Tradition der Bio-Energetik (Lowen 1976, Sollmann 1984, Reich 1971) ihren wichtigen Platz. Unmittelbare Körpererfahrungen (bei Reich waren es muskuläre Verspannungen) sollen helfen, die verloren gegangene Verbindung zu Erinnerungen an sexuell traumatische Szenen herzustellen. Dieser Ansatz kann bis in die modernen imaginativen Verfahren hinein weiterverfolgt werden. Er setzt voraus, dass die aus der Verdrängung ins Bewusstsein zurückverlagerten Inhalte in ihrer Konflikthaftigkeit ertragen und in einer verbalen Psychotherapie weiter bearbeitet werden können. Wenn wir geeigneten, sorgfältig ausgewählten Jugendlichen eine konfliktorientierte Körpertherapie anbieten, muss durch diese eine langfristige vertrauensvolle Zusammenarbeit begründet werden. Falls diese Therapie in einer Klinik begonnen wurde, sollten sich die Patienten darauf verlassen können, dass sie ambulant fortgesetzt werden kann.

Schlussfolgerungen

Wir haben versucht, die enorme Vielfalt des körperlichen Erlebens und körperlicher Ausdrucksmöglichkeiten in die Bereiche des *Empfindens,* der *Besorgnis* und der *Anschauung* einzuteilen. Junge Kinder haben ein unmittelbar präsentes Körperempfinden und gelangen auf diesem Wege schon vor dem Spracherwerb zu einem funktionsfähigen Körperschema. In der beginnenden Pubertät wird das Körperempfinden intensiver und drängt stärker ins Bewusstsein. Die ich-strukturellen Möglichkeiten, dieses Erleben zu ordnen und zu kanalisieren, reichen teilweise nicht aus. Die hypochondrische Sorge um den Körper und das Risiko- und Extremverhalten sind typische Hinweise auf diese Verunsicherung und die Suche nach Lösungen. Im weiteren Verlauf der Jugend gelingt eine immer bessere Anpassung und Neuorientierung. Die Ich-Strukturen erscheinen wieder stabiler. Das Körpererleben wird besser steuerbar. Es wird in den Dienst der endgültigen Ausformung von Identität gestellt. Nunmehr beschäftigen sich die Jugendlichen weniger mit ihren »Gefühlen«, ihrer Hinfälligkeit und Sterblichkeit. Sie widmen sich stattdessen ihrer Selbstdarstellung und der sozialen Außenwirkung ihres Körpers *(Körperanschauung)*.

Die Körpertherapie in ihren zahlreichen Varianten ist geeigneter Begleiter und Moderator dieses Entwicklungsprozesses. Sie sollte die Jugendlichen dort abholen, wo sie sich selbst im Körpererleben zu orientieren versuchen. Die Jugendphase ist außerordentlich reich an Erlebnisbezügen zum Körper. Sie bietet für diese Therapieform also gute Ansatzpunkte.

2 Zur Einschätzung von Depression und Verzweiflung bei Jugendlichen

Vorschau

ICD-10: F30, F43, F60.3 und Achse V (1–3, 6–8)

Jugendliche geraten in Krisen, in denen sie sich verzweifelt, wütend und niedergeschlagen fühlen. Neben überlegten Handlungen, die wir als suizidal definieren, kommt es zu akuten Erregungszuständen, in denen sich die Jugendlichen selbst verletzen oder andere angreifen, sowie zu protrahierten Notlagen, in denen sich die Jugendlichen auf den riskanten Konsum von Genussmitteln einlassen und schließlich verunglücken oder körperlich zusammenbrechen. Die Vermutung, dass sich in diesen Krisen stets eine depressive Erkrankung ankündigt oder eine depressive Veranlagung sichtbar wird, ist falsch. In vielen Fällen können wir nur eine gewisse Risikokonstellation im Lebensumfeld der Jugendlichen erfassen. Manche Jugendliche haben auch psychische Traumata erlitten. Die traumatischen Erinnerungen werden in den Jugendkrisen reaktiviert.

Zu keiner Zeit des Lebens sind Krisen mit Verzweiflung und suizidalen Gedanken so weit verbreitet wie in der frühen Jugendzeit. Das Thema des Suizids übt auf die Jugendlichen große Faszination aus. Diese hat einen Bezug zur kognitiven Wende. Die Jugendlichen erleben die Losgelöstheit der eigenen Existenz. Ihnen fehlt das Sediment von Lebenserfahrung, das dem Leben über Krisen hinweg ein nachhaltiges Fundament gibt. Auf dem Höhepunkt ihrer Krisen können die Jugendlichen ihre Verlustängste nicht mehr kontrollieren. Sie haben Kränkungen, Trennungen und Zurückweisungen hinnehmen müssen und haben sich mit ihren Familien überworfen. Sie befinden sich im Niemandsland zwischen dem Abschied aus der Kindheit und der Ankunft in einer neuen Lebensform als Erwachsene.

Jugendliche investieren in dieser Situation besonders hoch in ihre Liebesobjekte. Die Wahl ist oft narzisstisch motiviert. Die Jugendlichen verlieben sich gewissermaßen in sich selbst. Daher kann sich bei Verlust des Partners der Hass, der eigentlich dem Partner gilt, leicht gegen die eigene Person wenden. Die narzisstische Komponente macht Suizidhandlungen schlecht berechenbar, weil die Traurigkeit durch trotziges Triumphieren überspielt wird. Noch schwieriger sind allerdings suizidale Handlungen bei Borderline-Persönlichkeitsstörungen zu beurteilen. Sie haben oft den Charakter einer kurzen rauschartigen Selbstaufgabe. Es bilden sich Wiederholungsmuster heraus. Die Therapeuten werden in die Dynamik der Suizide verwickelt.

Generell müssen wir bei der Einschätzung des suizidalen Gefahrenpotentials die hohe Risikobereitschaft, Unerfahrenheit und Experimentierfreude der Jugendlichen in Rechnung stellen. Bei den Suizidgedanken konkurriert der Wunsch diese geheim zu halten mit dem Wunsch nach Offenbarung. Nur schwer kranke Depressive tarnen ihre Suizidideen und ziehen sich aus dem Sozialverkehr zurück. In den übrigen Fällen überwiegen bei verzweifelten Jugendlichen offen erkennbar die Anlehnungsbedürfnisse.

Nach einer suizidalen Handlung stellen sich viele Jugendliche rasch wieder auf die Seite der Hoffnung und wollen so schnell wie möglich ihren Alltag fortsetzen. Sie flüchten sich gewissermaßen in die Normalität. Auch bei den Ankündigungen eines Suizids halten sie sich den Rückzug offen. Sie wenden sich oft an Personen, die sich nicht zum Helfen berufen und folglich überfordert fühlen. Diese Personen verhalten sich richtig, wenn sie die Mitteilungen der Jugendlichen empathisch entgegennehmen. Eigenmächtige Hilfsaktionen sind aber ebenso verfehlt wie konspirative Vertraulichkeit. Der Wunsch der Jugendlichen geht nicht dahin, ihre Not zu verheimlichen, sondern sie zu veröffentlichen. Allerdings fürchten sie Komplikationen im Elternhaus. Fachpersonen müssen hinzugezogen werden und die weitere Vermittlung übernehmen.

Das Zeitfenster, in dem die Jugendlichen nach einer Verzweiflungstat Hilfe annehmen, ist klein. Die Krisenhelfer müssen versuchen, mit den Jugendlichen einen gemeinsamen Erklärungsansatz für die Krise zu finden. Die Beteiligten müssen aufeinander zugeführt werden. Bei erkennbarer Unversöhnlichkeit, bei deutlichen depressiven Verstimmungen und fortgesetzter Suizidalität verlängert sich die klinische Maßnahme. Die Klinik muss sich gegebenenfalls auch als Garant für den Erhalt und den Sinn des Lebens ins Spiel bringen. Diese aktive Haltung wird von schwer depressiven Menschen meist stillschweigend akzeptiert.

Die medikamentöse Therapie sollte möglichst erst begonnen werden, wenn der therapeutische Rahmen sicher abgesteckt ist. Die verhaltenstherapeutische Arbeit mit Depressiven zielt auf deren Selbstzweifel und Selbstunsicherheit. Zunächst können sich die Patienten in banalen Alltagssituationen als durchsetzungsfähiger erleben. Schließlich wagen sie auch Änderungen in den eingefahrenen familiären Beziehungen. Depressive erleben es oft als ungehörig, eigene Bedürfnisse zu äußern, die nicht mit jenen ihrer Bezugspersonen übereinstimmen. Die eigene Wut wird vollkommen unterdrückt. Tiefenpsychologisch wird angestrebt, dass diese Wut in der Übertragungsbeziehung riskiert werden kann.

Der therapeutische Umgang mit narzisstisch besonders auffälligen Jugendlichen ist ein Balanceakt. Die soziale Umgebung dieser Jugendlichen darf nicht eingeschüchtert oder erpressbar gemacht werden. Es ist aber auch problematisch, wenn wir die Jugendlichen mit ihren Größenfantasien offensiv entlarven oder blamieren. Letztlich geht es darum, die kindlichen und kindischen Bedürfnisse hinter den Protestaktionen sichtbar werden zu lassen und diesen nachsichtig und verständnisvoll zu begegnen. Allmählich werden die Jugendlichen dann auf ihre grandiosen Selbstbehauptungsversuche verzichten.

Bei Borderline-Persönlichkeitsstörungen (und deren Vorstufen) gelingen keine tragfähigen Selbstobjektübertragungen. Die Jugendlichen schwanken zwischen Angst vor Beziehungsverlust und Angst vor der Vereinnahmung durch die Therapie. Sie reagieren während der Therapie mit einer Eskalation ihres Risikoverhaltens. Hier sollte nicht ein einzelner Therapeut, sondern ein Team nach festem Plan aktiv werden. Letztlich muss sich das Team auch den Tod als möglichen Endpunkt der Therapie vorstellen können.

Essay

Welche strukturelle und familiäre Vulnerabilität geht den depressiven Krisen langfristig voraus?

Jugendliche geraten in Krisen, bei denen sie sich verzweifelt, wütend und niedergeschlagen fühlen. Sie denken an den eigenen Tod und an Vergeltung. Ihr Verhalten ist widersprüchlich, zum Beispiel destruktiv gegenüber sich selbst, aber auch aggressiv und rachsüchtig gegenüber anderen. Neben überlegten Handlungen, die wir als suizidal definieren, gibt es akute Erregungszustände, in denen sich die Jugendlichen selbst verletzen oder andere angreifen, sowie protrahierte Notlagen, in denen sich die Jugendlichen auf den riskanten Konsum von Genussmitteln einlassen und schließlich verunglücken oder körperlich zusammenbrechen. Die Hintergründe sind vielfältig. Stets gibt es konkrete Auslöser für diese Krisen: Niederlagen, Kränkungen, Verluste, Enttäuschungen, Bestrafungen und Zurückweisungen. Und stets kommt etwas hinzu, das wir nur in längerer biographischer Perspektive ergründen können. Die ICD 10 bietet uns als diagnostische Kategorie die akuten Belastungreaktionen (F43.0) und die Anpassungsstörungen an (F43.2). Darüber hinaus erfüllen einige, bei weitem nicht alle jugendlichen Patienten die Kriterien für eine depressive Episode (F32) oder leiden unter rezidivierenden depressiven Störungen (F33). Die Vermutung, dass sich in diesen Krisen stets eine depressive Erkrankung ankündigt oder eine depressive Veranlagung sichtbar wird, ist aber falsch.

In Wirklichkeit ist das Spektrum der vorauslaufenden strukturellen Vulnerabilität breiter. Es umfasst neben den ängstlich gehemmten Jugendlichen auch solche mit *Verhaltensaktivierung* im Sinne des ADHS, außerdem Jugendliche, bei denen die Regulierung von Realitätsbezug und Identität betroffen ist, wie zum Beispiel bei schizoid-autistischen Kontaktstörungen, oder bei der Borderline-Persönlichkeitsstruktur und den narzisstischen Störungen. Letztere verdienen besondere therapeutische Beachtung, denn bereits unter normalpsychologischen Bedingungen hat die narzisstische Regulation für die Bewältigung der Krisen des Jugendalters eine herausragende Bedeutung.

Zum Verständnis der langfristigen Voraussetzungen für diese Krisen müssen wir also nicht zwangsläufig eine beschädigte psychische Struktur annehmen. In vielen Fällen können wir nur eine gewisse Risikokonstellation im Umfeld der Jugendlichen erfassen. Das Verhalten und Befinden wichtiger Bezugspersonen erscheint abnorm. Die Familien sind zerrüttet und bieten schon lange keine Sicherheit und keinen Zusammenhalt mehr. Bei diesen Konstellationen ist es angemessener, statt von Vulnerabilität, vom Fehlen wichtiger Ressourcen zu sprechen. Im Normalfall wäre zu erwarten, dass die Familien einen Rückhalt bieten, wenn die Kinder beim Eintritt in das Jugendalter mehr Autonomie wagen wollen.

Wenn wir diesen Aspekt weiter verfolgen und einengen, gelangen wir zu Jugendlichen, die in ihrer Kindheit psychische Traumata erlitten haben und in ihren Jugendkrisen schmerzlich an diese Erlebnisse erinnert werden. Ihnen stößt ein neuerliches Erlebnis zu, das einen Bezug zum traumatischen Kontext hat. Jugendliche Mädchen versuchen sich zum Beispiel aus der Umklammerung eines innerfamiliären Missbrauchs zu befreien, indem sie erstmals eine Liebesbeziehung wagen. Diese droht aber zu scheitern, weil keine Intimität gelingt. Das Mädchen wird zum einen beim Austausch von Intimitäten an den erlittenen Missbrauch erinnert, zum anderen fürchtet es bei Scheitern der Freundschaft, in die Abhängigkeit der Familie zurückkehren zu müssen. In solchen Fällen können wir die Krisen mit posttraumatischen Belastungsstörungen vergleichen

(F43.1), auch wenn aktuell kein neues traumatisches Ereignis einwirkt, sondern nur die Erinnerung reaktiviert wird. Die vielfältigen Schwierigkeiten bei der Definition posttraumatischen Verhaltens haben wir bereits im Kapitel über Störungen des Sozialverhaltens erörtert.

Unter welchen aktuellen Einflüssen bilden sich depressive Krisen im Jugendalter heraus und wie erleben sich die Jugendlichen dabei?

Zu keiner Zeit des Lebens sind Krisen mit Verzweiflung und suizidalen Gedanken so verbreitet wie in der frühen Jugendzeit. Mindestens 30 % der Jugendlichen durchleben Krisen dieser Art und stellen gedanklich ihre Existenz in Frage. 4–5 % der Jugendlichen zeigen depressive Tendenzen. 2 bis 4 % unternehmen einen Versuch, sich das Leben zu nehmen, Mädchen 4- bis 7-mal häufiger als Jungen. Die Dunkelziffer ist hoch. Vielen suizidalen Handlungen dieses Alters ist keine erkennbare depressive Verstimmung vorausgegangen. Die suizidalen Inszenierungen lassen sich als Annäherungen an die Möglichkeit des Sterbens interpretieren. Darin ist der Wunsch enthalten, in ein neues besseres Leben zurückzukehren, Schmerzen zu betäuben und starke zerstörerische Gefühle zu neutralisieren.

Das Thema des Suizids übt auf die Jugendlichen große Faszination aus. 50 % der Jugendlichen, die einen Selbstmord versuchen, haben im Verwandten- und Bekanntenkreis depressive Krisen und suizidale Krisen miterlebt. Sie werden durch das Beispiel anderer nicht etwa abgeschreckt, sondern in einem eigenen Grundgefühl bestätigt. Nachahmungstaten, ausgelöst durch Suizide in Cliquen und Freundeskreisen, kommen regelmäßig vor *(Werthereffekt)*. Die Fokussierung der Jugendlichen auf den Suizid hat einen Bezug zur kognitiven Wende der frühen Jugend, insbesondere zur neu erworbenen Fähigkeit, sich selbst und den Sinn der eigenen Existenz von außen – losgelöst von den Eltern – anzuschauen und neu zu bewerten. Die Jugendlichen erleben dabei eine spezifische Einsamkeit, die sie als Preis für die neue Autonomie bezahlen. Sie erleben die Losgelöstheit der eigenen Existenz teils glückhaft, teils angstvoll. Sie können nicht nur, sondern müssen auch zu Herrinnen und Herren ihres eigenen Schicksals werden.

Mit ihren Suizidgedanken bringen sie ihren Willen zum Ausdruck, ihre neue Freiheit tatsächlich auf radikale Weise in Anspruch zu nehmen. Dabei gleiten sie jedoch vom Thema der Autonomie hinüber zur Sehnsucht nach Selbstaufgabe und Rückkehr in die Kindheit. In den Suizidwünschen wird somit auch eine regressive Gegenbewegung erkennbar. Das zukünftige Leben sehen die Jugendlichen nur schemenhaft vor sich. Wenige Enttäuschungen genügen, um diesen Umriss in Frage zu stellen. Den Jugendlichen fehlt das Sediment von Lebenserfahrung, das dem Leben über Krisen hinweg eine nachhaltige Sinnhaftigkeit verleiht. Zu diesem natürlichen Zustand der Unerfahrenheit gesellen sich im Einzelfall spezifische Reifungsdefizite, autistische Fehleinschätzungen des Selbst und der sozialen Situation oder narzisstische Größenphantasien.

Die Wiederholungsgefahr für suizidale Handlungen ist in den ersten zwei Jahren besonders hoch. Ob sich das Risiko eines Todesfalles durch die Wiederholung nennenswert erhöht, ist umstritten. Die Wahrscheinlichkeit wird zwischen 1 % und 11 % angegeben. Tatsächliche Todesfälle sind im Jugendalter etwa so häufig wie bei Erwachsenen. Nur bei alten Menschen steigt die Suizidrate noch weiter an. Vom männlichen Geschlecht geht bekanntlich stets das höhere Risiko für tödliche Suizidversuche aus.

Auf der Beziehungsebene erkennen wir regelmäßig ein Dilemma widerstrebender Bedürfnisse. Die Jugendlichen wollen sich von den Eltern und der Familie abwenden und sich neuen Personen, Gruppierungen oder Lebenszielen zuwenden, aber können auf dem Höhepunkt der Krise ihre Verlustängste nicht mehr kontrollieren. Wenn sie schwere Kränkungen, Trennungen und Zurückweisungen hinnehmen müssen, wächst bei ihnen die Angst, dass sie auch noch ihre primären Beziehungen oder ihre familiäre Identität verlieren könnten, ohne das ersehnte neue Ufer erreicht zu haben. Suizidale Jugendliche haben oft schwere Zerwürfnisse mit ihren Familien riskiert und drohen nun von ihren Familien verstoßen zu werden. Die sozialen Unebenheiten können so ausgeprägt sein, dass wir weniger über den aktuellen psychischen Zusammenbruch staunen, als über die vorausgegangene lange Toleranz und Duldsamkeit angesichts chaotischer Lebensumstände. Zur Familiendynamik tragen neben Fällen mit allgemeiner Desolation auch rigide Reaktionsmuster und langwierige Verstrickungen der Familienmitglieder bei. In anderen Fällen sind die kulturellen Widersprüche und Loyalitätskonflikte ausschlaggebend. Abseits der Familie kann es sein, dass die Jugendlichen mit ihren Versuchen der Selbstbehauptung in Freundschaften und Liebesbeziehungen gescheitert sind. Im Niemandsland zwischen Abschied aus der Kindheit und Ankunft im Erwachsenenalter stellen sie nun ihr Leben radikal in Frage.

Wenn Jugendliche schwierigen häuslichen Verhältnissen zu entfliehen versuchen, investieren sie besonders hoch in ihre Liebesobjekte. Die Wahl der Objekte ist oft narzisstisch motiviert. An ihrer Verbindung mit dem Liebesobjekt machen sie also fest, selbst liebenswert zu sein und lebenswert zu leben. Dabei werden grundlegende kindliche Bedürfnisse nach Sicherheit und Aufgehobenheit auf das Liebesobjekt übertragen. Der geliebte Mensch wird zum Abbild des Selbst. Verblüffend ist, dass eine derartige identifikatorische Fixierung bereits nach kurzer Zeit einsetzt und mit mehreren Partnern wiederholt werden kann. Vereinfacht ausgedrückt, verlieben sich die Jugendlichen bei ihrer Suche nach einem externen Liebesobjekt immer wieder in sich selbst. Beim Verlust des Partners droht folglich das Selbst von jenem Hass erfasst zu werden, der eigentlich dem verlorenen Liebesobjekt gilt.

Regressiv ausgerichtete Suizidversuche werden dabei von naiven Rachewünschen, aber auch von der Sehnsucht nach Versöhnung und Wiedervereinigung getragen. Die depressive Komponente zeigt sich im Selbsthass, in der moralischen Selbstbezichtigung, der nihilistischen Einschätzung der Realität und der Unfähigkeit, den aggressiven Affekt auf jene Personen zu lenken, von denen sich die Jugendlichen tatsächlich verletzt fühlen (Abraham 1924).

Die narzisstische Komponente macht Suizidhandlung schlecht berechenbar, sowohl für Außenstehende, wie auch für die Betroffenen selbst, weil deren Verzweiflung und Traurigkeit durch trotziges Triumphieren überspielt wird. Je riskanter der Suizid ausgeführt wird, desto sicherer dient er der Wiedererlangung der beschädigten Grandiosität. Mit dem Suizid sollen negative Größenphantasien aufgerichtet werden (Henseler 1974). Noch schwerer sind suizidale Handlungen bei Borderline-Persönlichkeitsstörungen zu beurteilen. Ihnen fehlt das durchgehende Motiv. Im einen Augenblick sind die Patienten von Selbsthass beherrscht und depressiv verstimmt, im nächsten Augenblick wird der suizidale Impuls vom Selbst abgespalten und ist affektiv nicht mehr einfühlbar. Suizidale Handlungen auf Borderline-Niveau können dazu dienen, kindlich magische Hassgefühle auszuleben (regressive Komponente) oder unerträgliche Spannungen im eigenen Körper zu neutralisieren. Hierzu wird in kurzen Momenten sogar die eigene Vernichtung in Kauf genommen. Die Suizidversuche tragen den Charakter einer kurzfristigen rauschartigen Selbstaufgabe. Die suizidalen Drohungen und Handlungen dieses Typs neigen zur Ausbildung von Wiederholungsmustern. Mit ihnen versuchen die Patienten ihre extreme Ambivalenz und Instabilität der Objektbeziehungen in den Griff zu bekommen: ihre Angst vor dem Verlassensein, ihre Sehnsucht nach und ihre Angst vor symbiotischer Verschmelzung.

Wie verhalten wir uns therapeutisch bei unterschiedlichen Formen des suizidalen Risikos und unterschiedlichen Graden von Depressivität?

Allgemeine Einschätzung der Suizidalität

Die Einschätzung des suizidalen Gefahrenpotentials ist bei Jugendlichen noch schwieriger als ohnehin. Die Variablen liegen nicht nur im Geschlecht, dem Grad der Depression und in der Verfügbarkeit von gefährlichen Mitteln. Sie liegen außerdem in der hohen Risikobereitschaft, Unerfahrenheit und Experimentierfreude der Jugendlichen. Diese Faktoren werden in wechselndem Maße durch psychische Unreife verstärkt. Eine besondere Herausforderung für Diagnostik und Therapie bildet das habituelle suizidale und selbstschädigende Verhalten der Jugendlichen mit narzisstischen Persönlichkeitsstörungen und solchen vom Borderline-Typ. Hier beginnen die Jugendlichen sehr rasch damit, die Therapeuten in die Dynamik der Suizide zu verwickeln.

Die meisten Jugendlichen offenbaren ihre suizidalen Gedanken. Sie drohen im offenen Streit mit Suizid oder sorgen dafür, dass Zettel und Tagebücher gefunden und gelesen werden. Häufiger weichen sie der unmittelbaren Auseinandersetzung mit den Eltern aus, obwohl diese die wichtigsten Adressaten der suizidalen Botschaften sind. Die Jugendlichen haben Angst vor dem Unverständnis und der Zurückweisung durch die Eltern. Damit würde der intendierte Hilferuf verpuffen, und umso größere Frustration und Verzweiflung bliebe zurück. So kommt es, dass sich Jugendliche häufiger Freunden und Freundinnen anvertrauen oder anonyme Gerüchte in der Schule streuen. Typisch sind auch vertrauliche Mitteilungen, die über mehrere Stationen laufen und schließlich bei den Eltern eines anderen Kindes oder bei einer Lehrerin oder einem Lehrer eintreffen. Diese wissen oft nicht, wie sie reagieren und was sie mit ihrem Wissen anfangen sollten. Der Wunsch der Jugendlichen, die suizidalen Gedanken geheim zu halten oder abzufälschen, steht im Widerstreit mit dem Wunsch nach Offenbarung. Diese ambivalente Bedürfnislage wird auf diejenigen übertragen, die in die Suizidalität eingeweiht werden.

Während in den genannten Fällen angesichts der suizidalen Gedanken also Anlehnungsbedürfnisse vorherrschen, kommt es bei schwer depressiv Kranken auch vor, dass sie sich vor einer ernsten Suizidhandlung aus dem Sozialverkehr zurückziehen. Manche erscheinen vor dem Suizid, zu dem sie sich bereits entschieden haben, frei und gelöst und wiegen die Angehörigen in falscher Sicherheit. Diese Fälle sind im Gros der verzweifelten Jugendlichen nur eine kleine Minderheit. Sie zu übersehen, wäre freilich verhängnisvoll.

Akutes Krisenmanagement und Notversorgung

Die meisten Jugendlichen, die erstmals einen Suizidversuch unternehmen, sind zuvor noch nicht in psychotherapeutischer Behandlung gewesen und betrachten sich selbst nicht als hilfsbedürftig. Sie erregen die Aufmerksamkeit von Hilfspersonen, wenn sie einen Krisendienst anrufen oder wenn sie von Personen, denen sie sich offenbart haben, in einer Praxis oder Ambulanz vorgestellt werden oder wenn sie sich nach einem Selbstmordversuch in einer Klinik befinden. Nach einem vollzogenen Suizidversuch tritt meist eine Entlastung ein. Jenseits der »Zäsur« (Feuerlein 1971), die durch ihre Tat eingetreten ist, nehmen diese Jugendlichen mit großer Selbstverständlichkeit den Faden ihres Lebens wieder auf. Wir erkennen daran, dass ihnen das Leben wieder etwas bedeutet. Sie haben Pläne und Ideen, was sie in den ersten Stunden und Tagen nach ihrer Entlassung aus der Klinik tun wollen. Entscheidend für diese positive Wendung ist freilich, dass wir die beteiligten Personen zusammenrufen und uns von ihrer Bereitschaft zur Versöhnung überzeugen. Die gleiche Offenheit in der Einschätzung der Realität, die Jugendliche zur Verzweiflung bringt, bietet ihnen nun auch die Möglichkeit, sich rasch wieder auf die Seite der Hoffnung zu stellen. Das Nebeneinander von Verzweiflung und der Sehnsucht nach geglückten Beziehungen (*kurative Phantasien*, Ornstein 1992) tritt bei vielen Jugendlichen spontan zu Tage, während neue Hoffnung in anderen Fällen in einem längeren therapeutischen Prozess erarbeitet werden muss.

Die klärenden Gespräche mit suizidgefährdeten Jugendlichen ergeben sich naturgemäß oft spontan und zur Unzeit. Sie müssen unter wenig geeigneten Rahmenbedingungen durchgeführt werden: am Telefon, auf einer Notaufnahmestation, in einem Klassenzimmer. Viele der hierbei angesprochenen Personen fühlen sich nicht berufen oder ihrer Aufgabe und Verantwortung nicht gewachsen. Dennoch sollten sie die Bekenntnisse und Erklärungen entgegennehmen und sich hierzu empathisch verhalten. Laienhelfer sollten sich nicht zu Tröstungen und Ratschlägen drängen lassen. Sie sollten auf eigenmächtige Hilfsaktionen verzichten. Die Helfer dürfen sich nicht auf Verschwiegenheit einschwören lassen bezüglich einer Gefahr, die weder die Jugendlichen noch die Helfer allein verantworten können. Sinnvoller ist es, den Jugendlichen vorzuschlagen, sich alsbald mit einer Fachperson zu beraten oder zumindest zu erlauben, dass sich die Laienhelfer mit einem Fachmann über das weitere Vorgehen beraten.

In solchen Konsultationen wird die Verantwortung geteilt. Der Handlungsbedarf kann jenseits von Bagatellisierungen und Dramatisierungen besser ermittelt werden. Im Grunde streben die Jugendlichen, die sich auf diese Weise offenbaren, nicht danach, mit einer ganz bestimmten Person ein Geheimnis zu teilen, um diese Person an sich zu fesseln. Der Wunsch ist vielmehr darauf gerichtet, ein verständnisvolles Auditorium zu erlangen. In der Regel werden auch, anders als von den Angesprochenen vermutet, mehrere verschiedene Personen gleichzeitig in die Suizidgedanken eingeweiht. Die Jugendlichen wollen sich vergewissern, dass es Menschen gibt, die auf ihrer Seite stehen. Die Forderung nach Geheimhaltung hängt oft mit Ängsten vor Krisen, Ablehnungen und Repressalien in der Familie zusammen.

Wichtig ist, dass diese spontanen Gespräche mit der Vereinbarung für eine baldige Fortsetzung des Dialoges abgeschlossen werden. Das Verweisen auf das nächste Gespräch erlaubt beiden Seiten Abstand zu nehmen, über das Geschehen nachzudenken, sich innerlich zu vergewissern, was passiert ist, eine begrenzte Zukunft ins Auge zu fassen und Wahlmöglichkeiten zu öffnen.

Die Halt und Orientierung gebende, Optionen öffnende Wirkung eines spontanen Gesprächs dieser Art ist hoch einzuschätzen. Viele suizidale Jugendliche suchen für dieses Gespräch absichtlich nicht den Kontakt zu professionellen Helfern. Mit der Wahl eines Gesprächspartners, den das Thema »eigentlich« nichts angeht, bringen die Jugendlichen ihre Zweifel zum Ausdruck, ob ihr seelischer Zustand wirklich als schwerwiegend einzuschätzen ist. Die Jugendlichen halten sich den Rückzug in die Normalität offen. Sie versuchen, auch in der gegebenen Ausnahmesituation in Fühlung mit der Normalität zu bleiben. In diesem abwehrenden Verhalten liegen also nicht nur Risiken für den Hilfeprozess, sondern auch Elemente eines an Ressourcen orientierten Verhaltens, das der eigenen Stabilisierung dient.

Der Drang der Jugendlichen zurück in die Normalität bedeutet freilich auch, dass die professionellen Möglichkeiten, auf akut verzweifelte Jugendliche einzuwirken, begrenzt sind. Das Zeitfenster, in dem sie für Gespräch mit Professionellen offen sind, ist nur klein. Diese begrenzte Zeit versuchen wir zu nutzen, indem wir die Beweggründe des Handelns der beteiligten Personen, deren Widersprüche, Stärken und Schwächen aufzuklären versuchen. Es wird kein Erwartungsdruck bezüglich baldiger Veränderungen aufgebaut. Vorrangig geben wir den Jugendlichen die empathische Botschaft mit auf den Weg, dass wir ihre Verzweiflung nachvollziehen können. Unser Interesse an größtmöglicher Klärung und Aufklärung müssen wir bisweilen zurückstellen.

Nichts darf uns hingegen davon abhalten, suizidale Vorstellungen und Ideen zur konkreten Verwirklichung einer Selbsttötung in aller Offenheit abzufragen. Je nach dem Ergebnis dieser Abfrage müssen wir mit den Jugendlichen gegebenenfalls Vereinbarungen treffen und Verträge schließen. Unter pädagogischen Gesichtspunkten können wir den Jugendlichen verdeutlichen, dass sie im nun erreichten Alter eine hohe Vollmacht und Verfügung über ihr eigenes Leben und ihren eigenen Tod errungen haben, gegen die unsere Fürsorge nichts mehr ausrichten kann, wenn die Jugendlichen ihrerseits alles daran setzen, dies zu vereiteln. Psychisch unreife Jugendliche gehen zunächst von telepathischen und nahezu grenzenlosen Möglichkeiten der Erwachsenen aus, sie am Suizid zu hindern. Entsprechend waghalsig fallen die suizidalen Handlungen aus. Das weitere Krisenmanagement richtet sich darauf, die beteiligten Mitspieler der Krise aufeinander zuzuführen und miteinander zu versöhnen.

Therapeutische Arbeit mit depressiven Jugendlichen

In anderen Fällen, die einer längeren Betreuung bedürfen, liegt das Ziel darin, einen unausweichlichen Verlust anzuerkennen, depressive Gefühle zuzulassen und den Jugendlichen bei der Neuorientierung jenseits der erlittenen Verluste zu helfen. Nicht immer sind aber objektiv unerträgliche Lebenslagen oder die Brisanz akuter Konflikte der wichtigste Grund dafür, dass Krisen länger andauern. Bei manchen Jugendlichen taucht vielmehr hinter dem Suizidversuch eine erhebliche depressive Verstimmung auf. Sie sind unfähig, sich zu freuen. Sie grübeln und machen sich Vorwürfe, leiden unter Antriebsmangel oder Rastlosigkeit, Schlafstörungen und anderen psychovegetativen Beschwerden.

Die Entscheidung, ob diese Patienten stationärer Therapie bedürfen, hängt de facto oft an ihrer suizidalen Gefährdung. Bezüglich dieser Gefahrenlage übernehmen wir als Kliniker eine Sicherungsfunktion. Wenn die Jugendlichen sich weigern, einen Kontrakt zugunsten des Überlebens mit uns abzuschließen, sich letztlich also weigern, für den Sinn ihrer eigenen Existenz einzustehen, erklären wir uns – als Fürsprecher eines Anliegens der menschlichen Gemeinschaft – dafür zuständig, den Erhalt des Lebens vorübergehend zu gewährleisten und gewissermaßen als Platzhalter für den verlorenen Sinn zu fungieren. Wir tun dies naturgemäß gegen das Votum der Jugendlichen und erwirken mit Hilfe der Angehörigen die richterliche Erlaubnis für die geschlossene Behandlung. Diese klare Haltung wird von depressiven Patienten in der Regel stillschweigend akzeptiert, auch wenn sie aus eigener Kraft nicht ausdrücklich zustimmen.

Manche der stärker depressiven Patienten gelangen in stationäre Therapie, auch ohne dass sie Suizidhandlungen verübt haben. Sie bringen aber die Kraft und Zuversicht nicht mehr auf, ihren normalen Alltag zu führen und ertragen den Druck der besorgten oder ständig auf Besserung hoffenden Angehörigen nicht mehr. Die Entscheidung für eine medikamentöse Therapie wird bei allen schwer depressiv erkrankten Menschen am günstigsten erst getroffen, wenn sie sich in einem therapeutischen Setting sicher eingefunden haben. Nur so kann die Medikation zum Bestandteil des Therapievertrags gemacht werden und in die therapeutische Übertragung einfließen. Nur so können die unwägbaren psychischen Veränderungen, die unter der Medikation einsetzen, etwa zunehmende suizidale Impulse, engmaschig verfolgt und mit geringerem Täuschungsrisiko bewertet werden.

Die therapeutische Arbeit mit depressiven Jugendlichen muss sich durchaus pragmatisch mit deren Selbstzweifeln und Selbstunsicherheiten befassen. Vor allem in den gruppentherapeutischen Veranstaltungen und im Alltag einer Therapiestation ergeben sich gute Chancen, bislang negativ besetzte Alltagssituationen neu zu bewerten, Misserfolge abzuwenden und wichtige Entwicklungsziele, die bislang unvorstellbar waren, vorzubereiten und in greifbare Nähe zu rücken. Zunächst erleben sich die Patienten unter ihresgleichen in kleinen Alltagssituationen handlungsfähiger und durchsetzungsfähiger. Dann wagen sie auch Änderungen, die sich auf die Beziehungsgestaltung im Elternhaus auswirken. Die Abnahme der depressiven Verstimmung begünstigt diese Fortschritte und befestigt sie. Aber auch nach Abklingen der manifesten Depression wären die Jugendlichen nicht imstande, den Stillstand im Reifungsprozess zu überwinden, wenn man ihnen konkrete therapeutische Anleitung und Ermutigung vorenthalten würde. Der Widerstand gegen Veränderungen und Fortschritte liegt eben nicht nur in der aktuellen affektiven Erkrankung, sondern in den Grundmustern der Kommunikation und den Bindungsstrukturen des Herkunftsmilieus.

Familientherapeutische Ansätze können versuchen, die anderen Mitglieder des oft eng verflochtenen Familiensystems für mögliche Änderungen zu sensibilisieren. Jedes Mitglied sollte größere Freiräume zur Weiterentwicklung nutzen. Die therapeutische Arbeit kann aufzeigen, dass sich depressive Jugendliche dafür zuständig fühlen, ein anderes Familienmitglied vor dem Absturz in die psychische Krise zu bewahren. Sie erleben es als Schuld, wenn ihnen dies nicht gelingt. Bereits als junge Kinder haben sie gelernt, dass es wichtig ist, mit den Bedürfnissen ihrer Bezugspersonen im Einklang zu bleiben, um nicht weggestoßen zu werden. Sie durften nicht erwarten, mit ihren eigenen Bedürfnissen Aufmerksamkeit zu erregen, wenn diese nicht zufällig mit den Bedürfnissen der Eltern übereinstimmten. Aus dieser Lage erwächst eine starke Unterdrückung eigener Wut, die sich bis in die Jugendzeit fortsetzt. Letztlich bedroht diese Rücksichtnahme sogar die Kohärenz der Selbstentwicklung. Therapeutisch ist viel erreicht, wenn zumindest in einer Übertragungsbeziehung schließlich wütende Affekte riskiert werden.

Therapeutische Arbeit mit narzisstischen Jugendlichen

Der therapeutische Umgang mit narzisstisch auffälligen Jugendlichen ist ein Balanceakt. Auf den ersten Blick liegt erzieherische Strenge nahe. Die auftrumpfenden und gewagten Selbstmordversuche müssen eingedämmt und entschärft werden. Den Jugendlichen darf es nicht gelingen, ihre Umgebung einzuschüchtern oder zu erpressen. Es besteht die Gefahr, dass die Angehörigen bei gefährlichen Drohungen in uferlose Besorgnis geraten oder sich bei scheinbar banalen Drohungen verärgert abwenden. In die gleichen Haltungen drohen auch Therapeuten und Laienhelfer zu geraten. In ihrem Streben nach grandioser Satisfaktion verlieren die narzisstisch gestörten Jugendlichen die Realität aus dem Blick. Ihr »Spiel« mit der Gefahr beschwört einen Grad der realen Gefährdung herauf, der ihnen selbst und anderen nicht voll bewusst ist.

Mit jeder schroffen Zurechtweisung und jedem Hinweis auf die reale Gefährlichkeit können wir freilich zur Eskalation beitragen, weil sich die Jugendlichen ihre Krisen nicht so einfach »verbieten« lassen. Falls es uns wirklich gelingen sollte, die Absurdität des angedrohten Verhaltens zu entlarven, würden wir hingegen die Größenphantasien bloßstellen. Wir würden also unsere narzisstischen Patienten demütigen, obwohl sie doch zunächst auf Grandiosität zur Stabilisierung ihres Selbst angewiesen bleiben. Letztlich provozieren wir auf diese Weise nur neuerliche suizidale Handlungen. So kommt es, dass die Klinik zunächst von mehreren Seiten als Appellationsinstanz gebraucht wird. Sowohl die Angehörigen wie auch die Jugendlichen wollen sich auf ihre je eigene Weise Gehör verschaffen. Auf diesem Wege wird die Klinik sturmreif geschlagen, bevor die Jugendlichen wirklich in ihrer Notlage verstanden worden sind und persönliche Hilfe akzeptiert haben.

Der Therapieverlauf ist günstiger, wenn wir die narzisstischen Jugendlichen von ihrem Agierverhalten weglotsen und sie in eine längere ambulante, teilstationäre oder stationäre Maßnahme hineinleiten können. In einer solchen kontinuierlichen Arbeit können wir es dann riskieren, eine eher nachsichtige und gewährende Haltung gegenüber den narzisstischen Krisen einzunehmen. In der Selbstobjektübertragung kommt hinter dem auftrumpfenden Verhalten der Jugendlichen alsbald eine regressive Bedürftigkeit zum Vorschein. Therapeutisches Ziel ist es, dass sich die Jugendlichen mit ihren kindlichen und kindischen Bedürfnissen nach Zuwendung und Aufmerksamkeit angenommen fühlen. Die Patienten trumpfen dann seltener auf und empören sich nicht mehr demonstrativ. Sie verzichten also auf grandiose Selbstbehauptungsversuche, weil sie sich mit ihren regressiven Wünschen verstanden fühlen, ohne sich mit ihnen blamiert zu haben. Allmählich werden auch ihre Kränkungsreaktionen berechenbarer (Milch 2001).

Therapeutischer Umgang mit habituellen Selbstschädigungen bei Borderline-Persönlichkeitsstruktur

Die Frage, wann die hier vorgeschlagene therapeutische Linie tatsächlich praktikabel ist, bleibt in der Praxis freilich offen. Die Linie der Nachsichtigkeit und des Zutrauens scheitert allemal, wenn die Nerven angesichts aberwitziger Suizidmanöver blank liegen oder wenn wir kein Zutrauen haben, dass tatsächlich eine narzisstische Selbstobjektübertragung zustande kommt, auf der sich therapeutisch aufbauen lässt. Widrigenfalls kann die therapeutische Beziehung so brüchig sein, dass wir von einer Borderline-Struktur ausgehen müssen.

Borderline-Patienten tolerieren ein enges Beziehungsangebot weniger gut. Die Nähe, die sie fordern, erscheint ihnen zugleich bedrohlich. Wenn wir uns zurückziehen, befürchten sie einen totalen Objektverlust und reagieren wiederum mit Verzweiflung und Aggression. Mit immer neuen Selbstbeschädigungen wird die Zuverlässigkeit unseres therapeutischen Engagements auf die Probe gestellt. Rasch können sich unkontrollierbare Eskalationen ergeben. Hier können wir uns nur mit festgelegten Regeln des Krisenmanagements behelfen, die bei allen suizidalen Krisen in stets gleicher Weise in Kraft treten. Nicht ein einzelner Therapeut, sondern ein Team muss nach festem Plan aktiv werden. Jede Überreaktion ist zu vermeiden. Halt und Orientierung müssen von den Strukturen einer Institution ausgehen. Nur in einem solchen Verbund sind die Gefühle von Verwirrung und Aussichtslosigkeit zu ertragen, die sich in der Therapie unweigerlich einstellen. Letztlich muss sich das therapeutische Team auch den Tod als möglichen Endpunkt der Therapie vorstellen können. Therapeutische Teams haben außerdem bei Borderline-Störungen die schwere Aufgabe den Angehörigen zu erklären, warum sie – trotz der zerstörerischen Dynamik – dennoch in der Normalität nicht alle Bewegungsräume der Jugendlichen verengen dürfen, und warum die therapeutischen Angebote »an der langen Leine« gemacht werden und gegen das »Restrisiko« nicht abhelfen können.

Schlussfolgerungen

Jugendliche Suizidpatienten wollen in der Mehrzahl nicht sterben, sondern leben. Ihr bisheriges Leben reicht ihnen nicht. Sie wollen sich davon losreißen. Sie suchen Freiheit, Entfaltung, mehr Autonomie, aber fühlen sich in unerträglicher Weise daran gehindert. Sie sind wütend mit denen, die sie hindern und wütend über sich selbst. Die Gründe sind vielfältig und reichen von depressiven Hemmungen bis zu kulturellen Zwängen, von verlorenen Chancen bis zu Loyalitätskonflikten. Wenn aus vereitelten Wünschen und Hoffnungen eine suizidale Stimmung erwächst, dann deshalb, weil nicht nur äußere Umstände die Erfüllung der Wünsche unmöglich machen, sondern weil die Jugendlichen zugleich in einem inneren Dilemma festhängen: Mit der Erfüllung ihrer Wünsche würden sie sich den Sinn ihres bisherigen Lebens unter den Füßen wegziehen. Sie würden die Liebe ihrer Eltern riskieren, die Eltern in Verzweiflung stürzen, von der Familie verstoßen werden, kulturell verfemt werden.

Weil die Jugendlichen die Bindungen, in denen sie leben, nicht mehr aushalten, und aus ihnen freikommen wollen, können sie den Trost, den man normalerweise innerhalb solcher Bindungen empfängt, nicht (mehr) annehmen. Natürlich steht hinter diesem Verzicht der Wunsch nach neuen besseren Beziehungen und der Wunsch nach Versöhnung. Zusammenfassend müssen wir also bei unserer therapeutischen Arbeit mit suizidalen Jugendlichen deren Wunsch nach Selbstbefreiung und deren Suche nach Autonomie im Blick behalten und nicht allein auf die Gründe für die Verzweiflung fokussieren. Die Verzweiflung ist oft nur der vorübergehende Platzhalter dieses Wunsches, wenn es nicht mehr weiter geht. Über ihre Wünsche können uns die Jugendlichen mehr berichten als über ihre Verzweiflung. Wir haben keine Veranlassung, die Wünsche der Jugendlichen als Abwehr ihrer Verzweiflung zu interpretieren. Umgekehrt könnten wir mit gleichem Recht auch die suizidale Verzweiflung als Abwehr unerfüllbarer Wünsche deuten. Nachdem sie den Suizidversuch überlebt haben, setzen die Jugendlichen jedenfalls ihren Kampf um Selbstbehauptung nahtlos fort, und wir dürfen ihnen dabei getrost folgen.

Kasuistik

Fall 1

Diagnose:

Akute Belastungsreaktion bei pubertärer Entwicklungskrise (F43.0)
Verdacht auf Persönlichkeitsstörung mit emotionaler Instabilität (F60.3)
Zustand nach Suizidversuch (X84.9)
Persönlichkeitsrisiko Typ C

Achse V
1.1 Disharmonie zwischen den Erwachsenen
8.2 allgemeine Unruhe in der Schule

Die 15-jährige Franziska wurde im Rahmen einer Krisenintervention stationär behandelt. Sie hatte sich einen tiefen, längs verlaufenden Schnitt am linken Unterarm beigebracht. Franziska wurde uns spät abends von der chirurgischen Ambulanz eines Kreiskrankenhauses zugewiesen. Nach erfolgter medizinischer Versorgung war die psychische Verfassung des Mädchens nicht eindeutig einzuschätzen. Wir werden um eine kinder- und jugendpsychiatrische Einschätzung gebeten.

Angaben des Mädchens:
Nachdenklich meint Franziska, es handele sich um eine »Kurzschlusshandlung«, etwas Alkohol sei auch im Spiel gewesen. Irgendwie sei alles schwierig in letzter Zeit: Familie, ihre Beziehung zur Mutter, die Schule, ihre Angst, wegen nachlassender Schulleistungen Druck von Lehrern und Mutter zu bekommen und eingeschränkt zu werden. Seit wenigen Wochen sei sie mit einem neuen Freund zusammen, der jedoch nicht der Grund für ihre Probleme wäre. Ihre Mutter »mache Stress«, weil die Schulnoten so schlecht geworden seien und sie sich sorge, die Clique halte sie von der Schule ab. Sie fühle sich nicht gut verstanden. Nach einem Krisengespräch in der Schule habe sie kurz entschlossen bei Freunden übernachtet. Tags drauf habe die Mutter nur mit Hausarrest gedroht und sich überhaupt nicht für die Gründe ihres Fehlens interessiert. Sie besuche die 9. Kl. der Hauptschule und wolle gerne in die Werkrealschule wechseln. Wegen nachlassender Leistungen sei dieser Wunsch in Frage gestellt. Aufregung gebe es auch, weil der Vater seit kurzem keinen Unterhalt mehr zahle. Sie habe nur unregelmäßig Kontakt zu ihm. Die Besuche gingen fast ausschließlich von ihr aus, der Vater bemühe sich kaum.
Am frühen Abend des Aufnahmetages habe sie sich mit mehreren Freunden aus der Clique in der Wohnung eines Beteiligten getroffen. Auch ihr Freund sei hinzugekommen. Sie habe sich mit ihrer besten Freundin ins Bad zurückgezogen. Diese habe ihr ins Gewissen geredet, es sich mit der Mutter nicht zu verscherzen. Plötzlich habe sie alles als sehr aussichtslos angesehen. Ihr sei eigentlich kein Todeswunsch durch den Kopf gegangen. Im Bad habe eine Rasierklinge herumgelegen, die habe sie genommen und dann einfach, ohne hinzusehen »durchgezogen«. Es habe sofort stark geblutet und sie sei furchtbar erschrocken über sich selbst und sofort zur Freundin gerannt, die zwischenzeitlich das Bad verlassen hatte. Die Freunde hätten sie sofort ins Krankenhaus gebracht. Sie wolle nicht sterben, habe große Angst vor dem Tod. Sie habe sich eine solche Verletzung nur zufügen können, weil sie gewusst habe, dass noch jemand da sei.

Angaben der Mutter:
Franziska sei ein eher unproblematisches Kind gewesen. Aus ihrer Sicht sei die starke Umorientierung ihrer Tochter in den letzten 4 bis 8 Wochen auffällig: raus aus der Familie, mehr mit Älteren zusammen, parallel die Verschlechterung in der Schule.
Groß gewachsenes, knapp 15-jähriges Mädchen mit schwarzen schulterlangen Haaren. Franziska trägt eine enge schwarze Hose und eine schwarze Nylonjacke. Franziska ist wach und bewusstseinsklar, voll orientiert. Ihre Stimmung ist recht stabil, sie lacht zunächst, hat noch kurze traurige Einbrüche, in denen sie eine »stille Träne« weint. Gut schwingungsfähig. Franziska ist sehr kooperativ und zugewandt. Sie hält Blickkontakt, ist um korrekte Antworten bemüht. Kein Anhalt für inhaltliche oder formale Denkstörungen.
Zu ihrem Suizidversuch verhält und äußert sie sich distanziert. Franziska ist erschüttert über diesen Impulsdurchbruch. Die selbstverletzende Handlung mache ihr Angst. Gelegentlich habe sie ansatzweise schon suizidale Gedanken gehabt, habe jedoch keine konkreten Vorstellungen und kenne bisher keine Impulse oder quälenden Handlungsdruck. Vereinzelt habe sie in Belastungssituationen durch leichtes »Ritzen« an den Unterarmen ihre Anspannung abbauen können. Franziska wirkt nicht akut suizidgefährdet. Sie ist freiwillig bereit, bis zum nächsten Morgen in der Klinik zu bleiben, da die Mutter nicht mehr in der Lage ist, sie sofort abzuholen.

Zum Verlauf:
Franziska bleibt während des kurzen stationären Aufenthaltes unauffällig. Sie erleidet kurze Stimmungseinbrüche, wenn sie die überraschenden Ereignisse rekapituliert. Eine Erörterung weiterer therapeutischer Hilfen, falls die Problematik sich fortsetze oder steigere, gelingt gut. Die Entlassung im Elterngespräch verläuft planmäßig. Franziska wirkt bei der Konfrontation mit der Mutter eher wortkarg. Bei Entlassung ist sie weiterhin klar distanziert vom Suizid und in gefasster Stimmung.

Beurteilung bei Aufnahme und weitere Maßnahmen:
Unkontrollierter Impulsdurchbruch in einer vielfältig belasteten Lebenssituation bei pubertärer Ablösungskrise eines für sein Alter insgesamt eher reif wirkenden Mädchens. Im äußersten Fall könnte es sich um den Beginn einer emotionalen Instabilität handeln, am ehesten Grenzerfahrung im Rahmen der puberalen Phase. Art und Umfang des Impulsdurchbruchs bleiben insgesamt zwar etwas rätselhaft, jedoch ohne klare prognostische Richtung. Es gibt bisher auch keine Anzeichen für eine anderweitige gravierende psychische Erkrankung.

Fall 2

Diagnose:

Gemischte Störung des Sozialverhaltens und der Emotionen (F92.8)
Zustand nach Suiziddrohungen unter Alkohol (X84.9)

Achse V
1.1 Disharmonie zwischen den Erwachsenen
3.0 inadäquate intrafamiliäre Kommunikation
5.1 abweichende Elternsituation

Die 15-jährige Tanja wurde für 24 Stunden in der Klinik aufgenommen.
Zur Vorgeschichte erfuhren wir, dass Tanja eine fünf Jahre und eine vier Jahre jüngere Schwester habe. Über die Schwangerschaft und frühe Kindheit wurden keine Auffälligkeiten berichtet. Die unverheirateten Eltern hätten sich vor etwa 10 Jahren getrennt. Es bestehe jedoch weiterhin sporadischer Kontakt zueinander. Man lebe weiterhin im selben Stadtteil. Nach Angaben der Mutter habe es vor der Trennung und auch noch im Anschluss daran schwere Streitigkeiten zwischen den Eltern gegeben. Auch die Kinder seien in diese mit einbezogen worden. Es habe ein »ewiges Hin und Her« gegeben, bei dem die Kinder »etwas abbekommen« hätten. Zunächst sei Tanja immer der Liebling des Vaters gewesen. Andererseits habe sich dieser nie ausreichend um seine Kinder gekümmert, insbesondere die beiden jüngeren Töchter habe er vollständig vernachlässigt. So könne man bis heute erleben, dass der Vater beim Geburtstag eines Kindes das Geschenk wortlos auf der Straße überreiche und danach verschwinde.
Tanja habe viel und früh Verantwortung übernehmen müssen. Die Mutter berichtet, sie habe »vieles falsch gemacht«. Tanja hänge bis heute sehr an ihrem Vater. Die Mutter berichtet, dass Tanja nach einem geplatzten Wochenendbesuch, der beim Vater geplant gewesen sei, sich ein wunderschönes Erlebnis zusammenphantasiert und ihr darüber berichtet habe. Seit etwa einem Jahr würde der Mutter das schwierige Verhalten ihrer Tochter Probleme bereiten. Tanja habe starke Stimmungsschwankungen. Die Mutter vermutet, dass dies mit der Pubertät zu tun haben müsse. Außerdem erinnere sie ihre Tochter an den Vater. Auch dieser schwanke zwischen Phasen, in denen er sich als Opfer empfinde und Phasen, in denen er resigniert behaupte, an allem Schuld zu sein. In den letzten Monaten habe sich die Mutter mit Tanja nur noch gestritten. Vor etwa sieben Wochen sei Tanja daher in eine Wohngruppe umgezogen (Jugendhilfemaßnahme).
Nach Auskunft der Wohngruppenbetreuer sei Tanja manchmal sehr stur und dickköpfig. Beispielsweise habe sie unbedingt auf der alten Schule bleiben wollen und sich gegen jedes vernünftige Argument zur Wehr gesetzt. Nun würde sie plötzlich umgekehrt wegen dort aufgetretener Konflikte auf einen sofortigen Wechsel in eine Schule in der Nähe der Wohngruppe drängen. In Konflikten neige Tanja zu theatralischem oder hysterischem Verhalten. Oft habe sie das Gefühl benachteiligt zu sein. Der Konflikt, der die Krise ausgelöst habe, sei wegen ihres Zu-spät-Kommens entstanden. Tanja sei jeder vernünftigen Auseinandersetzung ausgewichen. Auf von ihr vermutete Sanktionen, die noch niemand angedroht hatte, habe sie umgehend mit der Androhung von Selbstmord reagiert. Nochmals verschlechtert habe sich ihre Stimmung, als sie versucht hatte, den Vater dazu zu bewegen, sie sofort aus der Wohngruppe abzuholen. Tanja sei sehr erpresserisch aufgetreten und sei völlig verzweifelt gewesen, als der Vater ablehnte.

Fast 16-jähriges Mädchen in etwas ungepflegter Verfassung. Tanja ist deutlich alkoholisiert. Sie ist wach, zugewandt und in allen Qualitäten ausreichend orientiert. Flehentlich wendet sie sich an den aufnehmenden Arzt und bittet um sofortige Entlassung. Tanja ist in ihren Schilderungen – wohl bedingt durch die Alkoholisierung – etwas sprunghaft. Gravierende psychische Auffälligkeiten sind jedoch nicht erkennbar. Ihre Stimmung schwankt zwischen Niedergeschlagenheit und Aggression. Tanja hält im Gespräch kaum inne, sie wirkt panisch ängstlich. Auffällig gehetzt und manchmal auch hilflos, redet sie auf ihr Gegenüber ein und lässt dieses gar nicht zu Wort kommen. Tanja bestreitet jegliche Suizidgefährdung. Sie betont, sie habe niemals vorgehabt, sich wirklich etwas anzutun. Sie bestätigt auf Nachfrage, außen auf dem Fenstersims gesessen zu haben und sehr traurig gewesen zu sein, weil der Vater sie nicht abholen wollte.

Tanja wirkt bei Aufnahme zwar nicht akut suizidal, jedoch so sehr panikartig erregt und aufgestört, dass ein weiterer Verbleib in der Klinik zur Beobachtung angeordnet wird.

Verlauf der Krisenintervention:
Nach einer kurzen Nachtruhe verhandelt Tanja sofort wieder mit dem Referenten über ihre Entlassung. Ihre Argumente sind plakativ und unüberlegt. Sie stellt ohne Veranlassung das Versprechen in den Raum, »nie nie mehr« Alkohol zu trinken oder sofort einen Psychologen in einer ambulanten Beratungsstelle aufzusuchen. Wenn sie bemerkt, dass ihre Argumente nicht ankommen, braust sie kurz auf, beruhigt sich jedoch rasch wieder. Es bedarf mehrerer Anläufe, bis sie zuzuhören beginnt. Erst allmählich kann sie sich nachdenklicher den zurückliegenden Ereignissen widmen. Sie bestätigt ihre Suiziddrohung, weist jedoch unverändert jegliche ernsthafte suizidale Absicht weit von sich. Nach klärenden Gesprächen mit der Mutter und der Wohngruppe, die jeweils zu einer ähnlichen Einschätzung führen, wird Tanja schließlich am späten Nachmittag wieder zurück in die Wohngruppe entlassen. Es findet ein Entlassgespräch in Anwesenheit von Tanja und einer Betreuerin statt. Die Gesamtproblematik wird noch einmal transparent gemacht.

Zusammenfassende Einschätzung: Tanja leidet an einer gemischten Störung des Sozialverhaltens und der Emotionen. Über die Ursachen kann zum jetzigen Zeitpunkt nur spekuliert werden. Offensichtlich ist jedoch, dass sie sich ihrer psychischen Gesamtverfassung nicht altersentsprechend entwickelt hat. Sie wirkt »notgereift«. Alterstypischen Interessen und Gewohnheiten (Freundeskreis, Aktivitäten, Mobilität) steht eine eher infantil argumentierende, Konflikte vermeidende und insgesamt wenig belastbare Persönlichkeit gegenüber. Ihre enge Bindung und Anklammerung an den Vater scheint eher durch Sehnsüchte und Hoffnungen, als durch konkret erfahrene Zuwendung geprägt zu sein. Aufbauend auf den Hinweisen der Mutter muss davon ausgegangen werden, dass Tanja bisher auf der Verhaltens- und Beziehungsebene eher überfordert, auf der emotional haltenden Ebene unterversorgt gewesen ist. Unklar ist, wie die Mutter den Kontakt zu ihrem Expartner gestaltet. Anscheinend gibt es einerseits beständig wiederkehrende Frustrationen, die schon vorher feststehen und angekündigt werden. Andererseits lässt die Mutter klare und damit auch glaubwürdige Konsequenzen bei der Gestaltung der Besuche des Vaters vermissen. Pointiert: Die Mutter versucht den Kindern einen Vater zu erhalten, den sie nie gehabt haben. Tanja wirkt in diesem Gefüge wie ein Spielball. Sie tritt nicht als bewusste Akteurin auf. Insoweit sind Kurzschlussreaktionen in Krisen- und Überlastungssituationen nachvollziehbar. Tanja scheint über keine altersentsprechenden Konfliktlösestrategien zu verfügen. Sie versucht, sich in Notfällen mit Hilfe erpresserischer Argumente durchzusetzen. Vermutet werden muss, dass Tanja dieselben Verhaltensmuster auch bei den Eltern beobachten konnte. Die konkrete Gefährdung Tanjas wird nicht in festen und insgeheim verfolgten Suizidwünschen gesehen, sondern in einem erpresserisch eingesetzten Risikoverhalten.

Tanja bedarf sicherlich erzieherischer Unterstützung zur weiteren Persönlichkeitsentwicklung und Verselbstständigung. Sie sollte immer wieder mit sehr klaren Vorgaben konfrontiert werden. Ihren dissoziativ-aufbrausenden Krisen müssen die Erzieher mit Ruhe und Gelassenheit begegnen. Tanja wird über einen solchen Rahmen hinaus therapeutischer Hilfen bedürfen. Tanja wird aber erst dann selbst Interesse an einer therapeutischen Hilfe aufbringen, wenn sie Leidensdruck verspürt. Dieser wird entstehen, wenn sie nicht jedes Ereignis ihrem Gegenüber »in die Schuhe schieben« kann. Insofern wird es sicher nicht leicht sein, Tanja bei der Aufarbeitung der vor ihr ausgelösten sozialen Tumultsituationen zu helfen. Nach unserer Erfahrung muss dies auch nicht sofort gelingen. Die Tendenz könnte sein, ihr nach und nach zu helfen, die Realität ihrer Lage besser in den Blick zu bekommen. Hierzu gilt es, traurige Wahrheiten auszuhalten (die Zurückweisung durch den Vater), aber auch bisher übersehene Hilfen besser zur Kenntnis zu nehmen und aufzugreifen.

Fall 3

Diagnose:

Alkoholintoxikation (X65)
Akute Belastungsreaktion (F43.0)

Achse V
2.0 psychische Störung eines Elternteils
4.1 unzureichende elterliche Aufsicht und Steuerung
5.3 Lebensbedingungen mit möglicher psychosozialer Gefährdung

Der 15-jährige Heiko hatte am Abend seiner Aufnahme in die Klinik eine halbe Flasche Likör getrunken. Er war dann vor den Augen der Dorfbewohner schwankend auf dem Fahrrad gesessen und mehrfach umgestürzt, wobei er sich auch Prellungen und Quetschungen zuzog, die ihn nicht zu stören schienen. Er wurde erst der Polizei zugeführt, dann dem Kreiskrankenhaus. Schließlich wurde er zu uns verlegt. Heiko erzählte bereits während der chirurgischen Versorgung bereitwillig, dass die Mutter in die Psychiatrie eingewiesen worden sei. Vor 10 Tagen hatte er einen Suizidversuch der Mutter angesehen. Am Wochenende, als die Krise auftrat, war die Mutter aus der Klinik beurlaubt gewesen. Sie hatte ihrem Sohn einen Hamster abspenstig gemacht, den er sich gerade gekauft hatte. Dem versorgenden Chirurgen erzählte Heiko auch, er wolle vielleicht selbst nicht mehr leben. Diese Auffassung vertrat er nach der hiesigen Aufnahme nicht mehr.

Zur Vorgeschichte:
Alle hier erhältlichen Hinweise legen den Verdacht nahe, dass es sich bei der Mutter um eine chronische Alkoholikerin handeln könnte. Auch bei dem jetzigen Ehemann, dem Stiefvater von Heiko, ist eine solche Alkoholanamnese nicht auszuschließen. Heiko befand sich die letzten fünf Jahre in einem Kinder- und Jugendheim. Erst seit der Wiederverheiratung der Mutter vor einem Jahr lebt Heiko wieder zu Hause. Die häusliche Situation erscheint jedoch ungesichert und hoch problematisch. Der Stiefvater deutet hier im Abschlussgespräch Ehestreitigkeiten an. Diese sind wohl auch der Auslöser für die erneute Einweisung der Mutter (Suizidversuch mit Alkohol und Medikamenten). Der Stiefvater verschweigt vieles und wirkt fassadär. Er berichtet noch, dass Heiko den Eltern gelegentlich Geld entwende.
Während des hiesigen zweitägigen Aufenthaltes war Heiko psychisch in ausgeglichenem Zustand und bot keine Hinweise auf eine depressive Verstimmung oder auf Denkstörungen. Er verhielt sich scheu. Die Sprache war noch auffällig lange nach dem Vorfall leicht verwaschen, die Konjunktiven noch gerötet. Heiko verhielt sich recht kindlich und appellativ und versuchte, die Notlage, in die er geraten war, regressiv auszukosten. Er war froh, in der Klinik zu sein. Wir gewannen auch den Eindruck, dass Heiko die Gelegenheit nutzte, auf die schlechte Verfassung seiner Eltern öffentlich aufmerksam zu machen. Heiko schien nicht zu wissen, wie es mit der Familie überhaupt weitergehen könnte.
Der Alkoholmissbrauch bei Heiko reflektiert den entsprechenden Missbrauch der Eltern. Heiko äußerte in der Klinik, dass er sich früher im Heim eigentlich gut aufgehoben gefühlt habe. Die Rückkehr zur Mutter habe er sich schöner vorgestellt. Aus seiner Enttäuschung machte er keinen Hehl. Die Möglichkeit einer erneuten Aufnahme in einer Jugendhilfemaßnahme wurde von uns angesprochen. Als Heiko vom Stiefvater abgeholt wurde, rückte er jedoch von diesen Erwägungen wieder ab. Nun sprach er sich strikt gegen eine nochmalige Trennung von der Familie aus und wollte so rasch wie möglich nach Hause.

Wir haben dringend empfohlen, dass Heiko in fortgesetzte ambulante jugendpsychiatrische Betreuung kommt. Wir haben einen Kontakt hergestellt. Nur so bietet sich dem Jungen eine Gelegenheit, Hilferufe abzusetzen, ohne wiederum zu dramatischen Mitteln greifen zu müssen.

Fall 4

Diagnose:

Akute Belastungsreaktion (F43.0)
Leichte depressive Episode (F32.0)
Zustand nach Suizidversuch (X84.9)

Achse V
2.0 Behinderung eines Elternteils

Die 16-jährige Jana war nach einem Suizidversuch sechs Tage zur Krisenintervention in unserer stationären Behandlung.

Nach Janas erstem Suizidversuch vor sechs Monaten und der anschließenden ambulanten jugendpsychiatrischen Behandlung hatte sich eine gute Stabilisierung im Alltag von Jana ergeben. Allerdings wurde die ambulante Therapie auf Drängen von Jana und gegen den Willen der Eltern beendet.

Ohne Kenntnis der Eltern und subjektiv zunehmend belastend habe sich mit Beginn der Sommerferien eine Freundschaft zu einem Jugendlichen aus der rechtsradikalen Szene entwickelt. Jana habe diesen Vertrauensbruch gegenüber ihren Eltern wissentlich begangen. Die Mutter habe allerdings die Entwicklung geahnt und die elterliche Missbilligung eines »solchen« Umgangs erkennen lassen. Im Zuge ihrer Integration in die Rechtsradikalen-Clique sei schließlich ein Lügengebäude entstanden, aus dem Jana nicht mehr herausgefunden habe. Diese Not habe sich gegen Ende der Sommerferien verschärft, nachdem es zwischen ihr und ihrem Freund erhebliche Beziehungskonflikte und schließlich eine Trennung gegeben habe. Am Sonntag sei sie so verzweifelt gewesen, dass sie schließlich gegen Abend, während die Eltern auf einem Spaziergang gewesen seien, eine große Zahl Morphium-Tabletten des Vaters entwendet habe, diese in suizidaler Absicht an einem geheimen Platz im Wald geschluckt und anschließend noch an wichtige Freunde eine SMS-Abschiedsbotschaft per Handy gesendet habe. Da ihre Freundinnen jedoch geahnt hätten, wo sie sich versteckt halten könnte, sei sie durch Polizei und Notarzt aufgefunden und in das Robert-Bosch-Krankenhaus eingeliefert worden.

Jana ist eine 16-jährige Jugendliche, zurückhaltend gekleidet, etwas »pummelig« wirkend. Trotz niedergeschlagenem, gesenktem Blick kooperative und zugewandte Grundhaltung. Im Affekt leicht niedergestimmt, für Momente jedoch bald schon erleichtert wirkend. Schwingungsfähigkeit akzeptabel. Jana verneint konkrete Suizidabsichten oder -gedanken. Sie sei froh, am Leben zu sein und verstehe selbst nicht, wie es so weit habe kommen können. Keine Anzeichen für grüblerische oder gar wahnhafte Gedankeninhalte. Jana lässt sich bereitwillig auf eine weitere stationäre Unterbringung ein. Keine Fluchtgefahr.

Im Verlauf der stationären Betreuung gibt Jana bereitwillig Einblick in ihre schwierige Lebenssituation im Rahmen eines überbehütenden Elternhauses. Ihr frühberenteter Vater ist über 60 und seit einem Verkehrsunfall sehr gebrechlich. Jana hat drei deutlich ältere, jedoch noch nicht wirklich selbstständig lebende Geschwister. Unter ihren Schulfreundinnen scheint sie nur mäßig integriert zu sein. Jana empfindet die Rechtsradikalen, denen sie sich angeschlossen hat, einerseits als faszinierend, andererseits als abstoßend. Einfühlbar beschreibt sie ihr Leid an der konfliktreichen Beziehung zu ihrem »ersten richtigen« Freund. Noch stärker zu belasten scheint sie, dass sie die Eltern mit ihren Heimlichkeiten »so hintergangen« habe.

Die Elterngespräche sind geprägt durch die Verunsicherung der Eltern, dass ihre Tochter nun schon zum zweiten Mal einen Suizidversuch begangen habe. Dahinter stehen jedoch auch riesige Vorwürfe, warum Jana sich in der Krise nicht vertrauensvoll an sie gewandt habe und sich schon immer und auch jetzt um die Bearbeitung ihrer inneren Probleme drücken würde. Der unerwünschte Freundeskreis Janas wird zudem mit einer Anzeige wegen Nötigung und Körperverletzung »gegen Unbekannt« bedacht – sehr zur Empörung Janas, die betont, an ihrer Situation selbst Schuld zu sein.

In Abwesenheit der Eltern lässt Jana durchblicken, wie sehr sie sich von der Clique ihres schwierigen Freundes haben anziehen lassen. Auch zu ihren sexuellen »Eskapaden« stehe sie bis heute, habe manches sogar genossen und wolle es sich nicht mehr nehmen lassen. Mit Hilfe ihres Abschiedsbriefes lässt sich erarbeiten, dass nicht die eigentlichen Beziehungsstreitigkeiten mit dem Freund die Suizidalität provoziert hatten. Die Ausweglosigkeit entstand durch das Gefühl, »selbst an allem Schuld« zu sein. Warum ihr diese gravierende Selbstwertproblematik bisher nie aufgefallen sei, kann Jana selbst nicht erklären.

Janas Eltern überfordert eine Wiederaufnahme der Tochter zu Hause sichtlich. Sie verlangen eine mehrwöchige stationäre Therapie ihrer Tochter. Sie können sich eine vorübergehende Entlassung nur vorstellen, wenn bald über eine stationäre Therapie verhandelt werde. Jana wird schließlich in deutlich gebessertem Zustand nach Hause entlassen.

Beurteilung und weitere Maßnahmen:
Jana steckt in einer tiefen Verselbstständigungs- und Ablösungskrise. Ausgelöst durch lebensalterstypische Ereignisse, wird Jana vor den Widerspruch gestellt, alles mit Billigung der beinahe zwei Generationen älteren Eltern tun zu müssen, hierbei jedoch geradezu zwangsläufig Grenzen zu übertreten und dafür eine beachtliche moralische Verurteilung in Kauf nehmen zu müssen. Die Ablösungskrise wird nach unserer Einschätzung noch dadurch verschärft, dass die Eltern selbst von ihren Eltern kaum abgelöst scheinen! Nach einem harten und anstrengenden Klärungsgespräch sagt der auf seinen Stock gestützte Vater mit einem Seufzer an der Kliniktür: »Und jetzt müssen wir das dem Opa auch noch erklären.«

Psychopathologisch sind bei Jana geringe dissoziative Tendenzen wahrzunehmen. Es gibt keine Anzeichen für gravierende Formen der Selbstschädigung oder Selbstverletzung, aber eine gewisse depressive Grundhaltung mit Selbstverachtung. Jana scheint ihre »unmögliche« Ablösungsaufgabe depressiv zu verarbeiten. In Krisen steigerte sich diese Grundhaltung zu einer moralisierend überhöhten Selbstverächtlichkeit.

Wir entlassen Jana vorübergehend nach Hause. Sie wird zur Belastungserprobung ihre Schule wieder besuchen. Einen stationären Behandlungsplatz haben wir in vier Wochen angeboten.

3 Zur Bedeutung der narzisstischen Regulation bei dissozialen Krisen – am Beispiel des Weglaufens und Streunens

Vorschau

ICD-10: F43, F91, F92, F60.7, F60.2 und Achse V (1,6)

Unter gewissen Voraussetzungen verlaufen die Jugendkrisen in eine dissoziale Richtung: Die Jugendlichen entweichen aus dem Elternhaus, begehen Straftaten, richten Zerstörungen an und verhalten sich sexuell promiskuitiv und aggressiv. Ganz ähnlich wie bei den depressiven Krisen ist der Zusammenhang mit aktuellen Kränkungen und Verlusten nicht zu übersehen. Während wir bei den depressiven Krisen die Auffälligkeiten im Sozialverhalten als Komorbidität mitdenken mussten, stehen die sozialen Störungen nun im Mittelpunkt der Betrachtung. Bei der Ursachenforschung müssen wir den gleichen Weg beschreiten wie bei den depressiven Krisen. Wir müssen auf die langfristig vorhandenen Eigenarten und die früher empfangenen Verletzungen zurückschauen und dann auf die aktuelle Notlage fokussieren.

Jugendliche, die Schwierigkeiten haben, soziale Bindungen aufrechtzuerhalten, sind während ihres Lebens in der Dissozialität besonders gefährdet. Alle in die Verwahrlosung geratenen Jugendlichen kämpfen darum, ihrem Leben einen Anschein von Normalität zu geben. Ihr Verhalten oszilliert zwischen Rechtfertigung, Gegenwehr und Aufbegehren. Ihre Wut gegen die vernachlässigenden und verstoßenden Elternfiguren wird unterdrückt. Die Eltern werden gegen Kritik vehement in Schutz genommen. Das Beziehungsverhalten ist anklammernd und sehnsüchtig. Sexualität und Aggression erscheinen schlecht integriert.

Mit ihren Straftaten wollen die Jugendlichen ihre Eltern kompromittieren. Sie wollen auch Bestrafungen provozieren. Den Jugendlichen mangelt es nicht an Über-Ich. Sie scheitern vielmehr an rigiden unerreichbaren Idealvorstellungen. Sie verachten sich selbst dafür und geraten in dysphorische Verstimmungen, die sie mit Drogen betäuben. In den versteckten Insuffizienzgefühlen zeigt sich auch eine depressive Seite. Eine Angst vor Trennungen und Ausstoßung aus der Familie wird mit Weglaufphantasien kontraphobisch abgewehrt. Delinquentes Verhalten wird ausgelöst, a) wenn die Jugendlichen mit ihrer eigenen Kläglichkeit konfrontiert werden und sich wehren müssen, b) wenn sie von Hass gegen die Eltern überwältigt werden und diesen Hass in letzter Minute auf ein anderes Objekt umzulenken versuchen, und c) wenn sie tatsächlich aus der Familie hinaus geworfen werden.

Gewalttaten werden in typischer Weise damit begründet, dass die Jugendlichen »beleidigt« worden seien. Den Taten gehen narzisstische Phantasien voraus, die sich mit der Rettung des beschädigten Größenselbst beschäftigen. Mit diesen Phantasien versuchen sich die gekränkten Jugendlichen auch vor ihren eigenen starken Erregungen zu schützen. Auch der Besitz von Statusobjekten und die Identifikation mit gewalttätigen und unzerstörbaren Filmhelden wird in das narzisstische Größenselbst eingebaut. Freunde und Freundinnen können die Bedeutung einer »Trophäe« erlangen. In der Psychotherapie spielt das Mitbringen solcher narzisstisch besetzter Objekte eine gewisse Rolle. Die Patienten fürchten ständig, von ihren Therapeuten als hilflos und schwach entlarvt zu werden. Die Therapeuten müssen ihren Patienten entgegenkommen, damit sie die Therapie, die ja oft gerichtlich angeordnet ist, aushalten, müssen aber zugleich ein ausreichendes Quantum an Realität durchsetzen.

Der endgültige Schritt der Loslösung aus dem Elternhaus wird von dissozialen Jugendlichen als unwägbar und bedrohlich empfunden, weil sie ihre Bindungen an die Familie nie als sicher erlebt haben. In einer eigenen Studie wurden überzeugende Zusammenhänge zwischen einer Ausstoßung aus der Familie und nachfolgenden Straftaten gefunden. Die Straftaten folgten entweder unmittelbar nach der Ausstoßung oder nach einer längeren Verzögerung, nämlich dann, wenn die Jugendlichen sich zunächst an eine Ersatzperson angeklammert hatten und diese dann ebenfalls verloren. In ihrem delinquenten Agieren erscheinen die Jugendlichen entweder von einer Schuldthematik bestimmt (depressiv) oder verhalten sich trotzig, auftrumpfend und drohend (narzisstisch). Wieder andere begehen Straftaten aus einem inneren Leeregefühl heraus und nachdem sie sich sozial zurückgezogen haben. Eine letzte Gruppe ist unbedacht und impulsiv. Gedankenverlorenes Streunen vor dem Begehen einer Straftat signalisiert einen besonders tiefen Rückzug und regressiven Einbruch der Ich-Funktionen. Aus diesen Krisen heraus kann es auch zu sexuellen Notzuchtverbrechen kommen. Sie beruhen nicht auf fixierten perversen Mustern.

Jugendliche, die nicht in Deutschland aufgewachsen und in ihrer sozialen Umwelt daher fremd sind, werden von familiären Ausstoßungen besonders hart getroffen. Das Gleiche gilt für Familien, die aus anderen Gründen schlecht sozial integriert sind. Die Jugendlichen müssen eine besonders starre Anpassung leisten und haben keine Alternative, als sich den Eltern zu unterwerfen oder verstoßen zu werden. Adoptierte Jugendliche wirken im Rahmen ihrer Identitätskrise gelegentlich so befremdlich auf die Eltern, dass diese sich um ihr ideales Bild betrogen sehen, das sie sich zuvor von dem Kind gemacht haben. In tückischer Weise verbindet sich ein familiäres Zerwürfnis dabei mit der inneren Aufkündigung der Elternschaft. In wieder anderen Fällen müssen wir den Zustand des Familienlebens als »soziale Anomie« klassifizieren. Das Leben verläuft ungeregelt und chaotisch. Psychisch und intellektuell besonders schwache Jugendliche sind den traumatischen Einflüssen schutzlos ausgesetzt.

Jugendliche, die weglaufen und streunen, verfolgen oft keine konkreten längerfristigen Ziele. Dennoch wird das Weglaufen oft vorphantasiert. Im Augenblick des Weglaufens können sich die Jugendlichen besser spüren und erhoffen sich die Befreiung aus Bedrängnis und Verwirrung oder wollen ihre Gefühle unter Kontrolle bringen. Sie müssen sich nun an realen Herausforderungen orientieren, die ihnen beim Weglaufen gegenübertreten. In anderen Fällen erscheint das Weglaufen als fortgesetzte Phantasiereise. Die Realität wird nur als Projektionsfläche benutzt. Diese Jugendlichen wollen gesucht und gefunden werden. Oder sie suchen nach ozeanischen Gefühlen des Aufgehobenseins in einer Gemeinschaft. Oder sie suchen eine abenteuerliche Bewährungsprobe, für die sie am Ende belohnt, bewundert oder gefürchtet werden möchten. Die narzisstische Komponente des Weglaufens ist prognostisch zwiespältig. Die Jugendlichen schützen sich mit ihrem Narzissmus vor depressiven oder desintegrativen Zusammenbrüchen. Andererseits werden sie in ihrer Verblendung zu riskantem Verhalten angestachelt.

Die Straßenkinder sind in mancher Hinsicht das Gegenbild dieses narzisstischen Typs der Verwahrlosung. Sie werden bereits in der Kindheit zu emotionalen Selbstversorgern und machen sich keine Illusionen. Straßenkinder aus Übersee gelangen mitunter zur Adoption nach Europa. Sie passen sich rasch an, aber reinszenieren ihre dissoziale Identität in der adoleszentären Krise.

Alle Wegläufer nehmen soziale Hilfen nur zögerlich an, weil sie auf diese Weise fürchten, ihre Trennung vom Elternhaus zu besiegeln. Oft streben die Jugendlichen durch das Weglaufen keine definitive Neuorientierung an. Sie wollen nur ihr narzisstisches Gleichgewicht wiederherstellen. Sie bewahren sich die Illusion vom verlorenen Sohn oder von der verlorenen Tochter. Daher sollten diese Jugendlichen nicht in Pflegefamilien untergebracht werden. In ihrer Vorstellung »dürfen« sie sich nicht in einer anderen Familie wohler fühlen. Dies käme ihnen wie Verrat an der eigenen Sache vor.

Jugendwohngruppen bilden eine besser geeignete Plattform. Sie sind neutraler Boden. Die Hoffnung auf Versöhnung mit den Eltern bleibt unangetastet. Wenn die Jugendlichen auch aus den Wohngruppen immer wieder entweichen, tauchen sie allerdings immer tiefer in die Subkultur der Nichtsesshaftigkeit ein. Am Ende bleibt den sozialen Diensten nur noch die Betreuung in Hotelzimmern oder *Streetwork*. Psychische Schwächen und Bindungsdefizite wirken sich besonders ungünstig auf den Grad der Verwahrlosung aus. Den Jugendlichen gelingt weder die Wiederannäherung an die Familie noch der Aufbau neuer Bindungen. Immerhin halten sich auch stark verwahrloste Jugendliche an Terminvereinbarungen. Diese scheinen ihnen wichtig zu sein, weil sie ein unverbindliches Gerüst zur zeitlichen und räumlichen Orientierung bieten.

Die Rechtsgrundlage für erzwungene Eingriffe in die Entscheidungsfreiheit der Jugendlichen ist § 1631b BGB. Bei jüngeren Adoleszenten kann bereits der Verlust familiärer Bindungen, das Streunen und die Verweigerung sozialer Hilfen eine Gefährdung ausreichend belegen und eine geschlossene Erziehungsmaßnahme begründen. Allerdings muss es den Erziehern in begrenzter Zeit gelingen, das Vertrauen ihrer Schützlinge zu gewinnen. Bei Erfolglosigkeit kommen wir nicht umhin, einen gewissen Grad der Verwahrlosung zuzulassen. Wir müssen prüfen, ob die Jugendlichen ihren Aufenthalt in einer geschlossenen Einrichtung aushalten, ohne ständig entweichen zu müssen und sich dabei schlimmer zu gefährden als zuvor. Die Anfangserfolge geschlossener Maßnahmen sind ermutigend. Vor allem psychisch schwache Jugendliche, die in der Nichtsesshaftigkeit keinen Halt oder Anschluss finden, fühlen sich in einem engen pädagogischen Rahmen entlastet. Nach dem Ende der geschlossenen Maßnahmen müssen langfristige Betreuungsangebote folgen, möglichst unter Wahrung der personellen Kontinuität.

Am Ende bleibt eine beklagenswerte Restgruppe von Jugendlichen, die wir auch mit rigorosen Hilfen nicht erreichen oder sozial integrieren können. Darunter sind auch psychisch instabile Jugendliche. Ihnen geht es in Heimen oder in einer Klinik gleichermaßen schlecht oder noch schlechter als auf der Straße.

Essay

Welche strukturelle Vulnerabilität und welche Traumatisierungen gehen den dissozialen Krisen voraus und welche Überschneidungen gibt es mit den depressiven Krisen?

Die in diesem Kapitel thematisierten Formen der Jugendkrise werden – ähnlich wie einige der schon erwähnten Varianten depressiver Krisen und Verzweiflungen – ebenfalls durch Verluste, Zurückweisungen und Kränkungen ausgelöst. Nun jedoch wenden wir uns den Reaktionsmustern zu, die nach außen gerichtet sind und die Kriterien der Störungen des Sozialverhaltens erfüllen (F91). Während wir bei den Verzweiflungsreaktionen die sozialen Auffälligkeiten als Komorbidität mitdenken mussten, müssen wir nun umgekehrt die Verzweiflung der Jugendlichen mitdenken. In der Tat laufen bei dissozialen Krisen auch depressive Erlebnismuster im Hintergrund ab, werden aber durch das Agieren erfolgreich aus dem Bewusstsein verdrängt. Außerdem tragen bekanntlich hyperaktive Merkmale seit der Kindheit zur Entwicklung und Auslösung dissozialer Reaktionsmuster bei. Zu guter Letzt kommt aus den USA die Vermutung, dass aggressives Ausrasten bei Jugendlichen einen Bezug zur Manie und zu frühen bipolaren Störungen bei Kindern haben kann (Wozniak et al. 1995). Mit dieser Annahme stehen die affektiven Störungen freilich – ähnlich wie das ADHS – in der Gefahr, zu einer Universaltheorie zur Erklärung kindlicher Verhaltensstörungen zu werden. Sie wäre der Wegbereiter für die breite Anwendung neuroleptischer und phasenstabilisierender Medikamente mit zweifelhafter Indikation.

Auf der Ebene des Verhaltens geht es in diesem Kapitel um Jugendliche, die aus dem Elternhaus weglaufen, Eigentumsdelikte begehen, Zerstörungen anrichten, sich sexuell promiskuitiv verhalten oder gewalttätig werden. Schon im letzten Kapitel wurde darauf hingewiesen, dass aggressives, nach außen gewandtes Verhalten und gegen das Selbst gewandte Verzweiflung bei Jugendkrisen nicht immer klar zu trennen sind. Die Klassifikation trägt dieser Tatsache mit den *kombinierten Störungen des Sozialverhaltens* Rechnung (F92). Der gleiche Jugendliche kann in einer Situation verzweifelt zusammenbrechen und in einer anderen aggressiv explodieren oder delinquent werden. Natürlich gibt es auch viele Jugendliche, die stabil auf dissoziale Reaktionsmuster festgelegt sind. Auch bei diesen können wir aber einen Zusammenhang ihres Verhaltens mit aktuellen Kränkungen und Verlusten nicht übersehen.

Das Repertoire der Störungen des Sozialverhaltens nähert sich jenem der dissozialen Persönlichkeitsstörungen (F60.2). Wir verzeichnen spontane Aggressivität, feindselige und destruktive Grundhaltungen in Beziehungen, Verstöße gegen die Regeln der sozialen Gemeinschaft, Mangel an Empathie, Vermeidung und Verweigerung von Anforderungen, Weglaufen und Streunen. In der Reifezeit muss dieses Verhalten jedoch in einen anderen Kontext gestellt und prognostisch noch anders bewertet werden als bei Erwachsenen. Die Jugendlichen, die sich dieses Verhaltens »bedienen«, sind bei genauerer Betrachtung sehr unterschiedlich. Bereits die ICD 10 verlangt, dass wir zwischen jenen unterscheiden, die sich vor allem mit ihren familiären Bezugspersonen auseinandersetzen (F91.0), jenen, die zumindest über feste Gruppenbindungen verfügen, wie sie in diesem Buch im Kapitel über das Gruppenverhalten beschrieben werden (F91.2) (Teil 5, 2), und wieder anderen, die in ihrer Beziehungsfähigkeit noch stärker beeinträchtigt sind und nur rasch wechselnde, wenig vertrauensvolle Beziehungen eingehen können oder vollkommen isoliert sind (F91.1). Die hier in Frage kommenden Spielarten der Kontaktstörungen werden in einem eigenen Kapitel erläutert.

Manche Jugendliche mit dissozialen Auffälligkeiten waren schon in der Kindheit oppositionell und aggressiv (F91.3), andere haben erst in der Jugend die Regeln, Ordnungen und Anforderungen nicht mehr ertragen und antisoziales Verhalten an den Tag gelegt. Auch die in der Jugend neu aufgetretenen Fälle haben natürlich einen Vorlauf in der Kindheit, der uns hilft, die aktuelle Krise besser zu verstehen. Die Prognose ist aber günstiger und legt nicht die spätere Entwicklung einer dissozialen Persönlichkeitsstörung (F60.2) nahe.

Zum besseren Verständnis der dissozialen Krisen müssen wir mit geringen Akzentverschiebungen den gleichen Untersuchungsgang verfolgen, wie bei den depressiven Krisen. Wiederum müssen wir uns in zwei Richtungen orientieren: Wir müssen auf die frühere Entwicklung und die dort seit langem vorhandenen Eigenarten und erlittenen psychischen Verletzungen zurückschauen. Und wir müssen auf die aktuelle Notlage fokussieren, in welcher die Krise ausgebrochen ist oder sich verschlimmert hat.

Die wichtigsten Temperamentsmerkmale und Persönlichkeitszüge, die späteres dissoziales Verhalten begünstigen, sind Impulsivität und Aggressivität. Diese kindlichen Merkmale sind ihrerseits komplexe Ergebnisse aus konstitutionellen Faktoren und interaktiv geprägten Verhaltensmustern. Das Konzept des ADHS (F90.0 und F90.1) siedelt sich hier an und dient als Platzhalter und Beschreibungsmodell für zahlreiche ungeklärte und heterogene Sachverhalte. Wir haben diesen wichtigen Themen zwei frühere Kapitel (Teil 3, 6 u. 7) gewidmet.

Es gibt jedoch weitere Merkmale, die wir von Fall zu Fall bei dissozialen Krisen aufspüren und biographisch bis in die Kindheit zurückverfolgen können. Hierzu zählen vor allem ich-strukturelle Schwächen. Sie führen bereits in der Kindheit dazu, dass die Betroffenen sich in den angebotenen Beziehungen nicht sicher genug bewegen können, sich nicht ausreichend empathisch in die Gefühle anderer hineinversetzen können, Trennungen hilfloser ausgeliefert sind, die Realität und das Verhalten anderer ohne die Hilfe von Mentoren nicht richtig interpretieren können. Im Kapitel über die Ich-Störungen (Teil 3, 5) wurde bereits beschrieben, dass diese Schwächen im Kindesalter durch Anlehnung und Anpassung überspielt werden können.

Erst in der Adoleszenz werden in körperlicher und sozialer Hinsicht Anforderungen gestellt, welche diese Jugendlichen nicht mehr meistern. Nun bricht gewissermaßen das von außen stützende Fundament weg, und die innere Struktur kann den Verlust an äußerem Halt nicht ersetzen. In der Tat entdecken wir bei manchen juvenilen Straftätern, bei ihrem Herumstreunen und bei ihren aggressiven Erregungen, dass sie die Realität in eklatanter Weise verkennen und leugnen und sich in Wunschträume und Phantasien und kindliche Verhaltensmuster flüchten. Vor dem Hintergrund dieser strukturellen Schwächen sind die Jugendlichen auch in Gefahr, das jugendtypische Risikoverhalten in den Dienst ihrer eigenen Pathologie zu stellen und auf die Spitze zu treiben. Den regressiven Phänomenen, die hierbei zu beobachten sind, ist ebenfalls ein eigenes Kapitel gewidmet (Teil 3, 1). Auch die auf dieser Grundlage entstandenen sozialen Kontakt- und Empathieprobleme werden an anderer Stelle diskutiert (Teil 3, 2).

Zu Verständnis der Störungen des Sozialverhaltens gehört neben den erwähnten Temperaments- und Persönlichkeitsfaktoren die Aufklärung psychotraumatischer Effekte. Wir haben uns mit diesen Effekten in einem früheren Kapitel bereits ausführlich befasst (Teil 4, 1). Bei manchen Jugendlichen, die sozial auffällig werden, können wir zum Beispiel eine posttraumatische Belastungsstörung vom Typ II diagnostizieren (F43.1). Bei den meisten anderen sind zumindest chronische psychosoziale Belastungen auszumachen (F43.2). Emotionale Kälte, Vernachlässigungen, emotionale Vereinnahmungen, Ängstigungen und Erfahrungen von Gewalt, multiple Trennungen und der Verlust wichtiger Bezugspersonen bilden die kindliche Erinnerungskulisse, mit denen sich die Jugendlichen schmerzlich auseinanderzusetzen haben und an die sie sich anzupassen versuchen (Farrington 1978, Hirschi 1969).

Welches subjektive Erleben begleitet die dissozialen Krisen und bestimmt das psychotherapeutische Vorgehen?

Vor allem jene Jugendliche, die in der Dissozialität keine sozialen Bindungen aufrechterhalten können, setzen sich unberechenbaren, gefährdenden Situationen aus, wechseln oft ihre Schlafplätze und Kontaktpersonen, liefern sich sexuell aus oder beuten andere aus. Bemerkenswert ist, dass sie im Angesicht dieser Desintegration dennoch mit großer Beharrlichkeit subkulturelle Regeln und Grundsätze verteidigen und darum kämpfen, ihrer Lebensform einen Anstrich von Normalität zu verleihen. Sie sind auf die Extremität ihrer Lebenslage nicht ansprechbar. Selbstverständlich gehen sie davon aus, in einer feindlichen Umwelt zu leben. Sie halten es für unumgänglich, sich zu schützen und aggressiv zu wehren. Sie erleben vieles in der sozialen Umwelt als Zumutung. Ihre Empörung darüber kann prahlerisch und auftrumpfend wirken. Das Verhalten oszilliert zwischen Rechtfertigung, Gegenwehr und Aufbegehren. Alle Probleme werden außerhalb der eigenen Person lokalisiert. Jede innere Anspannung oder Erregung wird rasch in eine nach außen gerichtete Aktion überführt.

Die Wut gegen die vernachlässigenden und verstoßenden Elternfiguren wird unterdrückt. Die Eltern werden gegen Kritik vehement in Schutz genommen und in den Himmel gehoben. Andere, die an der Familie Kritik üben, werden stattdessen angegriffen. Die unterdrückte Wut gegen die Eltern kehrt sich in Selbstverachtung. Am Ende dringt nur eine diffuse dysphorische Verstimmung ins Bewusstsein. Diese Missstimmung wird wiederum oft mit Alkohol und Drogen betäubt. Der Konsum von Drogen verhilft zu einem rudimentären Gemeinschaftserlebnis. Das Beziehungsverhalten ist anklammernd und sehnsüchtig, mündet aber alsbald wieder in schmerzhafte Trennungen.

Auch das Sexualverhalten wird von dieser Dynamik erfasst. Sexualität und Aggression erscheinen ähnlich schlecht integriert wie der gefährliche Hass und die idealisierte Liebe zu den Eltern. Diese Affekte hängen mit traumatischen Erinnerungen zusammen und sind oft mit sexueller Phantasietätigkeit verbunden. Bei stark kontaktgestörten Jugendlichen können Inzestphantasien ein drängendes Problem sein. Sadistisches Täterverhalten und masochistisches Opferverhalten ergeben sich in der Folge. Die hier skizzierten Wechselbeziehungen zwischen Sexualität und Aggression und ihr Zusammenhang mit der Mutter-Sohn- und Vater-Tochter-Beziehung werden im Kapitel über die sexuellen Fehlentwicklungen näher ausgeführt (Teil 4, 3).

In manchen Fällen ist offensichtlich, dass die Jugendlichen durch ihre Straftaten und durch das Eingreifen der Polizei ihre Eltern kompromittieren wollen. Sie spekulieren auf das schlechte Gewissen ihrer Eltern. Der Drang, Bestrafungen zu provozieren, verrät die hypertrophe und verzerrte Ausbildung des Gewissens. Vielen dissozialen Jugendlichen mangelt es nicht an Über-Ich. Sie scheitern vielmehr an rigiden unerreichbar hohen Idealen. Allgemein wird angenommen, dass die Jugendlichen mit der übersteigerten Idealität ihre traumatische Kindheit überwinden wollen. Sie können freilich den eigenen überzogenen Ansprüchen nicht genügen und verachten sich selbst für ihr Scheitern (Rauchfleisch 1981). Sie verhalten sich leichtsinnig und achtlos sich selbst gegenüber. Die bereits erwähnte Selbstverachtung ergibt sich also nicht nur aus der Enttäuschung über die idealisierten Eltern, sondern ebenso aus dem Scheitern am überhöhten Selbstideal. Die hinter der Verachtung versteckten Insuffizienzgefühle verweisen auf die depressive Seite dieser Jugendlichen, die sie aber immer wieder aggressiv oder delinquent überspielen.

Die hier gemeinte depressive »Ecke« der dissozialen Jugendlichen betrifft eine anaklitische Depression im Sinne von Spitz (1945). Sie ist im bewussten Erleben nicht wahrnehmbar. Aufmerksamkeit heischendes gefahrvolles und erregendes *(excitement)* Risikoverhalten soll die Depression kompensieren. Die aus der frühen Kindheit stammende Angst vor Trennungen wird abgewehrt, indem die Jugendlichen von sich aus Trennungen und Ablehnung heraufbeschwören. So behalten sie die Kontrolle über eine stets befürchtete, manchmal auch real drohende Ausstoßung aus der Familie (Stott 1950 zitiert nach Rauchfleisch 1981).

Die wichtigsten Auslöser für delinquentes Verhalten im Sinne narzisstischer Krisen sind

* die Entlarvung und Enttarnung der eigenen Kläglichkeit und Hilflosigkeit,
* die Konfrontation mit dem Hass gegen Vater oder Mutter
* die (reale) Verstoßung aus der eigenen Familie

Letztere löst vor allem dann Krisen aus, wenn die Jugendlichen das Gesetz des Handelns verlieren und durch die Entscheidung der Familie überrumpelt werden. Alle narzisstisch motivierten Straftaten dienen dazu, ein ideales Wunschbild und ein Größenselbst zumindest in negativer Form wieder aufzurichten. Die Taten enthalten aus diesem Grund oft irreale Elemente und irrationale Auslöser. Eine weitere Funktion der Taten ist es, plötzliche Erregungen und unerträglichen Hass abzureagieren und die eigene Handlungsfähigkeit wiederzuerlangen. In jeder narzisstischen Krise, die den Taten vorausgeht, werden die Jugendlichen von einer widrigen Realität so hart getroffen, dass sie nicht rechtzeitig in Wunschträume und Größenvorstellungen ausweichen können, sondern blindlings agieren müssen. Oder sie werden gezwungen, die Absurdität ihres gewohnten Denkens und Handelns zur Kenntnis zu nehmen, fühlen sich damit an den Pranger gestellt und merken, dass sie zum Gespött ihrer Umgebung werden.

Typisch sind zum Beispiel Aggressionstaten gegen jemanden, der die Mutter des Täters beleidigt oder die Abhängigkeit des Täters gegenüber dessen Mutter anspricht. Dabei ist die Beziehung zur Mutter in der Regel hoch ambivalent und bedroht. Wenn ein gekränkter Täter nicht aus dem Affekt heraus handelt, sondern sich zunächst distanziert, fortgeht und ein Messer holt in der Vorstellung, den Beleidiger später zur Rede zu stellen, oder sich fortan bei jedem sozialen Auftritt bewaffnet, dann wird noch deutlicher, dass den am Ende resultierenden Gewalttaten eine narzisstische Phantasie vorausgeht. Mit der Phantasie soll das beschädigte Größenselbst wieder aufgerichtet und die Selbstachtung gerettet werden.

Die »Rettung« erstreckt sich aber auch auf innere Gefahren. Zum Beispiel werden die gekränkten Jugendlichen von heftigen Erregungen erfasst, die sie in ihrer Vorstellung zu vernichten drohen. Die Größenphantasien müssen also nicht nur das innere Selbstbild aufrichten, sondern bei konkreten Gegebenheiten auch mithelfen, eine Rückversicherung gegen diese Erregungen aufzubieten und sie zu absorbieren. Hierzu dienen vor allem vorgestellte oder auf Bildträgern abgespielte Gewaltszenen und die szenisch ausgebildete Identifikation mit gewalttätigen, unzerstörbaren, gepanzerten oder maschinenhaften Filmhelden (Terminator, Highlander, Men in Black, Robocop etc.), weiterhin der Besitz und konkrete Umgang mit narzisstisch hoch besetzten Objekten wie Autos, Waffen, bestimmten Kleidungsstücken, aber auch der »Besitz« einer Trophäe als Beweis eines errungenen Erfolges oder einer Überlegenheit. Sogar ein Freund oder eine Freundin können auf die narzisstische Bedeutung einer solchen Trophäe reduziert werden.

Die psychotherapeutische Hilfe bei dissozialen Jugendlichen ist untrennbar mit Hilfen zur konkreten Bewältigung von Notlagen im Alltag und mit Hilfen bei der Lebensführung verknüpft. Sie ist praktische Begleitung und Anleitung. Sie muss nicht selten sogar mithelfen, eine Lebensgrundlage für die Jugendlichen bereitzustellen. Wenn darüber hinaus individuelle Psychotherapie betrieben wird, so ist diese stets ein Experiment mit offenem Ausgang. Hohe Flexibilität ist gefordert. Die Therapeuten sind gut beraten, einer »starken« Institution anzugehören. Sie müssen sich auf den Rückhalt der Institution stets berufen können. Der innere psychotherapeutische Prozess korrespondiert mit einer realen, mitunter gefährlichen Situation. Die Abstraktion von der Realität oder deren Symbolisation gelingt nie in ausreichendem Maße. Die Patienten stehen, während sie in Therapie sind, gleichzeitig in einem Gruppengeschehen, dem sie ihre ganze Aufmerksamkeit und Kraft widmen müssen. Diese Gruppenprozesse müssen genutzt werden, um den Patienten neue Beziehungserfahrungen und Empathieerfahrungen zu vermitteln. Der pädagogische Gesamtrahmen muss die Grunderfahrung von Halt und Verlässlichkeit gewährleisten. August Aichhorn (1987) hat diesen an innerseelischen Prozessen orientierten und dennoch konsequent als pädagogische Führung ausgelegten Prozess als Erster eindringlich beschrieben.

Die Einzeltherapie bildet zu diesen realen Erfahrungen in der Gruppe ein schwer zu bestimmendes Gegengewicht. Nur wenige dissoziale Patienten können überhaupt etwas mit Einzeltherapie anfangen, vor allem jene, denen wir zutrauen, Übertragungsbeziehungen aufzubauen. Die Einzeltherapie ist jedoch bei dissozialen Patienten kein geschützter und abgeschlossener Raum mit unantastbaren Regeln. Teilweise müssen wir den Patienten zugestehen, dass sie, ähnlich wie sie es auch im Alltag tun, in ihre hasserfüllten, wenig anziehenden Phantasien ausweichen. Oder wir müssen trotz unserer therapeutischen Bemühungen tatenlos mit ansehen, wie sie anschließend in zerstörerisches Agieren flüchten. Das Abstandnehmen, Durchdenken und Reflektieren fällt den dissozialen Patienten ausgesprochen schwer. Diese Anstrengung müssen wir ihnen natürlich mit großer Beharrlichkeit immer wieder nahebringen. Wir müssen jedoch auch bereit sein, harte Realitäten für sich sprechen zu lassen. Das therapeutische Setting der Einzeltherapie bedarf häufiger Anpassungen und Änderungen.

In die therapeutischen Einzelstunden werden gerne »Objekte« mitgebracht. Die Klärung und Verhandlung, ob diese Objekte gefährlich oder hilfreich sind, spielt in den Stunden eine nicht unbedeutende Rolle. In vielen Therapiestunden sind die Jugendlichen anfangs stark erregt und fürchten, hinter ihrem lautstarken Protest- und Agierverhalten als hilflos und schwach entlarvt zu werden. Ihre Schwäche ergibt sich bereits aus der Tatsache, dass sie sich meist nicht freiwillig, sondern auf Weisung eines Gerichts der Therapie unterziehen. Am Ende der Stunden ist oft nicht viel mehr erreicht, als dass sich die Patienten beruhigt haben. Die schwierige Balance besteht darin, die Jugendlichen mit ihren Größenvorstellungen nicht zu verprellen und dennoch dafür zu sorgen, dass ein notwendiges Minimum von Realität (und Ernüchterung) in Kraft bleibt. Es geht in den ersten Schritten der Einzeltherapie weniger darum, den Jugendlichen ihre Vorstellungen auszureden, als ihnen an strategisch wichtigen Punkten (z. B. Ende der Therapiestunde, Rückkehr in die Gruppe, Realität eines Strafverfahrens u. a.) den Ausstieg und »Überstieg« von der Phantasie bzw. Nebenrealität (Lempp 2003) zurück in die Realität zu ermöglichen.

Welche Bedeutung haben unsichere Bindungsmuster, wenn dissoziale Jugendliche sich verstoßen fühlen?

Ältere Jugendliche haben in der Entwicklung ihrer Autonomie normalerweise eine Stufe erreicht, auf der sie selbst vom Elternhaus weggehen möchten. Manchmal, wenn sie zu bequem sind, wird ihnen der Weggang auch von den Eltern nahegelegt. Dieser Schritt wird aber nicht als Ausstoßung empfunden, wenn die familiären Bindungen zuvor sicher waren. Bei ambivalenten Bindungen ist dies anders. In diesen Fällen haben sich die Jugendlichen bereits in der Kindheit nicht zuverlässig gehalten und angenommen gefühlt. Das Bindungsverhalten hat zwischen Anklammerung und Abstoßung geschwankt. Damit empfängt der endgültige Schritt der Loslösung im Jugendalter etwas Bedrohliches. Er wird als unwägbar und unberechenbar empfunden. Die sich trennenden oder hinauskomplimentierten Jugendlichen können sich nicht vorstellen, dass die Bindung als inneres Geschehen nach der äußerlichen Trennung noch Bestand hat.

Bei dissozialen Krisen lohnt es sich, die Tatsachen, die auf einen Hinauswurf aus der Familie hindeuten, genauer zu erkunden. Sie werden von den Jugendlichen zunächst beiseite geschoben. Auch wenn solche Tatsachen bekannt werden, bleibt es natürlich in einer Reihe von Fällen spekulativ, in welchem Maße die Jugendlichen durch das Ereignis innerlich erschüttert waren. In einer Kohorte von 78 eigenen strafrechtlichen Begutachtungen konnten in 20 % aller Fälle kasuistisch überzeugende Zusammenhänge zwischen einer Ausstoßung und einer nachfolgenden Straffälligkeit gefunden werden. In einem Teil der Fälle (Typ I) ging die Ausstoßung der Straftat unmittelbar voraus. In einem anderen Teil (Typ II) der Fälle lag das konkrete Ausstoßungsdrama mehrere Monate, in Einzelfällen sogar ein bis zwei Jahre zurück. Zwischenzeitlich hatten die Betroffenen versucht, die Ausstoßung zu kompensieren, indem sie sich an eine Ersatzperson anklammerten. Die Straftat wurde durch den Verlust jener Person ausgelöst, die unverkennbar an die Stelle der Familie gerückt war. Typ I und Typ II fanden sich im Verhältnis 2:3 (du Bois et al. 1995).

Ausgestoßene Jugendliche unternehmen ambivalente Versöhnungs- und Wiederannäherungsmanöver. In diesem Verhalten kommen passive Versorgungswünsche zum Ausdruck. Die Bemühungen bleiben erfolglos und vertiefen das Bewusstsein des Verlassenseins. Darüber hinaus treten die ausstoßenden Eltern ihrerseits an die Jugendlichen heran und machen ihnen Versöhnungsangebote. Diese werden von den Jugendlichen jedoch missachtet oder vereitelt. Sie spüren möglicherweise, dass die Angebote nicht ernst gemeint sind oder die Gefahr eines erneuten schmerzlichen Scheiterns in sich tragen. Vor allem die Attachment-Forschung (Ainsworth et al. 1978, Grossmann 1990) kann erklären, warum unsicher gebundene Individuen auf Trennungen teils unangemessen panisch und teils allzu gleichgültig reagieren. Im ursprünglichen Design von Ainsworth wird der Verhaltensstil der Mutter für die Entwicklung sicherer Bindungen als entscheidend angesehen. Unsicher gebundene Kinder werden u. a. dadurch definiert, dass sie bei Trennungen nicht heftig reagieren und um ihre Bindungen nicht aktiv kämpfen, stattdessen durchweg irritabel sind und eine fremde Umwelt weniger frei und offen explorieren, somit auch im späteren Leben auf Trennungskrisen schlechter vorbereitet sind. K. Grossmann (1990) hat zu bedenken gegeben, dass sich manche Kinder deshalb klaglos von der Mutter trennen, weil die Mutter sie frühzeitig zur Erkundung der Umwelt ermuntert. Eine bestimmte Form der exklusiven Bindung an die Mutter ist demnach nicht in jedem Fall die Voraussetzung für das Erkundungsverhalten.

Zudem konnten Kinder anhand des Verlaufs ihrer Cortisolausschüttung unterschiedlichen Konstitutionstypen zugeordnet werden (Tennes 1982), die bei Trennungsanforderungen unterschiedlich stark in Stress gerieten. Wir müssen also wir in Betracht ziehen, dass Mütter, je nach den konstitutionellen Reaktionsmustern und Temperamentseigenschaften des Kindes, mehr oder weniger sicher mit ihren Kindern umgehen *(goodness of fit)* und eine mehr oder weniger gelingende Beziehung aufzubauen imstande sind (Thomas und Chess 1980).

Natürlich können wir bei den hier gemeinten Jugendlichen, die in eine dissoziale Entwicklung eingetreten sind, nicht nur Temperamentsunterschiede der Kinder zu Erklärung ihres abnormen Bindungs- und Trennungsverhaltens heranziehen. Sozial benachteiligte Familien reagieren auf äußere Veränderungen mit größerem Stress und geben diesen Stress an ihre Kinder weiter. Sozial schwache Familien sind häufig sozial isoliert und verfügen über nur geringe extrafamiliale Unterstützung. Jede Veränderung der Lebensumstände kann sich auch auf die Qualität der Mutter-Kind-Interaktion und die Sicherheit der Bindungen auswirken. Therapeutische Anstrengungen müssen darauf gerichtet sein, diese Familien stärker in soziale Hilfssysteme einzubinden und ihre Außenkontakte zu verstärken (Alexander et al. 2000).

Es scheint also, dass im Rahmen des Bindungsverhaltens sowohl protektive wie auch pathogene Faktoren ins Spiel kommen (Campos et al.1983). Grockenberg (1981) fand, dass die Unterstützung des Vaters vor allem bei leicht irritierbaren Säuglingen den Aufbau einer sicheren Bindung unterstützen kann. Alle genannten Erwägungen können wiederum nicht unabhängig von kulturellen Gegebenheiten bewertet werden (Lamb et al. 1982). Es ist bekannt, dass auch in bindungsschwachen, chaotischen Familien sichere Bindungen entstehen können, wenn kontinuierlich Ersatzpersonen für das Kind verfügbar sind oder wenn das Kind über eine besonders robuste psychische Konstitution verfügt.

Eine besser differenzierte Erklärung für das typisch anklammernde, unsichere und ambivalente Bindungsverhalten ausgestoßener Jugendlicher könnte also sein, dass sie seit früher Kindheit in einem schwer einzuschätzenden Feld zwischen Unter- und Überversorgung leben mussten. Solche Kinder müssen angestrengt die Nähe der Mutter suchen, um ihre Unsicherheit zu kompensieren. Das Suchen nach Nähe der Bezugsperson wird umso intensiver betrieben, je seltener und unberechenbarer diese reagiert. Offer (1979) hat in einer Typologie des Verhaltens delinquenter Jugendlicher den Typus des *depressive borderline delinquent* herausgearbeitet. Für diesen Typus hebt er die Verwicklung der Familie und den fortwährenden Kampf um Loslösung und Individuation hervor. Die jugendlichen Delinquenten erleben die Auseinandersetzungen mit der Familie schuldhaft. Ihr delinquentes Verhalten soll demnach ein Versuch sein, sich aus einer depressiv gefärbten, als hoffnungslos erlebten Verstrickung zu befreien und sich Erleichterung zu verschaffen. Das Misslingen eines solchen Versuchs kann auch zu suizidalem und selbstzerstörerischem Verhalten führen.

Neuere Forschungen zum Bindungsverhalten dissozialer Jugendlicher (Crowell et al. 1999, Brennan et al. 1998) wenden sich abseits der frühkindlichen Bindungsmuster zwei Faktoren der aktuellen Erlebnisverarbeitung zu, durch die das Drama der familiären Entzweiung und Ausstoßung immer wieder angeheizt wird. Ein Faktor betrifft die ständige Angst vor dem Verlassenwerden, der andere das Vermeiden von Intimität und Gefühlsausdruck. Es ist nachvollziehbar, dass Eltern, die auf das riskante und provozierende Verhalten ihrer Kinder stets mit Ärger und Drohungen reagieren, statt mit Angst und Sorge, die emotionale Distanz und Entfremdung immer größer werden lassen. Im Grunde werden alle Betroffenen von der gleichen Angst vor Verlusten beherrscht und leiden unter der gleichen Angst vor Autonomie und Ohnmacht, können dies aber weder einräumen noch bei ihrem Gegenüber richtig einschätzen. Therapeutische Ansätze können – auch unter systemischen Gesichtspunkten – das Ziel verfolgen, den Mitgliedern der Familien mehr Zugang zu ihren Emotionen zu geben, ihnen vor allem ein Spektrum aufzuzeigen, mit dem sie ihren Wunsch nach Nähe und Verbundenheit zum Ausdruck bringen und kommunizieren können.

Welche Bedeutung haben narzisstische Reaktionsmuster, wenn sich dissoziale Jugendliche verstoßen fühlen?

Dissoziale Jugendliche, die aus ihren Familien verstoßen werden oder aus der Familie weglaufen, laufen hohe Gefahr, Straftaten zu begehen (Typ I). Manchen gelingt es, Halt und Orientierung bei Ersatzpersonen zu finden (Typ II). Sie kämpfen mit hohem und verzweifeltem Einsatz um den Erhalt ihrer Freundschaften. Diese werden idealisiert. Sie sollen ihnen alles bedeuten, was sie sich von den Eltern je gewünscht hatten aber entbehren mussten. Wenn sie von der Familie des Freundes oder der Freundin aufgenommen werden, so stellen sie sich vor, sie seien an Kindes statt aufgenommen, sie seien umworben und begehrt und könnten sich alles erlauben. Die Idealisierung der Ersatzfamilie droht zusammenzubrechen, wenn der Neid hinzukommt: In der neuen Familie darf es nicht besser sein als in der eigenen. Der Vorwurf an die eigenen Eltern und die Erinnerung an eigene Entbehrungen würde schmerzhaft bewusst werden. Unbewusst würden die Jugendlichen erneut die Partei der eigenen Familie ergreifen.

Dieses Risiko besteht freilich selten. Häufig sind die Familien, in denen die Jugendlichen Unterschlupf finden, ähnlich problembehaftet wie die eigenen. Auch dieser Umstand führt dazu, dass die Jugendlichen dort nur vorübergehend bleiben können. Dann droht der nächste Abbruch oder Hinauswurf – die schwelende Krise flackert erneut auf. Die Jugendlichen klammern sich immer enger an ihre Freunde. Mitunter genügt es zur Auslösung der Katastrophe, dass ein wichtiger Freund sich nicht mehr vereinnahmen lässt, sondern seinen eigenen Weg zu gehen versucht. Auf diese Weise platzt die Blase der Omnipotenz, in der sich die Jugendlichen vorgestellt hatten, sie könnten in jeder Hinsicht über ihren Freund oder ihre Freundin verfügen. Die Phantasie der totalen Kontrolle in einer Liebesbeziehung ist oft der letzte Strohhalm.

In ihren Krisen versuchen die Jugendlichen zunächst alle sichtbar gewordenen Differenzen zu leugnen. Dann verhalten sie sich tyrannisch, bedrohlich und aufbrausend. Sie drohen mit Suizid oder werden aggressiv. Wenn der Freund oder die Freundin die Beziehung aufkündigen, widerfährt den Jugendlichen eine Kränkung massiven Ausmaßes. Die verdrängte Erinnerung, aus der Familie verstoßen zu sein, beginnt wieder zu schmerzen (*narcissistic delinquent*, Offer 1979). Mit der Wahl narzisstischer Beziehungen versuchen sie sich über drohende oder bereits erlittene Trennungen hinwegzutäuschen oder der Illusion hinzugeben, dass ihnen die Trennung nichts anhaben könne, weil sie über alles erhaben seien. Das gewählte narzisstische Objekt hat die Funktion, das eigene Selbstideal zu bestätigen. Hinter dieser Illusion liegt jedoch unverändert ein Reifungsdefizit verborgen, das es nicht erlaubt, schon autonome Entscheidungen zu treffen, allein zu sein und für sich selbst Verantwortung zu übernehmen.

Viele Jugendliche, die von ihrer Familie oder in der Folge von deren Substituten verlassen werden, lassen es sich demonstrativ schlecht gehen und beginnen zu streunen. Während des Streunens sind sie in der Phantasie intensiv mit Hassgefühlen gegen die verlorenen Bezugspersonen beschäftigt und bleiben diesen somit emotional sehr nahe. Die Trennung wird während des Streunens nicht durchgearbeitet und kann für die Autonomiebildung keinen Anreiz bilden. Die Affektregulation bleibt brüchig. Die Jugendlichen müssen sich vor affektiven Zusammenbrüchen hüten. Sie fürchten das dann einsetzende Gefühl der Ohnmacht. Um dieser zuvorzukommen, drängt es sie zum Agieren.

Die Phantasie wird auch von narzisstischen Rachephantasien beherrscht. Die Eltern oder die Ersatzpersonen werden als Schuldige erkannt. Die Jugendlichen schieben bisweilen sogar die Verantwortung für konkrete Straftaten den Familien oder Freunden zu. Sie erklären, sie hätten eine bestimmte Straftat nicht begangen, wenn sie nicht verlassen worden wären. Gerne verweisen sie darauf, die Welt sei ihnen etwas schuldig geblieben. Sie hätten nun das Recht, sich etwas von dem zu holen, was ihnen versagt wurde (Kögler 1982). Manche Phantasien sind als Ultimatum an die verstoßenden Eltern, den Freund oder die Freundin formuliert. Den verstoßenden Personen wird gewissermaßen eine letzte magische Chance eingeräumt, bevor sich der Täter zu seiner Tat hinreißen lässt. Die Zeit vor der Tat wird als alles entscheidende Endzeit stilisiert. Diese innere Dramatisierung und Überhöhung fördert die Bereitschaft zu extremen Verhaltensweisen. Nach Ablauf des Ultimatums erzeugt die Endzeitphantasie allerdings ein besonders tiefes Gefühl von Hoffnungslosigkeit und Verlassenheit.

Wenn die Jugendlichen vor Begehung einer Straftat gedankenverloren herumstreunen, ist ein regressiver Einbruch der Ich-Funktionen zu vermuten. Das Streunen signalisiert einen Rückzug aus der Realität und eine kritische Schwächung der affektiven Steuerungsmöglichkeiten. Zugleich erleben die Jugendlichen ihre Lage als aussichtslos. Sie können oder wollen sich vorübergehend nicht mehr an Bindungen orientieren. Die einen reagieren mit lähmender Untätigkeit, Rückzug und unsinnigen Leerlaufhandlungen *(empty borderline delinquent)*, die anderen verfallen rasch wieder auf aggressive Impulshandlungen *(impulsive borderline delinquent)*, (Offer 1979).

In einigen Fällen mündet diese problematische Gemengelage aus Verlassenheit, Wut und Sehnsucht auch in sexuell motivierte Nötigungen. Das abnorme Sexualverhalten bleibt aber eng bezogen auf die Belastungssituation und folgt keinen fixierten perversen Mustern.

Welche familiären Umstände verschlimmern das Erleben der Ausstoßung?

Jugendliche, die nicht in Deutschland aufgewachsen sind und erst vor kurzem ihre Heimat verlassen mussten, also in den kulturellen und sozialen Normen ihrer deutschen Umwelt noch fremd sind, werden von familiären Ausstoßungen besonders hart getroffen. Generell gilt, dass die Einbettung und Beheimatung in einer sozialen Umwelt einen wichtigen Ausgleich darstellt, wenn die innerfamiliären Beziehungen nicht stabil sind. Hierzu muss es den Jugendlichen möglich sein, sich mühelos in einem vertrauten Raum außerhalb der Familie zu orientieren. Genau diese Möglichkeit ist den neu zugezogenen Jugendlichen verwehrt.

In anderen Fällen wird die tiefgreifende Wirkung eines familiären Zerwürfnisses nachvollziehbar, weil es sich um besonders rigide Familienstrukturen handelt. Die ausstoßenden Familien sind schlecht sozial integriert und verteidigen starre Grenzen zwischen familiärem Binnenraum und Außenraum. Die Jugendlichen müssen eine ähnlich starre Anpassung an die Familie leisten, um sich ihre Zugehörigkeit zu sichern. Manche ausländischen Familien halten sich zum Beispiel eng an die kulturellen und religiösen Vorgaben ihrer Heimat und erziehen auch ihre Kinder sklavisch nach diesen Vorgaben. Bis zuletzt sehen die Jugendlichen keine Alternative zur Unterwerfung unter die Eltern, auch wenn sie sich von ihnen längst nicht mehr angenommen fühlen. Sie fürchten, ins Niemandsland gestoßen oder innerhalb der Sippe verfemt zu werden.

Wenn adoptierte Jugendliche sozial auffällig werden und schließlich von den Adoptivfamilien nicht mehr toleriert werden, droht ebenfalls eine dissoziale Krise von besonderer Tragweite. Die statistisch berechtigte Hoffnung auf eine günstige soziale Entwicklung adoptierter Kinder im Vergleich zu in Heimen aufgewachsenen Kindern verschlimmert die Tragik jener Fälle, in denen die Adoptionen scheitern. Hier fühlen sich die Adoptiveltern von ihren groß gewordenen adoptierten »Kindern« befremdet und hinsichtlich früherer Ideale betrogen. Die nun aufbrechenden Risse in der Beziehung zu den Kindern sind bisweilen irreparabel. Wiederum dürfte ein narzisstischer Mechanismus mitspielen. Die adoptierenden Eltern können eine überhöhte Vorstellung von ihrer Bedeutung als Retter und Sinnstifter der Kinder ausbilden. Vor der Adoption erschien das Leben der Kinder sinnlos und verloren. Die Beziehung entbehrt zwar der biologischen Grundlage, umso stärker ragt der biographische Moment heraus, als sich die Adoptiveltern zur Adoption entschlossen und den Kindern so gewissermaßen zu einer zweiten Geburt verhalfen.

Der Vorgang der Adoption wird also nachvollziehbar als etwas besonders Kostbares empfunden. Das feindselige und befremdliche Verhalten der sozial auffälligen Jugendlichen kann daher die Grundlage der Zusammengehörigkeit zerstören. Das Trennende ist für beide Seiten eine radikale Erfahrung, weil es auf die Zeit vor der »zweiten« Geburt verweist, als die Adoptiveltern für die Kinder noch nicht existierten. Bezeichnenderweise scheitern Adoptionen oft während der Adoleszenz. Zu dieser Zeit stehen für alle Jugendlichen wichtige Fragen zur Klärung von Identität und Autonomie an. Auch die Adoptivkinder müssen sich mit ihrer Herkunft auseinandersetzen, ihren Platz in der Welt finden und sich aus den elterlichen Projektionen befreien. In allen diesen Fragen drohen sie aber zu scheitern, wenn in tückischer Weise das Zerwürfnis mit der Familie und die Trennung von den Eltern mit der Aufkündigung der Elternschaft gleichgesetzt wird. Die Adoptivkinder können auf diesen Vorgang nihilistisch, sozial verächtlich und mit Gefährdungen ihrer selbst und anderer reagieren.

Wieder andere Lebenslagen, in denen sich der Verlust der Familie besonders schwerwiegend auswirkt, müssen wir als *soziale Anomie* klassifizieren. Die Familien leben unberechenbar, ungeregelt und chaotisch. Die mangelnde Verlässlichkeit und Kontinuität äußerer Lebensverhältnisse zwingt bereits jüngere Kinder dazu, sich außerhalb der Familie zu orientieren. Die psychisch Schwächeren sind dennoch gezwungen, jedes minimale Bindungsangebot der Familie zu nutzen. Sie können sich daher nicht rechtzeitig in Sicherheit bringen, wenn ihnen psychische Gefahr droht. Sie riskieren Wechselbäder von Verwöhnung, Zurückweisung, Deprivation, Überstimulation, Ängstigung und Verwirrung.

Schließlich sind auch leichte intellektuelle Schwächen ein solches Risiko, das Kinder zwingt, sich enger an die Bezugspersonen zu halten, obwohl sie durch diese Nähe den traumatischen Einflüssen schutzlos ausgesetzt werden. Das Gefühl ohnmächtiger Abhängigkeit von der Familie ist bei diesen Jugendlichen besonders ausgeprägt.

Warum laufen die Jugendlichen aus ihren Familie weg und welche Erlebnisprozesse begleiten dieses Verhalten?

Jeder sechste Jugendliche in den USA läuft mindestens einmal von zu Hause weg, 14 % der Mädchen und 18 % der Jungen. Die Dunkelziffer der Wegläufer wird noch einmal so hoch geschätzt. Damit beläuft sich die absolute Zahl in den Vereinigten Staaten auf 2 Millionen Kinder und Jugendliche. 5 % aller Wegläufer streunen mehrfach. Von ihnen wird angenommen, dass sie von Hilfseinrichtungen nicht mehr erfassbar sind, sondern auf der Straße zu leben beginnen, in U-Bahn Stationen oder Parks, oder dass sie sich bei anderen erwachsenen Personen aufhalten (National Center for Health Statistics 1995). Nicht alle entlaufenen Jugendlichen, die wir bei Notaufnahmen in jugendpsychiatrischen Kliniken oder in Notaufnahmeheimen erleben, benennen konkrete Ziele ihres Verhaltens. Wenn sie Ziele erwähnen, dann liegen diese im Hier und Jetzt: Sie sagen, dass sie Freunde und Freundinnen aufsuchen, von denen sie sich verstanden fühlen und dass ihnen diese Freunde verboten wurden. Sie lassen sich dieses Verbot nicht gefallen. Sie sagen auch, sie müssten dringend Freunde aufsuchen, weil diese ihnen noch etwas schulden, Geld oder die Einlösung eines Versprechens. Eine Auseinandersetzung oder Klärung mit Freund oder Freundin wird für unaufschiebbar erklärt. Die Trennung von Freund oder Freundin wird als unerträglich empfunden und soll überwunden werden. Die Eltern haben Hausarrest verhängt und drohen mit Strafen. Sie sagen auch, dass sie frei sein wollen, sich nicht einsperren lassen und beweisen wollen, dass sie sich wehren können. Sie wissen, dass die Polizei oder das Jugendamt hinter ihnen her sind. Sie wollen nicht in die Schule zurück. Sie behaupten, dass ein wichtiges Treffen oder eine Party stattgefunden habe. Dorthin zu gehen, sei ihnen wichtiger gewesen als der Familienfrieden. Um dem Streit mit den Eltern zu entgehen, seien sie nicht zurückgekehrt.

Im Diskurs mit den Jugendlichen helfen uns die vordergründigen Anlässe kaum, die dahinter liegenden Motive zu durchschauen. Diese sind komplex und widersprüchlich. Weibliche Jugendliche, die sich zum Beispiel einem innerfamiliären Missbrauch durch Weglaufen zu entziehen versuchen, handeln oft nicht eindeutig. Sie bewegen sich nicht geradlinig auf das Ziel zu, ihre Familie zu verlassen, so sehr wir diesen Schritt therapeutisch auch wünschen und durch unsere Angebote zu fördern versuchen. Immer wieder kommt es vor, dass die Mädchen wider bessere Einsicht in ihre Familie zurückkehren und sich dort mit den Angehörigen erneut in traumatischer Weise auseinandersetzen, dann erneut flüchten und wiederum Rettungsmaßnahmen auslösen.

Viele Jugendliche verzichten ganz auf Erklärungen für ihr Weglaufen. Sie zucken nur ratlos mit den Schultern, wenn sie danach gefragt werden. Wir gehen aber von der Annahme aus, dass jedem Weglaufen Gedankenspiele vorausgehen. Das Vorphantasieren des Weglaufens dürfte bei Jugendlichen ähnlich weit verbreitet sein, wie das Vorphantasieren suizidaler Handlungen. Wenn die Jugendlichen tatsächlich zur Tat schreiten, setzen sie ihre zuvor gehegten Phantasien allerdings der rauen Wirklichkeit aus oder werden von dieser Wirklichkeit ungeahnt eingeholt. Die entlaufenen Jugendlichen müssen sich nun an realen Gegebenheiten orientieren, obwohl diese nicht mehr mit der Weglaufphantasie übereinstimmen. Manchen Jugendlichen ist dies recht. Wir dürfen sogar vermuten, dass sie die Herausforderung durch die Realität suchen, weil sie dort Befreiung aus innerer Bedrängnis und Verwirrung erhoffen. Sie können sich außerhalb des Konfliktfeldes Familie besser orientieren und »spüren«. Sie wollen durch eigene Entbehrungen und neue Herausforderungen ihr Gefühl von innerer Erregung, Wut oder Schuld betäuben. Sie laufen weg, bevor sie in ihrer »mörderischen« Wut die Kontrolle verlieren. Sie versuchen also durch das Weglaufen Schaden von den Personen abzuwenden, die von ihrem Hass getroffen werden könnten. Bei chronisch streunenden Jugendlichen können sich solche Motive in Dauerschleifen so oft wiederholen, bis die konkreten Anlässe kaum noch greifbar sind. Schließlich finden wir bei diesen Jugendlichen kaum noch ein Bedürfnis nach Hilfe oder einen Leidensdruck.

Bei anderen Wegläufern ist es umgekehrt. Sie versuchen durch das Weglaufen nicht ihren unangenehmen Phantasien, sondern einer unangenehmen Realität zu entfliehen, die ihnen in Elternhaus oder Schule aufgedrängt wird. Diese Form des Weglaufens entpuppt sich als Steigerung einer Phantasiereise, welche die Jugendlichen schon vor dem Weglaufen angetreten haben. Sie bleiben während ihres Streunens umringt von imaginären Figuren, von Feinden oder helfenden Phantasiebegleitern. Sie beschäftigen sich in ihren Phantasien mit Objekten ihres Hasses und Fluchtpunkten ihrer Sehnsucht. Sie stehen mit wichtigen Personen, die sie verlassen haben, in einem imaginären Dialog. Das Weglaufen steht auf einer Zwischenebene von Realität und Nebenrealität. Auf dieser Ebene dient alles, was den Jugendlichen in der Realität begegnet, als Projektionsfläche für ihre innere Vorstellungen.

Die einen wähnen, sie könnten ihre Angehörigen durch ihr Verschwinden bestrafen, quälen und bloßstellen oder sie könnten ein öffentliches Signal setzen. Sie wollen gesucht und gefunden werden. Sie haben Sehnsucht nach Versöhnung, die freilich oft unerfüllbar ist. Andere suchen nach ozeanischen Gefühlen des Aufgehobenseins in einer Gemeinschaft. Sie stellen sich vor, in der »Welt« oder auf der »Straße« zu Hause zu sein. Sie stellen diese höchst ungeschützte Situation so dar, als könnte sie ihnen Halt und Geborgenheit geben. Hiermit verraten sie ihre regressiven Sehnsüchte, machen diese aber vorsichtshalber nicht mehr an konkreten Personen fest. Sie sind zu oft enttäuscht worden. In wieder anderen Phantasien taucht die narzisstische Phantasie auf, dass die Jugendlichen durch ihr Weglaufen und ihre Selbsterniedrigung eine Bewährungsprobe bestehen und am Ende belohnt werden. Die Jugendlichen stellen sich zum

Beispiel vor, ins Ausland oder in die Fremdenlegion zu gehen und ihr Leben dort neu zu entwerfen. Jenseits ihrer kümmerlichen und gekränkten Identität wollen sie heldenhaft zurückkehren.

Narzisstische Rettungsphantasien dieser Art sind bei Wegläufern weit verbreitet. Ihre Entstehung setzt voraus, dass die Jugendlichen zwischen Hoffen und Resignieren hin- und hergerissen sind. Wegläufer, deren Kindheitserleben ausschließlich von Entbehrungen geprägt ist, sind weniger anfällig für kompensatorische Größenvorstellungen. Narzisstische Kinder wachsen auf in der Vorstellung, dass ihr Glück und ihre Befriedigung zum Greifen nah ist und ihnen nur im letzten Augenblick wieder entzogen wird. Welche inneren oder äußeren Voraussetzungen zu diesem Erleben beitragen, ist letztlich unklar. Unsicher ist auch, wie die narzisstische Komponente des Erlebens bei Wegläufern prognostisch zu beurteilen ist. Einerseits werden die Wegläufer auf diese Weise vor depressiven oder desintegrativen Zusammenbrüchen geschützt. Andererseits werden sie zu riskantem Verhalten angestachelt und verkennen in ihrer Verblendung das Ausmaß der Gefahr, die sie für sich und andere heraufbeschwören.

Die Straßenkinder in den Metropolen Afrikas und Südamerikas sind in mancher Hinsicht das Gegenbild dieses narzisstischen Typs. Sie fallen frühzeitig aus dem Nest einer Familie und werden in ein Leben auf der Straße und in Jugendbanden eingewöhnt. Sie werden bereits in der Kindheit zu emotionalen Selbstversorgern. Straßenkinder dürfen sich nie Illusionen machen, welche schützende Intimität und Versorgung ihnen von Seiten der Eltern zusteht. Selbst wenn unter Umständen auch diese Kinder davon träumen, in einer heilen Familie aufgehoben zu sein, ist für sie das Leben auf der Straße stets die dominante Realität. Es ist schwer vorstellbar, wie diese Realität durch narzisstische Phantasien aus den Angeln gehoben werden könnte.

Straßenkinder aus anderen Kontinenten werden mitunter von idealistischen Ehepaaren zur Adoption nach Europa geholt. In ihrer neuen familiär geprägten und behüteten Umwelt fühlen sie sich zunächst entfremdet, sind aber in der Regel rasch anpassungsfähig. Erst im Rahmen der adoleszentären Identitätskrise, deren Bewältigung für Adoptivkinder besonders schwierig ist, kann sich die Dissozialität wieder melden. Sie wird gewissermaßen reinszeniert. Mit ihren dissozialen Krisen suchen die ehemaligen Straßenkinder nach ihrem wahren Selbst. Wiederum verlaufen diese Krisen nicht nach dem narzisstischen Muster. Sie sind von tiefer Unsicherheit, innerer Abkehr von den Adoptiveltern, Provokationen und Unterwerfungsgesten geprägt. Die sonst typischen Hinweise auf ambivalentes, unsicheres Bindungsverhalten kommen hingegen nicht vor. Kränkungsreaktionen, Bestrafungsphantasien und Größenphantasien spielen ebenfalls nur eine geringe Rolle. Die Adoptiveltern sind über ihre Kinder befremdet und umgekehrt diese über ihre Eltern. Sie wenden sich voneinander ab. Die innere Verbindung geht verloren. Im Unterschied hierzu bleiben die zuvor erwähnten Wegläufer, die nach narzisstischem Muster vorgehen, in ihrer Phantasie intensiv mit ihren Bezugspersonen beschäftigt und verbunden.

Wie stellen wir uns psychotherapeutisch und im sozialen Management auf Wegläufer ein?

Alle Wegläufer, ob narzisstisch geprägt oder nicht, nehmen Hilfsangebote nur sehr zögerlich an, weil sie diese Angebote als Eingriffe in ihre mühsam durch das Weglaufen erlangte Selbstbestimmung erleben oder den erneuten Zugriff der Eltern befürchten, vor denen sie weggelaufen waren. Die Jugendlichen erwarten nicht, dass es jemand gut mit ihnen meint. Sie wollen sich nicht neuerlichen Enttäuschungen aussetzen. Hinzu kommt, dass die Hilfen in der Regel darauf hinauslaufen, den Jugendlichen eine Wohnmöglichkeit in einem Heim oder in einer Wohngruppe anzubieten. Um diesem Angebot zuzustimmen, müssten sich die Jugendlichen auf eine konkrete Zukunft außerhalb der Familie einlassen. Sie müssten in einen fremden sozialen Kreis eintreten und sich unter neue erzieherische Obhut begeben. Mit dieser Entscheidung wäre die Trennung vom Elternhaus besiegelt.

Vor dieser Entscheidung schrecken viele Jugendliche zurück. Sie wollen nirgendwo hingehen, wo ihnen offizieller Ersatz für die Familie versprochen wird, weil ihnen dieser Schritt bewusst machen würde, dass sie ihre Familie verloren haben oder sich dieser nicht mehr zuordnen können. Aus dem »Weglaufen« von der Familie würde ein »Hingehen« zu einem neuen Ziel. Aber kaum ein jugendlicher Wegläufer, der den Sprung gewagt hat, sich von einer oft desolaten Familie abzusetzen, ist schon bereit, an ein »rettendes Ufer« zu schwimmen. Oft versuchen die Jugendlichen zunächst einmal, ihr beschädigtes Größenselbst zu reparieren. Sie verfolgen die erwähnten narzisstischen Rache- und Rettungsphantasien. Oder sie klammern sich, wie erwähnt, vorübergehend an Ersatzpersonen. Sie bewahren sich die Illusion vom verlorenen Sohn oder von der verlorenen Tochter, die alsbald von den Familien reumütig wieder aufgenommen werden. Sie kämpfen also ein Rückzugsgefecht und kommen zumindest innerlich am Schluss dieses Kampfes wieder bei den Eltern an. Wenn sie auf diesem Wege ihre eigene narzisstische Selbstachtung wieder aufrichten wollen, müssen sie auch die Eltern wieder rehabilitieren. Ihnen wird klar, dass sie von diesen abstammen und einen Teil ihrer Identität von diesen beziehen.

Es ist daher nicht unproblematisch, verstoßene oder entlaufene Jugendliche in Pflege- und Notaufnahmefamilien unterzubringen. Dies geschieht in der gut gemeinten Absicht, den Wegläufern so rasch wie möglich eine familiäre Normalität anzubieten und eine soziale Fehlanpassung an die Nichtsesshaftigkeit und ihre Subkulturen zu verhindern. Die »heile« Welt, welche den Jugendlichen in den Notfamilien entgegentritt, wird leicht als Affront empfunden. Die Grundfesten der bisherigen Selbstregulation werden erschüttert und in Frage gestellt. Nur die Jugendlichen selbst, nicht aber andere, dürfen demnach die eigene Familie in ein schlechtes Licht rücken. Auch Wiedergutmachungs- und Versöhnungsangebote können die Jugendlichen nur von der eigenen Familie akzeptieren. Wenn sie gezwungen wären zu erkennen, dass es Familien gibt, in denen sie sich wohler fühlen als in der eigenen, käme ihnen diese Erkenntnis wie Verrat vor.

In Notaufnahmeheimen und in Jugendwohngruppen werden die Wegläufer nicht ständig an das Elternhaus erinnert. Sie sind nicht gezwungen Vergleiche zu ziehen. Sie befinden sich auf »neutralem Boden«. Hier wird ihnen weder Dankbarkeit abverlangt noch schlägt ihnen Mitleid entgegen. Ihr prekäres inneres Gleichgewicht zwischen Aufbegehren und Hoffen auf Versöhnung bleibt unangetastet. Heftige destruktive Aktionen können auf diese Weise vermieden werden. Die Jugendlichen können ihre Situation besser kontrollieren. Natürlich liegen in diesen Abwehrmanövern ebenfalls Risiken. Innerlich kommen wir so vollends nicht an die Jugendlichen heran. Wenn sie auch aus Wohngruppen immer wieder entweichen und sich in die Gruppe nicht integrieren können, ihnen andererseits die Rückkehr ins Elternhaus verwehrt bleibt, tauchen sie unweigerlich immer tiefer in die Subkultur der Nichtsesshaftigkeit ein. Am Ende bleibt den sozialen Diensten nur noch das Instrument des betreuten Jugendwohnens in Hotelzimmern, ergänzt durch aufsuchende Hilfen oder Streetwork.

Bei diesen Hilfeformen wird in der Regel keine Rückkehr zu den Familien mehr angestrebt. Auf weitere Unterbringungsversuche in Jugendwohngruppen oder Heimen wird ebenfalls verzichtet. Es wird den Jugendlichen nicht mehr zugetraut, sich nochmals in die Abhängigkeit einer Wohngruppe zu begeben, mit anderen den Alltag zu teilen und abzusprechen und eng miteinander zu leben. Hier wird erkennbar, wie negativ sich soziale Schwächen und Bindungsdefizite auf die Prognose der Verwahrlosung auswirken. Die besonders bindungsschwachen oder bindungsambivalenten Jugendlichen versuchen ihre Autonomie durch eine abrupte Trennung von der Familie zu erkämpfen. Ihnen gelingt aber weder eine Wiederannäherung an die eigene Familie noch der Aufbau neuer Bindungen.

Schließlich können sie ihre Autonomie nur noch erhalten, wenn sie auf eine feste soziale Zugehörigkeit verzichten und in einem dissozialen Provisorium verharren. In diesem Stadium der Verwahrlosung fordern die sozialen Helfer ihre Klienten nun auf, Art und Ausmaß der gewünschten Hilfen selbst zu bestimmen. Sie verlangen allerdings, dass feste Termine und Treffpunkte eingehalten werden. Erstaunlicherweise ist diese Vorgabe selten ein Problem. Die auf der Straße lebenden Jugendlichen halten sich an Vereinbarungen. Dankbar ergreifen sie dieses Gerüst zur Orientierung in Zeit und Raum, zumal es ihnen keine engen Beziehungen abverlangt. Viele der verwahrlosten Jugendlichen erträumen sich weiterhin die tröstliche Nähe einer engen dauerhaften Beziehung, vereiteln aber alles, was zum dauerhaften Gelingen einer solchen Beziehung beitragen könnte.

Vor allem in der frühen Adoleszenz wird von den Angehörigen und von den sozialen Diensten erwogen, ob es sinnvoll ist, in den Lebenswandel der Jugendlichen gewaltsam einzugreifen, weil sie ständig entlaufen, von der Schule fernbleiben, auswärts essen und schlafen, Drogen konsumieren und Straftaten begehen. Die Rechtsgrundlagen für erzieherische oder therapeutische Maßnahmen gegen den Willen der Jugendlichen sind im § 1631b BGB geregelt. Die Durchführungsbestimmungen sind ausgesprochen weit gefasst, verlangen aber, dass sich ein Kinder- und Jugendpsychiater von der sozialen Gefährdung überzeugt und die Maßnahme befürwortet. Zur Einschätzung der Gefährdung müssen wir Kenntnisse über das Verhalten der Jugendlichen während ihres Weglaufens erlangen. Wir prüfen, ob der Alltag der streunenden Jugendlichen eine minimale Struktur aufweist, ob die Jugendlichen hinsichtlich ihrer Körperhygiene, ihrer Ernährung und ihres Wirtschaftens ein gewisses Niveau der Selbstversorgung erreichen. Wir bewerten auch die Qualität der sozialen Beziehungen und das Vorkommen psychischer Störungen.

Auch bei Jugendlichen, denen es nach den hier genannten Kriterien noch relativ gut geht, müssen wir feststellen, dass allein der drohende Verlust familiärer Bindungen, das Streunen und die Verweigerung sozialer Hilfen den Sachverhalt der »Gefährdung« erfüllen. Immerhin droht die soziale Integration der Jugendlichen auf Dauer zu scheitern. Und immerhin handelt sich um junge Menschen, mitten in einer entscheidenden, krisenhaft verlaufenden Entwicklungsphase.

Es gelingt allerdings nur begrenzte Zeit, Jugendliche gegen ihre Willen in einer pädagogischen Maßnahme festzuhalten. In dieser Zeit muss es den Erziehern gelingen, das Vertrauen der Jugendlichen zu gewinnen und sie davon zu überzeugen, dass sie in Anbetracht ihrer schwierigen Lebenslage den Aufenthalt freiwillig fortsetzen sollten. Wenn es trotz angemessener Angebote und intensiver Werbung nicht gelingt, die streunenden Jugendlichen in einem Heim oder einer Wohngruppe wieder sesshaft zu machen, müssen wir den Begriff der Gefährdung mit fortschreitendem Alter enger auslegen und können schließlich nur noch eine akute Bedrohung der körperlichen und psychischen Gesundheit zum Anlass nehmen, einen nochmaligen amtlichen Zugriff zu empfehlen.

Schlussfolgerungen – Die Unmöglichkeit weiterer Hilfe und die Inkaufnahme von Verwahrlosung

Wenn die Gefährdung also lediglich dadurch charakterisiert ist, dass wir der Jugendlichen nicht mehr habhaft werden, müssen wir am Ende unserer Bemühungen ein gewisses Maß der Verwahrlosung zulassen. Neben dem Aspekt der Gefährdung müssen wir uns davon überzeugen, ob eine geschlossene Maßnahme zur Besserung der schon eingetretenen Verwahrlosung noch geeignet und sinnvoll erscheint. Auch bei den prognostisch weniger günstigen Verläufen ringen sich allerdings Ämter und mitwirkende Gutachter immer wieder dazu durch, therapeutische Zwangsmaßnahmen zu wagen. Ein Zustand erzieherischer Resignation ist bei Jugendlichen eben generell schwer zu tolerieren, insbesondere bei Jugendlichen, die im Rahmen ihrer Nichtsesshaftigkeit einen rapiden Verfall erleiden, keine stabile Selbstorganisation beweisen, sondern Drogen konsumieren, der Prostitution nachgehen und einen chaotischen Alltag leben.

Nach jedem entschlossenen Eingreifen müssen wir jedoch bilanzieren, ob sich der Eingriff zugunsten der psychischen Entwicklung ausgewirkt hat, d.h. ob es den Jugendlichen unter der erzwungenen Betreuung besser gelingt, für sich selbst zu sorgen, ihre Affekte zu stabilisieren und Ziele zu verfolgen. Wir müssen prüfen, ob die Jugendlichen ihren Aufenthalt in der Institution »aushalten«, ohne ständig zu entweichen und sich dabei schlimmer zu gefährden als zuvor. Die Anfangserfolge intensiver und engagierter Maßnahmen in geschlossene Einrichtungen sind durchaus ermutigend. Vor allem leicht retardierte Jugendliche, die in ihrer Nichtsesshaftigkeit überfordert und nahezu alltagsuntauglich waren, fühlen sich in der verhängten Zwangslage entlastet. Sie sind froh, die hohe Verantwortung als Selbstversorger nicht mehr tragen zu müssen. Hinzu kommt, dass sie während ihrer Nichtsesshaftigkeit oft Älteren ausgeliefert waren, von denen sie ausgebeutet wurden.

Eine weitere große Herausforderung liegt in der Frage, wie die Anfangserfolge über die Zeit gerettet und gefestigt werden können, nachdem die primäre, unter Zwang begonnene Maßnahme ausgelaufen ist. Weitere Betreuungsangebote müssen unbedingt folgen. Erlebnispädagogische Projekte haben sich bewährt. Sie müssen sich einschließlich weiterer Nachbetreuungen über eine Reihe von Jahren erstrecken. Die Bindungen, welche die Jugendlichen auf der geschlossenen Gruppe eingegangen sind, sollten während der Anschlussprojekte weiter gepflegt werden können.

Abschließend müssen wir einräumen, dass wir mit einer Restgruppe verwahrloster Jugendlicher konfrontiert sind, bei der wir auch mit rigorosen Hilfen nichts mehr zu einer positiven Veränderung beitragen können. Der Sinn weiterer Maßnahmen nach § 1631b BGB muss hier in Frage gestellt werden. Dies triff einerseits auf Jugendliche zu, die es trotz ihrer Verwahrlosung relativ gut schaffen, sich selbst zu organisieren und zu versorgen, aber eben nicht in Beziehungen eingebunden werden können und immer wieder aus Einrichtungen unterschiedlicher Offenheit oder Geschlossenheit entweichen. Das ethische Dilemma ist freilich noch größer, wenn ausgerechnet besonders instabile Jugendliche, die einen hohen Gefährdungsgrad aufweisen, für Hilfsangebote nicht mehr erreichbar sind. Die Bilanz aller Bemühungen zeigt, dass es diesen Jugendlichen in Heimen oder Kliniken ähnlich schlecht geht wie auf der Straße. Überall entlaufen sie. In der Nichtsesshaftigkeit können sie sich ebenfalls kaum behaupten. Auch mit den üblichen aufsuchenden Hilfen können wir sie kaum erreichen. Die Jugendhilfe wendet sich in diesen Fällen mit hohen Erwartungen an die Psychiatrie. Diese aber steht den sozialen Diensten an Ratlosigkeit in nichts nach. Aus klinischer Sicht sprechen wir von *schwierigen* oder *unbehandelbaren* Patienten. Ihnen ist am Ende dieses Buches ein eigenes Kapitel gewidmet (Teil 7, 6).

Kasuistik

Fall 1

Stationärer Behandlungsbericht

Diagnose:

Störung des Sozialverhaltens bei fehlenden sozialen Bindungen (habituelles Weglaufen) (F91.1)
Kombinierte Schwäche schulischer Fertigkeiten (F83)
Persönlichkeitsrisiko Typ B

Achse V
2.0 deutliche soziale Behinderung eines Elternteils
2.1 körperliche Behinderung eines Elterteils
4.2 unzureichende Erfahrungsvermittlung
5.1 abweichende Elternsituation

Wir berichten über den 11-jährigen Werner, der bei uns auf Veranlassung des Jugendamtes vorgestellt wurde. Werner war in der Schule durch aggressives und destruktives Verhalten sowie Schulschwänzen auffällig geworden und hatte in der Folgezeit mehrfach kleinere Diebstähle begangen. Er lief immer häufiger auch von Zuhause weg. Mehrere Versuche des Jugendamtes, Werner in einem Heim unterzubringen, scheiterten. Dies lag sowohl an Werners Verhalten als auch an den Kooperationsschwierigkeiten mit den Eltern, insbesondere mit der Mutter. Zu dieser ist anzumerken, dass sie seit ihrer eigenen Kindheit vollkommen erblindet ist. Nach einer ersten ambulanten Vorstellung bei uns blieb Werner noch einmal für sechs Tage von Zuhause weg. Daraufhin wurde er vorübergehend im Notaufnahmeheim untergebracht.
Bei der Aufnahme von Werner haben wir aufgrund dieser Vorgeschichte mit Werners Mutter und seinem Stiefvater im Beisein des Jungen zunächst eine Vereinbarung getroffen. Die Eltern verpflichteten sich, den Jungen auf Station zurückzubringen, wenn er nach Hause entlaufen würde. Außerdem kamen wir überein, dass die Zielsetzung der Behandlung sein müsse, eine langfristige Heimunterbringung von Werner in die Wege zu leiten.
Werners Eltern versprachen sich durch die Behandlung vor allem die Klärung der Frage, ob Werners Verhalten auf einer organischen Erkrankung basiere. Die Mutter äußerte, Werner erscheine ihr wie eine »gespaltene Person«.

Entwicklungsanamnese:
Erstes von zwei Kindern. Der Bruder sei drei Jahre jünger. Werners Mutter berichtete, dass sie seit dem 11. Lebensjahr vollständig erblindet sei. Zu Werners leiblichem Vater habe sie schon vor der Geburt des Jungen keine Verbindung mehr gehabt. Die Schwangerschaft sei ohne Komplikationen »gemütlich« verlaufen. Sie habe etwa 10 Zigaretten täglich geraucht. Die Geburt erfolgte mit Saugglocke, das Kind habe 2.600 Gramm gewogen und sei »fit« gewesen. Werner habe als Säugling nie geschrien. Er sei zwei Wochen lang gestillt worden, dann sei die Milch ausgeblieben. Er sei ein sehr stilles, angenehmes Kind gewesen und habe immer am liebsten bei der Mutter in der Küche gesessen. Als Kleinkind habe man ihn »wie eine Puppe« hinsetzen können. Die motorische und die Sauberkeitsentwicklung werden als unauffällig geschildert. Kurz nach Werners Geburt heiratete die Mutter und zog mit Werner und ihrem neuen Ehemann nach Norddeutschland um. Als Werner drei Jahre alt war, verließ der Stiefvater die Familie wieder. Dieser Stiefvater habe, berichtete die Mutter, sowohl sie als auch den Jungen häufig in angetrunkenem Zustand geschlagen. Der drei Jahre jüngere Bruder sei aus dieser Ehe noch kurz vor der Trennung hervorgegangen. Nach der Trennung habe sie zeitweilig mit beiden Kindern allein gelebt. Sie sei damals mehrfach umgezogen. Vor fünf Jahren habe sie ihren jetzigen Mann kennen gelernt und zwei Jahre später geheiratet. Im gleichen Jahr hielt sich der 8-jährige Wer-

ner zwei Monate lang in der Kinderklinik auf, weil der Verdacht bestand, er werde misshandelt. Dieser Verdacht habe jedoch nicht bewiesen werden können. Bereits damals erschien das Sozialverhalten auffällig. Hinsichtlich seiner kognitiven und sprachlichen Kompetenzen wurde Werner nach den dortigen Testbefunden im guten Durchschnittsbereich eingeordnet.

Die Adoption der beiden Kinder durch den zweiten Ehemann wurde von Seiten der Klinik damals begrüßt. Die Familie zog kurz nach der Entlassung Werners aus der Klinik erneut in ein anderes Bundesland. Der erste Kontakt mit dem Jugendamt ergab sich wegen Verhaltensauffälligkeiten des jüngeren Bruders in der Schule.

Werners Bruder wurde im letzten Jahr umgeschult und besucht nun eine Tagesgruppe. Seit ungefähr derselben Zeit verstärkten sich auch Werners Verhaltensauffälligkeiten in der Schule und zu Hause. Werner selbst äußerte, dass er in ein Heim gehen wolle, weil er endlich Freunde haben wolle. Er stellte für seine Aufnahme allerdings die »Bedingung«, man müsse ihm erlauben, das zu tun und zu lassen, was er wolle – und dass man »drei Kinder entlassen« müsse, wenn er käme.

Befunde (gekürzt)

... Es finden sich je ca. 3 cm lange Narben am Kinn, an der rechten Augenbraue und am rechten Oberschenkel ... Insgesamt zeigt sich bei der Untersuchung ein sehr geringes Durchhaltevermögen und deutliche Unruhe des Jungen. Im Kramer-Intelligenztest erreichte er einen Intelligenz-Quotienten von 87. Im Übrigen fanden sich ausgeprägte Hinweise auf eine motorische Ablaufstörung und eine Merkfähigkeitsschwäche. Auffällig war, dass Werner beim logischen Denken Sinnwidrigkeiten, sofern sie in Aufgaben enthalten waren, nicht erkannte. Schulbericht zum Schuljahresende: Bei deutlich reduziertem Schulangebot ließ sich feststellen, dass Werner in der Klinikschule nicht einmal den Leistungserwartungen der Klasse 4 der Grundschule gerecht werden konnte. Hinzu kamen ausgeprägte Schwierigkeiten im Sozialverhalten gegenüber den Klassenkameraden und gegenüber den Erwachsenen. Eine Versetzung in die Hauptschule erschien nicht angemessen. Für die geplante Heimunterbringung wurde eine Sonderschule E vorgeschlagen.

Stationärer Verlauf:

Nach einer kurzen Eingewöhnungsphase, in der Werner vor allem innerlich sehr erregt wirkte, äußerlich jedoch eher einen »braven« Eindruck machte, begann er auch von hier aus wegzulaufen und Diebstähle zu begehen. Er kam immer wieder in Kontakt mit der Polizei, die jedoch keine Maßnahmen ergriff, da Werner noch nicht strafmündig ist. In der Stationsgruppe inszenierte er häufig aggressive Auseinandersetzungen. Er provozierte die anderen Kinder der Station, das Stationsteam sowie die Lehrer der Klinikschule auf das Äußerste. Jeglicher Konfrontation mit diesem Verhalten wich er zunächst durch Weglaufen aus.

Immer wieder gelang es Werner, die Mitglieder des Teams und die Mitpatienten gegeneinander auszuspielen und seine innerpsychischen Konflikte in der Außenwelt zu inszenieren. In der Schule und im Stationsalltag konnte Werner über lange Zeit hinweg selbst geringe Anforderungen, wie den regelmäßigen Schulbesuch oder das Einhalten von Tischregeln nicht annähernd erfüllen. Der Begegnung mit seiner eigenen Hilflosigkeit sowie seinen depressiven und regressiven Tendenzen wich er mit massiven Größenphantasien aus. Wenn er unter Druck kam, verstärkte er sein Agierverhalten und verübte destruktive Handlungen.

Sehr langsam und begleitet von vielen Rückschlägen konnte Werner im stationären Alltag Fortschritte machen. Er begann Stationsregeln und Absprachen zu akzeptieren und einzuhalten und beteiligte sich an Gruppenaktivitäten. Bei Konfrontationen lief er nicht mehr weg, sondern akzeptierte Konsequenzen, manchmal gelang ihm auch eine Wiedergutmachung.

In der Schule erhöhten sich seine Anwesenheitstage, nachdem wir die Stundenzahl reduzierten und ihm Einzelunterricht anboten. Nach etwa drei Monaten konnte er in begrenztem Umfang wieder am Gruppenunterricht teilnehmen. In seinen Leistungen kam er jedoch nicht in die Nähe eines altersentsprechenden Niveaus. Einer testpsychologischen Einschätzung seiner Leistungen entzog er sich lange Zeit vehement.

Unsere Kontakte mit den Eltern konnten mit zunehmender Dauer des Aufenthaltes nur noch mühsam aufrechterhalten werden. Die Eltern begannen auch, die Wochenendbeurlaubungen von sich aus einzuschränken. Sie begründeten dies damit, dass der Junge sich zu Hause untragbar verhalte. Schließlich wurden nicht einmal mehr die vereinbarten Telefontermine wahrgenommen. Für die gemeinsamen Therapiegespräche fanden die Eltern keine Termine mehr oder versäumten sie. Die Eltern waren der Ansicht, dass Werners Verhalten während seines stationären Aufenthaltes nur schlimmer geworden sei. Sie sprachen wiederholt davon, dass es besser wäre, dem Jungen eine »Gehirnwäsche« zu »verpassen«. Man müsse das »Selbstbewusstsein« systematisch zerstören, »bis auf den Grund«, um es danach wieder »ganz neu aufzubauen«.

Auch kamen die Eltern zu der Überzeugung, dass nur ein geschlossenes Heim für Werner in Frage käme. Es war uns nicht möglich, die unverkennbar aggressive abweisende Haltung zum eigenen Sohn, die damit zusammenhängenden Schuldgefühle und die wiederum hiermit zusammenhängenden Vorwürfe gegen das Stationsteam offen anzusprechen oder zu bearbeiten. Anlässlich der Elterngespräche lief Werner zumeist weg oder achtete darauf, dass er nicht in der Nähe war. Ganz im Gegensatz zu diesem Verhalten stand Werners Überzeugung, dass seine Mutter ihn nach Hause nehmen wolle und er von dort aus in eine Tagesgruppe gehen würde.

Vermutlich, um seine Chancen im Elternhaus zu prüfen, entwich Werner auch einige Male und fuhr gezielt ins Elternhaus, wobei nie ganz klar wurde, inwieweit seine Mutter im Sinne unserer Vereinbarungen mit ihm sprach oder andere Absprachen mit ihm traf. Damals begannen wir, die Möglichkeit einer Heimunterbringung für Werner abzuklären. Wir hatten den Eindruck, dass sich Werner in gewissem Maße auf der Station eingelebt hatte und auf die Gruppe einlassen konnte. Nur noch selten entwich er von der Station und kam stets von selbst nach wenigen Stunden zurück. Zu seinen Bezugspersonen hatte er Vertrauen gewonnen. Nach viermonatiger Behandlung konnten wir ihn gemeinsam mit der Vertreterin des Jugendamtes in (Name des Heims) vorstellen. Zuvor hatten bereits mehrere Heime die Aufnahme abgesagt. Wir hatten den Eindruck, endlich eine geeignete Institution gefunden zu haben. Leider gelang es nicht, die Eltern trotz ihres erklärten Einverständnisses an diesen Planungen zu beteiligen. Den Vorstellungstermin im Heim versäumten sie.

Kurz darauf sollte die Zeltfreizeit der Station stattfinden. Die Eltern verweigerten ihr Einverständnis. Sie wurden daraufhin vor die Frage gestellt, ob sie Werner während des Zeltlagers bei sich zu Hause aufnehmen würden. Daraufhin brachen die Eltern, die ihr Kind eigentlich ablehnten, in einer paradoxen Reaktion die Behandlung vollständig ab. Die Besorgnis des Jugendamtes bezüglich des Kindeswohls führte zu einer Anhörung beim örtlichen Vormundschaftsgericht. Bei dieser Anhörung erklärten die Eltern überraschend, dass sie Werner wieder vollständig zu sich nehmen wollten. Auch Werner bestätigte, dass er nach Hause wolle. Eine Maßnahme gegen den allseitigen Willen erschien aus unserer Sicht nicht sinnvoll oder aussichtsreich.

Beurteilung:

Werner zeigt seit der Kindheit eine dissoziale Entwicklung mit einer nach außen nicht durchschaubaren, nach innen wohl symbiotischen und hoch ambivalenten Bindung zur blinden Mutter. Werner ist seit früher Kindheit irritiert und verunsichert durch die ständig wechselnden Lebensumstände. Er hat habituelle Reaktionen auf erfahrene innerfamiläre Gewalt und Ablehnung entwickelt. Werner toleriert seine inneren Spannungen nur sehr schlecht. Sein Beziehungsverhalten ist oberflächlich, ausweichend und von fundamentalem Misstrauen geprägt. Auf der Ebene manifester Symptome geht es um gewohnheitsmäßiges Weglaufen und Streunen, Diebstähle und Erfinden von Lügengeschichten sowie aggressive Verhaltensauffälligkeiten.

Gegen die Behandlungsmaßnahmen bestand tiefes Misstrauen. Während der gesamten Behandlungsdauer stellte Werner unsere Belastbarkeit und Verlässlichkeit auf eine harte Probe. Die Behandlung hatte jedoch zum Zeitpunkt der geplanten Heimunterbringung durchaus eine positive Wendung genommen. Uns schien für Werners weitere Entwicklung wichtig, dass er auf lange Sicht eine Perspektive erhalten würde, die ihm helfen könnte, sich trotz seines tiefen Misstrauens auf außerfamiläre Beziehungen einzulassen. Im Rahmen einer solchen langsamen Entwicklung, sicherlich begleitet von vielen Rückschlägen, könnte ein Schulabschluss und eine anschließende Ausbildung möglich werden. Der Abbruch der stationären Behandlung unter den genannten Bedingungen lässt zurzeit leider keine gute Prognose mehr zu.

Fall 2

Ambulanter Fallbericht

Diagnose:

Störung des Sozialverhaltens bei vorhandenen sozialen Bindungen (F91.0)

Achse V
1.1 familiäre Disharmonie
1.2 feindliche Ablehnung oder Sündenbockzuweisung gegenüber einem Kind
6.0 Verlust einer liebevollen Beziehung
Persönlichkeitsrisiko A und C

Seit 10 Monaten ist der 15-jährige Simon im Verhalten verändert. Er läuft von zu Hause weg, ist streitsüchtig und begeht Diebstähle.

Anamnese:
Simon ist das mittlere von drei Geschwistern. Er hat einen 17-jährigen älteren Bruder und eine 12-jährige jüngere Schwester. Er wurde termingerecht und ohne Komplikationen geboren, wurde nur kurz gestillt, war als Säugling gesund und entwickelte sich planmäßig. Simon wurde in den ersten zwei Lebensjahren unter maßgeblicher Beteiligung der mütterlichen Oma versorgt, da die Mutter ganztägig berufstätig war. Anschließend gab es Probleme bei der Sauberkeitserziehung. Bis zum 5. Lebensjahr nässte Simon nachts noch ein. Bis zum heutigen Tag kaut er heftig auf den Nägeln. Im Kindergarten behauptete er sich ganz gut. Die Schulleistungen waren bis zur 3. Klasse mittelmäßig, dann schlecht. Die Versetzung auf die Realschule war nur durch Einspruch der Eltern und Ablegen einer Prüfung möglich. Inzwischen sind die Leistungen so schlecht, dass die Versetzung gefährdet ist.
Simon ist in der Familie stärker um Anerkennung bemüht als seine Geschwister. Er wird schon immer als trotzig und unnachgiebig geschildert. Mit den Eltern konnte er sich nur schlecht einigen und arrangieren. Seit der Pubertät, die vor zwei Jahren begann, zieht er sich stärker zurück und hat merkliche Stimmungsschwankungen. Sein älterer Bruder war in der gleichen Entwicklungsphase lockerer und freier.
Die jetzige Krise begann vor etwa einem Jahr. Damals erlitt die geliebte Oma einen gefährlichen Herzinfarkt. Am gleichen Tag reichte Simon in seiner Schule eine gefälschte Krankmeldung ein, weil er an einem Fußballturnier nicht teilnehmen wollte. Ein Lehrer erschien daraufhin privat bei den Eltern um den Vorfall zu erörtern. Nach einem heftigen Wortwechsel mit dem Vater verschwand Simon mit den Worten: »Du wirst schon sehen, was du davon hast!« Simon ließ sich daraufhin drei Tage lang zu Hause nicht blicken. Er blieb jedoch, wie sich herausstellte, am Ort, verkehrte auch mit seinen Freunden, wurde auch von seinen Geschwistern verschiedentlich gesichtet. Nach intensiver Suche lieferte ihn schließlich ein Nachbar wieder zu Hause ab. Simon erhielt Hausarrest.
Seither hat die harte Konfrontation mit dem Vater nicht aufgehört. Simon wird als extrem wechselhaft in seinen Stimmung geschildert. Er sei zwischendurch sehr aggressiv, lasse sich nichts mehr sagen. Er sei jedoch bei alledem nie bösartig. Auffällig ist, dass er nach Angaben der Eltern immer betont, man solle ihn doch schlagen. Die Eltern beteuern, dass ein solches Schlagen überhaupt nicht vorkomme. Durch seine Äußerungen erwecke Simon einen falschen Anschein.
Innerhalb der letzten 10 Monate kam es zu zwei weiteren Streitigkeiten, denen sich Simon erneut durch Weglaufen entzog. Einmal war er drei, einmal fünf Tage unterwegs. Wiederum blieb er am Ort und verkehrte mit seinen Freunden. Einmal stahl er etwas im Kaufladen. Später ging er »erhobenen Hauptes« in denselben Laden – »ohne sich zu schämen«. Das Weglaufen ereignete sich immer kurz vor den Schulferien. In der Schule entwendete er einem Mädchen 50 €. Daraufhin wurde er von der Polizei verhört. Danach kam er nicht mehr nach Hause.

Eindrücke von der Interaktion:

Der Vater drängt auf eine psychotherapeutische Maßnahme. Er befürchtet, dass sein Sohn auf die schiefe Bahn gerate. Die Eltern stellen in der Ambulanz auch die Frage, ob bei dem Jungen eine Schizophrenie im Anmarsch sei, weil seine Stimmungen so extrem seien. Die Angaben zur Familiensituation bleiben blass. Der Vater erscheint freundlich und verbindlich, die Mutter verbittert. Im Beisein der Eltern ist Simon verschlossen und wuterfüllt. Es stellt sich heraus, dass die Eltern ihren Sohn gegen dessen heftigen Widerstand in die Ambulanz gebracht haben.

Im Einzelgespräch mit dem Untersucher taut Simon bei einem Gespräch über Fußball rasch auf. Es entwickelt sich eine lebhafte Übertragung. Der Rapport ist stimmig und echt. Simon zeigt, dass er sich über die Familiensituation viele Gedanken macht. Er sieht sich dort benachteiligt. Er spricht offen darüber, dass er in der Familie immer als der Dümmste gegolten habe. Man habe ihm nie etwas zugetraut. Man sage, aus ihm werde nie etwas. Aus den Schilderungen von Simon spricht eine tiefe Kränkung. Simon wirkt trotzig entschlossen, erfüllt von übersteigertem Ehrgefühl. Seine Fluchtversuche erscheinen umsichtig geplant, ohne Verwahrlosungstendenzen. Auch der Vater bestätigt später, dass sein Sohn sich wohl aufspielen und zum Helden machen wolle.

Simon selbst betont, dass er gerne zur Rechenschaft gezogen werde für alles, was er angerichtet habe. Gleichzeitig wird deutlich, dass er auch seine Eltern durch seine Provokationen zur Rechenschaft ziehen will. Ein ausgeprägtes Gerechtigkeitsdenken imponiert auch bei den Ausführungen des Vaters über die Angemessenheit bzw. Unangemessenheit bestimmter Strafen. Im schulischen Bereich fällt auf, dass Simon einerseits angesichts der schlechten Leistungen resigniert, andererseits bereit ist, gewaltige Anstrengungen zu wagen, falls er wider Erwarten nicht sitzen bleiben sollte.

Beurteilung:

Das krisenhafte dissoziale Verhalten dieses Jugendlichen basiert auf einer längeren familiären Beziehungskrise mit einer narzisstischen Reaktionsbildung. Der Ausfall der geliebten Großmutter und die Verunsicherung in der Beziehung zur Mutter hat eine auslösende Funktion gehabt. Die bisherigen Explorationen haben auch eine Geschwisterrivalität gezeigt. Die Irritationen im Verhältnis dieses Jungen zu Vater und Mutter sind noch nicht hinreichend aufgeklärt. Zum Glück verfügt Simon über gute soziale Kontakte unter seinen Kameraden. Wir werden mit Simon und seiner Familie solange ambulant in Verbindung bleiben, bis sich die gegenwärtig angespannte Situation beruhigt hat und bis es uns gelungen ist, die Bereitschaft für eine Einzeltherapie bei Simon zu wecken.

Fall 3

Ambulanter Fallbericht

Diagnose:

Störung des Sozialverhaltens bei fehlenden sozialen Bindungen (F91.1)

Achse V:
1.0 Mangel an Wärme in der Eltern-Kind-Beziehung
1.1 Disharmonie in der Familie
1.2 feindliche Ablehnung oder Sündenbockzuweisung gegenüber dem Kind

Der 15½-jährige Martin kommt in die Ambulanz, weil er am Vortag von der Polizei auf der Straße aufgelesen worden war. Er war sieben Tage nicht zu Hause gewesen. Er stieß bei der Feststellung der Personalien verschiedene Drohungen aus, er wolle sich etwas antun und er wolle nicht zur Mutter zurück. Er blieb dann über Nacht im Polizeirevier. Heute wurde er einem Notarzt vorgestellt und anschließend im Krankenwagen und in Begleitung der Mutter in die Klinik gebracht.

Persönlicher Eindruck:
Martin macht einen traurigen, zusammengesunkenen Eindruck. Er trägt eine Jeansjacke mit aufgenähten Rockersymbolen. Er hat zahllose Ringe im linken Ohr. Am linken Arm hat er eine frische laienhaft eingebrannte Tätowierung, die er sich selbst beigebracht hat. Er kratzt ständig an den Krusten herum. Er ist pampig, mürrisch. Er scheint viele Fragen nicht zu verstehen, zum Beispiel Begriffe wie »Hilfe«, »schlecht gehen«, »aufmuntern«. Es bleibt unklar, ob ihm diese Worte sprachlich zu hoch sind, oder ob er sich taub und dumm stellt. Die Antworten sind ausweichend. Körperlich vermittelt er die Botschaft, man möge ihn nicht anrühren.
Die Mutter erweist sich als aufgebracht und wütend gegen ihren Sohn. Sie spricht im Stil einer Anwältin vor Gericht: Anklage erhebend, Beweise anführend. Bei einigen Angaben der Mutter wird Martin plötzlich lebendiger und wehrt sich. Schließlich steht er auf und erklärt, er wolle jetzt seine »Freundin anrufen«.

Anamnese:
Martin ist der zweite von zwei Söhnen der Mutter. Der ältere Bruder von Martin ist 18 Jahre alt. Die Mutter ist seit 13 Jahren geschieden und erzieht die Kinder allein. Sie ist voll berufstätig. Martin soll seit der ersten Grundschulklasse ein schwacher, verträumter, sprachlich unbeholfener Schüler gewesen sein. Er soll suggestibel gewesen sein und Konzentrationsstörungen gehabt haben. Der Verlauf der hiesigen Interaktion und die anamnestischen Angaben sprechen für eine gestörte und verunsicherte Mutter-Kind-Beziehung auf unklarer Grundlage. Offenbar ist der ältere Bruder von Martin sicherer an die Mutter gebunden. Er ist auch schulisch und beruflich erfolgreicher.
Seit der Pubertät ist Martin auf der Suche nach seinem Vater. Er streunt ein wenig herum und drängt sich dem Vater, den er zuvor kaum kannte, auf. Der Vater hat Martin offenbar zeitweilig große Versprechungen gemacht. Angeblich äußert sich der Vater auch abfällig über die Mutter. Es ist unklar, ob sich der Vater tatsächlich für diesen Sohn einzusetzen bereit ist oder nicht. Die Mutter spricht in diesem Zusammenhang viel von »schlechter Gesellschaft«, in die Martin durch das Zutun des Vaters geraten sei. Besonders aufgebracht ist die Mutter über einen bestimmten Jugendlichen, der Martin regelrecht verführt habe. Es ist auch zu erfahren, dass Martin und die Mutter bei ihren Streitigkeiten gleichermaßen damit gedroht haben, sich umzubringen.
Vor einiger Zeit versuchte Martin mit hohem agierendem Aufwand, den Vater zur Übernahme des Sorgerechts zu bewegen. Damals war die Mutter am Ende und wollte Martin nicht mehr bei sich haben. Mit dem Jugendamt war vereinbart, dass Martin in ein Heim geht. In letzter Minute wendete sich aber das Blatt und Martin zog zur mütterlichen Oma. Er wurde auch umgeschult. Die Mutter lässt durchblicken, dass sie plötzlich wegen der Heimunterbringung ihres Sohnes ein schlechtes Gewissen bekommen habe.
Martin war enttäuscht, weil er eigentlich darauf spekuliert hatte, der Vater würde ihn bei sich aufnehmen. Diese Enttäuschung scheint bis heute nachzuwirken. Martin sucht weiterhin Anschluss bei flüchtigen dissozialen Cliquen. Auch in seiner neuen Schule schwänzt er häufig. Die Oma befindet sich mittlerweile in einer ohnmächtigen Position. Sie war vor drei Wochen so überfordert, dass sie Martin kurzerhand zur Mutter zurückschickte. Die Mutter ist seither unverhofft wieder mit ihrem Sohn konfrontiert. Seit dieser Zeit ist Martin nonstop auf der Straße unterwegs. Er ist weder bei der Oma noch bei der Mutter aufgetaucht.

Beurteilung:
Dieser Junge fühlt sich zu Recht seit längerer Zeit von allen Verwandten hin- und hergeschoben und abgelehnt. Er macht einen verzweifelten Eindruck. Er klammert sich an flüchtige Bekannte, auch an ein Mädchen, das er als seine Freundin bezeichnet. Alle Angehörigen – die Oma, der leibliche Vater, die Mutter – sind nicht wirklich bereit, sich für Martin zu engagieren. Martin versucht, mit seinem selbstschädigenden dissozialen Verhalten einen gewissen Druck auf die Familie auszuüben und ihnen Schuldgefühle einzujagen. Dieser Druck sorgt aber nicht für eine wirkliche Klärung zu seinen Gunsten. Martin macht sich noch immer Illusionen, dass er von einer der genannten Personen »heimgeholt« wird. In Zukunft wird er schmerzhaft damit konfrontiert werden müssen, dass hier nichts geht.

Wir schätzen Martin trotz dieser bevorstehenden Kränkungen nicht als akut selbstgefährdend ein – dergestalt, dass man ihn gegen seinen Willen in der Klinik festhalten müsste. Natürlich wird Martin, nachdem eine Wohngruppe für ihn gefunden wurde, dort erneut entlaufen, um herauszufinden, ob er nicht doch bei der Familie aufgenommen wird. Vor allem Mutter und Sohn müssen ihre offenen Rechnungen miteinander austragen und klären, wie sie zueinander stehen. Eine vorschnelle Zwangsmaßnahme würde diese Auseinandersetzung an einen Nebenschauplatz verlagern und überdecken.

Die vorrangige therapeutische Aufgabe liegt in der Beratung der Mutter, damit diese eine möglichst klare Position vertritt. Bislang ist unser Verständnis über die Beziehungen zwischen leiblichem Vater, Großmutter und Mutter leider noch lückenhaft.

Wir haben Martin heute angeboten, in der Klinik zu übernachten. Er hat dies abgelehnt und schon begonnen, von der Klinik aus telefonisch irgendwelche Bekanntschaften zu mobilisieren. Er verlässt die Klinik zusammen mit der Mutter und will in der Wohnung der Mutter weiter telefonisch verhandeln, wo er die nächsten Tage bleiben kann. Das Jugendamt ist in die Bemühungen nach einer Bleibe eingeschaltet. Die Mutter hingegen soll in diese Bemühungen nicht eingreifen. Sie hat uns zugesagt, sich morgen mit ihrem Sohn beim Jugendamt zu melden und die Heimsuche konsequent in Angriff zu nehmen.

Fall 4

Auszüge aus einer forensischen Begutachtung

Diagnose:

Undifferenzierte Somatisierungsstörung (F45.1)
Somatoforme Schmerzstörung (F45.4)
Anpassungsstörung mit gemischten Störungen von Gefühlen und Sozialverhalten (F43.25)
Histrionische Persönlichkeitsstörung (F60.4)
Diffentialdiagnose: narzisstische Persönlichkeitsstörung (F60.8)

Achse V
1.1 Disharmonie in der Familie zwischen den Erwachsenen
2.1 Behinderung eines Elternteils
5.1 abweichende Elternsituation
9.2 Abhängige Ereignisse, die zur Herabsetzung der Selbstachtung führen

Der 18-jährige Paolo, der sich schon immer für große Baumaschinen interessierte, drang nach einer durchzechten Nacht am frühen Sonntagmorgen mit ca. 1,6 Promille Blutalkohol in eine Großbaustelle ein und verschaffte sich Zutritt zu mehreren Räumfahrzeugen und einem Kran. Schließlich konnte er einen Bulldozer erfolgreich in Betrieb nehmen. Er fuhr auf dem Baugelände herum und zerstörte einen Bauwohnwagen. In diesem fand er die Schlüssel für einen dreiachsigen Lastwagen für 10 Tonnen Nutzlast. Diesen fuhr er nun aus der Baustelle heraus und bewegte ihn durch den Ort. Dabei beschädigte er mehrere parkende Fahrzeuge und ein Wohngebäude in der engen Hauptstraße. Gegen 6 Uhr morgens wurde er von der inzwischen alarmierten Polizei aufgefordert, das Fahrzeug zu verlassen. Als er sich weigerte und den Ort auf einer Überlandstraße verließ, wurde er von insgesamt sechs Streifenfahrzeugen mit Blaulicht und mit lautem Sirenengeheul verfolgt. Mit Hilfe der Feuerwehr wurde eine Straßensperre errichtet. Paolo überfuhr auch diese Sperre. Schließlich wurde der Lkw in einem Tunnel von einem Löschfahrzeug an einen Betonpfeiler gedrängt. Es entstand erheblicher Sachschaden an allen beteiligten Fahrzeugen. Es wurde beobachtet, dass sich Paolo bei seiner Fahrt über das Lenkrad nach vorne beugte und ein Lachen auf dem Gesicht hatte. Bei seiner Verhaftung verfiel er in einen Stupor, wirkte bewusstlos und wurde von den bereitstehenden Rettungssanitätern unnötigerweise intubiert und in eine Klinik verbracht.

Werdegang und Entwicklung der Persönlichkeit:

Der inzwischen 20-jährige Paolo ist der mittlere von drei Brüdern. Die Eltern waren immer zerstritten und blieben nur aus Gründen der Konvention zusammen.

Der von italienischen Eltern abstammende Vater ist bereits seit seiner Jugend Träger eines Colostomas aufgrund einer chronischen Darmentzündung. Der Vater erscheint durch diese Behinderung als schwacher, wenig durchsetzungsfähiger Mann, in seiner sozialen Selbstentfaltung behindert und eifersüchtig gegenüber seiner Frau. Als Jugendlicher soll er unter der Strenge der eigenen Eltern gelitten haben. Er könnte Schutz und Hilfe bei seiner zukünftigen Frau gefunden und sich deshalb an diese angeschlossen haben. Sie stammt aus Bulgarien. Ihre Familie war politischen Anfeindungen ausgesetzt. Auch die Mutter befand sich also stets in einer Sonderrolle. Das erste Kind der Eltern wurde von der mütterlichen Großmutter versorgt, die in der Nachbarschaft lebte. Der Vater soll eine liebevolle Beziehung zu den Kindern unterhalten haben. Er war möglicherweise emotional erreichbarer als die Mutter. Während die Ehe lediglich eine Zweckgemeinschaft war, könnte der Vater etwas familiäre Wärme eingebracht haben.

Mit drei Jahren bekam Paolo nach einem Sturz eine Hirnvenenthrombose mit neurologischen Ausfällen, die sich rasch zurückbildeten. Psychische Einschränkungen oder Veränderungen habe die Mutter anschließend nicht bemerkt. Paolo wird als stur und wenig lenkbar beschrieben, gleichzeitig als fröhlich und umgänglich. Sichere Anhaltspunkte dafür, dass dies neue, vorher unbekannte psychische Eigenschaften waren, liegen nicht vor. Die Klinikbehandlung war allerdings langwierig.

Die Familie zog zweimal von einem Teil Deutschlands in einen anderen um. Die Eltern waren jeweils länger getrennt. Die Kinder waren vor einen völligen Neuanfang gestellt. Die mütterliche Großmutter erschien in den Umzugsphasen der wichtigste stabilisierende Faktor. Als Paolo 10 Jahre alt war, begann die Mutter endgültig allein in einer anderen Stadt zu leben, wo sie Arbeit gefunden hatte, und kam nur noch selten nach Hause.

Da auch der Vater berufstätig war und die Großmutter gebrechlich wurde, muss vermutet werden, dass die Kinder immer wieder sich selbst überlassen waren und sowohl erzieherisch, wie emotional vernachlässigt wurden. Die Mutter lernte an ihrem zweiten Wohnsitz einen neuen Partner kennen. Daraufhin wollte die Mutter ihre Kinder zu sich holen. Der Älteste hatte kein Interesse. Paolo hingegen bemühte sich demonstrativ um die Gunst der Mutter. Erst ein Jahr nach der Scheidung konnte Paolo zusammen mit seinem jüngeren Bruder zur Mutter umziehen. Der Bruder ging jedoch bereits drei Wochen später zum Vater zurück. Zwei Jahre später, mit 12 Jahren, war auch Paolo von der Mutter so enttäuscht, dass er zum Vater und den Geschwistern zurückkehrte. Kurz vor seinem Rückzug zum Vater drängte Paolo noch darauf, dass seine abstehenden Ohren operiert werden müssten, damit er unter den Kameraden mehr Anerkennung genieße könne.

Über das nun folgende Leben beim Vater wurde wenig bekannt. Zum Zeitpunkt der Begutachtung war Paolo mit dem Vater verfeindet und dieser stand nicht zur Verfügung. Paolo litt ab der Pubertät viel unter Schlafstörungen, Kopfschmerzen, niedrigem Blutdruck, Konzentrationsstörungen, dem Gefühl »geistiger Abwesenheit«. Immer wieder konsultierte er Ärzte. Die ersten Annäherungen an Mädchen waren geprägt von Ängsten und Komplexen. Seit dem 15. Lebensjahr konsumierte Paolo Haschisch und Alkohol.

Nach seinem Schulabschluss mit knapp 16 Jahren zog Paolo erneut zur Mutter. Aus dem nun folgenden Zusammenleben mit der Mutter schilderte diese charakterologische Besonderheiten bei Paolo. Paolos Verhalten war von der Sehnsucht nach mütterlicher Zuwendung und Anerkennung bestimmt. Seine Enttäuschungen konnte er nicht zugeben. Im äußeren Verhalten zeigte er sich stets artig, gleichzeitig konnte die Mutter ihm jedoch immer weniger vertrauen. Im Gegenzug spielte die Mutter ihm vor, dass sie alles im Griff habe und sich um alles kümmere. Auch dies stimmte nicht. Ängste um seine körperliche Gesundheit waren das Thema, das seit der Kindheit eine große Bedeutung in der Beziehung zwischen Mutter und Sohne hatte.

Mit 16 Jahren, kurz vor seiner Rückkehr zur Mutter, erlitt er bei einer Sylvesterfeier eine folgenschwere Hodenverletzung, als ein Jugendlicher ihm zum Scherz eine Schreckschusspistole an die Hoden hielt. Ein Hoden musste operativ entfernt werden. Diese Verletzung wurde für Paolo das Schlüsselerlebnis für alle zurückliegenden und nachfolgenden Schwierigkeiten seiner Lebensbewältigung, einschließlich der folgenden Delinquenz. Paolo litt unter permanenten

Schmerzen in der Leistengegend. Gegen den Verursacher des Unfalls richtete er Schadensersatzforderungen. Der Vater habe ihn wegen dieser Wehleidigkeit ausgelacht. Einige Monate später folgten zwei Straftaten, darunter ein maskierter Überfall auf eine Tankstelle mit derselben Schreckschusspistole, die zu seinem Unfall geführt hatte. Die andere Tat war ein Einbruch, bei dem Paolo so viel Lärm erzeugte, so dass er sofort ertappt wurde.

Rückblickend erscheinen diese Straftaten appellativ. Sie erwecken den Verdacht, dass Paolo auf das ihm widerfahrene Unrecht seiner Hodenverletzung und das Schicksal seiner Impotenz aufmerksam machen und zudem die damals »verlorene« Mutter auf den Plan rufen wollte. Die Mutter gibt beim Gutachter an, sie habe seit Paolos Weggang drei Jahre lang nichts von ihrem Sohn gehört. Die Wiederaufnahme des Sohnes nach dieser langen Zeit und in dieser schwierigen Lage erscheint wie die biblische Geschichte vom verlorenen Sohn. Seit diesem Zeitpunkt scheint Paolo vollkommen fixiert auf seine Komplexe von Minderwertigkeit und Abhängigkeit, sein körperliches Leiden und die daran Schuldigen. Die schon aus der Zeit beim Vater bekannte Neigung zu Arztkonsultationen steigerte sich im Zusammenhang mit Leistenschmerzen zu einer Ärzteodyssee. Paolo steigerte nun auch seinen Konsum von Haschisch. Er entwickelte zudem einen Schmerzmittelabusus.

Nach seiner Verurteilung wegen des Tankstellenüberfalls und der Verbüßung eines Teils seiner Haftstrafe kehrte Paolo mit Ende 17 Jahren in die Wohnung seiner Mutter zurück und begann eine Lehre. Die Mutter litt wegen der Haft ihres Sohnes und der Umstände, die dazu geführt hatten, unter einem ausgeprägten schlechten Gewissen. Die Lehrstelle musste Paolo – angeblich wegen seiner körperlichen Beschwerden – nach wenigen Wochen wieder abbrechen. Er fühlte sich matt und initiativlos. Zur gleichen Zeit gelang es ihm aber andererseits, mit viel Engagement seinen Führerschein zu machen. Mit seinem neu erworbenen Auto fuhr er voller Stolz mehrmals zum Wohnort des Vaters und übte mit diesem das Fahren großer Lkws. Der Vater war Lkw-Fahrer. Alsbald fuhr Paolo sein Auto unter Alkoholeinfluss zu Schrott, wurde allerdings nicht ertappt. Er lieh sich nun häufiger Autos aus und fuhr mit diesen ein bestimmtes Mädchen spazieren, in das er sich verliebt hatte. Er hatte große Angst vor ersten sexuellen Annäherungen. Beide Themen, das Auto und die bevorstehende sexuelle Beziehung, hingen für Paolo eng zusammen. Ohne den Besitz oder Gebrauch eines Fahrzeugs konnte sich Paolo vermutlich keine Hoffnung auf »Potenz« machen.

Um Geld für das Ausleihen der Fahrzeuge zu beschaffen, raubte Paolo am Schluss erneut eine Tankstelle aus. Zum Zeitpunkt der Inhaftierung war ihm dieser Vorfall überhaupt noch nicht zugeordnet worden. Zur Zeit der Amokfahrt befand sich die Mutter im Urlaub. Paolo konnte zu Hause frei über die mütterliche Wohnung verfügen. Am Abend der Tat hatte Paolo im ersten Anlauf vergeblich versucht, die Freundin dazu zu bewegen, mit ihm in der Wohnung der Mutter zu übernachten.

Zusammenfassung der Untersuchungsergebnisse und abschließende Überlegungen:

Die Darstellungen, die Paolo in der Begutachtung von seiner Biographie gab, waren Mitleid heischend und dramatisiert. Der Gutachter bekam den Eindruck, dass Paolo zu dem Vorfall, der zur Hodenverletzung geführt hatte, bis heute keinen Abstand gefunden hatte. Die Beschreibung der Hodenprobleme nahm sehr viel mehr Raum ein als die Schilderung der Tat. Zu dieser wollte sich Paolo im Grunde überhaupt nicht äußern und musste vom Gutachter dazu gedrängt werden.

Von der Hodenverletzung leitete Paolo lückenlos über zu seiner gegenwärtigen Notlage, wobei er einen Zeitraum von drei Jahren übersprang. Er führte seine berufliche Misere, seine privaten Misserfolge, dann den daraus resultierenden Alkohol- und Drogenmissbrauch und schließlich auch seine Delinquenz auf dieses traumatische Ereignis zurück.

Die Amokfahrt erklärte er lapidar mit dem aktuell zu dieser Zeit vorhandenen Alkohol- und Haschischeinfluss. Er habe nicht geahnt, wie gefährlich dieser Konsum sei. Er habe mit Hilfe des Alkohols einfach nur die Probleme vergessen wollen. Er verstehe nicht, wie er so dumm habe sein können, so viel Schaden anzurichten. Er sei gerade dabei, die Personen anzuschreiben, die bei seiner Fahrt zu Schaden gekommen seien. Er könne nicht richtig ausdrücken, was er meine.

Während der Begutachtung stellte sich Paolo als verzweifelten, tief verstörten, mit sich und allem am Ende befindlichen, psychisch stark angeschlagenen Menschen dar. Bei den projektiven

Tests mit Rorschach und TAT, auch klinisch und in der Persönlichkeitsdiagnostik mit dem FPI, ließen sich aber keine Hinweise auf eine Depression sichern, allenfalls Hinweise auf ein sehr bizarres, eigensinniges Innenleben. Von seiner Umgebung wurde Paolo als angepasst, höflich und weitgehend unauffällig dargestellt. Diesen normalen Eindruck erweckte er auch während der Besuche von Angehörigen in der Haft, also zeitgleich mit der Begutachtung.

Hier tat sich die Frage auf, ob das Verhalten während der Begutachtung eine bewusst gewählte Selbstdarstellung war, die das Ziel verfolgte, bestimmte Elemente seines Selbsterleben stark herauszuheben und andere zum Verständnis der Tat ebenso wichtige Elemente zu relativieren. Psychodynamisch wurden in der Begutachtung durchaus die Anlehnungsbedürfnisse, die Tendenz zu Wut und zu wütenden Schuldvorwürfen und die steigende Verzweiflung über das eigene Versagen sichtbar, schließlich die Angst vor Impotenz. Die Übertragungsbeziehung während der einwöchigen Begutachtung war im Sinne der Größenvorstellungen, der Anlehnungsbedürfnisse, sowie der nach außen gerichteten Vorwürfe stabil und konstant.

Auch im Tatverhalten kamen infantile und pathetische Größenphantasien zum Ausdruck. Paolo stellte sich selbst als jemanden dar, der nach vielen Fehlschlägen im Leben das kindliche Gemüt aufbrachte, mit einer groß angelegten Show, einer gigantischen Aktion, Aufmerksamkeit auf sich zu lenken. Zu erkennen war also eine histrionische, narzisstisch gestörte, psychisch unreife Persönlichkeit, unter Umständen mit einigen depressiven und sogar paranoiden Anteilen. Aufschlussreich für die Genese der Störung war die hohe Ambivalenz der elterlichen Beziehungen zu diesem Kind, die zwischen Wertschätzung, Mitleid, Vernachlässigung und entsprechenden Kompensationsversuchen schwanken. Die früh erlittenen schwerwiegenden körperlichen Erkrankungen und Trennungen hatten diese Entwicklung begünstigt. Alle wesentlichen Störungselemente ließen sich tendenziell bereits in den Persönlichkeiten und Biographien der Eltern aufspüren und versammelten sich bei Paolo wie unter dem Brennglas.

Abschließend sei jedoch erwähnt, dass das Deutungsverhalten von Paolo im Rorschach-Test nicht sicher interpretierbar war. Die Anfangsdeutungen waren sehr schlecht. Hier war denkbar, dass Paolo sich dumm stellte oder verunsichert war. In Tafel III wurden die Deutungen allmählich besser. Paolo versuchte nun mit Nachdruck, eigene Gedanken in die Formdeutungen in den Test hineinzupressen und einen Bezug zu sich selbst herzustellen, auch wenn dies den Formen nicht oder nur schlecht entsprach oder keinen Sinn ergab. Das Denken war egozentrisch und nahezu paranoid. »Jemand geht auf mich zu« ... »Arme wollen mich greifen«.

Paolo benannte abstruse anatomische Vorstellungen, er machte auch Anspielungen auf seine eigenen Organdefizite. Darüber hinaus brachte er auffällig viele schlechte Deutungen, ohne dass sich diese mit intellektuellen Defiziten begründen ließen. Bei der Tafel VII kam es zu stärkeren Beeinträchtigungen der Deutungstätigkeit. Diese Tafel kann von den Probanden wegen der Anspielungen auf das weibliche Genital als irritierend empfunden werden, zum anderen verlangt diese Tafel die visuelle Bewältigung großer leerer Flächen. Die Probanden müssen zur Bewältigung dieses Phänomens besonders zuverlässig auf stabil aufgebaute innere Strukturen zurückgreifen können.

Bei den farbigen Tafeln steigerte sich bei Paolo die Deutungstätigkeit nachhaltig. Dieser allgemein gesteigerte Antrieb kann zwar den durch die Farben gesetzten affektiven Reizen zugeschrieben werden. Die Deutungsinhalte wurden aber nun abstrus. Paolo verstieg sich zu symbolisch anspielungsreichen und szenisch ausgestalteten Deutungen. Viele waren konfabulatorisch: »Es sieht aus, als ob die Tiere da rauf wollen, auf das Grüne ... Es sieht aus, als würden die Tiere bluten, als wären das Berge da ... die Tiere versuchen ins Grüne zu kommen, vielleicht um was zu fressen zu finden, Es sieht aus, als würde das Grüne in der Mitte reißen und als ob es bald zusammenfällt. Als wäre das da hinten ein Raum (...). Das Runde und die Farben versuchen einzudringen oder versuchen das zu verdecken.« Oder: »Ein Teddybär, der so daliegt auf dem Rücken.« »Die Farben sind auch so, als wollten sie mir die Sicht verdecken auf den Himmel dahinter.« »Sieht aus, als ob die beiden roten Flächen auseinander brechen. Wenn sie auseinander gehen, können sich auch die Schafe nicht mehr halten, und dann fliegen die Schafe runter«.

Die szenischen Deutungen wiesen eine aufdringliche und latent bedrohliche Qualität und eine kompakte Symbolik auf. Der gesamte Verlauf des Rorschach Tests verriet die bewusste Absicht des Probanden, sich als möglichst abnorme Person darzustellen. Das Testverhalten war insofern provokatorisch und appellativ und enthielt falsche und gespielte Anteile. Dennoch war bereits der Umstand, dass jemand den Rorschach-Test in dieser Weise »umfunktionierte«, ein gewichtiger Hinweis auf eine gestörte Persönlichkeit. Der Testverlauf verriet eine Neigung, sich über Konventionen hinwegzusetzen und die Wirklichkeit zu manipulieren. Der Test zeigte auch erhebliche Neigungen zur Selbstanbiederung und Zurschaustellung eigener Probleme. Darüber hinaus ergaben sich freilich Hinweise auf Probleme in der Affektsteuerung, eine nur schwache Verbundenheit mit der allgemeinen Realität und einen gewissen Verlust an innerer Ordnung und Struktur. Ungewöhnliche Rorschachprotokolle mit derartigen Verzerrungen der üblichen Deutungsmuster werden auch bei beginnenden psychotischen Entwicklungen und bei schizotypen Störungen gesehen. Für diese Diagnosen lagen freilich in klinischer Hinsicht keine weiteren Anhaltspunkte vor. Die Befunde müssen also unerklärt stehen bleiben.

TEIL 7

Entwürfe zum Therapiefokus Settings und interdisziplinäre Kooperation

Einleitung

Mit den folgenden Essays greifen wir exemplarisch Fragen auf, die das sog. Qualitätsmanagement betreffen. Wie organisieren wir unsere therapeutische Arbeit, damit sie einer qualitativen Bewertung standhält? Die heute praktizierten Qualitätsprüfungen, sogar mit dem Ziel der Verleihung eines »Zertifikates«, orientieren sich an den Begriffen »Strukturqualität«, »Prozessqualität« und »Ergebnisqualität« – jeweils auf den Ebenen der Patienten, der psychotherapeutischen Behandlungseinheit, des Krankenhauses als Ganzem und der interdisziplinären Kooperation (Kunze und Pörksen 1997).

Bevor wir solche Qualitäten messen, müssen wir jedoch entscheiden, welche messbaren und angemessenen Kriterien wir an die klinische Therapie von Jugendlichen überhaupt anlegen wollen. Allgemeine Überlegungen zum Qualitätsmanagement können freilich in Schwindel erregende Abstraktionen führen, bei denen man jedes Gefühl für die Bedürfnisse der betroffenen Patienten oder die Befindlichkeiten der Helfer verliert. Oder sie können sich in ermüdenden Aufzählungen von Dingen erschöpfen, die selbstverständlich sind, die kaum jemand übersieht oder falsch macht und die jeder aufgrund seiner Therapieausbildung kennt und beherrscht.

Unser Qualitätsansatz ist streng personenzentriert. Im Sinne dieses Ansatzes orientieren wir uns an den Bedürfnissen unserer Patienten und dem Handlungs- und Entscheidungsdruck, den sie auslösen *(Fallanalyse)*. Wir wollen uns mit den besonders problematischen Verhaltensweisen unserer Patienten befassen, anhand derer unsere Arbeit immer wieder an Grenzen kommt und insofern tatsächlich auf dem Prüfstand steht, auch wenn es kein Qualitätsmanagement gäbe. Zugleich orientieren wir uns an den Ressourcen der Menschen, die in den Kliniken arbeiten. Keine Organisation kann es sich leisten, dass die Menschen, die ihr überhaupt erst Leben einhauchen, frustriert sind, unwirksam werden und ausbrennen, statt sich mit ihrer Arbeit in der Organisation wieder zu finden. In der einschlägigen Literatur zum Qualitätsmanagement bildet sich dieses Thema in den Begriffen *Personalmanagement, Motivation, Förderung, Arbeitsklima* ab.

Hier sind weitere Fragen, die uns beschäftigen werden:

- Wie muss die Kommunikation zwischen ambulanten und stationären Behandlern organisiert sein, damit sie mit den Erwartungen der Therapeuten und den Bedürfnissen der Patienten übereinstimmt? *(Kooperation, Öffentlichkeitsarbeit)*
- In welchem Verhältnis müssen ausgewiesene therapeutische Angebote in Gestalt von Einzelgesprächen und Gruppen zum therapeutischen Gesamtrahmen in Form des therapeutischen Alltags stehen? *(Milieugestaltung, somatische Behandlungsverfahren, spezifische Psychotherapie, Ergotherapie, Bewegungstherapie)*
- Welche Lebensqualität muss eine jugendpsychiatrische Station für ihre Patienten erreichen? Wie müssen die unterschiedlichen therapeutischen Berufe gemeinsam an einem therapeutischen Alltag mitwirken? *(Stationskonzepte, Beziehungsgestaltung, Bezugspersonensystem, Stationsorganisation, Behandlungsteam, materielle Grundversorgung, Patientenselbstverwaltung, Handhabung von Zwangsmaßnahmen)*
- In welchem Ausmaß können störungsspezifische evaluierte Therapieverfahren aus der Forschung in die Praxis übernommen werden und dort tatsächlich die therapeuti-

sche Qualität definieren? Welche Behandlungsziele und welche stationäre Behandlungsdauer sind für Jugendliche angemessen? *(Evaluationsforschung, Therapieplanung)*

• Welche Dokumentationsformen und welche Besprechungsroutinen bilden den therapeutischen Prozess am besten ab und sichern ihn? *(Informations- und Dokumentationssystem, Supervision, Weiterbildung)*

• Welche Strukturen sollte eine jugendpsychiatrische Klinik außerhalb und in Verlängerung ihrer stationären Arbeit vorhalten, damit die Patienten sowohl einen niederschwelligen Einstieg in die Therapie finden wie auch anschließend in die Normalität hinausgeleitet werden? *(Erreichbarkeit, Nutzerfreundlichkeit, Hilfen zur Rehabilitation und Entwicklungsförderung)*

• Wie lassen sich durch das Erarbeiten eines gemeinsamen Fallverständnisses Reibungsverluste und Missverständnisse bei der Kooperation mit anderen Institutionen und Fachdisziplinen vermeiden? *(interdisziplinäre Kooperation)*

Therapeutische Qualität wird auf Dauer nicht ohne lebendige selbstregulatorische und ökologische Prozesse in Teams gelingen. Andererseits bedarf jeder Prozess der Qualitätssicherung planerischer Vorgaben und regulierender wie kontrollierender Eingriffe. Teams können zusammenbrechen und im Chaos versinken. Ihre Selbstregulation kann erlahmen oder erstarren. Eine Klinikhierarchie, die der Außenkontrolle dienen soll, kann ebenfalls versagen. Wenn die Institution Glück hat, passiert nicht beides zur gleichen Zeit, d. h. In-Zentrum und Ex-Zentrum melden sich nicht gleichzeitig ab, sondern es bleibt Zeit zur Regeneration. Die größte Gefahr droht freilich, wenn die Qualitätsmerkmale auf den politischen Markt gebracht und zu gesundheitspolitischen Argumenten umdefiniert werden. Wenn die Qualitätsnomenklatur in einem routinierten berufs- und standespolitischen Diskurs abgeschliffen würde, dürfte sie rasch ihre klinische Brauchbarkeit und ihre therapeutische Wahrhaftigkeit verlieren. Therapeuten wären beim Dokumentieren ihrer Arbeit nur noch damit beschäftigt zu überlegen, ob die Angaben, die sie zur Qualität ihrer Arbeit machen und zur Kontrolle an Kostenträger, institutionelle Träger und Standesorganisationen weitermelden, ihrer Arbeit nützlich oder schädlich werden könnten.

1 Über das Zusammenspiel von ambulanter und stationärer Therapie

Vorschau

Jugendliche stehen einer stationären Behandlung am Anfang abweisend gegenüber, auch wenn ihnen die Kontrolle über ihr normales soziales Leben längst abhanden gekommen ist. Nach ihrer Ankunft in der Klinik ergreifen sie jedoch den dortigen Alltag rasch als neuen Lebensraum. Auch unter Jugendlichen gibt es freilich solche, die in der Klinik lieber einen anonymen unpersönlichen Ort sehen und sich auf die Behandlung nicht einlassen können. Junge Schizophrene stecken in der Not, nur noch Bindungen vom Typ tiefer Abhängigkeit eingehen zu können, oder, wenn sie dieser entfliehen wollen, zu verwahrlosen. Nach einer Entlassung aus der Klinik finden sie nur sehr schwer Anschluss an einen neuen Therapeuten. Viele ambulante Therapeuten fühlen sich ohne klinische Flankierung der Betreuung dieser Patienten nicht gewachsen. Das Misslingen ambulanter Nachbetreuungen ist ein großes Problem.

Ambulante und stationäre Therapeuten können im Idealfall gut eingespielte Übergabeverfahren praktizieren. Eine umfassende Weitergabe von Informationen ist meist zu bevorzugen. Vor allem ich-strukturell gestörte Patienten wünschen zwar bisweilen einen Schnitt zwischen ambulant und stationär, würden aber ihre innere Fragmentierung nur verschlimmern, wenn sich die Therapeuten darauf einließen.

Die ungeplanten Notaufnahmen ambulanter Patienten werden von den vorherigen Therapeuten bisweilen als Niederlage empfunden. Bei den Aufnahmen kommt alles darauf an, dass die Patienten gut empfangen werden. Diese Erfahrung beeinflusst die zukünftige Einstellung und das Vertrauen zu klinischer Hilfe.

Leider wird in den Kliniken die ambulante Vorgeschichte zu oft ausgeblendet. Die Kliniken setzen in einer Art institutionellem Autismus ihre eigene Arbeit absolut. Zur Vermittlung zwischen ambulanter und stationärer Arbeit dienen schriftliche Berichte. Sie sind wichtige Orientierungspunkte und Instrumente der inneren Bewältigung des Behandlungsprozesses.

Der Weg von ambulant nach stationär führt die Patienten in unterschiedliche Kliniken mit unterschiedlichen Konzepten. In manchen Kliniken gestaltet sich der Einschnitt zwischen ambulanter und stationärer Therapie besonders tief, nicht zuletzt durch die lange Behandlungsdauer und weil den Patienten ein radikaler Neuanfang nahe gelegt wird. Im Idealfall sollten die Erwartungen der ambulanten Therapeuten mit dem Angebot der Klinik übereinstimmen. Viele Missverständnisse beruhen auf nicht deklarierten oder unerfüllbaren Erwartungen. Sie können von Anfang an mit dem Beigeschmack der Resignation versehen sein. Die Klinik wird dabei nur als Notbehelf angesehen.

Vorurteile gibt es freilich auch auf Seiten der stationären Therapeuten. Sie trauen ihren ambulanten Kollegen nicht zu, durchgreifende Veränderungen zu bewirken. Auch werden die Einwirkungen der außerklinischen Wirklichkeit unterschätzt. Eigentlich reihen sich ambulante und stationäre Behandlungsepisoden gleichrangig aneinander und bilden zusammen einen biographischen Prozess. Folglich sollten ambulante Therapeuten nicht darauf beharren, dass eine stationäre Maßnahme nur der Platzhalter für die ambulante Therapie sei. Durch die intensiven Beziehungserfahrungen in den integrierten Stationsgruppen der Kinder- und Jugendpsychiatrie können starke Gegengewichte zur ambulanten Therapie entstehen, die dazu führen, dass die Biographie nach der Entlassung in einer neuen Richtung fortgesetzt wird.

Jugendliche Patienten können die Einweisung in die Klinik als Ausstoßung aus der Familie, analog auch als Ausstoßung aus der ambulanten Therapie erleben. Der Schritt in die Klinik kann von den Therapeuten gewünscht werden, weil diese in der Fortsetzung ihrer Arbeit keinen Sinn mehr sehen. Zu bedenken ist, dass die Patienten durch das Ende der ambulanten Hilfe nicht zwangsläufig an dem Punkt sind, wo sie stationäre Hilfe wünschen oder objektiv benötigen. Weiterhin dürfen Kliniker nicht in jedem Fall davon ausgehen, dass sie ihre Patienten solange zu versorgen haben, bis diese wieder eine ambulante Therapie gefunden haben. Manchen Patienten können wir es zumuten, selbst einen neuen Weg zu finden.

Aus systemischer Sicht dienen sowohl ambulante wie stationäre Therapien dem selben therapeutischen Prozess. Keine Seite darf diesen Prozess vollkommen an sich ziehen. Wir erkennen therapeutische Verläufe, die durch scharfe Unterschiede und Grenzen zwischen ambulanten und stationären Settings gekennzeichnet sind. In anderen Verläufen sind fließende Übergänge zwischen ambulanten und stationären Hilfen, zwischen Angeboten von Nähe und der Wahrung von Distanz, zwischen Maßnahmen zur Sicherung und der Gewährung von Freizügigkeit geboten. Von Fall zu Fall müssen die Aufgaben und Zuständigkeiten in geeigneter Weise verteilt werden.

Essay

Welche Bindungen entwickeln Patienten an die stationäre Therapie und welche Schwierigkeiten ergeben sich daraus für die ambulante Weiterbehandlung?

»Der Sog der Klinik ist so groß, ich habe mich regelrecht ergeben ...« Dieser Satz stammt nicht von einem Jugendlichen, sondern einem 30-jährigen klinisch bewanderten Erwachsenen mit einer dependenten Persönlichkeitsstörung. Wie groß ist der Schritt jedoch bei Jugendlichen, die eine Klinik erstmals betreten? Jugendliche stehen einer stationären Behandlung am Anfang sehr abweisend gegenüber, auch wenn ihnen die Kontrolle über ihr normales soziales Leben längst abhanden gekommen ist. Die Welt der klinischen Behandlung ist ihnen fremd. Der Eintritt in diese Welt setzt voraus, dass sich die Jugendlichen aus ihrer gegenwärtigen Lage verabschieden. Sie erleben diese Trennung nicht selten sehr radikal, als einen unwiederbringlichen Abschied oder Verlust, nicht als vorübergehende Beurlaubung aus dem Alltag.

Mit gleicher Radikalität ergreifen sie dann jedoch den Alltag der Klinik als neue umfassende Wirklichkeit. Die Klinik wird von ihnen nicht nur als Schonraum, sondern als wirklicher neuer Lebensraum behandelt. Sie wechseln gewissermaßen die Seiten. Sie erwarten nunmehr, dass sie von der Klinik gehalten, versorgt und geschützt werden. Folglich können sie sich bei der herannahenden Entlassung nur schwer von der Klinik trennen. So können wir also auch bei jugendpsychiatrischen Stationen davon sprechen, dass sie einen »Sog« ausüben. Dieser wird im engen Rahmen der therapeutischen Beziehungen ausgeübt und durch eventuelle regressive Versorgungselemente verstärkt.

Nicht in jedem Fall entwickelt die stationäre Therapie diese magische Anziehungskraft. Mit ihr ist bei Jugendlichen zwar häufiger zu rechnen als bei Erwachsenen, aber auch unter Jugendlichen gibt es solche, die auf der Therapiestation nie »warm« werden, etwa weil sie sich nicht von ihren früheren Einzeltherapeuten trennen können, mit denen sie einen langen Weg gemeinsam gegangen sind oder – dies ist bei Jugendlichen häufiger – weil sie in ihren familiären Verstrickungen festhängen.

Mit oder ohne die vorausgegangene Bindung an einen ambulanten Therapeuten erleben wir jugendliche Patienten, welche die Klinik nicht als einen Ort zur Anknüpfung therapeutischer Beziehungen, sondern ausdrücklich als einen anonymen, feindlichen Ort sehen, der sie vereinnahmen will. Sie sind allenfalls bereit, die Klinik als neutrale Autorität zu akzeptieren. Auch diese kann auf eigene Art therapeutisch wirksam werden.

Unter den jugendlichen Patienten, auf welche die stationäre Behandlung einen besonderen Sog ausübt, sind vor allem die jungen Schizophrenen zu nennen. Sie stecken in der Not, nur noch Bindungen vom Typ tiefer Abhängigkeit eingehen zu können, oder, wenn sie diesen zu entfliehen versuchen, zu verwahrlosen und ins Nichts zu fallen. Jede ernsthafte psychotherapeutische Anstrengung für diese Patienten muss also die Entstehung von Abhängigkeiten riskieren. Diese Abhängigkeiten entstehen klassischerweise im stationären Rahmen. Nur dieser ist stabil genug, um solchen Patienten standzuhalten, ihnen ständige Verfügbarkeit anzubieten, ohne dass diese Verfügbarkeit zu bedrohlich wird. Also ist die stationäre Therapieform der ambulanten Psychotherapie in bestimmten Phasen der Erkrankung überlegen. Gerade unter den jungen Schizophrenen sind viele, die es vor der stationären Behandlung noch nicht geschafft haben, eine ausreichend stabile Bindung zu einem Einzeltherapeuten aufzubauen, so dass dies dann erstmals unter den Bedingungen der Klinik gelingt.

Denselben schizophrenen Patienten fällt es nach der Entlassung schwer, Anschluss an Therapeuten zu finden, die sie führen und mit ihnen die weiteren, bis in den Alltag hinein reichenden Schwierigkeiten bearbeiten. Neben den Patienten mit Schizophrenie existiert ein größerer Kreis junger Patienten mit Ich-Labilität, die dem »Sog« der Klinik besonders stark ausgesetzt sind und sich nur schwer aus der Klinik verabschieden können. Sie wollen nicht sofort nach ihrer Entlassung in die Obhut einer neuen Person kommen. Sie »fremdeln«.

Hinzu kommt, dass ambulante Therapeuten, die nicht eng mit einer Klinik zusammenarbeiten, sich dieser Arbeit nicht gewachsen oder sich dabei allein gelassen fühlen. Aus beiden Gründen sperren sich die Jugendlichen gegen die Pläne einer ambulanten Weiterbehandlung. Vielleicht steckt in dem schwierigen Bemühen einer nahtlosen Vermittlung ambulanter Therapeuten auch, dass die stationären Kräfte, die sich umfassend zuständig gefühlt haben, ihre Patienten nicht loslassen können und es nicht ertragen können, diese gewissermaßen in »die weite Welt« hinauszuschicken.

Je länger die stationäre Betreuung gedauert hat, desto mehr nimmt die Übergabe an den ambulanten Therapeuten den Charakter eines Vermächtnisses an. Der weiter behandelnde Therapeut wird nicht selten mit Informationen aus der Klinik förmlich überschüttet. Dabei möchte er lieber selbst herausfinden, was mit den Patienten anzufangen ist. Er möchte keine fertigen Aufträge oder Vermächtnisse übernehmen. Weder Ideen über die positive Zukunft der Patienten noch negative Prophetie und Warnungen sind besonders willkommen.

Angesichts dieses Wunsches ambulanter Behandler nach Neuorientierung herrscht bei den stationären Therapeuten oft die Sorge, dass ihre Patienten dem Wechsel nicht gewachsen sein könnten. Als Folge wird die »Abnabelung« gar nicht erst versucht, sondern den Patienten wird ein Nachbetreuungsangebot durch die Klinik unterbreitet. Bei schizophrenen Ersterkrankungen ist das Misslingen ambulanter Nachbetreuungen ein großes Problem. Es kommt fast regelhaft vor.

Selbst dort, wo die Nachbetreuung erfolgreich in neue ambulante Hände übergeben werden kann, muss sich der Nachfolger mit dauerhaften Abhängigkeiten und einer tiefen Trennungsunfähigkeit dieser Patienten auseinandersetzen. Immer wenn Trennungen versucht werden, droht ein Rückfall der Krankheit. Trennungen werden, so gut sie auch vorbereitet sind, nicht zum erwünschten konstruktiven Anreiz der Autonomieentwicklung. Sie bleiben bedrohliche Zwischenfälle und eine Klippe des persönlichen Scheiterns. Vor diesem Hintergrund sind die Kliniken aufgerufen, ihre Kooperation mit ambulanten Diensten und Versorgern zu intensivieren und eigene Ressourcen zur ambulanten Nachsorge zu entwickeln.

Wie sehen die Übergänge aus, wenn sich die Patienten in laufender ambulanter Therapie befinden und in diese nach einem Klinikaufenthalt zurückkehren sollen?

Zwischen den ambulanten und stationären Therapeuten existieren meist Verbindungen. Sie kennen sich aus früherer Zusammenarbeit und praktizieren ein gut eingespieltes Übergabeverfahren. Die enge Kommunikation zwischen den Seiten wird von vielen Patienten als sicheres Netz empfunden, nicht etwa als »Gemauschel« zwischen den Fronten. Die Patienten erleben, dass sie in schwieriger Zeit gehalten werden. Diese Erfahrung ist gerade bei den psychotisch kranken Jugendlichen enorm wichtig. Demgegenüber wird das Argument der notwendigen Verschwiegenheit und Vertraulichkeit manchmal überstrapaziert. Die Behandler beider Seiten sollten sich jedenfalls klar machen, welche Grade und Arten von Vertraulichkeit im Einzelfall angemessen sind und wann sich das Argument der Vertraulichkeit ins Absurde verkehrt, weil die Patienten ohnehin ihre Geheimnisse überall streuen.

Damit sei nicht in Abrede gestellt, dass manche Patienten dichte, lückenlose Übergaben zwischen den Behandlern als zu eng, zu bedrängend, zu konspirativ empfinden und eher einen Neuanfang, einen Schnitt wünschen. Nochmals sei aber betont, dass wir diesen Schnitt nicht immer zulassen können, schon gar nicht bei schwer gestörten Patienten, bei denen wir die Beziehungen und Bezugspunkte durch derartige »Schnitte« zerreißen würden. Durch sie würden wir die Pathologie eines ohnehin fragmentierten Patienten verschlimmern und reinszenieren.

Die routinierte Kollegialität erspart nicht die Ohnmacht, die ambulante Behandler bisweilen über ihre vermeintlich gescheiterte Therapie empfinden. Diese therapeutische Ohnmacht wird verstärkt, wenn es den Therapeuten nicht gelingt, den Prozess des Scheiterns zu antizipieren, zu steuern und abzufedern. Viele Patienten werden nicht von ihren Therapeuten eingewiesen. Diese erfahren erst im Nachhinein von den stationären Notaufnahmen ihrer Patienten, die von dritter Seite veranlasst wurden. Bei diesen Notaufnahmen werden die Patienten also nicht planvoll vom ambulanten an den stationären Therapeuten weitergereicht, sondern bislang unbekannte Personen treten auf den Plan: ein ambulanter Notarzt, ein klinischer Aufnahmearzt, eine Oberärztin.

Diese Akteure begegnen den Patienten in einer entscheidenden Grenzsituation ihres Lebens, die durch Ohnmacht, Chaos und panische Angst gekennzeichnet sein kann. Sie sind die paradigmatischen Retter oder aber die sprichwörtlichen Teufel, Vergewaltiger und Vollstrecker. Sie sind die entweder gleichgültig zynischen oder in ihrer Neutralität beruhigenden Vertreter der Institution. Wenn es diesen Personen gelingt, ihre Tätigkeit so zu gestalten, dass sie der hohen subjektiven Bedeutung der Situation gerecht wird, leisten sie wichtige therapeutische Dienste.

Die Ereignisse bei solchen Notaufnahmen fassen wie unter dem Brennglas die psychischen Elemente zusammen, welche die Patienten in der vorausgehenden Therapie nicht mehr integrieren konnten. Notaufnahmen können in diesem Sinne therapeutische Sternstunden sein und wichtige Ansatzpunkte für den weiteren therapeutischen Prozess bilden. In der Erinnerung der Patienten wirken sie lange nach und beeinflussen ihre Einstellung zu jeglichen Helfern. Sie tragen dazu bei, dass sich die Patienten als Personen erleben, denen Hoffnung entgegengebracht wird. Die Patienten erleben, dass ihnen in kritischen Situationen geholfen werden kann. Auch später können es solche Patienten eher zulassen, dass in den Kliniken etwas für sie getan wird, während andere Patienten voller Panik längst befürchten, dort unter dem Vorwand der Hilfe entmündigt zu werden.

Die ambulant zuständigen Therapeuten fühlen sich bei stationären Aufnahmen ihrer Patienten mitunter übergangen. In der Klinik wird die Vorgeschichte der ambulanten therapeutischen Beziehung ausgeblendet. Wird diese Vorgeschichte vergessen, weil die Patienten selbst dafür sorgen und ihre frühere Therapie als einen Teil ihres Privatlebens betrachten, an das sie nicht rühren lassen wollen? Betrachten die Patienten ihre ambulante Therapie als eine völlig andere Form der Hilfe, die während der Klinikzeit gewissermaßen außer Konkurrenz steht? Oder wird das Ausblenden der ambulanten Therapiegeschichte durch den autistisch totalitären Anspruch der Institution begünstigt, der alles, was »draußen« stattfindet, nicht gelten lässt oder für irrelevant hält – und drinnen und draußen nicht zusammenbringen kann? Oder ist das Ausblenden der ambulanten Therapie ein Aspekt professioneller Rivalität? Oder spielen Neidreaktionen eine Rolle? »Die ambulanten Therapeuten machen es sich leicht. Wir müssen die Drecksarbeit machen.«

Zur Vermittlung zwischen ambulanter und stationärer Arbeit dient das Abfassen schriftlicher Berichte. Diese bilden einen Brückenkopf der Verständigung, wenn eine ambulante Therapie durch die Klinikaufnahme schlagartig unterbrochen wurde. Schriftliche Berichte bilden eine Zwischenstufe der Verständigung, wenn eine persönliche Übergabe der Patienten nicht möglich oder nicht ratsam ist. Sowohl für die Verfasser wie für die Leser bedeuten die schriftliche Berichte Sicherheit. Die übernehmenden Therapeuten haben etwas in der Hand. Sie sind durch das Papier »autorisiert«. Der Text mag vieles unausgesprochen lassen oder gar verfälschen. In seiner konkreten Existenz ist er dennoch eine unübersehbare Orientierungsgröße. Zudem ist er das Zeugnis innerer Arbeit und Bewältigung, die der Verfasser geleistet hat. Das Dokument bleibt Verbindungsstück zwischen ambulanter Praxis und Klinik – auch dann noch, wenn der Verfasser den Schriftverkehr deshalb gewählt hat, weil er sich persönlich nicht mit den stationären Kollegen auseinandersetzen will, also Distanz wünscht.

In diese Schriftstücke wird von Seiten der Patienten sehr viel hineingeheimnist. Auf den professionellen Schriftverkehr richten sich viele Projektionen. Es empfiehlt sich daher, die Berichte mit den Patienten zu besprechen und sie, wann immer möglich, so zu formulieren, dass sie den Patienten zur Verfügung gestellt werden können. Indem Patienten einen sie betreffenden Bericht persönlich einem neuen Behandler übergeben, übernehmen sie beim symbolträchtigen Prozess des Übergangs einen aktiven Part.

Der Weg von ambulant nach stationär führt die Patienten in unterschiedliche Kliniken mit unterschiedlichen Konzepten. Die Unterschiede sind teils regional, teils spezifisch für ein bestimmtes Haus, teils abhängig von einzelnen Personen, die dort arbeiten. Ein Kliniktyp verschreibt sich längeren therapeutischen Projekten und erwartet, dass die Patienten sich auf diese umfassend einlassen, in der Klinik ihr Alltagsleben gestalten und

Beziehungen aufbauen. Hier ist der Einschnitt zwischen ambulanter und stationärer Therapie besonders tief. Ein Neuanfang wird nahegelegt. Ein späteres Wiederanknüpfen an die frühere ambulante Therapie wird erschwert. Ein anderer Kliniktyp bevorzugt Kriseninterventionen und kurze Auszeiten, die nur solange dauern, bis die Patienten sich wieder gefangen haben und ihr bisheriges Leben weiterführen können. Die Patienten sollen wichtige Lebensbezüge nicht verlieren. In diesen Fällen muss die Zusammenarbeit mit vorherigen und nachherigen Therapeuten zwangsläufig sehr eng sein.

Welche Erwartungen richten sich an den Klinikaufenthalt?

Im Idealfall sollten die Erwartungen der ambulanten Therapeuten mit dem Angebot der Klinik übereinstimmen. Wenn Therapeuten für ihre Patienten lediglich eine Auszeit wünschen, sind sie überrascht oder verärgert, wenn der Klinikaufenthalt anders verläuft und so intensiv angelegt ist, dass die Patienten ihnen entfremdet werden. Selten können Therapeuten einen Therapieplatz längere Zeit freihalten und müssen schon aus diesem Grund wünschen, dass die Klinik ihre Sache kurz macht.

Viele Missverständnisse, denen sich Kliniken ausgesetzt sehen, beruhen auf nicht deklarierten oder unerfüllbaren Erwartungen bezüglich der Funktion, die sie für Patienten in bestimmten Phasen ihrer Krankheit übernehmen sollen. Von den Kliniken wird beispielsweise erwartet, sie mögen den Patienten Abstand von ihren alltäglichen Verstrickungen verschaffen. Dies kann nicht gelingen, wenn die Klinik ein Konzept verfolgt, das einen engen Austausch und Besuchsverkehr mit der Familie favorisiert. In anderen Fällen wird erwartet, die Klinik möge den Patienten dazu verhelfen, die Familie und die Umwelt in der sie leben, sowie die ambulante Therapie neu und besser zu würdigen. Dies kann nicht gelingen, wenn die Klinik ein Konzept verfolgt, das stark auf die Emanzipation der Jugendlichen abhebt und ihnen eine Loslösung aus der Familie nahelegt.

In anderen Fällen wird erwartet, die Klinik möge den Patienten ein Element von therapeutischem Zwang zufügen. Die Patienten sollen spürbar mit Realitäten konfrontiert werden, denen sie nicht ausweichen können. Dieser Plan muss scheitern, wenn sich die Klinik konzeptuell nicht vorstellen kann, Zwangsmaßnahmen im Auftrag anderer zu vertreten, und nach eigener Einschätzung keine Indikation stellen kann. In anderen Fällen wird von der Klinik neben der Behandlung einer deklarierten Erkrankung stillschweigend auch noch die Kontrolle eines nicht deklarierten Substanzabusus erwartet, ohne dass die Klinik sich konzeptuell hierzu in der Lage sieht. Bisweilen wird erwartet, die Klinik möge ihre medizinische Rolle mit Nachdruck vertreten, obwohl die Therapiestation ein stark pädagogisch geprägtes Therapiekonzept vertritt.

Zahlreiche weitere Erwartungen liegen »in der Luft«, wenn jugendliche Patienten eine Klinik betreten. Sie werden weder im Schriftverkehr aufgeschrieben noch mündlich ausgesprochen. Die Institution möge Sprachrohr der Therapeuten sein, sie möge etwas klären, was die Therapeuten schon immer gerne gewusst hätten, wenn sie nicht durch ihre abstinente Position gehindert gewesen wären. Die Klinik soll eine gewisse Objektivität bei der Einschätzung der Gefahrenlage herstellen und die Gemüter auf allen Seiten beruhigen. Oder die Klinik soll eine Gefahr sichtbar werden lassen, die bislang geleugnet wurde. Sie möge als Prellbock für Affekte dienen. Sie möge ein Widerlager für die Aggressivität und Destruktivität schwieriger Patienten sein. Sie möge Patienten, die nicht mehr erträglich waren, wieder erträglich machen, zerstrittene Parteien trennen und wieder aufeinander zuführen.

Diese der Klinik entgegengebrachten impliziten Erwartungen sind den Mitarbeitern der Klinik meist nicht bewusst. Sie stehen auf einer gleichsam privaten Wunschliste der ambulanten Therapeuten. Sie können von vornherein mit dem Beigeschmack der Resignation behaftet sein: »Natürlich kann es so nicht gehen, natürlich wird es schief gehen, aber ambulant geht schließlich auch nichts mehr.« Fatal ist, dass hierbei die Funktion der Klinik von vornherein entwertet und nur als Notbehelf angesehen wird. Diese verschwiegenen Erwartungen sind der Schlüssel für viele Missverständnisse und Enttäuschungen, die der klinischen Arbeit von Seiten ambulanter Therapeuten entgegengebracht werden.

Vorurteile gibt es freilich auch auf Seiten der stationären Therapeuten bezüglich der Bedeutung ambulanter Therapie. Sie trauen ihr zu, den Status quo zu stabilisieren, nicht aber, durchgreifende Veränderungen anzustoßen. Für sich selbst hingegen vertreten sie den Anspruch, mit Hilfe der stationären Behandlung starke Veränderungsimpulse setzen zu können. Auch glauben sie, dass die Patienten während ihres klinischen Aufenthaltes vorwiegend durch die Umstände ihres dortigen Lebens bestimmt werden, ihr sonstiges Leben beiseite rücken und sich lediglich an den Wochenenden einen »Fensterblick« darauf erlauben. Die Einwirkungen der außerklinischen Lebenswirklichkeit werden unterschätzt.

Angemessener verläuft die Zusammenarbeit, wenn beide Seiten nicht nur die eigenen therapeutischen Beiträge, sondern auch die Beiträge der anderen Seite, darunter auch solche, die von den Patienten widerwillig erduldet oder abgelehnt werden, als wichtige Kapitel im »Buch« des Lebens der Patienten erachten und nicht als »lose Notizblätter« disqualifizieren. Jede therapeutische Episode legt Zeugnis ab von einem Abschnitt der Biographie. Jede zukünftige Therapie muss auf der früheren aufbauen. Ambulante und stationäre Ereignisse schreiben sich auf diese Weise gleichrangig in das biographische Tagebuch der Patienten ein.

Folglich sollten ambulante Therapeuten nicht darauf beharren, dass Klinikbehandlungen die »Platzhalter« seien, die eine baldige Fortsetzung der ambulanten Therapie ermöglichen. Mit dieser Erwartung machen sie ihre Patienten und sich selbst anfällig für Enttäuschungen, wenn sich der Verlauf anders wendet. Eine Funktion als Platzhalter der ambulanten Therapie erfüllt die Klinik am ehesten für nahezu erwachsene Patienten mit neurotischen Störungen und stabilen Ich-Funktionen, zum Beispiel mit Phobien, Zwängen oder depressiven Syndromen. In ihrer Platzhalterfunktion steht es der Klinik gut an, wenn sie sich als hierarchisch aufgebaute Institution erweist: mit Oberärzten, die Entlassungen und Einweisungen überwachen und Stationsärzten oder Stationspsychologen, die sich als Bezugs- und Vertrauenspersonen nicht allzu stark in den Vordergrund schieben und die therapeutischen Schwerpunkte auf mehrere Spezialtherapeuten verteilen, damit nicht ein Einzelner in Konkurrenz zum ambulanten Therapeuten gerät. Dieses klinische Dienstleistungsmodell wird freilich in der kinder- und jugendpsychiatrischen Klinikrealität nicht durchgehalten. Es wird durch weitere Phänomene ergänzt oder sogar ersetzt. Durch die intensiven Beziehungserfahrungen in den integrierten Stationsgruppen ergeben sich starke Gegengewichte zur ambulanten Therapie. Darüber hinaus können einzelne Teammitglieder sogar in Rivalität zu den Elternfiguren geraten.

Wie sehen die Übergänge aus, wenn ambulante oder stationäre Therapien gescheitert sind und abgebrochen werden müssen?

Ein wichtiger Anlass oder Nebeneffekt bei Überweisungen in die Klinik ist die von Therapeuten gewünschte oder für notwendig erachtete Beendigung der ambulanten Therapie. In der Übertragung kann dieser Prozess als Ausstoßung erlebt werden – analog zu gleichsinnigen Vorgängen in der Familie. Dieser Prozess kann auch mit negativen

Gegenübertragungsprozessen auf Seiten der Therapeuten zusammentreffen. Sie befinden sich dann in der Position der ausstoßenden Eltern. Die Klinik soll Patienten »übernehmen« und erhält die Zusage der Rückübernahme in ambulante Behandlung. In Wirklichkeit haben die abgebenden Therapeuten jedoch eine zuverlässige Ahnung, dass die Patienten auch mit Hilfe einer stationären Behandlung nicht in die Lage kommen werden, die bisherige Therapie fortzusetzen. Das Abschiedsmuster ähnelt dem Verhalten von Weggefährten, die sich mit dem Versprechen einer baldigen Wiedervereinigung trennen, aber schon ahnen, dass die gemeinsame Geschichte vorbei ist. Die Kliniken übernehmen eine Mittlerrolle bei diesem Ablösungsprozess, ohne diese Aufgabe zu klären oder zu durchschauen. Unausgesprochen sollen die Kliniken beweisen, dass eine Fortsetzung der ambulanten Therapie in der bisherigen Form unmöglich sei.

Dieser Trennungsprozess verläuft besonders dramatisch, wenn die Patienten die Notwendigkeit einer klinischen Behandlung nicht anerkennen wollen, die ambulanten Therapeuten direkt oder indirekt Druck ausüben müssen und am Ende die Einweisung in die Klinik vorbereiten oder sogar aktiv erwirken.

Andere Therapeuten beteiligen sich nicht an der formalen Einweisung, geben keine Empfehlung und schreiben keinen Bericht, tragen aber dennoch wesentlich dazu bei, dass es zur Einweisung kommen muss, indem sie sich aus dem bisherigen Therapieangebot zurückziehen oder ihren Patienten sagen, dass sie ihnen nicht mehr helfen können. Wenn Patienten auf diese Weise unter Druck geraten, wird ihre Einweisung durch Dritte in die Wege geleitet. Patienten wie Therapeuten können sich entweder erleichtert oder schuldig fühlen – die Patienten, weil sie ihre Therapeuten außer Kraft gesetzt haben, die Therapeuten, weil sie ihre Patienten abgewiesen haben. Bei akuten Krisen überwiegt die Erleichterung. Wenn das Scheitern der Therapie hingegen ein schwelender, lang dauernder Prozess war, können Skrupel die Oberhand gewinnen. Beide, Patienten und ihre Therapeuten wissen, dass sie das Zustandekommen der stationären Aufnahme mit zu verantworten haben.

Muss sich die Entscheidung zum Abbruch der ambulanten Therapie an der Frage orientieren, ob es statt dessen eine klare Indikation zur stationären Behandlung gibt? (»Sind die ambulanten Möglichkeiten erschöpft, dann muss eben die Klinik ran«) Zu bedenken ist, dass ambulante Therapeuten unterschiedliche Toleranzen besitzen, bevor sie die Grenzen der Praktikabilität und Erträglichkeit, die Grenzen ihrer Motivation, die Grenzen ihrer Bereitschaften, Fähigkeiten und Belastbarkeiten erreicht haben. Auch dann, wenn diese Grenzen noch keinesfalls überschritten sind, kann ein Wechsel der Therapie von ambulant nach stationär sinnvoll sein. Außerdem müssen Patienten, deren Therapeuten ambulant nicht mehr weiterwissen oder in eine Sackgasse geraten sind, überhaupt nicht zwangsläufig in Kliniken eingewiesen werden. Schließlich müssen wir auch fragen, ob Kliniken ihre Patienten solange behalten müssen, bis sich wieder ambulante Therapeuten gefunden haben, die den Stab übernehmen, oder ob ambulante Therapeuten ihre Patienten solange führen müssen, bis sich eine aufnehmende Klinik gefunden hat.

Welche Kriterien helfen uns zu bestimmen, wann wir Patienten gleichsam im Stich lassen dürfen? In bestimmten Fällen dürfte es tatsächlich zumutbar sein, Patienten aus der einen Behandlung zu entlassen, ohne ihnen den Weg in die andere zu ebnen. Diesen Patienten und ihren Angehörigen bleibt es selbst überlassen, welchen neuen Weg sie finden.

Neidisch blicken manche Therapeuten auf die Kliniker, weil diese die Grenzen und das Ende der Therapie angeblich klarer absehen, definieren und durchsetzen können. In Wirklichkeit sind in der Klinik gerade nach längeren Behandlungen die gleichen Trennungs- und Ablösungsprozesse zu bewältigen. Notorisch sind die Rückfälle klinischer

Patienten, wenn die Entlassung näher rückt. Und immer wieder müssen Kliniker ihre Patienten in ungeschützte und ungeeignete Situationen entlassen, obwohl sie befürchten, dass sie dort scheitern werden.

Schlussfolgerungen

Aus systemischer Sicht sieht das Zusammenspiel trügerisch einfach aus: Jede Seite besitzt, so gesehen, besondere Kompetenzen und Eignungen, jede Seite hat ihre Grenzen und Fallstricke. Die jugendlichen Patienten brauchen je nach ihrer Verfassung und je nach dem Stand der individuellen Entwicklung mal ambulante, mal stationäre Hilfe. Beide Seiten »dienen« nach dieser Sichtweise dem selben therapeutischen Prozess. Keine Seite darf den Prozess vollständig an sich ziehen und die andere Seite von vornherein ausschließen.

Aus derselben Vogelperspektive erkennen wir, dass Patienten mit verschiedenen Problemlagen unterschiedliche Arten, Mischungen und Abfolgen von ambulanter und stationärer Hilfe erzeugen. So haben wir es mit Patienten zu tun, die lange Bindungen eingehen und wenige markante Wechsel vollziehen und durchleiden. Hier ergeben sich Verläufe, die durch scharfe Unterschiede und Grenzen zwischen ambulanten und stationären Settings gekennzeichnet sind. Wenn wir jedoch an die Selbstverletzer, die chronisch Suizidalen und Borderline-Patienten denken, so haben wir junge Menschen vor uns, die ständige Wechsel provozieren und am besten versorgt und gehalten sind, wenn die vielen involvierten Personen ein gemeinsames Bild aus zahlreichen Puzzleteilen zusammensetzen und sich an diesem Bild zu orientieren versuchen. Nur alle Personen und Institutionen gemeinsam können diese Patienten adäquat versorgen und sich gewissermaßen die Bälle der Therapie gegenseitig zuwerfen. Fließende Übergänge zwischen ambulanten und stationären Hilfen, zwischen Angeboten von Nähe und der Wahrung von Distanz, zwischen Maßnahmen zur Sicherung und zur Gewährleistung von Freizügigkeit, sind hier geboten. Die Supervision aller Beteiligten und kooperative Konferenzen können erreichen, dass sich die Akteure nicht gegenseitig ausschalten oder bekriegen.

Und so plädieren wir – in Abhängigkeit vom einzelnen Fall – für eine sehr unterschiedliche Verteilung der Aufgaben und Zuständigkeiten und für sehr unterschiedliche Wechselbeziehungen zwischen ambulanter und stationärer Therapie.

2 Über die therapeutischen Prozesse bei stationären Einweisungen in Not- und Krisensituationen

Vorschau

Unter »Krisen« verstehen wir kurz dauernde Störungen des psychischen Gleichgewichts, bei denen die akuten Auslöser eine wichtige Rolle spielen. Wir dürfen Jugendliche nicht allein aufgrund der Dramatik ihres Krisenverhaltens als schwer psychisch krank einstufen. Die Techniken des Krisenmanagements arbeiten nahe an den auslösenden Faktoren. Sie wollen die Jugendlichen darin bestärken, sich von einem belastenden Ereignis und einer inneren Betroffenheit wieder freizumachen. Mitunter erreichen die Jugendlichen mit Hilfe ihrer Krise sogar einen entscheidenden Umschlagpunkt in ihrer persönlichen Entwicklung. Das wichtigste Beispiel für die altersspezifische Bedeutung der Krisen sind die Suizidversuche bei Jugendlichen. Bei vielen dieser Krisen gelingt keine überzeugende und handlungsleitende diagnostische Zuordnung. Wir müssen in jedem Einzelfall klären, welche destruktiven und konstruktiven Kräfte in der Krise wirksam sind. Hierzu gehören die Möglichkeiten der Eigensteuerung, aber auch die Verhaltensweisen der Angehörigen und die Hilfsangebote aus dem übrigen sozialen Umfeld.

Jugendpsychiatrische Kliniken haben nicht das Monopol auf das Krisenmanagement. Den größeren Teil dieser Arbeit leisten Laienhilforganisationen, Beratungsstellen, Einrichtungen der Jugendhilfe und Drogenhilfe. Wenn sich die Betroffenen entscheiden, die Jugendpsychiatrie aufzusuchen, spielen leider auch Motive mit, die in einer guten Indikation zur stationären Einweisung nichts zu suchen haben.

Jugendpsychiatrische Kliniken sind mit Hilfe ihrer Tageskliniken und Institutsambulanzen und mit Hilfe der Vernetzung von Psychiatrie und Jugendhilfe leichter zugänglich geworden. Die Erniedrigung der Zugangsschwelle lässt freilich auch die Gefahr wachsen, dass psychosoziale Konflikte in den Bereich der Psychiatrie hinein verlagert werden. Umgekehrt ist aber auch die Rücküberweisung in den Bereich der Jugendhilfe einfacher geworden. 40 % der Krisen kommen aus dem häuslichen Bereich, 30 % kommen aus Einrichtungen der Jugendhilfe, weitere 30 % werden aus anderen Krankenhäusern nach Suizidversuchen zugewiesen.

Im Denken der Einweiser von Notfällen hat der Aspekt der Sicherung einen überragenden Stellenwert. Das Krisenmanagement muss aber dafür sorgen, dass die Klinik von den Jugendlichen rasch wieder als Ort der selbst gewählten Zuflucht erlebt werden kann. Die Einweiser nehmen keine klare Position ein. Sie suggerieren eine Entschlusslage, die bei näherem Hinsehen überhaupt nicht existiert oder sich wieder aufgelöst hat. Der aufnehmende Therapeut muss den Sinn oder Unsinn einer zeitlich befristeten Notaufnahme klären. Sie enthält die Gefahr einer unnötigen Überrumpelung. Trotzdem bewährt es sich oft nicht, die Fragwürdigkeit einer Einweisung zu prüfen. Am besten wird den Jugendlichen die Übernachtung in der Klinik nahegelegt, aber zugleich die Vorläufigkeit der Maßnahme betont.

Allerdings kann gutes Krisenmanagement auch einmal bedeuten, nach ethischen, psychiatrischen und rechtlichen Abwägungen einen Jugendlichen nicht aufzunehmen.

Das wichtigste Entscheidungskriterium bei Aufnahmen gegen den Willen der Betroffenen ist deren »akute Gefährdung«. Bei indirekten und chronischen Formen der Gefährdung ist die Entscheidung schwieriger. Hier werden wir uns an der Frage orientieren, ob die Jugendlichen freiwillig bereit sind, für kurze Zeit in der Klinik zu bleiben. Diese Bereitschaft kann sich zum Beispiel aus dem Wunsch ableiten, eine gefährliche Zerreißprobe der Familie zu vermeiden oder von der Familie aufgrund der Krankheitsrolle entschuldigt zu werden. In anderen Fällen versuchen sich Familien mit Hilfe der Klinik gegen die Jugendhilfe zu wehren, von der sie sich gegängelt fühlen oder auch die Jugendhilfe versucht, die Klinik als Hebel einzusetzen, weil sie Veränderungen erzwingen will. In allen Fällen wird die Klinik zum Mitspieler in sozialen Inszenierungen und muss diese Funktion zutreffend durchschauen können.

Kriseninterventionen sind das Gegenteil von Behandlungen, die darauf zielen, dass sich die Patienten in einer Gruppe und einem therapeutischen Milieu eingewöhnen und Beziehungen aufbauen. Die Planung der Entlassung beginnt bereits bei der Aufnahme. Der Aufenthalt wird nicht nur zeitlich kurz gehalten, sondern auch inhaltlich eng im Hier und Jetzt fokussiert. Stationäres Krisenmanagement erfordert eigene Organisationsstrukturen, bauliche Voraussetzungen und personelle Ressourcen. Manche Kliniken weisen diese Aufgabe einer separat betriebenen Aufnahmestation zu. Typische Gefahren dieses Modells liegen in der Ausbildung von automatischen Notfallroutinen. Solche Routinen sind reich an verdeckter Gewalt – sie verbirgt sich hinter Regeln, die nicht individuell ausgehandelt oder zur psychotherapeutischen Verständigung geeignet sind, sondern uniform verhängt und vertreten werden.

Die wichtigste Alternative zu den Aufnahmestationen besteht darin, das Krisen- und Notfallmanagement auf den Betrieb mehrerer Therapiestationen zu verteilen. Hierzu sind auf diesen Stationen spezielle Krisenmanager zu benennen und auszubilden, die Fallverantwortung für die Krisen tragen und den Einsatz weiterer Fachkräfte aus dem Bereich der Stationen koordinieren. Der Vorteil dieses Modells liegt darin, dass leichter von Ausnahmesituationen zu alltäglichen Situationen umgeschaltet werden kann. Die Normalität wird durch die milieutherapeutische Station unterstützt. Allerdings ist darauf zu achten, dass sich die Krisenpatienten in diesem Milieu keine neuen Agierfelder suchen. Die Interventionen sind extrem kurz zu halten. Andernfalls können Krisenpatienten in eine reguläre Therapie übernommen werden. Die Verbindung von Notfallversorgung und Therapiebetrieb bleibt ein schwieriger Balanceakt. Die Kunst besteht darin, die Jugendlichen in einer akuten Notlage angemessen zu empfangen, ihnen aber kurz darauf wieder ein hohes Maß von Normalität aufzuzeigen und zuzumuten.

Die Notfälle im Zusammenhang mit beginnenden schizophrenen Erkrankungen sind ein Sonderfall und bedürfen besonderer Überlegungen. Viele Jugendliche haben anlässlich ihrer Noteinweisung ihre erste Begegnung mit der Psychiatrie. Allerdings werden diese Einweisungen seltener, als man vermuten könnte, durch den Ausbruch akuter produktiver Symptome ultimativ erzwungen. Viele Kontakte mit der Klinik ergeben sich in einem diffusen prodromalen Vorstadium mit verwirrenden Zwischenfällen, die oberflächlich den Krisen nicht-psychotischer Jugendlicher ähnlich sind.

Aus psychotherapeutischer Sicht ist es nicht ratsam, jede Notvorstellung solcher Jugendlicher zu einer stationären Aufnahme hinzuführen. Eine nicht zustande gekommene Aufnahme kann eine notwendige Etappe in der Annäherung an die Klinik bedeuten. Mehrere Anläufe an diesen Schritt sind typisch und sinnvoll und verbessern die Kommunikation mit den Patienten, wenn es gelingt, dass diese wiederholt mit den selben Personen in der Klinik zu tun bekommen. Darüber hinaus empfiehlt es sich, ein ganzes Behandlungsteam auf die Ankunft eines psychotischen Patienten vorzubereiten. Auch die Eltern sollten zu Beratungen in die Klinik eingeladen werden, damit sie die Einweisung durch geeignetes Verhalten unterstützen.

Provisorische Hilfen, auch in Zusammenarbeit mit niedergelassenen Ärzten, der Jugendhilfe und der erweiterten Verwandtschaft, müssen die Zeit überbrücken, bis die stationäre Aufnahme günstig erscheint. Bei rapider Verschlechterung des psychischen Zustandes ist es natürlich nicht mehr sinnvoll, die Aufnahme weiter zu verzögern. Hier geht es um den bedachten und koordinierten Einsatz von therapeutischer Gewalt und die anschließende Reflexion dieses Vorgangs. Die Art und Weise, wie junge psychotische Patienten in der Klinik ankommen, dürfte entscheidend für ihre spätere Bereitschaft sein, sich weiteren psychiatrischen Behandlungen freiwillig zu stellen. Ein wichtiges Verhandlungsthema im Vorfeld der Aufnahme kann die Medikation sein. Sie sollte zeremoniell bereits in der Regie der klinischen Behandlung stehen und auf diese Weise den Übergang erleichtern.

Essay

In welchen psychischen Verfassungen und sozialen Notlagen werden Jugendliche als »Krisen« in eine Klinik eingewiesen?

Mit dem Begriff »Krise« bezeichnen wir einen psychischen Ausnahmezustand und zugleich die Zuspitzung einer sozialen Konstellation, nicht jedenfalls automatisch eine psychische Krankheit (Kaplan 1964). Menschen geraten auch ohne psychisch geschwächt zu sein in Krisen, wenn sie mit extremen äußeren Umständen zurechtkommen müssen. Ihr Zustand gerät vorübergehend aus dem Gleichgewicht, aber sie bringen Voraussetzungen mit, sich wieder zu stabilisieren. Je rascher die Hilfe nach einem Schicksalsschlag einsetzt, desto wirksamer ist sie. Nach einem einfachen Modell können wir somit psychische Gesundheit und psychische Krankheit gegenüberstellen. Psychisch Kranke profitieren von »Behandlung«, psychisch Gesunde, wenn sie in Krisen geraten, von »Krisenintervention«.

Dieses Modell ist grob vereinfachend. Letztlich müssen wir immer von einer Verschränkung äußerer Belastungen und innerer Vulnerabilität ausgehen. Aber Kaplans Grundannahme, dass es bei Krisen um eine relativ kurz dauernde Störung des inneren Gleichgewichts geht, wobei die akuten Auslöser eine wichtige Rolle spielen, bleibt gültig. Auch bei Jugendlichen, die als Notfälle in einer Klinik vorgestellt werden, unterstellen wir nicht sofort eine psychische Krankheit. Wir dürfen Jugendliche nicht allein aufgrund der Dramatik ihres Krisenverhaltens als schwer psychisch erkrankt einstufen.

Das Extrembeispiel für dieses Caveat sind die Krisen geistig Behinderter, Grenzbehinderter und autistischer Individuen. Sie reagieren mitunter auf geringe unvorhergesehene Veränderungen ihrer Umwelt, in der sie sich normalerweise orientieren und Halt finden, mit großer Heftigkeit. Sie geraten in Krisen, bei denen nicht nur die Affekte anspringen, sondern die Ich-Strukturen einbrechen. Sie verstehen sich und die »Welt« nicht mehr und sind »von Sinnen«. Sie werden misstrauisch, wirken parathym und erleben Sinnestäuschungen. Ihr Denken zerfällt. Diese psychotische Anmutung der Krisen weckt Befürchtungen, dass ein tiefgreifender psychischer Zusammenbruch stattgefunden habe. Umso frappierender ist die rasche Erholung dieser Jugendlichen, sobald sich ihr Umfeld wieder stabilisiert hat und ihr Vertrauen zu einer tragfähigen Lebenskonstruktion wieder hergestellt werden kann. In ihrer dramatischen Überzeichnung erscheinen diese Krisen also wie die Karikaturen einer psychischen Erkrankung.

Ähnlich wie im eben verwendeten Beispiel versucht jedes Krisenmanagement nahe an den externen auslösenden Faktoren, zum Beispiel an den traumatischen Lebensumständen, zu arbeiten. Das Gros der Krisen im Jugendalter enthält, anders als die Krisen retardierter Jugendlicher kaum plastische Psychopathologie und ist in größerer Nähe zur Normalpsychologie angesiedelt. Die Frage nach psychiatrischen Diagnosen bleibt im Hintergrund und bestimmt das therapeutische Handeln nicht vorrangig. Im Vordergrund steht das Ziel, die Jugendlichen darin zu bestärken, sich von einem belastenden Ereignis und einer inneren Betroffenheit wieder freizumachen. Wir suchen nach Anhaltspunkten und Personen im sozialen Umfeld, die hierbei mithelfen können.

Dabei erinnert uns die Etymologie des Begriffs »Krisis« auch daran, dass durch Krisen mitunter ein entscheidender Umschlagpunkt erreicht wird. Krisen können gerade im Jugendalter den Aufbruch zu Neuem fördern und stockende Entwicklungen in Gang bringen. Damit ist mehr erreicht als die Wiederherstellung eines Gleichgewichts. Jugendliche kämpfen in ihren Krisen um ihre Selbstbestimmung. Sie ringen um die Bewältigung von Entwicklungsaufgaben und wollen Autonomie erlangen, auch wenn sie scheinbar noch weit davon entfernt sind.

Ein wichtiges Beispiel für die altersspezifische Bedeutung des Krisengeschehens sind die suizidalen Krisen, die an anderer Stelle in diesem Buch näher dargestellt sind (Teil 6, 2). Hier stellen die Jugendlichen ihr eigenes Leben und dessen Sinn, auch ohne schwer depressiv zu sein, unvergleichlich viel radikaler in Frage, als Ältere dies aus gleichem Anlass tun würden. Die Radikalität dürfte mit der subjektiven Neuartigkeit von Erfahrungen zusammenhängen, welche die Krise ausgelöst haben, verbunden mit einem zu geringen Sediment an Lebenserfahrung und konkret erfahrenem Lebenssinn. Salopp könnte man formulieren, den Jugendlichen sei die gerade erst errungene Erkenntnis ihrer Zuständigkeit für ihre eigene Existenz zu Kopf gestiegen. Hinzu kommen oft die Nachwirkungen einer nicht ausreichend sicheren und aufgehobenen Kindheit und am Ende der gescheiterte Versuch, diesen Mangel mit einer Liebesbeziehung zu beheben. Suizidversuche haben den Charakter einer kurzfristigen rauschartigen Selbstaufgabe. Die suizidale Verfassung ist bereits kurz nach dem Suizidversuch oft nicht mehr erkennbar, auch für die Jugendlichen selbst nicht mehr greifbar (du Bois 2000), abgesehen von jenen Fällen, bei denen sich die Krisen mit andauernden depressiven Verstimmungen vergesellschaften.

Folgende ICD-Diagnosen werden bei klinischen Notaufnahmen häufig gestellt:

- (mittelgradige) depressive Episode F32.1
- akute Belastungsreaktion F43.0
- Anpassungsstörung mit Störung des Sozialverhaltens F43.24
- Anpassungsstörung mit depressiven Störungen und Störungen des Sozialverhaltens F43.25
- Verdacht auf Entwicklung einer emotionalen Instabilität (als Persönlichkeitsstörung) F60.3
- Verdacht auf Entwicklung eines Borderline-Syndroms (als Persönlichkeitsstörung) F60.31
- Störung des Sozialverhaltens F91
- gemischte Störung des Sozialverhaltens F92

Bei jeder dieser Diagnosen kann die Psychiatrie besondere Fachkunde reklamieren. Dennoch hängt das Zustandekommen der »Krise« oft nicht an der psychiatrischen Diagnose. Teilweise gelingt überhaupt keine befriedigende diagnostische Zuordnung.

Die Jugendlichen haben Kränkungen und Beziehungsabbrüche erlitten. Sie sind aus den Familien ausgestoßen worden. Sie sind in Schule oder Berufsausbildung gescheitert.

Hinzu kommt, dass die Diagnosen, die wir den Jugendlichen schließlich zuweisen, keine überzeugende Richtung für das therapeutische Handeln vorgeben. Die Schwierigkeiten bei der Gestaltung eines sinnvollen Krisenmanagements sind mit der Anwendung störungsspezifischer Therapieverfahren nicht zu beheben (Blanz und Schmidt 2000, Warnke et al. 1998). Die unbeirrte Anwendung eines Verfahrens, das in einem Studiendesign über gute Effektstärken verfügt, ist von zweifelhaftem Nutzen (Weisz et al. 1995) und kann den Blick auf die vor Ort wirklich verfügbaren und wirksamen Möglichkeiten versperren.

Weder eine Therapieleitlinie zum Krisenmanagement noch eine diagnosenspezifische Leitlinie erspart es uns, in jedem Einzelfall zu klären, welche destruktiven und konstruktiven Kräfte im sozialen Umfeld und in den Beziehungen enthalten sind, welche Möglichkeiten der Eigensteuerung verfügbar sind und welche produktive oder kontraproduktive Rolle bestimmte Institutionen oder Einzelakteure im Gesamtkontext der Krise spielen (Maskey 1998). Jede Klinik verfügt über ihr eigenes Repertoire therapeutischer Möglichkeiten. Wir sind weit von einer Standardisierung dieser Repertoires entfernt. Fraglich ist auch, ob die Vorteile einer Standardisierung die Nachteile aufwiegen, die sich aus dem Opfer therapeutischer Traditionen ergeben.

Hinzu kommt, dass das Krisenmanagement nicht auf Kliniken für Jugendpsychiatrie beschränkt ist. Den größeren Anteil tragen Laienhilfeorganisationen, Beratungsstellen, Einrichtungen der Jugendhilfe und Drogenhilfe. Wir dürfen nicht einmal davon ausgehen, dass Jugendliche, die wegen ihrer Krisen ausdrücklich in eine Klinik eingewiesen werden, alle in einer solchen für Kinder- und Jugendpsychiatrie ankommen. Abseits von Notsituationen ist bekannt, dass von allen Kindern und Jugendlichen die wegen psychischer Probleme eingewiesen werden, nur 40 % in die Kinder- und Jugendpsychiatrie gelangen, während die übrigen 60 % von Kliniken anderer Fachrichtungen betreut werden (Pohl 2000). Die Entscheidung, wohin die Jugendlichen gebracht werden oder wohin sie sich selbst wenden, ergibt sich nicht anhand der Diagnosen. Örtliche Bedingungen geben den Ausschlag. Wenn sich die Betroffenen für den Weg in die Psychiatrie entscheiden, spielen Motive mit, die in einer guten Indikation zur stationären Einweisung eigentlich nichts zu suchen haben: die »Zuweisung von Sündenbockrollen, Versuche, Lösungen sozialer Notlagen an die Psychiatrie zu delegieren, Mangel an verlässlichen Partnern im sozialen Umfeld, Unklarheiten bezüglich der juristischen Zuständigkeit« (Branik 2003).

Dennoch muss die aufnehmende Klinik hinnehmen, dass die primären Weichenstellungen in den Familien und im sozialen Netzwerk vorgenommen werden, in zweiter Linie von Notärzten bekräftigt werden. Die Krisenmanager in den Kliniken befinden sich in einem komplizierten Agierfeld und müssen sich fragen, welche Rolle sie darin zum Wohle – und nicht zum Schaden – der Jugendlichen übernehmen wollen.

Zwischen den Nutzungsprofilen medizinischer und pädagogischer, pädiatrischer und psychiatrischer Hilfsangebote gibt es viele Überschneidungen und wenige sichere Unterscheidungsmerkmale. Es ist also müßig, den spezifisch psychiatrischen Teil der Krisenarbeit herauszuarbeiten, der im Bereich der Depressionen (F30) oder der Psychosen (F20–F28) liegen könnte. Ohnehin müssen wir uns bei vielen Krisen des Jugendalters auf die nosologisch weit offene Diagnose der »Störungen des Sozialverhaltens« (F91) zurückziehen.

Schließlich wird das Inanspruchnahmeverhalten auch noch durch die Selbstdarstellung und die annoncierten Dienstleistungen psychiatrischer Kliniken beeinflusst, zum Beispiel durch zeitgemäße Bemühungen, die Schwelle der Inanspruchnahme zu senken und stigmatisierenden Effekten, soweit diese von der Institution ausgehen, entgegenzuwirken. Jugendpsychiatrische Kliniken sind mit Hilfe von Tageskliniken und Institutsambulanzen und mit Hilfe der engen Vernetzung von Psychiatrie und Jugendhilfe leichter zugänglich geworden. Der enge Kontakt lässt freilich auch die Gefahr wachsen, dass psychosoziale Konflikte in den Bereich der Psychiatrie hineingetragen und dorthin verlagert werden. Diese Gefahr wird aber aufgewogen durch die Chance, psychiatrische Patienten rascher in den Bereich der Jugendhilfe zurückvermitteln zu können und die früher oft als magisch empfundene Barriere zwischen Jugendhilfe und Psychiatrie zu »entzaubern«.

Neue jugendpsychiatrische Angebote zum Krisenmanagement können einen beträchtlichen Sog ausüben und einen Bedarf sichtbar machen, der vorher verdeckt war. In Stuttgart konnte verfolgt werden, wie die Zahl der Kriseninterventionen nach Einführung eines entsprechenden Angebots innerhalb von drei Jahren von nahezu null auf etwa 150 Fälle im Jahr (du Bois 2000) anstieg. Allenfalls ein geringer Teil dieser Fälle wurde zuvor in pädagogischen Einrichtungen zur Inobhutnahme versorgt. Das Fallaufkommen in der Inobhutnahme hat sich durch das neue klinische Angebot nicht merklich verringert. Durch den Aufbau des klinischen Krisenmanagements konnte sich jedoch eine Kooperation mit den Inobhutnahmestellen entwickeln, die für beide Seiten nutzbringend ist.

Die absoluten Zahlen des Krisenmanagements haben nach allgemeinem Eindruck in Deutschland in den letzten 10 Jahren überall stark zugenommen. Studien, die diesen Eindruck belegen könnten, liegen noch nicht vor.

Bezüglich der Ursachen bieten sich folgende Hypothesen an:

- Ein verändertes Inanspruchnahmeverhalten in der Bevölkerung.
- Der erwähnte Sog, der sich aus einem qualitativ und quantitativ verbesserten Angebot ergibt.
- Konsequente Verweigerung der Behandlung der unter 18-Jährigen seitens der Erwachsenenpsychiatrie.
- Bessere Aufklärung über jugendpsychiatrische Angebote unter den Ärzten im Notdienst und in den Ambulanzen.
- Wachsende Instabilität und stetig abnehmende Belastbarkeit familiärer Lebensformen.

Schließlich dürfen wir spekulieren, dass sich innerhalb der dominanten Jugendkultur gegenwärtig neue Ausdrucksformen zur Darstellung und Erleichterung von Notlagen herausbilden, bei denen übersteigerte Selbstdarstellungen und Dramatisierungen eine wichtige Rolle erhalten und auch die Psychiatrie in die Dramaturgie einbezogen wird, wobei sie als weniger stigmatisierend empfunden wird als früher.

40 % der Krisen kommen aus dem häuslichen Bereich, d.h. werden von den Angehörigen selbst überwiesen oder kommen mit Unterstützung eines Notarztes, gelegentlich der Polizei. Meist sind aggressiv verlaufende Streitfälle vorausgegangen, in Verbindung mit suizidalen Drohhandlungen. 30 % kommen aus Einrichtungen der Jugendhilfe, weitere 30 % werden aus anderen Krankenhäusern nach Suizidversuchen, Selbstverletzungen oder nach Intoxikation bei Alkohol- und Substanzmissbrauch zugewiesen.

20 % bis 25 % der Notaufnahmen werden über das Krisenmanagement hinaus in der Klinik weiterbehandelt. Bei ihnen wird also zum einen die Indikation zur längeren stationären Behandlung gestellt, zum anderen kann mit den Beteiligten auch tatsächlich deren Durchführung ausgehandelt werden. Zwei Drittel der Krisenfälle kehren in ihr Elternhaus oder in ihre Wohngruppe zurück, die übrigen gehen zunächst in Noteinrichtungen (Inobhutnahme) der Jugendhilfe (du Bois 2003).

Wie können wir typische Inszenierungen bei Notaufnahmen durchschauen und uns angemessen darauf einstellen?

Wenn Jugendliche als Notfälle in die psychiatrische Klinik gelangen, tritt ihr Streben nach Selbstbestimmung vorübergehend in den Hintergrund. Zum Zeitpunkt der Ankunft in der Klinik dominiert ein Gefühl von Resignation und Ohnmacht. Andere, Eltern oder Pädagogen, Ärzte oder Polizei, haben das Handeln übernommen. Sie insistieren, dass die schwierigen Jugendlichen an einen sicheren Ort kommen. Als einen solchen Ort stellen sie sich die Klinik vor. Der Aspekt der Sicherheit hat im Denken der Einweiser einen überragenden Stellenwert.

Das Krisenmanagement muss dafür sorgen, dass dieser Ort so rasch wie möglich anders interpretiert und erlebt werden kann: nicht als Ort der Gefangenschaft, des Ausschlusses aus der Normalität, der Ausstoßung oder Internierung, sondern als Ort der selbst gewählten Zuflucht. Die Jugendlichen müssen sich möglichst rasch wieder als handelnde Subjekte erfahren können.

In der Wartephase vor Eintreffen des Dienstarztes fällt allen Betroffenen die Orientierung in der Klinik schwer. Gelegentlich sind Nachbarn, Sanitäter oder Polizisten mit anwesend. In dieser Wartephase bleibt die Situation unübersichtlich und spannungsreich. Es empfiehlt sich, dass bereits vor Eintreffen des Therapeuten, der das Management übernimmt, eine Betreuerin oder ein Betreuer die Jugendlichen begrüßt und bei ihnen bleibt, zugleich den Kontakt zu allen Anwesenden herstellt, ein Gespräch vermittelt, dabei erste Eindrücke sammelt und in Bereitschaft oder anwesend bleibt, während der Therapeut den Fall übernimmt.

Die Orientierung wird weiter erschwert, wenn die Angehörigen noch keine klare Position einnehmen. Der Schritt in die Klinik ist nicht automatisch der Endpunkt des Entscheidungsprozesses, sondern Ausdruck einer zwischendurch aufbrechenden Überforderung und Ratlosigkeit (du Bois 1981). Von gemeinsam vertretenen und konkreten Erwartungen an die Klinik sind die Anwesenden meist weit entfernt. Der mitgebrachte Überweisungsschein und der vorausgegangene Hilferuf eines Notarztes, einer Heimleitung oder eines Elternteils suggerieren eine Entschlusslage, die bei näherem Hinschauen überhaupt nicht existiert oder sich wieder aufgelöst hat.

Die aufnehmenden Therapeuten stehen vor der Aufgabe, mit den Jugendlichen und ihren Angehörigen den Sinn oder Unsinn einer zeitlich befristeten klinischen Notaufnahme zu klären. Während es für die Jugendlichen in dieser Situation entlastend wirkt, dass ihr Aufenthalt auf kurze Zeit beschränkt wird, spekulieren die Angehörigen oft darauf, dass anlässlich der Krise der lange gehegte Wunsch einer Trennung in Erfüllung gehen und durchgreifende Änderungen folgen mögen. Nicht immer bekennen sich die Angehörigen zu dieser Erwartung. Sie hoffen, dass ihnen ein solcher Schritt von amtlicher Seite ohnehin nahegelegt wird. Im Krisenmanagement ist diese zu den Therapeuten weitergereichte Verantwortung ein typischer Fallstrick. Wenn das vorrangige Ziel, die Selbstbestimmung der Jugendlichen rasch wieder herzustellen, erreicht werden soll, dürfen diese nicht gleich bei der Ankunft in der Klinik zu einer folgenschweren Entscheidung gedrängt werden. Sie müssen Gelegenheit haben, diesen Schritt zu einem späteren Zeitpunkt und unter anderen Bedingungen zu überdenken.

Jugendpsychiatrische Notaufnahmen enthalten also die Gefahr einer Überrumpelung. Die Jugendlichen erkennen, dass sie sich selbst in eine Lage gebracht haben, in die sie freiwillig nicht kommen wollten, also gewissermaßen selbst zu ihrer Überrumpelung beigetragen haben. Zur Begrenzung dieses für die Autonomieentwicklung schädlichen Prozesses sollten die Jugendlichen in ihren Krisen möglichst nicht in weitere Verlegenheiten gebracht werden. Ihre augenblickliche Schwäche darf nicht ausgenutzt werden.

In der Aufnahmesituation kann das Ungleichgewicht zwischen der Macht der Einweisenden und der Ohnmacht der Eingewiesenen praktisch nicht aufgelöst werden. Das Verhalten der Beteiligten schwankt zwischen Drohungen und Unterwerfungen, Dramatisierungen und Verharmlosungen. Es bewährt sich in den meisten Fällen nicht, die Machtverhältnisse in der Aufnahmesituation zu hinterfragen, zu leugnen oder ändern zu wollen. Der verantwortliche Therapeut sollte sich mit Entschiedenheit für eine Übernachtung der Jugendlichen in der Klinik aussprechen, aber zugleich die Vorläufigkeit der Maßnahme betonen.

In der Auseinandersetzung mit einigen der betroffenen Jugendlichen wird rasch klar, dass sie die stationäre Aufnahme, auch nur für eine Nacht, nicht akzeptieren können. Sie sind davon überzeugt, dass eine Aufnahme in der Klinik ihre Handlungsfähigkeit nicht verbessern, sondern verschlechtern würde, etwa dann, wenn schon lange mit einer Klinikeinweisung gedroht worden ist und diese als Ausstoßung aus der Familie oder aus einer pädagogischen Einrichtung verstanden werden muss. Gutes Krisenmanagement kann nach Abwägen offenkundiger psychiatrischer Risiken auch bedeuten, Jugendlichen zuzubilligen, dass sie die Klinik gegen den Willen der Eltern oder Erzieher wieder verlassen.

Gelegentlich stehen Therapeuten bei einer solchen Wendung vor schwierigen ethischen und rechtlichen Abwägungen. Müssen sie auf einer Behandlung beharren, obwohl diese die Selbstbestimmung der Jugendlichen behindert? Worin besteht die Notlage der Jugendlichen wirklich und kann deren kurzfristige Internierung in einer Klinik einen positiven therapeutischen Beitrag leisten? Dürfen Therapeuten den Eltern das Verlangen nach Behandlung ihrer jugendlichen Kinder abschlagen, wenn diese nicht wollen? Ist die Notaufnahme der richtige Ort, um den angeblichen Anspruch der Eltern auf die Behandlung ihrer Kinder zu klären oder den Eltern Gelegenheit zu bieten, »elterliche Gewalt« zu rechtfertigen und durchzusetzen? Wenn wir uns in der Notaufnahme als Instrumente familiärer oder sozialer Kontrolle missbraucht fühlen, neigen wir dazu, eine Aufnahme abzulehnen. Wir machen uns zu Fürsprechern der Autonomie der Jugendlichen. Selbstkritisch müssen wir freilich auch prüfen, ob unsere Skepsis am Ende nur dazu führt, dass einem in Not geratenen Jugendlichen jene Hilfe verwehrt wird, die er braucht und die er nach einigem Hin und Her auch angenommen hätte.

In der Praxis schlagen wir unterschiedliche Schneisen in das Dickicht dieser Entscheidungsnot. Indem wir darauf beharren, dass die Durchführung einer Krisenmaßnahme keine längere stationäre Behandlung präjudiziert, geben wir den Beteiligten Zeit, sich über die wirkliche Notwendigkeit einer Behandlung, über das Vorhandensein von Alternativen und über die eigenen Motive und Wünsche klarer zu werden, als dies in der Aufregung der Notaufnahme möglich ist.

Die zweite Schneise schlagen wir mit dem Kriterium der »akuten Gefährdung«. »Akut« ist zu verstehen als »unmittelbar präsente Gefahr«. Hier fühlen wir uns ethisch und rechtlich auf sicherem Terrain, wenn wir vorübergehend gegen die Selbstbestimmung des Patienten verstoßen. Bei allen anderen, d.h. indirekten und chronischen Formen der Gefährdung ist die Entscheidung schwieriger. Hinzu kommt, dass wir uns nicht nur um eine realistische Einschätzung der Gefährdung des Patienten bemühen, sondern zugleich mit der Sichtweise und den Anliegen der Angehörigen auseinandersetzen müssen. Wenn wir zu dem Schluss kommen, dass keine akute Gefährdung vorliegt, werden wir uns bei der Entscheidung für eine Notaufnahme an der Frage zu orientieren versuchen, ob die Jugendlichen einlenken und sich letztlich bereit erklären, freiwillig für kurze Zeit in der Klinik zu bleiben.

Eine besondere Herausforderung für das Krisenmanagement bilden Jugendliche, die sich im Rahmen von Borderline-Störungen chronisch selbst gefährden (Bassuk und Gerson 1980). Diese Jugendlichen wenden sich in Notfällen mit äußerster Dringlichkeit an die Klinik. Wenn man ihnen im Anschluss an das Krisenmanagement eine stationäre Therapie anbietet, lehnen sie jedoch oft ab. Andere Borderline-Patienten wünschen sich zwar eine längere Behandlung, bauen aber dann ihr selbstverletzendes Verhalten unter dem Schutz der Klinik weiter aus, statt es besser zu beherrschen. Sie wiegen sich in Sicherheit und gehen mit ihrer Pathologie immer höhere Risiken ein. Hier müssen wir also trotz des Einverständnisses der Jugendlichen zur stationären Behandlung unser klinisches Angebot eher einschränken als ausweiten.

Die Angst vor Stigmatisierung durch die Psychiatrie hat bei den Entscheidungen zur Aufnahme eine durchaus unterschiedliche Funktion. Eine psychiatrische Notaufnahme kann von den Angehörigen, aber auch von den betroffenen Jugendlichen, weniger problematisch empfunden werden, als der angedrohte Hinauswurf aus der Familie. Mit der Klinikmaßnahme wird eine Zerreißprobe der Familie vermieden. Eine vorübergehende gewalttätige Auseinandersetzung kann entschärft und mit der psychischen Störung des Angreifers »entschuldigt« werden. Außerdem brauchen die Jugendlichen nicht mehr zu befürchten, dass die Familie sie aufgeben will. Der Patientenstatus schützt sie vor moralischer Verurteilung. Mit Hilfe des psychiatrischen Krisenmanagements erweisen sich die Familien als gerade noch handlungsfähig. Hinzu kommt, dass viele Jugendliche und ihre Familien oft lange von sozialen Diensten betreut und begleitet wurden. Sie fühlen sich mittlerweile von diesen bevormundet und gegängelt. Mit den psychiatrischen Notvorstellungen öffnet sich gewissermaßen eine »Gegenwelt« zur sozialen Kontrolle durch die Ämter. Der Appell an diese Gegenwelt gleicht einer Inszenierung, bei der die Psychiatrie gegen die Jugendhilfe ausgespielt werden soll.

Nicht verschwiegen werden darf, dass die sozialen Dienste nicht nur ausgespielt werden, sondern auch aktive Mitspieler solcher Inszenierungen sein können. Dies geschieht, wenn durch die Einweisung die Einsicht erzwungen werden soll, dass ein Jugendlicher nicht mehr länger in seiner bisherigen Umgebung bleiben kann. Die Psychiatrie wird hier als Hebel für Veränderungen gesehen, welche die Mitarbeiter der Jugendhilfe längst angemahnt haben. Solange die Jugendlichen verstehen, was hier vor sich geht und bereit sind, diesen Weg mitzugehen, weil sie sich hierdurch entlastet fühlen, ist gegen solche »Inszenierungen« nichts einzuwenden. Es gibt therapeutische Traditionen, bei denen die jugendpsychiatrische Klinik ohnehin als »Bühne« verstanden wird (Streek-Fischer 2000), auf der Konflikte reinszeniert werden, damit sie besser bearbeitet werden können. Bei Noteinweisungen steht allerdings ein Teil der sozialen Umwelt mit auf dieser Bühne, und die Bühne ist zugleich ein Teil der sozialen Realität. Die Klinik hat in der Notaufnahme noch keine Gelegenheit, einen therapeutisch definierten Schonraum einzurichten. In der Notaufnahme wird die Klinik selbst zum Mitspieler auf einer größeren gesellschaftlichen Bühne. Im einen Fall, der zuvor erwähnt wurde, wird die Inszenierung der Notaufnahme von den Angehörigen oder den Jugendlichen selbst in Gang gesetzt und soll drohende Änderungen und Eingriffe in die Familie verhindern. Im anderen Fall wird die Inszenierung von den sozialen Diensten betrieben und soll Änderungen nicht etwa verhindern, sondern sogar beschleunigen.

Wie müssen Konzeptionen zur stationären Krisenintervention aussehen?

Gemessen an der Aufregung, die einer Krisenaufnahme vorausgeht, verlaufen Ankunft, Aufnahme und Aufenthalt in der Klinik meist erstaunlich ruhig und ereignislos. Die Klinik liegt gewissermaßen im Auge des Wirbelsturms. Von klinischer Seite sollte im Rahmen eines Krisenmanagements zunächst nichts unternommen werden, was diese Ruhe, so trügerisch sie sein mag, stören könnte. Es ist zu begrüßen, dass die Jugendlichen den Pegel ihrer Erregung herunterfahren können und zu einer abgeklärten Einschätzung ihrer Lage kommen. Es ist darauf zu achten, dass die Klinik nicht zum »Kampfplatz« wird. Schon aus diesem Grund werden Kriseninterventionen stark ritualisiert und extrem kurz gehalten. In der kurzen zur Verfügung stehenden Zeit müssen zahlreiche Kontakte zu den Mitakteuren der Krisen geknüpft werden, geeignete Helfer sind auf den Plan zu rufen.

Damit sind Kriseninterventionen behandlungstechnisch das Gegenteil einer Behandlungsform, die darauf zielt, dass sich die Patienten erst einmal in eine Patientengruppe und ein therapeutisches Milieu eingewöhnen und tragfähige Beziehungen aufbauen. Sie sind also das Gegenteil einer Behandlungsform, bei der sich die Ziele erst allmählich und nach einer Phase des intuitiven »laissez faire« herausbilden. Bei Kriseninterventionen beginnt die Planung der Entlassung bereits bei der Aufnahme. Der Aufenthalt wird nicht nur zeitlich kurz gehalten, sondern auch inhaltlich eng im Hier und Jetzt fokussiert (Waldron 1984). Die aktuellen Probleme werden fest in den Blick genommen. Das Verfahren der Krisenintervention setzt darauf, dass die Patienten ihre verfügbare Anpassungsfähigkeit am ehesten mobilisieren, wenn sie durch andere Ereignisse und Schauplätze, etwa die stationäre Therapiegruppe, nicht allzu sehr abgelenkt werden.

Das stationäre Krisenmanagement ist in deutschsprachigen jugendpsychiatrischen Kliniken längst keine Aufgabe mehr, die nebenbei erledigt werden kann. Sie erfordert eigene Organisationsstrukturen, bauliche Voraussetzungen und personelle Ressourcen. Manche Kliniken weisen diese Aufgabe einer separat betriebenen Aufnahmestation zu, die ohnehin alle neu aufgenommenen Patienten empfängt, unabhängig davon, ob sie als Notfall kommen oder vor der Aufnahme angemeldet sind. Aufnahmestationen arbeiten in der Regel mit einem Konzept der geschlossenen Behandlung. Es existieren feste Regeln des Ein- und Austritts. Patienten, die auf solchen Stationen aufgenommen werden, unterliegen ohne Ansehen ihrer Person dem Vorbehalt, dass ihre Persönlichkeitsrechte durch die Art der Behandlung bedroht sein könnten. Die Konzepte sehen daher vor, dass frühzeitig zu prüfen ist, ob rechtliche Schritte zur Legitimation des Aufenthaltes auf der Station zu ergreifen sind.

Aufnahmestationen sind baulich und in den Arbeitsabläufen von der Annahme so geprägt, dass gefährliche Notfälle in kurzer Zeit mit hinreichender Sicherheit abgefangen werden können, um die Patienten vor sich selbst und vor anderen zu schützen. Die gesicherte Situation soll den Jugendlichen Halt geben und die Möglichkeit zur Beruhigung bieten. Verschiedentlich werden zu diesem Zweck auch spezielle Räume eingerichtet (Time Out Raum, weiches Zimmer u.a.). Für die Nutzung dieser Räume gelten noch einmal veränderte Dienstvorschriften, die eine verstärkte persönliche Begleitung und Überwachung vorsehen. Der Handlungsfähigkeit im Krisenfall und bei Notaufnahmen wird ein hoher therapeutischer Wert beigemessen. Sie gilt als Voraussetzung dafür, dass sich der Patient rasch beruhigen kann. Freilich ist zu bedenken, dass ein psychiatrisches Team, indem es sich diese Handlungsfähigkeit beweist, immer auch seiner eigenen Irritation und Ängstigung Herr zu werden versucht.

Typische Gefahren reiner Aufnahmestationen liegen in der Ausbildung von automatischen Notfallroutinen. Solche Routinen sind reich an verdeckter institutioneller Gewalt. Diese verbirgt sich hinter Regeln, die nicht individuell ausgehandelt und zur psychotherapeutischen Verständigung geeignet sind, sondern uniform verhängt und vertreten werden. Das Vorhandensein speziell gesicherter Räumlichkeiten und die Routine der Mitarbeiter üben einen definitorischen Sog aus, wenn Therapeuten sich fragen, welche »Bedürfnisse« nach Sicherheit sie selbst oder bestimmte Jugendliche wohl haben. Diese

Stationen verleiten mit ihrem Leistungsangebot zur Projektion von Sicherheitsbedürfnissen. Andere Mitarbeiter einer Klinik delegieren alle Sicherheitsfragen an diesen Bereich. Es droht die Gefahr, dass schwierige Patienten von der »Therapiestation« zur »Aufnahmestation« und wieder zurück verlegt werden. Die »Gefährlichkeit« mancher Patienten bleibt eine abgespaltene Größe. Durch die Stationswechsel droht der Verlust personaler Kontinuität in der Therapie. Die Teams der Aufnahmestationen können sich ihre besondere Belastbarkeit zugute halten. Im ungünstigen Fall kippt die Selbst-Idealisierung in grandiose Selbst-Erniedrigung um: »Wir machen die Drecksarbeit für andere.« Diese Haltungen begünstigen den Burn-Out und eine hohe Teamfluktuation.

Die hier skizzierten Gefahren sind so beträchtlich, dass wir bei der Suche nach alternativen Methoden des Krisenmanagements nicht von der Erkenntnis abgeschreckt werden dürfen, dass offenbar keine optimalen Alternativen existieren. Die wichtigste Alternative besteht darin, das Krisen- und Notfallmanagement in den Betrieb mehrerer Therapiestationen zu integrieren, die zugleich Patienten mit einer längeren Bleibeperspektive betreuen.

Diese Option ist bei geeigneter Architektur durchaus praktikabel. Allerdings bleibt nicht aus, dass sich die Mitarbeiter solcher Stationen über die Arbeitslast beklagen, die ihnen durch die Versorgung von Krisenpatienten neben ihrer psychotherapeutischen Arbeit aufgebürdet wird. Ein Teil dieses Problems kann durch Ausbildung und Benennung spezieller »Krisenmanager« und die Einrichtung ständiger Zusatzdienste, vor allem nachts, abgemildert werden. Es muss separate Räume geben, in denen sich die Krisenpatienten aufhalten können. Bewährt hat es sich, die Fallverantwortung in die Hände erfahrener und therapeutisch weitergebildeter Sozialpädagogen zu legen, die im Rahmen ihres Krisenmanagements sowohl die therapeutischen Gespräche, wie auch die Verhandlungen mit dem Umfeld führen und den Einsatz weiterer Fachkräfte koordinieren, die für das Krisenmanagement benötigt werden.

Dennoch wird weiter beklagt, dass das Kommen und Gehen von Krisenpatienten Unruhe und Irritation in die Therapiegruppe bringt. Positiv wirkt sich auf jeden Fall aus, dass bei diesem Konzept alle Therapeuten und Betreuer nicht nur an der Regeltherapie, sondern auch am Krisenmanagement in gewissem Umfang mit beteiligt sind und für die Qualität dieser Arbeit einstehen. Beide Arbeitsformen müssen aufeinander Rücksicht nehmen. Auf diese Weise wird der typischen Gefahr konzeptueller Selbstverliebtheit und der Ausgrenzungsmentalität reiner Therapiestationen entgegengewirkt.

Durch die Versorgung der Krisenpatienten auf Therapiestationen werden die Ressourcen der Krisenpatienten rascher wieder sichtbar. Die Normalisierung wird begünstigt. Der Umschaltvorgang, von der Ausnahmesituation der Krise zurück in die Alltäglichkeit, wird im Umfeld eines alltäglichen milieutherapeutischen Therapiebetriebs begünstigt. Dabei muss freilich darauf geachtet werden, dass sich die Patienten in der Therapiegruppe nicht eine neue Bühne suchen. Die Patienten werden daher vom Therapiealltag fern gehalten. Eine Entlassung wird so rasch wie möglich angestrebt. Alternativ können die Krisenpatienten in einer Regelbehandlung überführt werden. Somit muss sich die Frage nach dem Sinn der Krisenintervention an den Kriterien messen lassen, die auf der Station sonst bei der Beurteilung von Behandlungsverläufen angelegt werden.

Dennoch ist die Integration der Krisenarbeit auf der Normalstation alles andere als einfach. Sie ist aus organisatorischer Sicht nicht der Weg des geringsten Widerstandes, sondern erfordert besondere Anstrengungen. Sie erfordert das ständig neue Einüben von Notfallroutinen, damit sie nicht in Vergessenheit geraten. Sie erfordert die Information und Vorwarnung und notfalls den Schutz der Therapiepatienten, wenn diese in Mitleidenschaft gezogen werden. Anderweitig genutzte Räume müssen gelegentlich umgewidmet werden. Das Personal muss durch Rufbereitschaften verstärkt werden. Eine sonst offene Stationstür muss verschlossen werden.

Die Verbindung von Notfallversorgung und Therapiebetrieb bleibt also ein schwieriger Balanceakt. Nicht ohne Grund werden in der Erwachsenenpsychiatrie bis zum heutigen Tage offene Stationen und Therapiestationen von Akutstationen traditionell abgetrennt. Andererseits werden auch hier häufige Verlegungen von Patienten zwischen den Stationen nicht positiv bewertet. Zudem ist die Gefahr eines Burn-outs der Mitarbeiter von Akutstationen erkannt worden. Daher wird mit halboffenen Stationen experimentiert, die Merkmale einer Aufnahme- und einer Therapiestation miteinander verbinden. Letztlich vollziehen sich in beiden Fachgebieten vergleichbare Entwicklungen. Die Kinder- und Jugendpsychiatrie hat es freilich bei der Erprobung alternativer Modelle leichter, weil schon im therapeutischen Regelbetrieb ein ausgesprochen hoher Betreuungs- und Personalaufwand typisch ist und weil die Behandlung von Krisen im Jugendalter weniger institutionelle Sicherheit und Geschlossenheit erfordert.

Krisenmanagement in jeder Form hat eine hohe präventive Bedeutung. Die beste Prävention wäre es, wenn Krisen frühzeitig erkannt und abgefangen würden, bevor stationäre Einweisungen drohen. Dieses Ziel setzen sich ambulante Dienste und Dienste, die in die Familien hineingehen. Auch diese benötigen jedoch eine Flankierung durch Kliniken. Wenn es unvermeidbar wird, dass sich Kliniken am Management einer Krise beteiligen, stehen auch diese in der Verantwortung zur niederschwelligen Versorgung. Jugendliche Krisenpatienten dürfen nicht unüberlegt zu stationären Behandlungsfällen mutieren. Krisenmanagement verlangt uns also eine Doppelperspektive ab, die es möglich macht, Jugendliche in akuter Not zu empfangen und sich ihnen in einer Extremsituation gewachsen zu zeigen, aber knapp hinter dieser Extremlage wieder die Normalität zu sehen und zu ihr hinzuführen. Dabei müssen wir anerkennen, dass die meisten Notfälle bei Jugendlichen abortiv verlaufen und eng bezogen bleiben auf kritische Aktualsituationen und Stressoren in der sozialen Umwelt.

Sonderfall Schizophrenie – Wie leiten wir die klinische Behandlung psychotischer Jugendlicher ein und wie können hierbei Notaufnahmen vermieden werden?

Viele Jugendliche, die am Beginn einer psychotischen Erkrankung stehen, haben anlässlich einer Noteinweisung ihre erste Begegnung mit der Psychiatrie. Sie können sich noch viele Jahre an ihre erste Vorstellung in der Psychiatrie erinnern. Ärzte und andere, die sich in dieser entscheidenden Situation mit den Jugendlichen auseinandersetzen, verschwinden leider in der Regel wieder aus dem Blickfeld. Sie stehen nicht zur weiteren Bearbeitung dieses Erlebnisses bereit. Besser wäre es, wenn die Jugendlichen ihre Erinnerung an einer Person festmachen könnten.

Noteinweisungen schizophren erkrankter Jugendlicher werden nicht so häufig, wie man vermuten könnte, durch den akuten Ausbruch einer produktiven Symptomatik ultimativ erzwungen. In der Mehrzahl der Fälle kommen die Patienten erstmals mit einem noch unspezifischen prodromalen Bild in die Ambulanz, gelegentlich auch in die Notambulanz, oder werden zur Krisenintervention gebracht. Die auslösenden Ereignisse sind die gleichen, die auch nicht-psychotische Jugendliche betreffen: Zerwürfnisse mit Freunden und in der Familie, aggressive Durchbrüche, Suiziddrohungen, Substanzabusus, Intoxikationen, Selbstbeschädigungen.

Das Ausmaß des inneren Strukturverlustes ist zum Zeitpunkt der Notvorstellungen schwer bestimmbar. Die zutage tretende Pathologie verschlimmert sich in den Wochen und Monaten vor der ersten Einweisung nicht kontinuierlich, sondern verläuft in einem Auf und Ab. Dahinter ist das gesamte Wahrnehmungsfeld aufgelockert, wie sich bei vertiefter Untersuchung herausstellt. Unter zusätzlichen Stressoren können dramatische Verschlimmerung eintreten, die dann die Jugendlichen und ihre Angehörigen in Angst und Panik versetzten. Bemerkenswert ist aber, dass sich eine derartige Situation auch schlagartig wieder beruhigen kann.

Die jungen psychotisch erkrankenden Patienten versuchen in ihren Krisen die schon spürbare, aber nicht greifbare Veränderung in aktives und provokatives Handeln umzusetzen, mit dem Ziel, eine markante Gegenreaktion zu erzeugen. An dieser Gegenreaktion versuchen sich die Patienten wieder neu zu orientieren und sich Halt zu verschaffen. Die sich auflösende Grenze zwischen dem eigenen Erleben und dem Erleben der anderen soll neu gezogen werden. Die Inszenierung der Notaufnahme hilft den Patienten, sich wieder vom psychotischen Erleben zu distanzieren.

Tatsächlich ist oft, wiederum wie bei den Krisen der nicht-psychotischen Jugendlichen, eine Distanzierung im Augenblick der Notvorstellung schon eingetreten. Übrig bleibt der irgendwie unechte und theatralische Eindruck der Auftritte. Die Jugendlichen wirken aber »normal«. Sie verbreiten eine Aura von Banalität. Die Angehörigen hingegen zeigen noch Spuren der Verwirrung und Erregung. Sie haben ihre Söhne oder Töchter beispielsweise stundenlang auf der Straße gesucht und das Schlimmste befürchtet. Alle an der Notsituation Beteiligten laufen Gefahr, die entstandene Situation falsch einzuschätzen. Die einen fühlen sich übertölpelt und können die Krisen nicht ernst nehmen. Die anderen sind von der Bedrohlichkeit der Lage weiterhin überzeugt und können sich nicht distanzieren.

Es ist daher nicht verwunderlich, dass einweisende Ärzte, Angehörige und aufnehmendes Klinikpersonal zu vollkommen unterschiedlichen Einschätzungen gelangen können. Hinzu kommt, dass die engsten Angehörigen nicht einmal ihren eigenen Standpunkt zuverlässig einschätzen können. Sie wissen nicht, ob sie ihre Kinder tatsächlich in der Klinik abgeben oder lieber bei sich behalten wollen. Es kann geschehen, dass sie ihre Kinder in die Klinik hineindrängen, dann aber nach wenigen Stunden oder Tagen ihre Entscheidung widerrufen. Das schwer durchschaubare Verhalten der Angehörigen und der Patienten kann im einen Fall zur übereilten Aufnahme, im anderen Fall zu einer brüsken Verweigerung der Aufnahme führen.

In der Tat muss auch aus psychotherapeutischer Sicht nicht jede Notvorstellung von Jugendlichen mit herannahender psychotischer Erkrankung sofort zur stationären Notaufnahme führen. Eine nicht zustande gekommene Notaufnahme kann eine notwendige Etappe in der Annäherung der Jugendlichen an die Klinik bedeuten. Die Jugendlichen können anlässlich ihrer ersten Begegnung mit der Klinik erfahren, dass sie nicht überrumpelt werden. Sie können zu einem regulären Termin kurz darauf wieder einbestellt werden. Zwischen dem ersten und dem zweiten Termin kann in der Wahrnehmung ein wichtiger Wandel eingetreten sein. Die Jugendlichen können begriffen haben, dass ihnen die Notlage nicht aufgezwungen wird, sondern dass diese in ihnen selbst begründet ist. Die Klinik kann als neutraler Ort erfahren werden, der Schutz verspricht.

Gelegentlich führen psychotische Patienten Situationen herbei, in denen sich zufällige Passanten veranlasst sehen, diese Jugendlichen in die Klinik zu begleiten. Die Jugendlichen tauchen scheinbar zufällig in der Öffentlichkeit oder bei fremden Personen auf, vertrauen sich diesen an oder verhalten sich sonderbar. Dabei registrieren sie durchaus, dass sie aufgrund ihres Verhaltens mit einer Klinikeinweisung rechnen müssen. Die Inszenierungen enthalten den versteckten Wunsch, dorthin gebracht zu werden, wo Hilfe zu erwarten ist. Trotz offenkundiger Verrücktheit durchschauen diese Jugendlichen ihre Notlage und suchen einen Ausweg.

In der aufgeregten und hochgradig ambivalenten Situation einer Notaufnahme gelingt die Verständigung mit psychotischen Jugendlichen oft nur ansatzweise. Erst nach mehreren Anläufen und manipulativen Kehrtwendungen gelingt eine Kommunikation. Schon aus diesem Grund können Notaufnahmen, die ein unbekannter Einweiser verfügt und die schnurstracks auf einer geschlossenen Station enden, als Überrumpelung erlebt werden. Besser wäre es, wenn psychotische Jugendliche bei ihrer Ankunft in der Klinik mit Personen zusammentreffen würden, die sie bereits aus ambulanten Kontakten kennen und die ihnen auch nach der Aufnahme weiterhin zur Verfügung stehen. Bei geplanten Aufnahmen sollten bereits zuvor ausgewählte Bezugspersonen aus dem Pflegedienst bereitstehen und am Aufnahmegesprächen beteiligt werden.

Es empfiehlt sich darüber hinaus, wann immer möglich, ein Behandlungsteam auf die Ankunft psychotischer Patienten vorzubereiten, damit diese wohlwollend empfangen werden und sich bereits auf eine Grundsicherheit im Team verlassen können. In Supervisionen stellt sich oft heraus, dass in den frühesten Begebenheiten während und nach der Aufnahme die dynamischen Grundzüge der gesamten Therapie vorgezeichnet waren. Je bewusster das stationäre Team also bereits die Ankunft psychotischer Patienten begleitet und verfolgt, desto besser kann es ähnliche Vorgänge im Laufe der Behandlung wieder erkennen.

Eine optimale Vorbereitung der Aufnahme erfordert die gemeinsame Anstrengung der Einweiser, Kliniken und Eltern. Die Eltern können zu ausführlichen Beratungen in die Klinik eingeladen werden. Wann immer möglich, sollte mit entsprechender ambulanter Hilfe eine stationäre Einweisung solange hinausgezögert werden, bis sowohl zu Hause wie in der Klinik die Ausgangslage günstig ist. Zuvor sollte die Klinik in geeigneter Zusammenarbeit mit niedergelassenen Ärzten und sozialen Diensten ein Angebot zur ambulanten Überbrückung machen.

Die Pufferung oder Vermeidung akuter Noteinweisungen bei jugendlichen Schizophrenen, ist ohne eigene ambulante Kapazitäten der Klinik kaum erreichbar. In der Ambulanz sollte möglichst derselbe Therapeut, der später die stationäre Therapie durchführt, die Patienten bis zur Aufnahme begleiten, mit ihnen Vereinbarungen treffen und ihnen die zukünftige Station zeigen. In dieser Vorbereitungszeit wird wichtiger Entscheidungsspielraum zurückgewonnen, der verspielt würde, wenn die stationäre Behandlung im Rahmen eines psychiatrischen Notfalls erzwungen worden wäre. Sogar Behelfslösungen sind gelegentlich opportuner als voreilige Gewaltakte. Wenn die häusliche Situation nicht mehr tragbar ist, können die Patienten zum Beispiel für einige Tage bei ihren Verwandten wohnen.

Ein wichtiges Verhandlungsthema im Vorfeld einer stationären Aufnahme, gerade dann, wenn unfreiwillige Notaufnahmen abgewendet werden sollen, ist die Medikation. Viele Jugendliche kommen hierbei erstmals mit neuroleptischer Medikation in Berührung. An diesem Thema kann die Tatsache, dass etwas nicht in Ordnung ist, greifbar und anschaulich gemacht werden. Mit der Übergabe eines Rezeptes oder sogar einer ersten Medikamentendosis wird das Versprechen von Hilfe symbolisch besiegelt. Die Patienten sollten die Medikation aus der Hand des klinischen Therapeuten erhalten, nicht aus der Hand der Eltern. Die Medikation sollte also zeremoniell bereits in der Regie einer klinischen Behandlung stehen, auch wenn die stationäre Behandlung noch gar nicht begonnen wurde. Auf diese Weise werden sinnvolle und erfahrbare Übergänge geschaffen. Schließlich sollten Eltern und Jugendliche die Gelegenheit erhalten, die aufnehmende Station anzuschauen. Diesbezügliche Anliegen der Eltern und Interessen der Jugendlichen sind dabei jedoch zu unterscheiden. Das Informationsbedürfnis der Eltern und ihre vertrauensvolle Zusammenarbeit mit der Klinik gibt diesen Eltern zum Beispiel kein Recht, in die Wohnbereiche der Jugendstation tiefer einzudringen oder ihre Kinder später dort aufzusuchen. Die Neugier der Eltern bezüglich der Einzelheiten des stationären Alltags hat sich an der vergleichbaren Neugier bezüglich einer Klassenfahrt ihrer Kinder zu orientieren. Auch in den Gesprächen mit den Patienten vor der stationären Aufnahme, sollten die therapeutischen Abläufe nur anhand ausgewählter Fakten skizziert werden, die noch unterschiedliche Erwartungen und Bedeutungen zulassen.

Schlussfolgerungen

Natürlich wird es Fälle geben, in denen eine Vorausplanung nicht möglich ist. Eine Station, die sich auf Vorausplanungen eingestellt hat, muss Ausnahmesituationen, in denen weitere Verzögerungen und Umwege unsinnig wären, natürlich identifizieren können. Die Mitarbeiter einer Therapiestation, die eine Aufnahme vorzubereiten versucht, werden, wenn es zum Einsatz von Gewalt kommen muss, diese nicht besser ausüben als die Mitarbeiter einer Station, die grundsätzlich ihre Patienten immer sofort aufnimmt. Vielleicht verlaufen die Notaufnahmen sogar etwas holperiger und weniger routiniert. Auf jeden Fall werden die Mitarbeiter motiviert sein, ihre Erfahrungen anschließend gut zu reflektieren und aufzuarbeiten.

In vielen Diskussionen über die Leistungsfähigkeit jugendpsychiatrischer Angebote, wird die Qualität der Arbeit mit der Fähigkeit gleichgesetzt, Jugendliche sofort und bedingungslos aufzunehmen, wenn sie eingewiesen werden. Gerade mit Hinblick auf die hier gemeinte Gruppe ambivalenter psychotischer Patienten darf jedoch nicht übersehen werden, wie tief eine stationäre Aufnahme in die Biographie eines jungen Menschen eingreift. Statt an der unbedingten Bereitschaft zur »Aufnahme«, sollte eine jugendpsychiatrische Klinik eher an ihrer Fähigkeit und Kompetenz bei der »Annahme« stationärer Fälle gemessen werden. Die Art und Weise, wie junge psychotische Patienten »angenommen« werden, dürfte entscheidend für deren spätere Bereitschaft sein, sich weiteren psychiatrischen Behandlungen freiwillig zu stellen. Kliniken sollten versuchen, im psychotischen Erleben der Patienten nicht als Monstren zu erscheinen, die sich die Patienten einverleiben, sondern als Lotsen und Begleiter, die ihre Patienten behutsam an sich heranführen.

3 Über die therapeutischen Prozesse im Alltag einer Station

Vorschau

Die stationäre psychotherapeutische Arbeit hat zwei Ereigniszentren, eines im betreuten Alltag und eines in einer klinisch ausgerichteten Therapie mit speziellen Veranstaltungen und Verordnungen. Der Stationsalltag ist ein in vielen Belangen quasi autonomer Bereich, der aus sich selbst heraus therapeutische Wirkungen entfaltet. Nach dem Konzept der therapeutischen Gemeinschaft gestalten und reflektieren die Patienten diesen Alltag sogar selbst mit. Jugendliche reiben sich an den Widersprüchen zwischen psychotherapeutischen und pädagogischen Bedeutungen dieses Alltags.

Das wichtigste alterstypische Muster, mit dem sich Jugendliche auf den Stationen zurechtzufinden versuchen, besteht darin, die Unsicherheit zu überspielen und mit eigenen Ansprüchen und Forderungen von der neuen Umwelt Besitz zu ergreifen, als hätten sie nie etwas anderes getan. Stationäre Teams verhalten sich angesichts dieser Herausforderung empfangsbereit. Die Station bietet sich als Bühne an, auf der die Jugendlichen ihre Probleme darstellen können. Nachträglich kann dieses Geschehen reflektiert und in den Dienst eines therapeutischen Prozesses gestellt werden.

In den hierarchischen Strukturen der Klinik finden sich Jugendliche schlechter zurecht als Erwachsene. Sie bewerten die ihnen als Betreuer und Therapeuten zugeteilten Personen nicht nach der Rangstufe, sondern danach, wer ihnen die meiste Beachtung schenkt. Sie wehren sich gegen die Funktion einer Klinik als Schonraum oder Asyl. Sobald es ihnen geringfügig besser geht, betrachten sie jede Schonung als Angriff auf ihre Autonomie. Es ist eine therapeutische Herausforderung, den Kampf der Jugendlichen um Selbstbehauptung als berechtigt anzuerkennen und gleichzeitig die Gefährdung und Bedürftigkeit der Patienten nicht aus dem Auge zu verlieren. Ständig überlagern sich pädagogische und therapeutische Überlegungen zum gleichen Sachverhalt. Heraus kommt eine modifizierte Pädagogik, die einen kranken Menschen vor sich sieht, beziehungsweise eine modifizierte Psychotherapie, die sich bewusst pädagogischer Mittel bedient.

Das Zusammenspiel zwischen Pädagogik und Psychotherapie, zwischen Alltag und Therapieveranstaltung, wird in verschiedenen therapeutischen Schulen unterschiedlich gewichtet. In Hausprospekten der Kliniken ist es üblich, auf zahlreiche Veranstaltungen hinzuweisen, die neben der Einzeltherapie zum eklektischen »therapeutischen Angebot« gehören. Die übrige, im Alltag verbrachte Restzeit wird ausgeblendet. Ein anspruchsvolles Therapiekonzept für Jugendliche müsste allerdings genau diesen Alltag in den Mittelpunkt stellen und alle therapeutischen Angebote diesem Konzept zuordnen und unterordnen. Eine derartige konzeptionelle Wende stellt das berufliche Selbstverständnis und Selbstbewusstsein der in Kliniken tätigen Berufsgruppen in Frage. Alle »Therapeuten« müssen nunmehr ihre Arbeit auch in den Dienst des stationären Alltags stellen.

Neben diesen integrativen Ansätzen muss selbstverständlich auch der therapeutische Sinn unterschiedlicher Qualifikationen und Arbeitsfelder anerkannt bleiben. Höher strukturierte Patienten profitieren von vertraulichen Therapiegesprächen, die aus dem Alltag herausgehoben sind. Bei schwer gestörten Patienten jedoch müssen alle therapeutischen Ressourcen im Alltag gebündelt werden. In diesem Alltag müssen sich alle Beteiligten darin üben, die täglichen Ereignisse zusammenzutragen und auszutauschen. Hierzu dienen Besprechungsroutinen und Supervisionen, die hinsichtlich ihrer Struktur und Aufgabenstellung genau definiert sein müssen.

Ein weiteres Kernstück milieutherapeutischer Arbeit sind die Regelungen und Vereinbarungen, die mit den Patienten getroffen werden. Generell ist der Regelungsbedarf bei Jugendlichen sehr hoch. Regeln reduzieren die Komplexität der sozialen Realität, an denen die Patienten zuvor gescheitert sind. Regeln sind das stets verfügbare Thema der Kommunikation zwischen Patienten, Betreuern und Therapeuten. Regeln werden erst dann zum Bestandteil der Therapie, wenn sie einen Bezug zu den Problemen der Patienten erhalten, der von diesen auch begriffen und erfahren wird. Stets sollten die Bezugspersonen oder Therapeuten mit ihren Patienten die Regeln aushandeln.

Der Regelungsprozess ist therapeutisch gelungen, wenn er als fürsorglich und nicht als verfolgend erlebt wird. Je gesünder die Patienten werden, desto geringer wird der individuelle Regelungsbedarf und desto flexibler können die Regeln gehandhabt werden. Nicht das unbedingte Festhalten an einer Regel, sondern das fortlaufende Verhandeln macht den therapeutischen Prozess aus. In diesem Prozess können die Ich-Strukturen befestigt werden: Realitätsprüfung, Selbsterkenntnis, Bindungsfähigkeit, Objektkonstanz, Affektkontrolle und Abwehr des Unbewussten. Bei schweren Störungen bilden die Regeln quasi den Ersatz für verloren gegangene innere Repräsentanzen.

Leider können Regeln statt zur Gestaltung der Therapie auch zur bloßen Disziplinierung missbraucht werden. Besondere Vorsicht ist geboten bei den Regeln zum Schließen der Stationstür und bei Regeln zur Abwendung von Patientengewalt. Rigide Regelungen bieten eine gewisse Sicherheit, können aber zu einer Entfremdung führen. Bei aggressiven Krisen geschieht es oft, dass betroffene Teammitglieder zunächst in eine Tätlichkeit hineingezogen werden, bevor ihnen die Distanzierung gelingt. Bei Letzterer hilft die Präsenz einer dritten Person in erreichbarer Nähe des Kampfplatzes, der mit dem kämpfenden Kollegen Kontakt hält und Ablösung anbietet. Bei wiederholten Krisen können die gemachten Erfahrungen reflektiert und einheitliche Reaktionsmuster vereinbart werden. Die rituelle Abwicklung von Krisen enthält für beide Seiten das Versprechen, dass diese ohne Schaden überstanden werden.

In allen milieutherapeutischen Konzepten kommen zusammenfassend folgende Elemente vor: ritualisierte Interventionen (containment), basale pflegerische Versorgungsleistungen (support), verbindliche Regelwerke (structure), gruppendynamische Prozesse (involvement) und persönliche Wertschätzung in Übertragungsbeziehungen (validation). Die das Alltagsverhalten deutenden Techniken müssen an strenge Voraussetzungen geknüpft sein. Viele erfahrene Stationsteams erarbeiten sich ein profundes Verständnis der Probleme ihrer Patienten, verzichten aber im alltäglichen Umgang auf Kommentare und Vorhaltungen. Kognitiv behaviorale Konzepte installieren sich mit ihren Therapieinstruktionen mitten im Alltag der Stationen. Sie werden auch von Kliniken eingesetzt, die den therapeutischen Alltag ansonsten analytisch interpretieren. Von den Jugendlichen werden strukturierte Therapieprogramme, auch Gruppenveranstaltungen, geschätzt, weil sie mit ihrer Hilfe konkrete Aufgaben erfüllen und Fortschritte überprüfen können.

Klinische Teams, die sich der stationären Behandlung jugendlicher Patienten widmen, müssen einen hohen Organisationsgrad besitzen und ständig ihre Kohärenz und Stabilität verteidigen. Nur unter dieser Voraussetzung können sie den hohen Problemdruck ertragen, der ihnen von Seiten ihrer Patienten zugemutet wird. Die Betreuer müssen andererseits bereit sein, sich von ihren Patienten erschüttern zu lassen. Teams können an diesem Prozess scheitern, wenn sie unangreifbar werden und emotional erstarren, oder wenn sie sich von ihren Erschütterungen nicht rasch genug erholen. In beiden Fällen lösen sich therapeutische Teams bereits nach zwei bis vier Jahren wieder auf und müssen dann neu aufgebaut werden.

Essay

Wie arrangieren sich Jugendliche mit einer Behandlungsform, die therapeutische »Dienstleistungen« bietet, ihnen aber auch als Lebensraum dient?

Die Jugendlichen, die eine jugendpsychiatrische Therapiestation betreten, begegnen hier zwei verschiedenen Welten: einem pädagogischen Alltag, aber meist einem gänzlich anderen als jenem, den sie bislang kannten, und einer professionellen Therapie, die unter der Regie von Ärzten, Psychologen und anderen akademischen Berufen steht. Wie kommen die Jugendlichen mit diesen beiden Welten zurecht, in welchem Verhältnis stehen sie zueinander? Widersprechen und behindern sie sich oder ergänzen sie sich?

Jede psychotherapeutische Klinik wickelt ihre Arbeit in zwei Ereigniszentren ab: in einem betreuten Alltag und in einer medizinisch-psychologisch ausgerichteten Therapie. Die strenge Gegenüberstellung dieser Bereiche im Sinne eines bipolaren Modells ist in der Psychiatrie und Psychotherapie durchaus nicht so zwingend wie in anderen medizinischen Disziplinen. Denn immerhin ist der psychiatrische Stationsalltag nicht durchgehend von Verordnungen geprägt, die unbedingt abseits der Station von Autoritäten erdacht und dann auf der Station zur Ausführung gebracht werden müssen. Stattdessen ist der Stationsalltag in vielen Belangen ein quasi autonomer Bereich, der aus sich selbst heraus zahlreiche Wirkungen entfaltet und sich selbst reflektiert. Eine multiprofessionelle Gruppe fühlt sich diesem Alltag verbunden, gestaltet und reflektiert ihn.

Nach dem Konzept der therapeutischen Gemeinschaft (Jones 1976) gestalten und reflektieren die Patienten diesen Alltag sogar selbst mit. Sie wirtschaften in diesem Alltag und sorgen für sich, so gut es geht, oder lernen dies allmählich wieder. Unser therapeutisches Augenmerk richtet sich dabei auf die alltäglichen Bedürfnisse der Patienten: ihre Schlaf- und Ruhebedürfnisse, ihre Notdurft, ihre sozialen Kontaktbedürfnisse, ihre Bedürfnisse nach Rückzug, nach Selbstentfaltung und Autonomie.

Über die Implikationen und die Ausgestaltung eines so verstandenen Alltags im Rahmen des psychotherapeutischen Prozesses ist unter verschiedenen Prämissen nachgedacht worden: in der Milieutherapie (Gunderson 1978), im Konzept der therapeutischen Gemeinschaft, in der allgemeinen stationären Psychotherapie (Bardle 1993, Bell 1997), in der Heilpädagogik (Redl 1971) und auf Therapiestationen für Jugendliche (Streek-Fischer 1997, 2000, Bürgin 1997, Meng und Bürgin 2000, Bürgin und Meng 2000, Branik 2001). An seiner Schlüsselrolle für den Erfolg jeder stationären Therapie kann kaum gezweifelt werden. Dennoch zeichnet sich dieser Alltag bei unvoreingenommener Betrachtung gerade nicht durch einen hohen Grad an theoretischer Durchdringung und Reflexion aus. Sein wichtigstes Merkmal ist seine vorbehaltlose Offenheit für spontane Begebenheiten. Der Alltag konstituiert sich durch informelle Gespräche, Zufälle, Wartezeiten, Langeweile, Hilfsdienste und Hausarbeiten, Rivalitäten, Nachahmung von Mitpatienten, Drängeln und Nörgeln, Unterdrückung und Selbstbehauptung (du Bois et al. 1987, du Bois 1996). Selbstverständlich setzt der stationäre Alltag diesem spontanen Geschehen seine Strukturen entgegen: die allgemeine Stationsordnung, die für einzelne Patienten geltenden Regeln, die Tagesstruktur, die Wochenpläne und die Außenaktivitäten.

Diese Strukturen und Regeln entstammen einer pädagogischen, nicht einer psychotherapeutischen Tradition. Die jugendlichen Patienten reiben sich an dem Nebeneinander und Ineinander von pädagogischen und psychologischen Bedeutungen ihres Aufenthaltes in der Klinik, bisweilen auch an deren zusätzlicher medizinischer Identität. Die auf der Station tätigen Fachpersonen müssen sich zu diesen Fragen immer wieder äußern. Sie müssen erklären, was es mit den medizinischen Verordnungen, die sich an »Kranke« wenden, auf sich hat, und ob sich hiervon die psychotherapeutischen Regeln unterscheiden, die sich auf »Probleme« beziehen. Schließlich verlangen die Patienten Auskunft, in welchem Verhältnis hierzu die sozialen Regeln des stationären Alltags stehen, und was das eine mit dem anderen zu tun hat. Die Mehrdeutigkeit dieser Regeln ist nicht von der Hand zu weisen.

Junge Patienten erleben den Widerspruch zwischen psychotherapeutischer und pädagogischer Zuständigkeit besonders intensiv. Durch die stationäre Aufnahme fühlen sie sich unfreiwillig aus ihrem bisherigen Leben herausgerissen. Auch noch, wenn sie sich in ihrem früheren Alltag schutzlos, angstvoll und verwirrt gefühlt haben, erscheint ihnen die Klinik in ihrer Neuartigkeit bedrohlich. Die Mitarbeiter der Station machen sich selten bewusst, wie groß die soziale Anpassungsleistung ist, die jugendlichen Patienten bei der stationären Aufnahme abverlangt wird. Wie versuchen Jugendliche diese Anfangssituation zu meistern? Das wichtigste alterstypisches Muster besteht darin, nach kurzem Innehalten die Neuartigkeit der stationären Umgebung zu ignorieren, die Unsicherheit zu überspielen und mit eigenen Ansprüchen und Forderungen von der neuen Umwelt Besitz zu ergreifen. Die Klinik als Ganze wird mit Beschlag belegt, geliebt oder abgelehnt. Mit Hilfe von Idealisierungen oder Entwertungen werden die gefährdeten Ich-Ideale geschützt oder wieder aufgerichtet. Gerade ich-strukturell geschwächte Jugendliche, die noch voller Wut über die erlittenen Kränkungen und Versagungen sind, die sie in die Klinik geführt haben, ergreifen den neuen stationären Alltag mit großer Rücksichtslosigkeit. Kernberg (1980) spricht von »maßloser Ansprüchlichkeit und »taktlosem Manipulieren«. Auf der einen Seite steht eine hohe Bereitschaft, sich zu unterwerfen, auf der anderen Seite stehen Wünsche, die Umwelt zu beherrschen und unter Kontrolle zu halten, »um primitivere paranoide Ängste gar nicht erst aufkommen zu lassen«. Die Patienten sind davon überzeugt, dass sie ein »Recht auf Befriedigung« (ihrer Bedürfnisse) haben und zugleich das Recht, andere auszunutzen.

Damit wollen die Jugendlichen ihren Aufenthalt in der Psychiatrie im Sinne des Egozentrismus als eine neuartige, aber wiederum sehr persönliche Erfahrung verarbeiten und begreifen. Sehr rasch fühlen sie sich in der Übertragung von den Betreuern und Therapeuten geliebt, gehasst, angenommen oder ausgestoßen. Angst wechselt mit Neugier. Jugendpsychiatrische Stationen verhalten sich angesichts dieser Herausforderung aufgeschlossen und empfangsbereit. Sie öffnen gewissermaßen den Raum für eine »Bühne« (Streek-Fischer 2000), auf der agiert wird. Diese Empfangsbereitschaft ist freilich nur zum Teil konzeptuell bedingt, zum anderen Teil ergibt sie sich von selbst oder wird durch das Verhalten der Jugendlichen erzwungen. Erst nachträglich können wir dieses Geschehen reflektieren und in den Dienst eines therapeutischen Prozesses stellen.

Jugendliche streiten sich mit ihren Betreuern darüber, wann diese im Dienst sind, wann sie frei haben und was »Dienst« oder »Freizeit« bedeuten. Beide Bereiche werden hinterfragt und verwischt. Das unwillkommene Dienstfrei oder die Erkrankung eines wichtigen Betreuers oder andere Beschränkungen des Dienstbetriebes, die es verhindern, dass eine geplante Außenaktivität durchgeführt werden kann, lösen heftigen Protest bei den Patienten aus. Selbst Handlungen, bei denen sich die Station in besonderem Maße als Dienstleisterin definiert, etwa die Verschreibung und Ausgabe von Medikamenten, werden zum persönlichen Ritual oder zum Streitthema umgestaltet. Die Medikation wird nicht allein aus sachlichen Erwägungen akzeptiert, sondern aufgrund der Beziehungen und persönlichen Erfahrungen, innerhalb derer sich die Verschreibung und Medikamentenausgabe abspielt.

Jugendliche finden sich in den hierarchischen Strukturen der Klinik schlechter zurecht als Erwachsene. Sie bewerten die ihnen als Betreuer und Therapeuten zugeteilten Personen nicht nach ihrer Rangstufe, sondern danach, wer ihnen die meiste Beachtung schenkt. Natürlich haben nicht nur jugendliche Patienten ein Bedürfnis nach Halt und Zuwendung. Aber die Jugendlichen heben sich heraus, indem sie diesen Wunsch mit besonderer Dringlichkeit und Unmittelbarkeit vortragen und mit großer Intensität auf der Suche nach Beziehungen sind.

Diese Besonderheiten in der Übertragung und in den Projektionen auf die Klinik, hängen natürlich auch von den Traditionen einzelner Häuser und von der Charakteristik einzelner Patienten ab. Dennoch lohnt es sich, generelle Unterschiede zwischen Jugendlichen und Erwachsenen in einer idealtypischen Gegenüberstellung herauszuarbeiten: Erwachsene definieren ihren Aufenthalt in der Psychiatrie eher als Rückzugsmöglichkeit aus dem Alltag, aus dem Beruf und ihren Familien. Sie betrachten die Klinik als Zuflucht und Schonraum und als willkommene Helferin bei der Bewältigung bestimmter Probleme, die sie auch benennen können. Die Klinik erscheint in dieser Projektion als Dienstleistungsbetrieb, der einen konzertierten Aufwand zur Genesung betreibt.

Jugendliche hingegen wehren sich gegen das hier skizzierte Konzept eines Schonraumes oder »Asyls«. Sie sträuben sich gegen jede Einengung, auch wenn diese zu ihrem Schutz dienen soll. Sobald es ihnen geringfügig besser geht, betrachten sie die Schonung als Angriff auf ihre Autonomie. Es gehört zu den schwierigsten Balanceakten in der Therapie von schwer kranken Jugendlichen, die Normalität und Angemessenheit ihres Kampfes um Autonomie anzuerkennen, zugleich ihre Gefährdung und Bedürftigkeit nicht aus dem Auge zu verlieren und sich teils dem einen, teils dem anderen Aspekt zuzuwenden. Erzieher und Krankenpflegekräfte vertreten aufgrund ihrer unterschiedlichen Berufssozialisation verschiedene Seiten dieser Balance. Dass dies so ist, wird bei der heutigen Teamstruktur in der Jugendpsychiatrie leicht übersehen, da sich die Berufsbilder unter dem Begriff der Betreuerin/des Betreuers (Fachkraft für Kinder- und Jugendpsychiatrie) weitgehend angeglichen haben. Es bleibt jedoch festzuhalten, dass es der Krankenpflege leichter fällt, die Schwächen, Defizite und Bedürfnisse der Jugendlichen mit der gebotenen Selbstverständlichkeit anzuerkennen und sich der speziellen Möglichkeiten einer Klinik zu bedienen, um zu helfen. Das pädagogische Personal hingegen reagiert hellhöriger auf Zeichen, mit denen die Jugendlichen ihren Widerstand gegen die Krankheit, also ihre Autonomie, zum Ausdruck bringen. Die Pädagogik erkennt darin den Kern einer Normalisierung und die erwachende Fähigkeit der Jugendlichen, ihren Alltag wieder in die eigenen Hände zu nehmen. Es ist freilich unleugbar, dass es schwer kranke Jugendliche gibt, die über lange Zeit nur über einen stark geregelten Alltag gestützt und geführt werden können – mit allen darin liegenden Gefahren des Verlustes von Autonomie innerhalb eines kustodialen Systems.

Dennoch ist es bezeichnend für den Betrieb jugendpsychiatrischer Stationen, dass die wesentlichen Merkmale eines »pädagogischen« Alltags nicht längere Zeit außer Kraft bleiben. Die Alltäglichkeit behauptet sich zum Beispiel im Wechsel zwischen geregelten und ungeregelten Ereignissen und im Wechsel zwischen betreuten und unbetreuten, forcierten und unforcierten Interaktionen, privaten und öffentlichen Ereignissen. Letztlich setzt sich auch der Alltag psychisch Kranker aus einem Mosaik derselben Elemente zusammen, die außerhalb der Klinik unter Gesunden vorzufinden sind.

Auf der Station lernen die Jugendlichen nach und nach Regeln kennen, die für ihre stationäre Behandlung gelten sollen. Regeln sind zum einen die Inhalte eines pädagogischen Diskurses mit den Jugendlichen. Zum anderen verfolgen sie durchaus ein therapeutisches Ziel: Durch die Vereinbarung und Beachtung dieser Regeln sollen die Patienten in besonderem Maße Schutz, Fürsorge und Orientierung erfahren, sich mit ihren psychischen Schwierigkeiten auseinandersetzen und an diese erinnert werden. Ständig überlagern sich also pädagogische und therapeutische Überlegungen zum gleichen Sachverhalt. Heraus kommt eine modifizierte Pädagogik, die einen kranken Menschen vor sich sieht, bzw. eine modifizierte Psychotherapie, die sich bewusst pädagogischer Mittel bedient.

Das Zusammenspiel zwischen Pädagogik und Psychotherapie wird in verschiedenen therapeutischen Schulen unterschiedlich gewichtet. Besonders intensive Verbindungen gehen beide Aspekte bei Aichhorn (1987) in seiner Arbeit mit verwahrlosten Jugendlichen ein, bei Redl (1971) in seiner Arbeit mit verhaltensauffälligen Kindern in den USA, bei Bettelheim (1950) und bei Mannoni (1978) in der Betreuung autistischer Kinder. Aus idealtypischer Sicht können wir Pädagogik als Beeinflussung eines anderen Menschen definieren, die sich auf der Ebene einer vertrauensvollen Beziehung abspielen muss. Pädagogik muss sich zwischen zwei einsichtsfähigen, sich ihrer unterschiedlichen Position bewussten Menschen abspielen. Der zu erziehende junge Mensch muss bereit und in der Lage sein, einem Beispiel oder einem Wink des Erziehers zu folgen. Erziehung appelliert an das Bewusstsein. Sie vertraut auf den Wunsch der Jugendlichen nach Selbstverwirklichung und sogar auf eine Gewissensinstanz, zum Beispiel die Verpflichtung gegenüber der Gemeinschaft. Auf der pädagogischen Ebene werden diese »Instanzen« im Vertrauen auf deren Wirkung vorgelebt. Die zuvor erwähnten Regeln und Verbote werden »ausgehandelt«. Sie werden befolgt oder übertreten.

Diese Kriterien der Pädagogik sind im Umgang zwischen jugendlichen Patienten und Betreuern auf einer psychiatrischen Station nicht durchgehend erfüllt, auch wenn die Betreuer scheinbar in der Rolle von Erziehern auftreten. Über weite Strecken definieren sich die Inhalte und Ziele der »Betreuung« anhand der psychischen Leidenssituation und den daraus begründbaren Bedürfnissen. Ein großer Teil aller Interaktionen erhalten ihren Sinn erst dadurch, dass unbewusste Prozesse mit einbezogen werden.

»Reine« Pädagogik, deren Wirkungen bewusst und durch Konzeptionen gesteuert von der Bezugsperson zum Jugendlichen verlaufen, kann es nicht geben. Diese Unmöglichkeit gilt erst recht für Pädagogik bei psychisch Kranken. Thiersch (1985) definiert das pädagogische Handeln im Sinne des Eingehens auf den Klienten und auf dessen »Probleme«. Diese Haltung kommt einem therapeutischen Anspruch nahe. Thiersch betont die Bedeutung der Lebensfelder, denen der Pädagoge nachgehen müsse. Er müsse sich »den Erfahrungen der Klienten anschmiegen«. Letztlich sind also die Fronten zwischen Therapie und (Heil-)Pädagogik höchst undurchsichtig. Wichtiger als die genaue Abgrenzung der Zuständigkeiten ist die Erkenntnis, dass alle Elemente tatsächlich im Alltag der psychotherapeutischen Jugendstationen vorkommen. Es geschieht auf den Stationen mehr als Pädagogik. Diese ist, für sich genommen, bereits ein Vorgang, der sich in therapeutische Bedeutungen hinein verlängert. Umgekehrt gilt ebenso: Psychotherapie ist ein Prozess, der sich in pädagogische Bedeutungen hinein verlängert.

Welchem Wandel unterliegen die professionellen Berufsrollen in der stationären Therapie mit Jugendlichen?

Wie funktioniert das Zusammenspiel der verschiedenen Berufe, jener Berufe, die mitten im Alltag einer Jugendstation stehen, und jener, die sich aus diesem Alltag herausheben? Die beteiligten Berufe vertreten ein unterschiedliches berufliches Selbstverständnis. Sie bringen unterschiedliche Ausbildungen und Qualifikationen mit. Sie arbeiten miteinander in einem strukturierten klinischen Zusammenhang, tragen für einen Teil der klinischen Abläufe Verantwortung und sind nach verschiedenen Seiten hin Weisungsempfänger und weisungsbefugt. In diese hierarchische Ordnung ist der Prozess der stationären Psychotherapie eingebettet.

Mit stillem Nachdruck wird in den meisten Kliniken beachtet, welche Elemente dieser Tätigkeit als Psychotherapie im engeren semantischen Sinne zu bezeichnen sind, welche hingegen als Betreuung, Versorgung, Pflege, Sozialarbeit, Pädagogik oder Aufsicht. Alle genannten Tätigkeiten umrahmen nach diesem Modell die Therapiestunde. In ihrer Gesamtheit erstrecken sie sich auf annähernd 23 Stunden des Tages, entfalten aber in einem anderen Wortsinn natürlich ebenfalls therapeutische Wirkungen.

Trieschmann et al. (1969) bezeichnen den therapeutischen Alltag als »die anderen 23 Stunden«. Diese bilden zweifellos den Mittelpunkt des therapeutischen Prozesses auf einer jugendpsychiatrischen Station. Wie kann dieser Prozess definiert und wie kann er gesteuert werden? In Hausprospekten therapeutischer Institutionen ist es üblich, neben der Einzeltherapie zahlreiche weitere Veranstaltungen, die unter der Leitung unterschiedlicher Fachpersonen stehen, als »therapeutische Angebote« aufzulisten. Damit lassen sich die notorischen 23 »therapiefreien« Stunden auf eine geringere Stundenzahl herunter rechnen. Der übrig bleibende Alltag behält jedoch den niederen Rang eines Restpostens. Mit Hinblick auf die Vielfalt der eingesetzten Konzepte werden solche angereicherten Therapieangebote als »eklektisch« bezeichnet (Lazarus et al. 1992). Kritisch ist anzumerken, dass eine scheinbar reichhaltige Angebotspalette nicht nur zur Verdichtung, sondern auch zur Zerstreuung therapeutischer Effekte führen kann, wenn sich keine dazu passenden tragfähigen therapeutischen Beziehungen und Übertragungen herausbilden (Branik 2003).

Letztlich greifen diese Bemühungen zur Intensivierung des therapeutischen Angebotes zu kurz. Das eigentliche Ziel muss es sein, den so umfangreichen Restposten »Alltag« und die dort wirksamen Beziehungen selbst in den Mittelpunkt eines therapeutischen Konzeptes zu stellen und alle therapeutischen Angebote diesem Konzept zuzuordnen und unterzuordnen. Diese konzeptionelle Wende ist freilich nicht möglich, ohne gleichzeitig das berufliche Selbstverständnis und Selbstbewusstsein der beteiligten Berufsgruppen herauszufordern und in Frage zu stellen. Eine engere Zusammenarbeit und gegenseitige Verpflichtung in einem Alltagskonzept könnte einen Verlust an Status und Entscheidungsvollmacht für den therapeutischen Mittelbau und auch für den wissenschaftlichen Dienst nach sich ziehen. Sobald wir den pädagogischen Alltag nicht mehr als »Umrahmung« des therapeutischen Geschehens, sondern als eigentlichen Mittelpunkt der Therapie ansehen, bleibt den Therapeuten nichts übrig, als ihre Arbeit in den Dienst des Alltags zu stellen und in geeigneter Weise Anschluss an das alltägliche Stationsleben zu suchen.

Dieser Schritt aus der therapeutischen Sondersituation heraus und in den Alltag hinein setzt die Bereitschaft der Therapeuten voraus, ihre Arbeitsformen und Zuständigkeiten anzupassen. Sie müssen sich mit der therapeutischen Relevanz alltäglicher Handreichungen und Bekümmerungen auseinandersetzen. Sie müssen außerhalb der therapeutischen Sitzungen an Aufgaben mitwirken, in denen sie sich überqualifiziert und zugleich unerfahren wissen.

Um Missverständnissen vorzubeugen: Neben solchen Integrationsbemühungen muss auch der therapeutische Sinn unterschiedlicher Qualifikationen und Arbeitsfelder anerkannt werden. Geschützte, aus dem Alltag herausgehobene Therapieveranstaltungen unter professioneller Regie verlieren keinesfalls ihre Bedeutung. Die Berufe müssen neu miteinander aushandeln, wo die Grenzen eines integrierenden Konzeptes zu ziehen sind. Sie liegen ungefähr dort, wo den jugendlichen Patienten je nach Art ihrer Störung zugemutet werden kann, unterschiedliche Rollen, Funktionen und Fähigkeiten zu begreifen und auch zu nutzen, etwa bei der Herstellung besonderer Vertraulichkeit. Gerade bei schwer gestörten Patienten und bei schweren Regressionen müssen jedoch alle therapeutischen Ressourcen im Alltagsgeschehen gebündelt werden. Höher strukturierte Patienten ziehen größeren Nutzen aus vertraulichen Einzelgesprächen. Nicht zuletzt sind die Unterschiede der Berufe und Berufsrollen eine institutionelle und gesellschaftliche Realität, die nicht geleugnet werden darf. Der Alltag, in dem dies geschähe, wäre illusionär und instabil und könnte keine Orientierung geben.

Wenn die Mitarbeiter einer Klinik daran gehen, ihre Zusammenarbeit und ihre beruflichen Rollen neu auszuhandeln, müssen sie auch entscheiden, welches Gewicht sie einer therapeutischen Autorität zuschreiben wollen und welches variable Gewicht sie weiteren Personen geben wollen, die aufgrund der Übertragung starken Einfluss auf den therapeutischen Prozess nehmen. Beide Optionen schließen sich nicht gegenseitig aus. Jede psychotherapeutische Klinik bewegt sich ohnehin in einem Spannungsfeld zwischen Personen und Funktionen. Die richtige Abwägung beider Einflussgrößen ist ein Grundthema der psychotherapeutischen Arbeit.

Jugendliche richten sich gern auf bestimmte Personen aus. In keinem anderen Lebensalter können die von diesen Personen bekleideten (oder nicht bekleideten) Ämter so demonstrativ ignoriert werden. Die Erwartungen der jungen Patienten richten sich auf die Präsenz dieser Personen und auf die Versorgung durch sie, sei es, dass es sich um Ärzte und Psychologen, um Pädagogen, Schwestern, Pfleger, Erzieher oder weitere Personen handelt, die auf der Station arbeiten. Die Erwartungen werden auf den Alltag projiziert. Dort soll die Versorgung stattfinden, nicht im Arzt- oder Therapeutenzimmer.

Ausgerechnet Ärzte und Psychologen, die im Dienstleistungsgefüge einer Klinik eine so zentrale Rolle spielen und die wichtigsten Entscheidungen treffen, sind als Personen im Alltag nur spärlich, wenn überhaupt, verfügbar. Allzu oft verknüpft sich ihr Auftreten mit Sonder- und Ausnahmesituationen, etwa mit Krisen oder speziellen Gesprächen in einem Büro. Das Fehlen dieser Berufe im Alltag ist den jungen Patienten schmerzlich bewusst: Sie formulieren etwa: »Wo waren Sie, als ich gestern den Streit mit X hatte?« Die Patienten erwarten, dass die Autorität von demjenigen ausgeht, der auch das Gros der Versorgung leistet und als Person präsent ist. Dieser Aspekt muss als wichtige Herausforderung für jedes stationäre Therapiekonzept gelten.

Regeln und Vereinbarungen –
welche therapeutische Funktion erfüllen sie?

Die jugendpsychiatrische Station schafft allgemeine Regeln für das Gemeinschaftsleben und trifft darüber hinaus eine Vielzahl individueller Vereinbarungen mit den einzelnen Patienten. Der Regelungsbedarf ist deutlich höher als bei erwachsenen Personen, zugleich benötigt die Station einen ausreichenden Spielraum und Agierraum, in dem die Jugendlichen die Regeln aushandeln und erproben können. Typisch ist, dass sie sich den Anforderungen und Erwartungen der Klinik zunächst entziehen. Stationsablaufpläne und Tagespläne für einzelne Patienten, die auf einer Organisationstafel sichtbar festgehalten sind, geben Orientierungshilfen, die die Patienten durch den Tag führen.

Für die Patienten mit zumeist eingeschränkten Wahrnehmungen und Zuwendungsmöglichkeiten reduziert das Regelwerk der Station die Komplexität der sozialen Realität. Regeln sind das stets verfügbare Thema, das die Patienten zur Kommunikation zwischen sich und ihren Betreuern einsetzen können. Mit Hilfe der Regeln kann die Realität, dort wo sie zu verschwimmen droht oder vieldeutig ist, an konkreten Beispielen verteidigt werden, die frei von psychopathologischen Verzerrungen sind. Die Regeln bieten für die psychotischen Patienten Halt und ein Gegengewicht zum Gefühl der Selbstauflösung bzw. der Diffusion von Selbst- und Objektgrenzen. Sie sind das Widerlager zur Regulierung von Zwängen, Ängsten und Erregungen und Hilfsmittel bei der moralischen Urteilsbildung.

Regeln dürfen nicht zum Zwangskorsett werden, das die Jugendlichen jeder Bewegungsfreiheit beraubt. Regeln können sogar Handlungsspielräume ausweisen, welche die Patienten spontan nicht ergreifen würden. Das Regelwerk wird erst dadurch zum Bestandteil der Therapie, indem es bewusst mit Hinblick auf die Bedürfnisse einzelner Patienten konzipiert und gestaltet wird und mit Hilfe von Interventionen und Kommentaren auf die Probleme einzelner Patienten angewandt wird.

Jugendliche fordern immer wieder, dass die Regeln speziell in ihrem Fall gerechtfertigt oder widerlegt werden. Die Regeln werden auf ihre Festigkeit und Beständigkeit hin geprüft. Dahinter steht der Wunsch zu prüfen, was denn wäre und wie es wäre, wenn sie mit der Klinik und den dort arbeitenden Personen nicht regelhaft, sondern nach Gutdünken verkehren würden. Die Auseinandersetzungen können durchaus provokativ verlaufen, enthalten jedoch im Kern stets die Auseinandersetzung der Patienten mit ihrer Krankheit und ihr Ringen um ein Krankheitsbewusstsein. Sie wollen zum Beispiel klären, wie gefährdet sie sind, ob sie »kontrollierbar« und aushaltbar sind. Im Kampf um die ihnen abverlangten Grenzen und Einschränkungen wollen sie sich Gewissheit darüber verschaffen, in welchem Umfang sie durch ihre Krankheit daran gehindert werden, das zu tun, was sie sonst täten, wenn sie gesund wären.

Regeln, die Jugendliche mit ihren Bezugspersonen ausgehandelt haben, werden sie nicht selten mit anderen Personen zu überprüfen versuchen. Es bedarf der disziplinierten Bereitschaft zur gegenseitigen Information, damit die getroffenen Vereinbarungen, auch in kleinlichen Angelegenheiten, von allen Teammitgliedern vertreten werden können. In den Besprechungen einigen sich Mitglieder des therapeutischen Teams auf bestimmte Begründungen und Formulierungen. Es hat sich bewährt, wenn stets dieselben Bezugspersonen mit ihren jeweiligen Patienten die Regeln aushandeln und festlegen. Der Regelungsprozess ist dann als gelungen zu bewerten, wenn er fürsorglich und nicht verfolgend erlebt wird.

Über den Regelungsprozess entsteht ein Vorrat an gemeinsamen Überlegungen und Überzeugungen, den die Jugendlichen durch ihre »Regeldiskussionen« immer wieder auffrischen können. Auch die Ärzte und Psychologen müssen, wenn sie junge Patienten therapeutisch erreichen wollen, an diesem System gegenseitiger Informationen und Absprachen in hohem Umfange teilnehmen. Die Existenz eines von allen vertretenen und allen geläufigen Regelsystems bildet in der Behandlung schwerer psychischer Störungen gewissermaßen den Ersatz für die abhanden gekommenen inneren Repräsentanzen.

Je weiter die Patienten in ihrer Gesundung fortschreiten, desto mehr verlagert sich der Inhalt der Regeln zur Stationsgemeinschaft hin, also zu Regeln, die das soziale Zusammenleben betreffen. Diese Regeln orientieren sich an den demokratisch verfassten Zielen der therapeutischen Gemeinschaft (Jones 1976). Der individuelle Regelungsbedarf wird nun insgesamt geringer, die Jugendlichen nutzen vermehrt Freiräume und setzen sich auch in Widerspruch zu noch existierende Regeln, ohne dabei sich oder ihre Bezugspersonen noch sonderlich zu beunruhigen.

Typische Regeln einer jugendpsychiatrischen Station beziehen sich auf die Art und den Ort der Elternbesuche. Ein Teil der Station wird oft zum privaten Lebensbereich der Jugendlichen erklärt, den die Eltern nicht oder nur aus besonderem Anlass betreten dürfen. Zeiten für den telefonischen Kontakt mit den Eltern können vereinbart werden, vor allem dann, wenn sich zuvor gezeigt hat, dass die Patienten ihre Eltern über das Telefon zu gängeln und zu kontrollieren versuchen oder, wenn sich umgekehrt gezeigt hat, dass die Eltern mit ihren Anrufen unkalkulierbar in das Stationsleben hinein regieren.

Viele Regeln beschäftigen sich mit dem Publikumsverkehr und mit Maßnahmen, diesen für alle Beteiligten überschaubar und steuerbar zu machen. Andere Regeln betreffen die Verfügbarkeit von Taschengeld und das Verwalten und Verwahren von eigenem Geld. Jugendliche sind in größerem Umfang als Erwachsene von finanziellen Zuwendungen ihrer Eltern abhängig und bringen entscheidende Konflikte über dieses scheinbar oberflächliche Thema zum Ausdruck. Andere Regeln befassen sich in großer Ausführlichkeit mit den Auf- und Abtritten der Patienten von der Station, zum Beispiel mit der Art, wie sie sich von Station abmelden und sich dort wieder zurückmelden.

Oft sind die Essenszeiten besonders kritisch. Es kann notwendig werden, dass Jugendliche ihre Mahlzeiten in ihrem eigenen Zimmer und nicht in der Gemeinschaft zu sich nehmen und von Betreuern dabei begleitet werden müssen. Bei Patienten, die noch während der stationären Behandlung ihren externen Schulbesuch wieder aufnehmen, müssen feste, im Umfang richtig bemessene Arbeitszeiten außerhalb der Station angeboten werden. Patienten mit zwanghaften Tendenzen müssen durch ein umfangreiches Regelwerk begrenzt werden. Sie fordern diese Grenzen förmlich heraus und erwarten eine Reaktion des Teams. Die Regeln müssen Art und Umfang der Hilfe definieren, welche die Patienten durch das Team erwarten können, genauso aber auch den Ausschluss dieser Hilfe festlegen. Viele Patienten verlegen wichtige Auseinandersetzungen auf die Nacht. Hierdurch ergibt sich ein Regelungsbedarf in einer Dienstperiode, die personell schlecht ausgestattet ist und nur geringe Kommunikationsmöglichkeiten bietet.

Regeln werden, auch wenn sie vorübergehend nicht persönlich verteidigt werden können oder wenn sie missachtet werden, nicht automatisch ausgelöscht, sondern existieren weiter. Die Regel bleibt ein wichtiges Gegenüber, an dem die Jugendlichen ihr Handeln und Denken ausrichten können. Junge Patienten sind nicht fixiert auf bestimmte Regeln, wohl aber angewiesen auf Therapeuten, die sich generell im Umgang mit Regeln als kompetent erweisen. Die Kompetenz beinhaltet die Bereitschaft, sich für die Regeln persönlich einzusetzen und sie flexibel und individuell anzuwenden. Jeder, der therapeutisch mit jungen Menschen zu tun hat, muss darauf gefasst sein, dass diese die Angemessenheit jeglicher Regeln in Frage stellen, letztlich sogar die Existenzberechtigung der Institution. Die Regelungsfrage wird in das Spannungsfeld persönlicher Konflikte gerückt.

Im günstigsten Fall machen die Teams die Erfahrung, dass nicht das unbedingte Festhalten an einer Regel, sondern das fortlaufende Verhandeln der Regeln den therapeutisch wirksamen Prozess ausmacht. In einem solchen Prozess sollen Ich-Strukturen gefestigt werden: Realitätsprüfung, Selbsterkenntnis, Bindungsfähigkeit bzw. Objektkonstanz, Affektkontrolle und die Abwehr des Unbewussten. Zu diesen Zielen können die Patienten letztlich nur gelangen, wenn sie sich eben nicht an abstrakten Regeln, sondern an lebendigen Personen orientieren. Die Betreuer haben die schwierige Aufgabe im Alltag, sich von ihren Patienten immer wieder angreifen und auch innerlich erschüttern zu lassen, dabei jedoch genügend eigene Ich-Stärke aufzubieten, um nicht dauerhaften Schaden zu erleiden. Dies kann nur im Rahmen einer Institution gelingen. Die Institution bietet hier therapeutischen Schutz, gerade in dem sie sich als uneinnehmbare Festung präsentiert. Es ist legitim, dass manche Regeln zum Schutz der Betreuer und nicht nur zum Schutz der Patienten da sind. Dies wirkt sich letztlich wieder zugunsten der Patienten aus.

Alles in allem ist der Regelungsbedarf bei jungen Patienten also hoch. Dennoch muss in Betracht gezogen werden, dass Regeln statt zur Intensivierung der Therapie seitens der Institution auch zur bloßen Reglementierung missbraucht werden und zum Instrument sinnloser therapeutischer Gewalt verkommen können. Gefahren dieser Art drohen vor allem bei den Regeln bezüglich des Schließens der Stationstür und bei Regeln zur Abwendung von Patientengewalt. Jugendpsychiatrische Stationen sind oft fakultativ geschlossen, d. h. eine Station wird nicht als geschlossene Station auf Dauer definiert. Die Schließung erfolgt auf Widerruf und bei besonderen Anlässen, zum Beispiel wenn einzelne Patienten auf der Station gefährdet sind, sich zu verletzen drohen, sich der Aufsicht und Fürsorge entziehen, unberechenbar erscheinen, und nicht sicher mit persönlicher Betreuung erreicht oder verpflichtet werden können oder sich selbst und ihre Mitpatienten in Panik versetzen.

Bei aggressiven, stark erregten Jugendlichen ist körperlicher Einsatz unvermeidbar. Patienten und Betreuer können heftig aneinander geraten. In kurzer Zeit können Gefühle von Hilflosigkeit und Wut auf beiden Seiten unkontrolliert eskalieren, so dass sie nicht mehr auf der Seite der Patienten oder der Betreuer eindeutig lokalisierbar sind. Solche Krisen hinterlassen nachhaltige Besorgnis im Team und wecken den Wunsch nach vorbeugendem Schutz, verstärkten Sicherheitsmaßnahmen und dem Eingreifen einer Autorität von außen.

In allen Maßnahmen, die ein Team aus guten Gründen ergreift, um sich vor chaotischer Gewalt zu schützen und aggressive Prozesse »im Griff« zu behalten, liegen Chancen und Gefahren. Gefahren drohen nicht nur bei einem unkontrollierten Handgemenge zwischen jugendlichen Patienten und ihren Betreuern, sondern auch dann, wenn ein Dienstarzt gerufen wird, der den Patienten zwangsmediziert, ohne ihn zu kennen, dann aber wieder von der Bühne abtritt. Den Patienten wird bei einer solchen Form des Krisenmanagements die Möglichkeit entzogen, sich persönlich mit ihren Kontrahenten auseinanderzusetzen. Der therapeutisch beste Weg zur Lösung einer aggressiven Krise auf der Station bestünde darin, aus einer mittleren Distanz in das Geschehen einzugreifen, nach dem Ende der Auseinandersetzung aber den Patienten weiterhin zur Verfügung zu stehen. Die Betreuer dürfen sich dabei weder zu eng mit ihren Patienten verstricken, noch die Flucht ergreifen und einem Fremden vorübergehend das Feld überlassen.

Im Alltag der Station werden Betreuer zunächst spontan in tätliche Auseinandersetzungen mit erregten Patienten hineingezogen. In dieser Phase ist es unvermeidbar, dass auch die Reaktionen der Betreuer noch zur Eskalation beitragen. In der nächsten sich anschließenden Phase müssen die Betreuer die Kraft aufbringen, sich aus dem Kampf zurückzuziehen, ohne sich vollkommen zu entfernen. Diese relative Veränderung der eigenen Lage innerhalb des Gesamtgeschehens kann nur gelingen, wenn eine dritte Person hinzutritt. Diese muss sich in erreichbarer Nähe befinden. Im Idealfall hat sie den Kampf bereits zuvor aus der Distanz verfolgt und befand sich in Bereitschaft. Jedem stationären Team wird in solchen Krisen eine schwere Probe der eigenen psychischen Belastbarkeit abverlangt. Die Gefahr des Scheiterns ist nicht unerheblich.

Bei wiederholten Krisen der gleichen Art hat das Team Gelegenheit, gemachte Erfahrungen zu reflektieren und einheitliche Reaktionsformen zu verabreden. Dabei fällt es den Betreuern von Mal zu Mal leichter, die Signale der Erregung ihrer Patienten frühzeitig zu erkennen, die Folgen abzuschätzen und sich ihren Patienten als schützende Instanzen anzubieten. An den gleich bleibenden Reaktionsmustern des Teams können die

Patienten den Wiederholungscharakter ihres Verhaltens bemerken. Diese Verständigung, bei der Patienten und Betreuer gemeinsam ein Verhaltensmuster wieder erkennen, kann dazu beitragen, die Erregung einzugrenzen und die Kontrolle wieder zu erlangen, gleichsam als Form des *Containing*. Die rituelle Abwicklung der Krise enthält für beide Seiten das Versprechen, dass sie die Krise ohne Schaden überstehen werden.

Im günstigsten Fall kann in solchen Abläufen sogar der Kern eines tieferen Verständnisses der Krisen symbolisch übermittelt werden. Implizit wird über die Regel gleichsam eine Interpretation gegeben. Diese bleibt jedoch im konkreten Handeln aufgehoben und wird den Patienten nicht sprachlich zugemutet.

Schlussfolgerungen –
Organisationsmerkmale milieutherapeutischer Stationen

Solange stationäre Therapie notwendig ist, bewahrt der Alltag seine überragende Bedeutung. Die Einzeltherapie wird im Laufe längerer Aufenthalte zwar immer wichtiger, aber die stationäre Behandlung schöpft ihr besonderes Potential nur aus, wenn sie einen engen Rückbezug und Rückhalt im stationären Alltag findet. Alle Personen, die mit den Patienten therapeutische Einzelbeziehungen führen, sollten nicht nur Mitglieder einer Stationskonferenz, sondern Mitwirkende am therapeutischen Alltag sein. Professionelle Helfer müssen sich auf diesen Alltag zubewegen. Keine noch so hohe Qualifikation kann ihnen diese Aufgabe ersparen.

Die Mitwirkenden am therapeutischen Alltag müssen sich darin einüben, die täglichen Ereignisse anschaulich und plastisch zu kommunizieren und zu dokumentieren. Widersprüchliche und zerstreute Beobachtungen sind sorgfältig zusammenzutragen. Wiederkehrende Ereignismuster sind zu beachten. In den Konferenzen ist zwischen unterschiedlichen Arbeitsgängen zu unterscheiden:

1. Berichte über Begebenheiten und Erlebnisse,
2. Bewertungen und Interpretationen,
3. Beschlussfassungen.

Art und Umfang der Erörterungen müssen in unterschiedlichen Besprechungsformaten variiert werden:

1. kurze Übergaben,
2. vertiefte Diskussionen in Kleingruppen,
3. Intervisionen mit erfahrenen Mitarbeitern der Klinik,
4. externe Supervisionen mit auswärtigen Experten,
5. Krisensitzungen.

Gremien, die zur Beschlussfassung dienen und solche, die lediglich reflektierenden Charakter haben, sind sorgfältig zu unterscheiden. Der eher fließende und ergebnisoffene Charakter der Alltagsereignisse benötigt das Gegengewicht klar strukturierter Besprechungsroutinen und organisatorischer Abläufe. Definierte Sondersituationen, die den Alltag durchbrechen, etwa Notaufnahmen, Handgreiflichkeiten, disziplinarische Vorfälle, bedürfen festliegender Routinen, die abgerufen werden und in Kraft gesetzt werden können. Weiterbildungsangebote und Supervisionen sollten alle Mitwirkenden im interdisziplinären Team ansprechen. Sie sollten den Blick auf den therapeutischen Gesamtprozess lenken und zerstreut liegende Aspekte zusammenführen.

In den Konzepten der Milieutherapie (Gunderson 1976) werden Grundleistungen der Betreuung in therapeutische Begriffe übersetzt. Patienten, die von affektivem Kontrollverlust bedroht sind, werden mit Hilfe von ritualisierten Interventionen *(containment)* an die getroffenen Absprachen und zugleich an die bislang erreichten Erfolge der therapeutischen Arbeit erinnert. Regressive und hilflose Patienten erfahren basale Versorgung *(support)* durch pflegerische Rituale. Das verbindliche Regelwerk und der Tagesablauf bieten den Patienten eine grundlegende Orientierung *(structure)*. Gruppenprozesse werden gefördert, weil sich Jugendliche offensichtlich auch durch gruppendynamische Prozesse mitziehen und zu eigenen Veränderungen bewegen lassen *(involvement)*. Jeder Patient muss in der Einzeltherapie und im Bezugspersonensystem individuelle Wertschätzung und Beachtung erfahren und auf diesem Wege therapeutische Übertragungsbeziehungen herstellen können *(validation)*.

In diesem milieutherapeutischen Rahmen betonen psychoanalytische Konzepte die stabilisierende und Halt gebende Funktion des Alltags. Sie gewinnen Erkenntnisse und Ansatzpunkte vor allem aus den therapeutischen Übertragungen, bei instabilen psychischen Strukturen auch aus dem Agierverhalten und den mitlaufenden psychischen Prozessen der Betreuer. Die Station wird als geschützter Raum verstanden, in dem die Jugendlichen ihre Konflikte reinszenieren. Das bewusste therapeutische Mitspielen oder Gegenagieren auf dieser Bühne entlastet die Patienten und öffnet ihnen neue Entwicklungsmöglichkeiten.

Deutende Techniken, mit denen ein bestimmtes Alltagsverhalten konfrontiert werden soll, müssen an strenge Voraussetzungen geknüpft sein. Diese Deutungen müssen in einer qualifizierten Supervision erarbeitet werden. Die fallverantwortlichen Therapeuten müssen entscheiden, ob eine bestimmte Deutung der Einzeltherapiestunde vorbehalten bleiben soll oder im Sinne der Redl'schen *life space* (1971) Technik in einer konkreten Alltagssituation gegeben wird. Alltagstaugliche »Deutungen« sind im Grunde keine Deutungen des Unbewussten, sondern lediglich vereinbarte Reaktionen und Kommentare, mit denen die Jugendlichen ein direktes Feed-back über ihr Verhalten bekommen sollen. Manche Kliniken vertreten jedoch ein streng »deutungsfreies« Alltagsverhalten, weil sie befürchten, wegen »Besserwisserei« bei den jugendlichen Patienten nur Abwehr zu provozieren. In der Tat kann ein erfahrenes Stationsteam auch ohne Kommentare und Vorhaltungen so mit den Patienten umgehen, dass diese ihr Verhalten immer besser durchschauen.

Kognitiv behaviorale Konzepte durchsuchen den Alltag gezielt nach Elementen, die zur Verhaltensmodifikation herangezogen werden können. Hier ist das Ideal einer Fokussierung auf den Alltag optimal erfüllt, allerdings mit einem gewissen Risiko der Überregulierung und Gängelung. Einzeltherapie und Alltagsgeschehen sind in der Verhaltenstherapie gut miteinander verklammert. Umschriebene verhaltenstherapeutische Programme werden auch von Kliniken eingesetzt, die den therapeutischen Alltag ansonsten analytisch interpretieren. Verhaltenstherapeutische Programme, auch Gruppenangebote, werden von den Jugendlichen durchaus geschätzt. Sie sehen darin konkrete Ankerpunkte, an denen sie den sonst schwer durchschaubaren Therapieprozess festmachen können. Die Programme erlauben ihnen, konkrete Aufgaben zu erfüllen und ihre Fortschritte zu überprüfen.

Wir können nunmehr die Anforderungen an die Qualität des therapeutischen Alltags thesenartig zusammenfassen:

- Der Alltag darf keine kollektiven erzwungenen Strukturen schaffen, sondern muss flexibel und empfindsam auf die Bedürfnisse der einzelnen Patienten eingehen.
- Der Alltag muss klare Vereinbarungen, Orientierungen, Regeln und Grenzen, aber auch Spielräume und Verfügungsräume bieten, in denen sich etwas aushandeln lässt und in denen Autonomie eingeübt werden kann.

- Der Alltag muss, obwohl er sich in der Klinik abspielt, in Ausschnitten auch Normalität widerspiegeln, zum Beispiel durch Angebote zur Selbstverwaltung und Selbstversorgung.
- Der Alltag muss den Helfern Freiräume bieten, in denen sie ihre anstrengende Arbeit und die dort ablaufenden subjektiven Prozesse miteinander kommunizieren, reflektieren und verstehen lernen können. Hierzu benötigen sie einen theoretischen Bezugsrahmen, der in diesem Buch psychoanalytisch ausgelegt ist.

Viele therapeutische Zielsetzungen und Qualitätsmerkmale lassen sich nur dialektisch und als Ausgleich zwischen Gegensätzen beschreiben:

- Der Alltag muss den Jugendlichen Schutz und Stabilität bieten, muss ihnen aber auch Autonomie gewähren.
- Der Alltag muss den Jugendlichen Raum bieten, sich in den eigenen Krisen und Grenzsituationen besser zurechtzufinden und neue Lösungen zu finden. Zugleich muss das Team über Routinen verfügen, mit denen es Krisen abfangen kann, bevor sie gefährlich werden.
- Der Alltag muss sich ausbalancieren zwischen Gruppengeschehen und Einzelbeziehungen sowie zwischen Gesamtrahmen und individueller Rücksichtnahme.
- Der Alltag muss der Pathologie bestimmter Patienten Raum geben, zugleich aber den Common Sense verteidigen und darf sich nicht »verrückt« machen lassen.
- Die Therapeuten müssen eine Balance finden zwischen Tätigkeiten, die sie im Alltag ausüben und ihrer angestammten beruflichen Tätigkeit in der Einzeltherapie.
- Die Therapeuten müssen eine Balance finden zwischen therapeutischer Beziehung und klinischer Autorität, die sie notfalls auch außerhalb von Beziehungen ausüben wollen.

Nachlese

Klinische Teams, die einen therapeutischen Alltag in der hier skizzierten Flexibilität und Offenheit anbieten können und zugleich einen hohen Organisationsgrad besitzen, der Belastungen standhält, haben längere Phasen der Aufbauarbeit hinter sich. Dennoch sind ihr Bestand und ihre Funktionsfähigkeit ständig bedroht (Branik 2002). Von Seiten der Planung und Führung einer solchen Station ist es die vornehmste Aufgabe, für eindeutige organisatorische Abläufe, Kommunikations- und Entscheidungsstrukturen zu sorgen und die Herausbildung eines gemeinsamen theoretischen Erklärungsrahmens zu fördern. Die Vorausplanung darf aber nicht zu weit gehen. In einem Team finden sich zahlreiche Einzelpersonen zusammen, die mit ihren Ressourcen und ihrer Kompetenz zum Zuge kommen wollen. Die Entstehung einer lebendigen Therapiestation kann auch planerischem Übereifer zum Opfer fallen. Der Aufbau tragfähiger und flexibler Stationsstrukturen ist ein kontinuierlicher Vorgang, der eigentlich nie aufhören darf. Die ärztliche oder psychologische Führung muss einen Diskussionsprozess moderieren, der Leitlinien vorgibt, dann aber dazu einlädt, Positionen hin- und herzuwenden und Entscheidungen immer wieder zu überdenken. Weil jugendpsychiatrische Teams hohen Belastungen ausgesetzt sind, können sie unter personeller Fluktuation leiden. Die Teams müssen sich im therapeutischen Alltag immer wieder aufs Neue gegen Beunruhigungen behaupten. Eine Professionalisierung des Teams darf nach einem solchen Konzept nicht dazu führen, das am Ende die Teams erstarren und gegen jegliche Belastung immun sind. Eine echte Hilfestellung für die Jugendlichen kann nur gelingen, wenn sich die Teams immer wieder neu um eine Ordnung und Entwirrung des Alltags bemühen. Unvermeidlich wird unorthodoxes und unkonventionelles Verhalten der Patienten die Strukturen des Alltags immer wieder erschüttern.

Häufig ist der Wahlspruch zu hören, einem stationären Team müsse es nur gut gehen, damit es auch den Patienten gut gehe. Dieser Grundsatz trifft auf die Arbeit jugendpsychiatrischer Stationen nicht zu. In bewusster Übertreibung müsste er vielmehr lauten, den Teammitgliedern gehe es bisweilen nicht viel besser als den Patienten. Denn der Alltag der Station muss, um empfangsbereit zu sein für die Probleme der Patienten, offene Flanken anbieten, an denen dann aber auch die Teammitglieder Schaden zu nehmen drohen. Entscheidend für das Überleben der Therapeuten und zugleich für den therapeutischen Prozess ist es also nicht, dass es dem Team stets gut geht, sondern, dass sich die Therapeuten rasch und routiniert aus ihren Krisen erholen und sich zumindest im Nachhinein zu helfen wissen.

Dieser Prozess orientiert sich streng an den Schwierigkeiten der Patienten und darf nicht mit einer Selbstbespiegelung oder Selbstbemitleidung der Betreuer verwechselt werden. Dennoch verläuft er im Ansatz über eine subjektive Affizierung. Professionelle Selbsterfahrung und Reflexion der beruflichen Rolle im Sinne der Balint Gruppenarbeit ist ein wertvolles Hilfsmittel der Therapie. Ohne die hohe Bereitschaft und Fähigkeit zur Mitverantwortung des therapeutischen Prozesses, der emotionale Anteilnahme voraussetzt und professionelle Supervision einschließt, wechselt sich ein Stationsteam in der Regel nach zwei bis vier Jahren vollkommen aus und fängt wieder von vorne an. Es fühlt sich therapeutisch unwesentlich und erhält keine Chance, über eine gemeinsame therapeutische Aufgabe zusammenzuwachsen.

Erst mit einem Therapiekonzept, das den Alltag als zentrales Ereignisfeld der Therapie formuliert und die Therapieziele in diesem Feld und nicht ausschließlich symptomorientiert bestimmt, können alle Berufsgruppen, die im Praxisfeld »Alltag« arbeiten, ihre Arbeit ausreichend reflektieren und legitimieren und sich auf diese Weise vor dem Burn-out schützen.

Die hier beschriebenen Reifungsprozesse, die zur Ausbildung leistungsfähiger Teams führen, können wir »ökologisch« nennen. Ökologischen Prozessen ist es aufgegeben, sich örtlicher Gegebenheiten und Ressourcen zu bedienen. Kaum bedarf es der Erwähnung, dass ökologische Konzepte, wenn auch nicht unbedingt das Gegenmodell, so doch der unverzichtbare Kontrapunkt zu standardisierten an Leitlinien orientierten störungsspezifischen Therapiekonzepten sind (Blanz und Schmidt 2000).

4 Über entwicklungsorientierte Zielsetzungen in Verlängerung der stationären Arbeit – am Beispiel der Tagesklinik

Vorschau

Gegenwärtig favorisiert die psychiatrische Versorgungspolitik schon aus Kostengründen keine langen Klinikaufenthalte mit weitreichenden Therapiezielen. Die Klinikaufenthalte sollen lediglich kleinere Etappen auf dem Weg zur Gesundung bewältigen oder Notfälle abfangen. Längerfristige therapeutische Projekte werden an nicht klinische Einrichtungen delegiert, die oft einen anderen Kostenträger haben. Für jugendliche Patienten mit schweren sozialen Defiziten und gleichzeitigen psychischen Krankheiten tut sich durch diese Politik möglicherweise eine Versorgungslücke auf. Die frühzeitige Überweisung dieser Jugendlichen an Einrichtungen der Jugendhilfe kann dazu führen, dass sie dort nicht »ankommen«, sondern mehrmals als Krisen klinisch eingewiesen werden, hierbei traumatische Erfahrungen machen und am Ende den Aufbau therapeutischer Beziehungen nicht mehr tolerieren.

In Therapieevaluationsstudien stellte sich heraus, dass der Behandlungserfolg davon abhing, wie lange die Patienten in stationärer Therapie blieben. Die Frage nach Indikationen und Prädiktoren für stationäre Behandlungen ist schwierig, weil der eigentliche Grund für die Behandlungen oft gar nicht in der Psychopathologie zu suchen ist, sondern im Zusammenbruch sozialer Unterstützungssysteme.

Jugendpsychiatrische Patienten tragen auch bei längeren Klinikbehandlungen kein Risiko der sozialen Abstumpfung und Entfremdung. Sie bringen vielmehr aus ihrer Biographie umfassende Störungen der psychosozialen Reifung mit und profitieren von dem reichhaltigen pädagogischen Milieu der Stationen. Sie erfahren hier Entwicklungsanreize. Besondere Schwierigkeiten bereitet die Behandlung primär chronisch verlaufender schizophrener Früherkrankungen. Im Umkreis der Kliniken haben sich spezielle Heime entwickelt, in denen diese Patienten aufgenommen werden können. Nicht alle Patienten sind bereit zu diesem Schritt. Auch können Patienten im Vertrauen auf die Nachbetreuung zu früh verlegt werden und dann scheitern. Aus diesen Gründen erscheint es sinnvoll, für einen Teil der hier gemeinten Patienten ein über die Akutversorgung hinausgehendes Angebot zu machen, in das auch rehabilitative Elemente eingebaut sind.

Bei allen Behandlungen, in denen die Entwicklung von Selbstständigkeit gefordert ist, sollten frühzeitig Aufgaben gestellt werden, die an »fremden« Orten außerhalb der Klinik zu erledigen sind. Diese Orte können ein auswärtiger Reitstall, ein Bauernhof, eine Werkstatt, ein Sportverein oder ein Freizeitprojekt sein. Nicht nur die räumliche Entfernung ist entscheidend, sondern der Umstand, dass diese Orte nicht in der Regie der Klinik liegen. Das erste und wichtigste außerklinische Angebot in allen stationären Behandlungen ist freilich die Schule. Am Ende der Behandlungen kann die Wiederaufnahme des Besuchs der Heimatschule stehen. Bei den chronisch Kranken kommt häufiger die Ableistung eines Praktikums in Frage.

Tageskliniken bilden ebenfalls Brücken und Übergänge zwischen dem Binnenraum der Klinik und der sozialen Realität, zwischen Behandlung und Alltagsleben, Schutz und Herausforderung, familiärer Verstrickung und Autonomiestreben. Insofern sind sie nicht nur wertvolle Ergänzungen des klinischen Angebots, sondern Modelle für die Positionierung helfender Institutionen überhaupt. Allerdings dürfte die Erwartung, dass die gesamte klinische Versorgung über Tageskliniken abgewickelt werden könnte, zu weit gehen. In Ländern, die keine ausreichende vollstationäre jugendpsychiatrische Versorgung besitzen, werden Tageskliniken gerade bei der Behandlung schwerer Störungen nur als Notlösungen angesehen.

Tageskliniken können bei der Versorgung schwerer Störungen dennoch vielfältige Funktionen übernehmen. Sie können den niederschwelligen Einstieg in einen Behandlungsprozess ermöglichen, im anderen Fall können sie eine Funktion bei der Nachbetreuung übernehmen, im wieder anderen Fall in Verbindung mit einer Institutsambulanz die niederschwellige Anlaufstation für Patienten sein, die sich nicht zu einem stationären Aufenthalt entschließen können. Durch geeignete Personalorganisation könnten Betreuer, die im stationären Bereich tätig sind, auch im tagesklinischen und ambulanten Bereich verfügbar sein.

Tageskliniken, die in einem solchen Verbund arbeiten, sind jeder Behandlungseventualität gewachsen, operieren jedoch in einer gewissen Abhängigkeit von der vollstationären Mutterklinik. Tageskliniken, die vollkommen losgelöst vom stationären Betrieb sind, sind anfälliger für Überforderungen. Alle Tageskliniken haben die konkreten Notlagen ihrer Patienten, in denen sie während ihres Lebens außerhalb der Klinik stecken, täglich vor Augen und haben ein besonderes Interesse, die Therapie in enger Nachbarschaft und Partnerschaft mit den Familien zu entwickeln, oft unter einem systemischen Ansatz.

Ein letztlich unlösbares Versorgungsproblem stellt sich bei psychisch kranken Jugendlichen, die am Rande der Verwahrlosung sind und sich nur sporadisch in Kliniken melden. Die an anderer Stelle beschriebenen stationären Krisenmanager (Teil 7, 2) haben den besten Überblick über das Vorkommen und spezifische Verhalten dieser Problemgruppe. Sie können dafür sorgen, dass diese Patienten bei erneuten Anfragen niederschwellig empfangen werden. Tageskliniken großer Kliniken können alternativ zu den Stationen und in Verbindung mit den Institutsambulanzen als Empfangsraum für diese schwierigen Patienten und deren Angehörige genutzt werden.

Essay

Welche Faktoren bestimmen die Dauer oder führen zum Abbruch der Therapie?

Die Dauer einer stationären Therapie hängt von örtlichen Traditionen, vom Krankheitsbild, von der Verfügbarkeit nachsorgender Einrichtungen, vom Therapiekonzept und von den Therapiezielen ab. Kliniken, die aus heimähnlichen Strukturen hervorgegangen sind, behandeln länger. Patienten, die so schwer krank sind, dass sie nicht in ihr normales Umfeld zurückkehren können, sondern weiterhin geschützt leben müssen, werden schon deshalb länger behandelt, weil erst eine Anschlussmaßnahme gefunden werden muss. Bei einem Therapieziel, das nur die Abschwächung bestimmter Symptome und die anschließende ambulante Weiterbehandlung vorsieht, wird weniger stationäre Zeit veranschlagt als bei einem Therapieziel, das wichtige Schritte zur Selbstständigkeit erreichen oder die Gefahr eines Rückfalls bannen will. Bei guter Therapiemotivation werden längere Behandlungszeiten erreicht als bei schlechter Motivation, weil Letztere zu Abbrüchen führt. Verhaltenstherapeutische Programme benötigen weniger Zeit als psychoanalytische Konzepte, setzen sich aber auch engere Ziele. Der augenblickliche Trend geht zu kürzeren stationären Maßnahmen. Der Klinikaufenthalt soll lediglich vorbereitende Funktion übernehmen oder Notfälle abfangen, während die längerfristigen therapeutischen Ziele an nicht-klinische Einrichtungen weitergereicht werden, die oft einen anderen Kostenträger haben. Auch unter dem Druck der Krankenkasse werden die Behandlungen verkürzt. Im Vorfeld und im Anschluss an die stationären Behandlungen werden die Patienten mitunter in den Institutsambulanzen versorgt.

Die Zukunft wird zeigen, ob die Rechnungen der Kostenträger aufgehen. Für die besonders schwer gestörten Jugendlichen könnte eine Verkürzung der stationären Behandlungen bedeuten, dass sie verwahrlosen, weil sie es zu Hause nicht aushalten, nicht in andere Einrichtungen vermittelbar sind und auch nicht ambulant angebunden werden können. Ein Teil der früher sehr lange stationär behandelten Patienten dürfte früher als sonst in die nachsorgenden Einrichtungen geschickt werden. Es bleibt abzuwarten, ob sich hierdurch etwas an der Prognose ändert. Denkbar ist, dass diese Patienten wiederholt im Krisenfall in die Klinik zurückverlegt werden müssen. Damit werden jedes Mal traumatische Abbrüche, Verlustängste und Trennungen heraufbeschworen.

Bei den bislang vorliegenden Evaluationen standardisierter Behandlungsverfahren (Remschmidt und Mattejat 2001) stellte sich immerhin heraus, dass der Behandlungserfolg davon abhing, wie lange die Patienten in der stationären Therapie verblieben. Unterhalb einer Dauer von sechs Monaten waren die Effektstärken geringer. Diese Ergebnisse deuten darauf hin, dass zumindest für schwer kranke Jugendliche mit gut begründbarer Indikation die stationäre Langzeitpsychotherapie weiterhin eine wichtige Option darstellt. Jede Indikation zur stationären Behandlung steht freilich unter dem Vorbehalt, dass der eigentliche Grund oft gar nicht in der Psychopathologie zu suchen ist, sondern im Zusammenbruch sozialer Unterstützungssysteme. Genau diese Probleme dominieren dann auch den weiteren Verlauf (Schepker et al. 2000, Philipps et al. 2000). Damit wird fraglich, ob evaluierte Therapieverfahren, die sich ausgerechnet am Vorhandensein bestimmter psychopathologischer Symptome ausrichten, die Grundlage für sinnvolles therapeutisches Handeln sein und den Verlauf vorhersagen können (Fonagy 1997).

Der heute mit knappen Mitteln begründete Druck zur Verkürzung psychiatrischer Behandlungen erinnert an eine 30 Jahre alte Diskussion über die Gefahren langer Krankenhausaufenthalte in der Psychiatrie (Goffman 1968). Damals wurde der Öffentlichkeit bewusst, dass psychiatrische Patienten durch lange Krankenhausaufenthalte ihre Kraft zur sozialen Integration verloren, aus der normalen Gesellschaft ausgegrenzt und stigmatisiert wurden. Die chronischen psychischen Einschränkungen beruhten am Ende nicht mehr nur auf der chronischen Erkrankung, sondern reflektierten auch die lange Internierungszeit.

Vor diesem Hintergrund und bestärkt durch die Erfolge der Pharmakotherapie, gilt bis heute für erwachsene Psychiatriepatienten der Grundsatz, dass sie, auch wenn sie nicht vollständig wiederhergestellt sind, so rasch wie möglich in ein funktionsfähiges soziales Umfeld eingegliedert werden sollten. Skeptischer formuliert: Die Patienten haben in ihrem eigenen wohlverstandenen Interesse, auch wenn sie in der Klinik nur partielle Fortschritte erzielen, die Indikation für weitere klinische Behandlung verloren, es sei denn, sie erlitten einen Rückfall.

Diese Analyse kann nicht ohne weiteres auf stationär behandlungsbedürftige Jugendliche übertragen werden. Sie kommen mit umfassenden Störungen der psychosozialen

Reifung in der Klinik an und profitieren dort von einem reichhaltigen pädagogischen Milieu, das ihnen Entwicklungsanreize verschafft, die ihnen außerhalb der Klinik verwehrt geblieben wären. Nach der Entlassung sollten die Jugendlichen an die in der Klinik erlangten Bindungen anknüpfen können und hierzu ambulante Nachbetreuung erhalten. Ohne diese Kontinuität fällt es vielen der Jugendlichen schwer, ihre neu erworbenen Fähigkeiten zu bewahren. Hinzu kommt, dass eine kleinere Zahl besonders schwieriger Patienten nicht mehr von den Herkunftsfamilien aufgenommen werden kann. Wenn kein familiäres Netz existiert, das die Jugendlichen auffangen kann, wiegen fortgesetzte psychische Störungen besonders schwer. Geeignete Wohn- und Lebensmöglichkeiten müssen erst gefunden werden.

Besondere Schwierigkeiten bereiten uns die primär chronifizierenden schizophrenen Ersterkrankungen. Die übliche Suche nach geschützten Arbeitsplätzen oder Heimplätzen greift hier zu kurz. Die hier gemeinten Patienten bleiben trotz einer Teilremission stark reifeverzögert und unselbstständig. Der Verlauf ihrer Erkrankung ist so instabil, dass sie die üblichen ambulanten sozialpsychiatrischen Angebote, Übergangsheime, Wohnheime, Werkstätten und Patientenclubs nicht nutzen können. Eine Phase der »Rehabilitation« kann überhaupt nicht scharf von der Phase der klinischen Behandlung abgetrennt werden, da bereits in der Rekonvaleszenz wieder Krisen auftreten, die eine geplante nachsorgende Maßnahme in Frage stellen. Besonders diese Fälle veranlassen jugendpsychiatrische Stationen, länger als üblich an einer Behandlung festzuhalten und einen Teil der sonst an andere Institutionen delegierten Nachbetreuung selbst zu übernehmen.

Weil diese Patienten zu keiner Zeit ihres Lebens sozial integriert waren, kommen nur Lösungen in Betracht, welche die hohen Abhängigkeitsbedürfnisse und den regressiven Sog dieser Patienten einkalkulieren. Jede Einrichtung, die sich dieser Patienten annimmt, muss eng mit einer psychiatrischen Klinik kooperieren.

Welche Angebote an der Peripherie des stationären Alltags fördern die Rehabilitation?

Im Umkreis einiger kinder- und jugendpsychiatrischer Kliniken sind spezielle Heime mit besonders intensiver Betreuung und besonders enger klinischer Zusammenarbeit aufgebaut worden, in denen besonders stark psychisch eingeschränkte Jugendliche, unter anderem junge Schizophrene, nach ihrer Klinikbehandlung Aufnahme finden können. Wenn die Patienten aus der Klinik allerdings zu früh – im Vertrauen auf diese Möglichkeiten – entlassen werden, drohen wiederholte Abbrüche der Rehabilitation und Rückverlegungen in die Klinik. Am Ende können die Patienten durch multiple Erfahrungen des Scheiterns und durch Noteinweisungen traumatisiert werden. Es gelingt ihnen nicht mehr, sich an bestimmten Bezugspersonen in der Klinik oder im Heim zuverlässig zu orientieren.

Mit Hinblick auf derartige Fehleinschätzungen erscheint es durchaus sinnvoll, die stationäre Therapie prognostisch ungünstiger Frühschizophrenien bewusst über den Zeitpunkt des Erreichens der Remission hinaus zu planen und auch rehabilitative Elemente mit in die stationäre Behandlungszeit einzubeziehen. Während sich die Patienten noch in der Obhut der Klinik befinden, können sie den Kontakt zu ihren Bezugspersonen und Therapeuten fortsetzen. Anzeichen einer Überforderung oder eines herannahenden Rückfalls werden frühzeitig erkannt.

Wenn die Klinik über eine ausreichend lange Behandlungsperspektive verfügt, kann sie dafür sorgen, dass sich die Patienten nicht nur auf der Station aufhalten, sondern zwischen verschiedenen Orten hin- und herbewegen, etwa zwischen einem Praktikumsplatz und der Klinik. Der Entwicklungsanreiz ergibt sich aus dem Umstand, dass außerklinische Angebote nicht mehr mit dem Therapiekonzept der Klinik eng abgestimmt sind. Die Patienten halten sich faktisch an einem fremden Ort auf und müssen höhere Grade von Autonomie aufbieten, um sich dort zu orientieren. Gelegentlich kommen für Praktika auch teilstationäre Behandlungen in Betracht.

Die Erfüllung regelmäßiger Aufgaben an fremden Orten kann als Element der stationären Therapie bereits frühzeitig eingesetzt werden. Dieses Vorgehen hilft, postpsychotische Negativsymptome und passive Grundhaltungen zu vermeiden. An fremden Orten treten die Patienten souveräner und abgegrenzter auf, sie wirken innerlich besser gesammelt, also gesünder. In anderen Fällen helfen uns die Rückmeldungen aus dem Praktikum zu erkennen, dass die Patienten kränker sind, als es der äußere Anschein vermuten lässt. Diese klärenden Prozesse ergeben sich noch nicht, solange wir dieselben Patienten lediglich innerhalb des Klinikgebäudes zu verschiedenen Lokalitäten schicken. Entscheidend ist, dass die aufgesuchten »Orte« und die dort tätigen Personen nicht im engeren Sinne der Institution »Klinik« angehören. Die Patienten können die Annäherung an solche Orte bereits üben, während sie noch zu unselbstständig sind, um den Weg dorthin allein zurückzulegen: Sie können am Anfang abgeholt und begleitet werden. Der begleitete Weg kann zu einem auswärtigen Reitstall, einem Bauernhof, zu einer Werkstatt, einem Sportverein oder einem Freizeitprojekt führen.

Das früheste und wichtigste außerklinische Angebot ist freilich stets die Schule. Auch wenn sich diese im Klinikgebäude befindet, ist sie doch von der Klinik organisatorisch unabhängig. Die Lehrer unterstehen einer anderen Organisation und üben einen anderen Beruf aus, der anderen Regeln folgt. Mit dem Schulbesuch wird eine mächtige, auch im Leben außerhalb der Klinik breit verankerte Realität wieder aufgenommen. Der unabhängige Status der Schule wird auch durch die Tatsache nicht aufgehoben, dass sie sich an die besonderen Bedürfnisse und Einschränkungen der psychisch kranken Schüler anzupassen versucht. Bei einem akut psychotischen Jugendlichen kann ein Einzelunterricht von ein- bis zweimal zehn Minuten vollkommen ausreichend sein. Es genügt, dass sich der Patient während dieser Zeit in einer Situation befindet, die sich spürbar vom Leben auf der Station unterscheidet. Mit Hilfe der Schule gelingt den Patienten eine bessere Kontrolle ihrer Realität, in diesem Fall der Realität ihrer eingeschränkten Leistungs- und Konzentrationsfähigkeit. Allmählich kann der Schulbesuch ausgeweitet werden. Bereits durch den minimalen Schulbesuch erhalten die Patienten jedoch einen perspektivischen Eindruck von der vor ihnen liegenden Aufgabe, nämlich sich aus ihrer Hilflosigkeit zu befreien und in die Realität zurückzukehren. Durch die allmähliche Steigerung ihrer Leistungen erreichen die Jugendlichen schließlich den Umfang eines vollen Schulvormittags oder absolvieren ein Berufspraktikum außerhalb der Klinik. Bei älteren Patienten kann die Schule in Form eines Berufsschulunterrichts oder als Werkunterricht ablaufen.

Zusammenfassend plädieren wir also gerade bei der Behandlung psychotischer Jugendlicher als Alternative zu einer voreiligen Verlegung in Nachsorgeeinrichtungen für das Modell einer verlängerten Erstbehandlung mit rehabilitativen Elementen. Diese können sowohl die Form extramuraler Praktika wie auch die Form teilstationärer Aufenthalte und ambulanter Nachbetreuungen annehmen oder können eine Kombination aller dieser Möglichkeiten beinhalten. Die eng mit den Patienten verbundenen Bezugspersonen und Therapeuten haben so Gelegenheit, die hohe Labilität und Ambivalenz der postpsychotischen Phase abzufedern, mit ihren Patienten ein adäquates Verständnis ihrer Schwächen und Krisen zu erarbeiten und sie in dieser kritischen Zeit noch nicht im Stich zu lassen bzw. ihnen noch keinen Wechsel zuzumuten. Ein wichtiges Behandlungsproblem dieser Patienten besteht in der Tat darin, dass sie trotz ihrer Remission noch in tiefen Abhängigkeiten verhaftet bleiben. Alle Fortschritte hängen davon ab, wie gut die persönlich erfahrene Unterstützung ist. Das Ausscheiden wichtiger Bezugspersonen kann zu frappierenden Rückschlägen führen.

Welche Funktion übernehmen Tageskliniken im Spektrum der klinischen Versorgungsangebote?

Unabhängig arbeitende kinder- und jugendpsychiatrische Tageskliniken sehen ihren Auftrag anders als Tageskliniken, die im Verbund mit einer vollstationären Klinik arbeiten. Erstere müssen die psychiatrische Versorgung so weit wie irgend möglich mit den eigenen Ressourcen sicherstellen, denn sonst müssen sie ihre Patienten an eine vollstationäre Einrichtung für Jugendliche oder gar für Erwachsene abgeben. In den großen kinder- und jugendpsychiatrischen Einrichtungen Deutschlands lagen die Verhältnisse lange Zeit anders herum. Dort herrschte die Gefahr, dass die Patienten in den breit ausgebauten stationären Betrieb zu tief hineingezogen wurden. Möglichkeiten der teilstationären Versorgung wurden vernachlässigt. Dieser Mangel ist erkannt und überwunden. Inzwischen streben alle Kliniken einen teilstationären Bereich als Ergänzung ihres Angebots an oder verfügen darüber.

Die Behandlung schwerer psychischer Störungen in einer frei stehenden Tagesklinik muss aus dieser Sicht eher als Not- oder Zwischenlösung erscheinen. Australien ist ein Beispiel, wo die äußerst spärliche Ausstattung mit klinischen Einrichtungen für Kinder- und Jugendliche zu innovativen, weitgehend ambulanten und improvisierten tagesklinischen Angeboten geführt hat. Interessant ist in diesem Zusammenhang die Frage, ob eine Tagesklinik von Fall zu Fall auch als Option zur Primärversorgung schizophrener Jugendlicher in Betracht kommt, oder ob es angemessener ist, bei ausreichend entwickelten vollstationären Ressourcen, die Tageskliniken als sekundäres System zu betrachten – vergleichbar ihrer Rolle in der Erwachsenenpsychiatrie, wo ihnen fast immer eine nachstationäre und rehabilitative Aufgabe zugewiesen wird.

Die Frage ist im Jugendalter nicht eindeutig zu beantworten. Die tagesklinische Praxis ist bislang so heterogen und so mangelhaft erforscht, dass wir noch nicht wissen können, welchen Platz Tageskliniken schlussendlich in der Versorgungslandschaft einnehmen werden (Schimmelmann et al. 2001). Wir befinden uns in einer Phase der Erprobung neuer Möglichkeiten, während sich tagesklinische Angebote immer stärker ausdifferenzieren. Besonders gut erprobt sind längere tagesklinische Behandlungen, bei denen die enge Partnerschaft mit den Eltern unter systemischen Gesichtspunkten in den Mittelpunkt des Konzeptes gerückt wird und die in den Familien nutzbaren Ressourcen zum Tragen kommen. So gesehen, kommen Tageskliniken gerade bei jüngeren Patienten in Betracht, bei denen die vorherrschenden Bindungsmuster dieses Vorgehen begünstigen, oder aber bei Patienten, die in ihren Familien noch »Boden unter den Füßen« haben, obwohl sie im sozialen Alltag außerhalb ihrer Familien nahezu gescheitert sind. In der Verflechtung von drinnen und draußen, Alltagsleben und Behandlung, Schutz und Herausforderung, familiärer Verstrickung und Autonomiestreben könnte sich die Tagesklinik auch für ältere Jugendlichen bewähren und als Modell für die Positionierung helfender Institutionen überhaupt herauskristallisieren. Das heißt: Entlang der tagesklinischen Arbeitsformen könnten wir in Zukunft wichtige Merkmale jeglicher therapeutischer Arbeit mit Jugendlichen ausformen, die wir von dort in den vollstationären Bereich rückimportieren können. Dabei müssten wir freilich die klassischen Ansätze der tagesklinischen Arbeit modifizieren, in so weit als diese auf Stetigkeit und hohe Konstanz der Rahmenbedingungen angelegt sind. Elemente des Krisenmanagements und des niederschwelligen Zugangs müssten integriert werden.

Auch nach solchen Modifikationen bleiben die Tageskliniken jedoch ideale Musterfälle für typische und notwendige Versorgungsbedingungen in diesem Alter:

- in ihrer engen Verflechtung von drinnen und draußen,
- in der Art, wie der außerklinische Alltag der Patienten in die Klinik hineinragt und auf sie abfärbt,
- in der Art, wie die Klinik ihre Strukturen, Abläufe und gesamte Identität nach dem Muster sozialer Strukturen und Erfahrungen gestaltet, die den Jugendlichen auch außerhalb der Klinik vertraut sind (oder vertraut sein sollten),
- in der Art, wie die familiäre Dynamik in den therapeutischen Raum hineindrängt und die Therapeuten nicht umhin können, sich ständig mit den Problemen der Familie zu befassen bzw. die Familie direkt in die Therapie einzubeziehen.

Welche therapeutischen Funktionen übernehmen Tageskliniken bei der Behandlung chronischer juveniler Psychosen?

Im Idealfall sollten einer Klinik sowohl tagesklinische wie auch vollstationäre Ressourcen zur Verfügung stehen. Die Tagesklinik kann im einen Fall den niederschwelligen Einstieg in einen Behandlungsprozess ermöglichen, im anderen Fall eine Funktion bei der Nachbetreuung erhalten. Im dritten, besonders komplexen Fall könnte sie sogar im Rahmen der Institutsambulanz zur primären niederschwelligen Anlaufstation für Patienten werden, die sich zu keiner Zeit für eine weitergehende stationäre Behandlung entschließen können.

Bei akuten psychotischen Zuständen machen das umfassende Schutzbedürfnis, das Gefühl elementarer Bedrohtheit und Orientierungslosigkeit, die hohe Reizüberflutung und Spannung, wahnhaftes Erleben mit den hierdurch ausgelösten Verwirrungen und Gefahren eine stationäre Behandlung mit hohem Personaleinsatz, unter Umständen auch hinter verschlossenen Stationstüren unabdingbar. Die Betreuer gelangen mit den akut psychotischen Patienten in enge Beziehungen. Diese überdauern den stationären Aufenthalt. Es handelt sich – abgesehen von den Eltern – um die oft einzigen noch zugänglichen Beziehungen in einer ansonsten durch den schizophrenen Autismus fremd gewordenen Welt. Im Kapitel über Regression wurde gezeigt, dass früh psychotisch erkrankte Jugendliche während ihrer stationären Aufenthalte regressive Tendenzen zeigen und neue innere Sicherheit durch vorübergehenden Verzicht auf Autonomie zu finden versuchen. Andere trumpfen auf und rebellieren gegen die Zwänge der Behandlung und versuchen ihre schizophrene Verunsicherung zu verleugnen.

Eine besonders hohe Qualität der Behandlung dieser Patienten wird erreicht, wenn man sie schützt, ohne sie festzuhalten. Es muss gelingen, sie durch kontinuierliche Beziehungsangebote an den Behandlungsprozess zu binden, egal, ob sie bereits stationär eingewiesen wurden, sich in einer vollgültigen stationären Behandlung halten können oder nicht, oder ob ihnen der Einstieg in eine Behandlung erst bevorsteht. Hierzu müssen ein ambulantes und ein tagesklinisches Angebot eng mit dem stationären Bereich verschränkt sein. Durch geeignete Personalorganisation müssen Betreuer, die im stationären Bereich tätig sind, auch im tagesklinischen und ambulanten Bereich verfügbar sein.

Ein solches Verbundmodell bezieht seine Vorzüge aus dem sicheren Hintergrund, der von einer Klinik gebildet wird, die allen Behandlungseventualitäten gewachsen ist. In diesem Modell droht freilich die Gefahr, dass die Tagesklinik in einer »dienenden«

Funktion gesehen wird, d.h. ihre Aufträge von den Stationen empfängt und nicht ihre eigenständigen Möglichkeiten nutzt. Tageskliniken, die vollkommen losgelöst vom stationären Betrieb sind, sind anfälliger für Überforderungen. Alle Tageskliniken haben die konkreten Notlagen ihrer Patienten, in denen sie während ihres Lebens außerhalb der Klinik stecken, klar vor Augen und haben ein besonderes Interesse, die Zusammenarbeit mit den Eltern zu verbessern, weit über das im stationären Rahmen praktizierte Ausmaß hinaus. Sie achten darauf, dass die therapeutischen Angebote mit dem übrigen Leben kompatibel bleiben. Psychoedukative Angebote sowie das Arbeiten in der Gruppe und der Erfahrungsaustausch mit den Angehörigen spielen eine bedeutende Rolle. Partnerschaft mit den Eltern wird begünstigt, Rivalität mit den Eltern kann leichter vermieden werden. In diesen konzeptionellen Belangen haben viele vollstationäre Einrichtungen einen Nachholbedarf.

Ein unlösbares Versorgungsproblem stellt sich bei den subakut psychotisch erkrankten Jugendlichen, die, ohne je akut zusammenzubrechen, zwischen 15 und 18 Jahren einen langsamen Niedergang erleiden. Sie fallen aus schulischen, sozialen und beruflichen Bezügen heraus, konsumieren Drogen, werden straffällig, entfremden sich von ihrer Familie und verwahrlosen allmählich. Nur sporadisch in kurzen Krisen werden sie psychiatrisch vorgestellt. Weder Tageskliniken mit ihrer Niederschwelligkeit und ihren Integrationsmöglichkeiten noch vollstationäre Einrichtungen mit ihren haltenden Strukturen können diese Patienten bislang mehr als nur sporadisch versorgen.

Im Kapitel über die Versorgung von Krisen und Notfällen (Teil 7, 2) wird ein Modell des Krisenmanagements vorgestellt, das sich auch bei dieser Patientengruppe bewährt. Als Krisenmanager werden therapeutisch versierte und klinisch psychiatrisch erfahrene Sozialpädagogen eingesetzt. Sie arbeiten sowohl ambulant wie auch stationär und übernehmen ihre Fälle aus den Notdiensten. Auf den Therapiestationen müssen gesonderte Räumlichkeiten zur vorübergehenden Aufnahme dieser Patienten existieren. Die Krisenmanager berufen ein Interventionsteam ein, das aus dem Kreis der Mitarbeiter der betroffenen Station zusammengesetzt ist. Außerdem suchen sie sofort den Kontakt zu den Angehörigen und sozialen Diensten. Binnen weniger Tage muss der Verbleib der Patienten geklärt sein. Wenn solche Patienten zur stationären oder teilstationären Behandlung übernommen werden, erhalten sie neue Betreuer und neue Therapeuten. Wenn jedoch, wie in den zuvor skizzierten Fällen, keine reguläre Aufnahme gelingt oder sinnvoll erscheint, bleibt die therapeutische Anbindung an das Interventionsteam und den Krisenmanager erhalten.

Schlussfolgerungen

Und so kommt es, dass einige quasi unbehandelbare Patienten die Kliniken umlagern. Dieses Thema ist im Bewusstsein jugendpsychiatrischer Teams so dominant, dass es im Kapitel über die Zusammenarbeit mit der Jugendhilfe (Teil 7, 6) nochmals aufgenommen wird. Die Krisenmanager sehen es als ihre Aufgabe an, das Wissen um die Not dieser Jugendlichen innerhalb der Klinikteams wach zu halten und dafür zu sorgen, dass bei erneuten Anfragen angemessen und niederschwellig reagiert werden kann. Im Rahmen der Institutsambulanz pflegen die Krisenmanager den Kontakt zu diesem Personenkreis, den sie während kurzer Krisen kennen gelernt haben. Sie werden dabei von den Bezugsbetreuern, die mit diesen Patienten stationär befasst waren, unterstützt. Zusätzliche Beratungsangebote an die Eltern und Mitarbeiter der Jugendhilfe sollen helfen, ein gemeinsames Verständnis der Probleme zu erreichen und die ungewisse und zermürbende Arbeit mit dieser schwierigen Klientel aushaltbar zu machen. Wenn eine Therapiestation, wie im letzten Kapitel empfohlen, auch ein Konzept zur Kurzbehandlung im Rahmen von Krisenmanagement »an Bord« nimmt, erweist sie sich als flexibel genug, um schwierige Patienten, die immer wieder auftauchen, um dann abzuspringen, schließlich doch noch in den Therapieprozess einzuschleusen. Dabei hilft der Umstand, dass die Patienten bei ihren Krisen auf Station dem gleichen Personal begegnen, das sich auch in einer Psychotherapie ihrer annehmen würde.

Neu ist die Erkenntnis, dass nicht nur Therapiestationen und nicht nur Ambulanzen, sondern eben auch Tageskliniken als niederschwellige Empfangsräume für solche schwierigen Patienten dienen können. Klassischerweise werden Tageskliniken als Behandlungsorte angesehen, die nur für rekonvaleszente oder zumindest besser strukturierte Patienten geeignet sind, weil diese freiwillig mitarbeiten und weil deren Anbindung an die Tagesklinik auf täglicher Basis geplant werden kann. Wir geben aber zu bedenken, dass Tageskliniken in Verbindung mit einer Ambulanz auch für erratische unzuverlässige Besucher genutzt werden könnten. Auch auf diesem Wege könnten sie an eine Behandlung herangeführt werden.

5 Über das Zusammenspiel von Jugendschutz, Justiz und Psychotherapie – am Beispiel von Misshandlungen und Gewalt in der Familie

Vorschau

ICD-10: T74.8 Münchhausen-by-proxy-Syndrom

Achse V: 1.0 Mangel an Wärme in der Eltern-Kind-Beziehung
Achse V: 1.1 Disharmonie zwischen Erwachsenen
Achse V: 1.2 feindliche Ablehnung oder Sündenbockzuweisung
Achse V: 1.3 körperliche Misshandlung
Achse V: 1.4 sexueller Missbrauch (innerhalb der engeren Familie)
Achse V: 6.4 sexueller Missbrauch (außerhalb der Familie)

Traumatische Gewalt schließt alle Formen des Missbrauchs, der Vernachlässigung, der körperlichen und der sexuellen Gewalt ein, unabhängig davon, ob sie justiziabel sind oder nicht. Das Angebot an Hilfen ist vielfältig und unübersichtlich. Die Opfer geben nicht immer eindeutige Signale ihrer Notlagen. Diese können fehl gedeutet werden. Adressaten für erste Offenbarungen sind Lehrer, Erzieherinnen in Kindergärten, Tageseinrichtungen oder Heimen. Relativ niederschwellig ist auch der Zugang zu Selbsthilfegruppen, die sich zu leistungsfähigen Hilfsorganisationen weiterentwickelt haben. Auch Kinderärzte, Hausärzte und das Personal in Kinderkliniken sind wichtige »Entdecker« kindlichen Missbrauchs, indem sie Verdacht schöpfen und nachfragen. Die örtlichen Jugendämter fungieren als Wächter des Kindeswohls, wenn sie Meldungen und Warnungen erhalten. Psychotherapeuten versuchen ihre Arbeit auf die innere Bearbeitung erlittenen Missbrauchs zu beschränken, müssen aber prüfen, ob ihren Patienten unmittelbare Gefahr droht. Polizeiliche Ordnungskräfte haben ein Zugriffsrecht, scheuen sich jedoch, in den Intimraum der Familien einzugreifen.

Vor einer Entscheidung über Formen des Schutzes und der Hilfe müssen wir zunächst den traumatischen Vorgang näher identifizieren. Junge Säuglinge erleiden Vernachlässigungen oder werden ausgesetzt und getötet. Die Mütter sind seelisch überfordert und hilflos und können die Bedürfnisse des Säuglings nicht wahrnehmen. Wenn sie eine Kinderklinik konsultieren, gleicht ihr Verhalten bisweilen einer Selbstanzeige. Bei körperlichen Misshandlungen kippt die Wut der Eltern über das Kind in die Besorgnis um, das Kind könnte sich verletzt haben. Kleinkinder können angsterregenden häuslichen Szenen ausgesetzt sein. Die Erregungen der Kinder werden gleichsam in die elterlichen Aggressionen »eingebaut«. Frühzeitig reagieren diese Kinder mit eigenen impulsiv-aggressiven Handlungen, um sich Luft zu verschaffen.

Das klassische Muster des innerfamiliären sexuellen Missbrauchs folgt dem Typus der Diskretion. Das Kind wird zur Geheimhaltung genötigt und leidet unter dem Gefühl schuldhafter Verstrickung. Im Gegentypus der familiären Obszönität leben die Familienmitglieder ihre sexuellen Bedürfnisse und Nöte in rücksichtsloser Offenheit aus. Psychisch labile und sozial isolierte Mütter mit eigener Missbrauchsvorgeschichte sind unangenehm berührt, wenn sich ihr Säugling lustvoll äußert oder mit sich selbst beschäftigt und strafen ihn mit körperlicher Distanz. Das statistische Risiko konkreter Kindesmisshandlungen scheint vor allem bei Eltern mit antisozialen Persönlichkeitsstörungen, Borderline-Störungen und schweren Depressionen erhöht zu sein.

Kinder, die lange Zeit mit psychisch kranken Eltern zusammenleben, müssen für diese Verantwortung übernehmen. Als Jugendliche fangen sie an, die Eltern aggressiv und sadistisch zu behandeln.

Im Münchhausen-by-proxy-Syndrom bringen die Mütter ihren Kindern heimlich Verletzungen und Vergiftungen bei und stellen die Kinder dann bei verschiedenen Kliniken als Rätsel vor. Diese Taten am Körper der Kinder sind Platzhalter für ein Gefühl der eigenen inneren Leere, welches die Mütter zunächst durch die Geburt ihrer Kinder, dann durch Manipulationen an ihnen auszugleichen versuchen.

Noch stärker verklausuliert sind Fälle, bei denen Eltern öffentlich den Verdacht erwecken Missbraucher zu sein, um sich dann zu rehabilitieren. Die Kinder werden den Eltern zum Zwecke ihrer Rettung zunächst gewaltsam entrissen, dann aber von den Eltern zurückerobert. Die Kinder werden in fataler Weise von der Pathologie der Eltern vereinnahmt und jeder Entwicklungsmöglichkeit beraubt. Pädophile Übergriffe durch fremde Täter fallen statistisch gegenüber den zahlreichen erwähnten Spielarten des Missbrauchs kaum ins Gewicht.

Wenn sich das Jugendamt zu Eingriffen gezwungen sieht, werden aufsuchende Hilfen vorgezogen, bevor eine Herausnahme erwogen wird. Die Erfahrung lehrt, dass sowohl Herausnahmen wie auch konservative Maßnahmen je nach Sachlage die gleichen katastrophalen Folgen haben können. Auch die Justiz befindet sich oft in einer Patt-Situation. Missbrauchte Kinder ziehen ihre Anzeigen wieder zurück, weil sie Mitschuld und Komplizenschaft empfinden oder den Verlust aller Bindungen befürchten. Bei Strafverfahren wird nur ein geringer Teil des traumatischen Gesamtgeschehens verhandelbar. Auch im Opferentschädigungsgesetz lassen sich nur nach ICD 10 klassifizierbare depressive und psychovegetative Störungen, nicht aber Störungen der Partnerwahl, der Identität und der personalen Würde in Ansatz bringen.

Von den professionellen Helfern werden fünf unterschiedliche Grundhaltungen eingenommen:

1. Selbsthilfegruppen stellen sich solidarisch auf die Seite der missbrauchten Personen.
2. Psychotherapeuten versuchen, den Missbrauch als inneren Konflikt zu isolieren.
3. Jugendämter und Beratungsstellen wollen im Sinne der Systemtheorie Impulse geben und Ressourcen aufschließen, ohne Partei zu ergreifen.
4. Die Kinderschutzbewegung (vertreten zum Beispiel in der Sozialpädiatrie) sieht neben den Kindern auch die körperlich missbrauchenden Eltern in ihrer eigenen Not und situativen Überforderung.
5. Der polizeiliche Jugendschutz will die Opfer von Gewalt darin bestärken, Widerstand zu leisten. Die Kinder sollen lernen, über ihren Körper selbst zu bestimmen und »nein« zu sagen. Nach dieser Auffassung ist Hilfe nur gewährleistet, wenn der Missbrauch zuvor aufgedeckt und geahndet wurde.

Brüche und Widersprüche zwischen diesen Ansätzen sind unübersehbar und erschweren die Kooperation zwischen den Helfern. Anzuerkennen ist allerdings, dass unterschiedliche Missbrauchstypen ein unterschiedliches Vorgehen, unterschiedliche Angebotstypen und unterschiedliche Kompetenzen verlangen.

Essay

Welche Helfer sind bei der Aufdeckung von Gewalt und Missbrauch beteiligt und vor welche Aufgaben werden sie gestellt?

Gewalt, die Kindern geschieht und seelische Spuren und Verletzungen hinterlässt, die durch die Jugend hindurch bis zu den Erwachsenen reichen, bezeichnen wir als traumatisch. Traumatische Gewalt schließt alle Formen des Missbrauchs, der Vernachlässigung und der körperlichen und sexuellen Gewalt ein – unabhängig davon, ob sie justiziabel ist oder nicht.

Bildlich gesprochen, blicken wir beim Thema der Traumatisierung, der Gewalt und des Missbrauchs, auf ein großes sumpfiges Gelände, in dem die Orientierung schwer fällt. Weder können wir sicher sein, dass wir die Vielfalt traumatischer Effekte gut überblicken, denen Kinder ausgesetzt sind, noch kennen wir in jedem Fall die Verursacher und ihre Motive. Vielfältig und unübersichtlich ist auch das Angebot an Hilfen. Wir können in unserem Bild des sumpfigen Geländes den Missbrauch und deren Mitwirkende als toxische Gemengelage bezeichnen, die unter der Oberfläche des Sumpfes verborgen liegt. Auf der Oberfläche der Landschaft stellen sich zahlreiche Personen und Institutionen auf, die betroffene Menschen sicher durch das Moor geleiten oder den belasteten Boden sanieren wollen. Beratungsstellen, Selbsthilfeprojekte, Therapeuten, Kriminalpolizei und Jugendämter haben an verschiedenen Punkten ihre eigenen Probebohrungen in die Tiefe getrieben. Jeder Stützpunkt sucht und findet etwas anderes und gewinnt ein eigenes Verständnis des Problems. Natürlich sollten alle Stützpunkte zusammenarbeiten und ihre Erfahrungen austauschen, weil sie ein gemeinsames Anliegen verbindet. Sie sollten ein Netzwerk bilden.

In den Mittelpunkt eines Entwurfs der Landschaft des Missbrauchs gehören die Opfer. Sie sind unterschiedlich alt: Säuglinge, Kleinkinder, ältere Kinder, Jugendliche und junge Erwachsene. Viele können uns selbst nichts über den erlittenen Missbrauch berichten. Die ganz Kleinen können nicht sprechen, die Älteren deuten an oder bekennen, was sie erlebt haben oder schweigen lange Zeit, bis sie sehr viel später von Erinnerungen bedrängt werden. Sie fallen unter Umständen durch ihr Verhalten auf. Manche werden später von Opfern zu Tätern oder geben verwirrende Signale, die fehl gedeutet werden. Dissoziale Jugendliche verstecken zum Beispiel ihre Traumatisierung hinter aggressiven Ausbrüchen und Racheakten (Teil 4, 1).

Dicht neben dem Personenkreis der Opfer steht ein enger Kreis von emotional wichtigen Personen, die zum vertrauten Alltag der missbrauchten Kinder untrennbar hinzugehören und nach einer Aufdeckung des Missbrauchs an ihrer Ahnungslosigkeit oder an ihrer ungewollten Verstrickung schwer zu tragen haben. In den meisten Fällen gehören auch die Täter in diesen familiären Kreis. Nur selten handelt es sich um Fremde. Die Täter sind ihren Opfern oft in Liebe verbunden. Sie teilen mit ihren Opfern Geheimnisse. Diese sollen die missbrauchten Kinder hüten und bewahren. Die meisten Täter enthüllen ihr Geheimnis nur, wenn sie mit der Wahrheit konfrontiert oder unter Druck gesetzt werden. Ein großer Teil der Täter hat eigene Vorerfahrungen als Opfer und ist darin geübt, Geheimnisse dieser Art zu teilen und zu hüten und einen Teil des eigenen Verhaltens zu tabuisieren. Helfer haben immer wieder Mühe, vertrauenswürdige Personen im Umfeld des Kindes zu finden, die dem Kind Schutz gewähren können.

Mit einigem Abstand zur Familie stehen Lehrer, Vertrauenslehrer, Erzieherinnen in Kindergärten, Tagesstätten und Heimen als Mentoren bereit, die möglicherweise schützen und helfen können. Sie machen verdächtige Beobachtungen oder nehmen Hinweise und Andeutungen entgegen. Sie müssen entscheiden, wie sie mit diesen Informationen, die oft nur zu Ahnungen und Verdächtigungen reichen, umgehen wollen.

Betroffene und deren Angehörige können sich an Selbsthilfegruppen wenden. Es gibt diese Gruppen auch für Täter. Viele dieser Gruppen haben sich inzwischen professionalisiert und zu leistungsfähigen Organisationen weiterentwickelt. Sie verfügen über einen Stamm von ausgebildeten Fachleuten. Sie werden tätig, wenn sich Betroffene an sie wenden. Neben der ursprünglichen Funktion eines Forums für Solidarität, Verständnis und Gemeinschaft bieten diese Organisationen nunmehr auch fachliche Beratung und Therapie.

Auch Kinderärzte, Hausärzte und Klinikärzte sowie klinische Psychologen und Sozialarbeiter sind wichtige Ansprechpartner. Sie werden allerdings selten direkt von den Betroffenen angefragt. Ihre besondere Situation ist es, zufällig Verdacht zu schöpfen, wenn sie ein körperlich verletztes und psychisch verändertes Kind untersuchen. Sie kommen dann mit den Angehörigen ins Gespräch, konfrontieren diese mit den verdächtigen Befunden. Notfalls verständigen sie das Jugendamt. Ärzte sind also oft »Quereinsteiger« in das Thema.

Auch die örtlichen Jugendämter beanspruchen einen wichtigen Platz in der Hilfelandschaft. Sie fungieren als Wächter des Kindeswohls. Gefährdete Familien sind den Ämtern bisweilen seit mehreren Generationen bekannt. Wichtige Informationen erhalten die Jugendämter auch von der Polizei, wenn diese zu familiären Krisen hinzugerufen wird. Bei den Jugendämtern gehen auch Hinweise aus der Bevölkerung ein. Nicht zuletzt finden Familien in Not auch selbst den Weg dorthin. Dies setzt freilich voraus, dass sich die Angehörigen bewusst mit der Erziehung überfordert fühlen und Beistand wünschen oder finanzielle Unterstützung beantragen wollen. Oft kommen die Mitarbeiter des örtlichen Jugendamtes nicht über einen Verdacht des Missbrauchs bzw. der Kindeswohlgefährdung hinaus. Sie ringen schwer mit der Frage, welche Form einer Intervention sinnvoll und wirksam erscheint, ohne einem betroffenen Kind das Fundament seiner Beziehungen zu entreißen. Der Schutz des Kindes muss selbstverständlich Vorrang haben. Zunächst werden ambulante Hilfen in der Familie installiert. Eine Trennung des Kindes von seiner Familie wird als letztes Mittel erwogen.

Auch Psychotherapeuten in freier Praxis und in Kliniken können während ihrer Arbeit Hinweise erhalten, dass ihre Patienten unter dem Eindruck von Gewalt oder Missbrauch stehen oder frühere traumatische Erlebnisse verarbeiten müssen. Bisweilen erhält ein stationärer Behandler ausdrücklich den Auftrag, gefährdete Jugendliche vor einem vermuteten Missbrauch zu schützen. Die Therapeuten können diesem Verdacht aktiv nachgehen oder sich zurückhalten und abwarten, wie sich die therapeutische Bearbeitung dieses Themas entwickelt. Wenn die Therapeuten unter dem Eindruck stehen, ihren Patienten drohe unmittelbare Gefahr, werden sie darauf drängen, dieses Wissen sofort mit einer Instanz zu teilen, die in das Leben der Patienten schützend eingreifen darf. In anderen Fällen erscheint es sinnvoller, den Patienten bei der Entscheidung zur Aufdeckung nicht vorzugreifen.

Schlussendlich übernehmen auch polizeiliche Ordnungskräfte und die Justiz Aufgaben zum Schutz vor Missbrauch. Die Vorstellung eines »Schutzes« ist hier, sofern es um familiären Missbrauch geht, mit unvermeidbaren Eingriffen in den Intimraum der Familie verbunden. Hier ist davon auszugehen, dass Schutz nur noch gelingt, wenn das betroffene Opfer aus einer Gefahrenlage befreit, also aus der Familie herausgenommen wird. Die Opfer müssen eine Entfremdung von ihrer Familie in Kauf nehmen. Manchen kindlichen und jugendlichen Opfern sind diese Folgen bei der Aufdeckung nicht bewusst. Das Rechtssystem verlangt, dass die Täter zu identifizieren und zur Verantwortung zu ziehen sind. Die Opfer müssen ihre Leidensgeschichte bezeugen. Die Zeugenaussage bildet die Grundlage der Strafverfolgung des Täters. Konkrete Taten müssen benannt, beschrieben und zeitlich datiert werden. Psychiatrische und psychologische Gutachter im Auftrag der Justiz prüfen die Glaubhaftigkeit und Plausibilität der Aussagen. Um dies zu tun, müssen sie den Weg zurückverfolgen, auf dem der Missbrauch aufgedeckt wurde. Die Aufdeckung ist oft ein komplexer Vorgang, in den nicht nur das reale Erleben des Opfers, sondern auch das Miterleben und Mitfühlen oder das Mitagieren weiterer Personen hineinspielt. Die Bewertung des Missbrauchs wird weiter durch den Umstand erschwert, dass die juristisch einzugrenzende Straftat in eine diffuse traumatische Lebensgeschichte eingebettet und aus dieser kaum zu isolieren ist.

Welche Formen des Missbrauchs lassen sich unterscheiden?

Vor einer Entscheidung über Formen des Schutzes und der Hilfe müssen wir zunächst den traumatischen Vorgang erkennen und verstehen können. Das größte Hindernis beim Erkennen dieses Vorgangs ist das unvermeidbare Defizit an Objektivität in Verbindung mit einem bisweilen erdrückenden Grad von Betroffenheit und Mitleid. Helfer, die sich mit einem dramatischen Missbrauch konfrontiert sehen, werden angerührt und innerlich aufgewühlt. Bei nicht wenigen Personen, die einen Missbrauch bezeugen oder abwenden sollen, tauchen Bilder aus der eigenen Biographie empor und drohen sich mit den objektiven Vorgängen zu vermischen.

Vernachlässigungen (Y06)

Junge Säuglinge erleiden Vernachlässigungen(Y06). Manche Säuglinge werden kurz nach der Geburt ausgesetzt oder getötet. Die betroffenen Säuglinge haben besonders junge, oft schwach begabte, verzweifelte, verlassene und sozial isolierte Mütter oder Mütter mit Suchtkrankheiten und Depressionen. Die Säuglinge werden von ihren Müttern nicht bewusst abgelehnt oder gehasst. Der Missbrauch ergibt sich aus seelischer Überforderung. Psychisch unreife Mütter können ihre Säuglinge wie Puppen behandeln. Erst wird mit ihnen gespielt, dann werden sie beiseite gelegt und vergessen. Den Müttern ist nicht bewusst, dass die Säuglinge ständig versorgt sein wollen. Sie möchten selbst versorgt sein und nicht andere versorgen. Sie können angesichts eigener Hilflosigkeit die umfassenden Bedürfnisse des Kindes nicht wahrnehmen. Diese Mütter geraten mit ihrer Mutterschaft in großer Bedrängnis. Manche melden sich mit ihren Säuglingen in der Klinik. Sie zeigen das auffällige, vielleicht verletzte, vielleicht nur schreiende Kind den Ärzten und erwarten, dass man ihre allgemeine Notlage erkennen möge. Wenn sich Mütter in die Klinik begeben, nachdem sie ihr Kind misshandelt haben, grenzt diese Entscheidung an eine Selbstanzeige. Auch sonst kommt das Verhalten einem Offenbarungseid nahe (Ziegenhain 1996, Schone et al. 1997).

Körperliche Misshandlungen (Achse V:1.3)

Mit der Erweiterung der Beziehungs- und Kommunikationsmuster zu den älter werdenden Säuglingen und Kleinkindern wird die Zahl der Mütter und Väter, die ihren Kindern traumatische Erfahrungen zufügen, größer. Die Traumatisierungen ereignen sich in chaotischen Situationen, wenn die Bezugspersonen im Zusammenwirken mit ihren Kindern Impulsdurchbrüche erleiden. Die Kinder werden geschüttelt, geschubst, geschlagen und angeschrieen. Gegenstände werden nach ihnen geworfen. Auch diese Kinder gelangen bisweilen nach ihren angeblichen Unfällen in eine somatische Klinik. Dabei springt die Wut der Eltern in Panik und schließlich in die Besorgnis über, die Kinder könnten sich schwerwiegend verletzt haben. Die Eltern wollen sich vergewissern, dass der Vorgang glimpflich abgelaufen ist und suchen Bestätigung, dass sie alles Erdenkliche für ihr Kind getan haben. Das Spektrum der Bemühungen reicht von Selbstrechtfertigung bis zum Wunsch nach Wiedergutmachung.

Seelischer Missbrauch – innerfamiliäre Aggression (Achse V: 1.1 und 1.2)

Kleinkinder und ältere Kinder können also angsterregenden Szenen ausgeliefert sein. Sie sind gezwungen, in ängstlicher Anspannung auszuharren. Sie warten vergeblich auf Entwarnungen oder Erklärungen. Ihnen werden Konsequenzen angedroht, die sie nicht verstehen und die nicht erkennbar eintreten, sondern unsichtbar lauern. Die Anlässe für die bedrohlichen Szenen liegen im ehelichen Streit, die Kinder werden zu ohnmächtigen Zeugen. Bei anderer Gelegenheit erleben sich die Kinder mit ihrer eigenen Wut als Auslöser der elterlichen Aggression. Sie werden gewissermaßen in die eheliche Aggression »eingebaut«. Letztlich erlangen die Kinder kein ausreichendes Verständnis für die Hintergründe dieses bedrohlichen Geschehens. Sie erlangen keine Kontrolle, mit der sie sich davor schützen könnten, mit erregt und mit geängstigt zu werden. Schon frühzeitig reagieren diese Kinder außerhalb der Familien mit impulsiven Handlungen, gewissermaßen um sich Luft zu verschaffen (Crittenden 1988, Claussen und Crittenden 1991).

Sexueller Missbrauch – Diskretionstypus (Achse V: 1.4)

Das klassische Muster des sexuellen Missbrauchs in Familien sieht vor, dass ein Schutzbefohlener, meist eine väterliche Figur, ein Kind nach und nach ins Vertrauen und zugleich in die sexuelle Intimsphäre hineinzieht. Das Kind erlangt auf diese Weise die sonst aus verschiedenen Gründen entbehrte Zuwendung. Die emotionale Mangelsituation macht das Kind verführbar. Mit wachsender Zudringlichkeit und Verletzung der körperlichen Intimsphäre des Kindes wächst der vom Kind erlebte erpresserische Druck zur Geheimhaltung und das Gefühl schuldhafter Verstrickung. Nach einer Phase mehrdeutiger körperlicher Annäherungen, oft im Zusammenhang mit dem Zubettgehen, kann es zwischen dem 10. und 13. Lebensjahr auch zu konkreten genitalen Berührungen und schließlich zum genitalen Verkehr kommen, bis es den Kindern gelingt – mit Hilfe der wachsenden außerfamiliären Kontakte und Bewegungsräume – Hindernisse aufzurichten und sich hinter diesen zurückzuziehen. Die Kinder machen nun auch verschiedene Andeutungen, mit denen sie Argwohn und Wachsamkeit in ihrer Umgebung wecken. Fortan fühlen sich die Missbraucher unter Beobachtung und müssen ihre Entdeckung fürchten, wenn sie nicht freiwillig auf die Fortsetzung des Missbrauchs verzichten.

Sexueller Missbrauch – Obszönitätstypus

Der zweite Typ des sexuellen Missbrauchs betrifft Familien, in denen sexuelle Bedürfnisse und Phantasien nicht intim und diskret, sondern in rücksichtsloser Offenheit ausgelebt werden. Die Kinder werden in diese Umgangsformen einbezogen. Der Vater zieht seine Tochter zum Beispiel an sich und streichelt sie, während er pornographische Videos betrachtet. Die Mutter wird vor den Augen der Kinder sexuell genötigt und beleidigt. Die Kinder gehen lange davon aus, dass auch sie, ähnlich wie die Mutter, die Übergriffe des Vaters dulden müssen. Viel zu spät wird die Grenze des Unerträglichen erreicht. Auch der erweiterte Sozialverkehr in Cliquen und Gruppen im Jugendalter vermag diese verzerrte Normalität nicht mehr in jedem Fall zu korrigieren.

Den »klassischen« Formen des Missbrauchs sind weitere Phänomene anzufügen, die schwerer definierbar sind und auch heute, in einer Epoche hoher öffentlicher Anteilnahme und Bewusstheit bezüglich dieses Themas, immer noch einer gewissen Tabuisierung unterliegen.

Projektiv verzerrte Interaktion mit Säuglingen (Achse V: 1.0)

Die frühe Mutter-Kind-Interaktion verläuft in isolierten Familien ohne die Mitwirkung eines erweiterten Personenkreises. Die Mütter verbringen lange Stunden mit ihren Säuglingen allein. Mütter, die selbst in ihrer Kindheit sexuell traumatisiert wurden, sind unangenehm berührt, wenn sich der Säugling mit eigener Libido meldet, wenn er quiekt, gluckst und schmatzt, Erektionen bekommt, oder (Teil 4, 3) beim Abreiben mit dem Handtuch Wohlbehagen zeigt. Es gibt Einzelfallbeschreibungen über Mütter, die ihren Säugling kneifen, damit er schreit, weil er daran gehindert werden soll, sich lustvoll mit sich selbst zu beschäftigen. Sofort im Anschluss an diesen Übergriff wollen die Mütter den Säugling wieder herzen und trösten. Generell verhalten sich Mütter die selbst psychosexuell traumatisiert sind gegenüber ihren Kindern körperlich zurückhaltend und versagend. Unbewusst sind sie erleichtert, wenn ein anderer ihnen die Aufgabe abnimmt, sich mit der Libido des Säuglings und Kleinkindes zu beschäftigen. Auf der anderen Seite können sie schlagartig, vergleichbar einer posttraumatischen Intrusion, mit der Ahnung konfrontiert werden, dass jemand anders, dem sie eben noch vertraut haben, das eigene Kind missbraucht haben könnte.

Lustäußerungen der Kinder werden unwillkürlich mit Lustäußerungen der Partner verglichen. Vor allem nach Trennungen von Partnern verstärken sich derartige sexualisierte Wahrnehmungen der Mütter an den Kindern, ausgelöst durch deren sexuelles Explorationsverhalten. Die Mütter sehen ihr eigenes Schicksal im lustvollen Verhalten der Kinder fatal wiederholt. Sie meinen Kinder zu erblicken, die schutzlos den Verführungen böser Menschen ausgeliefert sind. Sie gehen davon aus, dass körperliche Zuneigung lediglich der Deckmantel für den sexuellen Missbrauch sei. Kleinkinder sind suggestibel und vollziehen diese Wahrnehmungen der Mütter mit. Unter der ständigen sexuellen Besorgnis und Ängstigung der Mütter kann die sexuelle Entfaltung und Selbstverwirklichung der Kinder langfristig Schaden nehmen.

Zusammenleben mit psychisch kranken Eltern (Achse V: 2.0)

Ähnlich schwierig wie bei den frühen Kommunikationsstörungen ist es, den psychischen Schaden zu ermessen, wenn Kinder in enger Gemeinschaft mit psychisch kranken Eltern aufwachsen und an der sozialen Entfaltung und am Umgang mit anderen Bezugspersonen gehindert werden oder unter dem Einfluss der Eltern freiwillig auf soziale Kontakte verzichten (Oates 1999, Deneke 2004). Das statistische Risiko konkreter Kindesmisshandlungen scheint vor allem bei Eltern mit antisozialen Persönlichkeitsstörungen, Borderline-Störungen und schweren Depressionen deutlich erhöht zu sein. Dramatische Missbrauchshandlungen kommen freilich auch bei wahnkranken Eltern vor, sind aber insgesamt seltener (Anthony 1986). Die jungen Kinder werden über- oder unterstimuliert oder unberechenbaren Wechselbädern der elterlichen Gefühle ausgesetzt.

Negative psychische Folgen sind auch zu erwarten, wenn keine dramatischen Einzelereignisse stattfinden. Über das Risiko der Entstehung von Angststörungen beim Aufwachsen an der Seite depressiver Eltern wurde bereits im Kapitel über die Angst- und

Zwangsphänomene berichtet. Stets müssen wir allerdings bedenken, dass die psychische Entwicklung der betroffenen Kinder je nach der Verfügbarkeit sozialer Ressourcen und je nach persönlicher Resilienz auch günstiger verlaufen kann (Hammen 1991).

Kinder psychisch kranker Eltern müssen, wenn sie älter werden, für ihre Eltern immer mehr Verantwortung übernehmen (Parentifizierung). Sie nehmen ihnen viele lebenspraktische Entscheidungen ab und regeln den Verkehr mit der Außenwelt, zugleich fühlen sie sich abhängig und in der eigenen Entfaltung behindert und leisten umfassenden Verzicht. Als Jugendliche fangen sie nicht selten an, die kranken Eltern aggressiv und sadistisch zu behandeln. Sie stehen unter dem Eindruck, dass sie durch ihr Ausharren in der Familie den Untergang der Eltern und ihren eigenen Untergang verhindern können. Manchen dieser Kinder gelingt es in den höheren Klassen nicht mehr, die Schule zu besuchen.

Gerade wenn wir bedenken, wie diese Kinder als Jugendliche zu »Missbrauchern« ihrer Eltern werden können, sich also im Sinne des Täter-Opfer-Kontinuums (Burgess 1987) die Rollen umzukehren drohen, wird deutlich, dass auch das Schicksal der Kinder aus Familien mit psychisch kranken Eltern dem erweiterten Themenkreis des Missbrauchs zuzurechnen ist. Wir haben uns einer ähnlichen Problemstellung bereits bei der Erörterung des *Parent Battering* (Teil 5, 3) aus anderer Perspektive angenähert.

Münchhausen-by-proxy-Syndrom (T74.8)

Diese Missbrauchsform bildet einen konkreten und klinisch bedeutsamen Ausschnitt aus dem Spektrum der erwähnten Risiken bei psychisch kranken Eltern, insbesondere solchen mit Borderline-Persönlichkeitsstörungen (Rosenberg 1987, Schreier und Libow 1993). Sie bringen ihren Säuglingen oder Kleinkindern heimlich Verletzungen und Vergiftungen bei und stellen sie dann bei verschiedenen Kliniken und Fachärzten als Rätselfälle vor. Die empfangene Aufmerksamkeit, die ärztliche Fürsorge und die Bemühungen um die Rettung der Kinder, dienen den Müttern zur Entlastung von eigenen inneren Spannungen. Diese Inszenierungen fungieren gewissermaßen als Platzhalter für eine bedrohliche innere Leere, welche die Mütter ihm Rahmen zwischenmenschlicher Beziehungen nicht ausfüllen können.

Mütter, die ihre Kinder heimlich verletzen, hassen sich in bedrohlichem Ausmaße selbst und vermissen stabile Selbstobjektbeziehungen. Sie können diese auch zu ihren Kindern nicht herstellen, obwohl sie eine verzweifelte Sehnsucht danach verspüren, dieses Defizit durch die Geburt eigener Kinder auszugleichen. Plassmann (1994, 2003) schreibt diesen Müttern zu, sich selbst als psychisch verletzte Kinder zu fühlen. »Im Mutterwerden wollen sie eigentlich Kind sein und vom Kind bekommen, was die eigene Mutter nicht geben konnte.« Der Hass auf die Kinder richtet sich, so gesehen, auch auf die Großmütter, von der sich die Mütter einst verlassen fühlten. Wenn die Mütter ihren Hass nicht im Kind unterbringen könnten, würde er auf destruktive Weise in den eigenen Körper zurückkehren.

Bei Frauen, die ihre Pathologie auf diese mörderische Weise im Körper eines »Stellvertreters« zum Ausdruck bringen, vermissen wir die offen erfahrbaren Verhaltens- und Beziehungsphänomene, die uns sonst die Existenz eines Borderline-Syndrom ankündigen. Der heimliche Angriff auf den Körper des Kindes absorbiert offenbar das sichtbare Spektrum der Borderline-Psychopathologie. Ähnlich »getarnt« verlaufen im Übrigen alle psychischen Störungen, wenn sich eine körperliche Pathologie in den Vordergrund schiebt. Dies gilt auch für die dissoziativen Störungen, für Selbstverletzungen und für *Artefakt Symptome*, d.h. Beschädigungen, die auf den Körper der Mutter selbst und nicht auf deren Kind gerichtet sind.

Aus England haben uns verdeckt aufgenommene Video Filme erreicht, (Southall et al. 1987) in denen Mütter zu beobachten sind, die aus einem plötzlichen Impuls heraus ihren Säuglingen, während diese sich ruhig und zugewandt verhalten, ein Kissen auf den Kopf pressen, bis das Kind zu ersticken droht. Sofort nach ihrer Entdeckung verhalten sich die Mütter zum Kind wieder liebevoll und herzlich und versuchen dieses zu trösten. Die therapeutische Arbeit mit den Täterinnen zeigt, dass sie an ihren Kindern eigene bedrohliche Erfahrungen abreagieren, die sie als Kinder körperlich durchlitten haben. Die Mütter sind auf ihre mörderischen Handlungen nicht ansprechbar. Sie reagieren empört, wenn man sie verdächtigt. Sie scheuen sich nicht, mit ihrer Empörung an die Öffentlichkeit zu gehen und finden mühelos Fürsprecher, zumal ihr normales mütterliches Fürsorgeverhalten ahnungslosen Beobachtern keinen Grund zur Besorgnis bietet. Nicht verschwiegen werden darf, dass in den weiteren Bemühungen, diesen Missbrauchstyp besser zu identifizieren, auch Frauen zu Unrecht beschuldigt wurden. Die Enthüllung der falscher Beschuldigungen (in England 2004–2005) hat die Öffentlichkeit ähnlich empört und alarmiert reagieren lassen wie die ursprüngliche Bekanntgabe dieser Form des Missbrauchs.

Paranoide Inszenierungen (F60.0)

Eine letzte »Schraubendrehung« des Missbrauchsthemas sind paranoide Inszenierungen, bei denen persönlichkeitsgestörte Eltern öffentlich den Verdacht erwecken, Missbraucher zu sein oder andere des Missbrauchs beschuldigen, ohne dass dieser Verdacht reale Bestätigung findet. Der Begriff »Schraubendrehung« wird hier in Anlehnung an Henry James' lesenswerte Novelle »Turn of the Screw« (1898) verwendet, in der eine Kinderfrau eine geisterhafte Vereinnahmung und Tortur ihrer jungen Schützlinge meint aufklären zu müssen, wobei offen bleibt, ob es die Kinderfrau selbst ist, die die Kinder traumatisiert und in ihren Bann zieht, bis sie tatsächlich zu Tode kommen. Auch in der tatsächlichen Praxis haben wir uns gelegentlich mit bizarren Situationen auseinanderzusetzen, in denen Eltern sich pathetisch gegen einen Verdacht der Kindesmisshandlung verwahren, den sie selbst in die Welt gesetzt haben. Es besteht Grund zur Vermutung, dass sie sich von bedrohlichen Spannungen zu entlasten versuchen und hierzu darauf angewiesen sind, dass sie von außen angegriffen werden. Der Mechanismus ist jenem des Münchhausen-by-proxy-Syndroms also nicht unähnlich. Leider werden die Kinder in diese Inszenierungen verwickelt. Die Kinder werden den Eltern in dramatischen Rettungsaktionen entrissen, dann von den Eltern erfolgreich zurück»erobert«. Diese Nebenschauplätze lenken von einem Drama ab, das davon handelt, dass Kinder in umfassender Weise von der Pathologie der Eltern vereinnahmt und jeglicher autonomen Entwicklungschancen beraubt werden.

Pädophile sexuelle Übergriffe (Y07) durch fremde Täter (F65.4)

Pädophile Delikte fallen statistisch gegenüber den zahlreichen Varianten des innerfamiliären Missbrauchs kaum ins Gewicht. In der öffentlichen Wahrnehmung sind sie jedoch dominant. Am häufigsten in diesem Bereich sind der Missbrauch und die Verführung von Kindern durch Erzieher in Schulen und Heimen. Pädophile machen sich auch gern mit Familien bekannt, in denen Kinder leben und bieten sich als Freunde und Helfer dieser Familien an. In bestimmten Fällen bilden sich pädophile Neigungen erst in höherem Lebensalter heraus (*Alterspädophilie),* meist jedoch ab der Pubertät. Nur 10–20 % aller Missbrauchsdelikte werden von den *Kernpädophilen* begangen.

Auch anders motivierte Sexualdelikte werden gelegentlich von Jugendlichen an jungen Kindern verübt. Diese Täter sind oft frühkindlich milieugeschädigt, kontaktarm und in ihrer Beziehungsfähigkeit eingeschränkt. Sadistische Tendenzen können sich mit den Handlungen vermischen. Gerade bei unreifen Jugendlichen kann der Missbrauch in eine pädophile Richtung entgleisen. Dabei ist die Tatdynamik meist noch nicht suchtartig im Sinne einer definitiven Sexualpräferenz verengt. Auch fühlen sich jugendliche Täter durch frühere Verurteilungen noch nicht in die Enge getrieben. Wenn sie dennoch ihre Opfer töten, so liegt dies also weniger an der Angst vor Entdeckung *(Verdeckungsmord)*, als vielmehr am entsetzten Gewahrwerden der eigenen Abnormalität. Mit der Tötung soll dieser Aspekt ausgelöscht werden.

Die Vielfalt unter den Pädophilen ist groß (Schorsch 1993, Berner 1997, Knight und Prentky 1993). Die Gefährlichkeit für das Opfer hängt wesentlich an der Kontaktfähigkeit der Täter. Pädophile, die zahlreiche Kontakte zu Kindern suchen und finden, sind weniger gefährlich als andere, die nur selten initiativ werden. Auch unter den rührigen und kommunikativen Typen heben sich freilich einige heraus, die keine Beziehungen suchen, sondern die Körper der Kinder lediglich als Fetische betrachten (narzisstischer Typ). Andere Gesichtspunkte, die zur Unterscheidung pädophiler Typen dienen könnten, betreffen ihre mehr oder weniger ausgeprägten regressiven Tendenzen oder die unterschiedliche Stabilität ihrer psychischen Struktur. Während die einen depressiv neurotisch strukturiert sind, zählen andere zum Spektrum der Borderline-Persönlichkeitsstörungen. Die Politik reagiert auf Sexualdelikte mit pädophilem Charakter immer wieder ausgesprochen nervös. Sie trifft Eilentscheidungen, die in den weniger spektakulären Bereichen des Missbrauchs unvorstellbar wären. Es wird auf diese Weise versucht, in der Bevölkerung eine Grundsicherheit wieder herzustellen. Diese kann offenbar im Bereich der Sexualität nur allzu leicht erschüttert werden.

Welche Eingriffs- und Hilfsmöglichkeiten bestehen bei akuter Gefährdung durch Missbrauch?

Kinder, die sich in unmittelbarer Gefahr befinden, Missbrauch zu erleiden, sind aus dieser Gefahr zu befreien und vor weiterer Exposition zu schützen. Alle Professionen sind sich einig im Ruf nach wirkungsvollen Interventionen. Einigkeit besteht aber auch, dass nicht jeder das Mandat besitzen darf aktiv einzugreifen. Niemand, der einen Missbrauch entdeckt zu haben glaubt, darf für sich beanspruchen, seine Erkenntnisse seien über jeden Zweifel erhaben. Jeder Verdacht auf Kindesmissbrauch bedarf der Überprüfung und muss von mehreren hinzugezogenen Personen sorgfältig abgewogen werden. Jeder Bürger kann im Entscheidungsnotstand seine Beobachtungen bei der Polizei oder beim Jugendamt vortragen und benötigt in diesem Fall nicht das Einverständnis der Betroffenen. Von dieser Möglichkeit müssen besonders Kinderärzte Gebrauch machen, wenn sie auf verdächtige Verletzungen am Körper eines Kindes stoßen.

Wenn die Polizei von Tätlichkeiten erfährt, die an Kindern verübt wurden, kann sie die Ermittlungen nach eigenem Ermessen durchführen. Lediglich wenn es sich um sexuelle Gewalt handelt, besteht eine unabweisbare Ermittlungspflicht. Anders als die Polizei hat das Jugendamt auch beim Verdacht auf sexuelle Gewalt größere Ermessensspielräume. Sie kann ihre Eindrücke an die Ermittlungsbehörden weitergeben oder zunächst weitere Erkenntnisse sammeln.

Wenn sich das Jugendamt entschließt aktiv zu intervenieren, betritt dieses das eingangs erwähnte sumpfige Gelände. Bei Eingriffen zum Zwecke des Jugendschutzes kann selten schon vorab beurteilt werden, ob dem Kind Hilfe zuteil wird oder ob der Schaden vergrößert wird. Wo immer vertretbar, werden daher zunächst aufsuchende Hilfen bevorzugt, die das System stabilisieren, Ressourcen mobilisieren und das Kind schützen sollen. Erst wenn diese Hilfeformen scheitern, droht den Eltern der Sorgerechtsentzug. Schlimmstenfalls erlebt das Kind hierbei einen traumatischen Eingriff, den es vom zuvor erlittenen Missbrauch nicht unterscheiden kann. Vor allem ältere Kinder erleben sich im Rahmen des Missbrauchs nicht nur als Opfer, sondern auch als mitschuldige Komplizen. Sie fühlen sich den Tätern innerlich verbunden. Ihnen ist bewusst, dass sie mit ihrer Opferrolle die Täter stabilisiert haben. Sie müssen bisweilen sogar erfahren, wie sich die Mütter nach einer Aufdeckung nicht mit ihnen, sondern mit dem missbrauchenden Partner verbünden, und die Kinder verurteilen. Immer wieder kommt es vor, dass die missbrauchten Kinder bei der ersten sich bietenden Gelegenheit in die Familien zurückkehren. Die pathologischen Strukturen in Missbrauchsfamilien besitzen ein hohes Beharrungsvermögen.

Die Erfahrung lehrt, dass sowohl die Herausnahme eines Kindes, wie auch sein Verbleib in der Familie ähnlich katastrophale Folgen haben kann. Auf der einen Seite steht die Katastrophe der Entwurzelung des Kindes, das sich nirgends neu einleben kann, und heftige Versuche der Familie wieder zusammenzufinden und sich zu rehabilitieren. Auf der anderen Seite steht die Fortsetzung eines innerfamiliären Missbrauchs und eine Implosion der Familie. Beide Entscheidungen können also statt zu Rettung des Kindes zu schweren sozialen Verwerfungen führen.

Ähnliches erlebt die Justiz, wenn Kinder und Jugendliche gegen ihre missbrauchenden Verwandten Anzeige erstatten, dann aber die Aussage verweigern oder ihre Anzeige gänzlich zurückziehen. Nicht nur Schuldgefühle und Angst vor Strafe bringt die Kinder dazu, sich so zu verhalten. Sie empfinden Verbundenheit und Komplizenschaft mit den Missbrauchern. Sie glauben, den Missbraucher nicht an den Pranger stellen zu können, ohne sich selbst anzuklagen. Erst in einem längeren therapeutischen Prozess kann diese Verklammerung aufgelöst werden. Damit bildet das Gerichtsverfahren nicht, wie oft erklärt wird, die notwendige Voraussetzung für eine persönliche Auseinandersetzung mit dem Missbrauch, sondern ergibt bisweilen erst am Ende eines therapeutischen Verfahrens einen Sinn. Zu dieser Zeit kann der Vorgang aber nahezu verjährt sein oder eine glaubhafte Zeugenaussage unmöglich geworden sein.

Hinzu kommt, dass bei den Strafverfahren nur ein geringer Teil des traumatischen Gesamtgeschehens verhandelbar wird, nicht einmal jener Teil, der für die psychischen Folgen ausschlaggebend ist. Die langen unter abnormen Lebensumständen verbrachten Jahre, die das Kind für einen manifesten Missbrauch vorbereitet und empfänglich gemacht haben, bleiben unberücksichtigt.

Nach dem *Opferentschädigungsgesetz* soll der psychische Schaden, der einem Opfer durch den Missbrauch erwachsen ist, quantifiziert werden. In der Regel wird der Schaden in Form einer posttraumatischen Belastungsstörung, depressiver Störungen oder psychovegetativer Symptomenkomplexe und Somatisierungsstörungen dokumentiert. Der weiter reichende Schaden auf der Ebene zwischenmenschlicher Beziehungen wird nicht berücksichtigt. Dieser Schaden wirkt sich auf das Erleben sexueller Integrität und die Entfaltung intimer Beziehungen sowie auf die Verwirklichung von weiblicher Identität, Autonomie und Vertrauen aus (Egle et al. 1997). Der Schaden erstreckt sich, wie gezeigt wurde, auf die Partnerwahl und sogar auf die Fähigkeit zur Versorgung eines Kindes. Schwer wiegt die Erinnerung, dass der Misshandler zum einen unterdrückend und ängstigend war, zum anderen oft die einzige Person, bei der das Kind Zuneigung erhalten konnte. Ein in der Kindheit emotional korrumpierter Mensch tut sich schwer, im späteren Leben bei einem anderen Menschen, der sich ihm körperlich nähert, Vertrauen zu finden. Es droht die Gefahr, dass missbrauchte Menschen wiederum Zuneigung bei Menschen zu suchen, von denen sie emotional betrogen und ausgebeutet werden.

Welche Grundhaltungen werden von den Professionen eingenommen, die bei der Aufklärung und Behandlung von Missbrauch beteiligt sind?

Die Hilfen für missbrauchte Kinder gehen von fünf wichtigen Tätigkeitsfeldern aus. Jedem dieser Tätigkeitsfelder können professionelle Grundhaltungen zugeordnet werden. Bei Betrachtung der unterschiedlichen Positionen, die auf diesen Feldern eingenommen werden, wird noch einmal deutlich, wie schwierig die Aufgabe ist, zwischen diesen Positionen zu vermitteln und ein Zusammenspiel zu erreichen.

Grundhaltung der Selbsthilfegruppen

Selbsthilfegruppen sind ursprünglich Laienorganisationen. Viele von ihnen haben sich aber in den letzten 10 bis 15 Jahren professionalisiert und als Anbieter von Psychotherapie für Missbrauchsopfer etabliert. Die dort tätigen Professionellen durchschauen anders als in der Gründerzeit die Vielschichtigkeit der Phänomene, die als Missbrauch deklariert werden. Bevor diese Organisationen heute ein Angebot für Hilfen machen, versuchen sie daher den Sachverhalt diagnostisch näher zu bestimmen. Trotz dieser Entwicklung ist die ursprünglich eingenommene Grundhaltung des Helfens noch erkennbar. Sie besagt, dass Opfer von Gewalt und Missbrauch – und hier sind vor allem ältere Kinder, Jugendliche und Erwachsene gemeint – unter ihrer Isolation und Ohnmacht und unter einem Mangel an Solidarität und Verständnis leiden. Opfer von Missbrauch suchen Verbündete, die auf der Grundlage eigener Erfahrungen verstehen, was sie durchlitten haben. »Helfen« heißt nach diesem Grundverständnis, dass die Helfer sich vorbehaltlos an die Seite der missbrauchten Person stellen und mit ihr solidarisieren.

Grundhaltung der Psychotherapeuten

Psychotherapeuten in freier Praxis oder in Kliniken werden zufällig mit dem Thema des Missbrauchs konfrontiert. Sie richten ihr Hilfsangebot nicht speziell an missbrauchte Kinder, sondern allgemein an Kinder, die psychisch belastet sind. Zunächst wird nicht unterstellt, dass dieses Leid etwas mit Gewalt oder Missbrauch zu tun haben könnte. Ein Verdacht in dieser Richtung ergibt sich erst im Laufe der Arbeit. Diese prinzipiell offene Grundhaltung wird auch dann beibehalten, wenn im speziellen Fall ein Kind bereits mit dem Verdacht des Missbrauchs angemeldet wird. Im Gesamtbild der Psychodynamik kann der erlittene Missbrauch im Mittelpunkt oder am Rand stehen. Die Therapie will, so weit vertretbar, den erlittenen Missbrauch als inneren Konflikt bearbeiten und möchte sich darauf verlassen können, dass die betroffenen Kinder außerhalb der Therapiestunden nicht mehr bedroht sind. In der Therapie befinden sich die Patienten (vorübergehend) in einem geschützten Raum, der Zutrauen und Halt erfahrbar machen soll. Die Patienten sollen lernen, ihre reale Situation zutreffend einzuschätzen, eigene Wünsche und Bedürfnisse zu erkennen und zu zeigen. Die Patienten sollen sich aus der Identifikation mit dem Missbraucher freimachen, ihr körperliches Selbst wieder entdecken und ihre Selbstverfügbarkeit genießen lernen. Mit der gleichzeitigen Beratung von Eltern, die einen Missbraucher anklagen und konkrete Maßnahmen ergreifen wollen, tun sich Psychotherapeuten eher schwer. Gerne ziehen sie sich auf eine neutrale Position zurück und vermeiden es, juristisch verwertbare Positionen zu formulieren, weil sie hiermit in ein Agierfeld hineingeraten würden. Auch die zuvor erwähnten Therapeuten, die in Selbsthilforganisationen arbeiten, verwenden Elemente der hier skizzierten, an den posttraumatischen Phänomenen orientierten Arbeitsweise und verzichten unter Umständen darauf, ein konkretes Missbrauchsgeschehen zu fokussieren, wenn dies nicht durch die Symptomatik nahe gelegt wird. Traumatische Erinnerungen müssen freilich fokussiert werden, wenn sie den Charakter gemeiner posttraumatischer Symptome annehmen und im Zentrum des subjektiven Leidens stehen. Auch in diesem Fall will die Therapie aber nicht zum Instrument der objektiven Aufdeckung einer Straftat werden, sondern will sich auf das subjektive Erleben beschränken. Therapeuten vermeiden es auch, in die Rollen von Zeugen oder Gutachter zu geraten und polizeilichen Ermittlungen zu dienen. Diese abstinente Haltung wird von den meisten Therapeuten vertreten. Dabei stehen Psychotherapeuten, die in Selbsthilfeorganisationen arbeiten, unter höherem Erwartungsdruck, dass ihre Tätigkeit auch der Aufklärung und Vergewisserung dienen möge. Somit ist die Gefahr eines Rollenkonflikts mit der Justiz nicht ganz vermeidbar.

Grundhaltung der Fachkräfte in Jugendämtern und Beratungsstellen

Eine häufig in Jugendämtern aber auch in psychologischen Beratungsstellen eingenommene Grundhaltung beruht auf der Systemtheorie. Aus systemischer Sicht wird davor gewarnt, Entscheidungen zu treffen und Veränderungen zu veranlassen, ohne zunächst die Wechselbeziehungen zwischen Tätern und Opfern und das innerfamiliäre Kräfteverhältnis zu durchschauen. Vor konkreten Entscheidungen wollen die Helfer zunächst beraten, Impulse geben und Ressourcen aufschließen. Im Hintergrund liegt die Besorgnis, dass harte Eingriffe in die Familie oder vorschnelle Entscheidungen ein nicht beliebig wieder herstellbares Gefüge und wichtige Interaktionen zerstören könnten, und die Erkenntnis, dass die Betroffenen oft Rettungsaktionen verweigern, die ihnen von Dritten vorgeschlagen werden und stattdessen eigene Lösungen finden. Es ist durchaus bemerkenswert, dass diese systemtheoretische Grundhaltung gerade in den Organen der Jugendhilfe so stark vertreten ist, weil sie im Widerspruch zum Anspruch raschen, tatkräftigen Handelns steht und somit scheinbar den Auftrag des Jugendschutzes nicht optimal erfüllt, der ja auch rechtliche Eingriffe in die Familie zum Schutz eines bedrohten Kindes vorsieht.

Allerdings ist die Systemtheorie ein gutes Korrektiv für Aktionismus, überstürztes Handeln und Bevormundung sozial schwacher Klienten. Weiterhin wird diese abwartende Grundhaltung durch die neue Rechtsauffassung im Kinder- und Jugendhilfegesetz gestützt. Das Jugendrecht stellt sich in den Dienst der wohlverstandenen Bedürfnisse von Kindern. Diese und nicht die Anliegen der Eltern lösen die Rechtsfolgen aus. Sie müssen in jedem Fall sorgsam erkundet und bedacht werden.

Grundhaltung der Sozialpädiatrie und des Kinderschutzes

Diese Grundhaltung fokussiert auf Formen der körperlichen Misshandlung. Sie ist nicht auf Vertreter der Pädiatrie beschränkt, sondern wird auch von den pädagogisch besetzten Familienkrisendiensten vertreten. Sie bestimmt auch die Arbeit weiterer Dienste in der Jugendhilfe. Ausgangspunkt ist die Erfahrung, dass Kinder, auch schon Säuglinge, die von ihren Eltern im Affekt geschlagen, bedroht und verstoßen werden, dennoch innerhalb einer ambivalenten Beziehung von den selben Eltern geliebt und ausreichend gut versorgt werden. Die positiven Seiten dieser Beziehung werden als Ressource betrachtet, die zu Gunsten der Kinder genutzt werden muss, da die Eltern als engste Bezugspersonen der Kinder kaum adäquat ersetzt werden können. Die Grundhaltung schließt ein, dass schlagende Eltern Verständnis finden und in ihrer eigenen Not begriffen werden müssen (Claussen und Crittenden 1991). Die Täter sollen dazu bewegt werden, Hilfe zu akzeptieren. Die erkennbare Bereitschaft der Eltern, auf Hilfsangebote einzugehen und eine gewisse Überwachung zu akzeptieren, wird belohnt, indem sie ihre Kinder behalten können. Jeder Missbrauch wird als einzelner Vorfall und als Manifestation einer akuten familiären Krise begriffen. Mit dieser Krise, nicht mit einer abnormen Täterpersönlichkeit, wird das Zustandekommen des Missbrauchs begründet. Die Eltern sollen bei ihren Krisen rasche Entlastung finden, indem sie sich an Hilfseinrichtungen wenden, die niederschwellig erreichbar sind.

Die Eltern sollen lernen, sich zu ihren Schwächen zu bekennen, um damit mehr Selbstverfügbarkeit und Herrschaft über sich zu erlangen. Sie sollen der typischen Hilflosigkeit entkommen, durch die immer neue Krisen herauf beschworen werden. Selbstverständlich kann dieser Hilfsansatz nur gelingen, wenn die missbrauchenden Eltern nicht gleichzeitig strafrechtlich verfolgt werden. Dieser Vorgang würde die Bemühungen der Helfer konterkarieren.

Grundhaltung des polizeilichen Jugendschutzes

Diese Haltung wird von psychologischen Diensten in Gefängnissen, in der polizeilichen Jugendschutzarbeit und in pädagogischen Einrichtungen vertreten, die mit der Polizei zusammenarbeiten. Hier herrscht die Überzeugung, dass die Opfer von Gewalt darin bestärkt werden müssen, Widerstand zu leisten. Zum Widerstand gehört ein besonderes Bewusstsein der persönlichen Integrität und Selbstbestimmtheit und ein entschiedenes Bewusstsein vom Unrecht des erlittenen Missbrauchs. Dieses Bewusstsein muss durch öffentliche Meinungsbildung und Aufklärungsarbeit unterstützt werden. Die Kinder sollen frühzeitig begreifen, dass sie über ihren Körper selbst bestimmen können und »nein« sagen dürfen. Die hier beschriebene therapeutische Haltung hat Querverbindungen zur feministischen Missbrauchstheorie, die ein Spezifikum des Missbrauchs im kulturell geprägten männlichen Dominanzstreben postuliert (Heiliger und Engelfried 1995, Minssen und Müller 1995).

Ein anderer wichtiger Fokus ist auf die verzerrte Beziehung zwischen Missbraucher und Opfer gerichtet. Die Verzerrung offenbart sich darin, dass sich die Opfer zur Komplizenschaft mit dem Täter und zur Geheimhaltung genötigt fühlen und sich dem Täter willenlos unterwerfen.

Helfer, die nach dieser Grundhaltung arbeiten, sehen eine wirksame Hilfe für die Opfer nur gewährleistet, wenn der Missbrauch aufgedeckt, bekannt gemacht und juristisch geahndet wird. Es wird davon ausgegangen, dass sich die Opfer nur so »rehabilitieren«, ihre Selbstachtung zurückerlangen und sich aus der früheren Abhängigkeit befreien können. Aus feministischer Sicht sollen die Frauen im Bewusstsein ihrer sexuellen Identität und aktiven sozialen Rolle gestärkt werden. Von den Tätern wird erwartet, dass sie sich einer Therapie unterziehen. Diese dient nicht nur der eigenen Entwicklung, sondern dem Schutz der Allgemeinheit und der Wiedergutmachung gegenüber den Opfern. Die psychologischen Dienste, die diesem therapeutischen Ansatz nahestehen, engagieren sich in der Öffentlichkeitsarbeit, in Vorträgen und Unterrichtseinheiten in Schulen. Sie sind also auch präventiv tätig.

Schlussfolgerungen

Jede dieser fünf Grundhaltungen ist in sich stimmig, leistet wichtige Beiträge zum Verständnis des Missbrauchs und begründet wirksame Hilfen. Dennoch sind Brüche und Widersprüche zwischen den einzelnen Ansätzen unübersehbar. Die eine Haltung empfiehlt, den Missbrauchern Vertrauen zu schenken und die Opfer in den Missbrauchsfamilien zu belassen, die andere rät hiervon ab und verweist auf schwere Persönlichkeitsstörungen der Täter. Die eine Haltung empfiehlt, den Missbrauch in jedem Fall aufzudecken und strafrechtlich zu verfolgen, die andere widerspricht unter Hinweis auf die Gewissensnot der Opfer, die Komplexität der Bindungen und alternative Möglichkeiten, die Krise aufzulösen. Die eine Haltung empfiehlt, sich mit den Opfern unbedingt zu solidarisieren, die andere widerspricht unter Hinweis auf Probleme der Glaubhaftigkeit und drohenden Verstrickung mit psychisch kranken Opfern oder deren Angehörigen. Die eine Haltung versucht klar zwischen Opfern und Tätern zu unterscheiden, die andere widerspricht unter Verweis auf die Ambiguität beider Positionen. Die eine Haltung erblickt den Kern eines psychischen Problems im erlittenen Missbrauch, die andere widerspricht und vermutet im Missbrauch einen Nebenschauplatz. Sie verweist auf komplexe Traumatisierungen, die außerhalb des Missbrauchs liegen.

Die einen fokussieren auf männliche Missbraucher, die ihre Frauen schlagen (Kavemann 1984). Andere beschäftigen sich mit anonymen pädophilen Tätern, wieder andere mit Vätern, die ihre Töchter sexuell missbrauchen, oder mit Müttern, die ihre Säuglinge vernachlässigen und manipulieren, oder mit Eltern beiden Geschlechts, die ihre Affekte nicht kontrollieren können. Manche wollen überhaupt keine Personen fokussieren, sondern sich mit sozialen Systemen beschäftigen, die den Missbrauch begünstigen. Ein Teil der Widersprüche und Unvereinbarkeiten löst sich auf, wenn wir uns darauf besinnen, wie vielfältig die Ereignisse sind, die zu Traumatisierungen führen können. Unterschiedliche Missbrauchstypen erfordern ein unterschiedliches Vorgehen der Helfer, unterschiedliche Angebotstypen und Kompetenzen. So versteht es sich zum Beispiel von selbst, dass Fälle von Münchhausen-by-proxy-Syndrom, in denen Kinder heimlich missbraucht und manipuliert werden und die Missbraucher selbst als Hilfesuchende auftreten und ihrerseits psychisch krank sind, in die Verantwortung von Kinder- und Jugendpsychiatern gehören. Zusätzlich erfordern diese Fälle eine neutrale Begutachtung durch jemanden, der abseits aller involvierten Helfer steht.

In jeder psychotherapeutischen Arbeit verbinden sich distanzierende und neutralisierende Techniken mit Empathie und Bereitschaft zu persönlichem Engagement. Aktivität und Besinnung, Neutralität und Parteinahme müssen in eine Balance gebracht werden, die dem Einzelfall gerecht wird. Diese Balance ist bei Fällen von Missbrauch besonders schwer zu finden. Mal verleitet die Dynamik eines Falles sie zum Engagement, wo vorsichtiges Abwarten besser wäre, mal verleitet sie zum Abseitsstehen, wo beherzter Einsatz gefordert wäre.

Nachlese

Die Lage der kindlichen Opfer von Missbrauch und die Situation der Helfer können wir am besten mit dem Bild eines Unfalls im Moor vergleichen. Das verunfallte Kind droht tiefer einzusinken, je hektischer es im Moorloch strampelt und sich zu retten versucht. Langsame ruhige Bewegungen sind zu empfehlen. Gleichzeitig muss es vom Rand des Loches her gehalten werden. Ein Helfer wagt sich an diesen Rand heran. Ein anderer steht möglichst dahinter und hält den Ersten, damit dieser nicht auch noch hineinkippt. Etwas Festes, ein Brett, eine Unterlage, muss zum Opfer hinübergeschoben werden. Der Vorderste am Rand darf nicht zu heftig am Opfer zerren, sonst fällt er hinterher. Geduld ist angesagt. Kaum merklich, Zentimeter um Zentimeter, gibt das Moor seine Opfer frei. Danach führt der Weg weiter durchs Moor. Es gibt keinen anderen Weg. Wir lernen, uns vorsichtig zu bewegen.

6 Über das Zusammenspiel von klinischer Versorgung und Jugendhilfe – am Beispiel »schwieriger« Patienten

Vorschau

ICD-10: F20, F21, F60.2, F60.30, F60.31, F60.7, F60.8, F91, F92, F70.1

Bei idealtypischer Betrachtung lassen sich die Tätigkeitsfelder der Psychiatrie und der Jugendhilfe gut unterscheiden. Der Psychiatrie wird die klinische Versorgung akut erkrankter und verwirrter Personen zugewiesen, der Pädagogik die Betreuung und Förderung langfristig seelisch beeinträchtigter Menschen, also chronisch Kranker. Aber auch der medizinische Bereich bietet unter dem Begriff der Rehabilitation längerfristige Versorgungskonzepte an. Und natürlich ist die Pädagogik ständig mit akuten psychischen Krisen befasst, wenn sich diese im Rahmen längerer Betreuungsmaßnahmen ereignen. Hinter den mit Schärfe geführten Auseinandersetzungen um den Therapiebegriff verbergen sich politische Kämpfe um ein therapeutisches Mandat und den Status des Therapierens.

Das Verhältnis der Pädagogen und Sozialarbeiter zu den therapeutischen Berufen innerhalb und außerhalb von Institutionen ist ambivalent. Im 20. Jahrhundert gab es sowohl Phasen der Annäherung wie auch Phasen der Abgrenzung und fachspezifischen Profilierung. Wichtige Pioniere der Tiefenpsychologie waren Pädagogen. Für sie blieb die Heimpädagogik der feste Boden, auf dem sie ihre therapeutische Arbeit aufbauten. Aus einigen heilpädagogischen Heimen entstanden medizinische Einrichtungen. Die Kinder- und Jugendpsychiatrie musste sich in der zweiten Hälfte des 20. Jahrhunderts erst als eigene medizinische Disziplin etablieren. Sie war zur Profilierung gegenüber nicht-medizinischen Professionen gezwungen, darunter auch gegenüber Pädagogen. Eine günstigste Folge ist, dass seither bestimmte spezialisierte Heime ein Konsiliarverhältnis mit der Psychiatrie unterhalten. Die klar ausgeprägte medizinale Identität der Psychiatrie war nach diesem Modell nicht in Frage gestellt. Eine ungünstige Folge der Medizinalisierung ist, dass die Sozialpädagogik innerhalb der Kliniken oft auf kleinere Dienstleistungen innerhalb des medizinischen Systems beschränkt wird, etwa wie beim Kliniksozialdienst in psychiatrischen Kliniken für Erwachsene.

Eigentlich fällt bei chronisch verhaltensauffälligen Jugendlichen der weitaus größte Teil der zu leistenden Arbeit personell, finanziell, strukturell und gesamtplanerisch in den Bereich der Jugendhilfe. Je »schwieriger« eine seelische Störung von den Helfern eingeschätzt wird, desto unabweisbarer wird eine Mitbeteiligung der Jugendpsychiatrie am Hilfeprozess. Auch wenn dieser Prozess in der Psychiatrie begonnen hat, wird er oft von der Jugendhilfe fortgesetzt. Dabei hat es sich nicht als praktikabel erwiesen, die Entscheidung für das Eingreifen der Klinik anhand psychiatrischer Diagnosen zu treffen. Es ist typisch, dass derselbe Jugendliche in verschiedenen Phasen seiner Schwierigkeiten und unabhängig von seiner Diagnose sowohl Jugendhilfe erhält, wie auch – zumindest zeitweilig –, klinischer Hilfe bedarf.

Regional bewähren sich unterschiedliche Kooperationsmodelle. Manche Heime suchen eine geregelte Zusammenarbeit mit einer bestimmten Klinik. In anderen Fällen haben Kliniken ihre »eigene« Jugendhilfeeinrichtung gegründet. Häufig ergibt sich eine Partnerschaft mit pädagogischen Einrichtungen, die nur zeitweise einzelne schwierige Bewohner haben. In einigen Ballungsräumen werden von der Jugendhilfe und einer Klinik gemeinsam ambulante Notdienste organisiert. Betreuungen von psychisch auffälligen Jugendlichen lassen sich in Kleinstheimen oder Pflegefamilien in der Regel nicht zum Erfolg führen. Die Arbeit mit schwierigen Jugendlichen erfordert größere Organisationseinheiten, in denen Belastungen besser abgefangen werden können.

Die Frage, ob für auffällige Jugendliche klinische Einweisungen in Betracht gezogen werden, hängt von typischen Erwartungen und Projektionen ab. Es wird von Kliniken zum Beispiel erwartet, dass sie Diagnostik abliefern. Dabei wird übersehen, dass Diagnostik keine feste Größe ist, sondern als mitlaufender Erkenntnisprozess zu verstehen ist: Während dieser Prozess im Gange ist, wird den Jugendlichen bereits »geholfen«. Psychiatrischen Kliniken wird eine höhere Leistungsfähigkeit und Belastbarkeit als Heimen zugeschrieben. Kliniken werden auch als Autoritäten und Appellationsinstanzen aufgesucht. Die Medizinalität der Klinik unterstreicht die Ausnahmesituation. Allerdings wird übersehen, dass jugendpsychiatrische Kliniken diesen Aspekt eher in den Hintergrund stellen und ein Milieu anbieten, das Heimen nicht unähnlich ist. Bisweilen wird von den Kliniken ein Element von Zwang oder struktureller Gewalt erwartet. Allen Aufträgen, die den Kliniken erteilt werden, sind enge zeitliche und inhaltliche Grenzen gesetzt. Kliniken können dauerhafte Lösungen selbst nicht anbieten. Mitunter haben sie nicht einmal genug Zeit, um solche Lösungen vorzubereiten. Unterschiede und Konflikte zwischen den Professionen und Institutionen werden auch bei guter Kooperation nicht ganz überwunden.

Die gemeinsame Versorgung der schwierigsten Patienten kann als Prüfstein für die Qualität der Zusammenarbeit dienen. Diese Patienten finden sich unter den emotional instabilen Persönlichkeitsstörungen mit oder ohne Borderline-Struktur, den schizoiden, dissozialen, abhängigen und narzisstischen Persönlichkeitsstörungen und deren Vorstufen, sowie unter den besonders früh erkrankten Schizophrenen. Es besteht Übereinkunft, dass die Hilfsangebote für diese Patientengruppen ein hohes Maß an Beziehungsstabilität erfordern. Die allfälligen traumatischen Vorerfahrungen dieser Patienten müssen bearbeitet werden können. Erst die sozialen Defizite und Verletzungen dieser Patienten machen ihre »Schwierigkeit« aus. Ihnen müssen daher soziale Lernfelder und eine bislang fehlende Lebensperspektive angeboten werden.

Wegen der neben ihren sozialen Defiziten immer wieder aufscheinenden psychiatrischen Morbidität taucht die Option einer längeren Krankenhausbehandlung regelmäßig als »rettende Idee« auf. Allerdings ist dagegen zu argumentieren, dass diese Jugendlichen durch lange klinische Behandlungen nur in seltenen ausgewählten Fällen stabilisiert werden können. Viele Jugendliche tolerieren es überhaupt nicht, in Kliniken eingewiesen zu werden, bei anderen verschlimmern sich die Symptome während der Behandlung – zum Beispiel bei den Selbstverletzern. Die klinische Erfahrung hat erwiesen, dass längere klinische Behandlungen dissozialer Patienten wirkungslos sind. Die in früheren Kapiteln vorgestellten ambulanten und niederschwelligen tagesklinischen Modelle sind besser geeignet. Hinzukommen muss die Kooperation mit der Jugendhilfe. Zur Palette der Angebote in der Jugendhilfe gehören geschützte Wohnformen. Diese können den Jugendlichen aber nur angeboten werden, wenn diese bereit sind, sich von ihren Familien zu trennen und sich bei der Gestaltung ihres Alltags mit zu engagieren. Die hiermit erreichbare Intensität der Betreuung ist eher gering. Die *intensive Sozialpädagogische Einzelbetreuung* (ISE) versucht junge Menschen zu erreichen, die im Grund nicht bereit sind, Hilfsangebote anzunehmen, die auf eine Änderung der Lebensumstände hinauslaufen würden. In Krisensituationen kann der Kontakt zu den Jugendlichen abbrechen. Die ISE-Betreuer sind mehr oder weniger auf sich gestellt und brauchen eine zuverlässige fachliche Supervision. Erlebnispädagogische Maßnahmen sind für besonders instabile Patienten nicht geeignet. Sie fühlen sich durch die enge gegenseitige Angewiesenheit und die fremde Umgebung bedroht und verfolgt. Der pädagogische Wert und die Wirkung geschlossener Heime hängt von der flexiblen Handhabung der Geschlossenheit und von ausreichend intensiven Beziehungsangeboten ab.

Versuche, schwierigen Jugendlichen zu helfen, können nach längerer Tatenlosigkeit plötzlich an mehreren Orten gleichzeitig unternommen werden und miteinander konkurrieren. Die Jugendlichen versuchen dabei durch agierende Hilfesuche bei gleichzeitiger Verweigerung einen Rest von Entscheidungsfreiheit zu bewahren. Der beste Ansatz für Hilfen ergibt sich aus dem Schulterschluss der Helfer in Fallkonferenzen. Die Konferenzen können von Krisenmanagern mit Sitz in einer Jugendpsychiatrie moderiert werden und müssen alle in Frage kommenden Partner einladen. Hier kann ein gemeinsames Fallverstehen erarbeitet werden, das ein Minimum von Handlungsfähigkeit gewährleistet, auch wenn sich die Jugendlichen einer geregelten Betreuung entziehen.

Essay

Wie leicht oder wie schwer ist es, Jugendhilfe und Psychiatrie gegeneinander abzugrenzen?

Die Versorgung psychisch Kranker betrifft sowohl die Einrichtungen der Psychiatrie wie auch die Einrichtungen der Jugendhilfe. Beide haben einen offiziellen Versorgungsauftrag. Die Aufgabe kann mehr oder weniger arbeitsteilig oder gemeinschaftlich bewältigt werden. Bei idealtypischer Betrachtung lassen sich die Tätigkeitsfelder der Psychiatrie und der Pädagogik gut unterscheiden, zumindest an ihren entgegengesetzten Polen. Die Psychiatrie orientiert sich an einem Krankheitsmodell. Sie fokussiert ein Defizit oder eine Störung und will diese durch ihre Tätigkeit, wenn nicht beseitigen, so doch abschwächen. Die Pädagogik orientiert sich an einem Modell der zu fördernden Entwicklung. Sie fokussiert alle Kräfte im Menschen, die sich zu einer Höher- und Weiterentwicklung seiner Fähigkeiten und Möglichkeiten nutzen lassen. Seelische und körperliche Hinderungsgründe, also Krankheiten, werden anerkannt, aber nicht fokussiert. Die Pädagogik will sich, wie es gerne heißt, mit den »gesunden Anteilen« der Person verbünden.

Die genannten Unterschiede sind hier zunächst idealtypisch formuliert. Die Verteilung der wirklichen Aufgaben, die bei einer gemeinsamen Versorgung zu leisten sind, folgt anderen Regeln. Unter praktischen Gesichtspunkten wird der Psychiatrie zwar die klinische Versorgung akut erkrankter und verwirrter Personen zugewiesen und der Schwerpunkt der Tätigkeit mag in der modernen Psychiatrie inzwischen bei medikamentösen Maßnahmen und bei der Einräumung des Sonderstatus »Krankheit« liegen. Aber schon auf die Kinder- und Jugendpsychiatrie trifft diese Charakterisierung nicht mehr zu. Hier überwiegt selbst in den klinischen Behandlungen ein »pädagogisches« Milieu.

Der Pädagogik, soweit sie sich dem Thema seelischer Krankheiten widmet, wird eher die Betreuung und Förderung langfristig seelisch beeinträchtigter Menschen, also chronisch Kranker, zugedacht. Für diese Menschen sollen geschützte Lebensräume geschaffen und ihnen neue Entwicklungen ermöglicht werden. Aber auch der medizinische Bereich bietet unter dem Begriff *Rehabilitation* langfristige Versorgungskonzepte an. Unübersichtlicher wird die Situation, wenn man bedenkt, dass auch die Pädagogik mit akuten psychischen Krisen befasst ist. Dann nämlich, wenn diese eingebettet in eine langfristige pädagogische Arbeit stattfinden. Gerade bei Kindern und Jugendlichen wird der Anspruch einer medizinischen Zuständigkeit für die seelischen Krisen stark zurückgenommen. Seelische Schwierigkeiten werden solange wie möglich als Alltagsschwierigkeiten behandelt und müssen im pädagogischen Alltag bewältigt werden. Damit bleiben Pädagogen auch wider Willen bis in extreme Lebenslagen hinein die Partner der seelisch gestörten Jugendlichen und müssen sich darauf professionell einstellen. Das KJHG trägt dieser umfassenden Zuständigkeit mit dem § 35 a, der Eingliederungshilfe für seelisch behinderte Kinder und Jugendliche, Rechnung.

Noch schwerer fällt die Abgrenzung zwischen Jugendhilfe und Kinder- und Jugendpsychiatrie bei der Frage, wer für das »Behandeln«, also die Psychotherapie, zuständig ist. Sowohl die Pädagogik wie die Medizin, darüber hinaus die Psychologie, erheben berechtigte Ansprüche auf Zuständigkeit. Alle steuern ihre je eigenen Grundhaltungen des Helfens bei. Die Gewichtung liegt je nach den Umständen stärker auf der pädagogischen oder auf der medizinischen Seite. Es wäre unsinnig, einer der beiden Haltungen die therapeutische Wirksamkeit abzusprechen. Hinter den mit Schärfe geführten Auseinandersetzungen um den Therapiebegriff verbergen sich politische Kämpfe um ein therapeutisches Mandat und den Status des Therapierens, letztlich also finanzielle und standespolitische Interessen. Vom Prinzip her enthält Therapie immer auch Pädagogik, und Pädagogik ist immer auch zugleich Therapie (Lempp 1991). Mediziner, Psychologen und Pädagogen, die sich als Psychotherapeuten von Kindern praktisch betätigen, gleichen ganz automatisch ihre Berufsidentität und ihr Rollenverständnis einander an.

Wie haben sich die teils fruchtbaren, teils schwierigen Beziehungen zwischen Jugendpsychiatrie und Jugendhilfe historisch herausgebildet?

Das Verhältnis der pädagogisch-sozialarbeiterischen Berufe zu den therapeutisch-kinderpsychiatrischen Berufen ist ambivalent. Im 20. Jahrhundert gab es sowohl Phasen einer Annäherung als auch Phasen der Abgrenzung und fachspezifischen Profilierung. Eine Konvergenz pädagogischen und medizinisch-therapeutischen Denkens ließ sich etwa zwischen den Weltkriegen im ersten Drittel des 20. Jahrhunderts beobachten. Damals wuchs der Einfluss der Psychoanalyse. Sie entfaltete sich in besonderen Zirkeln innerhalb und außerhalb der Medizin. In Europa drang sie wenig in die etablierte Psychiatrie ein. Sie gewann jedoch deutlich Einfluss in der Pädagogik, die ohnehin in Bewegung geraten war. Vor allem in den Alpenländern profilierten sich Reformpädagogen als Psychotherapeuten. Leicht wird übersehen, dass für die später als Tiefenpsychologen bekannten Persönlichkeiten wie Redl, Adler, Aichhorn, E. Federn, Ekstein, Zulliger und Bettelheim die Heimpädagogik und die Sozialarbeit der feste Boden blieben, auf dem sie ihre therapeutische Arbeit zunächst aufbauten. In den Konzepten dieser Pioniere verband sich das pädagogische Denken untrennbar mit dem neuen tiefenpsychologischen Denken. Pädagogische Modellprojekte entstanden. Diese blieben freilich vereinzelte Pioniertaten. Die »Jugendfürsorge« insgesamt musste sich anderen Aufgaben stellen. Sie musste sich beispielsweise statt nur mit inneren seelischen Leidenszuständen auch mit äußeren sozialen Missständen auseinandersetzen. Diese Fragen waren mit einem derart hohen, individuell ausgerichteten Anspruch auf Psychotherapie nicht zu lösen. Immerhin lehrt die Geschichte, dass Jugendhilfe und Psychotherapie tatsächlich in ausgewählten Bereichen und unter günstigen Voraussetzungen in geeigneten Institutionen konvergieren konnten, vor allem dort, wo sich die Jugendhilfe engagiert an die Betreuung schwerster psychischer Störungen heranwagte, zum Beispiel an Kinder mit Autismus, Psychosen und Suchtstörungen.

Aus einigen heilpädagogischen Heimen im süddeutschen Raum und in den Alpenländern entstanden medizinische Einrichtungen. Auf diesem Weg bildeten sich kinder- und jugendpsychiatrische Kliniken heraus, deren Nähe zur therapeutisch profilierten Pädagogik offensichtlich war und bis heute spürbar geblieben ist. Der ausgeprägte Heimcharakter dieser »Kliniken« verriet ihre ideelle Herkunft. In diesen Kliniken gab und gibt es eine alte Übereinkunft, dass die Kinderpsychiatrie trotz ihrer medizinischen Identität nicht nur ihren Versorgungsauftrag, sondern auch ihr therapeutisches Mandat mit der Pädagogik teilen muss (du Bois 1996).

Andere kinderpsychiatrische Einrichtungen gingen aus bereits bestehenden medizinischen Einrichtungen der Psychiatrie oder Kinderheilkunde hervor, ohne über solche inneren Anknüpfungspunkte mit der Pädagogik zu verfügen. Die dringend notwendige Zusammenarbeit mit der Jugendhilfe musste erst gesucht und eingerichtet werden. Hierbei standen sich Klinik und Jugendhilfe aber zunächst getrennt gegenüber. Jeder Bereich suchte seine Identität zu wahren, bevor er einräumte, dass ein Bedarf an Abstimmung bestand. Jeder Bereich versuchte, dem anderen Aufgaben zuzuweisen. Im günstigsten Fall bildeten sich als Pendant spezialisierte Jugendhilfeeinrichtungen, die ein Konsiliarverhältnis mit der Psychiatrie eingingen, so etwa das heilpädagogische Heim Leppermühle mit der Marburger Kinder- und Jugendpsychiatrie (Martin und Remschmidt 1984). Die klar ausgeprägte medizinische Identität der Psychiatrie war nach diesem Modell aber nie in Frage gestellt. Das pädagogische Element blieb komplementär, nicht integrativ.

Neben Tendenzen der Annäherung von Jugendhilfe und Jugendpsychiatrie gab es immer auch einen Trend zur gegenseitigen Abgrenzung und Profilierung. Die Kinder- und Jugendpsychiatrie musste sich zusätzlich auch gegenüber den medizinischen Fachgebieten Pädiatrie, Neurologie und Erwachsenenpsychiatrie abgrenzen und behaupten. Als eigene medizinische Fachdisziplin mit fachärztlicher Ausbildung konnte sich die Kinder- und Jugendpsychiatrie erst Ende der 1960er-Jahre etablieren. Andererseits sah sie sich in dieser Konsolidierungsphase auch zur Profilierung gegenüber nicht medizinischen Professionen, eben den Psychologen, Psychagogen (später Kinder- und Jugendlichenpsychotherapeuten genannt), Sozialarbeitern und anderen »Konkurrenten«, gezwungen, durchaus im Rückgriff auf medizinisch-naturwissenschaftliche Traditionen. Der Blick für gemeinsame Zuständigkeiten und Kooperationsbedürfnisse litt in solchen Zeiten naturgemäß. Mitunter wurde die Zusammenarbeit zwischen Psychiatrie und Jugendhilfe einfach minimalisiert. Die Jugendhilfe reduzierte sich dann auf kleine »Dienstleistungen« innerhalb des medizinischen Systems, so wie dies beim Kliniksozialdienst in psychiatrischen Kliniken für Erwachsene heute noch üblich ist (Blanke 1995). Der soziale Dienst wird auf Anregung eines Arztes oder den Wunsch eines Patienten erst eingeschaltet, wenn praktische, die Lebensführung betreffende Fragen vor der Entlassung zu klären sind oder Beratung und Hilfe bei der Heimplatzsuche erwünscht ist. Ein therapeutischer Anspruch liegt diesem Dienst fern oder wird ihm nicht zugestanden (Failing 1990).

In der ehemaligen DDR unterlag die Entwicklung der Kooperationsbezüge zwischen Jugendhilfe und Jugendpsychiatrie eigenen Besonderheiten. Der real existierende Sozialismus sah schon aus ideologischen Gründen psychische Störungen und Leiden, die durch außerfamiliäre Umweltfaktoren beeinflusst werden, nicht vor. Tiefenpsychologisches Denken, das in Westdeutschland breite Kenntnisnahme erfuhr, wurde in der DDR unterdrückt. Erst im Laufe der 1970er-Jahre fand es zaghafte Verbreitung auch unter Kinder- und Jugendpsychiatern der DDR. Bis heute verwenden kinder- und jugendpsychiatrische Kliniken noch zum Teil einen neuropädiatrischen Ansatz. Der Bereich der Jugendhilfe, ursprünglich als Kontroll- und Eingriffsbehörde konzipiert, wurde von Kinder- und Jugendpsychiatern oft nur argwöhnisch betrachtet. Seit der Wende hat sich in den Einrichtungen der Kinder- und Jugendpsychiatrie ein Prozess der Umorientierung ereignet. Die örtlichen Jugendämter taten sich in den ersten Jahren mit der Umsetzung des Kinder- und Jugendhilfegesetzes im SGB VIII schwer. Trotz der Bereitschaft zu dessen Anwendung sind die Ämter gezwungen gewesen, aus fiskalischen Gründen regionale Ausnahmeregelungen und Vorbehaltsrechte in Anspruch zu nehmen.

Aus welchen Anlässen suchen Jugendhilfe und Jugendpsychiatrie die Zusammenarbeit und wie gestalten sie diese?

Bei der Versorgung psychisch kranker Kinder und Jugendlicher stehen Jugendpsychiatrie und Jugendhilfe vor gemeinsamen Herausforderungen (Fegert und Schrapper 2004). Das gilt auch und gerade, wenn unterschiedliche Aufträge formuliert werden: Je nach fachlicher Orientierung sollen »Verhaltensauffälligkeiten behandelt« oder »belastete Lebenssituationen bewältigt« werden. Die Abgrenzung zwischen dem Beitrag der Jugendhilfe und dem Beitrag der Jugendpsychiatrie fällt schwer. Der weitaus größte Teil der zu leistenden Tätigkeiten, personell, finanziell, strukturell und gesamtplanerisch fällt in den Bereich der Jugendhilfe (Lempp 1985, Fegert 1994). Je »schwieriger« eine seelische Störung von den Helfern eingeschätzt wird, desto unabweisbarer wird eine Mitbeteiligung der Jugendpsychiatrie, freilich nicht sogleich und unbedingt in Form einer stationären Intervention oder stationären Behandlung, häufiger in Form von Vereinbarungen über regelmäßige Konsultationen, Teamsupervisionen und Terminen mit einem Jugendlichen. Die Frage, wann Klienten als so »schwierig« erachtet werden, dass sie nicht allein durch Ressourcen der Jugendhilfe versorgt werden können, sondern zumindest zeitweise jugendpsychiatrisch mitbetreut werden sollten, ist nicht generell zu beantworten. Es hat sich nicht als praktikabel erwiesen, die Zuständigkeiten für das Wirken der Jugendhilfe oder der Klinik anhand von psychiatrischen Diagnosen festzulegen. Vor allem der im Einzelfall notwendige Handlungsbedarf kann hieraus nicht unmittelbar abgeleitet werden. Dieser muss im interdisziplinären Austausch erarbeitet werden. Wer sich wann und in welcher Form in den Hilfeprozess einschaltet, ist präzise zu vereinbaren und verlangt eine aufwändige Informationsweitergabe. Der Hilfeprozess kann dann in sukzessiven Phasen ablaufen, von denen einige unter der Führung der Psychiatrie, andere unter der Führung der Jugendhilfe stehen. Eine allgemein übliche Vor- oder Nachrangigkeit bestimmter Hilfeformen gibt es dabei nicht zu beachten.

Vor allem bei folgenden Problemstellungen müssen beide Systeme früher oder später eine *gemeinsame Fallverantwortung* in Betracht ziehen und einen Modus für die Zusammenarbeit finden:

- Jugendliche, für die noch keine Jugendhilfe beantragt wurde, bei denen eine solche Maßnahme aber bevorsteht, weil sie unterschiedliche Auffälligkeiten zeigen, die den Vollzug des Alltags und des familiären Zusammenlebens tiefgreifend erschüttern und den Schulbesuch und die Pflege öffentlicher sozialer Kontakte unmöglich machen

und die zudem über so lange Zeit andauern, dass die Lebenszusammenhänge der betroffenen Jugendlichen und ihrer Familien neu geordnet werden müssen.
- Jugendliche, die sich bereits in teil- oder vollstationären Jugendhilfemaßnahmen befinden und dort wegen schwerer Beziehungs- und Kontaktprobleme keine emotional tragfähigen Bindungen eingegangen sind oder den Aufbau solcher Bindungen nach anfänglicher Harmonie immer wieder dramatisch vereiteln, so dass sie von einer Institution zur nächsten weitergereicht werden. Diese Kinder zerstören pädagogische Gruppen. Sie müssen überwiegend einzeln betreut werden.
- Jugendliche mit schwer berechenbaren aggressiven Ausbrüchen und Selbstverletzungstendenzen, wenn sie aufgrund vorausgegangener Ereignisse nicht mehr im Elternhaus, sondern in Jugendhilfeeinrichtungen leben.
- Jugendliche, die suchtmittelabhängig sind und in diesem Zusammenhang wiederholt in psychische Krisen geraten.
- Jugendliche, die unter körperlichen und geistigen Behinderungen und Beeinträchtigungen leiden, daher institutionell gefördert werden und die in diesem Zusammenhang in seelische Krisen geraten, vor allem während der Jugendzeit und im Zusammenhang mit der sexuellen Reifung und den Autonomiebestrebungen.

Um der gemeinsamen Fallverantwortung von Jugendhilfe und Jugendpsychiatrie gerecht zu werden, haben sich regional unterschiedliche Kooperationsmodelle bewährt. Manche Heime suchen eine enge geregelte Zusammenarbeit mit einer benachbarten Klinik. Beide Institutionen treffen sich zu regelmäßigen Konferenzen und Fortbildungen. Sie vereinbaren einen Mechanismus, nach dem sie stationäre Interventionen und Aufnahmen miteinander klären (Martin und Remschmidt 1984). Teils bauen auch ehemalige Mitarbeiter einer Kinder- und Jugendpsychiatrie eine »eigene« Jugendhilfeeinrichtung auf. In die Konzeption der Einrichtung fließen die klinischen Erfahrungen ein. Ehemals klinische Behandlungen können in Jugendhilfemaßnahmen überführt werden. Aufgrund der persönlichen Kontakte gestaltet sich die Zusammenarbeit eng und unkompliziert (Staigle 1987).
Ebenso ist denkbar, dass Mitarbeiter, die in der Klinik einen bestimmten Patienten intensiv betreut haben (»Bezugspersonen aus dem Betreuungsdienst«), einer nachbetreuenden Jugendhilfeeinrichtung eine Partnerschaft anbieten, die in Teamsitzungen, Beratungen oder regelmäßigen therapeutischen Terminen mit dem Patienten bestehen kann. Neben solchen bilateralen Kontakten gibt es mancherorts regelmäßige Fallkonferenzen der beteiligten Institutionen, bei denen gemeinsam nach jeweils angemessenen Lösungen gesucht wird. Schließlich werden seit einiger Zeit in Ballungsräumen oder Großstädten von Jugendhilfe, Kliniken und anderen psychosozialen Einrichtungen gemeinsame Notdienste organisiert, die z.B. im Falle von körperlicher Misshandlung oder sexuellem Missbrauch vernetzt arbeiten (Harbeck und Schade 1994).
Als besonders belastbar bezüglich der gemeinsam zu betreuenden Klientel haben sich Einrichtungen der Jugendhilfe erwiesen, die ihre Arbeit nicht in einem familienähnlichen Intimraum verrichten, sondern in einer Gruppe, die nach festen Regeln und Strukturen professionell geführt wird. Die den Klienten zugeordneten Bezugspersonen sollten in einem nicht zu kleinen professionellen Team eingebunden sein und reichhaltige Möglichkeiten zur Konsultation, Rückversicherung und Entlastung haben und sich gegebenenfalls auch aus der Betreuung zurückziehen und vertreten oder ersetzt werden können. Solche Konzepte lassen sich nicht in Kleinstheimen oder Pflegefamilien verwirklichen. Pflegefamilien eignen sich eher für jüngere und psychisch weniger beschädigte Kinder, bei denen die Frage der Zusammenarbeit mit der Psychiatrie nicht vordringlich ist.

Welche Leistungsmerkmale werden üblicherweise der Jugendhilfe und welche der Psychiatrie zugeschrieben?

Wie verteilt sich nun die Zusammenarbeit sinnvoll auf die beiden Systeme? Gewisse Unterschiede in den Leistungsmerkmalen von Jugendhilfe und Psychiatrie können die Entscheidung erleichtern, wer als Nächster in den Hilfeprozess einzutreten und die Führung zu übernehmen hat.

Der Psychiatrie wird zugeschrieben, dass sie zunächst mit einem *diagnostischen Interesse* an einen neuen Fall herangeht. Die dazugehörigen Tätigkeiten erstrecken sich zum Teil auf psychologische Tests und zum Teil auf in die Tiefe gehende Explorationen der Jugendlichen und ihrer Angehörigen. Es wird erwartet, dass eine Diagnostik unter die Oberfläche eines Problems dringen und die eigentlichen Ursachen einer Störung finden könne. Bisweilen werden »zündende Ideen« erwartet. Die Tiefe des Problems soll ausgelotet werden. Es soll geklärt werden, ob Patienten bezüglich ihrer Probleme »zugänglich« sind. Der »Schweregrad« einer Störung soll eingeschätzt werden. Hieraus ergibt sich eine Schuldentlastung für alle Helfer, die bislang versagt haben. Bei diesen Erwartungen an die medizinisch-psychologische Diagnostik besteht die generelle Gefahr einer Überschätzung. Hieraus folgen Enttäuschung und Ernüchterung über die banalen Ergebnisse.

Sowohl von einigen psychiatrischen Einrichtungen wie auch von Pädagogen wird die Diagnostik irrtümlich als ein Prozess gesehen, der dem Handeln und Helfen vorausgeht. Es wird ignoriert, dass die Diagnostik in der Psychotherapie ein mitlaufender Erkenntnisprozess ist, der sich Zug um Zug erschließt, während längst schon »geholfen« wird. Damit weist der psychotherapeutisch-diagnostische Erkenntnisvorgang sehr viele Ähnlichkeiten mit den Prozessen auf, die auch in der Pädagogik zu neuen Erkenntnissen führen.

Psychiatrischen Kliniken wird eine höhere *Leistungsfähigkeit und Belastbarkeit* zugeschrieben. Diese ergibt sich nicht unbedingt aus der größeren Kompetenz von Personen, sondern aus der größeren Ansammlung von Ressourcen und der höheren Personaldichte. Von einer Klinik wird angenommen, dass sich die dortigen Mitarbeiter um die einzelnen Patienten intensiver kümmern können, dass zum Beispiel auch Einzelbetreuungen möglich sind und ein gefährdeter Patient in einer Gruppe nicht untergeht. Es wird angenommen, dass sich die Mitarbeiter gegenseitig stützen können und sich daher mit dem Patienten nicht so leicht aufreiben. Allen Beziehungen wird ein hohes Maß an Professionalität und Klarheit unterstellt. Dieser Umstand wird aus den hierarchischen Strukturen und festgelegten Berufsrollen abgeleitet. Natürlich wird bei diesen Zuschreibungen übersehen, dass sich in psychotherapeutisch orientierten Kliniken hierarchische Strukturen eher ab- als aufgebaut haben und dass sich stattdessen ein pädagogisches Milieu herausgebildet hat, das dem Milieu in Heimen nicht unähnlich ist. Dieses Milieu wird im Kapitel über den therapeutischen Alltag ausführlich dargelegt (Teil 7, 3).

Von einer Klinik wird weiter angenommen, dass sie ihre Patienten durch die Aufnahme in eine *Ausnahmesituation* versetzt, den normalen Alltag außer Kraft setzt und damit der neuen Situation eine hohe, eventuell schmerzhafte Bedeutung verleiht. In ihrer Besonderheit stellt die Klinik auch eine *Autorität* dar. Diese lässt sich im Interesse eines Heimes, des Patienten oder seiner Angehörigen gegenüber Ämtern und Behörden einsetzen. Bei Streitfällen ist die Klinik eine höhere Instanz, die durch eine höhere Neutralität und *Unparteilichkeit* ausgezeichnet ist. Bei subjektiver Verstrickung der Beteiligten ergeben sich neue Chancen zu helfen.

Der Ausnahmecharakter des Aufenthaltes in einer Klinik wird durch alle medizinalen Aspekte unterstrichen. In psychiatrischen Kliniken treten Fachpersonen zwar nur noch selten in Fachkleidung auf und wieder ab. In den meisten jugendpsychiatrischen Kliniken sind solche Aspekte der *Medizinalität* verschwunden. Übrig bleibt das Ritual der Verschreibung und Verabreichung von Medikamenten in entsprechenden Fällen. Behandlungsteams in jugendpsychiatrischen Kliniken stehen der Pharmakotherapie positiver gegenüber und verfügen über umfangreichere Kenntnisse und realistische Erfahrungen bezüglich der Wirkungen und Nebenwirkungen und bezüglich des subjektiven Erlebens. Medikamente sind als gelegentliche Hilfsmittel der Psychotherapie anerkannt. Es existieren Vorstellungen, unter welchen Voraussetzungen die Gabe von Psychopharmaka sinnvoll ist. Weitere medizinale Erwartungen betreffen die Diagnostik und Mitbehandlung eventueller körperlicher Erkrankungen, Behinderungen und Funktionsstörungen, endokriner Störungen, Chromosomenstörungen.

Nicht selten wird von der Klinik eine *Element von Zwang* und struktureller Gewalt erwartet. Sie gibt bei der Entscheidung zur Einweisung den Ausschlag. Einweisungen werden ärztlich »angeordnet«, gelegentlich werden sie von Eltern in Verlängerung ihrer Erziehungsgewalt gewünscht. Tatsächlich sind Ein- und Austritte aus der Klinik reglementiert. Unter Umständen sind die Türen der Station zunächst geschlossen. Auch mit diesem Zwangselement wird die Erwartung verbunden, dass die Klinik fester und sicherer auftreten möge, als es das Heim vermochte. Natürlich wird diese Maßnahme unter therapeutischen Gesichtspunkten zum Besten des Kindes gewünscht. Dabei ist die Erwartung an eine Klinik, dass sie Zwang ausüben möge, ambivalent. Sie kann den Wunsch eines Pädagogen enthalten, aus widrigen und aggressiv gefärbten Aspekten der Beziehung zum Kind freizukommen und diese in den medizinischen Bereich zu verlagern. Eine solche Projektion sollte im Rahmen der Zusammenarbeit zwischen Klinik und Heim rasch durchschaut werden.

Dem Auftrag der stationären Kinder- und Jugendpsychiatrie sind *enge zeitliche und inhaltliche Grenzen* gesetzt. Eine Symptombesserung kann nicht immer erreicht werden. Andere erreichbare Ziele liegen in einer emotionalen Entlastung und in biographischen Weichenstellungen oder im Erreichen eines seelischen Zuganges, so dass weitere Therapie ambulant verfolgt werden kann. Die Grenzen des therapeutischen Auftrags an die Klinik sind jedoch trügerisch. Gelegentlich ist die Notlage eines jungen Menschen bei seiner Aufnahme in die Klinik so umfassend und die Zukunft so ungeklärt, dass die Klinik, ohne dies zu wollen, in eine schicksalhafte Rolle kommt, indem sie den Patienten erlauben muss, signifikante Bindungen einzugehen, und ihn langfristig begleiten muss. Dabei entstehen ungewollt auch tiefe Abhängigkeiten. In solchen Fällen werden klinische Behandlungen den entsprechenden Jugendhilfemaßnahmen zum Verwechseln ähnlich. Sie können sich über lange Zeiträume erstrecken und werden ohnehin pädagogisch im Rahmen des Alltagskonzeptes ausgestaltet. Entweder die Art der seelischen Probleme oder das Fehlen einer geeigneten Jugendhilfeeinrichtung werden als Begründung für den langen Klinikaufenthalt angeführt. Eine klinische Langzeitbehandlung ist, auch wenn sie der Kostenträger in Ausnahmen toleriert, stets umstritten. Auch in einem milieutherapeutischen Konzept droht letztlich die Stigmatisierung der Jugendlichen, und der Bezug zur Normalität droht verloren zu gehen.

Mit welchen Grenzen der Kooperation müssen sich Jugendhilfe und Psychiatrie trotz guter Partnerschaft abfinden?

Trotz aller Bemühungen der Beteiligten werden sich Schwierigkeiten bei der Zusammenarbeit nicht gänzlich ausräumen lassen, zumal das Selbstverständnis einer Jugendhilfeeinrichtung bezüglich ihrer Belastbarkeit, ihrer selbst definierten Zuständigkeit, ihrer Offenheit oder Abgeschlossenheit äußerst verschieden ist. Das Gleiche gilt für das historisch gewachsene Leistungsangebot einer bestimmten Kinder- und Jugendpsychiatrie. Alles in allem werden Kliniken für belastbarer gehalten als Heime. Dem steht der Einwand entgegen, dass auch die sog. »belastbaren« Kliniken stets nur kurzzeitig tätig werden und dauerhafte Lösungen weder anbieten noch ausreichend vorbereiten können. Die notwendigen Einigungen zwischen Jugendhilfe und Jugendpsychiatrie sind im Einzelfall nur zu erreichen, wenn zwischen den Helfern beider Systeme vertrauensvolle Beziehungen bestehen und ehrliche Informationen ausgetauscht werden. Vor Ort müssen sich zwischen Jugendhilfe und Jugendpsychiatrie geeignete, zueinander passende Strukturen ausbilden. Diese Strukturen werden immer einen Bezug zum engagierten Wirken einzelner Persönlichkeiten auf beiden Seiten haben. Eine überregionale Standardisierung dieser Zusammenarbeit ist wegen der erheblichen regionalen Unterschiede vermutlich in weiter Ferne. Sie ist angesichts vieler erfolgreich praktizierter Kooperationsmodelle auch nicht vordringlich.

Selbst bei enger Zusammenarbeit werden die Unterschiede der Berufsbilder und Institutionen nicht automatisch überwunden. Sie bergen ein beträchtliches Konfliktpotential. Immer neue Anstrengungen sind erforderlich, um hier einen Ausgleich zu ermöglichen. In der Selbsteinschätzung vieler Jugendpsychiatrien haben sich diese derart weit entmedizinalisiert, dass sie verblüfft sind, wenn ihnen von außen trotzdem ein medizinisches Vorurteil entgegengebracht wird. Von den in der Jugendpsychiatrie Arbeitenden wird übersehen, dass sie von der Jugendhilfe her immer noch als das »andere Ufer« empfunden werden. Mitarbeiter der Jugendhilfe machen sich tatsächlich unzureichend klar, dass die kinder- und jugendpsychiatrischen Kliniken in ihrem Binnenraum ein Gemisch aus medizinischen und nicht-medizinischen Arbeitsansätzen darstellen, wobei die Nicht-Mediziner überwiegen: Sozialpädagogen, Psychologen, Erzieher und nicht-medizinische Therapeuten. Das verbleibende medizinische Personal, Ärzte und Krankenpflegekräfte, unterliegt einem beträchtlichen Anpassungsdruck an das pädagogische Milieu und an die dort vertretenen pädagogischen Argumente. Der Argumentationsstil in den Kliniken weist kaum Unterschiede zur Argumentation in den Heimen auf. Wichtige Unterscheidungsmerkmale bestehen freilich in der Personalstärke und in den Möglichkeiten der intensiven Einzelzuwendung.

Die Zusammenarbeit zwischen Pädagogik und Psychiatrie wurde durch das Kinder- und Jugendhilfegesetz belebt und erhielt neue Impulse. Das Gesetz formuliert den Auftrag, die Jugendhilfe möge in jedem Einzelfall den Bedarf an Kooperation mit der Psychiatrie klären. Der § 35 a des KJHG im Sozialgesetzbuch (SGB) VIII sollte aber niemanden dazu verleiten, verhaltensauffällige Jugendliche psychiatrisch zu etikettieren. Eine Skepsis gegenüber der Aussagekraft psychiatrischer Diagnosen wird von der Mehrheit der in der Praxis tätigen Psychiater und Psychotherapeuten geteilt, obwohl diagnostische Manuale aus abrechnungstechnischen Gründen eine weite Verbreitung gefunden haben (vgl. auch Fegert 1995, Specht 1995).

In der Praxis der Jugendhilfe geht es nicht darum, auf einer der Jugendhilfe fremden Klaviatur psychiatrischer Diagnosen zu spielen, sondern darum zu erkennen, wann allgemeine und sozial sichtbare, zwischenmenschlich tolerable Grenzen einer seelischen Auffälligkeit und zugleich Grenzen pädagogischer Kompetenz und Belastbarkeit überschritten sind. Nach solchen, dem Denken der Pädagogik durchaus nahe stehenden und nicht mit psychiatrischem Denken überfrachteten Kriterien, sollte sich das Bedürfnis nach einer Zusammenarbeit zwischen beiden Bereichen regeln. Der § 35 a legitimiert diese Zusammenarbeit erstmals auf gesetzlicher Grundlage. Leider haben sich bereits Fehlentwicklung mit neuer Stigmatisierungsgefahr ergeben. Viele psychotherapeutisch behandlungsbedürftige Kinder und Jugendliche werden plötzlich als »im Sinne des § 35 a SGB VIII von seelischer Behinderung bedroht« tituliert, d.h. ihnen werden erhebliche Schwierigkeiten bei der sozialen Eingliederung unterstellt, damit therapeutische Leistungen im Rahmen der *Eingliederungshilfe* bezahlt werden können.

Kooperationsprojekt »schwierige Patienten« – Welche psychiatrischen Kriterien erfüllen diese Patienten und welche weiteren Schwierigkeiten bringen sie mit?

Wie gut eine Partnerschaft zwischen Jugendhilfe und Psychiatrie funktioniert, kann am besten bei der gemeinsamen Versorgung besonders schwieriger Patienten überprüft werden. Die Bezeichnung des *schwierigen Patienten* (Bauer 2000) suchen wir in psychiatrischen Lehrbüchern vergeblich. Nicht eine bestimmte Diagnose, sondern eine lose Sammlung psychopathologischer und sozialer Eigenschaften machen ihn zum Problemfall in der Hilfelandschaft. Dabei ist offenkundig, dass der betroffene Personenkreis nicht nur als »schwierig« zu bezeichnen ist, weil die Patienten nach psychiatrischen Kriterien besonders schwerwiegend erkrankt sind, sondern auch, weil sich die Familien und die sozialen Helfer in subjektiver Betroffenheit mit ihnen schwer tun und an ihre persönlichen Grenzen stoßen.

Schwierige Patienten verhalten sich expansiv und agierend. Sie neigen zu Affektdurchbrüchen, sind dabei rücksichtslos gegen sich und andere, drohen mit Suizid und üben Druck und Ängstigung aus. Sie können sich nicht in die üblichen Sozialstrukturen von Schule und Berufsausbildung integrieren und finden keinen Platz in einer Peer Group. Sie konsumieren und missbrauchen Drogen. Sie finden keinen Rückhalt in stabilen zwischenmenschlichen Beziehungen.

Seit der frühen Kindheit haben sie Sequenzen traumatischer Erfahrungen durchleben müssen. Ungünstige genetische Anlagen, suboptimale und gestörte Schwangerschaftsbedingungen und Geburtskomplikationen werden gefolgt von wiederholten Trennungserlebnissen und Bindungsverlusten, Gewalterfahrungen oder emotionaler Deprivation. Die Wechselbeziehungen sind vielfältig: Die schon mitgebrachte Vulnerabilität prallt jeweils mit neu hinzukommenden Verletzungen zusammen. Die erlebten Verletzungen schlagen sich in posttraumatischen Verhaltensmustern nieder, gleichzeitig wirken die besonders frühen Verletzungen irreversibel auf die Reifung der neuronalen Netzwerke ein und führen zu einer verringerten emotionalen Resonanz, einer erhöhten Erregbarkeit, verringerten sozialen Flexibilität und Orientierungsfähigkeit.

Schwierige Patienten werden früher oder später in ihren Familien nicht mehr toleriert. Am Ende sind sie mehrfach verstoßen worden, tragen jedoch voller Verzweiflung die Überreste einer beharrlichen kleinkindlichen Bindungssuche bei sich. Sie habe verschiedene soziale Hilfsangebote durchlaufen und sind stets gescheitert. Sie agieren Trauer, Wut und Verzweiflung aus. In alle neu angebotenen Beziehungen dringen nach kurzer trügerischer Harmonie Aggressionen, Spaltungen und Ambivalenz ein. Die therapeutischen Beziehungen werden schließlich mutwillig zerstört.

Diagnostisch finden sich schwierige Patienten unter den emotional instabilen (F60.30) und den Borderline-Persönlichkeitsstörungen (F60.31) sowie unter den schizoiden (F60.1) dissozialen (F60.2), emotional abhängigen (F60.7) und narzisstischen Persönlichkeiten (F60.8). Bei unter 16-Jährigen werden wir auf diese diagnostischen Kategorien freilich noch verzichten und lediglich von Störungen des Sozialverhaltens sprechen (F91, F92). Die sich ankündigenden schizoiden und hyperaktiven Risiken der Persönlichkeitsentwicklung werden wir mit den Typen A (Entfremdung) oder B (Aktivierung) ausweisen (vergleiche Teil 2, 3). Die negativen sozialen Kettenreaktionen werden vor allem dann in Gang gesetzt, wenn die Jugendlichen aus einem dysfunktionalen familiären Hintergrund stammen. Schwere Impulskontrollstörungen werden bisweilen auch durch hirnorganische Faktoren begünstigt. Die Anpassungsfähigkeit verringert sich in anderen Fällen durch Retardierungen bis an die Grenze zur Debilität und durch autistische Merkmale im Sinne des Asperger Syndroms. Entscheidend ist in allen Fällen jedoch, dass diese schwierigen Kinder und Jugendliche ab irgendeinem Zeitpunkt in ihrem Herkunftsmilieu nicht mehr gehalten werden können und sich von nun an in sozialer Hinsicht im freien Fall befinden.

Ein weitere Gruppe schwieriger Patienten entstammt dem Kreis früh erkrankter schizophrener Psychosen (F20) und schizotyper Störungen (F21). Besonders problematisch sind Psychosen mit schleichendem Beginn, deren erste Anzeichen schon in der frühen und mittleren Jugend vermutet werden müssen. Die Wesensveränderung ereignet sich Hand in Hand mit steigendem Drogen- und Alkoholkonsum, autistischem Rückzugsverhalten und delinquentem Agieren. Wiederum hat diese besondere Spielart des psychotischen Scheiterns mit dem frühen Scheitern der innerfamiliären Beziehungen zu tun. Eine notdürftige neue Identität wird am Rande der Verwahrlosung etabliert, noch bevor die Diagnose einer psychotischen Erkrankung sicher gestellt werden kann. Bei subakutem Verlauf gelangen diese Menschen oft jahrelang nicht in psychiatrische Behandlung.

Welche Anforderungen müssen Personen und Einrichtungen erfüllen, wenn sie sich schwieriger Patienten annehmen?

Es besteht Übereinstimmung darüber, welche Elemente in einem angemessenen Hilfsangebot für diese Jugendlichen enthalten sein sollten. Berger (2002) erwähnt: Beziehungsstabilität, Möglichkeit der Bearbeitung von Traumen, Verfügbarkeit von Lernfeldern, Schaffung einer Lebensperspektive. Einrichtungen, in denen diese Patienten Hilfe erfahren, müssen haltbare, möglichst langfristig verfügbare Beziehungen anbieten. Sie müssen den resignativen Haltungen widerstehen, welche die Jugendlichen aus ihrer Herkunft mitbringen. Die Helfer müssen die hohe Konfliktdynamik dieser Patienten ertragen und »überleben«, um nicht gezwungen zu sein, die Beziehungen alsbald aus Gründen der Unerträglichkeit wieder abzubrechen. Es kommt weniger auf die Intensität als auf die erwähnte Überlebensfähigkeit der Beziehungsangebote an.

Die Mitarbeiter geeigneter Einrichtungen müssen in Betracht ziehen, dass die Patienten in hohem Umfang traumatisiert sind. Sie müssen die Spuren der Traumatisierung im Alltag ausfindig machen und die Situationen identifizieren, in denen die schmerzlichen Erfahrungen im Umgang mit der Peer Group und mit dem Betreuerteam reinszeniert werden. Erst sehr viel später, oft zu spät, sind die Patienten bereit, ihre Traumata in einem geschützten psychotherapeutischen Setting zu bearbeiten. Die Möglichkeit zur Psychotherapie sollte aber geboten sein. Die Zusammenhänge zwischen antisozialem Verhalten und Traumatisierung sind Teil 4, 1 genauer erörtert worden.

Die zu planenden Hilfen müssen emotionale Erfahrungen vermitteln und soziale Übungsfelder erschließen. Schwierigen Jugendlichen mangelt es auch an schulischen und lebenspraktischen Fertigkeiten. Helfer, die in den hier erwähnten Übungsfeldern mit den Patienten umgehen, müssen sich nicht unbedingt in gleicher Intensität mit den Jugendlichen auseinandersetzen. Dennoch müssen sie über eine ähnlich hohe Belastbarkeit wie die Bezugspersonen verfügen.

Wenn die unternommene Hilfe am Ende nicht wieder scheitern soll, muss es gelingen, mit den schwierigen Jugendlichen gemeinsam an den Umrissen der Zukunft zu arbeiten.

Den Jugendlichen muss realistisch und beweisbar vor Augen stehen, wie es gelingen könnte, der chaotischen und frustrierenden Gegenwart zu entkommen.

Der Beitrag jugendpsychiatrischer Kliniken

Weiter oben haben wir festgestellt, dass die stationäre psychiatrische Behandlung gemeinhin als hochschwelliges Hilfsangebot gewertet wird. Betroffene Jugendliche, in Vertretung auch deren Angehörige und andere Helfer, müssen sich eingestehen, dass die Jugendlichen psychisch »krank« sind. Die Abgrenzung dieses Zustands von einer dauerhaften sozialen Fehlanpassung ist nicht immer einfach. Der Krankenstand kann an einer zeitlich begrenzten Selbstgefährdung, einem selbst eingeräumten Leidensdruck oder einem akuten Zustand der Verwirrung oder Erregung festgemacht werden. Damit wird eine gewisse Stigmatisierung in Kauf genommen. Im Gegenzug bietet die Klinik intensive Betreuung und Einwirkung auf den Patienten, optimalen Schutz vor schädlichen Einflüssen, denen sich die Patienten außerhalb nicht mehr entziehen können, und Abstand von streitenden Parteien.

Immer wieder taucht die Option einer Klinikbehandlung bei schwierigen Klienten oder Patienten als »rettende Idee« auf. Zu Recht wird darauf verwiesen, dass es diesen Patienten im hoch strukturierten und abgeschiedenen Umfeld der Klinik gut geht. Sie verzichten dort zum Beispiel auf dissoziales Agieren. Sie legen gewissermaßen eine Ruhepause ein. Patienten mit Selbstverletzungstendenzen jedoch können sich unter stationären Bedingungen auch verschlimmern. Sie geraten in abhängige Haltungen und riskieren es, sich noch gefährlicher zu verletzen, weil sie sich fest in medizinischen Händen wähnen.

Bei längeren Aufenthalten in der Klinik drohen erneute Krisen durch das unvermeidliche Ende der Behandlung. Wichtige Aspekte der sozialen Wirklichkeit bleiben während der stationären Behandlung ausgeklammert, auch wenn Praktika oder externe Schulversuche unternommen werden. Erst die konkrete Ankündigung der Entlassung beendet die trügerische Ruhe. Immer wieder wird von erfahrenen Klinikern vor längeren stationären Behandlungen sozial stigmatisierter, dissozial geprägter Jugendlicher gewarnt (Branik 2003).

Die im letzten Kapitel dargestellten tagesklinischen und ambulanten niederschwelligen Vor- und Nachsorgeprojekte sowie Modelle kurzer Kriseninterventionen stellen den Versuch dar, diesen Patienten mit klinikeigenen Mitteln gerecht zu werden. Sie greifen jedoch zu kurz.

Der Beitrag geschützter Wohnformen

Schwierige Jugendliche müssen sich aus den zerbrochenen Beziehungen ihrer Herkunft befreien, dürfen aber deshalb nicht gleich auf der Straße landen. Wir gehen bei diesen Jugendlichen davon aus, dass sie den Stillstand ihrer sozialen und persönlichen Entwicklung nicht aus eigener Kraft überwinden können. Wirksame Hilfe kann nur aus einem Umfeld kommen, in welchem die Jugendlichen wirklich neu zu leben anfangen, nicht nur – wie in der Klinik – in einem Zwischenzustand ausharren. Selbst dann, wenn diese Jugendlichen bisweilen psychiatrische Hilfe benötigen, müssen sie vor allem sozialpädagogisch betreut sein. Sie müssen in den geschützten Wohnformen ihren Alltag umfassend neu gestalten lernen, wirkliche Beziehungen pflegen und einen Lebensmittelpunkt ausbilden.

Viele dieser jungen Menschen sind freilich innerlich nicht bereit, sich auf neue Lebensformen zuzubewegen. Sie fühlen sich aus ihrem Elternhaus ausgestoßen und müssen gegen die erzwungene Trennung ankämpfen. Ihr Verhalten in den Wohngruppen und Heimen ist dann abweisend und provozierend und weckt in den Betreuern den Wunsch, sich dieser Jugendlichen wieder zu entledigen. Die Betreuer müssen überdurchschnittlich belastbar sein. Dies wird durch ständige Schulung und Supervision, im besten Fall auch durch Erfahrungen im Stationsdienst in einer Jugendpsychiatrie erreicht.

Der Beitrag der »Intensiven Sozialpädagogischen Einzelbetreuung« (ISE)

Ausgangspunkt der ISE ist die Erkenntnis, dass viele schwierige Klienten nicht mehr bereit oder in der Lage sind, ein Hilfsangebot anzunehmen, bei dem sie sich in die Obhut einer Institution begeben müssten. Die Helfer in der ISE sind daher bereit, sich mit den Klienten und Patienten dort zu verabreden, wo es für diese am besten aushaltbar ist, zu Hause, auf der Straße oder in einer betreuten Wohnung, welche die Betroffenen allein bewohnen. Mit dieser Hilfeform verbindet sich die Hoffnung, dass diese fast »verlorenen« Patienten zu einer einzelnen Person Vertrauen fassen, weil diese ihnen nicht vorschreibt, wie sie leben sollen. Die ISE stellt sich den Patienten exklusiv zur Verfügung. Die Helfer versuchen, den Jugendlichen Zugang zu sonst verschlossenen Bereichen aktiven Lebens zu verschaffen, indem sie sie zu Amtsgängen, Besorgungen oder Arbeitsprojekten begleiten.

ISE Maßnahmen sind extrem niederschwellig, für die Betroffenen leicht zugänglich, flexibel in der Anpassung an die Bedürfnisse und aktuelle Problemlagen. Ressourcen der Patienten werden erkannt und genutzt. Die ISE-Mitarbeiter sind freilich in nicht geringer Gefahr, die quälenden und widersprüchlichen Verfassungen ihrer Klienten aus nächster Nähe aushalten zu müssen, ohne den erforderlichen Abstand wahren zu können. Sie sind in Gefahr, in Krisensituationen keine ausreichende Autorität zu entfalten. Sie sind auf die wechselvolle Gunst des Klienten und auf die eigene Überzeugungskraft angewiesen. Sie können in eine einsame und hilflose Position geraten und benötigen einen guten »Draht« zu einer Institution, die sie berät und notfalls auch schützen kann.

Der Beitrag der Erlebnispädagogik

An die Erlebnispädagogik werden mitunter übertrieben optimistische Erwartungen geknüpft. Indem die Jugendlichen rigoros von ihrer bisherigen Peer Group getrennt, in eine Schicksalsgemeinschaft verbracht und starken Neuigkeitsreizen ausgesetzt werden, sollen bislang ungeahnte Ressourcen der Neuorientierung geweckt werden. Freilich wird das enge Miteinander ohne Möglichkeiten des Ausweichens von manchen psychisch instabilen Jugendlichen als bedrängend und bedrohlich erlebt. Die umfassende Konfrontation mit einer fremden Situation wirkt auf diese destabilisierend. Große Anstrengungen sind erforderlich, damit die Teilnehmer nach ihrer Rückkehr aus den Maßnahmen nicht erst recht entwurzelt werden.

Der Beitrag geschlossener Heime

Der therapeutische Wert geschlossener Heime ist umstritten. Die Existenz solcher Heime übt einen Sog auf die Jugendhilfe aus, hierfür geeignete junge Menschen zu entdecken. Alle unerträglich schwierigen Klienten werden in die angeblich zuständige und am besten geeignete Einrichtung »abgeschoben«. Aber auch nach Abschaffung geschlossener Angebote bleiben einige Fälle übrig, für die gerade diese Option schmerzlich vermisst wird. In jedem Fall hängt der rechtfertigende Wert geschlossener Angebote von der Leistungskraft und Motivation der Mitarbeiter ab. Sie unterliegen einem starken psychischen Druck. Der Wert dieser Einrichtungen hängt weiter ab von der flexiblen Handhabung der Geschlossenheit und von den intensiven Beziehungsangeboten. Die Hoffnung ist, dass die Jugendlichen durch die Grenzen, die man ihnen setzt, daran gehindert werden, sich selbst zu zerstören. Der pädagogische Einsatz war scheinbar umsonst, wenn die entstandenen sozialen Bezüge nach Auflösung der Zwangslage sofort wieder zusammenbrechen.

Schlussfolgerungen

Pädagogische und psychiatrische Einrichtungen, die sich der Arbeit mit schwierigen Jugendlichen stellen, müsse sich in drei Richtungen orientieren: *Niederschwelligkeit, Vielfalt* und *Integration*.

Niederschwelligkeit: Diese wird in jugendpsychiatrischen Kliniken, die traditionell im vollstationären Bereich eher hochschwellig ausgelegt sind, über das Krisenmanagement, ambulante Vor- und Nachsorgeangebote und die Tageskliniken erreicht. Unentschiedene und misstrauische Patienten gehen geringere Verpflichtungen ein, wenn sie Hilfen aus diesen Bereichen annehmen. Auch von den Helfern in der Jugendhilfe wird eine Diversifizierung der psychiatrischen Angebote begrüßt, weil sie auf diese Weise leichter auf klinische Hilfen zugreifen können, ohne ihre Klienten krampfhaft zu einem »psychiatrischen Fall« umdefinieren zu müssen. Andererseits führt eine flexible psychiatrische Arbeitsweise dazu, dass klinisch eingewiesene Jugendliche nicht automatisch zu klinischen Behandlungsfällen avancieren, sondern rasch wieder in den außerklinischen Alltag zurückkehren, wie provisorisch dieser auch aussehen mag. Im Rahmen der Jugendhilfe wird Niederschwelligkeit vor allem über die aufsuchenden Hilfen der ISE dargestellt.

Vielfalt: Schwierige Jugendliche bedienen sich vielfältiger Manöver, mit denen sie auf sich aufmerksam machen, wenn sie vorübergehend an die Grenzen ihrer Toleranz gelangen. Sie melden sich in Klinikambulanzen und Inobhutnahmestellen, bei der Polizei und in Schulen, in Selbsthilfegruppen, in der Seelsorge und bei Streetworkern. Die Versuche, schwierigen Patienten zu helfen, ereignen sich daher an mehreren Orten und in mehreren Institutionen gleichzeitig. Diese Vielfalt eingeschlagener Wege kündet den Wunsch der Patienten an, ihre Geschicke nicht aus der Hand zu geben. Indem sie sich zwischen verschiedenen Orten und Angeboten hin- und herbewegen, versuchen sie sich einen Rest von Handlungsfreiheit zu erhalten. Im ungünstigen Fall spiegelt diese *Vielfalt* leider nur noch die chaotische Verfassung der Betroffenen wider. Hier fällt es der Jugendpsychiatrie zu, die Indikation für eine begrenzte klinische Hilfe zu stellen. Um das stets drohende Chaos einzudämmen, wäre es utopisch und realitätsfremd, alle erwähnten Ansätze in einem »Superangebot« zu integrieren. Die Wirkung eines solchen Angebotes wäre durch dessen Universalität und Allgegenwart paranoid und verfolgend.
Schwierige Patienten werden sich immer wieder den Angeboten, die für sie ausgearbeitet wurden, entziehen. An unerwarteten Stellen tauchen sie wieder auf und fordern die Helfer neu heraus. Dabei spielen sie die Helfer auch gegeneinander aus. Am Ende schieben sich diese Helfer, bei denen es sich wahlweise um Sozialarbeiter, Erzieher, Therapeuten und Betreuer handelt, ihre Klienten oder Patienten gegenseitig zu, erklären sich für unzuständig oder resignieren mit schlechtem Gewissen.
Integration: Wie kann Integration in solchen Fällen überhaupt gelingen? Ziel kann es nicht sein, die Rollen, die die Mitwirkenden übernehmen sollen, in einem Koopera-

tionsvertrag festzuschreiben oder zu einem festen Paket zu verschnüren. Die beteiligten Einrichtungen müssen flexibel genug sein, ihre eigene Angebotspalette von Fall zu Fall neu aufzubereiten oder sogar Kooperationen mit neuen Anbietern einzugehen. Auch die klinische Jugendpsychiatrie muss ihre Rolle immer neu – orientiert am Einzelfall – bestimmen und mit den Anbietern der Jugendhilfe abgleichen. Der Schlüssel für diese integrierte Arbeitsweise ist das *gemeinsame Fallverstehen.* Die zuvor erwähnten Krisenmanager können innerhalb oder außerhalb ihrer klinischen Arbeit als Supervisoren fungieren und in Fallkonferenzen dafür sorgen, dass sich alle auf ein gemeinsames Verständnis einigen. Sie können unterschiedliche Anbieter von Hilfen aufeinander zuführen. Der Konsens über die Angemessenheit der Verteilung von Rollen und Aufgaben bleibt freilich stets auf konkrete Einzelfälle beschränkt. Im nächsten Fall muss der Konsens neu ausgehandelt werden. Immerhin bleibt durch solche gemeinsamen Klärungsprozesse zwischen Jugendhilfeanbietern und Klinikern ein Minimum von Handlungsfähigkeit und haltendem Rahmen erhalten, auch wenn sich schwierige Jugendliche einer geregelten Versorgung entziehen.

Literaturverzeichnis

AACAP (2002) Practice parameters for the use of stimulant medications in the treatment of children, adolescents and adults. Journal of the American Academy for Child and Adolescent Psychiatry 41(Supplement), 26–49

Adam, A. und Peters, M. (2003) Störungen der Persönlichkeitsentwicklung bei Kindern und Jugendlichen. Ein integrativer Ansatz für die psychotherapeutische und sozialpädagogische Praxis. Kohlhammer. Stuttgart

Adam, A., Peters, M. (2003) Störungen der Persönlichkeitsentwicklung bei Kindern und Jugendlichen. Kohlhammer. Stuttgart

Aichhorn, A. (1987) Verwahrloste Jugend. 10. Auflage. Huber. Stuttgart

Ainsworth, M. (1962) The Effects of Maternal Deprivation: A Review of Findings and Controversy in the Context of Research Strategy. In: Deprivation of Maternal Care. A Reassessment of its Effects. WHO Genf

Ainsworth, M.D.S., Blehar, M.C., Waters, E., und Wall, S. (1978). Patterns of Attachment: A Psychological Study of the Strange Situation. Erlbaum. Hillsdale N.J.

Alberti, R., Emmons, M. (2001) Your perfect right. Assertiveness and Equality in Your Life and Relationships. 8. Edition. Pocketbooks. New York

Aldice, O. (1975) Play Fighting. Academic Press. New York

Allen, J.G., Coyne, L., Console, D.A. (1997) Dissociative detachment relates to psychotic symptoms and personality decompensation. Comprehensive Psychiatry 38, 327–334

Alloway, R., Bebbington, P. (1987) The buffer theory of social support. A review of the literature. Psychological Medicine 17, 91–108

Allport, G.W. (1970) Gestalt und Wachstum in der Persönlichkeit. Hain. Meisenheim

Amato, P.R., Keith, B. (1991) Parental divorce and adult well-being: a meta-analysis. Journal of Marriage and the Family 53, 43–58

Amato, P.R. (2001). Children of Divorce in the 1990s: An Update of the Amato and Keith (1991) Meta-Analysis. Journal of Family Psychology 15, 355–370

Andreou, Ch. (1997) Survival of the self: A sixteen-year-old girl's search for a good object. In: M. Rustin, M. Rhode (eds.) Psychotic states in children. Tavistock Clinic Series. Routledge. New York, 71–88

Anhut, R., Heitmeyer, W. (Hrsg.) (2000) Bedrohte Stadtgesellschaft. Soziale Desintegrationsprozesse und ethnisch-kulturelle Konfliktkonstellationen. Weinheim. München

Anthony, E.J. (1986) Terrorizing attacks on children by psychotic parents. Journal of the American Academy of Child Psychiatry 25, 326–335

Arbeitskreis OPD-KJ (Hrsg.) (2003) Operationalisierte Psychodynamische Diagnostik im Kindes- und Jugendalter. Grundlagen und Manual. Huber. Bern, Göttingen, Toronto, Seattle

Asherton, P., IMAGE Consortium (2004) Attention-Deficit Hyperactivity Disorder in the postgenomic era. European Journal of Child and Adolescent Psychiatry 13 (Supplement 1), 150–170

Asperger, H. (1968) Heilpädagogik. Einführung in die Psychopathologie des Kindes. 2. Auflage. Springer. Wien, New York

Augé, M. (1994). Orte und Nicht-Orte. Fischer. Frankfurt am Main

August, G.J., Steward, M.A., Holmes, C.S. (1983) A four-year-follow-up of hyperactive boys with and without conduct disorder. British Journal of Psychiatry 143, 192–198

Backe, L., Leicht, N. (1986) (Hrsg.) Sexueller Missbrauch von Kindern in Familien. Luchterhand. Köln

Badinter, E.(1991) Die Mutterliebe. Geschichte eines Gefühls vom 17. Jahrhundert bis heute. Piper. München

Balint, E. (1963) On Being Empty of Oneself. International Journal of Psychoanalysis 44, 470–480

Balint, M. (1970) Therapeutische Aspekte der Regression. Klett. Stuttgart.

Balint, M. (1991) Angstlust und Regression. Klett-Cotta. Stuttgart

Bandura, A. (1979) Sozial-kognitive Lerntheorie. Klett-Cotta. Stuttgart

Barach, P.M., Comstock, C.M. (1996) Psychodynamic Psychotherapy of Dissociative Identity Disorder. In: L.K. Michelson, W.J. Ray (eds.), Handbook of Dissociation. Theoretical, Empirical and Clinical Perspectives. Plenum Press. New York, 413–429

Barch, D.M., Berenbaum, H. (1996) Language production and thought disorder in schizophrenia. Journal of Abnormal Psychology 105, 81–88

Bardle, B. (1993) Die psychotherapeutische Behandlung der Patienten durch ein therapeutisches Team. Zur Theorie, Empirie und Klinik der psychoanalytisch orientierten stationären Psychotherapie. In: B. Barde, D. Mattke (Hrsg.) Therapeutische Teams. Vandenhoeck und Ruprecht. Göttingen, 51–108

Barkley, R.A., Fisher, M., Edelbrock, C.S., Smallish, I. (1990) The adolescent outcome of hyperactive children diagnosed by research criteria. An 8-year follow-up study. Journal of the American Academy of Child and Adolescent Psychiatry 29, 549–557

Baron, R.A. and Richardson, D. R. (eds.) (1977) Human Aggression (2nd ed). Plenum Press. New York, London

Bassuk, E., Gerson, S. (1980) Chronic crisis patients: a discrete clinical group. American Journal of Psychiatry 137, 1513–1517

Bateson, G., Jackson, D.D., Haley, J., Weakland, J.W. (1992) Schizophrenie und Familie. Suhrkamp. Frankfurt, 11–43

Bauer, M. (2000) Der »schwierige« Patient in der Gemeindepsychiatrie. Psychiatrische Praxis 27, 1–5

Beck, U. (1986) Risikogesellschaft. Auf dem Weg in eine andere Moderne. Suhrkamp. Frankfurt a. M.

Becker, D.F., Grielow, C.M., Edell, W.S., McGlashan, Th. (2002) Diagnostic efficency of borderline personality disorder criteria in hospitalised adolescents: Comparision with hospitalised adults. American Journal of Psychiatry 159, 2042–2047

Behn, S., Wüstehube, L., Splinter, D. (1998) Gewaltprävention und Intervention in Konflikten (GIK). Training zur Streitschlichtung unter Gleichaltrigen. Berlin

Bell, D. (1997) In-patient psychotherapy: the art of the impossible. Journal of Psychoanalytic Psychotherapy 11, 3–18

Belsky, J. (1993) Etiology of child Maltreatment. developmental-ecological Analysis. Psychological Bulletin 114, 413–434

Benedetti, G. (1987) Wahn und Halluzination in psychotherapeutischer Sicht. In: H.M. Olbricht (Hrsg.) Halluzination und Wahn. Springer. Berlin, Heidelberg, New York

Benson, P., McGue, M., Sharma, A. (1998) The psychological adjustment of United States adopted adolescents and their nonadopted siblings. Child Development 69, 791–802

Berger, E. (2001) Sozialtherapeutische Wohnplätze – ein Betreuungsmodell an der Grenze von Kinderpsychiatrie und Jugendwohlfahrt. In: G. Klammer und B. Mikarz (Hrsg.) Psychologie in der Jugendwohlfahrt. Wiener Universitätsverlag. Wien, 309–318

Berner, W. (1997) Sexueller Missbrauch, Pädophile und die Möglichkeiten therapeutischer Beeinflussung. In: H. Richter-Appelt (Hrsg.) Verführung – Trauma – Missbrauch. Psychosozial. Gießen, 147–160

Bettelheim, B. (1950) Love is not Enough. Free Press. Glencoe

Bion, W. (1977) Seven Servants. Basic Books. New York

Birmaher, B., Ryan, N.D., Williamson, D.E., Brendt, D.A., Nelson, B.C. (1996) Childhood and adolescent depression: a review of the past ten years. Part 1. Journal of the American Academy of Child and Adolescent Psychiatry 35, 1427–1439

Bischof-Köhler, D. (2002) Von Natur aus anders. Die Psychologie der Geschlechterunterschiede. Kohlhammer. Stuttgart

Bishop, D.V.M. (1989) Autism, Asperger's syndrome and semantic-pragmatic disorder: Where are the boundaries? British Journal of Disorders of Communications 24, 107–121.

Black, B. (1992) Elective mutism as a variant of social phobia. Journal of the American Academy of Child and Adolescent Psychiatry 31, 1090–1094

Blanke, U. (Hrsg.) (1995) Der Weg entsteht beim Gehen: Sozialarbeit in der Psychiatrie. Luchterhand, Bonn

Blankenburg, W. (1971) Der Verlust der natürlichen Selbstverständlichkeit. Enke. Stuttgart

Blanz, B., Schmidt, M.H. (2000) Practitioner review: Preconditions and outcome of in-patient treatment in child and adolescent psychiatry. Journal of Child Psychology and Psychiatry 41, 703–712

Blos, P. (1978) Adoleszenz. Klett. Stuttgart

Bohmann, M., Cloninger, C.R., Sigvardson, S.M.V.. Knorring, A.L. (1982) Predisposition of petty criminality in Swedish adoptees: I. Genetic and environmental heterogeneity. Archives of General Psychiatry 29, 1233–1241

Böker H. (2000) Kognitive Komplexität, Selbstwertgefühl, soziale Wahrnehmung und Objektbeziehungen: Worin unterscheiden sich depressiv Erkrankte nach Abklingen der manifesten depressiven Symptomatik? In: H. Böker (Hrsg.) Depression, Manie und schizoaffektive Psychosen: Psychodynamische Theorien, einzelfallorientierte Forschung und Psychotherapie. Psychosozial-Verlag. Giessen, 278–259

Boulton, M.J. (1994) The relationship between playful and aggressive fighting in children, adolescents and adults. In: J. Archer (ed.) Male Violence. Routledge. London

Bowlby, J. (1969) Attachment and loss, Vol. 1: Attachment. Plenum. New York

Bowlby, J. (1973) Attachment and loss, Vol. 2: Separation. Plenum. New York

Bowler, D.M. (1992) »Theory of Mind« in Asperger's syndrome. Journal of Child Psychology and Psychiatry, 33, 877–893

Boyd, B. (2003) Parenting a Child with Asperger Syndrome. Jessica Kingsley. London, Philadelphia, Sydney, Vancouver

Bracken, B. (ed.) (1995) Handbook of Self-Concept: Developmental, Social, and Clinical Considerations. Wiley. New York

Brainerd, C.J. (1984) Entwicklungsstufe, Struktur und Entwicklungstheorie. In G. Steiner (Hrsg.) Entwicklungspsychologie. Band 1. Psychologie Verlags Union. Weinheim, Basel, 207–218

Branik, E. (1995) Zum Behandlungsbündnis mit den Eltern in der Kinder- und Jugendpsychiatrie und -psychosomatik. Sozialpädiatrie in Pädiatrischer Praxis und Klinik 17, 110–114

Branik, E. (2001) Gefahren und mögliche negative Auswirkungen von stationären kinder- und jugendpsychiatrischen Behandlungen – Erkennen und Vorbeugen. Praxis der Kinderpsychologie und Kinderpsychiatrie 50, 372–382

Branik, E. (2001): Zum Verhältnis von Pflege/Pädagogik und Therapie auf einer kinder- und jugendpsychiatrischen Station. Psychiatrische Pflege Heute7/5

Branik, E. (2002) Stationäre Psychotherapie in der Kinder- und Jugendpsychiatrie: »Die Kunst des Unmöglichen?« Psychotherapeut 47, 98–105

Branik, E. (2002) Störungen des Sozialverhaltens – Möglichkeiten und Grenzen in der stationären Kinder- und Jugendpsychiatrie. Praxis der Kinderpsychologie und Kinderpsychiatrie 51, 533–545

Branik, E. (2003) Einflussfaktoren auf den Verlauf und die Dauer von stationären kinder- und jugendpsychiatrischen Behandlungen: zwischen Empirie und klinischer Realität. Praxis der Kinderpsychologie und Kinderpsychiatrie 52, 503–516

Braun-Scharm, H., Räder, K., Martinius, J. (1991) Die stationäre Versorgung jugendpsychiatrischer Patienten. Eine Stichtaguntersuchung. Zeitschrift für Kinder- und Jugendpsychiatrie 19, 70–77

Brisch, K.H. (2003) Bindungsstörungen und Trauma. Grundlagen für eine gesunde Bindungsentwicklung. In: K.H. Brisch und T. Hellbrügge (Hrsg.) Bindung und Trauma. Klett-Cotta. Stuttgart, 105–135

Bruch, H. (1973) Eating Disorders. Obesity, Anorexia nervosa and the person within. Basic Books, New York.

Bruch, H. (1991) Essstörungen. Fischer. Frankfurt a. M.

Brunner R., Parzer P., Resch F. (2001) Dissoziative Symptome und traumatische Lebensereignisse bei Jugendlichen mit einer Borderline-Störung. Persönlichkeitsstörungen 5, 4–12

Brunner, R., von Ceumern-Lindenstjerna, I., Renneberg, B., Resch, F. (2003) Borderline-Persönlichkeitsstörung im Jugendalter: klinische und klassifikatorische Probleme der Diagnosesicherung, Verhaltenstherapie und Verhaltensmedizin 3, 365–381

Brunner, R. M., Resch, F., Parzer, P., Koch, E. (1999) Heidelberger Dissoziations-Inventar (HDI). SWET-Test. Frankfurt a. M.

Bryer, J. B. Nelson, B. A. Miller, J. B. Krol, P. A. (1987) Childhood physical and sexual abuse as factors in adult psychiatric illness. Americal Journal of Psychiatry 144, 1426–1430

Bundesministerium für Jugend, Familie, Frauen und Gesundheit, Expertenkommission (1988) Empfehlungen der Expertenkommission der Bundesregierung zur Reform der Versorgung im psychiatrischen und psychotherapeutisch/psychosomatischen Bereich. Hrsg. vom Bundesministerium für Jugend, Familie, Frauen und Gesundheit, 34–38

Bundesministerium für Gesundheit und Soziale Sicherung (2002) Eckpunktepapier der Interdisziplinären Konsensuskonferenz zur Verbesserung der Versorgung von Kindern, Jugendlichen und Erwachsenen mit Aufmerksamkeitsdefizit-Hyperaktivitätsstörung (ADHS) 28. und 29. Oktober 2002

Bundesregierung Deutschland (2000) Sechster Familienbericht. 14 Wahlperiode. Drucksache 14/4357. 101–117

Burgess, A. (1987) Abused to abuser. Antecedents of socially deviant behaviours. American Journal of Psychiatry 144, 1431–1436

Bürgin, D. (1997) Spezifika stationärer Psychotherapie psychoanalytischer Einrichtung. In: Klosinski G. (Hrsg.) Stationäre Behandlung psychischer Störungen im Kindes- und Jugendalter. Huber. Bern, Göttingen, Toronto, 73–85

Bürgin, D. (2000): Psychotherapie und stationäre Behandlung. Kinderanalyse 8, 254–265

Bürgin, D. und Meng, H. (2000): Psychoanalytische Diagnostik und pädagogischer Alltag. Praxis der Kinderpsychologie und Kinderpsychiatrie 49, 477–488

Bush, G., Frazier, J. A., Rauch, S. L., Seidman, L. J., Whalen, P. J., Jenike, M. A. et al. (1999) Anterior cingulate cortex dysfunction in attention-deficit/hyperactivity disorder revealed by fMRI and the Counting Stroop. Biological Psychiatry 45, 1542–1552

Campos, J., und Sternberg, C. (1981) Perception, appraisal, and emotion: The onset of social referencing. In M. Lamb und L. Sherrod (eds.) Infant Soeial Cognition: Empirical and theoretical considerations. Lawrence Erlbaum Associates Inc. Hillsdale, New York, 273–314

Campos, J. J., Barrett, K. C., Lamb, M. E., Goldsmith, H. H., Stenberg, C. (1983) Socioemotional development. In: M. M. Haith, J. J. Campos (eds.) Handbook of Child Psychology. Vol II: Infancy and Developmental Psychobiology, 783–916

Caplan, G. (1964) Principles of Preventive Psychiatry. Tavistock. London

Caplan, R. (1995) Environmental trauma and psychosis: Response. Journal of the American Academy of Child and Adolescent Psychiatry 34, 1258–1259

Carey, W. B. (1998) Is ADHS a valid disorder? Unpublished Manuscript: Consensus Development Conference on Diagnosis and Treatment of Attention-Hyperactivity Disorder (ADHS) Bethesda MD, National Institutes of Health (NIH). November 18.

Carey, W. B. (2000) What the »Multimodal Treatment Study of Children with Attention-Deficit/Hyperactivity Disorder« did and did not say about the use of Methylphenidate for Attention Deficits. Pediatrics 103, 863–864

Cash, T. F. (1995) Developmental teasing about physical appearance: Retrospective descriptions and relationships with body image. Social Behavior and Personality 232, 123–129

Castellanos, F. X., Lee, P. P., Sharp, W., Jeffries, N. O., Greenstein, D. K., Clasen, L. S. et al. (2002) Developmental trajectories of brain volume abnormalities in children and adolescents with attention-deficit/hyperactivity disorder. Journal of the American Medical Association 288, 1740–1748

Chapman, L. J., Chapman J. P. (1987) The search for symptoms predictive of schizophrenia. Schizophrenia Buletin 13, 497–503

Charles, A. V. (1986) Physically abused parents. Journal of Family Violence 1, 343–355

Charles, L. and Schain, R. (1981) A four year follow-up study of the effects of methylphenidate on the behavior and academic achievement of hyperactive children. Journal of Abnormal Child Psychology 9, 495–505

Chasiotis, A., Voland, E. (1998) Geschlechtliche Selektion und Individualentwicklung. Kapitel V.5. In: H. Keller (Hrsg.) Lehrbuch der Entwicklungspsychologie. Huber. Bern, Göttingen, Toronto, 563–595

Ceumern-Lindenstjerna, I. v., Brunner, R., Parzer, P., Fiedler, P., Resch, F. (2002) Borderline-Störung und Verzerrungen der Aufmerksamkeit – theoretische Modelle und empirische Befunde. Fortschritte der Neurologie und Psychiatrie 70, 321–330

Chiland, C. and Young, G. (1994) (eds.) Children and Violence. Jason Aronson Inc. Northvale. New Jersey. London

Cicchetti, D., Toth, S. (1995) A developmental psychopathology perspective on child abuse and neglect. Journal of the American Academy of Child and Adolescent Psychiatry 34, 541–565

Cierpka, M. (Hrsg.) (2000) FAUSTLOS – Ein Curriculum zur Prävention aggressiven Verhaltens. Hogrefe. Göttingen

Ciompi, L. (1982) Affektlogik. Klett-Cotta. Stuttgart

Ciompi, L. (1991) Das Pilotprojekt »Soteria Bern«. Nervenarzt 62, 428–435

Claussen, A.H., Crittenden, P.M. (1991) Physical and psychological maltreatment: Relations among types of maltreatment. Child Abuse and Neglect 5, 5–18

Cloninger, C.R., Svrakic D.M., Przybeck, T.R. (1993) A psychobiological model of temperament and character (Review). Archives of General Psychiatry 50, 975–90

Cloninger, C.R. (1987) A systematic method for clinical description and classification of personality variants. Archives of General Psychiatry 44, 573–588

Cloninger, C.R. (1987) Genetic principles and methods in high-risk-studies of schizophrenia. Schizophrenia Bulletin 13, 515–523

Cloninger, C.R. (1999) Personality and Psychopathology, American Psychopathological Association Series. American Psychiatric Press. Washington. London

Cole, C. (1988) Routine comprehensive inquiry for abuse: a justifiable clinical assessment procedure. Clinical Social Work Journal 16, 33–42

Colwell J., Kato, M. (2003) Investigation of the relationship between social isolation, self-esteem, aggression and computer game play in Japanese adolescents. Asian Journal Of Social Psychology 6, 149—155

Conners, C.K. (1969) A teacher rating scale for use with drug studies with children. American Journal of Psychiatry 127, 884–888

Conrad, K. (1979) Die beginnende Schizophrenie. 4. Aufl. Thieme. Stuttgart

Costa, P.T., McCrae, R.R. (1985) The NEO-Personality-Inventory. Manual Form S and Form R. Psychological Assessment Resources. Odessa. Florida

Craine, L.S. Henson, C.E. Colliver, J.A. MacLean, D.G. (1988) Prevalence of a history of sexual abuse among female psychiatric patients in a State hospital system. Hospital and Community Psychiatry 39, 300–304

Crisp, A.H., Blendis, L.M., Pawan, G.L. (1968) Aspects of fat metabolism in anorexia nervosa. Metabolism 17, 1109–1118

Lay, B., Schmidt, M.H. (1999) Rückfälle im Krankheitsverlauf der Anorexia Nervosa. Zeitschrift für Kinder- und Jugendpsychiatrie und Psychotherapie 27, 207–219

Crittenden, P.M. (1988) Family and dyadic patterns of functioning in maltreating families. In: K. Browne, C. Davies, P. Stratton, (eds.) Early prediction and prevention of child abuse. Wiley. London, 161–189

Crockenberg, K. (1981) Infant irritability, mother responsiveness and social support influences on the security of infant-mother attachment. Child Development 52, 857–865

Cummings, E.M, Vogel, D., Cummings, J.S., El Sheikh, M. (1988) Children's responses to different form of expression of anger towards adults. Child Development 60, 1392–1404

Damasio, A.R. (2000). Ich fühle, also bin ich. Die Entschlüsselung des Bewusstseins. Econ Ullstein List. München

Dannecker, M. (1987) Was treibt uns? Anmerkungen zur Triebtheorie. In: M. Dannecker (Hrsg.) Das Drama der Sexualität. Atheneum. Frankfurt a.M., 129–137

Dare, C. und Eisler, I. (1997) Family Therapy for Anorexia Nervosa. In: D.M. Garner, P.E. Garfinkel (eds.) Handbook of Treatment for Eating Disorders (2nd ed.). The Gilford Press. New York

Davies, E., Furnham, A. (1986) Body satisfaction in adolescent girls. British Journal of Medical Psychology 59, 279–287

Davis, M.H. (1994) Empathy: A social psychological approach. Brown and Benchmark. Madison WI

Davis, M.C. (1996) Empathy: a social psychological approach. Westview Press. Boulder, Colorado

Deneke, C. (2004) Misshandlung und Vernachlässigung durch psychisch kranke Eltern. In G. Deegener und W. Körner (Hrsg.) Kindesmisshandlung und Vernachlässigung. Hogrefe. Göttingen

Deutsche Gesellschaft für Kinder- und Jugendpsychiatrie und Psychotherapie (Hrsg.) (2000) Leitlinien zur Diagnostik und Therapie von psychischen Störungen. Deutscher Ärzte Verlag. Köln (www.uni-duesseldorf.de/www/AWMF)

Deutscher Bundestag, Neunter Jugendbericht (1994) Drucksache 13/70

Diepold, B. (1994) Borderline-Störungen im Kindesalter. Analytische Kinder- und Jugendlichen-Psychotherapie 25, 5–39

Dollard, J., Doob, L.W., Miller, N.E., Mowrer, O.H. und Sears, R.R. (1939) Frustration and Aggression. Yale University Press. New Haven

Dornes, M. (1998) Der kompetente Säugling. Die präverbale Entwicklung des Menschen. Geist and Psyche. Fischer. Frankfurt a.M.

Dornes, M. (2004). Über Mentalisierung, Affektregulierung und die Entwicklung des Selbst. Forum der Psychoanalyse, 20, 175–199

Dougherty, D.D., Bonab, A.A., Spencer, T.J., Rauch, S.L., Madras, B.K., Fischman, A.J. (1999) Dopamine transporter density in patients with attention deficit disorder. Lancet 354, 2132–2133

Douglas, V.I. (1988) Cognitive deficits in children with attention deficit disorder with hyperactivity. In: L.M. Bloomingdale and J. Sergeant (eds.) Attention Deficit Disorder – Criteria, Cognition, Intervention. Pergamon. New York, 65–81

du Bois, R. (1981) Zum Problem der Nachtambulanz an allgemeinen Krankenhäusern. Praxis der Psychotherapie und Psychosomatik 26, 241–48

du Bois, R. (1981) Zum Problem der Nachtambulanz an allgemeinen Krankenhäusern. Praxis der Psychotherapie und Psychosomatik 26, 241–48

du Bois, R. (1982) Pubertätskrise oder Schizophrenie. Zum Problem von Diagnose und Krankheitsbegriff in der Jugendpsychiatrie. Nervenarzt 53, 664–669

du Bois, R., Günter, M., Kleefeld H.(1987) Der betreuerische Alltag in der Langzeitpsychotherapie psychotischer Jugendlicher. In: R. Lempp (Hrsg.) Reifung und Ablösung. Huber. Bern, Stuttgart, Toronto, 118–143

du Bois, R. (1988) Probleme des alltäglichen Umgangs mit wahnhaften und halluzinatorischen Erlebnissen bei juvenilen Schizophrenen. Schweizer Archiv für Neurologie und Psychiatrie 139, 35–46

du Bois, R. (1989) Sexualängste und Triebbewältigung in der Pubertät. Zeitschrift für Sexualforschung 2, 29–41

du Bois, R., Günter, M., Koller, D., Zimmermann, B. (1990) Die Zeit in der Klinik, die Zeit danach. Die biographische Bedeutung der stationären Langzeitpsychotherapie anhand von drei bis zehnjährigen Katamnesen. In: R. Lempp (Hrsg.) Therapie der Jugendpsychosen. Huber. Bern, Stuttgart, Toronto, 196–206

du Bois, R. (1990) Körpererleben und psychische Entwicklung. Hogrefe. Göttingen

du Bois, R. (1992) Frühformen und Vorstufen der Schizophrenie. In: J. Freisleder, M. Linder (Hrsg) Aktuelle Entwicklungen in der Kinder- und Jugendpsychiatrie. MMV Medizin Verlag. München, 135–152

du Bois, R. (1994) Geschlagene Eltern – Analyse einer Umfrage. In: H. Thiersch, J. Wertheimer, K. Grundwald (Hrsg.) Überall in den Köpfen und Fäusten. Auf der Suche nach Ursachen und Konsequenzen von Gewalt. Wiss. Buchgesellschaft. Darmstadt, 169–181 du Bois, R. (1996) Junge Schizophrene zwischen Klinik und Alltag. Verlag für Angewandte Psychologie. Göttingen

du Bois, R. (1998) Battered Parents: Psychiatric Syndrome or Social Phenomenon? In: A.Z. Schwartzberg (ed.) The Adolescent in Turmoil. Praeger. Westport. London, 124–133

du Bois, R. (1999) Entwicklungsorientierte Ansätze im diagnostischen und therapeutischen Handeln mit Schizophrenen. In: H.W. Folkerts, K. Schonauer, R. Tölle (Hrsg.) Dimensionen der Psychiatrie. Thieme. Stuttgart

du Bois, R. (2000) Jugendkrisen. Beck. München

du Bois, R. (2003) Stationäre Krisenintervention im Spannungsfeld unterschiedlicher Interessen und Bedürfnisse. Forum der Kinder- und Jugendpsychiatrie und Psychotherapie 13, 2–15

du Bois, R. (2005) Parent battering and its roots in infantile trauma. In: L. Greenwood (ed.) Violent Adolescents. Understanding the Destructive Impulse. Karnac. London

du Bois, R., Günter, M., Kleefeld, H. (1987) Der betreuerische Alltag in der Langzeitpsychotherapie psychotischer Jugendlicher. In: R. Lempp (Hrsg.) Reifung und Ablösung. Huber. Bern Stuttgart Toronto, 118– 143

du Bois, R., Ide-Schwarz, H. (2000) Psychiatrie und Jugendhilfe. In: H. Thiersch (Hrsg.) Handbuch für Sozialpädagogik. Luchterhand. Neuwied

du Bois, R., Gröner, A., Holzinger, J. (1995) Familiäre Ausstoßungen und kriminelles Extremverhalten bei Jugendlichen. Vortrag auf der XXIV. Tagung der Deutschen Gesellschaft für Kinder- und Jugendpsychiatrie Würzburg 26.-29.4.1995

Duparc, F. (1998) L' operatoire: entre clivage et foreclusion. Revue Francaise de Psychoanalyse 62, 1527–1534

Ebtinger, R. (1971) La Problematique du corp chez l' adolescent. L' information Psychiatrique 7, 81–101

Ecco, U. (1982) Der Name der Rose. München. Hanser

Eggers, C. (1968) Zwangszustände und Schizophrenie. Fortschritte der Neurologie und Psychiatrie 36, 576–589

Eggers, C., Lempp, R., Nissen, G., Strunk, P. (1994) Kinder- und Jugendpsychiatrie. 7. Aufl. Springer. Berlin, Heidelberg, New York

Eggert, Ch., Fegert, J., Resch, F. (Hrsg.) (2004) Psychiatrie und Psychotherapie des Kindes- und Jugendalters. Springer. Berlin, Heidelberg

Egle, U., Hoffmann, S.O., Joraschky, P. (2004) (Hrsg.) Sexueller Missbrauch, Misshandlung, Vernachlässigung. Erkennung und Behandlung psychischer und psychosomatischer Folgen früher Traumatisierungen. 4. Auflage. Schattauer. Stuttgart, New York

Egle, U.T., Hardt, J., Franz, M., Hoffmann, S.O. (2002) Psychosoziale Belastungen in der Kindheit und Gesundheit im Erwachsenenalter. Psychotherapeut 47, 124–127

Eichelman, B. (1983) The limbic system and aggression in humans. Neuroscience and Biobehavioral Revues 7, 391–394

Epling, W.F., Pierce, D. (eds.) (1996) Activity Anorexia. Theory, Research and Treatment. Lawrence Erlbaum Publishers. Mahwah, New Jersey

Erikson, E.H. (1966) Identität und Lebenszyklus. Klett. Stuttgart

Erikson, E.H. (1976) Kindheit und Gesellschaft. Klett. Stuttgart

Ernst, C., von Luckner, M. (1985) Stellt die Frühkindheit die Weichen? Enke. Stuttgart

Ernst, K. (1998) Psychiatrische Versorgung. Kohlhammer. Stuttgart

Esser, G., Schmidt, M.H. (1987) Minimale cerebrale Dysfunktion – Leerformel oder Syndrom? Enke. Stuttgart

Ey, H. (1958) Einheit und Mannigfaltigkeit der Schizophrenie. Nervenarzt 29, 433–439

Eysenck, H. J.(1947) Dimensions of Personality. London

Eysenck, H.J. (1994) Neuroticism and the illusion of mental health. American Psychologist 49, 971–972

Eysenck, H.J., Eysenck, M.W. (1987) Persönlichkeit und Individualität. Ein naturwissenschaftliches Paradigma. München

Fachverbände für Kinder- und Jugendpsychiatrie und Psychotherapie in Deutschland (1999) Stellungnahme zu Behandlung hyperkinetischer Störungen im Kindesalter mit Methylphenidat. Forum der Kinder- und Jugendpsychiatrie und Psychotherapie 9, 21–23 (www.kinder-psychiater.org/forum/for199/stnrital.htm)

Fahrenberg, J., Hampel, R., Selg, H. (2001) FPI-R. Das Freiburger Persönlichkeitsinventar 7. überarbeitete und neu normierte Auflage. Hogrefe. Göttingen

Failing, W.E. (1990) »Hinter der Kapelle links« – Soziale Arbeit im Gesundheits-, Krankheits- und Pflegewesen. Sozialmagazin 15/10, 34–41

Farrington, D.P. (1978) The family background of aggressive youths. In: L.A. Hersov, M. Berger, D. Shaffer (Hrsg.) Aggression and Antisocial Behaviour in Childhood and Adolescence No 1. Pergamon. Oxford, 73–93

Farrington, D.P., Loeber, R., van Kammen, W.B. (1990) Long term criminal outcomes of hyperactivity-impulsivity-attention deficit and conduct problems in childhood. In: L.N. Robins and M. Rutter (eds.) Straight and Devious Pathways from Childhood to Adulthood. Cambridge University Press. Cambridge, 62–81

Favazza, A.R. (1998) The coming of age of self-mutilation. Journal of Nervous and Mental Disease 186, 259–68

Fegert, J. (1994) Was ist seelische Behinderung? Anspruchsgrundlage und kooperative Umsetzung von Hilfen nach § 35a KJHG. Votum. Münster

Fegert, J. (1995) Theorie und Praxis der Eingliederungshilfe für seelisch behinderte junge Menschen. Praxis der Kinderpsychologie und Kinderpsychiatrie 44, 350–359

Fegert, J.M., Schrapper, Ch. (2004) (Hrsg.) Handbuch Jugendhilfe – Jugendpsychiatrie. Juventa. Weinheim, München

Fend, H. (1998) Eltern und Freunde. Soziale Entwicklung im Jugendalter. Elternwicklungspsychologie der Adoleszenz der Moderne. Bd. 5. Huber. Bern

Ferenczi, S. (1924) Versuch einer Genitaltheorie. Internationaler Psychoanalytischer Verlag. Leipzig, Wien, Zürich

Fergusson, D., Horwood, J. (1998) Adoption and adjustment in adolescence. Adoption und Fostering 22, 24–30

Feuerlein, W. (1971) Selbstmordversuch oder parasuizidale Handlung? Nervenarzt 42, 127–130

Fiedler, P. (2001) Persönlichkeitsstörungen. Psychologie Verlags Union. Weinheim

Fish, A. (1987) Infant predictors of the longitudinal course of schizophrenic development. Schizophreniea Bulletin 13, 505–514

Frittrang, Th. (1998) Das Sozial-Emotionale Training in der Behandlung psychotischer Patienten. In: J.H. Mauthe (Hrsg.) Rehabilitationspsychiatrie. Enke. Stuttgart, 96–106

Fonagy, P. (1995) Psychoanalytic and empirical approaches to developmental psychopathology. An object-relations perspective. In: T. Shapiro, R.N. Emde (eds.) Research in Psychoanalysis: Process, Development, Outcome. International University Press. Madison, Connecticut

Fonagy, P. (1997) Evaluating the effectiveness of interventions in child psychiatry. Canadian Journal of Psychiatry 42, 584–594

Fonagy, P., Gergely, G., Jurist, E.L. und Target, M. (2002) Affect regulation, mentalization, and the development of the self. Other Press. New York

Fonagy, P., Target, M., Gergely, G. (2000) Attachment and borderline personality disorders. Journal of the Psychiatric Clinics of North America 23, 103–122

Foucault, M. (1987) Das Subjekt und die Macht. In H. L. Dreyfus, P. Rabinow (Hrsg.) Michel Foucault. Jenseits von Strukturalismus und Hermeneutik. Suhrkamp. Frankfurt a.M., 243–261

Foucault, M. (1993). Technologien des Selbst. In L. H. Martin, H. Gutman und P. H. Hutton (Hrsg.) Technologien des Selbst. Fischer. Frankfurt a.M., 24–62

Francis, G. (1992) Avoidant disorder and social phobia in children and adolescents. Journal of the American Academy of Child and Adolescent Psychiatry 31, 1086–1089

Freitag, M. und Hurrelmann, K. (1999) Illegale Alltagsdrogen. Juventa. Weinheim

Freud, A. (1966) The Ego and the Mechanisms of Defence (Das Ich und die Abwehrmechanismen). The Writings of Anna Freud. Bd. 2 (1936) International Universities Press. New York

Freud, A. (1969) The role of bodily illnesses in the mental life of children. Psychoanalyti Study of the Child 7, 69–81

Freud, A. (1972) Wege und Irrwege der Kinderentwicklung. Fischer. Frankfurt a.M.

Freud, S. (1894) Die Abwehr-Neuropsychosen. Ges. Werke. Band I. (1995). Fischer. Frankfurt a.M.

Freud, S. (1916) Jenseits des Lustprinzips. Ges. Werke. Band XIII. (1965). Fischer. Frankfurt a.M.

Freud, S. (1920) Das Unbehagen an der Kultur Ges. Werke. Band XIV. (1965). Fischer. Frankfurt a.M.

Frith, U. (ed.) (1991) Autism and Asperger syndrome. Cambridge University Press.Cambridge, UK

Frölich, J., Döpfner, M., Biegert, H., Lehmkuhl, G. (2002) Praxis des pädagogischen Umgangs von Lehrern mit hyperkinetisch-aufmerksamkeitsgestörten Kindern im Schulunterricht. Praxis der Kinderpsychologie und Kinderpsychiatrie 51, 494–506

Fromm, E. (1999) Gesamtausgabe der Werke. Hrsg. v. Rainer Funk. Deutscher Taschenbuch Verlag. München, Band 7, 180

Geller, D., Biederman, J., Jones, J. (1998) Is juvenile obsessive-compulsive disorder a developmental subtype of the disorder? A review of the pediatric Literature. Journal of the American Academy of Child and Adolescent Psychiatry 37, 420–427

Geller, D., Biederman J., Griffin, S., Jones, J., Lefkowitz, T.R. (1996) Comorbidity of juvenile obsessive-compulsive disorder with disruptive behavior disorders: a review and a report. Journal of the AmericanAcademie of Child Adolescent Psychiatry 35, 1637–1646

Giest-Warsewa, R. (1998) Junge Spätaussiedler – Ihre Lebenswelt und ihre Sichtweisen. DVJJ Journal 162/4

Gillman, M.A., Lichtigfeld, F.J. (1983) The opioid system in anorexia nervosa. American Journal of Psychiatry 140, 371–372

Gintzel, U., Schone, R. (1990) (Hrsg.) Zwischen Jugendhilfe und Jugendpsychiatrie. Votum. Münster

Gittelman, R. Mannuzza S., Shenker, R., Bonagura, N. (1985) Hyperactive boys almost grown up. I. psychiatric status. Archives of General Psychiatry 42, 937–947

Glover, E. (1968): The Birth and the Ego. Allen und Unwin. London

Goffman, E. (1968) Asylums. Penguin. Harmondsworth

Goldsmith, H.H. (1996) Studying temperament via construction of the Toddler Behavior Assessment Questionnaire. Child Development 67, 218–235

Goldsmith, H.H., Campos, J.J. (1982) Toward a theory of infant temperament. In: R. Emde, R. Harmon (eds.) Attachment and affiliative systems. Plenum. New York, 161–193

Goldstein, A.P., Michaels, G.Y. (1985) Empathy: Development, training, and consequences. Erlbaum. Hilldsale, New York

Goldstein, A.J., Chambless, D.L. (1978) A reanalysis of agoraphobia. Behavior Therapy 9, 47–59

Goodman, L.A., Dutton, M.A., Harris, M. (1995) Physical and sexual assault prevalence among episodically homeless women with serious mental illness. American Journal of Orthopsychiatry 65, 468–478

Goodman, L.A., Rosenberg, S.D., Mueser, K.T., Drake, R.E. (1997) Physical and sexual assault history in women with serious mental illness: Prevalence, correlates, treatment and future research directions. Schizophrenia Bulletin 23, 685–696

Gowers, S., North, C. (1999) Difficulties in family functioning and adolescent anorexia nervosa. British Journal of Psychiatry 174, 63–66

Grant, C.L., Fedor, I.G. (1986) Adolescent attitudes toward body image and anorectic behavior. Adolescence 82, 269–281

Gray, J.A. (1982) The neuropsychology of anxiety. Oxford University Press. Oxford

Green, J., Goldwyn, R. (2002) Annotation: Attachment disorganisation and psychopathology: New findings in attachment research and their potential implications for developmental psychopathology in childhood. Journal of Child Psychology and Psychiatry 43, 835–846

Greene, R.W. und Ablon, J.S. (2001) What does the MTA study tell us about effective psychosocial treatment for ADHD? Journal of Clinical Child Psychology 30, 114–121

Grossmann, K. (1990) Entfremdung, Abhängigkeit, Anhänglichkeit im Lichte der Bindungstheorie. Praxis der Psychotherapie und Psychosomatik 35, 231–238

Grotstein, J.S. (1995) Orphans of the »real«: I. Some modern and postmodern perspectives on the neurobiological and psychosocial dimensions of psychosis and other primitive mental disorders. Bulletin of the Menninger Clinic 59, 287–311

Grusec, J.E., Lytton, H. (1988) Social Development. Springer. New York

Gunderson, J.G. (1976) Defining the therapeutic process in therapeutic milieus. Psychiatry 41, 327–335

Gunderson, J.G., Siever, L.J., Spaulding, E. (1983) The search for a schizotype: crossing the border again. Archives of General Psychiatry 40, 15–22

Günter, M., du Bois, R. (1989) Das Problem rasch wechselnder Ich-Zustände in der stationären Langzeitpsychotherapie psychotischer Jugendlicher. Praxis der Kinderpsychologie und Psychotherapie 38, 250– 256

Günter, M., du Bois, R. (1998) The adolescent psychotic and the context of residential treatment. In: J. Pestalozzi, S. Frisch, R.D. Hinshelwood, D. Houzel (eds.) Psychoanalytic Psychotherapy in Institutional Settings. Karnac. London, 141–160

Günther, M. (2005) Jugendliche und erwachsene Sexualstraftäter im Vergleich. Psychiatrische Charakteristika und späteres Rückfallrisiko. In: M. Clauß, M. Günter, M. Karle (Hrsg.) Sexuelle Entwicklung – sexuelle Gewalt. Pabst Science Publishers. Lengerich

Haddock, G., Wolfenden, M., Lowens, I., Tarrier, N., Bentall, R.P. (1995) Effect of emotional salience on thought disorder in patients with schizophrenia. British Journal of Psychiatry 167, 618–620

Hammen, C. (1991). Depression runs in families: The social context of risk and resilience in children of depressed mothers. Springer. New York

Hamner, M.B., Gold, P.B. (1998) Plasma-dopamine beta-hydroxylase activity in psychotic and non-psychotic post-traumatic stress disorder. Psychiatry Research 77, 175–181

Hampel, R., Selg, H. (1975) FAF. Fragebogen zur Erfassung von Aggressivitätsfaktoren. Hogrefe. Göttingen

Harbeck, V., Schade, G. (1994) Institutioneller Umgang mit sexueller Kindesmisshandlung. Kiel

Harbin, H., Madden, D. (1979) Battered parents – a new syndrome. American Journal of Psychiatry 136, 1288–1291

Hartmann, H. (1972) Ich-Psychologie. Klett. Stuttgart

Harvey, P.D., Serper, M.R. (1990) Linguistic and cognitive failures in schizophrenia: a multivariate analysis. Journal of Nervous and Mental Disease 178, 487–493

Hawkins, G. (2004) How to Find Work That Works for People with Asperger Syndrome: The Ultimate Guide for Getting People With Asperger Syndrome into the Workplace (and Keeping Them There!) Jessica Kingsley. London

Heiliger, A., Engelfried, C. (1995) Sexuelle Gewalt, Männliche Sozialisation und potentielle Täterschaft. Campus. Frankfurt, New York

Heitmeyer, W. (1992) Soziale Desintegration und Gewalt – Lebenswelten und -perspektiven von Jugendlichen. DVJJ-Journal 3, 76–84

Heitmeyer, W. (1994) Das Desintegrationstheorem. Ein Erklärungsansatz zu fremdenfeindlich motivierter, rechtsextremistischer Gewalt und zur Lähmung gesellschaftlicher Institutionen. In: W. Heitmeyer, (Hrsg.) Das Gewalt-Dilemma. Gesellschaftliche Reaktionen auf fremdenfeindliche Gewalt und Rechtsextremismus (3. Aufl. 1997). Frankfurt a.M., 29–72

Heitmeyer, W. (1997) Gesellschaftliche Integration, Anomie und ethnisch-kulturelle Konflikte. In: W. Heitmeyer (Hrsg.) Was treibt die Gesellschaft auseinander? Bundesrepublik Deutschland: Auf dem Weg von der Konsens zur Konfliktgesellschaft. Band 1. Suhrkamp. Frankfurt a.M., 629–653

Henault, I. (2004) Asperger's Syndrome and Sexuality. Jessica Kingsley. London, Philadelphia, Sydney, Vancouver

Henseler, H. (1974) Narzisstische Krisen – Zur Psychodynamik des Selbstmordes. Rowohlt. Hamburg

Herman, J.L. (1992) Trauma and Recovery. Basic Books. New York

Herpertz-Dahlmann, B., Herpertz S.C. (2003) Persönlichkeitsstörungen. In: N. Herpertz-Dahlmann, F. Resch, M. Schulte-Markwort, A. Warnke (Hrsg.). Entwicklungspsychiatrie: Biopsychologische Grundlagen und die Entwicklung psychischer Störungen. Schattauer. Stuttgart, 791–812

Herpertz-Dahlmann, B., Müller, B., Herpertz, S., Heussen, N., Hebebrand, J., Remschmidt, H. (2001) Prospective 10-year follow-up in adolescent anorexia nervosa – courses, outcome, psychiatric comorbidity and psychosocial adaptation. Journal of Child Psychology and Psychiatry 42, 603–612

Herpertz-Dahlmann, B., Wewetzer, C., Remschmidt, H. (1995) The predictive value of depression in anorexia nervosa. Results of a seven year follow up study. Acta Psychiatrica Scandinavica 91, 114–119

Hetherington, E.M., Cox, M., Cox, R. (1982) Effects of divorce on parents and children. In: M.E. Lamb (Ed.) Nontraditional Families Parenting and Child Development. Erlbaum. Hillsdale, London, 233–288

Hirsch, M. (1987) Realer Inzest. Psychodynamik des sexuellen Mißbrauchs in der Familie. Springen. Berlin, Heidelberg, New York, Paris, Tokyo

Hirschi, T. (1969) Causes of Delinquency. University of California Press. Berkley

Horowitz, M.J. (1976/1986) Stress response syndromes. Aronson. Northvale, New Jersey

Huber, G. (1966) Reine Defektsyndrome und Basisstadien endogener Psychosen. Fortschritte der Neurologie und Psychiatrie 34, 409–426

Huber, G., Groß, G., Schüttler, R. (1978) Schizophrenie: Verlaufs- und sozialpsychiatrische Langzeituntersuchungen. Springer. Berlin, Heidelberg, New York

Huber, M. (2003) Trauma und Traumabehandlung, Teil 1 und 2. Junfermann. München

Hurrelmann, K., Engel, U. (1992) Delinquency as a symptom of adolescents' orientation toward status and sucess. Journal of Youth and Adolescence 21, 119–138

Huss, M. (2001) Substance abuse disorders as sequelae to ADHD. Is there an influence of medication. Forum ADHS. Meeting Report. Amsterdam 12/01, 18–19

Huss, M. (2002) Sind mit Methylphenidat therapierte Menschen einem erhöhten Missbrauchs- und Abhängigkeitsrisiko ausgesetzt? Wiss. Studie an der Klinik für Kinder- und Jugendpsychiatrie der Charite Berlin. Hermann Emminghaus Preis

Hüther, G. (2001) Bedienungsanleitung für ein menschliches Gehirn. Vandenhoek und Ruprecht. Göttingen

Institut für soziale Arbeit (1989) (Hrsg.) Erziehungshilfen im Grenzbereich von Jugendhilfe und Jugendpsychiatrie. Internationale Gesellschaft für Heimerziehung, Frankfurt a.M.

Jacobsen, C.F (1935) Function of the frontal association area in primates. Archives of Neurology and Psychiatry 33, 558–569

Jacobson, E. (1990) Entspannung als Therapie. Progressive Relaxation in Theorie und Praxis. Pfeiffer. München

Janet, P. (1903) Les obsessions et la psychoasthenie. 2. Aufl. Alcan. Paris

Janzarik, W. (1968) Schizophrene Verläufe. Springer. Berlin, Heidelberg, New York

Jensen, P.S., Mrazek, D., Knapp, P.K., Steinberg, L., Pfeffer, C., Schowalter, J., Shapiro, T. (1997) Evolution and revolution in child psychiatry: ADHS as a disorder of adaptation. Journal of the American Academy of Child and Adolescent Psychiatry 36, 1672–1681

Jessor, R. (ed.) (1998) New Perspectives on adolescent risk behavior. Cambridge University Press. Cambridge

Joffe, W.G., Sandler, J. (1967) Über einige begriffliche Probleme im Zusammenhang mit dem Studium narzisstischer Störungen. Psyche 21, 152 ff

Jones, M. (1976) Prinzipien der therapeutischen Gemeinschaft. Huber. Bern, Stuttgart, Toronto

Jones, W.H., Cheek, J.M., Briggs, S.R. (eds.) (1986) Shyness: Perspectives on research and treatment. Plenum. New York, 17–25

Joormann, J., Unnewehr, S. (2002) Behandlung der sozialen Phobie bei Kindern und Jugendlichen. Ein kognitiv-verhaltenstherapeutisches Gruppenprogramm. Hogrefe. Göttingen

Jugendminister und Gesundheitsministerkonferenz (1992) Jugendhilfe und Kinder- und Jugendpsychiatrie – Gemeinsames Positionspapier der Jugendministerkonferenz und Gesundheitsministerkonferenz v. 21.06.1991 Praxis der Kinderpsychologie und Kinderpsychiatrie 41, 106–109

Jureidini, J. (1996) Some reasons for concern about Attention Deficit Hyperactivity Disorder. Journal of Pediatrics and Child Health 32, 119–121

Kafka, J.S. (1971) Ambiguity for Individuation. A Critique and Reformulation of Double-Bind Theory. General Psychiatry 25, 232–239

Kagan J., Snidman, N. (1991) Infant predictors of inhibited and uninhibited profiles. Psychological Science 2, 40–44

Kagan, J. (1984) The idea of emotion in human development. In C.E. Izard, J. Kagan, und R.B. Zajonc (eds.) Emotions, cognition und behavior. Cambridge University Press. Cambridge, 38–72

Kagan, J. (1988) Temperamental contributions to social behavior. American Psychologist 44, 668–674

Kagan, J. (1994) Galen's prophecy. Basic Books. New York

Kagan, J., Zentner, M.R. (1996) Early Childhood Predictors of Adult Psychopathology. Harvard Review of Psychiatry 3, 341–350

Kapfhammer, H.P. (1991) Zur psychosozialen Entwicklung und Problematik im jungen Erwachsenenalter. Habilitationsschrift. München

Kapfhammer, H.P. (2002) Neurobiologie der Posttraumatischen Belastungsstörung- Implikationen für klinische Phänomenologie und Psychotherapie. Psychotherapie 7, 247–259

Kavemann, B. (1994) Täterinnen – Frauen, die Mädchen und Jungen sexuell missbrauchen. Deutscher Ärzte Verlag. Köln

Kavemann, B., Lohstöter, I. (1984) Väter als Täter – Sexuelle Gewalt gegen Mädchen. Rowohlt. Reinbeck

Kay, S.R., Opler, L.A., Fiszbein, A. (1985) Positive and Negative Symptoms Scale (PANSS), Rating Manual. Department of Psychiatry. Albert Einstein College of Medicine/Montefiore Medical Center and Research and Assessment Unit. Bronx Psychiatry Center. New York

Keilson, H. (2002) Sequentielle Traumatisierung bei Kindern durch man-made- disaster. In: M. Endres und G. Biermann (Hrsg.) Traumatisierung in Kindheit und Jugend. Kindler. München

Kelly, M., Martin, B., Rigby, A., Towner-Thyrum, E. (1998) Adjustment and identity formation in adopted and nonadopted young adults: Contributions of a family environment. American Journal of Orthopsychiatry 68, 397–500

Kernberg, O.F. (1980) Borderline-Störungen und pathologischer Narzissmus. Suhrkamp. Frankfurt

Kernberg, O.F. (1988) Schwere Persönlichkeitsstörungen. Stuttgart. Klett-Cotta

Kernberg, O.F., Weiner, A., Bardenstein, K. (2001) Persönlichkeitsstörungen bei Kindern und Jugendlichen. Stuttgart. Klett-Cotta

Kernberg, O.F., Dulz, B., Sachsse, U. (2000) Handbuch der Borderline-Störungen. Schattauer. Stuttgart, New York

Kernis, M.H. (ed.) (1995) Efficacy, agency and self-esteem. Plenum Press. New York

Kendall-Tackett, K.A., Meyer-Williams, R., Finkelhor, D. (1993) Impact of sexual abuse on children. Psychiatry Bulletin 113, 164–180

Kieserg, A., Hornung, W.P. (1996) Psychoedukatives Training für schizophrene Patienten. Ein Behandlungsprogramm zur Rezidivprophylaxe. 2., überarbeitete und erweiterte Auflage. DGVT. Tübingen

Kingston, L., Prior, M. (1995) The development of patterns of stabile transient and school-age aggressive behavior in young children. Journal of the American Academy of Child and Adolescent Psychiatry 34, 348–358

Klin, A., Volkmar, F. and Sparrow, S. (Eds.) (2000) Asperger Syndrome. Guilford Press. New York

Klosterkötter, J., Ebel, H., Schultze-Lutter, F., Steinmeyer, E.M. (1996) Diagnostic validity of basic symptoms. European Archives of Psychiatry and Clinical Neuroscience 246, 147–154

Klosterkötter, J., Gross, G., Huber, G., Steinmeyer, E.M.(1997) Sind selbst wahrnehmbare neuropsychologische Defizite bei Patienten mit Neurose- oder Persönlichkeitsdiagnosen für spätere Schizophrenie-Erkrankungen prädiktiv? Nervenarzt 68, 196–204

Klosterkötter, J., Hellmich, M., Steinmeyer, E. M., Schultze-Lutter, F. (2001) Diagnosing schizophrenia in the initial prodromal phase. Archive of General Psychiatry 58, 158–164

Knight, R.A., Prentky, R.A. (1993) Exploring characteristics for classifying juvenile sex offenders. In: H.E. Barbaree, W.L. Marshall, S.M. Hudson (eds). The Juvenile Sex Offender. Guilford Press. New York, 45–83

Koch, E., Parzer, E., Brunner, R., Resch, F. (2001) Zur Bedeutung von Depersonalisation und Derealisation im Jugendalter. Persönlichkeitsstörungen 5/1

Kögler, M. (1986) Dissozialität als Alternative zur Verzweiflung. In: K. Gerlicher, J. Jungmann, J. Schweitzer (Hrsg.) Dissozialität und Familie. Verlag Modernes Lernen. Dortmund

Köhler, L. (2004). Frühe Störungen aus der Sicht zunehmender Mentalisierung. Forum der Psychoanalyse 20, 158–174

Kohut, H. (1973) Narzissmus. Suhrkamp. Frankfurt

Kracke, B., Silbereisen, R.K. (1994) Körperliches Entwicklungstempo und psychosoziale Anpassung im Jugendalter: Ein Überblick zur neueren Forschung. Zeitschrift für Entwicklungspsychologie und Pädagogische Psychologie 26, 293–330

Kraepelin, E. (1915) Psychiatrie. 8. Auflage. J.A. Barth. Leipzig

Krause, K.H., Dresel, S., Krause, J. (2000): Neurobiologie der Aufmerksamkeitsdefizit Hyperaktivitätsstörung. Psycho 26, 199–208

Krause, R. (1996) Emotionen als Mittler zwischen Individuum unnd Umwelt. In R. H. Adler, J.H. Herrmann, K. Köhle, O.W. Schonecke, Th. v. Uexküll und W. Wesiack (Hrsg.) Psychosomatische Medikzin. 5. Auflage. Urban und Schwarzenberg. München, 252–261

Krause, R. (1998) Allgemeine Psychoanalytische Krankheitslehre. Kohlhammer. Stuttgart, Berlin, Köln

Krausz, M., Müller-Thomsen, T. (1993) Schizophrenia with onset in adolescence: An 11-year-follow-up. Schizophrenia Bulletin 19, 831–841

Kretschmer, E. (1931) Körperbau und Charakter. 21. Auflage (1955). Springer. Berlin, Göttingen, Heidelberg

Kretschmer, E. (1949) Psychotherapeutische Studien. Thieme. Stuttgart

Kretschmer, E. (1953) Schizophrenien und Pubertätskrisen und ihre seelische Führung. Monatsschrift für Psychiatrie und Neurologie 125, 562–571

Küfner, H., Duwe, A., Schumann, J., Bühringer, G. (2000) Prädiktion des Drogenkonsums und der Suchtentwicklung durch Faktoren in der Kindheit: Grundlagen und Ergebnisse einer empirischen Studie. Sucht 46, 32–53

Kühle, H.J. (1998) Tagungsbericht vom ADHS-Symposium in Gießen. Der Kinderarzt 29, 1347–1353

Kuhlmann, A., Auge', M. (1994) Philosophische Ansichten der Kultur der Moderne. Fischer Taschenbuch. Frankfurt am Main

Kupietz, S.S., Winsberg, B.G., Richardson, E., Maitinsky, S. and Mendell, N. (1988) Effects of methylphenidate dosage in hyperactive reading-disabled children. I: Behavior and cognitive performance effects. Journal of the American Academy of Child and Adolescent Psychiatry 27, 70–77

Kutter, P. (1977) Psychoanalytische Aspekte psychiatrischer Krankheitsbilder. In: W. Loch (Hrsg.) Die Krankheitslehre der Psychoanalyse. 3 Aufl. Hirzel. Stuttgart

Lacan, J. (1966) Le stade de miroir comme formateur de la fonction de Je, telle qu'elle nous est revelée dans l'experience psychanalytique. In: Ecrits. Edition du Seuil. Paris, 93–100

Laing, R.D., Philippson, H., Lee, A.R. (1971) Interpersonelle Wahrnehmung. Suhrkamp, Frankfurt a. M.

Lamb, M.E., Frodi, A.M., Hwang, C.P., Frodi, M., Steinberg, J. (1982) Mother and father-infant interaction involving play and holding in traditional and non-traditional Swedish families. Developmental Psychology 18, 215–221

Landame, F. (1991) Adolescence and the repetition compulsion. International Journal of Psychoanalysis 72, 253–273

Langen, D., Jäger, A. (1964) Pubertätskrisen und ihre Weiterentwicklung. Eine katamnestische Untersuchung. Archiv für Psychiatrie und Zeitschrift für die gesamte Neurologie 205, 19–36

Larisch, H. (1997) Ein Trainingsprogramm zur sozialen Perspektivenübernahme im Jugendalter Zur Veränderbarkeit von rigiden Wertvorstellungen bei der Personenwahrnehmung. Studien zur Kindheits- und Jugendforschung, Bd.16. Dr. Kovac. Hamburg

Laucht, M. (2001) Antisoziales Verhalten im Jugendalter: Entstehungsbedingungen und Verlaufsformen. Zeitschrift für Kinder- und Jugendpsychiatrie 29, 297–311

Laufer, M. (1984) Adolescence and developmental breakdown. Cambridge. United Press of Cambridge

Lazarus, A.A., Beutler, L.E., Norcross, J.C. (1992) The future of technical eclecticism. Psychotherapy 29, 11–20

Lempp, R. (1979) Extrembelastung im Kindes- und Jugendalter. Huber. Bern, Stuttgart, Wien

Lempp, R. (1984) Die Schizophrenien als funktionelle Regressionen und Reaktionen. In: R. Lempp (Hrsg.) Psychische Entwicklung und Schizophrenie. Huber. Bern

Lempp, R. (Hrsg.) (1984) Psychische Entwicklung und Schizophrenie. Huber. Bern, Stuttgart, Toronto

Lempp, R. (1985) Grenzprobleme zwischen Kinder- und Jugendpsychiatrie und Jugendhilfe. Zentralblatt für Jugendrecht 72, 429–436

Lempp, R. (Hrsg.) (1990) Die Therapie der Psychosen im Kindes- und Jugendalter. Huber. Bern, Stuttgart, Toronto

Lempp, R. (1991) Stellenwert und Wirkungsort psychosozialer Versorgungssysteme für Jugendliche. Neue Praxis 21, 54–61

Lempp, R. (1992) Vom Verlust der Fähigkeit, sich selbst zu betrachten. Huber. Bern, Göttingen, Toronto

Lempp, R. (1994) Die seelische Behinderung bei Kindern und Jugendlichen als Aufgabe der Jugendhilfe, Stuttgart

Lempp, R. (2003) Das Kind im Menschen. Über Nebenrealitäten – oder: warum wir nie erwachsen werden. Klett-Cotta. Stuttgart

Leonhard, K. (1980) Aufteilung der endogenen Psychosen. Akademie Verlag. Berlin

Levy, F. (1991) The dopamine theory of Attention Deficit Hyperactivity Disorder (ADD). Australian and New Zealand Journal of Psychiatry 25, 277–283

Lidz, Th. (1958) Die Familienumwelt des Schizophrenen. Psyche 13, 243–256 (1959/60)

Linden, M., Hautzinger, M. (2000) Verhaltenstherapiemanual. Techniken, Einzelverfahren und Behandlungsanleitungen. Springer. Heidelberg, New York

Litz, B.T., Blake, D.D., Gerardi, R.G., Keane, T.M. (1990) Decision making guidelines for the use of direct therapeutic exposure in the treatment of post-traumatic stress disorder. The Behavior Therapist 13, 91–93

Loch, W. (1964) Zur Struktur und Theorie schizophrener Psychosen aus psychoanalytischer Perspektive. Psyche 19, 173–187

Loch, W. (1977) (Hrsg.) Die Krankheitslehre der Psychoanalyse. Hirzel, Stuttgart

Lock, J., Le Grange, D., Agras, D. (2001) Treatment Manual for Anorexia Nervosa: A Family Based Approach. The Guilford Press. New York

Lorenz, K. (1963) Das sogenannte Böse. Borotha-Schoeler. Wien

Lou, H.C., Henriksen, L., Bruhn, P. (1984) Focal cerebral hypoperfusion in children with dysphasia and/or attention deficit disorder. Archives of Neurology 41, 825–829

Lowen, A. (1976) Bioenergetik. Der Körper als Retter der Seele. Huber. Bern

Magnusson, D., Bergman, L.R. (1990) A pattern approach to the study of pathways from childhood to adulthood. In: L.N. Robins and M. Rutter (eds.) Straight and Devious Pathways from Childhood to Adulthood. Cambridge University Press. Cambridge, 101–115

Mahler, M.S. (1975) Die Bedeutung des Lösungs- und Individuationsprozesses für die Beurteilung von Borderline-Phänomenen. Psyche 29, 1078–1095

Mahler, M.S. (1985). Studien über die drei ersten Lebensjahre. Klett-Cotta. Stuttgart

Mahler, M.S., Pine, F., Bergmann, A. (1975) The Psychological Birth of the Human Infant. Symbiosis and Individuation. Basic Books. New York

Main, M., Solomon, J. (1990) Procedures for identifying infants as disorganized/disoriented during the Ainsworth Strange Situation. In: M.T. Greenburg, D. Cichhetti, E.M. Cummings (eds.) Attachment in the Preschool Years. Univ of Chicago Press. Chicago, 121–160

Male, P. (1980) Psychotherapie bei Jugendlichen. S. Fischer. Frankfurt a. M.

Manassis, K. (2001) Child-parent relations: Attachment and anxiety orders. In: W.K. Silverman, P.D.A. Treffers (eds.) Anxiety disorders in children and adolescents. Cambridge University Press. New York, 255–272

Mannoni, M. (1978) Ein Ort zum Leben. Die Kinder von Bonneuil, ihre Eltern und das Team der »Betreuer«. Syndikat. Frankfurt a. M.

Mansel, J., Hurrelmann, K. (1994) Alltagsstress bei Jugendlichen. Eine Untersuchung über Lebenschancen, Lebensrisiken und psychosoziale Befindlichkeiten im Statusübergang. Juventa. Weinheim, München

Marcia, J., Waterman, A., Matteson, D., Archer, S., Orlofsky, J. (eds.) (1993) Ego Identity: a Handbook for Psychosocial Research. Springer. Berlin, Heidelberg, New York, Tokyo

Mark, V., Irvine, F. (1970) Violence and the Brain. Harper and Row. New York

Martin, M., Remschmidt, H. (19984) Rehabilitationsbehandlung jugendlicher Schizophrener, In: H. Remschmidt (Hrsg.), Psychotherapie bei Kindern, Jugendlichen und Familien. Thieme. Stuttgart

Martinius, J. (2001) Aufmerksamkeitsstörung, hyperaktiv, verhaltensgestört oder was? Pädiatrische Praxis 59, 397–406

Maskey, S. (1998) The process of admission. In: J. Green, B. Jacobs (Hrsg.) Inpatient Child Psychiatry. Modern practice, research and future. Routledge. London, 39–50

Maslow, A.H. (1978) Motivation und Persönlichkeit. (2. überarb. Aufl.). Freiburg i. Br.

Masters, K.J. (1995) Environmental trauma and psychosis. Journal of the American Academy of Child and Adolescent Psychiatry 34, 1258

McGlashan, T.H., Johannessen, J.O. (1996) Early detection and intervention in schizophrenia. Schizophrenia Bulletin 22, 201–222

McGlashan, T.H., Zipursky, R.B., Perkins, D. (2003) The PRIME North America randomized double-blind clinical trial of olanzapine versus placebo in patients at risk of being prodromally symptomatic for psychosis. I. Study rationale and design. Schizophrenia Research 61, 7–18

McGlashen, T. H. (1988). A selective review of recent North American long-term follow-up studies of schizophrenia. Schizophrenia Bulletin 14, 515–542

McGorry, P.D. (1994) The influence of illness duration on syndrome clarity and stability in functional psychosis: does the diagnosis emerge and stabilize with time? Australian and New Zealand Journal of Psychiaty 28, 607–619

McGorry, P.D., Edwards, J., Mihalopoulos, S.M. (1996) EPPIC: An evolving system of early detection and optimal management. Schizophrenia Bull 22, 5–326

McGorry, P. D. (2000) Psychosis – Psychological Approaches and their Effectiveness. Gaskell. London

McKay, M., Fanning, P. (1987) Self-esteem. New Harbinger Press. Oakland, CA

McRoy, R., Grotevant, H., Furuta, A., Lopez. S. (1990) Adoption revelation and communication issues. Implication for practice. Families in Society 71, 550–557

Meng, H. und Bürgin, D. (2000): Qualität der Pädagogik in der stationären Kinder- und Jugendpsychiatrie. Praxis Kinderpsychologie und Kinderpsychiatrie 49, 489–496

Mentzos, S. (1992) Psychodynamische Modelle in der Psychiatrie. Vandenhoeck & Ruprecht. Göttingen

Mertens, R. (1990) Jugendhilfe und Jugendpsychiatrie. Neue Praxis 20, 69–77

Meyer, H., Taiminen, T., Vuori, T., Aeijaelae, A., Helenius, H. (1999) Posttraumatic stress disorder symptoms related to psychosis and acute involuntary hospitalisation in schizophrenic and delusional patients. Journal of Nervous and Mental Disease 187, 343–352

Milch, W. (2001) Lehrbuch der Selbstpsychologie. Kohlhammer. Stuttgart

Miller, L.C. (eds.) (1998) Connectionist Models of Social Reasoning and Social Behavior. Erlbaum. Mahwah, New Jersey

Minssen A., Müller, U. (1995) Wann wird ein Mann zum Täter? Psycho- und Soziogenese von männlicher Gewaltbereitschaft gegenüber Frauen – eine Literaturauswertung. Ministerium für Gleichstellung von Frau und Mann des Landes Nordrhein-Westfalen (Hrsg.) VS Verlag für Sozialwissenschaften. Düsseldorf

Minuchin, S., Rosman, B.L., Baker, B.L. (1978) Psychosomatic Families: Anorexia Nervosa in Context. Harvard University Press. Cambridge, Mass

Moffitt, T.E. (1993) Adolescence-limited and life-course-persistent antisocial behaviour: a developmental taxonomy. Psychological Review 100, 694–701

Moll, G.H., Heinricht, H., Trott, G., Wirth, S., Rothenberger, A. (2000) Deficient intracortical inhibition in drug-naïve children with attention-deficit hyperactivity disorder is enhanced by methylphenidate. Neurocience Letters 284, 121–125

Montagu, A. (1974) Die Bedeutung der Haut für die Entwicklung des Menschen. Klett. Stuttgart

Moreno, J.L. (1958) Gruppenpsychotherapie und Psychodrama. Thieme. Stuttgart

Morton, J., Frith, U. (1995). Causal modelling: a structural approach to developmental psychopathology. In: D. Cicchetti und D. Cohen (Hrsg.) Developmental Psychopathology. Wiley. New York, 357–390

MTA Cooperative Group (1999) A 14–month radnomized clinical trial of treatment strategies for attention-deficit/hyperactivity disorder. Archives of General Psychiatry 56, 1073–1086

Mueser, K.T., Bellack, A.S., Morrison, R.L., Wixted, J.T. (1990) Social competence in schizophrenia: premorbid adjustment, social skill and domain of functioning. Journal of Psychiatry Research 24, 51–63

Müller, F.-W. (1991) Psychisch kranke Kinder und Jugendliche. Jugendwohl 72, 510–517

Müller, N. (2002) Die soziale Angststörung bei Jugendlichen und jungen Erwachsenen. Erscheinungsformen, Verlauf und Konsequenzen. Waxmann. Münster, New York, Berlin, München

Mundt, Ch. (1991) Endogenität von Psychosen – Anachronismus oder aktueller Wegweiser für die Pathogeneseforschung. Nervenarzt 62, 3–15

Münzenmaier, K., Strüning, E., Ferber, J. (1993) Childhood abuse and neglect among women outpatients with chronic mental illness. Hospital and Community Psychiatry 44, 660–670

National Center for Health Statistics (1995) Health-Risk Behaviors Among Our Nation's Youth: United States, 1992. Vital and Health Statistics series 10, No. 192. Hyattsville, Maryland

Neubauer, G. (1990) Jugendphase und Sexualität. Enke. Stuttgart

Nolting, H.P. (1978) Lernfall Aggression. Rowohlt. Reinbek

Oates, M. (1997). Patients as parents: The risk to children. British Journal of Psychiatry 170 (Supplement No. 32), 22–27

O'Connor, A.A. (1987) Female sex offenders. British Journal of Psychiatry 150, 615–620

Oerter, R., Montada L. (Hrsg.) (2002) Entwicklungspsychologie. Psychologie Verlags Union. Weinheim

Offer, D., Marohn, R., Ostrov, C. (1979) The Psychological World of the Juvenile Delinquent. Basic Books. New York

Olweus, D. (1980) Familial and temperamental determinants of aggressive behaviour in adolescent boys: a causal analysis. Developmental Psychology 16, 644–660

Ornstein, A. (1992) The curative fantasy and psychic recovery. Journal of Psychotherapy Practice and Research 1, 16–28

Panksepp, J. (1991) Affective Neuroscience: A conceptual framework for the neurobiological study of emotions. In: K. Strongman (ed.) International Reviews of Emotion Research. Wiley. Chichester, 59–99

Papousek, M. (1999) Frühe Phasen der Eltern-Kind-Beziehung. Ergebnisse der entwicklungspsychologischen Forschung. Praxis der Psychotherapie und Psychosomatik 34, 109–122

Pelham, W.E. (1999) The NIMH multimodal treatment study for ADHD: Just say yes to drugs? Canadian Journal of Psychiatry 44, 981–990

Petermann, F., Petermann, U. (1978) Training mit aggressiven Kindern. Urban und Schwarzenberg. München

Petermann, F., Scheitauer, H. (1998) Aggressives und antisoziales Verhalten im Kindes- und Jugendalter. Kapitel 13. In: F. Petermann, M. Kusch, K. Niebank (Hrsg.) Entwicklungspsychopathologie. Psychologie Verlagsunion. Weinheim, 243–259

Peters, F. (Hrsg.) (1988) Jenseits von Familie und Anstalt. Entwicklungsperspektiven in der Heimerziehung. Bielefeld

Petzold, H. (1999) Body narratives – Traumatische und posttraumatische Erfahrungen aus der Sicht der Integrativen Therapie. Integrative Bewegungstherapie 1, 4–30

Petzold, H. (Hrsg.) (1985) Leiblichkeit. Junfermann. Paderborn

Philipps, S.D., Hargis, M.B., Kramer, T.L., Lensing, S.Y., Burns, B.J., Robbins, J.M. (2000) Toward a level playing field: predictive factors for the outcomes of mental health treatment for adolescents. Journal of American Child and Adolescent Psychiatry 39, 1485–1495

Phthenakis, W.E., Kalicki, B., Peitz, G. (2002) Paare werden Eltern. Ergebniss der LBS Längsschnittstudie. Leske und Budrich. Opladen

Pielmaier, H. (1980) Training sozialer Verhaltensweise. Ein Programm für die Arbeit mit dissozialen Jugendlichen. Kösel. München

Plassmann, R. (1994): Münchhausensyndrome und artifizielle Erkrankungen. In: T.v. Uexküll (Hrsg.): Lehrbuch der Psychosomatischen Medizin. Urban & Schwarzenberg. München

Plassmann, R. (2003) Der Arzt als Detektiv: Das Münchhausen-by-proxy Syndrom. Forum der Kinder- und Jugendpsychiatrie 3/2003

Prichep, L., Sutton, S., Hakerman, G. (1976) Evoked potentials in hyperkinetic and normal children under certainty and uncertainty: A placebo and methylphenidate study. Psychophysiology 13, 419–428

Putnam, F.W. (1997) Dissociation in children and adolescents. A developmental perspective. Guilford Press. New York

Ramb, W. (1995) Einige mentale Hindernisse beim Zusammenwirken von Sozialpädagogik und Jugendpsychiatrie. Praxis der Kinderpsychologie und Kinderpsychiatrie 44, 181–186

Rauchfleisch, U. (1981) Dissozial. Vandenhoeck und Ruprecht. Göttingen

Redl, F. (1971) Erziehung schwieriger Kinder. Beiträge zu einer psychotherapeutisch orientierten Pädagogik. Piper. München

Redl, F., Wineman, D. (1951) Kinder, die hassen. Piper. München

Reich, W. (1973) Charakteranalyse. Suhrkamp. Frankfurt a.M.

Remschmidt, H. (1992) Psychiatrie der Adoleszenz. Thieme. Stuttgart, New York

Remschmidt, H., Schmidt, M. (1986) Multiaxiales Klassifikationssystem für psychiatrische Erkrankungen im Kinders- und Jugendalter. 2. Auflage. Huber. Bern, Stuttgart, Toronto

Remschmidt, H., Walter, R. (1989) Evaluation kinder- und jugendpsychiatrischer Versorgung. Analysen und Erhebungen in drei hessischen Landkreisen. Stuttgart

Remschmidt, H. (2000) Schizophrene Störungen. In: H. Remschmidt (Hrsg.) Kinder und Jugendpsychiatrie. Eine praktische Einführung. 3., neu bearbeitete und erweiterte Auflage. Thieme. New York, Stuttgart, 183–195

Resch, F. (1992) Therapie der Adoleszentenpsychosen. Thieme. Stuttgart, New York

Resch, F. (1996) Entwicklungspsychopathologie des Kindes- und Jugendalters. Beltz. Weinheim

Resch, F. (1998) Hilft Selbstverletzung dem verletzten Selbst? Zur Klinik und Psychodynamik der Automutilation bei Jugendlichen. Zeitschrift für analytische Kinder- und Jugendlichenpsychotherapie 29, 71–85

Resch, F. (1999) Entwicklungspsycho(patho)logie und Gesellschaft. Persönlichkeitstörungen, Theorie und Therapie 4, 173–184

Resch, F. (1999): Repräsentanz und Struktur als entwicklungspsychopathologisches Problem. Praxis der Kinderpsychologie und Kinderpsychiatrie 48, 556–563

Resch, F. (2001) Der Körper als Instrument zur Bewältigung seelischer Krisen. Selbstverletzendes Verhalten bei Jugendlichen. Deutsches Ärzteblatt 98, 2226–2271

Resch, F. (2001) Selbstentfremdung: Entwicklungsstörung oder Selbstfürsorge? Beiträge zur Individualpsychologie 26, 99–116

Resch, F. (2002) Einfalt und Vielfalt: Zur Entwicklung eines postmodernen Selbstkonzepts. In K. Gebauer und G. Hüther (Hrsg.), Kinder suchen Orientierung. Walter. Düsseldorf, Zürich, Patmos, 30–42

Resch, F. (2004) Zur Bedeutung der Psychodynamik für eine entwicklungsorientierte Psychotherapie: Mythen und Fakten. In: U. Lehmkuhl, G. Lehmkuhl (Hrsg.) Frühe psychische Störungen und ihre Behandlung, Vandenhoeck und Ruprecht. Göttingen, 83–96

Resch, F., Koch, E. (1995) Adoleszentenkrisen – Adoleszentenpsychosen. In: O. Frischenschlager, N. Hecksel, W. Kantner-Rumpelmeier, M. Ringler, W. Söllner, U. Wesiak (Hrsg.) Lehrbuch der psychosozialen Medizin. Kap 6.2. Springer. Wien, New York, 489–501

Resch, F., Möhler, E. (2001) Wie entwickelt sich die kindliche Persönlichkeit? Beiträge zur Diskussion um Vererbung und Umwelt. Praxis der Kinderpsychologie und Kinderpsychiatrie 49, 497–510

Resch, F., Parzer, P., Brunner, M., Haffner, J., Koch, E., Oelkers, R., Schuch, B., Strehlow, U. (1999). Entwicklungspsychopathologie des Kindes- und Jugendalters. Ein Lehrbuch. (2. Aufl.). Psychologie Verlags Union. Weinheim

Resch, F., Parzer, P., Brunner, R. (1999) Zur Störung der Persönlichkeitsentwicklung, Persönlichkeitsstörungen. Theorie und Therapie 3, 49–52

Resch, R., Brunner, R., Parzer, P., Koch, E. (2000) Können psychotische Jugendliche dissoziieren? Untersuchungen zum Konzept der Basissymptome. Vortrag beim XXVI Kongress der Deutschen Gesellschaft für Kinder- und Jugendpsychiatrie in Jena am 7. April 2000. Abstract Nr. 152, 119

Resnik, S. A. (1999) biography of psychosis: Individuals, groups and institutions. In: V. Schermer and M. Pines et al. (eds.) Group psychotherapy of the psychoses: Concepts, interventions and contexts. International Library of Group Analysis vol. 2. Jessica Kingsley Publishers. London, 97–126

Richter, H.E. (1963) Eltern, Kind und Neurose. Klett. Stuttgart

Riddle, K.D. and Rapoport, J.L. (1976) A 2–year follow-up of 72 hyperactive boys. Journal of Nervous and Mental Diseases 162, 126–134

Riehl-Emde, A. (1992) Ehescheidung und ihre Folgen. Familiendynamik 17, 415–432

Rodriguez-Tomé, H., Bariaud, F., Cohen Zardi, M.F., Delmas, C., Jeanvoine, B., Szylagyi, P. (1993) The effects of pubertal changes on body image and relations with peers of the opposite sex in adolescence. Journal of Adolescence 16, 421–432

Röhricht, F. (2000) Körperorientierte Psychotherapie psychischer Störungen. Hogrefe. Bern, Toronto, Seattle

Rosenberg, D. (1987) Web of deceit: A literature review of Munchausen syndrome by proxy. Journal of Child Abuse and Neglect 11, 547–563

Rosenberg, E.B. (1992) The Adoption Circle. The Free Press. Glencoe

Ross, C.A., Anderson, G., Clark, P. (1994) Childhood abuse and the positive symptoms of schizophrenia. Hospital and Community Psychiatry 45, 489–491

Roth, G. (2001) Fühlen, Denken, Handeln. Wie das Gehirn unser Verhalten steuert. Suhrkamp. Frankfurt a.M.

Rothbarth, M.K. (1981) Measurement of temperament in infancy. Child Development 52, 569–578

Rothbarth, M.K. (1986) A psychobiological approach to the study of temperament. In: G.A. Kohnstamm (ed.) Temperament discussed. Lisse, Swets and Zeitlinger. Berwyn, PA, 63–72

Rubia, K., Overmeyer, S., Taylor, E., Brammer, M., Williams, S.C.R., Simmons, A. Bullmore, E. (1999) Hypofrontality in attention deficit hyperactivity disorder during high-order motor control; a study with functional MRI. American Journal of Psychiatry 156, 891–896

Rudolf, G. (1993): Psychotherapeutische Medizin. Ein Einführendes Lehrbuch auf psychodynamischer Grundlage. Stuttgart. Enke

Russ, S.W., Ollendick, Th. H. (eds.) Handbook of Psychotherapies with Children and Families. Plenum. New York

Rutter, M. (2000) Psychosocial influences: Critiques, findings, research needs. Developmental Psychopsychology 12, 375–405

Rutter, M., Quinton, D. (1977). Psychiatric disorders – ecological factors and concepts of causation. In: M. McGurk (ed.) Ecological factors in human development. Amsterdam, North-Holland, 173–187

Rutter, M., Roy, P., Kreppner, J. (2002) Institutional cares as a risk factor for inattention/overactivity. In: S. Sandberg (ed.) Hyperactivity and Attention Disorders of Childhood (2nd ed). Cambridge University Press. Cambridge, UK

Rutter, M., Smith, D.J. (1995) Psychosocial Disorders in Young People. Time Trends and their Causes. Wiley. Chicester, New York, Singapur

Rutter, M., Tizard, J., Whitmore, K. (1970) Education, Health and Behaviour. London

Sachsse, U., Özkan, I., Streeck-Fischer, A. (Hrsg.) (2002) Traumatherapie – Was ist erfolgreich? Vandenhoeck und Ruprecht. München

Sandberg, S. (2002) Psychosocial contributions. In: S. Sandberg (ed.) Hyperactivity and attention disorder of childhood (2nd ed.) Cambridge University Press. Cambridge, UK, 367–416

Saß, H., Köhler, K. (1982) Borderline-Syndrome, Neurosen und Persönlichkeitsstörungen. Nervenarzt 53, 519–523

Satterfield, J.H., Schell, A.M., Nicholas, T., Backs, R.W. (1988). Topographic study of auditory event related potentials in normal boys and boys with Attention Deficit Disorder with Hyperactivity. Psychophysiology 25, 591–606

Satterfield, J., Hooe, C.M., Schell, A.M. (1982) A prospective study of delinquency in 100 adolescent boys with attention deficit disorder and 88 normal adolescent boys. American Journal of Psychiatry 139, 795–798

Saxena, S, Brody, A.L., Schwartz, J.M., Baxter, L.R. (1998) Neuroimaging and frontal subcortical circuitry in obsessive-compulsive disorders. British Journal of Psychiatry 173 (Suppl. 35), 26–37

Schachar, R.J. (1991) Childhood Hyperactivity. Journal of Childhood Psychology and Psychiatry 32, 155–191

Schachar, R.J., Rutter, M., Smith, A. (1981) The caracteristics of situationally and pervasively hyperactive children: implications for syndrome definition. Journal of Child Psychology and Psychiatry 22, 375–392

Scharfetter, Ch.(1982) Ich-Psychopathologie des schizophrenen Syndroms. Nervenarzt 53, 262–267

Schepker, R., Wirtz, M., Jahn, K. (2000) Verlaufsprädiktoren mittelfristiger Behandlungen in der stationären Kinder- und Jugendpsychiatrie. Praxis der Kinderpsycholologie und Kinderpsychiatrie 49, 656–676

Schilder, P. (1923) Das Körperschema. Springer. Berlin

Schimmelmann, G., Schulte-Markwort, M., Richter, R. (2001) Die tagesklinische Behandlung in der Kinder- und Jugendpsychiatrie. Zeitschrift für Kinder- und Jugendpsychiatrie und Psychotherapie 29, 178–188

Schmeck, L. (2001)Temperament und Charakter. Grundlagen zum Verständnis von Persönlichkeitsstörungen. Persönlichkeitsstörungen 5/1

Schmidt, M. H., Blanz, B. (1992) Behandlungsverlauf und Katamnesen von 122 Psychosen in der Adoleszenz. In: G. Nissen (Hrsg.) Endogene Psychosyndrome und ihre Therapie im Kindes- und Jugendalter. Psychiatriehistorische, entwicklungspsychiatrische, psychopathologische, katamnestische, humangenetische, prognostische, psychotherapeutische und psychopharmakologische Aspekte. Huber. Bern, Göttingen, Toronto, 163–177

Schmidt, M.H., Blanz, B., Dippe, A., Koppe, T., Lay, B. (1995) Course of patients diagnosed as having schizophrenia during first episode occurring under age 18 years. European Archives of Psychiatry and Clinical Neurosciences 245, 93–100

Schmidtchen, S. (2001) Allgemeine Psychotherapie für Kinder, Jugendliche und Familien. Kohlhammer. Stuttgart

Schneider, K. (1962) Klinische Psychopathologie. Thieme. Stuttgart

Schneider, S. (2003) Risikofaktoren für die Entwicklung von Angststörungen. In: S. Schneider (Hrsg.) Angststörungen bei Kindern und Jugendlichen. Springer. Berlin, Heidelberg, New York

Schone, R. (1995) »Grenzfälle« zwischen Heimen und Psychiatrie – Zur gegenseitigen Inanspruchnahme von Jugendhilfe und Jugendpsychiatrie in Hamburg, In: R. Schone (1995) Theorie-Praxis-Transfer in der Jugendhilfe, Votum. Münster

Schone, R., Gintzel, U., Jordan, E., Kalscheuer, M., Münder, J. (1997) Kinder in Not. Vernachlässigung im frühen Kindesalter und Perspektiven sozialer Arbeit. Votum. Münster

Schorsch, E. (1993) Pervesion, Liebe, Gewalt. Enke. Stuttgart

Schreier, H.A.; Libow, J.A. (1993) Munchausen syndrome by proxy: Diagnosis and prevalence. American Journal of Orthopsychiatry 63, 318–321

Schroer, M. (2000). Das Individuum der Gesellschaft. Suhrkamp. Frankfurt a.M.

Schulz, E., Fleischhaker, C., Remschmidt, H. (1999) Der Stellenwert typischer und atypischer Neuroleptika im Rahmen der Behandlung von schizophrenen Psychosen im Jugendalter. In: J. M. Fegert, F. Hässler, S. Rothärmel (Hrsg.) Atypische Neuroleptika in der Jugendpsychiatrie. Schattauer. New York, Stuttgart

Schwartz, C.E. (1999) Adolescent social anxiety as an outcome of inhibited temperament in childhood. Journal of the American Academy of Child and Adolescent Psychiatry 38, 1008–1016

Schwind, H.-D. und Baumann, J. (Hrsg.) (1990) Ursachen, Prävention und Kontrolle von Gewalt. Duncker und Humblot. Berlin

Searles, H. F (1965): Collected Papers on Schizophrenia and Related Subjects. Int. Universities Press. New York

Seifer, R., Schiller, M., Sameroff, A. J., Resnick, S., Riordan, K. (1996) Attachment, maternal sensitivity, and infant temperament during the first year of life. Develomental Psychology 32, 12–25

Seiffke-Krenke, I. (1998) Adolescents' Health. A Developmental Perspective. Erlbaum. London, New Jersey

Selk, H., Mees, U., Berg, D. (1988) Psychologie der Aggressivität. Hogrefe. Göttingen

Selvini Palazzoli, M. (1978) Magersucht: Von der Behandlung einzelner zur Familientherapie. Klett-Cotta. Stuttgart

Sergeant, J.A., Geurts, H., Huibregts, S., Scheres, A., Oosterlaan, J. (2003) The top and the bottom of ADHD: a neuropsychological perspective. Neuroscience and Biobehavioral Reviews 27, 583–592

Shapiro, F. (2001) Eye Movement Desensitization and Reprocessing: Basic Principles, Protocols and Procedures. Guilford Press (2. ed.), New York

Sigusch, V., Schmidt, G. (1973) Jugendsexualität. Dokumentation einer Untersuchung. Stuttgart

Silbereisen, R.K., Robbins, L., Rutter, M. (1995) Secular trends in substance use. Concepts and data on the impact of social change on alcohol and drug abuse. Chapter 10. In: M. Rutter, D.J. Smith (eds.) Psychosocial Disorders in Young People. Time Trends and their Causes. Wiley. Chicester, New York, Singapur

Sinason, V. (1988) Smiling, swallowing, sickening and stupefying: the effect of sexual abuse on the child. Psychodynamic Psychotherapy 3, 97–111

Sollmann, U. (1984) Bioenergetische Analyse. Synthesis. Essen

Sorce, J., Emde, R., Campos, J., Klinnert, M. (1985) Maternal emotional signalling: Its effect on the visual cliff behavior in 1–year-olds. Developmental Psychology 21, 195–200

Southall, D.P.; Stebbens, V.A.; Rees, S.V.; Lang, M.H.; Warner, J.O.; Shinebourne, E.A. (1987) Clinical Research: Apnoeic episodes induced by smothering: two cases identified by covert video surveillance. British Medical Journal 294, 1637–1641

Sowell, E.R., Thompson, P.M., Welcome, S.E., Henkenius, A.L., Toga, A.W., Peterson, B.S. (2003) Cortical abnormalities in children and adolescents with ADHD. Lancet 362, 1699–1707

Specht, F. (1990) Die Zusammenarbeit der beteiligten psychosozialen Systeme bei der Versorgung psychisch gestörter Kinder und Jugendlicher. Praxis der Kinderpsychologie und Kinderpsychiatrie 39, 347–353

Specht, F. (1995) Beeinträchtigungen der Eingliederungsmöglichkeiten durch psychische Störungen. Praxis der Kinderpsychologie und Kinderpsychiatrie 44, 343–349

Spitczok von Brisinski, U. (2004) Zur Situation junger Spätaussiedler im niedersächsischen Strafvollzug. Forum der Kinder- und Jugendpsychiatrie und Psychotherapie 14, 64–78

Spitz, R. (1945) Hospitalism. Psychoanalytic Study of the child I. Int. Univ. Press. New York

Spitz, R. (1946) Anaclitic Depression. Psychoanalytic Study of the child II. Int. Univ. Press. New York

Spitz, R. (1960) Die Entstehung der ersten Objektbeziehungen. Klett. Stuttgart

Staigle, J. (1987) Die ambulanten Dienste des Vereins für psychoanalytische Sozialarbeit. Psychosozial 10, 24–36

Stangier, U., Fydrich, T. (Hrsg.) (2002) Soziale Phobie und soziale Angststörung. Psychologische Grundlagen, Diagnostik und Therapie. Hogrefe. Göttingen

Steiner, H., Lock, J. (1998) Anorexia nervosa and bulimia nervosa in children and adolescents: a review of the past ten years. Journal of the American Academy of Child and Adolescent Psychiatry 37, 352–359

Steinhausen, H.-C. (2000) Multimodale Verhaltenstherapie der Anorexia nervosa im Kindes- und Jugendalter. Verhaltenstherapie 10, 110–116

Steinmetz, S.K. (1978) Battered Parents. Society 15, 54–55

Steller, M., Hommers, W., Ziener, H.J. (Hrsg.) (1978) Modellunterstütztes Rollentraining (MURT) Verhaltensmodifikation bei Jugendlichen. Springer. Berlin, Heidelberg, New York

Stern, D.N. (1985) The Interpersonal World of the Infant. Basic Books. New York

Stiels, M. (1993) Das Anti-Gewalt Training. Bewährungshilfe 3, 297–307

Stierlin, H. (1975) Eltern und Kinder im Prozess der Ablösung. Familienprobleme in der Pubertät. Suhrkamp. Frankfurt a.M.

Stone, V.E., Baron-Cohen S., Knight, R.T. (1998) Frontal lobe contributions to the theory of mind. Journal of Cognitive Neurosciences 10, 640–56

Stott, D.H. (1959) Delinquency and Human Nature. Carnegie United Kingdom Trust. Dunfermline

Streeck-Fischer, A. (1997) Was heißt integrierte stationäre Psychotherapie bei Kindern und Jugendlichen? In: G. Klosinski (Hrsg.) Stationäre Behandlung psychischer Störungen im Kindes- und Jugendalter. Huber. Bern, Göttingen, Toronto, 86–98

Streeck-Fischer, A. (2000) Jugendliche mit Grenzstörungen – Selbst- und fremddestruktives Verhalten in der stationärer Psychotherapie. Praxis der Kinderpsychologie und Kinderpsychiatrie 49, 497–510

Streek-Fischer, A. (2000) Borderline-Störungen im Kindes- und Jugendalter. Ein hilfreiches Konzept? Diagnostik und Therapie von neurotischen Entwicklungsstörungen. Psychotherapeut 45, 356–365

Strelau, J. (Hrsg.) (1984) Das Temperament in der psychischen Entwicklung. Volkseigener Verlag. Berlin

Süllwold, F. (1977) Symptome schizophrener Erkrankungen. Uncharakteristische Basistörungen der Schizophrenie. Springer. Heidelberg, New York, Berlin

Taylor, E. (1994) Syndromes of Attention Deficit and Overactivity. In: M. Rutter, E. Taylor, L. Hersov (eds.) Child and Adolescent Psychiatry 3rd ed., 285–307

Taylor, E., Döpfner, M., Sergeant, J., Asherton, P., Banaschewski, T., Buitelaar, J., et al. (2004) European clinical guideslines for hyperkinetic disorder – first upgrade. European Journal of Child and Adolescent Psychiatry 13, Supplement 1, 17–130

Taylor, E., Segeant, J., Doepfner, M. Gunning, B., Overmeyer, S., Möbius, EJ, Eisert, H.J. (1998) Clinical guidelines for hypercinetic disorder. European Child and Adolescent Psychiatry 7, 184–200

Teicher, M.H., Ito, Y., Glod, C.A., Andersen, S.L. (1997) Preliminary evidence for abnormal cortical development in physically and sexually abused children using EEG coherence and MRI. In: R. Yehuda, A.C. McFarlane (eds.) Psychobiology of Posttraumatic Stress Disorder. Annals of the New York Academy of Sciences. New York Academy of Sciences. New York, 160–175

Tennes, K. (1982) The role of hormones in mother-infant transactions. In: R.N. Emde, R.J. Harmon (eds.) The Development of Attachment and Affiliative Systems. New York Universities Press. New York

Terr, L. (1990) Too Scared to Cry. Basic Books. New York

Terr, L. (1991) Childhood Traumas. An Outline and Overview. American Journal of Psychiatry 148, 10–20

Textor, M.R. (1991) Scheidungszyklus und Scheidungsberatung. Vandenhoeck und Ruprecht. Göttingen

Thiersch, H. (1985) Zum Verhältnis von Therapie und Pädagogik in der Behindertenwelt. In: E. Wacker, J. Neumann (Hrsg.) Geistige Behinderung und soziales Leben. Campus Forschung Band 439. Frankfurt

Thomas, A., Chess, S. (1980) Temperament and Entwicklung. Enke, Stuttgart

Timimi, S. (2002) Pathological Child Psychiatry and Medicalization of Childhood. Brunner Routledge. Hove

Traub, A.C., Orbach, J. (1964) Psychophysiological studies of body image. I: The adjustable distorting mirror. Archives of General Psychiatry 11, 53–66

Trieschmann, A.E., Wittaker, J.K., Brendtro, L.K. (1969) The Other 23 Hours. Child Care Work with Emotionally Disturbed Children in a Therapeutic Milieu. Aldline. Chicago

Tyson, P., Tyson, R.L. (1997) Lehrbuch der psychoanalytischen Entwicklungspsychologie. Kohlhammer. Stuttgart, Berlin, Köln

Valzelli, L. (1981) Psychobiology of Aggression and Violence. New York

Varma, V. (ed.) (1997) Violence in Children and Adolescence. Jessica Kingsley. London, Bristol (Pennsylvania)

Waelder, R. (1963) Die Grundlagen der Psychoanalyse. Huber. Stuttgart

Waldron, J. (1984) Crisis intervention. British Journal of Hospital Medicine 31, 4283–4287

Wallerstein, J., Blakeslee, S. (1989) Gewinner und Verlierer. Frauen, Männer, Kinder nach der Scheidung. Eine Langzeitstudie. Droemer-Knaur. München

Wallerstein, J., Kelly, J.B. (1980) Surviving the Breakup: How Children and Parents Cope with Divorce. Basic Books. New York

Warnke, A., Beck, N., Wewetzer, Ch. (1998) Störungsspezifische Therapie in der Kinder- und Jugendpsychiatrie. Zeitschrift für Kinder- und Jugendpsychiatrie 26, 197–210

Weber, G., Stierlin, H. (1981) Familiendynamik und Familientherapie der Anorexia nervosa-Familie. In: R. Meermann (Hrsg.) Anorexia nervosa. Enke. Stuttgart

Weidner, J., Wolters, J. (1991) Aggression und Delinquenz. Ein sozialpräventives Training für gewalttätige Wiederholungstäter. Monatsschrift für Kriminologie 4, 210–223

Weiner, I. B. (1982) Child and adolescent psychopathology. Wiley. New York

Weiss, G., Hechtman, L.T. (1986) Hyperactive Children Grown Up. Guilford Press. New York

Weiss, L., Katzmann, M., Wolchik, S. (1989) Bulimie. Ein Behandlungsplan. Huber. Bern, Stuttgart, Toronto

Williams-Keeler, L., Milliken, H., Jones, B. (1994) Psychosis as precipitating trauma for PTSD: A treatment strategy. Americal Journal of Orthopsychiatry 64, 493–498

Wing, L. (1981) Asperger's syndrome: A Clinical Account. Psychological Medicine 11, 115–129

Wing, L. (1986) Clarification on Asperger's Syndrome (Letters to the Editor). Journal of Autism and Developmental Disorders 16, 513–515

Winnicott, D. W. (1955) Collected papers. Basic Books. New York

Winnicott, D. W. (1965) The family and individual development. Basic Books. New York

Winnicott, D.W. (1960) Reifungsprozesse und fördernde Umwelt. Kindler. München

Winnicott D. W. (1971) Plaing and Reality. Tavistock Publications. London

Winnicott, D.W. (1991) Der Anfang ist unsere Heimat. Zur gesellschaftlichen Entwicklung des Individuums. Klett-Cotta. Stuttgart

Wölk, W. (2002) Anmerkungen zum Beitrag: Diagnostik und Therapie dissozialer (Identität-) Störungen von Ursula Gast et al. Psychotherapeut 47, 128–129

Wozniak, J., Biedermann, J. Kiely, K. et al. (1995) Mania-like symptoms suggestive of child hood-onset bipolar disorder in clinically refered children. Journal of the Amnerican Academy for Child and Adolescent Psychiatry 34, 867–876

Wullweber, H. (1993) Spiegelfechtereien. Recht und Psychiatrie 11, 54–58

Wynne, L. (1958) Pseudogemeinschaft in den Familienbeziehungen von Schizophrenen. Bd. Theorie 2: Schizophrenie und Familie 1969). Suhrkamp. Frankfurt, 44–80

Zametkin, A.J., Rapoport, J.L. (1987). Noradrenergic hypothesis of Attention Deficit Disorder with hyperactivity: A critical review. In H.V. Metsler (ed.) Psychopharmacology: The third generation of progress. Raven. New York, 837–842

Zametkin, A.J. (1995) Attention Deficit Disorder. Born to be hyperactive. Journal of the American Medical Association 273, 1871–1874

Zentner, M.R. (1998) Die Wiederentdeckung des Temperamentes, eine Einführung in die Kindertemperamentsforschung, Geist und Psyche. Fischer. Frankfurt a.M.

Ziegenhain, U. (1996) Vernachlässigung aus Sicht der neueren Bindungstheorie. In: Kinderschutz-Zentrum Berlin e.V. (Hrsg.) Risiken und Ressourcen. Vernachlässigungsfamilien, kindliche Entwicklung und präventive Hilfen. Psychologie Verlags Union. München, Weinheim

Ziehe, Th. (1986) Jugendlichkeit und Körperbilder. In: Württ. Kunstverein (Hrsg.) Schock und Schöpfung. Jugendästhetik des 20. Jahrhunderts. Stuttgart

Zigler, E., Glick, M. (1986) A Developmental Approach to Adult Psychopathology. Wiley. New York

Fundstellen der ICD-10-Diagnosen (Achsen I, II und V)

Achse V

ICD-10

1.0	112, 288, 454, 519
1.1	207, 352, 425, 427, 453, 454, 456, 518
1.2	112, 352, 453, 454, 513, 518
1.3	164, 290, 513, 517
1.4	83, 164, 321, 513, 518
2.0	238, 291, 321, 323, 352, 381, 382, 384, 429, 450, 519
2.1	450, 456
3	352, 384, 427
4.0	384
4.1	112, 238, 321, 323, 429
4.2	321, 323, 450
4.3	126, 321, 323
4.4	84
5.1	112, 207, 323, 353, 381, 427, 450, 456
5.3	164, 207, 323, 429
6.0	453
6.1	353
6.2	207
6.3	323
6.4	513
6.5	207, 238
7.1	164
8.2	425
9.0	288, 290
9.2	323, 456

Achsen I und II

F07.2	218
F10	45
F12	243
F16	45
F16.5	48
F19	243, 297
F20	48, 94, 174, 315, 397, 529, 540
F20.09	323

F50.2	48, 264, 279, 297
F50.3	260
F60.0	79, 521
F60.1	30, 79, 144, 168, 170, 173, 540
F60.2	46, 80, 192, 207, 286, 432, 435, 529, 540
F60.3	80, 156, 168, 192, 279, 288, 295, 415, 425, 477, 529
F60.31	127, 156, 164, 218, 295, 297, 300, 477, 529, 540
F60.4	80, 456
F60.5	80
F60.6	80, 187
F60.7	127, 170, 432, 456, 529, 540
F60.8	207, 529, 540
F62.0	112
F63.8	49, 297
F65.4	521
F66	305, 391
F66.0	30
F68	391
F70.1	529
F70.8	126
F82	218
F83	185, 218
F84.1	218
F84.4	218
F84.5	79, 136, 218
F90.0	215, 218, 237
F90.1	129, 143, 152, 215, 218, 225, 238, 239, 436
F91	46, 73, 170, 192, 224, 275, 277, 432, 435, 477, 529, 540
F91.0	435, 453
F91.1	285, 435, 450, 454
F91.2	187, 190, 285, 435
F91.3	435
F92	73, 170, 275, 277, 352, 432, 435, 477, 529, 540
F92.0	143, 151, 185, 283, 285, 290, 291, 384
F92.1	84
F92.8	188, 427
F93	73, 81, 139, 141, 142
F93.0	382
F93.2	189, 190
F93.8	218
F94.1	112, 121, 126, 279
F94.2	121, 224, 279
F94.8	126
F98.1	151, 185
F98.8	215, 218
Fx78	300
G40	218
T74.8	513, 520
X84.9	425
Y06	517
Y07	521
Z91.8	49

Fundstellen für die psychotherapeutische Praxis

Alltag

Angststörungen

Asperger Autismus

Borderline Syndrom

Depressive Krisen

Dissozialität

Essstörungen

Jugendkultur

Körpertherapie

Krisenintervention

Missbrauch

Regression und Retardierung

Schizophrenie

Schulphobie

Selbstverletzungen

Sexualität

Sachwortverzeichnis

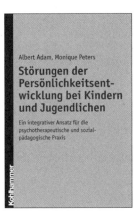

2003. 324 Seiten mit 8 Abb., 6 Tab.
Kart. € 28,–
ISBN 3-17-017533-5

Albert Adam/Monique Peters

Störungen der Persönlichkeitsentwicklung bei Kindern und Jugendlichen

Ein integrativer Ansatz für die psychotherapeutische und sozialpädagogische Praxis

„Die Operationalisierung auch in kleinen praktischen Hinweisen zeigt immer wieder den langen Erfahrungs- und Reflexionsprozess, den die Verfasser in dieses lesenswerte ‚interdisziplinäre Handbuch' einbringen. Es sei allen, die in der Erziehungshilfe oder in der Ausbildung von Sozial- oder Heilpädagogen arbeiten, als eine wichtige Grundlage empfohlen [...]."

Dipl.-Psych. **Albert Adam** ist langjähriger Leiter von Haus Fichtenhalde, einer pädagogisch-therapeutischen Einrichtung in Offenburg. Frau Dipl.-Psych. **Monique Peters** ist in der gleichen Einrichtung vor allem im diagnostischen Bereich und in der wissenschaftlichen Begleitforschung tätig.

▶ **www.kohlhammer.de**

W. Kohlhammer GmbH · 70549 Stuttgart
Tel. 0711/7863 - 7280 · Fax 0711/7863 - 8430